JN452637

최신 개정법령

2023 의료기술직 대비

한눈에 쏙쏙 의료관계법규

김대식 편저

의료기술직

보건복지부 · 질병관리청
(방역직 · 보건직)

보건복지부
(방역/보건)대비
식품위생법,
약사법 수록

동영상 강의

❶ 최신 개정 법령근거로 핵심이론 개념정리
❷ 2023년 대비 시행령 · 시행규칙 변동사항 체크
❸ 단원별 정리 후 최신기출 문제 확인으로 개념완성

대방고시 강의교재 www.daebanggosi.net

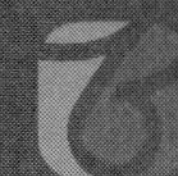

정문각 JMK

2023
한눈에 쏙쏙 의료관계법규

발 행 일 2022년 8월 30일 1판 1쇄
편 저 자 김대식
발 행 인 김재민
발 행 처 정문각 JMK
서울특별시 마포구 백범로 104, 봉화빌딩 4층
출판등록 2011년 1월 19일 제2011-000035호
전　　화 02)713-0421~3
팩　　스 02)704-6265
전자우편 jmk@jmkp.co.kr
홈페이지 www.jmkp.co.kr

정　　가 **32,000원**

ISBN 979-11-6260-257-7 13360

머리말 | Preface

의료관계법규는 의료기술직, 보건복지부 · 질병관리청(방역직 · 보건직) 공무원 시험에 필수인 매우 중요한 과목입니다. 특히 의료기술직 공무원 시험에 대비하여 공부해야 하는 과목이지만 수험생들이 이 과목을 반드시 배워야 하는 목적은 의료기술직 보건의료 관련기관에서 의료 관련 기본 법규를 정확하게 숙지해야만 올바르고 효율적인 실제 업무를 수행할 수 있는 능력을 갖추는 데 있다고 생각합니다.

따라서 본 교재는 의료기술직 공무원 시험을 대비하는 수험생들에게 의료관계법규를 쉽게 이해하고 효율적으로 암기할 수 있도록 집필하였으며, 2023년도 시험에 대비한 의료관계법규의 기본 법령과 연결되는 주요 시행령과 시행규칙의 경우 별도로 찾아보는 번거로움 없이도 한눈에 볼 수 있도록 핵심 기출 법령을 담아 구성·정리하였고, 특히 최근 법 조항에 대한 문맥 이해를 묻는 복합적인 문제가 출제되는 새로운 유형의 핵심 정리를 통하여 최신 법령에 맞추어 교재를 보완하였습니다.

이 책의 특징으로는

첫째, 의료관계법규 중 출제 빈도가 높은 의료법, 감염병예방법, 지역보건법, 의료기사법 등을 포함한 14개의 법규와 기존 기타 법규로 분리했던 암관리법, 노인장기요양보험법, 정신건강복지법, 모자보건법, 연명의료결정법, 의료급여법을 각각 하나의 Part로 분류하였고, 최근 출제되고 있는 건강검진기본법, 치매관리법을 추가하여 기타 법규로 구성하였습니다.

둘째, 각 법령의 시행일을 기준으로 하여 2023년도 의료기술직 공무원 시험을 위한 최신 법령을 반영하였습니다.

셋째, 시간상, 공간상 제약으로 강의를 듣지 못하는 수험생들을 위하여 각 법령에서 기출 다빈도 법령에서 필수적으로 암기가 요구되는 부분은 진하게 표시하였습니다.

넷째, 각 법령의 끝부분에 간단한 최근 경향과 주요 내용을 확인하도록 하여 공부의 방향을 제시해 주고, 최근 기출 문제를 일부 배치하여 수험생 스스로 문제 유형에 익숙해지도록 하였습니다.

다섯째, 현재 의료기술직 시험문제는 비공개로 진행됩니다. 이런 부분을 고려하여 의료관계법규의 각 법조문 옆에 기출 유사 복원 문제를 통한 출제 연도와 지역을 표기하여 시험에 자주 출제되는 핵심 조문이 무엇인지 수험생이 스스로 확인하며 공부할 수 있도록 배치하였습니다.

여섯째, 의료관계법규가 포함된 공무원 시험을 모두 대비할 수 있도록 의료기술직뿐만 아니라 보건복지부 · 질병관리청(방역 · 보건) 공무원 시험에도 출제되는 식품위생법과 약사법을 추가로 담았습니다.

사실 의료관계법규는 방대한 양에 재미가 없고 딱딱해서 시작부터 힘들어하는 수험생, 열심히 해도 성적이 오르지 않는 수험생, 법조문의 표현들이 일상생활 속 어휘와 차이가 있어서 혼란이 오다 보니 어렵다고 생각하게 되는 수험생도 있을 수 있다고 생각됩니다. 그러나 여러분들이 의료기술직 공무원 시험에 도전하셨다면 이번에 야심차게 발간되는 2023년 의료기술직 대비 "한눈에 쏙쏙 의료관계법규"는 여러분들의 친구가 되어 고득점 합격의 길로 안내할 수 있다고 확신하면서, 부족한 부분은 지속적으로 수정하고 보완할 수 있도록 수험생 여러분들의 관심과 격려를 부탁드립니다.

기회는 일어나는 것이 아니라 당신이 만드는 것입니다. 초심으로 다시 가다듬고 의료기술직 공무원 시험을 힘차게 준비하면서 출발합시다. 의료기술직 공무원 합격의 길에 가까워질 수 있도록 본 교재를 통해 여러분 모두를 존경하고 응원합니다.

끝으로 짧은 시간에 교재가 발간하기까지 물심양면으로 도움을 주신 정문각JMK의 김재민 대표님과 편집부 직원들, ㈜대방고시 관계자분들, 특히 본 교재의 토대를 만들어주신 김헌경 교수님과 원고 편집에 도움을 준 제자 김아름 학생에게도 진심으로 깊은 감사의 말씀을 전합니다.

2022. 8

편저자 **김대식**

차례 | Contents

시험법령 정리표

	의료기술직(9급) 공무원	보건복지부 공무원(7/9급)	
		방역 (감염의료관계법규)	보건 (보건의료관계법규)
01_보건의료기본법	○		
02_의료법	○	○	○
03_의료기사법	○		
04_응급의료법	○		
05_감염병예방법	○	○	○
06_검역법	○	○	○
07_에이즈예방법	○	○	
08_결핵예방법	○	○	
09_혈액관리법	○		
10_마약류관리법	○		
11_공공보건의료법	○		
12_지역보건법	○		
13_국민건강증진법	○		○
14_국민건강보험법	○		
15_암관리법	△		
16_노인장기요양보험법	△		
17_정신건강복지법	△		
18_모자보건법	△		
19_연명의료결정법	△		
20_의료급여법	△		
21_기타 법규	△		
22_식품위생법		○	○
23_약사법			○

Part 01

보건의료기본법

| 의료기술직 |

Part 01 보건의료기본법

보건의료기본법[시행 2021. 03. 23.], 시행령[시행 2020. 09. 12.]

제1장 | 총칙

09서울, 11충남, 15충북 · 전북 · 전남, 16부산 · 충북, 17서울 · 대전 · 강원 · 울산 · 광주, 18충남 · 전북, 19대전, 20경북 · 전북 · 전남 · 제주, 21경북 · 전북

제1조(목적) 19대전, 20경북 · 전북 · 제주, 22충남

이 법은 보건의료에 관한 **국민의 권리 · 의무**와 **국가 및 지방자치단체의 책임**을 정하고 **보건의료의 수요와 공급**에 관한 기본적인 사항을 규정함으로써 **보건의료의 발전과 국민의 보건 및 복지의 증진에 이바지**하는 것을 목적으로 한다.

제2조(기본 이념) 20제주, 21경북

이 법은 보건의료를 통하여 모든 국민이 인간으로서의 존엄과 가치를 가지며 행복을 추구할 수 있도록 하고 **국민 개개인이 건강한 삶을 영위할 수 있도록 제도와 여건을 조성**하며, **보건의료의 형평과 효율**이 조화를 이룰 수 있도록 함으로써 **국민의 삶의 질을 향상**시키는 것을 기본 이념으로 한다.

제3조(정의) 09서울, 15충북, 16부산 · 충북, 17광주, 18전북 · 충북, 21전북

이 법에서 사용하는 용어의 뜻은 다음과 같다.

1. "**보건의료**"란 국민의 건강을 보호 · 증진하기 위하여 국가 · 지방자치단체 · 보건의료기관 또는 보건의료인 등이 행하는 모든 활동을 말한다. 21전북
2. "**보건의료서비스**"란 국민의 건강을 보호 · 증진하기 위하여 **보건의료인**이 행하는 모든 활동을 말한다.
3. "**보건의료인**"이란 보건의료 관계 법령에서 정하는 바에 따라 **자격 · 면허 등을 취득하거나 보건의료서비스에 종사하는 것이 허용된 자**를 말한다.
4. "**보건의료기관**"이란 보건의료인이 공중(公衆) 또는 특정 다수인을 위하여 **보건의료서비스를 행하는 보건기관, 의료기관, 약국, 그 밖에 대통령령으로 정하는 기관**을 말한다.
5. "**공공보건의료기관**"이란 국가 · 지방자치단체, 그 밖의 공공단체가 설립 · 운영하는 보건의료기관을 말한다. 17광주
6. "**보건의료정보**"란 **보건의료와 관련한 지식** 또는 **부호 · 숫자 · 문자 · 음성 · 음향 · 영상** 등으로 표현된 모든 종류의 자료를 말한다.

제4조(국가와 지방자치단체의 책임) 15전북 · 전남, 17서울 · 강원 · 울산, 20전남

① 국가와 지방자치단체는 **국민건강의 보호 · 증진을 위하여 필요한 법적 · 제도적 장치**를 마련하고 이에 필요한 재원(財源)을 확보하도록 노력하여야 한다. 15전북

② 국가와 지방자치단체는 **모든 국민의 기본적인 보건의료 수요를 형평에 맞게 충족**시킬 수 있도록 노력하여야 한다. 17울산, 20전남

③ 국가와 지방자치단체는 **식품, 의약품, 의료기기 및 화장품 등 건강 관련 물품이나 건강 관련 활동으로부터 발생할 수 있는 위해(危害)를 방지**하고, 각종 국민건강 위해 요인으로부터 **국민의 건강을 보호하기 위한 시책을 강구**하도록 노력하여야 한다. 15전북, 20전남

④ 국가와 지방자치단체는 **민간이 행하는 보건의료에 대하여** 보건의료 시책상 필요하다고 인정하면 **행정적 · 재정적 지원**을 할 수 있다. 15전남

제5조(보건의료인의 책임) 15전북, 17서울 · 대전, 18충남, 20대전

① 보건의료인은 자신의 **학식과 경험, 양심에 따라** 환자에게 양질의 적정한 보건의료서비스를 제공하기 위하여 노력하여야 한다. 17서울

② 보건의료인은 **보건의료서비스의 제공을 요구받으면 정당한 이유 없이 이를 거부하지 못한다.**

③ 보건의료인은 적절한 보건의료서비스를 제공하기 위하여 필요하면 보건의료서비스를 받는 자를 **다른 보건의료기관에 소개하고 그에 관한 보건의료 자료를 다른 보건의료기관에 제공**하도록 노력하여야 한다. 18충남

④ 보건의료인은 **국가나 지방자치단체가 관리하여야 할 질병에 걸렸거나 걸린 것으로 의심되는 대상자를 발견**한 때에는 그 사실을 관계 기관에 **신고 · 보고 또는 통지**하는 등 필요한 조치를 하여야 한다.

제6조(환자 및 보건의료인의 권리) 11충남, 18전북

① **모든 환자**는 **자신의 건강보호와 증진을 위하여 적절한 보건의료서비스를 받을 권리**를 가진다.

② **보건의료인**은 보건의료서비스를 제공할 때에 **학식과 경험, 양심에 따라** 환자의 건강보호를 위하여 적절한 **보건의료기술과 치료재료 등을 선택할 권리**를 가진다. 다만, 이 법 또는 다른 법률에 특별한 규정이 있는 경우에는 그러하지 아니하다.

제7조(보건의료정책과 사회보장정책과의 연계) 17울산, 20전남

국가와 지방자치단체는 **보건의료정책**과 관련되는 **사회보장정책이 연계**되도록 하여야 한다.

제8조(국민의 참여) 17울산

국가와 지방자치단체는 국민의 권리 · 의무 등 **국민생활에 중대한 영향을 미치는** 보건의료정책을 수립 · 시행하려면 **이해관계인 등 국민의 의견을 수렴**하여야 한다.

제9조(다른 법률과의 관계) 17울산

보건의료에 관한 법률을 제정하거나 개정할 때에는 **이 법**에 부합되도록 하여야 한다.

제2장 | 보건의료에 관한 국민의 권리와 의무

09서울, 15전북, 16인천 · 충북 · 전북, 17강원 · 경북 · 충북 18전북 · 울산, 19.경북 · 광주, 20서울 · 충남, 21전북 · 광주

제10조(건강권 등) 15전북, 16전북, 17경북 · 충북, 19경북, 22경북

① **모든 국민**은 이 법 또는 다른 법률에서 정하는 바에 따라 **자신과 가족의 건강에 관하여 국가의 보호를 받을 권리**를 가진다. 19경북

② 모든 국민은 **성별, 나이, 종교, 사회적 신분 또는 경제적 사정** 등을 이유로 **자신과 가족의 건강에 관한 권리를 침해받지 아니한다.**

제11조(보건의료에 관한 알 권리) 15전북, 16전북, 17경북, 18전북 · 울산, 19경북 · 광주, 20서울 · 전남, 21광주

① **모든 국민**은 관계 법령에서 정하는 바에 따라 **국가와 지방자치단체의 보건의료시책에 관한 내용의 공개를 청구할 권리**를 가진다. 19경북, 20서울

② **모든 국민**은 관계 법령에서 정하는 바에 따라 **보건의료인이나 보건의료기관에 대하여 자신의 보건의료와 관련한 기록 등의 열람이나 사본의 교부를 요청**할 수 있다. 다만, **본인이 요청할 수 없는 경우**에는 그 **배우자 · 직계존비속 또는 배우자의 직계존속**이, 그 배우자 · 직계존비속 및 배우자의 직계존속이 없거나 질병이나 그 밖에 직접 요청을 할 수 없는 부득이한 사유가 있는 경우에는 **본인이 지정하는 대리인**이 기록의 열람 등을 요청할 수 있다.

제12조(보건의료서비스에 관한 자기결정권) 15전북, 16전북, 17경북, 18전북 · 울산, 19경북 · 광주, 20서울, 21전북

모든 국민은 **보건의료인**으로부터 **자신의 질병에 대한 치료 방법, 의학적 연구 대상 여부, 장기이식(臟器移植) 여부** 등에 관하여 **충분한 설명을 들은 후 이에 관한 동의 여부를 결정**할 권리를 가진다.

제13조(비밀 보장) 15전북, 16충북 · 전북, 18전북

모든 국민은 보건의료와 관련하여 **자신의 신체상 · 건강상의 비밀과 사생활의 비밀을 침해받지 아니한다.** 19경북

제14조(보건의료에 관한 국민의 의무) 09서울, 16인천, 17강원 · 충북 · 경북, 18전북, 20서울, 22대전

① **모든 국민**은 자신과 가족의 건강을 보호 · 증진하기 위하여 노력하여야 하며, 관계 법령에서 정하는 바에 따라 **건강을 보호 · 증진하는 데에 필요한 비용을 부담하여야 한다.**

② **누구든지** 건강에 위해한 정보를 유포 · 광고하거나 건강에 위해한 기구 · 물품을 판매 · 제공하는 등 다른 사람의 건강을 해치거나 해칠 우려가 있는 행위를 하여서는 아니 된다.

③ 모든 국민은 보건의료인의 정당한 보건의료서비스와 지도에 협조한다. 17강원, 20서울

제3장 | 보건의료발전계획의 수립 · 시행

13전남, 15인천 · 전북, 16전남, 18경북 · 부산, 19인천 · 강원 · 충북, 20전남, 21서울 · 충북 · 대구

제15조(보건의료발전계획의 수립 등) 13전남, 15전북, 18경북 · 부산, 19인천 · 강원 · 충북, 20전남 · 울산, 21충북 · 대구

① **보건복지부장관**은 **관계 중앙행정기관의 장과의 협의**와 제20조에 따른 **보건의료정책심의위원회의 심의**를 거쳐 **보건의료발전계획을 5년마다 수립**하여야 한다. 18부산 · 경북, 19인천 · 강원, 20전남

② **보건의료발전계획에 포함되어야 할 사항**은 다음 각 호와 같다. 15전북, 19충북, 21대구

1. 보건의료 발전의 기본 목표 및 그 추진 방향
2. 주요 보건의료사업계획 및 그 추진 방법
3. **보건의료자원의 조달 및 관리 방안**
4. **지역별 병상 총량의 관리에 관한 시책**
5. **보건의료의 제공 및 이용체계** 등 **보건의료의 효율화에 관한 시책**
6. **중앙행정기관 간의 보건의료 관련 업무의 종합 · 조정**
7. **노인·장애인 등 보건의료 취약계층에 대한 보건의료사업계획**
8. 보건의료 통계 및 그 정보의 관리 방안
9. 그 밖에 보건의료 발전을 위하여 특히 필요하다고 인정되는 사항

③ 보건의료발전계획은 **국무회의의 심의를 거쳐 확정**한다.

시행령 제2조(보건의료발전계획의 통보)

① 보건복지부장관은 「보건의료기본법」(이하 "법"이라 한다) 제15조제3항에 따라 보건의료발전계획이 확정되면 지체 없이 관계 중앙행정기관의 장 및 특별시장 · 광역시장 · 특별자치시장 · 도지사 · 특별자치도지사(이하 "시 · 도지사"라 한다)에게 통보하여야 한다.

② 제1항에 따라 통보를 받은 시 · 도지사는 지체 없이 이를 시장 · 군수 · 구청장(자치구의 구청장을 말한다. 이하 같다)에게 통보하여야 한다.

제16조(주요 시책 추진방안의 수립 · 시행)

보건복지부장관과 **관계 중앙행정기관의 장**은 보건의료발전계획이 확정되면 이를 기초로 하여 보건의료와 관련된 소관 주요 시책의 추진방안을 매년 수립 · 시행하여야 한다.

시행령 제3조(주요 시책 추진방안의 수립 · 시행)

관계 중앙행정기관의 장은 법 제16조에 따라 수립한 보건의료와 관련된 해당 연도 소관 주요 시책의 추진방안과 전년도 소관 주요 시책의 추진결과를 **매년 2월말**까지 보건복지부장관에게 제출하여야 한다.

제17조(지역보건의료계획의 수립 · 시행) 13전남, 21충북

특별시장 · 광역시장 · 도지사 · 특별자치도지사(이하 "**시·도지사**"라 한다) 및 **시장 · 군수 · 구청**

장(자치구의 구청장을 말한다. 이하 같다)은 **보건의료발전계획이 확정되면** 관계 법령에서 정하는 바에 따라 **지방자치단체의 실정을 감안**하여 **지역보건의료계획을 수립 · 시행**하여야 한다.

제18조(계획 수립의 협조)

① 보건복지부장관, 관계 중앙행정기관의 장, 시 · 도지사 및 시장 · 군수 · 구청장은 보건의료발전계획과 소관 주요 시책 추진방안 및 지역보건의료계획의 수립 · 시행을 위하여 필요하면 관계 기관 · 단체 등에 대하여 자료 제공 등의 협조를 요청할 수 있다.

② 제1항에 따른 협조 요청을 받은 관계 기관 · 단체 등은 특별한 사유가 없으면 협조 요청에 따라야 한다.

제18조의2(국회에 대한 보고)

보건복지부장관은 매년 보건의료발전계획의 주요 내용, 제16조에 따른 해당 연도 주요 시책의 추진방안 및 전년도 추진실적을 확정한 후 지체 없이 국회 소관 상임위원회에 보고하여야 한다.

제19조(비용의 보조)

국가는 예산의 범위에서 지역보건의료계획의 시행에 필요한 비용의 전부 또는 일부를 지방자치단체에 보조할 수 있다.

제20조(보건의료정책심의위원회)

보건의료에 관한 주요 시책을 심의하기 위하여 **보건복지부장관 소속으로 보건의료정책심의위원회**(이하 "위원회"라 한다)**를 둔다**.

제21조(위원회의 구성) 15인천, 16전남, 19울산, 21서울

① 위원회는 **위원장 1명을 포함한 25명 이내의 위원**으로 구성하되, **공무원이 아닌 위원이 전체 위원의 과반수가 되도록 하여야 한다**.

② **위원장**은 **보건복지부장관**으로 한다.

③ **위원**은 다음 각 호의 사람 중에서 **보건복지부장관이 임명 또는 위촉**한다. 이 경우 제2호에 따른 위원과 제3호에 따른 위원은 같은 수로 구성한다.

1. **대통령령으로 정하는 관계 중앙행정기관 소속 공무원**
2. 보건의료 수요자를 대표하는 사람으로서 노동자단체, 소비자 · 환자 관련 시민단체(「비영리민간단체 지원법」 제2조에 따른 비영리민간단체를 말한다) 등에서 추천하는 사람
3. 보건의료 공급자를 대표하는 사람으로서 「의료법」 제28조에 따른 의료인 단체, 같은 법 제52조에 따른 의료기관단체, 「약사법」 제11조에 따른 약사회 등에서 추천하는 사람
4. 보건의료에 관한 학식과 경험이 풍부한 사람

시행령 제4조(보건의료정책심의위원회의 구성) 15인천, 16전남, 19울산, 21서울

법 제21조제3항제1호에서 "대통령령으로 정하는 관계 중앙행정기관 소속 공무원"이란 다음 각 호의 사람을 말한다. 이 경우 복수차관이 있는 기관은 **해당 기관의 장이 지정하는 차관**으로 한다.

1. **기획재정부차관**
2. **교육부차관**
3. **과학기술정보통신부차관**
4. 행정안전부차관
5. 환경부차관
6. **고용노동부차관**
7. **식품의약품안전처장**

④ 위원회의 회의를 효율적으로 운영하기 위하여 위원회에 실무위원회를 두고, 위원회의 심의사항을 보다 전문적으로 검토하기 위하여 분야별로 분과위원회를 둘 수 있다.

시행령 제12조(실무위원회의 구성 등)

① 법 제21조제4항에 따른 실무위원회는 **위원장 1명을 포함한 25명 이내의 위원**으로 구성한다.

② 실무위원회의 **위원장**은 **보건복지부 소속 고위공무원단에 속하는 공무원 중에서 보건복지부장관이 지명**하고, **위원**은 제4조에 따른 **관계 중앙행정기관 및 보건복지부의 3급 또는 4급 공무원과 보건의료분야에 관한 학식과 경험이 풍부한 사람 중**에서 **보건복지부장관이 위촉**한다.

③ 실무위원회는 다음 각 호의 사항을 심의한다.

1. 위원회의 심의에 앞서 관계 중앙행정기관의 협의 등 사전검토가 필요한 사항
2. 위원회로부터 심의 요청을 받은 사항
3. 그 밖에 위원회의 위원장이 심의에 부치는 사항

④ 실무위원회의 위원장이 부득이한 사유로 직무를 수행할 수 없는 경우에는 보건복지부 소속 공무원인 위원이 직무를 대행한다.

⑤ 실무위원회에는 보건복지부 소속 공무원 중에서 보건복지부장관이 지명하는 간사 1명을 둔다.

⑥ 실무위원회의 회의 및 그 위원의 임기 · 해촉 · 직무 등에 관하여는 제5조, 제5조의2, 제6조제1항, 제7조부터 제9조까지 및 제11조를 준용한다.

⑤ 이 법에서 규정한 것 외에 위원회 · 실무위원회 및 분과위원회의 구성 · 운영과 그 밖에 필요한 사항은 **대통령령**으로 정한다.

시행령 제5조(위원의 임기)

법 제20조에 따른 보건의료정책심의위원회의 위원(법 제21조제3항제1호의 경우는 제외)의 임기는 **2년으로 하며, 연임할 수 있다.**

시행령 제5조의2(위원의 해촉)

보건복지부장관은 위원회의 위원(법 제21조제3항제1호의 경우는 제외)이 다음 각 호의 어느 하나에 해당하는 경우에는 해당 위원을 해촉(解囑)할 수 있다.

1. 심신장애로 인하여 직무를 수행할 수 없게 된 경우
2. 직무와 관련된 비위사실이 있는 경우
3. 직무태만, 품위손상, 그 밖의 사유로 인하여 위원으로 적합하지 아니하다고 인정되는 경우

4. 위원 스스로 직무를 수행하는 것이 곤란하다고 의사를 밝히는 경우

제22조(위원회의 기능)

위원회는 다음 각 호의 사항을 심의한다.

1. 보건의료발전계획
2. 주요 보건의료제도의 개선
3. 주요 보건의료정책
4. 보건의료와 관련되는 국가 및 지방자치단체의 역할
5. 그 밖에 위원장이 심의에 부치는 사항

제23조(관계 행정기관의 협조)

① 위원회는 관계 행정기관에 대하여 보건의료에 관한 자료의 제출과 위원회의 업무에 관하여 필요한 협조를 요청할 수 있다.

② 제1항에 따른 요청을 받은 관계 행정기관은 특별한 사유가 없으면 요청에 따라야 한다.

제4장 | 보건의료자원의 관리 등 09서울, 16전남, 19충남

제24조(보건의료자원의 관리 등) 09서울, 16전남, 19충남

① **국가와 지방자치단체**는 **보건의료에 관한 인력, 시설, 물자, 지식 및 기술** 등 보건의료자원을 개발·확보하기 위하여 종합적이고 체계적인 시책을 강구하여야 한다.

② **국가와 지방자치단체**는 **보건의료자원의 장·단기 수요를 예측**하여 보건의료자원이 적절히 공급될 수 있도록 보건의료자원을 관리하여야 한다.

제25조(보건의료인력의 양성 등)

국가와 지방자치단체는 **우수한 보건의료인력의 양성과 보건의료인력의 자질 향상을 위하여 교육 등 필요한 시책을 강구**하여야 한다.

제26조(보건의료인 간의 협력)

보건의료인은 국민에게 양질의 보건의료서비스를 제공하고 국민의 보건 향상에 이바지하기 위하여 보건의료서비스를 제공할 때에 그 **전문 분야별로 또는 전문 분야 간에 상호 협력하도록 노력**하여야 한다.

제27조(공공 · 민간 보건의료기관의 역할 분담 등)

① 국가와 지방자치단체는 공공보건의료기관과 민간보건의료기관 간의 역할 분담과 상호협력 체계를 마련하여야 한다.

② 국가와 지방자치단체는 제4조제2항에 따른 기본적인 보건의료 수요를 충족시키기 위하여 필요하면 공공보건의료기관을 설립 · 운영할 수 있으며, 이에 드는 비용의 전부 또는 일부를 지원할 수 있다.

③ 국가와 지방자치단체는 공공보건의료를 효율적으로 운영하고 관리하기 위하여 필요한 시책을 수립 · 시행하여야 한다.

④ 공공보건의료기관의 설립 · 운영 등 공공보건의료에 관한 기본적인 사항은 따로 법률로 정한다.

제28조(보건의료 지식 및 기술)

① **국가와 지방자치단체**는 **보건의료 지식과 보건의료 기술의 발전을 위하여 필요한 시책을 수립·시행**하여야 한다.

② **보건복지부장관**은 **효율적인 보건의료서비스를 제공하기 위하여 새로운 보건의료 기술의 평가 등 필요한 조치를 강구**하여야 한다.

제5장 | 보건의료의 제공과 이용

제1절 보건의료의 제공 및 이용체계

제29조(보건의료의 제공 및 이용체계)

① 국가와 지방자치단체는 보건의료에 관한 인력, 시설, 물자 등 보건의료자원이 지역적으로 고루 분포되어 보건의료서비스의 공급이 균형 있게 이루어지도록 노력하여야 하며, 양질의 보건의료서비스를 효율적으로 제공하기 위한 보건의료의 제공 및 이용체계를 마련하도록 노력하여야 한다.

② 국가와 지방자치단체는 보건의료의 제공 및 이용체계를 구축하기 위하여 필요한 행정상 · 재정상의 조치와 그 밖에 필요한 지원을 할 수 있다.

제30조(응급의료체계)

국가와 지방자치단체는 모든 국민(국내에 체류하고 있는 외국인을 포함한다)이 응급 상황에서 신속하고 적절한 응급의료서비스를 받을 수 있도록 응급의료체계를 마련하여야 한다.

제2절 평생국민건강관리체계

11충남, 15부산 · 울산, 16충북, 17전남, 18강원 · 경북 · 부산 · 충북, 20인천 · 전남, 21충남 · 대구 · 경북 · 광주 · 부산

제31조(평생국민건강관리사업) 17전남

① **국가와 지방자치단체**는 **생애주기(生涯週期)별 건강상 특성과 주요 건강위험요인을 고려한 평생국민건강관리를 위한 사업**을 시행하여야 한다.

② 국가와 지방자치단체는 **공공보건의료기관**이 평생국민건강관리사업에서 중심 역할을 할 수 있도록 필요한 시책을 강구하여야 한다.

③ 국가와 지방자치단체는 평생국민건강관리사업을 원활하게 수행하기 위하여 건강지도 · 보건교육 등을 담당할 전문인력을 양성하고 건강관리정보체계를 구축하는 등 필요한 시책을 강구하여야 한다.

제32조(여성과 어린이의 건강 증진) 20충남

국가와 지방자치단체는 여성과 어린이의 건강을 보호 · 증진하기 위하여 필요한 시책을 강구하여야 한다. 이 경우 여성의 건강증진시책에 연령별 특성이 반영되도록 하여야 한다.

제33조(노인의 건강 증진) 17전남, 20충남

국가와 지방자치단체는 노인의 질환을 조기에 발견하고 예방하며, 질병 상태에 따라 적절한 치료와 요양(療養)이 이루어질 수 있도록 하는 등 노인의 건강을 보호 · 증진하기 위하여 필요한 시책을 강구하여야 한다.

제34조(장애인의 건강 증진)

국가와 지방자치단체는 선천적 · 후천적 장애가 발생하는 것을 예방하고 장애인의 치료와 재활이 이루어질 수 있도록 하는 등 장애인의 건강을 보호 · 증진하기 위하여 필요한 시책을 강구하여야 한다.

제35조(학교 보건의료)

국가와 지방자치단체는 **학생**의 건전한 발육을 돕고 건강을 보호 · 증진하며 건강한 성인으로 성장하기 위하여 요구되는 생활습관 · 정서 등을 함양하기 위하여 필요한 시책을 강구하여야 한다.

제36조(산업 보건의료) 17전남

국가는 **근로자의 건강을 보호·증진하기 위하여 필요한 시책을 강구**하여야 한다.

제37조(환경 보건의료) 17전남, 20충남

국가와 지방자치단체는 국민의 건강을 보호 · 증진하기 위하여 쾌적한 환경의 유지와 환경오

염으로 인한 건강상의 위해 방지 등에 필요한 시책을 강구하여야 한다.

제37조의2(기후변화에 따른 국민건강영향평가 등) 18경북 · 부산, 20인천 · 전남, 21충남 · 광주 · 부산, 22서울

① **질병관리청장**은 국민의 건강을 보호 · 증진하기 위하여 지구온난화 등 기후변화가 국민건강에 미치는 영향을 **5년마다 조사 · 평가**(이하 "기후보건영향평가"라 한다)하여 그 결과를 공표하고 정책수립의 기초자료로 활용하여야 한다. 18경북 · 부산, 20전남, 21충남 · 광주, 22대전

시행령 제13조의2(기후보건영향평가의 내용 및 방법 등) 21부산

① 법 제37조의2제1항에 따른 **기후보건영향평가의 내용**은 다음 각 호와 같다.

1. 국민건강에 영향을 미치는 기후변화의 유형, 내용 및 특성 등에 관한 사항
2. **기후변화와 관련이 있는 질병 · 질환 등의 임상적 증상, 발생 추이 및 진료경과 등에 관한 사항**
3. **기후변화와 관련이 있는 질병 · 질환 등의 성별 · 연령별 · 지역별 분포 및 특성 등에 관한 사항**
4. **기후변화가 노인 · 장애인 · 임산부 · 어린이 등 보건의료 취약계층의 건강 및 생활 등에 미치는 영향**
5. 그 밖에 제1호부터 제4호까지의 내용에 준하는 것으로서 기후변화가 국민건강에 미치는 영향을 고려하여 질병관리청장이 특히 필요하다고 인정하는 사항

② 질병관리청장은 기후보건영향평가에 대한 전문적 검토가 필요하다고 인정하는 경우에는 법 제37조의2제1항에 따라 기후보건영향평가의 결과를 공표하기 전에 위원회의 심의를 거치게 할 수 있다.

③ 질병관리청장은 국민건강의 보호 · 증진을 위하여 필요하다고 인정하는 경우에는 기후보건영향평가의 결과를 관계 중앙행정기관의 장, 시 · 도지사 및 시장 · 군수 · 구청장에게 알려야 한다.

④ 질병관리청장은 법 제37조의2제1항에 따라 기후보건영향평가의 결과를 공표하는 경우에는 질병관리청장이 지정하는 인터넷 홈페이지에 게재하여야 한다.

⑤ 제1항부터 제4항까지에서 규정한 사항 외에 기후보건영향평가의 내용 · 방법 및 절차 등에 필요한 세부 사항은 질병관리청장이 정한다.

② **질병관리청장**은 기후보건영향평가에 필요한 **기초자료 확보 및 통계의 작성**을 위하여 **실태조사를 실시**할 수 있다.

시행령 제13조의3(실태조사의 내용 및 방법 등)

① 법에 따른 실태조사의 내용은 다음 각 호와 같다.

1. 기후변화에 따른 질병 · 질환 등의 발생 경로, 발생 현황 및 임상정보 등에 관한 사항
2. 기후변화에 따른 질병 · 질환 등의 진단 · 검사 · 처방 등 진료정보에 관한 사항
3. 기후변화에 따른 질병 · 질환 등의 분석 · 연구와 관련된 각종 문헌 및 자료 등의 조사에 관한 사항
4. 기후변화에 따른 질병 · 질환 등과 관련하여 노인 · 장애인 · 임산부 · 어린이 등 보건의료 취약계층의 진료경과에 관한 사항
5. 그 밖에 제1호부터 제4호까지의 내용에 준하는 것으로서 질병관리청장이 실태조사를 위하여 특히 필요하다고 인정하는 사항

② 질병관리청장은 실태조사의 실시를 위하여 필요하다고 인정하는 경우에는 질병관리청장이 정하는 바에 따라 실태조사반을 구성 · 운영할 수 있다.

③ 질병관리청장은 실태조사의 효율적 추진을 위하여 필요하다고 인정하는 경우에는 보건의료 관계 연구기관 · 단체 또는 전문가 등에게 실태조사를 의뢰하여 실시할 수 있다.
④ 질병관리청장은 기후변화에 따른 국민건강의 보호 및 관리를 위하여 필요하다고 인정하는 경우에는 실태조사 결과를 공개할 수 있다.
⑤ 제1항부터 제4항까지에서 규정한 사항 외에 실태조사의 내용 · 방법 및 절차 등에 필요한 세부 사항은 질병관리청장이 정한다.

③ **질병관리청장**은 관계 중앙행정기관의 장, 지방자치단체의 장 및 보건의료 관련 기관이나 단체의 장에게 기후보건영향평가에 필요한 자료의 제공 또는 제2항에 따른 **실태조사의 협조를 요청**할 수 있다. 이 경우 자료제공 또는 실태조사 협조를 요청받은 관계 중앙행정기관의 장 등은 정당한 사유가 없으면 이에 따라야 한다.
④ **기후보건영향평가와 실태조사의 구체적인 내용 및 방법 등에 필요한 사항**은 **대통령령**으로 정한다.

제38조(식품위생 · 영양)

국가와 지방자치단체는 국민의 건강을 보호·증진하기 위하여 식품으로 인한 건강상의 위해 방지와 국민의 영양 상태의 향상 등에 필요한 시책을 강구하여야 한다.

제3절 주요질병관리체계 20충남

제39조(주요질병관리체계의 확립)

보건복지부장관은 국민건강을 크게 위협하는 질병 중에서 국가가 특별히 관리하여야 할 필요가 있다고 인정되는 질병을 선정하고, 이를 관리하기 위하여 필요한 시책을 수립 · 시행하여야 한다.

제40조(감염병의 예방 및 관리)

국가와 지방자치단체는 감염병의 발생과 유행을 방지하고 감염병환자에 대하여 적절한 보건의료를 제공하고 관리하기 위하여 필요한 시책을 수립 · 시행하여야 한다.

제41조(만성질환의 예방 및 관리)

국가와 지방자치단체는 암 · 고혈압 등 주요 만성질환(慢性疾患)의 발생과 증가를 예방하고 말기질환자를 포함한 만성질환자에 대하여 적절한 보건의료의 제공과 관리를 위하여 필요한 시책을 수립 · 시행하여야 한다.

시행령 제13조의4(만성질환 장기 역학조사)

① **질병관리청장**은 법 제41조에 따른 만성질환의 예방 및 관리 등을 위하여 만성질환의 발생원인과 위험요인을 규명하는 만성질환 장기 역학조사를 실시한다.

② **질병관리청장**은 제1항에 따른 역학조사를 실시할 때 필요하면 관계 중앙행정기관의 장, 시·도지사, 시장·군수·구청장 및 「공공기관의 운영에 관한 법률」 제4조에 따른 공공기관의 장에게 협조를 요청할 수 있다.

시행령 제15조(민감정보 및 고유식별정보의 처리)

질병관리청장은 법 제41조에 따른 사무(제13조의4제1항에 따른 만성질환 장기 역학조사에 관한 사무만 해당)를 수행하기 위하여 불가피한 경우 「개인정보 보호법」 제23조에 따른 건강에 관한 정보, 같은 법 시행령 제19조제1호 또는 제4호에 따른 주민등록번호 또는 외국인등록번호가 포함된 자료를 처리할 수 있다.

제42조(정신 보건의료) 20충남

국가와 지방자치단체는 정신질환의 예방과 정신질환자의 치료 및 사회복귀 등 국민의 정신건강 증진을 위하여 필요한 시책을 수립·시행하여야 한다.

제43조(구강 보건의료)

국가와 지방자치단체는 구강질환(口腔疾患)의 예방 및 치료와 구강건강에 관한 관리 등 국민의 구강건강 증진을 위하여 필요한 시책을 수립·시행하여야 한다.

평생국민건강관리체계 vs 주요질병관리체계

평생국민건강관리체계	주요질병관리체계
제32조(여성과 어린이의 건강 증진) 제33조(노인의 건강 증진) 제34조(장애인의 건강 증진) 제35조(학교 보건의료) 제36조(산업 보건의료) 제37조(환경 보건의료) 제38조(식품위생·영양)	제40조(감염병의 예방 및 관리) 제41조(만성질환의 예방 및 관리) 제42조(정신 보건의료) 제43조(구강 보건의료)

제6장 | 보건의료의 육성·발전 등 16서울, 20대전

제44조(보건의료 시범사업) 16서울

① **국가와 지방자치단체**는 새로운 보건의료제도를 시행하기 위하여 **필요하면 시범사업을 실시할 수 있다.**

② **국가와 지방자치단체**는 제1항에 따른 시범사업을 실시한 경우에는 그 결과를 평가하여 새로 시행될 보건의료제도에 반영하여야 한다.

제45조(취약계층 등에 대한 보건의료서비스 제공)

① **국가와 지방자치단체**는 노인 · 장애인 등 보건의료 **취약계층**에 대하여 적절한 보건의료서비스를 제공하기 위하여 필요한 시책을 수립 · 시행하여야 한다.

② 국가와 지방자치단체는 농 · 어업인 등의 건강을 보호 · 증진하기 위하여 필요한 시책을 수립 · 시행하여야 한다.

제46조(분쟁 조정 등) 16서울

① **국가와 지방자치단체**는 보건의료서비스로 인하여 **분쟁이 발생하면 그 분쟁이 신속하고 공정하게 해결**되도록 하기 위하여 필요한 시책을 강구하여야 한다.

② **국가와 지방자치단체**는 보건의료서비스로 인한 피해를 원활하게 구제(救濟)하기 위하여 필요한 시책을 강구하여야 한다.

제47조(건강위해원인자의 비용 부담) 16서울

국가와 지방자치단체는 국민건강에 위해를 일으키거나 일으킬 우려가 있는 물품 등을 생산 · 판매하는 자 등에 대하여는 관계 법령에서 정하는 바에 따라 **국민건강의 보호 · 증진에 드는 비용을 부담**하게 할 수 있다.

제48조(보건의료 관련 산업의 진흥)

국가와 지방자치단체는 보건의료 기술의 연구개발과 지원 등 보건의료 관련 산업의 진흥을 위하여 필요한 시책을 강구하여야 한다.

제49조(한방의료의 육성 · 발전)

국가와 지방자치단체는 한방의료(韓方醫療)를 육성 · 발전시키도록 노력하여야 한다.

제50조(국제협력 등)

국가와 지방자치단체는 외국정부 및 국제기구 등과의 협력을 통하여 보건의료정보와 보건의료에 관한 기술을 교류하고 전문인력을 양성하며, 보건의료의 발전을 위한 국제적인 노력에 적극 참여하여야 한다.

제51조(보건의료사업의 평가)

국가와 지방자치단체는 매년 주요 보건의료사업의 성과를 평가하여 이를 보건의료시책에 반영하도록 하여야 한다.

제52조(보건의료서비스의 평가) 20대전, 22충남

보건복지부장관은 보건의료서비스의 **질적 향상을 위하여** 관계 법령에서 정하는 바에 따라 보건의료서비스에 대한 평가를 실시하여야 한다.

제7장 | 보건의료 통계 · 정보 관리 16서울, 17광주, 20대전, 21부산

제53조(보건의료 통계 · 정보 관리시책)

국가와 지방자치단체는 보건의료에 관한 통계와 정보를 수집 · 관리하여 이를 보건의료정책에 활용할 수 있도록 필요한 시책을 수립 · 시행하여야 한다.

제54조(보건의료 정보화의 촉진) 20대전

국가와 지방자치단체는 보건의료 **정보화를 촉진**하기 위하여 필요한 시책을 강구하여야 한다.

제55조(보건의료 실태조사) 17광주, 20대전

① **보건복지부장관**은 **국민의 보건의료 수요 및 이용 행태, 보건의료에 관한 인력 · 시설 및 물자 등 보건의료 실태**에 관한 **전국적인 조사를 5년마다 실시**하고 그 결과를 공표하여야 한다. 다만, 보건의료정책 수립에 필요하다고 인정하는 경우에는 임시 보건의료 실태조사를 실시할 수 있다.

② 보건복지부장관은 제1항에 따른 실태조사를 위하여 관계 중앙행정기관, 지방자치단체 및 관계 기관 · 법인 · 단체에 자료의 제출 또는 의견의 진술을 요청할 수 있다. 이 경우 요청을 받은 자는 정당한 사유가 없으면 이에 협조하여야 한다.

③ 제1항에 따른 실태조사의 내용, 방법 및 공표 등에 필요한 사항은 **대통령령**으로 정한다.

시행령 **제14조(보건의료 실태조사)** 21부산

① 법 제55조제1항에 따른 보건의료 실태조사의 내용은 다음 각 호와 같다.

1. **보건의료 수요 및 보건의료서비스의 이용 행태**
2. **보건의료에 관한 인력 · 시설 및 물자 등의 현황**
3. **그 밖에 보건복지부장관이 보건의료 실태조사를 위하여 필요하다고 인정하는 사항**

② 보건복지부장관은 제1항에 따른 실태조사를 **최근 3년간** 보건의료에 관한 연구실적이 있는 연구기관, 법인 또는 단체에 의뢰하여 실시할 수 있다.

③ 보건복지부장관은 제1항에 따른 실태조사의 결과를 보건복지부 인터넷 홈페이지에 **60일 이상 공개**해야 한다.

제56조(보건의료정보의 보급 · 확대) 20대전

보건복지부장관은 보건의료기관, 관련 기관 · 단체 등이 보유하고 있는 보건의료정보를 널리 보급 · 확대하기 위하여 필요한 시책을 강구하여야 한다.

제57조(보건의료정보의 표준화 추진) 16서울, 20대전

보건복지부장관은 **보건의료정보의 효율적 운영과 호환성(互換性) 확보** 등을 위하여 보건의료정보의 표준화를 위한 시책을 강구하여야 한다.

기출유형 점검

의료기술직의 경우 보통 1문제 정도 출제되는 법령으로 용어의 정의, 보건의료인·국가와 지방자치단체의 책임, 국민의 권리와 의무, 보건의료발전계획, 평생국민건강관리체계, 기후변화에 따른 건강영향평가를 중심으로 출제된다.

1. **[22서울] 「보건의료기본법」상 국민의 건강을 보호·증진하기 위하여 지구온난화 등 기후변화가 국민건강에 미치는 영향을 5년마다 조사·평가하여 그 결과를 공표하고, 기후보건영향평가에 필요한 기초자료 확보 및 통계의 작성을 위하여 실태조사를 실시할 수 있는 자는?**

① 대통령 ② 기상청장
③ 질병관리청장 ④ 보건복지부장관

해설 제37조의2(기후변화에 따른 국민건강영향평가 등)
① 질병관리청장은 국민의 건강을 보호·증진하기 위하여 지구온난화 등 기후변화가 국민건강에 미치는 영향을 5년마다 조사·평가(이하 "기후보건영향평가"라 한다)하여 그 결과를 공표하고 정책수립의 기초자료로 활용하여야 한다.

답 ③

2. **[21서울] 「보건의료기본법 시행령」상 보건의료정책심의위원회에 포함되는 구성원으로 가장 옳은 것은?**

① 식품의약품안전처 차장
② 국가보훈처 차장
③ 국무조정실 국무2차장
④ 교육부 차관

해설 시행령 제4조(보건의료정책심의위원회의 구성) 보건의료정책심의위원회에서 "대통령령으로 정하는 관계 중앙행정기관 소속 공무원"이란 1. 기획재정부차관 2. **교육부차관** 3. 과학기술정보통신부차관 4. 행정안전부차관 5. 환경부차관 6. 고용노동부차관 7. 식품의약품안전**처장**이다.

답 ④

3. **[20경북·전북·제주] 「보건의료기본법」의 목적이 아닌 것은?**

① 보건의료에 관한 국민의 권리·의무를 정한다.
② 국민 개개인이 건강한 삶을 영위할 수 있도록 제도와 여건을 조성한다.
③ 보건의료의 수요와 공급에 관한 기본적인 사항을 규정한다.
④ 보건의료의 발전과 국민의 보건 및 복지의 증진에 이바지한다.

해설 「보건의료기본법」 제1조(목적)
이 법은 보건의료에 관한 **국민의 권리·의무**와 국가 및 지방자치단체의 책임을 정하고 **보건의료의 수요와 공급에 관한 기본적인 사항을 규정**함으로써 **보건의료의 발전과 국민의 보건 및 복지의 증진에 이바지**하는 것을 목적으로 한다.

답 ②

4. **[17강원·서울] 「보건의료기본법」상 보건의료와 관련된 국가 및 지방자치단체의 책임에 대한 설명으로 옳지 않은 것은?**

① 전 국민의 모든 보건의료수요를 충족시킬 수 있도록 노력한다.
② 국민건강의 보호·증진을 위하여 필요한 법적·제도적 장치를 마련한다.
③ 건강관련 물품이나 건강관련 활동으로부터 발생할 수 있는 위해를 방지하기 위한 시책을 마련한다.
④ 민간이 행하는 보건의료에 대하여 보건의료 시책상 필요하다고 인정하면 행정적·재정적 지원을 할 수 있다.

해설 제4조(국가와 지방자치단체의 책임) 국가와 지방자치단체는 모든 국민의 **기본적인** 보건의료 수요를 형평에 맞게 충족시킬 수 있도록 노력한다.

답 ①

5. [15전북, 16전북] **「보건의료기본법」상 국민의 권리에 대한 설명으로 맞는 것은?**

① 알 권리 – 자신과 가족의 건강에 관하여 국가의 보호를 받을 권리를 가진다.

② 자기결정권 – 충분한 설명을 들은 후 이에 관한 동의 여부를 결정할 권리를 가진다.

③ 건강권 – 국가와 지방자치단체의 보건의료시책에 관한 내용의 공개를 청구할 권리를 가진다.

④ 비밀보장 – 성별, 나이 종교, 사회적 신분 또는 경제적 사정 등을 이유로 자신과 가족의 건강에 관한 권리를 침해받지 아니한다.

해설 제11조(보건의료에 관한 알 권리)

① **건강권** - 자신과 가족의 건강에 관하여 국가의 보호를 받을 권리를 가진다.

③ **보건의료에 관한 알 권리** - 국가와 지방자치단체의 보건의료시책에 관한 내용의 공개를 청구할 권리를 가진다.

④ **건강권** - 성별, 나이 종교, 사회적 신분 또는 경제적 사정 등을 이유로 자신과 가족의 건강에 관한 권리를 침해받지 아니한다.

답 ②

Part 02

의료법

| 의료기술직 | 방역직 | 보건직 |

Part 02 의료법

의료법 [시행 2021. 12. 30.], 시행령 [시행 2022. 08. 02.], 시행규칙[시행 2021. 12. 30.]

제1장 | 총칙

제1조(목적) 14인천 · 울산, 15광주, 17경북, 18전북, 19전북, 19광주 · 제주, 20충북 · 광주

이 법은 **모든 국민이 수준 높은 의료 혜택**을 받을 수 있도록 **국민의료에 필요한 사항을 규정**함으로써 **국민의 건강을 보호하고 증진**하는 데에 목적이 있다.

제2조(의료인) 12서울, 14경남, 19강원 · 부산, 20경북, 21부산

① 이 법에서 "의료인"이란 **보건복지부장관의 면허**를 받은 **의사 · 치과의사 · 한의사 · 조산사 및 간호사**를 말한다.

② 의료인은 종별에 따라 다음 각 호의 임무를 수행하여 국민보건 향상을 이루고 국민의 건강한 생활 확보에 이바지할 사명을 가진다.

1. **의사**는 **의료와 보건지도**를 임무로 한다.
2. **치과의사**는 **치과 의료와 구강 보건지도**를 임무로 한다.
3. **한의사**는 **한방 의료와 한방 보건지도**를 임무로 한다.
4. **조산사**는 **조산(助産)과 임산부 및 신생아에 대한 보건과 양호지도**를 임무로 한다. 22충남
5. **간호사**는 다음 각 목의 업무를 임무로 한다. 22충남

   가. 환자의 간호요구에 대한 **관찰, 자료수집, 간호판단 및 요양을 위한 간호**

   나. **의사, 치과의사, 한의사**의 지도하에 시행하는 **진료의 보조**

   다. **간호 요구자에 대한 교육 · 상담 및 건강증진을 위한 활동**의 기획과 수행, 그 밖의 대통령령으로 정하는 **보건활동**

시행령 제2조(간호사의 보건활동)

「의료법」 제2조제2항제5호다목에서 "대통령령으로 정하는 보건활동"이란 다음의 보건활동을 말한다.

1. 「농어촌 등 보건의료를 위한 특별조치법」 제19조에 따라 **보건진료 전담공무원**으로서 하는 보건활동
2. 「모자보건법」 제10조제1항에 따른 모자보건전문가(**의사 · 한의사 · 조산사 · 간호사의 면허를 받은 사람 또는 간호조무사의 자격을 인정받은 사람으로서 모자보건사업에 종사하는 사람**)가 행하는 모자보건 활동
3. 「결핵예방법」 제18조(**결핵환자 등에 대한 적절한 의료**)에 따른 보건활동
4. 그 밖의 법령에 따라 간호사의 보건활동으로 정한 업무: 「학교보건법」의 보건교사, 「산업안전보건법」의 보건관리자, 「형의 집행 및 수용자의 처우에 관한 법률」의 교정시설 근무 간호사

   라. 제80조에 따른 **간호조무사가 수행**하는 가목부터 다목까지의 **업무보조에 대한 지도**

제3조(의료기관) 11전북, 14강원, 15인천 · 광주, 16강원, 17충남, 18전남 · 충북, 19전북

① 이 법에서 "**의료기관**"이란 의료인이 **공중(公衆) 또는 특정 다수인을 위하여 의료 · 조산**의 업(이하 "의료업"이라 한다)을 하는 곳을 말한다.

② 의료기관은 다음 각 호와 같이 구분한다.

1. **의원급** 의료기관: **의사, 치과의사 또는 한의사**가 주로 **외래환자를 대상**으로 각각 그 의료행위를 하는 의료기관으로서 그 종류는 다음 각 목과 같다.
   가. 의원
   나. 치과의원
   다. 한의원
2. **조산원**: **조산사가 조산과 임산부 및 신생아를 대상으로 보건활동과 교육 · 상담**을 하는 의료기관을 말한다.
3. **병원급 의료기관**: **의사, 치과의사 또는 한의사**가 주로 **입원환자**를 **대상**으로 의료행위를 하는 의료기관으로서 그 종류는 다음 각 목과 같다.
   가. 병원
   나. 치과병원
   다. 한방병원
   라. **요양병원**(「장애인복지법」 제58조제1항제4호에 따른 의료재활시설로서 제3조의2의 요건을 갖춘 의료기관을 포함한다. 이하 같다.)
   마. 정신병원
   바. 종합병원

③ **보건복지부장관**은 보건의료정책에 필요하다고 인정하는 경우에는 제2항제1호부터 제3호까지의 규정에 따른 **의료기관의 종류별 표준업무를 정하여 고시할 수 있다.**

제3조의2(병원등) 12서울, 13전남, 14서울 · 경남 · 전북, 16부산 · 인천

병원 · 치과병원 · 한방병원 및 요양병원(이하 "병원등"이라 한다)은 **30개 이상의 병상(병원 · 한방병원만 해당**한다) 또는 **요양병상(요양병원만 해당**하며, **장기입원이 필요한 환자**를 대상으로 의료행위를 하기 위하여 설치한 병상을 말한다)을 갖추어야 한다. 22부산

→ 정신병원의 경우 50병상 이상(근거: 「정신건강증진 및 정신질환자 복지서비스 지원에 관한 법률 시행규칙」 별표3)

제3조의3(종합병원) 12서울, 14서울 · 인천, 15광주, 16부산, 17울산 · 충북 · 전북 · 제주, 18부산 · 전남, 19전남 · 전북, 20광주 · 경북, 21충남 · 전북, 22전남

① **종합병원**은 다음 각 호의 요건을 갖추어야 한다.

1. **100개 이상**의 병상을 갖출 것
2. 100병상 이상 300병상 이하인 경우에는 **내과 · 외과 · 소아청소년과 · 산부인과 중 3개 진**

료과목, 영상의학과, 마취통증의학과와 진단검사의학과 또는 병리과를 포함한 7개 이상의 진료과목을 갖추고 각 진료과목마다 전속하는 **전문의**를 둘 것

3. **300병상을 초과**하는 경우에는 **내과, 외과, 소아청소년과, 산부인과, 영상의학과, 마취통증의학과, 진단검사의학과 또는 병리과, 정신건강의학과 및 치과를 포함한 9개 이상**의 진료과목을 갖추고 각 진료과목마다 전속하는 **전문의**를 둘 것 22전남

② 종합병원은 제1항제2호 또는 제3호에 따른 진료과목(이하 이 항에서 "필수진료과목"이라 한다) 외에 필요하면 추가로 진료과목을 설치 · 운영할 수 있다. 이 경우 필수진료과목 외의 진료과목에 대하여는 해당 의료기관에 전속하지 아니한 전문의를 둘 수 있다.

(1) 100병상 이상 300병상 이하

- 필수과목은 내과 · 외과 · 소아청소년과 · 산부인과 중 3개
  \+ 영상의학과, 마취통증의학과, 진단검사의학과(or 병리과) = 총 7개 이상
  그러므로 앞의 진료과목 4개 중 하나 빼도 되고 4개가 모두 들어가도 됨
  이어서 나오는 진단 관련 과목의 경우, 진단검사의학과와 병리과가 모두 들어가도 되고 진단 또는 병리과 중 하나가 빠져도 된다는 의미임

(2) 300병상을 초과하는 경우

- 필수과목은 내과, 외과, 소아청소년과, 산부인과, 영상의학과, 마취통증의학과, 진단검사의학과(or 병리과), 정신건강의학과, 치과를 포함한 9개 이상

※ (or~)은 포함될 수도 있고 빠질 수도 있다는 의미

제3조의4(상급종합병원 지정) 12서울, 14대전 · 경북 · 경남 · 울산, 15서울 · 전북 · 충북, 16광주, 17서울 · 부산 · 광주 · 전북, 18충남, 19강원 · 경북 · 광주 · 울산

① 보건복지부장관은 다음 각 호의 요건을 갖춘 **종합병원 중**에서 **중증질환에 대하여 난이도가 높은 의료행위를 전문적으로 하는 종합병원**을 상급종합병원으로 지정할 수 있다.

1. 보건복지부령으로 정하는 **20개 이상의 진료과목**을 갖추고 **각 진료과목마다 전속하는 전문의**를 둘 것
2. 제77조제1항에 따라 **전문의가 되려는 자를 수련**시키는 기관일 것
3. **보건복지부령**으로 정하는 인력 · 시설 · 장비 등을 갖출 것
4. **질병군별(疾病群別) 환자구성 비율**이 **보건복지부령으로 정하는 기준**에 해당할 것

② 보건복지부장관은 제1항에 따른 지정을 하는 경우 제1항 각 호의 사항 및 **전문성 등에 대하여 평가**를 실시하여야 한다.

③ **보건복지부장관**은 제1항에 따라 상급종합병원으로 지정받은 종합병원에 대하여 **3년마다** 제2항에 따른 평가를 실시하여 재지정하거나 지정을 취소할 수 있다.

④ **보건복지부장관**은 제2항 및 제3항에 따른 **평가업무를 관계 전문기관 또는 단체에 위탁**할 수 있다.

⑤ 상급종합병원 지정 · 재지정의 기준 · 절차 및 평가업무의 위탁 절차 등에 관하여 필요한 사항은 **보건복지부령**으로 정한다.

의료기관의 분류 정리

<table>
<tr><th colspan="3">의료기관</th><th>병상수</th><th>진료과목/특이사항</th><th>대상</th><th>개설방법</th></tr>
<tr><td rowspan="3" colspan="2">의원급</td><td>의원</td><td rowspan="3">–</td><td rowspan="3"></td><td rowspan="3">외래환자</td><td rowspan="4">시장 · 군수 · 구청장 신고</td></tr>
<tr><td>한의원</td></tr>
<tr><td>치과의원</td></tr>
<tr><td colspan="3">조산원</td><td>–</td><td>지도의사를 정해야 함</td><td>조산과 임산부 및 신생아</td></tr>
<tr><td rowspan="7">병원급</td><td rowspan="4">병원</td><td>병원, 한방병원</td><td>30병상 이상</td><td rowspan="4"></td><td rowspan="7">입원환자</td><td rowspan="7">시 · 도 의료기관 개설위원회 심의 → 시 · 도지사 허가</td></tr>
<tr><td>요양병원</td><td>30요양병상 이상</td></tr>
<tr><td>정신병원</td><td>50병상 이상</td></tr>
<tr><td>치과병원</td><td>제한없음</td></tr>
<tr><td colspan="2" rowspan="2">종합병원</td><td>100병상 이상 ~300병상 이하</td><td>진료과목 7개 이상</td></tr>
<tr><td>300병상 초과</td><td>진료과목 9개 이상</td></tr>
<tr><td colspan="2">상급종합병원</td><td>300병상 초과</td><td>–진료과목 20개 이상
–전문의 수련기관</td></tr>
</table>

■ 상급종합병원의 지정 및 평가에 관한 규칙 [별표]

상급종합병원의 지정 기준 19광주

1. **진료기능**

가. 지정 신청일 이전 1년 동안 다음 진료과목 중 필수진료과목을 포함하여 **20개 이상의 진료과목을 갖추고 각 진료과목마다 전속하는 전문의 1명 이상을 둘 것**

1) **필수진료과목(9)**: 내과, 외과, 소아청소년과, 산부인과, 영상의학과, 마취통증의학과, 진단검사의학과 또는 병리과, 정신건강의학과, 치과

2) **선택진료과목(18)**: 진단검사의학과 또는 병리과, 흉부외과, 방사선종양학과, 핵의학과, 응급의학과, 신경과, 피부과, 신경외과, 안과, 재활의학과, 정형외과, 이비인후과, 비뇨의학과, 성형외과, 가정의학과, 예방의학과, 결핵과, 직업환경의학과

나. 「응급의료에 관한 법률」 제25조 · 제26조 또는 제30조에 따라 **중앙응급의료센터 · 권역응급의료센터** 또는 **지역응급의료센터로 지정받았을 것**

2. **교육기능**

「전공의의 수련환경 개선 및 지위 향상을 위한 법률」 제13조제1항 및 같은 법 시행령 제4조제2항에 따라 **레지던트 수련병원등으로 지정받았을 것**

3. 인력 · 시설 · 장비 등
   가. 지정 신청일 이전 1년 동안 **의사는 연평균 1일 입원환자 10명당 1명 이상, 간호사는 연평균 1일 입원환자 2.3명당 1명 이상**을 둘 것 19광주
   나. 가목의 입원환자 수는 지정 신청일 이전 1년 동안 건강보험 및 의료급여 입원환자의 진료실적에 대하여 건강보험심사평가원에 요양급여비용을 심사청구한 입원 및 외래환자의 자료를 기준으로 한다. 이 경우 **외래환자 3명은 입원환자 1명으로 환산**하고, 의료인 수는 해당 기간 중 실제 근무한 개월 수를 연간으로 환산하는 방법(Full Time Equivalent)을 사용한다.
   다. 「의료법 시행규칙」 별표 4 제2호에 따른 중환자실 및 신생아중환자실을 설치하고, 지정 신청일 이전 1년 동안 보건복지부장관이 정하여 고시하는 기준에 따라 근무하는 전담전문의를 각각 1명 이상 둘 것
   라. 법 제38조제1항에 따른 특수의료장비 중 전산화단층촬영장치(CT), 자기공명영상촬영기(MRI) 및 유방촬영용장치(Mammography)는 「특수의료장비의 설치 및 운영에 관한 규칙」 제6조의2제1항에 따라 등록된 품질관리 검사기관의 정기적인 품질관리검사에서 적합으로 판정받았을 것
   마. 환자의 진료 · 검사 · 질환 또는 임상 등에 관한 정보교류를 위하여 보건복지부장관이 정하는 기준에 따라 정보협력체계를 갖출 것
   바. 중증질환에 대한 고난이도 감염 관리의 전문성 강화를 위하여 보건복지부장관이 정하여 고시하는 기준에 따라 병문안객의 관리 및 통제 등을 위한 운영체계, 통제시설 및 보안인력 등을 갖출 것

4. 질병군별(疾病群別) 환자의 구성비율
   가. 지정 신청일 이전 2년 6개월 동안 다음 표의 **전문진료질병군에 속하는 입원환자의 비율이 해당 의료기관이 진료한 전체 입원환자의 100분의 30이상**이고, **단순진료질병군에 속하는 입원환자의 비율은 100분의 14 이하**일 것

구분	분류 기준	질병의 종류
전문진료 질병군	희귀성 질병, 합병증 발생의 가능성이 높은 질병, 치사율이 높은 질병, 진단난이도가 높은 질병, 진단을 위한 연구가 필요한 질병	각 질병군에 해당하는 질병의 종류는 보건복지부장관이 정하여 고시한다.
일반진료 질병군	모든 의료기관에서 진료가 가능하거나 진료를 하여도 되는 질병	
단순진료 질병군	진료가 간단한 질병, 일반적으로 진료의 결과가 치명적이 아닌 질병, 그 밖에 진료난이도 또는 진단난이도가 낮은 질병	

   나. 지정 신청일 이전 2년 6개월 동안 보건복지부장관이 정하여 고시하는 질병에 속하는 외래환자의 비율이 해당 의료기관이 진료한 전체 외래환자의 100분의 11 이하일 것
   다. 가목의 입원환자 수와 나목의 외래환자 수는 가목 및 나목에 따른 질병군에 대한 건강보험 및 의료급여 입원환자와 외래환자의 진료실적에 대하여 건강보험심사평가원에 요양급여비용을 심사청구한 자료를 기준으로 한다.

제3조의5(전문병원 지정) 12서울, 14충북, 15경북 · 대구 · 경남, 16부산, 17부산, 18전남, 19전북, 20강원 · 대전 · 광주

① 보건복지부장관은 **병원급 의료기관 중**에서 **특정 진료과목이나 특정 질환 등에 대하여 난이도가 높은 의료행위를 하는 병원을 전문병원으로 지정**할 수 있다.

② 제1항에 따른 전문병원은 다음 각 호의 요건을 갖추어야 한다.

1. **특정 질환별 · 진료과목별 환자의 구성비율 등이 보건복지부령으로 정하는 기준**에 해당할 것
2. 보건복지부령으로 정하는 수 이상의 진료과목을 갖추고 **각 진료과목마다 전속하는 전문의**를 둘 것

③ 보건복지부장관은 제1항에 따라 전문병원으로 지정하는 경우 제2항 각 호의 사항 및 진료의 난이도 등에 대하여 평가를 실시하여야 한다.

④ 보건복지부장관은 제1항에 따라 전문병원으로 지정받은 의료기관에 대하여 **3년마다** 제3항에 따른 **평가를 실시**하여 전문병원으로 재지정할 수 있다.

⑤ 보건복지부장관은 제1항 또는 제4항에 따라 지정받거나 재지정받은 전문병원이 다음 각 호의 어느 하나에 해당하는 경우에는 그 지정 또는 재지정을 취소할 수 있다. 다만, 제1호에 해당하는 경우에는 그 **지정 또는 재지정을 취소**하여야 한다.

1. **거짓이나 그 밖의 부정한 방법**으로 지정 또는 재지정을 받은 경우
2. **지정 또는 재지정의 취소를 원하는 경우**
3. 제4항에 따른 평가 결과 제2항 각 호의 요건을 갖추지 못한 것으로 확인된 경우

⑥ **보건복지부장관**은 제3항 및 제4항에 따른 **평가업무를 관계 전문기관 또는 단체에 위탁**할 수 있다.

⑦ 전문병원 지정 · 재지정의 기준 · 절차 및 평가업무의 위탁 절차 등에 관하여 필요한 사항은 **보건복지부령**으로 정한다.

전문병원의 지정 및 평가 등에 관한 규칙 제2조(전문병원의 지정 기준)

① 「의료법」(이하 "법"이라 한다) 제3조의5 제1항에 따른 전문병원의 지정 기준은 다음 각 호의 구분과 같다.

1. 한방병원을 제외한 병원급 의료기관의 전문병원 지정 기준: 별표 1
2. 한방병원의 전문병원 지정 기준: 별표 2

② 제1항제1호에도 불구하고 다음 각 호의 구분에 따라 그 지정 기준을 완화하여 적용할 수 있다. 다만, 제1호 및 제2호에 따른 별표 1 제4호가목의 지정 기준의 완화를 중복하여 적용하지 아니한다.

1. 보건복지부장관이 정하여 고시하는 특정 지역에서의 전문병원 지정의 경우: 별표 1 제2호가목, 제4호가목 및 제5호에 따른 지정 기준의 30퍼센트 범위 내 완화
2. 보건복지부장관이 정하여 고시하는 특정 질환 또는 특정 진료과목 전문병원 지정의 경우: 별표 1 제4호가목에 따른 지정 기준의 30퍼센트 범위 내 완화]

■ 전문병원의 지정 및 평가 등에 관한 규칙 [별표 1]

전문병원의 지정 기준(제2조제1항제1호 관련)

1. 질환별 · 진료과목별 환자의 구성비율

가. 다음 표의 구분에 따라 해당 병원이 진료한 전체 입원 연환자(특정기간동안 입원 환자의 입원일수를 환자수로 환산한 연인원을 말한다. 이하 같다) 중 주요 진단 범위 또는 환자 유형에 속하는 환자의 구성비율이 각각 해당 기준 이상이어야 한다. 이 경우 질병군별(DRG) 포괄수가제가 적

용되는 진료과목에 대한 환자의 구성비율을 계산할 경우에는 해당 병원이 진료한 전체 입원 실환자(특정기간동안 실제 입원한 환자의 수를 말한다. 이하 같다)로 할 수 있다.

구분		주요 진단 범위(Major Diagnosis Category) 또는 환자 유형	환자의 구성비율
질환	관절	MDC 'I' 근골격계 및 결합조직 질환 및 장애	45%
	뇌혈관	MDC 'B' 신경계 질환 및 장애(B05, B60 제외)	30%
	대장항문	MDC 'G' 소화기계 질환 및 장애	45%
	수지접합	MDC 'I' 근골격계 및 결합조직 질환 및 장애 MDC 'X' 외상, 중독 및 약물의 독성 효과	45%(한 가지 주요 진단 범위에 속하는 비율) 또는 66%(두 가지 주요 진단 범위에 속하는 비율)
	심장	MDC 'F' 순환기계 질환 및 장애	30%
	알코올	MDC 'V' 알코올/약물 사용 및 알코올/약물로 인한 정신장애	66%
	유방	MDC 'J' 피부, 피하조직, 유방 질환 및 장애	30%
	척추	MDC 'I' 근골격계 및 결합조직 질환 및 장애 MDC 'B' 신경계 질환 및 장애 중 B05, B60	66%
	화상	MDC 'Y' 화상	45%
	주산기(周産期)	MDC 'O' 임신, 출산, 산욕(産褥) 1세 이하인 환자(정상신생아 제외)	25%(각각)
진료과목	산부인과	MDC 'N' 여성 생식기 질환 및 장애 MDC 'O' 임신, 출산, 산욕(産褥) MDC 'P' 신생아	45%(MDC 'N'에 속하는 비율 또는 MDC 'O' · 'P'에 속하는 비율) 또는 66%(세 가지 주요 진단 범위에 속하는 비율)
	소아청소년과	18세 이하인 환자	66%
	신경과	MDC 'B' 신경계 질환 및 장애 MDC 'C' 눈의 질환 및 장애 중 C61 MDC 'D' 귀, 코, 입, 인후 질환 및 장애 중 D61 MDC 'I' 근골격계 및 결합조직 질환 및 장애 중 I68 MDC 'U' 정신 질환 및 장애 중 U60, U65	66%
	안과	MDC 'C' 눈의 질환 및 장애	45%
	외과	MDC 'F' 순환기계 질환 및 장애 중 F06, F10, F15, F16, F64, F66 MDC 'G' 소화기계 질환 및 장애 MDC 'H' 간담도계 및 췌장 질환 및 장애 MDC 'J' 피부, 피하조직, 유방 질환 및 장애(J67, J68,	45%

구분		주요 진단 범위(Major Diagnosis Category) 또는 환자 유형	환자의 구성비율
		J69, J70 제외) MDC 'K' 내분비, 영양, 대사성 질환 및 장애 중 K02, K03, K04, K05, K06, K65, K66, K67 MDC 'Y' 화상	
	이비인후과	MDC 'D' 귀, 코, 입, 인후 질환 및 장애	45%

나. 가목에 따른 환자의 구성비율은 지정계획 공고일 기준 전년도 1년간의 입원환자 진료실적을 기준으로 한다. 이 경우 「의료법」 제3조제2항 각 호에 따른 의료기관의 종류가 변경된 의료기관의 경우에는 변경 전후 동일성이 인정되는 해당 진료실적을 포함한다.

2. 질환별 · 진료과목별 진료량

가. 해당 병원이 진료한 보건복지부장관이 정하여 고시하는 전문진료질병군 및 일반진료질병군(수지접합 질환이나 외과의 경우 단순진료질병군을 포함한다. 이하 같다) 또는 환자 유형에 속하는 입원 연환자가 전체 병원급 의료기관 중에서 백분위수로 상위 30분위 이내여야 한다.

나. 가목에 따라 전체 병원급 의료기관의 입원 연환자를 산정할 때 다음에 해당하는 병원의 진료실적은 제외한다.

1) 「의료법」 제3조의4에 따른 상급종합병원
2) 보건복지부장관이 정하여 고시하는 전문진료질병군 및 일반진료질병군 또는 환자유형에 속하는 입원 연환자가 연간 10명 이하인 병원
3) 「의료법」 제3조제2항제3호라목에 따른 요양병원

다. 가목에 따른 진료량은 지정계획 공고일 기준 전년도 1년간의 입원환자 진료실적을 기준으로 한다. 이 경우 「의료법」 제3조제2항 각 호에 따른 의료기관의 종류가 변경된 의료기관의 경우에는 변경 전후 동일성이 인정되는 해당 진료실적을 포함한다.

3. 필수 진료과목

다음 표의 구분에 따라 질환별 또는 진료과목별로 필수 진료과목을 갖추어야 하고, 필수 진료과목마다 전속하는 전문의를 두어야 한다. 이 경우 필수 진료과목은 지정계획 공고일 기준 전년도 12월 31일을 기준으로 하고, 해당 필수 진료과목에 전속하는 전문의는 지정계획 공고일 기준 전년도 1년간의 근무실적을 기준으로 한다.

질환/진료과목		필수 진료과목
질환	관절질환	정형외과, 내과
	뇌혈관질환	신경외과, 신경과, 재활의학과
	대장항문질환	외과, 내과
	수지접합	정형외과 또는 성형외과, 내과
	심장질환	**흉부외과, 내과, 소아청소년과**
	알코올질환	정신건강의학과
	유방질환	외과, 내과
	척추질환	정형외과 또는 신경외과, 내과

질환/진료과목		필수 진료과목
	화상질환	외과, 내과
	주산기질환	산부인과, 소아청소년과
진료과목	산부인과	산부인과, 소아청소년과
	소아청소년과	소아청소년과
	신경과	신경과
	안과	안과
	외과	외과, 내과
	이비인후과	이비인후과

4. 의료인력

가. 다음 표의 구분에 따라 질환별 또는 진료과목별로 전문의 인정 진료과목에 전속하는 전문의를 두어야 한다.

질환/진료과목		전문의 수	전문의 인정 진료과목
질환	관절질환	8명 이상	정형외과
	뇌혈관질환	6명 이상	신경외과, 신경과, 재활의학과
	대장항문질환	8명 이상	외 과
	수지접합	8명 이상	정형외과, 성형외과
	심장질환	8명 이상	흉부외과, 내과, 소아청소년과
	알코올질환	4명 이상	정신건강의학과
	유방질환	4명 이상	외 과
	척추질환	8명 이상	정형외과, 신경외과
	화상질환	4명 이상 (응급의학과 전문의는 1명만 인정한다)	외과, 응급의학과
	주산기질환	8명 이상	산부인과, 소아청소년과
진료과목	산부인과	8명 이상	산부인과
	소아청소년과	6명 이상	소아청소년과
	신경과	4명 이상	신경과
	안과	8명 이상	안 과
	외과	4명 이상	외 과
	이비인후과	8명 이상	이비인후과

나. 가목에 따른 의료인력은 지정계획 공고일 기준 전년도 1년간의 근무실적을 기준으로 한다.

5. 병상

다음 표의 구분에 따라 **질환별 또는 진료과목별로 최소한의 병상 수**를 갖추어야 한다. 이 경우

병상 수는 지정계획 공고일 기준 전년도 12월 31일을 기준으로 한다.

질환/진료과목	최소 병상 수
관절질환, 뇌혈관질환, 수지접합, 심장질환, 알코올질환, 척추질환	80
대장항문질환, 화상질환, 주산기질환, 산부인과, 소아청소년과, 외과	60
유방질환, 신경과, 안과, 이비인후과	30

6. 의료 질(質)

가. 보건복지부 장관이 정하여 고시하는 바에 따라 질환별 또는 진료과목별로 환자의 재원일수, 합병증 발생률, 재수술률, 재입원율 및 치료 결과 등에 대하여 평가한 결과가 총 **100점 만점을 기준으로 70점 이상**이어야 한다.

나. 가목에 따른 의료질 평가는 지정계획 공고일 기준 전년도 1년간의 실적을 기준으로 한다.

7. 의료서비스 수준

「의료법」 제58조제1항에 따른 **의료기관 인증을 받아야** 한다.

제2장 | 의료인

제1절 자격과 면허

제4조(의료인과 의료기관의 장의 의무) 16충북, 17울산, 18전북 · 광주, 19광주 · 제주, 20경북

① **의료인과 의료기관의 장**은 **의료의 질**을 높이고 **의료관련감염**(의료기관 내에서 환자, 환자의 보호자, 의료인 또는 의료기관 종사자 등에게 발생하는 감염을 말한다. 이하 같다.)을 **예방**하며 **의료기술을 발전**시키는 등 환자에게 **최선의 의료서비스를 제공**하기 위하여 노력하여야 한다.

② **의료인**은 다른 **의료인 또는 의료법인** 등의 명의로 **의료기관을 개설하거나 운영**할 수 **없다**.

③ **의료기관의 장**은 「보건의료기본법」 제6조 · 제12조 및 제13조에 따른 **환자의 권리 등 보건복지부령으로 정하는 사항을 환자가 쉽게 볼 수 있도록 의료기관 내에 게시**하여야 한다. 이 경우 게시 방법, 게시 장소 등 게시에 필요한 사항은 **보건복지부령**으로 정한다.

시행규칙 **제1조의3(환자의 권리 등의 게시)**

① 「의료법」(이하 "법"이라 한다) 제4조제3항 전단에서 "「보건의료기본법」 제6조 · 제12조 및 제13조에 따른 환자의 권리 등 보건복지부령으로 정하는 사항"이란 별표1과 같다.

② **의료기관의 장**은 법 제4조제3항 후단에 따라 제1항에 따른 사항을 **접수창구나 대기실 등 환자 또는 환자의 보호자가 쉽게 볼 수 있는 장소**에 게시하여야 한다.

→ 위반 시 100만원 이하의 과태료 부과

■ 의료법 시행규칙 [별표 1]

환자의 권리와 의무(제1조의3제1항 관련) 16충북, 17울산, 18광주, 19광주

1. **환자의 권리**
   가. **진료받을 권리**
   환자는 자신의 건강보호와 증진을 위하여 적절한 보건의료서비스를 받을 권리를 갖고, 성별 · 나이 · 종교 · 신분 및 경제적 사정 등을 이유로 건강에 관한 권리를 침해받지 아니하며, 의료인은 정당한 사유 없이 진료를 거부하지 못한다.
   나. **알권리 및 자기결정권** 16충북, 19광주
   환자는 담당 의사 · 간호사 등으로부터 **질병 상태, 치료 방법, 의학적 연구 대상 여부, 장기이식 여부, 부작용 등 예상 결과 및 진료 비용에 관하여 충분한 설명**을 듣고 자세히 물어볼 수 있으며, 이에 관한 **동의 여부를 결정할 권리**를 가진다.
   다. **비밀을 보호받을 권리**
   환자는 진료와 관련된 신체상 · 건강상의 비밀과 사생활의 비밀을 침해받지 아니하며, 의료인과 의료기관은 환자의 동의를 받거나 범죄 수사 등 법률에서 정한 경우 외에는 비밀을 누설 · 발표하지 못한다.
   라. **상담 · 조정을 신청할 권리**
   환자는 의료서비스 관련 분쟁이 발생한 경우, 한국의료분쟁조정중재원 등에 상담 및 조정 신청을 할 수 있다.
2. **환자의 의무** 18광주
   가. **의료인에 대한 신뢰 · 존중 의무**
   환자는 자신의 건강 관련 정보를 의료인에게 정확히 알리고, 의료인의 치료계획을 신뢰하고 존중하여야 한다.
   나. **부정한 방법으로 진료를 받지 않을 의무**
   환자는 진료 전에 본인의 신분을 밝혀야 하고, 다른 사람의 명의로 진료를 받는 등 거짓이나 부정한 방법으로 진료를 받지 아니한다.

④ 삭제

⑤ **의료기관의 장**은 환자와 보호자가 의료행위를 하는 사람의 신분을 알 수 있도록 **의료인**, 제27조제1항 각 호 외의 부분 단서에 따라 의료행위를 하는 같은 항 제3호에 따른 **학생**, 제80조에 따른 **간호조무사** 및 「의료기사 등에 관한 법률」 제2조에 따른 **의료기사**에게 의료기관 내에서 **대통령령으로 정하는 바에 따라 명찰을 달도록 지시 · 감독**하여야 한다. 다만, **응급의료상황, 수술실 내인 경우, 의료행위를 하지 아니할 때**, 그 밖에 **대통령령으로 정하는 경우에는 명찰을 달지 아니하도록 할 수 있다**.

→ 위반하여 그 위반행위에 대하여 내려진 제63조에 따른 시정명령을 따르지 아니한 사람은 100만원 이하의 과태료를 부과 19광주

시행령 제2조의2(명찰의 표시 내용 등) 19광주 · 제주

① 법 제4조제5항 본문에 따라 의료행위를 하는 사람의 신분을 알 수 있도록 명찰을 달도록 하는 경우에는 다음 각 호의 구분에 따른다.
   1. 명찰의 표시 내용: 다음 각 목의 구분에 따른 사항을 포함할 것

가. **의료인: 의료인의 종류별 명칭 및 성명**. 다만, 법 제77조제1항에 따른 **전문의의 경우에는 전문과목별 명칭 및 성명을 표시**할 수 있다.
나. 법 제27조제1항제3호에 따른 **학생**: 학생의 **전공분야 명칭 및 성명**
다. 법 제80조에 따른 **간호조무사**: 간호조무사의 **명칭 및 성명**
라. 「의료기사 등에 관한 법률」 제2조에 따른 **의료기사**: 의료기사의 **종류별 명칭 및 성명**
2. 명찰의 표시 방법: 의복에 표시 또는 부착하거나 목에 거는 방식 그 밖에 이에 준하는 방식으로 표시할 것
3. 명찰의 제작 방법: **인쇄, 각인(刻印), 부착, 자수(刺繡)** 또는 이에 준하는 방법으로 만들 것
4. 명찰의 규격 및 색상: 명찰의 표시 내용을 분명하게 알 수 있도록 할 것

② 제1항에 따른 명찰의 표시 내용, 표시 방법, 제작 방법 및 명찰의 규격 · 색상 등에 필요한 세부 사항은 보건복지부장관이 정하여 고시한다. → **한글로 표시하여야 하며, 숫자나 영문 등 필요한 사항을 함께 표시할 수 있다.**

③ 법 제4조제5항 단서에서 "대통령령으로 정하는 경우"란 다음 각 호의 어느 하나에 해당하는 시설 내에 있는 경우를 말한다.
1. **격리병실**
2. **무균치료실**
3. 제1호 또는 제2호와 유사한 시설로서 **보건복지부장관이 병원감염 예방에 필요하다고 인정하여 고시하는 시설(격리병실, 무균치료실, 중환자실 등)** 19광주

⑥ 의료인은 **일회용 의료기기**(한 번 사용할 목적으로 제작되거나 한 번의 의료행위에서 한 환자에게 사용하여야 하는 의료기기로서 보건복지부령으로 정하는 의료기기를 말한다. 이하 같다.)을 한 번 사용한 후 **다시 사용하여서는 아니 된다**.
→ 위반하여 일회용 주사 의료용품을 재사용한 의료인은 **면허자격을 정지**할 수 있다.
→ 위반하여 일회용 주사 의료용품을 재사용하여 **사람의 생명 또는 신체에 중대한 위해를 발생하게 한 의료인은 면허를 취소**할 수 있다.

시행규칙 **제3조의2(재사용이 금지되는 일회용 의료기기)**

법 제4조 제6항에서 "보건복지부령으로 정하는 의료기기"란 다음 각 호의 의료기기를 말한다.
1. 사람의 신체에 의약품, 혈액, 지방 등을 투여 · 채취하기 위하여 사용하는 주사침, 주사기, 수액용기와 연결줄 등을 포함하는 수액세트
2. 제1호에 준하는 의료기기로서 감염 또는 손상의 위험이 매우 높아 보건복지부장관이 재사용을 금지할 필요가 있다고 인정하는 의료기기

제4조의2(간호 · 간병통합서비스 제공 등) 18충북 · 울산, 19서울 · 울산, 20전북 · 광주, 21광주

① **간호 · 간병통합서비스**란 **보건복지부령**으로 정하는 **입원 환자**를 대상으로 **보호자 등이 상주하지 아니하고** 간호사, 제80조에 따른 간호조무사 및 그 밖에 간병지원인력(이하 이 조에서 "간호 · 간병통합서비스 제공인력"이라 한다)에 의하여 **포괄적으로 제공되는 입원서비스**를 말한다. 18충북, 20전북

② 보건복지부령으로 정하는 **병원급 의료기관**은 간호 · 간병통합서비스를 제공할 수 있도록 노력하여야 한다.

③ 제2항에 따라 간호 · 간병통합서비스를 제공하는 병원급 의료기관(이하 이 조에서 "간호 · 간병통합서비스 제공기관"이라 한다)은 **보건복지부령으로 정하는 인력, 시설, 운영 등의 기준을 준수**하여야 한다.

④ 「공공보건의료에 관한 법률」 제2조제3호에 따른 **공공보건의료기관 중 보건복지부령으로 정하는 병원급 의료기관(병원, 치과병원, 한방병원 및 종합병원)**은 간호 · 간병통합서비스를 제공하여야 한다. 이 경우 **국가 및 지방자치단체는 필요한 비용의 전부 또는 일부를 지원**할 수 있다. 18울산, 19울산

⑤ 간호 · 간병통합서비스 제공기관은 **보호자 등의 입원실 내 상주를 제한**하고 환자 병문안에 관한 기준을 마련하는 등 안전관리를 위하여 노력하여야 한다.

⑥ 간호 · 간병통합서비스 제공기관은 **간호 · 간병통합서비스 제공인력의 근무환경 및 처우 개선을 위하여 필요한 지원**을 하여야 한다.

⑦ 국가 및 지방자치단체는 간호 · 간병통합서비스의 제공 · 확대, 간호 · 간병통합서비스 제공인력의 원활한 수급 및 근무환경 개선을 위하여 필요한 시책을 수립하고 그에 따른 지원을 하여야 한다.

[시행규칙] 제1조의4(간호 · 간병통합서비스의 제공 환자 및 제공 기관) 18울산, 19서울 · 울산, 21전북

① 법 제4조의2제1항에서 "보건복지부령으로 정하는 입원 환자"란 다음 각 호의 어느 하나에 해당하는 입원 환자를 말한다.
1. 환자에 대한 진료 성격이나 질병 특성상 보호자 등의 간병을 제한할 필요가 있는 입원 환자
2. 환자의 생활 여건이나 경제 상황 등에 비추어 보호자 등의 간병이 현저히 곤란하다고 인정되는 입원 환자
3. 그 밖에 환자에 대한 의료관리상 **의사 · 치과의사 또는 한의사가 간호 · 간병통합서비스가 필요하다고 인정하는 입원 환자**

② 법 제4조의2제2항에서 "보건복지부령으로 정하는 병원급 의료기관"이란 **병원, 치과병원, 한방병원 및 종합병원**을 말한다.

③ 법 제4조의2제3항에서 "보건복지부령으로 정하는 인력, 시설, 운영 등의 기준"이란 별표 1의2에 따른 기준을 말한다.

④ 법 제4조의2제4항 전단에서 "보건복지부령으로 정하는 병원급 의료기관"이란 **병원, 치과병원, 한방병원 및 종합병원**을 말한다. 다만, 다음 각 호의 어느 하나에 해당하는 의료기관은 **제외**한다.
18울산, 19울산, 21전북
1. 「군보건의료에 관한 법률」 제2조제4호에 따른 **군보건의료기관**
2. 「치료감호법」 제16조의2제1항제2호에 따라 **법무부장관이 지정하는 국립정신의료기관**

■ 의료법 시행규칙 [별표1의2] 17서울

간호 · 간병통합서비스 제공기관의 인력, 시설, 운영 등 기준(제1조의4제3항 관련)

1. **인력기준: 간호 · 간병통합서비스 제공 병동에 다음 각 목의 구분에 따른 인력을 배치한다.**
   가. **간호사**
      1) **상급종합병원**: 간호 · 간병통합서비스 제공 병동의 **병상 7개당 간호사 1명 이상**. 다만, 7개당

의 병상 수를 계산한 후 남은 병상이 7개 미만인 경우에는 1명을 배치한다.

2) **종합병원**: 간호 · 간병통합서비스 제공 병동의 **병상 12개당 간호사 1명 이상**. 다만 12개당의 병상 수를 계산한 후 남은 병상이 12개 미만인 경우에는 1명을 배치한다.

3) **병원**: 간호 · 간병통합서비스 제공 병동의 병상 **14개당 간호사 1명 이상**. 다만 14개당의 병상 수를 계산한 후 남은 병상이 14개 미만인 경우에는 1명을 배치한다.

나. **간호조무사**: 간호 · 간병통합서비스 제공 병동의 **병상 40개당 1명 이상**. 다만 40개당의 병상 수를 계산한 후 남은 병상이 40개 미만인 경우에는 1명을 배치한다.

다. **간병지원인력: 1명 이상**. 다만, 2명 이상인 경우에는 진료과목 또는 업무,성격 등에 따라 병동지원인력, 재활지원인력으로 구분하여 배치할 수 있다.

2. 시설기준

가. 간호 · 간병통합서비스를 제공하는 병동은 다른 병동과 구별되도록 설치한다.

나. 간호 · 간병통합서비스 병동 내 시설 및 장비는 다음의 기준에 따른다.

구분	설치기준
간호사실	• 병동의 각 층마다 1개 이상 설치할 것
입원실 및 복도	• 입원실 및 복도에는 문턱이 없을 것. 다만, 불가피한 사유로 문턱을 두는 경우에는 환자가 쉽게 이동할 수 있도록 경사로를 설치한다.
목욕실	• 목욕실에는 문턱이 없을 것. 다만, 불가피한 사유로 문턱을 두는 경우에는 환자가 쉽게 이동할 수 있도록 경사로를 설치한다. • 목욕실 바닥은 미끄럼 방지 처리를 할 것
화장실	• 입원실 내에 설치할 것. 다만, 부득이한 사유로 입원실 내 설치가 곤란한 경우에는 해당 병동의 각 층에 별도로 설치한다. • 화장실 바닥은 미끄럼 방지 처리를 할 것 • 화장실에는 문턱이 없을 것. 다만, 불가피한 사유로 문턱을 두는 경우에는 환자가 쉽게 이동할 수 있도록 경사로를 설치한다.
비상연락장치	• 병상, 목욕실, 화장실 및 휴게실 등에 각각 설치할 것
안전손잡이	• 복도, 계단, 화장실, 목욕실 및 휴게실 등에 각각 설치할 것
욕창방지용품	• 운영 병상의 100분의5 이상(소수점 이하의 수는 올려 계산한다) 구비할 것

3. 운영기준: 다음 각 목의 기준에 따라 운영한다.

가. 간호 · 간병통합서비스 병동에 배치된 인력은 해당 서비스를 제공하는 업무에만 종사할 것

나. 간호 · 간병통합서비스 제공 병동의 운영기준을 작성 · 비치할 것

다. 안전사고 관리지침을 작성 · 비치할 것

라. 제2호나목에 따른 비상연락장치는 매일 정상 가동 여부를 점검할 것

비 고

위 표 제1호부터 제3호까지의 규정에 따른 인력기준, 시설기준 또는 운영기준에 필요한 세부 사항은 보건복지부장관이 정하여 고시한다.

시행규칙 제1조의5(간호 · 간병통합서비스의 제공 절차) 20광주

① 법 제4조의2에 따라 간호 · 간병통합서비스를 제공받으려는 경우에는 간호 · 간병통합서비스에 대

한 **의사 · 치과의사 또는 한의사의 의견서** 및 **환자의 동의서(환자가 동의할 수 없는 불가피한 사유가 있는 경우에는 보호자의 동의서를 말한다)**를 첨부하여 **의료기관의 장에게 신청**하여야 한다.

② 제1항에도 불구하고 의료기관의 장은 **입원 환자에 대한 진료 및 관리의 특성상 간호 · 간병통합서비스가 특히 필요하다고 인정하는 경우**에는 **입원 환자의 동의**(환자가 동의할 수 없는 불가피한 사유가 있는 경우에는 보호자의 동의를 말한다)**를 받아 간호 · 간병통합서비스를 제공**할 수 있다. 20광주

③ 제1항 및 제2항에 따른 간호 · 간병통합서비스의 제공 절차 및 방법 등에 필요한 세부 사항은 **보건복지부장관이 정하여 고시**한다.

제4조의3(의료인의 면허 대여 금지 등)

① 의료인은 제5조(의사 · 치과의사 및 한의사를 말한다), 제6조(조산사를 말한다) 및 제7조(간호사를 말한다)에 따라 받은 면허를 다른 사람에게 대여하여서는 아니 된다.

② 누구든지 제5조부터 제7조까지에 따라 받은 면허를 대여받아서는 아니 되며, 면허 대여를 알선하여서도 아니 된다.

→ 위반 시 5년 이하의 징역 또는 5천만원 이하의 벌금, 면허 취소

제5조(의사 · 치과의사 및 한의사 면허) 14인천 · 대전, 15경기, 16서울, 18전남, 19경북, 20강원

① **의사 · 치과의사 또는 한의사**가 되려는 자는 다음 각 호의 어느 하나에 해당하는 자격을 가진 자로서 제9조에 따른 의사 · 치과의사 또는 한의사 **국가시험에 합격한 후 보건복지부장관의 면허를 받아야 한다**.

1. 「고등교육법」 제11조의2에 따른 인정기관(이하 "평가인증기구"라 한다)의 **인증**(이하 "평가인증기구의 인증"이라 한다)을 받은 의학 · 치의학 또는 한의학을 전공하는 대학을 졸업하고 **의학사 · 치의학사 또는 한의학사 학위를 받은 자**
2. 평가인증기구의 인증을 받은 의학 · 치의학 또는 한의학을 전공하는 **전문대학원**을 졸업하고 **석사학위 또는 박사학위를 받은 자**
3. 외국의 제1호나 제2호에 해당하는 학교(보건복지부장관이 정하여 고시하는 인정기준에 해당하는 학교를 말한다)를 졸업하고 **외국의 의사 · 치과의사 또는 한의사 면허를 받은 자**로서 제9조에 따른 **예비시험에 합격한 자**

② 평가인증기구의 인증을 받은 의학 · 치의학 또는 한의학을 전공하는 **대학 또는 전문대학원을 6개월 이내에 졸업하고 해당 학위를 받을 것으로 예정된 자**는 제1항제1호 및 제2호의 자격을 가진 자로 본다. 다만, 그 졸업예정시기에 졸업하고 해당 학위를 받아야 면허를 받을 수 있다.

③ 제1항에도 불구하고 입학 당시 평가인증기구의 인증을 받은 의학 · 치의학 또는 한의학을 전공하는 대학 또는 전문대학원에 입학한 사람으로서 그 대학 또는 전문대학원을 졸업하고 해당 학위를 받은 사람은 같은 항 제1호 및 제2호의 자격을 가진 사람으로 본다.

면허와 자격인정 14인천 · 대전, 15경기, 16서울, 18전남, 19경북, 20강원

보건복지부장관		시 · 도지사의 자격인정
면허	자격인정	
의사, 치과의사, 한의사, 조산사, 간호사, 임상병리사, 방사선사, 물리치료사, 작업치료사, 치과기공사, 치과위생사, 보건의료정보관리사, 안경사, 약사, 한약사, 위생사, 영양사	전문의, 치과의사 전문의, 한의사 전문의, 전문간호사, 간호조무사, 응급구조사, 보건교육사(1 · 2 · 3급), 임상영양사, 사회복지사(1 · 2급)	안마사, 요양보호사

제6조(조산사 면허) 17서울, 19보건복지부

조산사가 되려는 자는 다음 각 호의 어느 하나에 해당하는 자로서 제9조에 따른 조산사 **국가시험에 합격**한 후 **보건복지부장관의 면허**를 받아야 한다.

1. **간호사 면허**를 가지고 **보건복지부장관이 인정하는 의료기관**에서 **1년간 조산 수습과정**을 마친 자
2. **외국의 조산사 면허**(보건복지부장관이 정하여 고시하는 인정기준에 해당하는 면허를 말한다)를 받은 자

시행규칙 **제3조(조산 수습의료기관 및 수습생 정원)**

① 법 제6조제1호에 따른 조산(助産) 수습의료기관으로 보건복지부장관의 인정을 받을 수 있는 의료기관은 「전문의의 수련 및 자격인정 등에 관한 규정」에 따른 **산부인과 수련병원 및 소아청소년과 수련병원으로서 월평균 분만 건수가 100건 이상 되는 의료기관**이어야 한다.

② 제1항에 따라 수습의료기관으로 인정받으려는 자는 별지 제1호서식의 조산 수습의료기관 인정신청서에 다음 각 호의 서류를 첨부하여 보건복지부장관에게 제출하여야 한다.

1. 수습생 모집계획서 및 수습계획서와 수습과정의 개요를 적은 서류
2. 신청일이 속하는 달의 전달부터 소급하여 **1년**간의 월별 분만 실적을 적은 서류

③ **수습생의 정원**은 제2항제2호의 월별 분만 실적에 따라 **산출된 월평균 분만 건수의 10분의 1 이내**로 한다.

④ 수습의료기관은 매년 1월 15일까지 전년도 분만 실적을 **보건복지부장관에게 보고**하여야 한다.

⑤ 보건복지부장관은 제4항에 따라 보고된 연간 분만 실적이 **제1항에 따른 기준에 미치지 못하는 경우에는 그 수습의료기관의 인정을 철회**할 수 있고 제3항에 따른 기준에 미치지 못하는 경우에는 그 **수습생의 정원을 조정**할 수 있다.

제7조(간호사 면허) 14대전

① **간호사**가 되려는 자는 다음 각 호의 어느 하나에 해당하는 자로서 제9조에 따른 간호사 **국가시험에 합격**한 후 **보건복지부장관의 면허**를 받아야 한다.

1. 평가인증기구의 인증을 받은 **간호학을 전공하는 대학이나 전문대학**[구제(舊制) 전문학교와 간호학교를 포함한다]을 졸업한 자

2. 외국의 제1호에 해당하는 학교(보건복지부장관이 정하여 고시하는 인정기준에 해당하는 학교를 말한다)를 졸업하고 **외국의 간호사 면허**를 받은 자

② 제1항에도 불구하고 입학 당시 평가인증기구의 인증을 받은 간호학을 전공하는 대학 또는 전문대학에 입학한 사람으로서 그 대학 또는 전문대학을 졸업하고 해당 학위를 받은 사람은 같은 항 제1호에 해당하는 사람으로 본다.

제8조(결격사유 등) 17전북, 18경북, 19보건복지부, 19경북 · 전북, 20충북 · 강원, 21충북 · 충남 · 전북

다음 각 호의 어느 하나에 해당하는 자는 의료인이 될 수 없다.

1. 「정신건강증진 및 정신질환자 복지서비스 지원에 관한 법률」 제3조제1호에 따른 **정신질환자**. 다만, 전문의가 의료인으로서 적합하다고 인정하는 사람은 그러하지 아니하다.
2. **마약 · 대마 · 향정신성의약품 중독자**
3. **피성년후견인 · 피한정후견인**
4. 이 법 또는 「형법」 제233조, 제234조, 제269조, 제270조, 제317조제1항 및 제347조(허위로 진료비를 청구하여 환자나 진료비를 지급하는 기관이나 단체를 속인 경우만을 말한다), 「보건범죄단속에 관한 특별조치법」, 「지역보건법」, 「후천성면역결핍증 예방법」, 「응급의료에 관한 법률」, 「농어촌 등 보건의료를 위한 특별 조치법」, 「시체해부 및 보존 등에 관한 법률」, 「혈액관리법」, 「마약류관리에 관한 법률」, 「약사법」, 「모자보건법」, 그 밖에 **대통령령으로 정하는 의료 관련 법령을 위반**하여 **금고 이상의 형을 선고**받고 **그 형의 집행이 종료되지 아니하였거나 집행을 받지 아니하기로 확정되지 아니한 자**

형법의 범죄 중 의료법의 결격사유에 해당하는 범죄

제233조(허위진단서등의 작성)

의사, 한의사, 치과의사 또는 조산사가 진단서, 검안서 또는 생사에 관한 증명서를 허위로 작성한 때에는 3년 이하의 징역이나 금고, 7년 이하의 자격정지 또는 3천만원 이하의 벌금에 처한다.

제234조(위조사문서등의 행사)

제231조 내지 제233조의 죄에 의하여 만들어진 문서, 도화 또는 전자기록등 특수매체기록을 행사한 자는 그 각 죄에 정한 형에 처한다.

제269조(낙태)

① 부녀가 약물 기타 방법으로 낙태한 때에는 1년 이하의 징역 또는 200만원 이하의 벌금에 처한다.
② 부녀의 촉탁 또는 승낙을 받아 낙태하게 한 자도 제1항의 형과 같다.
③ 제2항의 죄를 범하여 부녀를 상해에 이르게 한때에는 3년 이하의 징역에 처한다. 사망에 이르게 한때에는 7년 이하의 징역에 처한다.

제270조(의사 등의 낙태, 부동의낙태)

① 의사, 한의사, 조산사, 약제사 또는 약종상이 부녀의 촉탁 또는 승낙을 받어 낙태하게 한 때에는 2년 이하의 징역에 처한다.

② 부녀의 촉탁 또는 승낙없이 낙태하게 한 자는 3년 이하의 징역에 처한다.
③ 제1항 또는 제2항의 죄를 범하여 부녀를 상해에 이르게 한때에는 5년 이하의 징역에 처한다. 사망에 이르게 한때에는 10년 이하의 징역에 처한다.
④ 전 3항의 경우에는 7년 이하의 자격정지를 병과한다.

제317조(업무상비밀누설)

① 의사, 한의사, 치과의사, 약제사, 약종상, 조산사, 변호사, 변리사, 공인회계사, 공증인, 대서업자나 그 직무상 보조자 또는 차등의 직에 있던 자가 그 직무처리 중 지득한 타인의 비밀을 누설한 때에는 3년 이하의 징역이나 금고, 10년 이하의 자격정지 또는 700만원 이하의 벌금에 처한다.

제347조(사기)

① 사람을 기망하여 재물의 교부를 받거나 재산상의 이익을 취득한 자는 10년 이하의 징역 또는 2천만원 이하의 벌금에 처한다.
② 전항의 방법으로 제삼자로 하여금 재물의 교부를 받게 하거나 재산상의 이익을 취득하게 한 때에도 전항의 형과 같다.

제9조(국가시험 등) 15부산, 17전남, 18전남 · 광주, 22광주

① 의사 · 치과의사 · 한의사 · 조산사 또는 간호사 국가시험과 의사 · 치과의사 · 한의사 예비시험(이하 "국가시험등"이라 한다)은 **매년 보건복지부장관이 시행**한다.
② **보건복지부장관**은 국가시험등의 관리를 **대통령령**으로 정하는 바에 따라 「한국보건의료인국가시험원법」에 따른 **한국보건의료인국가시험원**에 맡길 수 있다.
③ 보건복지부장관은 제2항에 따라 국가시험등의 관리를 맡긴 때에는 그 관리에 필요한 예산을 보조할 수 있다.
④ 국가시험등에 필요한 사항은 **대통령령**으로 정한다.

시행령 제3조(국가시험 등의 범위) 18광주

① 법 제9조제1항에 따른 의사 · 치과의사 · 한의사 · 조산사(助産師) 또는 간호사 국가시험(이하 "국가시험"이라 한다)은 각각 의학 · 치의학 · 한방의학 · 조산학 · 간호학 및 보건의약 관계 법규에 관하여 의사 · 치과의사 · 한의사 · 조산사 또는 간호사로서 갖추어야 할 지식과 기능에 관하여 행한다.
② 법 제9조제1항에 따른 의사 · 치과의사 · 한의사 예비시험(이하 "예비시험"이라 한다)은 법 제5조제1항제3호에 해당하는 자격을 가진 자가 제1항에 따른 국가시험에 응시하는 데에 필요한 지식과 기능에 관하여 실시하되, 1차 시험과 2차 시험으로 구분하여 실시한다.
③ **예비시험에 합격한 자는 다음 회의 국가시험부터 그 예비시험(1차 시험과 2차 시험을 포함한다)을 면제**한다. 18광주

시행령 제4조(국가시험등의 시행 및 공고 등) 15부산, 18광주, 22광주

① 보건복지부장관은 **매년 1회 이상 국가시험과 예비시험**(이하 "국가시험등"이라 한다)을 시행하여야 한다.
② 보건복지부장관은 국가시험등의 관리에 관한 업무를 「한국보건의료인국가시험원법」에 따른 한국보

건의료인국가시험원(이하 "국가시험등관리기관"이라 한다)이 시행하도록 한다.

③ 국가시험등관리기관의 장은 국가시험등을 실시하려면 미리 보건복지부장관의 승인을 받아 **시험 일시, 시험 장소, 시험과목, 응시원서 제출기간, 그 밖에 시험의 실시에 관하여 필요한 사항**을 시험실시 **90일 전까지 공고**하여야 한다. 다만, **시험장소**는 **지역별 응시인원이 확정된 후 시험 실시 30일 전까지 공고**할 수 있다.

④ 제3항에도 불구하고 국가시험등관리기관의 장은 국민의 건강 보호를 위하여 긴급하게 의료인력을 충원할 필요가 있다고 보건복지부장관이 인정하는 경우에는 제3항에 따른 공고기간을 단축할 수 있다. 〈신설 2021. 1. 12.〉

시행령 제5조(시험과목 등) 18전남

국가시험등의 **시험과목, 시험방법, 합격자 결정방법**, 그 밖에 시험에 관하여 필요한 사항은 **보건복지부령**으로 정한다.

시행령 제6조(시험위원)

국가시험등관리기관의 장은 국가시험등을 **실시할 때마다** 시험과목별로 전문지식을 갖춘 자 중에서 **시험위원을 위촉**한다.

시행령 제7조(국가시험등의 응시 및 합격자 발표) 18전남

① 국가시험등에 응시하려는 자는 국가시험등관리기관의 장이 정하는 응시원서를 국가시험등관리기관의 장에게 제출하여야 한다.

② **국가시험등관리기관의 장**은 국가시험등의 합격자를 결정하여 발표한다.

제10조(응시자격 제한 등) 17전북, 18서울 · 광주, 19경북, 20충남 · 광주

① 제8조 각 호의 어느 하나에 해당하는 자는 국가시험등에 응시할 수 없다.

② **부정한 방법**으로 국가시험등에 응시한 자나 국가시험등에 관하여 **부정행위를 한 자**는 그 **수험을 정지시키거나 합격을 무효**로 한다.

③ **보건복지부장관**은 제2항에 따라 수험이 정지되거나 합격이 무효가 된 사람에 대하여 처분의 사유와 위반 정도 등을 고려하여 **대통령령**으로 정하는 바에 따라 그 다음에 치러지는 이 법에 따른 국가시험등의 응시를 **3회의 범위에서 제한**할 수 있다.

■의료법 시행령 [별표 1]

국가시험등 응시제한 기준(제9조의2 관련) 20광주

위반행위	응시제한 횟수
1. 시험 중에 **대화 · 손동작 또는 소리 등으로 서로 의사소통**을 하는 행위 2. 시험 중에 **허용되지 않는 자료를 가지고 있거나 해당 자료를 이용**하는 행위 3. 제7조제1항에 따른 응시원서를 허위로 작성하여 제출하는 행위	1회

위반행위	응시제한 횟수
4. 시험 중에 **다른 사람의 답안지 또는 문제지를 엿보고 본인의 답안지를 작성하는 행위** 5. 시험 중에 다른 사람을 위해 시험 답안 등을 알려주거나 엿보게 하는 행위 6. 다른 사람의 도움을 받아 답안지를 작성하거나 다른 사람의 답안지 작성에 도움을 주는 행위 7. 본인이 작성한 답안지를 다른 사람과 교환하는 행위 8. **시험 중에 허용되지 아니한 전자장비 · 통신기기 또는 전자계산기기 등을 사용하여 시험답안을 전송하거나 작성하는 행위** 9. 시험 중에 시험문제 내용과 관련된 물건(시험 관련 교재 및 요약자료를 포함한다)을 다른 사람과 주고 받는 행위 10. 법 제8조 각 호의 어느 하나에 해당하는 사람이 시험에 응시하는 행위 11. 제8조제1항에 따른 서류를 허위로 작성하여 제출하는 행위	2회
12. **본인이 직접 대리시험을 치르거나 다른 사람으로 하여금 시험을 치르게 하는 행위** 13. 사전에 시험문제 또는 시험답안을 다른 사람에게 알려주는 행위 14. **사전에 시험문제 또는 시험답안을 알고 시험을 치르는 행위**	3회
※ 비고: 위 표의 위반행위에 대한 세부 기준 및 유형 등에 대해서는 보건복지부장관이 정하여 고시할 수 있다.	

제11조(면허 조건과 등록) 14전북, 15경북, 19인천, 20전북

① 보건복지부장관은 보건의료 시책에 필요하다고 인정하면 제5조에서 제7조까지의 규정에 따른 면허를 내줄 때 **3년 이내**의 기간을 정하여 **특정 지역이나 특정 업무에 종사할 것을 면허의 조건으로 붙일 수 있다**.

② 보건복지부장관은 제5조부터 제7조까지의 규정에 따른 면허를 내줄 때에는 그 면허에 관한 사항을 등록대장에 등록하고 면허증을 내주어야 한다.

③ 제2항의 등록대장은 의료인의 종별로 따로 작성 · 비치하여야 한다.

④ 면허등록과 면허증에 필요한 사항은 보건복지부령으로 정한다.

시행령 제10조(면허 조건)

① 법 제11조제1항에서 "**특정 지역**"이란 **보건복지부장관이 정하는 보건의료 취약지**를 말하고, "**특정 업무**"란 **국 · 공립 보건의료기관의 업무와 국 · 공 · 사립 보건의학연구기관의 기초의학 분야에 속하는 업무**를 말한다.

② 법 제11조제1항에 따라 특정 지역이나 특정 업무에 종사하는 의료인에게는 예산의 범위에서 수당을 지급한다.

③ 법 제11조제1항에 따른 면허 조건의 이행 방법과 종사명령의 절차 등에 관하여 필요한 사항은 보건복지부령으로 정한다.

제2절 권리와 의무(권리: 법 제12조~제14조, 의무: 법 제15조~26조)

제12조(의료기술 등에 대한 보호) 19경북

① 의료인이 하는 의료 · 조산 · 간호 등 의료기술의 시행(이하 "의료행위"라 한다)에 대하여는 **이 법이나 다른 법령에 따로 규정된 경우 외에는 누구든지 간섭하지 못한다**.

② **누구든지** 의료기관의 의료용 시설 · 기재 · 약품, 그 밖의 기물 등을 파괴 · 손상하거나 의료기관을 점거하여 진료를 방해하여서는 아니 되며, 이를 교사하거나 방조하여서는 아니 된다.

→ 위반 시 5년 이하의 징역이나 5천만원 이하의 벌금

③ **누구든지** 의료행위가 이루어지는 장소에서 의료행위를 행하는 의료인, 제80조에 따른 간호조무사 및 「의료기사 등에 관한 법률」 제2조에 따른 의료기사 또는 의료행위를 받는 사람을 **폭행 · 협박하여서는 아니 된다**.

→ 위반시 사람을 상해에 이르게 한 경우에는 **7년 이하의 징역 또는 1천만원 이상 7천만원 이하의 벌금**, 중상해에 이르게 한 경우에는 3년 이상 10년 이하의 징역에 처하며, 사망에 이르게 한 경우에는 무기 또는 5년 이상의 징역

제13조(의료기재 압류 금지) 14경북, 19경북

의료인의 의료 업무에 필요한 **기구 · 약품, 그 밖의 재료는 압류하지 못한다**.

제14조(기구 등 우선공급) 19경북

① 의료인은 의료행위에 필요한 기구 · 약품, 그 밖의 시설 및 재료를 우선적으로 공급받을 권리가 있다.

② 의료인은 제1항의 권리에 부수(附隨)되는 물품, 노력, 교통수단에 대하여서도 제1항과 같은 권리가 있다.

제15조(진료거부 금지 등) 19경북

① **의료인 또는 의료기관 개설자**는 진료나 조산 요청을 받으면 **정당한 사유 없이 거부하지 못한다**.

→ 위반 시 1년 이하의 징역이나 1천만원 이하의 벌금

② 의료인은 응급환자에게 「응급의료에 관한 법률」에서 정하는 바에 따라 최선의 처치를 하여야 한다.

제16조(세탁물 처리) 16서울 · 울산

① 의료기관에서 나오는 **세탁물**은 **의료인 · 의료기관 또는 특별자치시장 · 특별자치도지사 · 시장 · 군수 · 구청장(자치구의 구청장을 말한다. 이하 같다)에게 신고한 자**가 아니면 **처리할**

수 없다.

→ 위반 시 500만원 이하의 벌금

② 제1항에 따라 세탁물을 처리하는 자는 **보건복지부령**으로 정하는 바에 따라 **위생적으로 보관 · 운반 · 처리**하여야 한다.

→ 위반 시 500만원 이하의 벌금

③ 의료기관의 개설자와 제1항에 따라 의료기관세탁물처리업 신고를 한 자(이하 이 조에서 "세탁물처리업자"라 한다)는 제1항에 따른 세탁물의 처리업무에 종사하는 사람에게 **보건복지부령**으로 정하는 바에 따라 **감염 예방에 관한 교육을 실시**하고 그 결과를 기록하고 유지하여야 한다.

→ 교육을 실시하지 아니한 자는 300만원 이하의 과태료 부과

→ 기록 및 유지를 하지 아니한 자는 100만원 이하의 과태료 부과

④ 세탁물처리업자가 **보건복지부령**으로 정하는 신고사항을 변경하거나 그 영업의 휴업(1개월 이상의 휴업을 말한다) · 폐업 또는 재개업을 하려는 경우에는 보건복지부령으로 정하는 바에 따라 **특별자치시장 · 특별자치도지사 · 시장 · 군수 · 구청장에게 신고**하여야 한다.

→ 변경이나 휴업 · 폐업 또는 재개업을 신고하지 아니한 자는 100만원 이하의 과태료 부과

⑤ 제1항에 따른 세탁물을 처리하는 자의 시설 · 장비 기준, 신고 절차 및 지도 · 감독, 그 밖에 관리에 필요한 사항은 **보건복지부령**으로 정한다.

「의료기관세탁물 관리규칙」 <시행 2021. 8. 11.>

제2조(정의) 16서울, 20인천

이 규칙에서 사용하는 용어의 뜻은 다음과 같다.

1. "**의료기관세탁물**"이란 의료기관에 종사하는 자와 진료받는 환자가 사용하는 것으로서 세탁과정을 거쳐 **재사용할 수 있는** 다음 각 목의 세탁물(이하 "세탁물"이라 한다)을 말한다.
   가. 침구류 : 이불, 담요, 시트, 베개, 베갯잇 등
   나. 의류 : 환자복, 신생아복, 근무복(수술복, 가운 등 환자와 접촉하는 의료기관 종사자가 근무 중 착용하는 의류를 말한다) 등
   다. 기타 : 수술포, 기계포, 마스크, 모자, 수건, 기저귀, 커텐, 씌우개류, 수거자루 등
   라. 삭제 〈2021.8.11〉
2. "**오염세탁물**"이란 세탁물 중 **전염성 물질에 오염되었거나 오염될 우려가 있는** 다음 각 목의 세탁물을 말한다.
   가. 「감염병의 예방 및 관리에 관한 법률」에 따른 감염병환자가 사용한 세탁물과 감염성 병원균에 오염될 우려가 있는 세탁물
   나. 환자의 피 · 고름 · 배설물 · 분비물 등에 오염된 세탁물
   다. 동물실험 시 감염증에 걸린 동물의 배설물 또는 분비물에 오염된 세탁물
   라. 그 밖에 감염성 병원균에 오염된 세탁물
3. "**기타세탁물**"이란 세탁물 중 오염세탁물 외의 세탁물을 말한다.
4. "**일반세탁물**"이란 의료기관세탁물 외의 세탁물을 말한다.

제4조(세탁물의 처리)

① 의료기관은 다음 각 호의 어느 하나의 방법으로 세탁물을 처리하여야 한다.

1. 제6조제1항의 시설 기준에 맞는 세탁물 처리시설에서 자체 처리
2. 처리업자에게 **위탁 처리**

② 처리업자는 제1항제2호에 따라 의료기관으로부터 위탁받은 세탁물을 재위탁하여서는 아니 된다. 다만, **정전 · 단수 · 기계고장 등의 사유로 위탁받은 세탁물을 기한까지 처리할 수 없는 경우**에는 **시장 · 군수 · 구청장에게 신고**한 후 다른 처리업자에게 재위탁하여 처리할 수 있다.

③ 의료기관과 처리업자는 **오염세탁물**을 「감염병의 예방 및 관리에 관한 법률 시행규칙」 별표 6에 따른 **증기소독, 끓는물 소독 또는 약물소독 방법으로 소독한 후 세탁**하여야 한다.

④ 의료기관과 처리업자는 별표 2의 세탁물의 처리 기준에 따라 세탁물을 처리하여야 한다.

제5조(세탁금지 세탁물) 17전남

의료기관은 다음 각 호의 세탁물을 재사용의 목적으로 세탁하거나 처리업자에게 처리를 위탁해서는 안 된다.

1. **피 · 고름이 묻은 붕대 및 거즈**
2. 마스크 · 수술포 등 **일회용 제품**류
3. **바이러스성 출혈열**(에볼라바이러스병, 마버그열, 라싸열, 크리미안콩고출혈열, 남아메리카출혈열 및 리프트밸리열의 경우만 해당한다) **환자의 혈액이나 체액으로 오염된 세탁물**
4. **크로이츠펠트-야콥병(CJD) 및 변종크로이츠펠트-야콥병(vCJD) 확진 또는 의심환자의 중추신경계 조직으로 오염된 세탁물**

제8조(감염 예방 교육) 19충북

① 의료기관과 처리업자는 세탁물 처리업무에 종사하는 사람에게 **연 4시간 이상** 다음 각 호의 내용이 포함된 감염 예방에 관한 교육(인터넷 교육 등을 포함한다)을 하여야 한다.

1. 손 위생 방법
2. 개인보호장비의 사용방법
3. 세탁물 취급 시 주의사항
4. 소독약품 사용 시 주의사항
5. 세탁물 처리시설 및 장비의 위생관리 방법

② 의료기관과 처리업자는 제1항에 따라 감염 예방에 관한 교육을 하였을 때에는 그 결과를 기록 · 유지하여야 한다.

③ 의료기관과 처리업자가 제1항에 따른 교육을 할 수 없다고 인정할 때에는 **시장 · 군수 · 구청장은 보건소장이나 관련 단체**로 하여금 그 교육을 하게 할 수 있다.

제17조(진단서 등) 14전북, 16충북, 20전남

① 의료업에 종사하고 직접 진찰하거나 검안(檢案)한 **의사**[이하 이 항에서는 검안서에 한하여 검시(檢屍)업무를 담당하는 국가기관에 종사하는 의사를 포함한다], **치과의사, 한의사**가 아니면 **진단서 · 검안서 · 증명서 또는 처방전**[의사나 치과의사가 「전자서명법」에 따른 전자서명이 기재된 전자문서 형태로 작성한 처방전(이하 "전자처방전"이라 한다)을 포함한다. 이하 같다]을 작성하여 환자(**환자가 사망하거나 의식이 없는 경우**에는 **직계존속 · 비

속, 배우자 또는 배우자의 직계존속을 말하며, 환자가 사망하거나 의식이 없는 경우로서 환자의 직계존속 · 비속, 배우자 및 배우자의 직계존속이 **모두 없는 경우**에는 **형제자매**를 말한다) 또는 「형사소송법」 제222조제1항에 따라 검시(檢屍)를 하는 **지방검찰청검사**(검안서에 한한다)에게 교부하거나 발송(전자처방전에 한한다)하지 못한다. **다만**, 진료 중이던 환자가 **최종 진료 시부터 48시간 이내에 사망한 경우에는 다시 진료하지 아니하더라도 진단서나 증명서를 내줄 수 있으며, 환자 또는 사망자를 직접 진찰하거나 검안한 의사 · 치과의사 또는 한의사가 부득이한 사유로 진단서 · 검안서 또는 증명서를 내줄 수 없으면 같은 의료기관에 종사하는 다른 의사 · 치과의사 또는 한의사가 환자의 진료기록부 등에 따라 내줄 수 있다**.

→ 위반 시 1년 이하의 징역이나 1천만원 이하의 벌금

② 의료업에 종사하고 직접 조산한 **의사 · 한의사 또는 조산사**가 아니면 **출생 · 사망 또는 사산 증명서**를 내주지 못한다. **다만**, 직접 조산한 의사 · 한의사 또는 조산사가 부득이한 사유로 증명서를 내줄 수 없으면 **같은 의료기관**에 종사하는 다른 의사 · 한의사 또는 조산사가 진료기록부 등에 따라 **증명서를 내줄 수 있다.**

→ 위반 시 1년 이하의 징역이나 1천만원 이하의 벌금

③ **의사 · 치과의사 또는 한의사**는 자신이 진찰하거나 검안한 자에 대한 진단서 · 검안서 또는 증명서 교부를 요구받은 때에는 **정당한 사유 없이 거부하지 못한다**.

→ 위반 시 500만원 이하의 벌금

④ **의사 · 한의사 또는 조산사**는 자신이 조산(助産)한 것에 대한 출생 · 사망 또는 사산 증명서 교부를 요구받은 때에는 **정당한 사유 없이 거부하지 못한다**. 20전남

⑤ 제1항부터 제4항까지의 규정에 따른 진단서, 증명서의 서식 · 기재사항, 그 밖에 필요한 사항은 **보건복지부령**으로 정한다.

[시행규칙] 제9조(진단서의 기재 사항)

① 법 제17조제1항에 따라 의사 · 치과의사 또는 한의사가 발급하는 진단서에는 별지 제5호의2서식에 따라 다음 각 호의 사항을 적고 **서명날인**하여야 한다.

1. 환자의 성명, 주민등록번호 및 주소
2. 병명 및 「통계법」 제22조제1항 전단에 따른 한국표준질병 · 사인 분류에 따른 질병분류기호(이하 "질병분류기호"라 한다)
3. 발병 연월일 및 진단 연월일
4. 치료 내용 및 향후 치료에 대한 소견
5. 입원 · 퇴원 연월일
6. 의료기관의 명칭 · 주소, 진찰한 의사 · 치과의사 또는 한의사(부득이한 사유로 다른 의사 등이 발급하는 경우에는 발급한 의사 등을 말한다)의 성명 · 면허자격 · 면허번호

② 질병의 원인이 상해(傷害)로 인한 것인 경우에는 별지 제5호의3서식에 따라 제1항 각 호의 사항 외에 **다음 각 호의 사항을 적어야 한다**.

1. 상해의 원인 또는 추정되는 상해의 원인

2. 상해의 부위 및 정도
3. 입원의 필요 여부
4. 외과적 수술 여부
5. 합병증의 발생 가능 여부
6. 통상 활동의 가능 여부
7. 식사의 가능 여부
8. 상해에 대한 소견
9. 치료기간

③ 제1항의 병명 기재는 「통계법」 제22조제1항 전단에 따라 고시된 한국표준질병 · 사인 분류에 따른다.

④ 진단서에는 연도별로 그 종류에 따라 일련번호를 붙이고 진단서를 발급한 경우에는 그 부본(副本)을 갖추어 두어야 한다.

제17조의2(처방전) 20전북, 22광주

① 의료업에 종사하고 직접 진찰한 의사, 치과의사 또는 한의사가 아니면 처방전[의사나 치과의사가 「전자서명법」에 따른 전자서명이 기재된 전자문서 형태로 작성한 처방전(이하 "전자처방전"이라 한다)을 포함한다. 이하 같다]을 작성하여 환자에게 교부하거나 발송(전자처방전에 한정한다. 이하 이 조에서 같다)하지 못하며, **의사, 치과의사 또는 한의사에게 직접 진찰을 받은 환자가 아니면 누구든지 그 의사, 치과의사 또는 한의사가 작성한 처방전을 수령하지 못한다.**

② **제1항에도 불구하고** 의사, 치과의사 또는 한의사는 다음 각 호의 어느 하나에 해당하는 경우로서 해당 **환자 및 의약품에 대한 안전성을 인정하는 경우**에는 **환자의 직계존속 · 비속, 배우자 및 배우자의 직계존속, 형제자매** 또는 「노인복지법」 제34조에 따른 **노인의료복지시설에서 근무하는 사람** 등 대통령령으로 정하는 사람(이하 이 조에서 "대리수령자"라 한다)에게 처방전을 교부하거나 발송할 수 있으며 대리수령자는 **환자를 대리하여 그 처방전을 수령할 수 있다.** 20전북

1. **환자의 의식이 없는 경우**
2. **환자의 거동이 현저히 곤란하고 동일한 상병(傷病)에 대하여 장기간 동일한 처방이 이루어지는 경우**

③ 처방전의 발급 방법 · 절차 등에 필요한 사항은 **보건복지부령**으로 정한다.

시행령 제10조의2(대리수령자의 범위) 20전북

법 제17조의2제2항 각 호 외의 부분에서 "환자의 직계존속 · 비속, 배우자 및 배우자의 직계존속, 형제자매 또는 「노인복지법」 제34조에 따른 노인의료복지시설에서 근무하는 사람 등 대통령령으로 정하는 사람"이란 다음 각 호의 사람을 말한다. 〈개정 2022. 8. 2.〉

1. **환자의 직계존속 · 비속** 및 **직계비속의 배우자**
2. 환자의 배우자 및 배우자의 직계존속
3. **환자의 형제자매**

4. 「노인복지법」 제34조에 따른 **노인의료복지시설에서 근무하는 사람**
4의2. 「장애인복지법」 제58조제1항제1호의 장애인 거주시설에서 근무하는 사람 〈신설 2022. 8. 2.〉
5. 그 밖에 환자의 계속적인 진료를 위해 필요한 경우로서 보건복지부장관이 인정하는 사람

제18조(처방전 작성과 교부) 17인천, 19전북, 20대구

① **의사나 치과의사**는 환자에게 **의약품을 투여할 필요가 있다고 인정**하면 「약사법」에 따라 자신이 직접 의약품을 조제할 수 있는 경우가 아니면 **보건복지부령**으로 정하는 바에 따라 처방전을 작성하여 환자에게 내주거나 발송(전자처방전만 해당된다)하여야 한다.

② 제1항에 따른 처방전의 서식, 기재사항, 보존, 그 밖에 필요한 사항은 **보건복지부령**으로 정한다.

시행규칙 **제12조(처방전의 기재 사항 등)** 17인천, 19전북, 20대구, 22광주 · 서울 · 전남

① 법 제18조에 따라 의사나 치과의사는 환자에게 처방전을 발급하는 경우에는 별지 제9호서식의 처방전에 다음 각 호의 사항을 적은 후 **서명(「전자서명법」에 따른 전자서명을 포함한다)하거나 도장을 찍어야 한다**. 다만, **제3호(질병분류기호)의 사항은 환자가 요구한 경우에는 적지 아니한다.**

17인천, 19전북 20대구

1. 환자의 성명 및 주민등록번호
2. 의료기관의 명칭, 전화번호 및 **팩스번호**
3. **질병분류기호**
4. **의료인의 성명 · 면허종류 및 번호**
5. **처방 의약품의 명칭**(일반명칭, 제품명이나 「약사법」 제51조에 따른 대한민국약전에서 정한 명칭을 말한다) · **분량 · 용법 및 용량**
6. 처방전 발급 연월일 및 사용기간
7. **의약품 조제시 참고 사항**
8. 「국민건강보험법 시행령」 별표 2에 따라 건강보험 가입자 또는 피부양자가 요양급여 비용의 일부를 부담하는 행위 · 약제 및 치료재료에 대하여 보건복지부장관이 정하여 고시하는 **본인부담 구분기호**
9. 「의료급여법 시행령」 별표 1 및 「의료급여법 시행규칙」 별표 1의2에 따라 수급자가 의료급여 비용의 전부 또는 일부를 부담하는 행위 · 약제 및 치료재료에 대하여 보건복지부장관이 정하여 고시하는 **본인부담 구분기호**

② 의사나 치과의사는 환자에게 처방전 2부를 발급하여야 한다. 다만, 환자가 그 처방전을 추가로 발급하여 줄 것을 요구하는 경우에는 환자가 원하는 약국으로 팩스 · 컴퓨터통신 등을 이용하여 송부할 수 있다.

③ 의사나 치과의사는 환자를 치료하기 위하여 필요하다고 인정되면 **다음 내원일(內院日)에 사용할 의약품에 대하여 미리 처방전을 발급할 수 있다.**

④ 제1항부터 제3항까지의 규정은 「약사법」 제23조제4항에 따라 의사나 치과의사 자신이 직접 조제할 수 있음에도 불구하고 처방전을 발행하여 환자에게 발급하려는 경우에 준용한다.

③ 누구든지 정당한 사유 없이 **전자처방전**에 저장된 개인정보를 탐지하거나 누출 · 변조 또는 훼손하여서는 아니 된다.

→ 위반 시 **5년 이하의 징역이나 5천만원 이하의 벌금**

④ 제1항에 따라 처방전을 발행한 **의사 또는 치과의사(처방전을 발행한 한의사를 포함한다)**는 처방전에 따라 의약품을 조제하는 약사 또는 한약사가 「약사법」 제26조제2항에 따라 문의한 때 즉시 이에 응하여야 한다. 다만, 다음 각 호의 어느 하나에 해당하는 사유로 약사 또는 한약사의 문의에 응할 수 없는 경우 사유가 종료된 때 즉시 이에 응하여야 한다.

1. 「응급의료에 관한 법률」 제2조제1호에 따른 **응급환자를 진료 중**인 경우
2. 환자를 **수술 또는 처치 중**인 경우
3. 그 밖에 약사의 문의에 응할 수 없는 **정당한 사유**가 있는 경우

→ 위반 시 500만원 이하의 벌금

⑤ **의사, 치과의사 또는 한의사**가 「약사법」에 따라 자신이 직접 의약품을 조제하여 환자에게 그 의약품을 내어주는 경우에는 그 약제의 용기 또는 포장에 환자의 이름, 용법 및 용량, 그 밖에 **보건복지부령으로 정하는 사항**을 적어야 한다. 다만, 급박한 응급의료 상황 등 환자의 진료 상황이나 의약품의 성질상 그 약제의 용기 또는 포장에 적는 것이 어려운 경우로서 **보건복지부령으로 정하는 경우**에는 그러하지 아니하다.

시행규칙 제13조(약제용기 등의 기재사항)

① 법 제18조제5항 본문에서 "보건복지부령으로 정하는 사항"이란 다음 각 호의 사항을 말한다.

1. 약제의 **내용 · 외용**의 구분에 관한 사항
2. **조제자**의 **면허 종류 및 성명**
3. **조제 연월일**
4. 조제자가 근무하는 **의료기관의 명칭 · 소재지**

② 법 제18조제5항 단서에서 "보건복지부령으로 정하는 경우"란 다음 각 호의 경우를 말한다.

1. 급박한 응급의료상황으로서 환자에 대한 신속한 약제 사용이 필요한 경우
2. 주사제의 주사 등 해당 약제의 성질상 환자에 대한 즉각적 사용이 이루어지는 경우

제18조의2(의약품정보의 확인) 16충남

① **의사 및 치과의사**는 제18조에 따른 처방전을 작성하거나 「약사법」 제23조제4항에 따라 의약품을 자신이 직접 조제하는 경우에는 다음 각 호의 정보(이하 "의약품정보"라 한다)를 **미리 확인**하여야 한다.

1. 환자에게 처방 또는 투여되고 있는 의약품과 **동일한 성분**의 의약품인지 여부
2. 식품의약품안전처장이 **병용금기, 특정연령대 금기 또는 임부금기** 등으로 고시한 성분이 포함되는지 여부
3. 그 밖에 **보건복지부령으로 정하는 정보**

② 제1항에도 불구하고 의사 및 치과의사는 급박한 응급의료상황 등 의약품정보를 확인할 수 없는 **정당한 사유**가 있을 때에는 이를 확인하지 아니할 수 있다.

③ 제1항에 따른 의약품정보의 확인방법 · 절차, 제2항에 따른 의약품정보를 확인할 수 없는

정당한 사유 등은 **보건복지부령**으로 정한다.

시행규칙 **제13조의2(의약품정보의 확인)**

① 법 제18조의2제1항제3호에서 "보건복지부령으로 정하는 정보"란 다음 각 호의 어느 하나에 해당하는 정보를 말한다.

1. 「**약사법**」 제39조 및 제71조에 따른 **회수 또는 폐기 등의 대상이 되는 의약품인지 여부**
2. 「**의약품 등의 안전에 관한 규칙**」 별표 제4의3 제14호에 따라 **안전성 속보 또는 안전성 서한을 전파한 의약품인지 여부**
3. 그 밖에 제1호 및 제2호에 준하는 의약품으로서 보건복지부장관 또는 식품의약품안전처장이 의약품의 안전한 사용을 위하여 그 확인이 필요하다고 공고한 의약품인지 여부

② 의사 및 치과의사는 법 제18조의2제1항에 따라 같은 항 각 호의 정보(이하 이 조에서 "의약품정보"라 한다)를 미리 확인하려는 경우에는 보건복지부장관이 정하는 바에 따라 「약사법」 제23조의3제1항에 따른 **의약품안전사용정보시스템**(이하 "정보시스템"이라 한다)을 통하여 확인할 수 있다. 다만, 정보시스템의 물리적 결함이나 손상, 그 밖의 불가피한 사유로 해당 정보시스템을 사용할 수 없는 경우에는 보건복지부장관이 정하는 방법으로 확인할 수 있다.

③ 의사 및 치과의사는 법 제18조의2제2항에 따라 다음 각 호의 어느 하나에 해당하는 경우에는 의약품정보를 확인하지 아니할 수 있다.

1. **급박한 응급의료상황**인 경우
2. **긴급한 재해구호상황**인 경우
3. 그 밖에 제1호 및 제2호에 준하는 경우로서 보건복지부장관이 정하여 고시하는 경우

제19조(정보 누설 금지) 14경북, 19충북 · 경북, 22전남

① 의료인이나 의료기관 종사자는 **이 법이나 다른 법령에 특별히 규정된 경우 외**에는 **의료 · 조산 또는 간호업무**나 제17조에 따른 **진단서 · 검안서 · 증명서 작성 · 교부 업무**, 제18조에 따른 **처방전 작성 · 교부 업무**, 제21조에 따른 **진료기록 열람 · 사본 교부 업무**, 제22조제2항에 따른 **진료기록부등 보존 업무** 및 제23조에 따른 **전자의무기록 작성 · 보관 · 관리 업무**를 하면서 알게 된 다른 사람의 정보를 **누설하거나 발표하지 못한다**.

② 제58조제2항에 따라 **의료기관 인증에 관한 업무에 종사하는 자** 또는 **종사하였던 자**는 그 업무를 하면서 알게 된 정보를 다른 사람에게 누설하거나 부당한 목적으로 사용하여서는 아니 된다.

→ 제19조 위반 시 3년 이하의 징역이나 3천만원 이하의 벌금

제20조(태아 성 감별 행위 등 금지) 14경북, 17충북, 18강원, 19서울

① **의료인**은 **태아 성 감별**을 목적으로 임부를 진찰하거나 검사하여서는 아니 되며, 같은 목적을 위한 다른 사람의 행위를 도와서도 아니 된다.

② 의료인은 **임신 32주 이전**에 태아나 임부를 진찰하거나 검사하면서 알게 된 태아의 성(性)을 **임부, 임부의 가족, 그 밖의 다른 사람이 알게 하여서는 아니 된다**. 19서울

→ 제20조 위반 시 2년 이하의 징역이나 2천만원 이하의 벌금, 자격정지

제21조(기록 열람 등) 12서울, 14경북, 15충북 · 충남, 17서울 · 충남, 19충남 · 울산, 20서울 · 대구

① 환자는 의료인, 의료기관의 장 및 의료기관 종사자에게 **본인에 관한 기록(추가기재 · 수정된 경우 추가기재 · 수정된 기록 및 추가기재 · 수정 전의 원본을 모두 포함**한다. 이하 같다)**의 전부 또는 일부에 대하여 열람 또는 그 사본의 발급 등 내용의 확인을 요청**할 수 있다. 이 경우 의료인, 의료기관의 장 및 의료기관 종사자는 정당한 사유가 없으면 이를 **거부하여서는 아니 된다.**

→ 위반 시 500만원 이하의 벌금

② **의료인, 의료기관의 장 및 의료기관 종사자**는 **환자가 아닌 다른 사람에게** 환자에 관한 기록을 열람하게 하거나 그 사본을 내주는 등 내용을 확인할 수 있게 **하여서는 아니 된다.** → 위반 시 3년 이하의 징역이나 3천만원 이하의 벌금

③ **제2항에도 불구하고** 의료인, 의료기관의 장 및 의료기관 종사자는 다음 각 호의 어느 하나에 해당하면 그 **기록을 열람하게 하거나 그 사본을 교부하는 등 그 내용을 확인**할 수 있게 하여야 한다. 다만, 의사 · 치과의사 또는 한의사가 환자의 진료를 위하여 불가피하다고 인정한 경우에는 그러하지 아니하다. 15충남, 17서울 · 충남, 19충남 · 울산, 20서울 · 대구

1. **환자의 배우자, 직계 존속 · 비속, 형제 · 자매**(환자의 배우자 및 직계 존속 · 비속, 배우자의 직계존속이 모두 없는 경우에 한정한다) **또는 배우자의 직계 존속**이 **환자 본인의 동의서와 친족관계임을 나타내는 증명서** 등을 첨부하는 등 **보건복지부령**으로 정하는 요건을 갖추어 요청한 경우 15충북, 20서울

시행규칙 **제13조의3(기록 열람 등의 요건)**

① 법 제21조제3항제1호에 따라 환자의 배우자, 직계 존속 · 비속, 형제 · 자매(환자의 배우자 및 직계 존속 · 비속, 배우자의 직계존속이 모두 없는 경우에 한정한다. 이하 같다) 또는 배우자의 직계 존속(이하 이 조에서 "친족"이라 한다)이 환자에 관한 기록의 열람이나 그 사본의 발급을 요청할 경우에는 다음 각 호의 서류(전자문서를 포함한다. 이하 이 조에서 같다)를 갖추어 의료인, 의료기관의 장 및 의료기관 종사자에게 제출해야 한다. 〈개정 2021. 6. 30.〉

1. 기록 열람이나 사본 발급을 **요청하는 자의 신분증 사본**
2. 가족관계증명서, 주민등록표 등본 등 **친족관계임을 확인할 수 있는 서류**. 다만, 환자의 형제 · 자매가 요청하는 경우에는 환자의 배우자 및 직계존속 · 비속, 배우자의 직계 존속이 모두 없음을 증명하는 자료를 함께 제출하여야 한다.
3. 환자가 자필서명한 별지 제9호의2서식의 **동의서**. 다만, 환자가 만 14세 미만의 미성년자인 경우에는 제외한다.
4. 삭제 〈2021. 6. 30.〉

2. **환자가 지정하는 대리인**이 **환자 본인의 동의서와 대리권이 있음을 증명하는 서류**를 첨부하는 등 보건복지부령으로 정하는 요건을 갖추어 요청한 경우 20서울 · 대구

시행규칙 **제13조의3(기록 열람 등의 요건)**

② 법 제21조제3항제2호에 따라 **환자가 지정하는 대리인이 환자에 관한 기록의 열람이나 그 사본의 발급을 요청할 경우**에는 다음 각 호의 서류를 갖추어 의료인, 의료기관의 장 및 의료기관 종사자에

게 제출하여야 한다.
1. 기록열람이나 사본발급을 요청하는 자의 신분증 사본
2. 환자가 자필 서명한 별지 제9호의2서식의 동의서 및 별지 제9호의3서식의 위임장. 이 경우 환자가 만 14세 미만의 미성년자인 경우에는 환자의 법정대리인이 작성하여야 하며, 가족관계증명서 등 법정대리인임을 확인할 수 있는 서류를 첨부하여야 한다.
3. 환자의 신분증 사본. 다만, 「주민등록법」 제24조제1항에 따른 주민등록증이 발급되지 않은 만 17세 미만의 환자는 제외한다.

3. **환자가 사망하거나 의식이 없는** 등 환자의 동의를 받을 수 없어 **환자의 배우자, 직계 존속 · 비속, 형제 · 자매**(환자의 배우자 및 직계 존속 · 비속, 배우자의 직계존속이 모두 없는 경우에 한정한다) 또는 **배우자의 직계 존속**이 **친족관계임을 나타내는 증명서** 등을 첨부하는 등 보건복지부령으로 정하는 요건을 갖추어 요청한 경우 20대구

시행규칙 제13조의3(기록 열람 등의 요건)
③ 법 제21조제3항제3호에 따라 환자의 동의를 받을 수 없는 상황에서 환자의 친족이 환자에 관한 기록의 열람이나 그 사본 발급을 요청할 경우에는 별표 2의2에서 정하는 바에 따라 서류를 갖추어 의료인, 의료기관의 장 및 의료기관 종사자에게 제출하여야 한다.
④ 의료인, 의료기관의 장 및 의료기관 종사자는 환자가 본인에 관한 기록의 열람이나 그 사본의 발급을 요청하는 경우 요청인이 환자 본인임을 확인해야 한다.
⑤ 제1항 및 제3항에 따라 친족이 환자에 관한 기록의 열람이나 그 사본의 발급을 요청하는 경우 그 요청자는 신분증 사본의 제출을 갈음하여 다음 각 호의 어느 하나에 해당하는 방법으로 본인확인 절차를 거칠 수 있다.
1. 휴대전화를 통한 본인인증 등 「정보통신망 이용촉진 및 정보보호 등에 관한 법률」 제23조의3에 따른 본인확인기관에서 제공하는 본인확인의 방법
2. 「전자서명법」 제2조제3호에 따른 공인전자서명 또는 같은 법 제2조제8호에 따른 공인인증서를 통한 본인확인의 방법
3. 「정보통신망 이용촉진 및 정보보호 등에 관한 법률 시행령」 제9조의2제1항제1호에 따른 바이오정보를 통한 본인확인의 방법

■ 의료법 시행규칙 [별표 2의2]

환자의 동의를 받을 수 없는 경우 기록 열람 · 사본 발급 요청 시 구비서류(제13조의3제3항 관련)

구분	구비서류
환자가 사망한 경우	1. 기록 열람이나 사본 발급을 요청하는 자의 신분증 사본 2. 가족관계증명서, 주민등록표 등본 등 친족관계를 확인할 수 있는 서류 3. 가족관계증명서, 제적등본, 사망진단서 등 사망사실을 확인할 수 있는 서류

구분	구비서류
환자가 의식불명 또는 의식불명은 아니지만 중증의 질환 · 부상으로 자필서명을 할 수 없는 경우	1. 기록 열람이나 사본 발급을 요청하는 자의 신분증 사본 2. 가족관계증명서, 주민등록표 등본 등 친족관계를 확인할 수 있는 서류 3. 환자가 의식불명 또는 중증의 질환 · 부상으로 자필서명을 할 수 없음을 확인할 수 있는 진단서
환자가 행방불명인 경우	1. 기록 열람이나 사본 발급을 요청하는 자의 신분증 사본 2. 가족관계증명서, 주민등록표 등본 등 친족관계를 확인할 수 있는 서류 3. 주민등록표 등본, 법원의 실종선고 결정문 사본 등 행방불명 사실을 확인할 수 있는 서류
환자가 의사무능력자인 경우	1. 기록 열람이나 사본 발급을 요청하는 자의 신분증 사본 2. 가족관계증명서, 주민등록표 등본 등 친족관계를 확인할 수 있는 서류 3. 법원의 금치산 선고 결정문 사본 또는 의사무능력자임을 증명하는 정신과 전문의의 진단서
※ 비고: 위 표의 규정에 불구하고 환자의 형제 · 자매가 요청하는 경우에는 환자의 배우자 및 직계 존속 · 비속, 배우자의 직계 존속이 모두 없음을 증명하는 자료를 함께 제출하여야 한다.	

4. 「국민건강보험법」 제14조, 제47조, 제48조 및 제63조에 따라 **급여비용 심사 · 지급 · 대상여부 확인 · 사후관리 및 요양급여의 적정성 평가 · 가감지급 등을 위하여** 국민건강보험공단 또는 건강보험심사평가원에 제공하는 경우
5. 「의료급여법」 제5조, 제11조, 제11조의3 및 제33조에 따라 **의료급여 수급권자 확인, 급여비용의 심사 · 지급, 사후관리 등 의료급여 업무를 위하여** 보장기관(시 · 군 · 구), **국민건강보험공단, 건강보험심사평가원에 제공하는 경우** 20서울
6. 「형사소송법」 제106조, 제215조 또는 제218조에 따른 경우

6의2. 「군사법원법」 제146조, 제254조 또는 제257조에 따른 경우

7. 「민사소송법」 제347조에 따라 문서제출을 명한 경우
8. 「**산업재해보상보험법**」 제118조에 따라 **근로복지공단**이 보험급여를 받는 근로자를 진료한 산재보험 의료기관(의사를 포함한다)에 대하여 그 근로자의 진료에 관한 보고 또는 서류 등 제출을 요구하거나 조사하는 경우
9. 「자동차손해배상 보장법」 제12조제2항 및 제14조에 따라 의료기관으로부터 **자동차보험진료수가를 청구받은 보험회사등**이 그 의료기관에 대하여 **관계 진료기록의 열람을 청구한 경우** 20대구
10. 「병역법」 제11조의2에 따라 **지방병무청장**이 병역판정검사와 관련하여 질병 또는 심신장애의 확인을 위하여 필요하다고 인정하여 의료기관의 장에게 병역판정검사대상자의 진료기록 · 치료 관련 기록의 제출을 요구한 경우
11. 「학교안전사고 예방 및 보상에 관한 법률」 제42조에 따라 **공제회가 공제급여의 지급**

여부를 결정하기 위하여 필요하다고 인정하여 「국민건강보험법」 제42조에 따른 요양기관에 대하여 관계 진료기록의 열람 또는 필요한 자료의 제출을 요청하는 경우

12. 「**고엽제후유의증** 등 환자지원 및 단체설립에 관한 법률」 제7조제3항에 따라 의료기관의 장이 진료기록 및 임상소견서를 **보훈병원장**에게 보내는 경우

13. 「의료사고 피해구제 및 의료분쟁 조정 등에 관한 법률」 제28조제1항 또는 제3항에 따른 경우

14. 「국민연금법」 제123조에 따라 **국민연금공단이 부양가족연금, 장애연금 및 유족연금 급여의 지급심사와 관련하여 가입자 또는 가입자였던 사람을 진료한 의료기관에 해당 진료에 관한 사항의 열람 또는 사본 교부를 요청하는 경우**

14의2. 다음 각 목의 어느 하나에 따라 **공무원 또는 공무원이었던 사람을 진료한 의료기관에 해당 진료에 관한 사항의 열람 또는 사본 교부를 요청하는 경우**

가. 「공무원연금법」 제92조에 따라 인사혁신처장이 퇴직유족급여 및 비공무상장해급여와 관련하여 요청하는 경우

나. 「공무원연금법」 제93조에 따라 공무원연금공단이 퇴직유족급여 및 비공무상장해급여와 관련하여 요청하는 경우

다. 「**공무원 재해보상법**」 제57조 및 제58조에 따라 인사혁신처장(같은 법 제61조에 따라 업무를 위탁받은 자를 포함한다)이 **요양급여, 재활급여, 장해급여, 간병급여 및 재해유족급여와 관련하여 요청하는 경우** 20대구

14의3. 「사립학교교직원 연금법」 제19조제4항제4호의2에 따라 **사립학교교직원연금공단이 요양급여, 장해급여 및 재해유족급여의 지급심사**와 관련하여 교직원 또는 교직원이었던 자를 진료한 의료기관에 해당 진료에 관한 사항의 열람 또는 사본 교부를 요청하는 경우

15. 「장애인복지법」 제32조제7항에 따라 대통령령으로 정하는 공공기관의 장이 장애 정도에 관한 심사와 관련하여 장애인 등록을 신청한 사람 및 장애인으로 등록한 사람을 진료한 의료기관에 해당 진료에 관한 사항의 열람 또는 사본 교부를 요청하는 경우

16. 「감염병의 예방 및 관리에 관한 법률」 제18조의4 및 제29조에 따라 **질병관리청장, 시 · 도지사 또는 시장 · 군수 · 구청장이 감염병의 역학조사 및 예방접종에 관한 역학조사를 위하여 필요**하다고 인정하여 의료기관의 장에게 감염병환자등의 진료기록 및 예방접종을 받은 사람의 예방접종 후 이상반응에 관한 진료기록의 제출을 요청하는 경우

17. 「국가유공자 등 예우 및 지원에 관한 법률」 제74조의8제1항제7호에 따라 보훈심사위원회가 보훈심사와 관련하여 **보훈심사대상자**를 진료한 의료기관에 해당 진료에 관한 사항의 열람 또는 사본 교부를 요청하는 경우

18. 「한국보훈복지의료공단법」 제24조의2에 따라 **한국보훈복지의료공단**이 같은 법 제6조

제1호에 따른 국가유공자등에 대한 진료기록등의 제공을 요청하는 경우

④ 진료기록을 보관하고 있는 의료기관이나 진료기록이 **이관된 보건소**에 근무하는 **의사 · 치과의사 또는 한의사는 자신이 직접 진료하지 아니한 환자**의 과거 진료 내용의 확인 요청을 받은 경우에는 진료기록을 근거로 하여 **사실을 확인하여 줄 수 있다**.

⑤ 제1항, 제3항 또는 제4항의 경우 의료인, 의료기관의 장 및 의료기관 종사자는 「전자서명법」에 따른 전자서명이 기재된 전자문서를 제공하는 방법으로 환자 또는 환자가 아닌 다른 사람에게 기록의 내용을 확인하게 할 수 있다.

제21조의2(진료기록의 송부 등)

① **의료인 또는 의료기관의 장**은 다른 의료인 또는 의료기관의 장으로부터 제22조 또는 제23조에 따른 **진료기록의 내용 확인**이나 **진료기록의 사본 및 환자의 진료경과에 대한 소견** 등을 송부 또는 전송할 것을 요청받은 경우 해당 **환자나 환자 보호자의 동의**를 받아 그 **요청에 응하여야 한다**. 다만, 해당 환자의 의식이 없거나 **응급환자인 경우** 또는 환자의 보호자가 없어 동의를 받을 수 없는 경우에는 **환자나 환자 보호자의 동의 없이 송부 또는 전송**할 수 있다.

→ 위반 시 500만원 이하의 벌금

② 의료인 또는 의료기관의 장이 **응급환자를 다른 의료기관에 이송**하는 경우에는 **지체 없이** 내원 당시 작성된 진료기록의 사본 등을 이송하여야 한다.

→ 위반 시 500만원 이하의 벌금

③ **보건복지부장관**은 제1항 및 제2항에 따른 진료기록의 사본 및 진료경과에 대한 소견 등의 전송 업무를 지원하기 위하여 **전자정보시스템**(이하 이 조에서 "진료기록전송지원시스템"이라 한다)을 구축 · 운영할 수 있다.

④ 보건복지부장관은 진료기록전송지원시스템의 구축 · 운영을 **대통령령**으로 정하는 바에 따라 관계 전문기관에 위탁할 수 있다. 이 경우 보건복지부장관은 그 소요 비용의 전부 또는 일부를 지원할 수 있다.

⑤ 제4항에 따라 업무를 위탁받은 전문기관은 다음 각 호의 사항을 준수하여야 한다.

1. 진료기록전송지원시스템이 보유한 정보의 누출, 변조, 훼손 등을 방지하기 위하여 접근 권한자의 지정, 방화벽의 설치, 암호화 소프트웨어의 활용, 접속기록 보관 등 **대통령령**으로 정하는 바에 따라 안전성 확보에 필요한 기술적 · 관리적 조치를 할 것
2. 진료기록전송지원시스템 운영 업무를 다른 기관에 **재위탁**하지 아니할 것
3. 진료기록전송지원시스템이 보유한 정보를 **제3자에게 임의로 제공하거나 유출하지 아니할 것**

→ 위반 시 5년 이하의 징역이나 5천만원 이하의 벌금

⑥ 보건복지부장관은 의료인 또는 의료기관의 장에게 보건복지부령으로 정하는 바에 따라 제1항 본문에 따른 환자나 환자 보호자의 동의에 관한 자료 등 진료기록전송지원시스템

의 구축 · 운영에 필요한 자료의 제출을 요구하고 제출받은 목적의 범위에서 보유 · 이용할 수 있다. 이 경우 자료 제출을 요구받은 자는 정당한 사유가 없으면 이에 따라야 한다.

→ 자료를 제출하지 아니하거나 거짓 자료를 제출한 자는 200만원 이하의 과태료 부과

⑦ 그 밖에 진료기록전송지원시스템의 구축 · 운영 등에 필요한 사항은 **보건복지부령**으로 정한다.

⑧ 누구든지 정당한 사유 없이 진료기록전송지원시스템에 저장된 정보를 누출 · 변조 또는 훼손하여서는 아니 된다.

→ 위반 시 5년 이하의 징역이나 5천만원 이하의 벌금

⑨ 진료기록전송지원시스템의 구축 · 운영에 관하여 이 법에서 규정된 것을 제외하고는 「**개인정보보호법**」에 따른다.

제22조(진료기록부 등) 11충남, 12.서울, 14서울 · 인천, 15대구 · 광주 · 충북, 16부산 · 인천 · 대구 · 충북 · 제주, 17서울 · 인천 · 대전 · 충북, 18.서울, 19서울 · 경북 · 충남

① 의료인은 각각 **진료기록부, 조산기록부, 간호기록부, 그 밖의 진료에 관한 기록**(이하 "진료기록부등"이라 한다)을 갖추어 두고 **환자의 주된 증상, 진단 및 치료 내용** 등 **보건복지부령**으로 정하는 **의료행위에 관한 사항과 의견을 상세히 기록하고 서명**하여야 한다.

→ 위반 시 500만원 이하의 벌금

시행규칙 **제14조(진료기록부 등의 기재 사항)** 15대구, 19서울

① 법 제22조제1항에 따라 진료기록부 · 조산기록부와 간호기록부(이하 "진료기록부등"이라 한다)에 기록해야 할 의료행위에 관한 사항과 의견은 다음 각 호와 같다.

진료기록부 19서울	조산기록부	간호기록부
•진료를 받은 사람의 주소 · 성명 · 연락처 · 주민등록번호 등 **인적사항** •**주된 증상**. 이 경우 **의사가 필요하다고 인정하면 주된 증상과 관련한 병력**(病歷) · **가족력**(家族歷)**을 추가로 기록**할 수 있다. •**진단결과 또는 진단명** •진료경과(외래환자는 재진환자로서 증상 · 상태, 치료내용이 변동되어 의사가 그 변동을 기록할 필요가 있다고 인정하는 환자만 해당한다) •**치료 내용(주사 · 투약 · 처치 등)** •**진료 일시**(日時)	•조산을 받은 자의 주소 · 성명 · 연락처 · 주민등록번호 등 인적사항 •생 · 사산별(生 · 死産別) 분만 횟수 •임신 후의 경과와 그에 대한 소견 •임신 중 의사에 의한 건강진단의 유무(결핵 · 성병에 관한 검사를 포함한다) •분만 장소 및 분만 연월일시분(年月日時分) •분만의 경과 및 그 처치 •산아(産兒) 수와 그 성별 및 생 · 사의 구별 •산아와 태아부속물에 대한 소견	•간호를 받는 사람의 성명 •체온 · 맥박 · 호흡 · 혈압에 관한 사항 •**투약에 관한 사항** •섭취 및 배설물에 관한 사항 •**처치와 간호에 관한 사항** •간호 일시(日時)

진료기록부 19서울	조산기록부	간호기록부
	•산후의 의사의 건강진단 유무	

② 의료인은 진료기록부등을 **한글로 기록**하도록 노력하여야 한다. 15 대구
③ 삭제

② 의료인이나 의료기관 개설자는 진료기록부등[전자의무기록(電子醫務記錄)을 포함하며, 추가기재·수정된 경우 추가기재·수정된 진료기록부등 및 추가기재·수정 전의 원본을 모두 포함]을 보건복지부령으로 정하는 바에 따라 보존하여야 한다.

→ 위반 시 500만원 이하의 벌금

시행규칙 제15조(진료기록부 등의 보존) 11충남, 12.서울, 14서울·인천, 15대구·광주·충북, 16부산·인천·대구·충북·제주, 17서울·인천·대전·충북, 18.서울, 19경북·충남, 20대전·광주·부산, 22전남·완도·충남

2년	3년	5년	10년
•처방전	•진단서 등의 부본 (진단서, 사망진단서, 시체검안서)	•환자명부 •검사내용 및 검사소견 기록 •방사선 사진(영상물을 포함) 및 그 소견서 •간호기록부 •조산기록부	•진료기록부 •수술기록

② 제1항의 진료에 관한 기록은 마이크로필름이나 광디스크 등(이하 이 조에서 "필름"이라 한다)에 원본대로 수록하여 보존할 수 있다.
③ 제2항에 따른 방법으로 진료에 관한 기록을 보존하는 경우에는 **필름촬영책임자가 필름의 표지에 촬영 일시와 본인의 성명을 적고, 서명 또는 날인**하여야 한다. 15대구

③ 의료인은 진료기록부등을 거짓으로 작성하거나 고의로 사실과 다르게 추가기재·수정하여서는 아니 된다.

→ 위반 시 3년 이하의 징역이나 3천만원 이하의 벌금

④ **보건복지부장관**은 의료인이 진료기록부등에 기록하는 질병명, 검사명, 약제명 등 의학용어와 진료기록부등의 서식 및 세부내용에 관한 표준을 마련하여 고시하고 의료인 또는 의료기관 개설자에게 그 준수를 권고할 수 있다. 15대구

제23조(전자의무기록) 16인천

① **의료인이나 의료기관 개설자**는 제22조의 규정에도 불구하고 진료기록부등을 「전자서명법」에 따른 **전자서명이 기재된 전자문서(이하 "전자의무기록"이라 한다)로 작성·보관**할 수 있다.
② 의료인이나 의료기관 개설자는 **보건복지부령**으로 정하는 바에 따라 **전자의무기록을 안전하게 관리·보존하는 데에 필요한 시설과 장비**를 갖추어야 한다. 16인천
③ 누구든지 정당한 사유 없이 전자의무기록에 저장된 **개인정보를 탐지하거나 누출·변조 또**

는 훼손하여서는 아니 된다.

→ 위반 시 5년 이하의 징역이나 5천만원 이하의 벌금

④ 의료인이나 의료기관 개설자는 전자의무기록에 추가기재 · 수정을 한 경우 보건복지부령으로 정하는 바에 따라 접속기록을 별도로 보관하여야 한다.

시행규칙 제16조(전자의무기록의 관리 · 보존에 필요한 시설과 장비 등)

① 의료인이나 의료기관의 개설자는 법 제23조 제2항에 따라 전자의무기록(電子醫務記錄)을 안전하게 관리 · 보존하기 위하여 다음 각 호의 시설과 장비를 갖추어야 한다.

1. 전자의무기록의 생성 · 저장과 전자서명을 검증할 수 있는 장비
2. 전자서명이 있은 후 전자의무기록의 변경 여부 확인 등 전자의무기록의 이력관리를 위하여 필요한 장비
3. 전자의무기록의 백업저장장비
4. 네트워크 보안에 관한 시설과 장비(제1호부터 제3호까지에 따른 장비가 유무선 인터넷과 연결된 경우에 한정한다)
5. 법 제23조의2 제1항에 따른 전자의무기록시스템(이하 "전자의무기록시스템"이라 한다) 보안에 관한 시설과 장비
6. 전자의무기록 보존장소에 대한 다음 각 목의 어느 하나에 해당하는 물리적 접근 방지 시설과 장비
   가. 출입통제구역 등 통제 시설
   나. 잠금장치
7. 의료기관(법 제49조에 따라 부대사업을 하는 장소를 포함한다) 외의 장소에 제1호에 따른 전자의무기록의 저장장비 또는 제3호에 따른 백업저장장비를 설치하는 경우에는 다음 각 목의 시설과 장비
   가. 전자의무기록 시스템의 동작 여부와 상태를 실시간으로 점검할 수 있는 시설과 장비
   나. 전자의무기록 시스템에 장애가 발생한 경우 제1호 및 제2호에 따른 장비를 대체할 수 있는 예비 장비
   다. 폐쇄회로 텔레비전 등의 감시 장비
   라. 재해예방시설

② 의료인이나 의료기관 개설자는 법 제23조 제4항에 따라 전자의무기록에 추가기재 · 수정을 한 경우 제1항제2호에 따른 장비에 접속 기록을 별도로 보관하여야 한다.

③ 제1항 각 호에 따라 갖추어야 하는 시설과 장비 및 제2항에 따른 접속 기록 보관에 관한 구체적인 사항은 보건복지부장관이 정하여 고시한다.

제23조의2(전자의무기록의 표준화 등)

① **보건복지부장관**은 전자의무기록이 효율적이고 통일적으로 관리 · 활용될 수 있도록 기록의 작성, 관리 및 보존에 필요한 **전산정보처리시스템**(이하 이 조에서 "전자의무기록시스템"이라 한다), 시설, 장비 및 기록 서식 등에 관한 표준을 정하여 고시하고 전자의무기록시스템을 제조 · 공급하는 자, 의료인 또는 의료기관 개설자에게 그 준수를 권고할 수 있다.

② 보건복지부장관은 전자의무기록시스템이 제1항에 따른 표준, 전자의무기록시스템 간 호

환성, 정보 보안 등 **대통령령**으로 정하는 인증 기준에 적합한 경우에는 인증을 할 수 있다.

③ 제2항에 따라 인증을 받은 자는 **대통령령**으로 정하는 바에 따라 인증의 내용을 표시할 수 있다. 이 경우 인증을 받지 아니한 자는 인증의 표시 또는 이와 유사한 표시를 하여서는 아니 된다.

→ 1년 이하의 징역이나 1천만원 이하의 벌금

④ 보건복지부장관은 다음 각 호의 어느 하나에 해당하는 경우에는 제2항에 따른 인증을 취소할 수 있다. 다만, 제1호에 해당하는 경우에는 인증을 취소하여야 한다.

1. 거짓이나 그 밖의 부정한 방법으로 인증을 받은 경우
2. 제2항에 따른 인증 기준에 미달하게 된 경우

⑤ 보건복지부장관은 전자의무기록시스템의 기술 개발 및 활용을 촉진하기 위한 사업을 할 수 있다.

⑥ 제1항에 따른 표준의 대상, 제2항에 따른 인증의 방법 · 절차 등에 필요한 사항은 대통령령으로 정한다.

시행령 제10조의7(전자의무기록시스템의 인증)

① 전자의무기록시스템의 인증 기준은 다음 각 호와 같다.

1. 법 제23조의2 제1항에 따라 보건복지부장관이 정하여 고시하는 표준에 적합할 것
2. 전자의무기록시스템 간 전자적 전송에 필요한 호환성이 확보될 것
3. 전자의무기록시스템에 대한 관리적 · 기술적 · 물리적 정보 보안이 확보될 것
4. 그 밖에 제1호부터 제3호까지의 규정에 준하는 기준으로서 전자의무기록시스템의 기능 · 구조 및 형태 등을 고려하여 보건복지부장관이 특히 필요하다고 인정하는 기준

② 법 제23조의2제2항에 따라 전자의무기록시스템의 인증을 받으려는 자는 전자의무기록시스템 인증 신청서(전자문서로 된 신청서를 포함한다)에 다음 각 호의 서류(전자문서로 된 서류를 포함한다)를 첨부하여 보건복지부장관에게 제출하여야 한다.

1. 제1항에 따른 인증 기준에 적합함을 증명하는 서류
2. 전자의무기록시스템 설계서
3. 전자의무기록시스템 설명서 및 성능진단 결과서
4. 그 밖에 제1호부터 제3호까지의 규정에 준하는 서류로서 전자의무기록시스템의 인증을 위하여 보건복지부장관이 특히 필요하다고 인정하여 고시하는 서류

③ 보건복지부장관은 제2항에 따른 인증 신청의 전문적 검토를 위하여 필요하다고 인정하는 경우에는 보건의료 또는 정보통신 관련 기관 · 법인 · 단체 또는 전문가 등에게 자료 또는 의견의 제출을 요청할 수 있다.

④ 보건복지부장관은 제2항에 따른 인증 신청에 대하여 그 인증 여부를 결정한 경우에는 신청인에게 서면으로 그 결과를 알려야 한다.

⑤ 보건복지부장관은 법 제23조의2제2항에 따라 전자의무기록시스템의 인증을 한 경우에는 신청인에게 인증서를 발급하고, 그 인증 내용을 보건복지부의 인터넷 홈페이지 등에 게재하여야 한다.

⑥ 제1항부터 제5항까지에서 규정한 사항 외에 전자의무기록시스템의 인증 기준, 인증 절차, 인증 방법 및 변경 인증 등에 필요한 세부 사항은 보건복지부장관이 정하여 고시한다.

제23조의3(진료정보 침해사고의 통지)

① **의료인 또는 의료기관 개설자**는 전자의무기록에 대한 전자적 침해행위로 진료정보가 유출되거나 의료기관의 업무가 교란·마비되는 등 대통령령으로 정하는 사고(이하 "진료정보 침해사고"라 한다)가 발생한 때에는 **보건복지부장관에게 즉시 그 사실을 통지**하여야 한다.
→ 위반 시 300만원 이하의 과태료

② **보건복지부장관**은 제1항에 따라 진료정보 침해사고의 통지를 받거나 진료정보 침해사고가 발생한 사실을 알게 되면 이를 **관계 행정기관에 통보**하여야 한다.

시행령 제10조의9(진료정보 침해사고의 유형)

① 법 제23조의3제1항에서 "진료정보가 유출되거나 의료기관의 업무가 교란·마비되는 등 대통령령으로 정하는 사고"란 다음 각 호의 어느 하나에 해당하는 사고를 말한다.
1. 진료정보의 도난·유출
2. 진료정보의 파기·손상·은닉·멸실
3. 전자의무기록시스템의 교란·마비

제23조의4(진료정보 침해사고의 예방 및 대응 등) 22부산

① 보건복지부장관은 진료정보 침해사고의 예방 및 대응을 위하여 다음 각 호의 업무를 수행한다.
1. 진료정보 침해사고에 관한 정보의 수집·전파
2. 진료정보 침해사고의 예보·경보
3. 진료정보 침해사고에 대한 긴급조치
4. 전자의무기록에 대한 전자적 침해행위의 탐지·분석
5. 그 밖에 진료정보 침해사고 예방 및 대응을 위하여 대통령령으로 정하는 사항

시행령 제10조의10(진료정보 침해사고의 예방 및 대응을 위한 조치) 22부산

법 제23조의4제1항제5호에서 "대통령령으로 정하는 사항"이란 다음 각 호의 사항을 말한다.
1. 의료기관의 전자의무기록시스템에 대한 취약점 점검
2. 의료인 또는 의료기관 개설자에 대한 교육 및 훈련
3. 그 밖에 전자의무기록의 안전성 및 신뢰성을 확보하기 위해 필요한 사항으로서 보건복지부장관이 정하여 고시하는 사항

② 보건복지부장관은 제1항에 따른 업무의 전부 또는 일부를 전문기관에 위탁할 수 있다.

③ 제1항에 따른 업무를 수행하는 데 필요한 절차 및 방법, 제2항에 따른 업무의 위탁 절차 등에 필요한 사항은 보건복지부령으로 정한다.

제23조의5(부당한 경제적 이익등의 취득 금지) 16인천

① 의료인, 의료기관 개설자(법인의 대표자, 이사, 그 밖에 이에 종사하는 자를 포함한다. 이

하 이 조에서 같다) 및 의료기관 종사자는「약사법」제47조제2항에 따른 **의약품공급자로부터 의약품 채택 · 처방유도 · 거래유지 등 판매촉진을 목적으로 제공되는 금전, 물품, 편익, 노무, 향응, 그 밖의 경제적 이익(이하 "경제적 이익등"이라 한다)을 받거나 의료기관으로 하여금 받게 하여서는 아니 된다**. 다만, **견본품 제공, 학술대회 지원, 임상시험 지원, 제품설명회, 대금결제조건에 따른 비용할인, 시판 후 조사 등의 행위**(이하 "견본품 제공등의 행위"라 한다)로서 **보건복지부령**으로 정하는 범위 안의 경제적 이익등인 경우에는 **그러하지 아니하다**.

② 의료인, 의료기관 개설자 및 의료기관 종사자는「의료기기법」제6조에 따른 **제조업자**, 같은 법 제15조에 따른 **의료기기 수입업자**, 같은 법 제17조에 따른 **의료기기 판매업자 또는 임대업자로부터 의료기기 채택 · 사용유도 · 거래유지 등 판매촉진을 목적으로 제공되는 경제적 이익등을 받거나 의료기관으로 하여금 받게 하여서는 아니 된다**. 다만, **견본품 제공**등의 행위로서 보건복지부령으로 정하는 범위 안의 경제적 이익등인 경우에는 그러하지 아니하다.

■ 의료법 시행규칙 [별표 2의3]

허용되는 경제적 이익등의 범위(제16조의5 관련)

허용 행위	허용 범위
1. 견본품 제공	최소 포장단위로 "견본품" 또는 "sample"이라는 문자를 표기하여 의료기관에 해당 의약품 및 의료기기의 제형 · 형태 등을 확인하는데 필요한 **최소 수량의 견본품을 제공하는 경우. 이 경우 제공받은 견본품은 환자에게 판매할 수 없다.**
2. 학술대회 지원	다음 각 호의 어느 하나에 해당하는 자가 주최하는 의학 · 약학, 의료기기 관련 학술연구 목적의 학술대회(학술대회 중에 개최되는 제품설명회를 포함한다)에 참가하는 발표자 · 좌장 · 토론자가 학술대회 주최자로부터 교통비 · 식비 · 숙박비 · 등록비 용도의 실비로 지원받는 비용. 1. 의학 · 약학, 의료기기 관련 학술연구를 목적으로 설립된 비영리법인 2.「의료법」제28조제1항에 따른 의사회 · 치과의사회 · 한의사회, 같은 법 제52조제1항에 따른 의료기관단체 또는「약사법」제11조 및 제12조에 따른 대한약사회 · 대한한약사회(이하 "보건의료단체"라 한다) 3.「고등교육법」제2조제1호에 따른 대학 또는「산업교육진흥 및 산학협력촉진에 관한 법률」제25조제1항에 따른 산학협력단 4. 보건의료단체 또는 사업자(의약품의 품목허가를 받은 자, 의약품의 품목신고를 한 자, 의약품 수입자, 의료기기 제조업자 및 수입업자를 말한다. 이하 이 표에서 같다)들로 구성된 단체가 승인 또는 인정한 학회(해외 학회를 포함한다), 학술기관 · 학술단체 또는 연구기관 · 연구단체

허용 행위	허용 범위
3. 임상시험 지원	「약사법」 제34조제1항, 같은 조 제7항, 「의료기기법」 제10조제1항 및 같은 조 제7항에 따라 식품의약품안전처장의 임상시험계획 승인을 받은 임상시험(「의약품 등의안전에 관한 규칙」 제24조제8항 및 「의료기기법 시행규칙」 제20조제3항에 해당하는 경우에는 임상시험심사위원회의 임상시험계획 승인을 받은 임상시험을 말한다)을 실시하는데 필요한 수량의 임상시험용 의약품 및 의료기기와 적절한 연구비. 이 경우 해당 요양기관에 설치된 관련 위원회의 사전 승인을 받은 비임상시험(非臨床試驗: 동물실험 또는 실험실 실험 등을 말한다)을 포함한다.
4. 제품 설명회	1. 다음 각 목의 어느 하나의 방식으로 주최하는 제품설명회에서 참석자에게 제공하는 실제 비용의 교통비, 5만원 이하의 기념품, 숙박, 식음료(세금 및 봉사료를 제외한 금액으로 1회당 10만원 이하인 경우로 한정한다) 가. 사업자가 국내에서 복수의 의료기관을 대상으로 해당 의료기관에 소속한 의사 · 치과의사 · 한의사에게 사업자의 의약품에 대한 정보제공을 목적으로 주최하는 제품설명회 나. 사업자가 국내에서 복수의 의료기관을 대상으로 주최하는 다음 어느 하나의 행사 1) 해당 의료기관에 소속한 「보건의료기본법」 제3조제3호에 따른 보건의료인(이하 이 표에서 "보건의료인"이라 한다)에게 사업자의 의료기기에 대한 정보제공을 목적으로 주최하는 제품설명회 2) 해당 의료기관에 소속한 보건의료인 및 시술 · 진단관련 종사자에게 사업자의 의료기기와 관련한 시술 및 진단기술의 습득 · 향상을 위하여 실시하는 교육 · 훈련 다. 의료기기 수입업자가 의료기관에 소속한 보건의료인을 대상으로 국내에 수입되지 않은 수입업자의 의료기기와 관련한 기술 습득 및 기술 향상을 위하여 실시하는 국외 교육과 국외 훈련(해당 의료기기에 대한 식품의약품안전처장의 변경허가 또는 사용방법의 변경 등의 경우가 아니면 반복된 교육 · 훈련은 제외한다) 라. 의료기기 제조업자가 외국에서 복수의 외국 의료기관에 소속된 보건의료인을 대상으로 자사 의료기기에 대한 정보제공을 목적으로 주최하는 제품설명회와 시술 및 진단기술의 습득 · 향상을 위하여 실시하는 교육 · 훈련. 다만, 강연자로 참석하는 경우만 해당한다. 2. 다음 각 목의 어느 하나의 방식으로 주최하는 제품설명회로서, 참석자에게 제공하는 **식음료**(세금 및 봉사료를 제외한 금액으로 **1일 10만원 이하로 한정**하며, 월 4회 이내만 허용한다) 및 **사업자의 회사명 또는 제품명을 기입한 1만원 이하의 판촉물** 가. 사업자가 개별 의료기관을 방문하여 해당 의료기관에 소속한 의사 · 치과의사 · 한의사에게 사업자의 의약품에 대한 정보를 제공할 목적으로 주최하는 제품설명회 나. 사업자가 개별 의료기관을 방문하여 해당 의료기관에 소속한 보건의료인 및 시술 · 진단관련 종사자에게 사업자의 의료기기와 관련한 시술 및 진단기술의 습득 · 향상을 위하여 실시하는 교육 · 훈련 ※ 제품설명회는 의약품 및 의료기기에 대한 정보제공을 목적으로 개최하는 것만을 말하며, 보건의료인의 모임 등에 필요한 식음료를 지원하기 위하여 개최하는 것은 포함하지 않는다.

허용 행위	허용 범위
5. 대금결제 조건에 따른 비용할인	의약품 및 의료기기 거래금액을 결제하는 경우로서 다음 각 호의 어느 하나에 해당하는 경우 1. 거래가 있은 날로부터 3개월 이내에 결제하는 경우: 거래금액의 0.6퍼센트 이하의 비용할인 2. 거래가 있은 날로부터 2개월 이내에 결제하는 경우: 거래금액의 1.2퍼센트 이하의 비용할인 3. 거래가 있은 날로부터 1개월 이내에 결제하는 경우(계속적 거래에서 1개월을 단위로 의약품 거래금액을 결제하는 경우에는 그 기간의 중간인 날로부터 1개월 이내에 결제하는 것을 포함한다): 거래금액의 1.8퍼센트 이하의 비용할인 ※ "거래가 있은 날"이란 의약품이 요양기관에 도착한 날을 말한다. ※ 거래금액의 일부를 결제하는 경우에는 전체 거래금액에 대한 그 일부의 비율에 따라 비용할인을 한다.
6. 시판 후 조사	「약사법」 제32조, 같은 법 제42조제4항 및 「의료기기법」 제8조에 따른 재심사 대상 의약품이나 의료기기의 시판 후 조사에 참여하는 의사, 치과의사, 한의사에게 제공하는 증례보고서에 대한 **건당 5만원 이하**(희귀질환, 장기적인 추적조사 등 추가 작업량이 필요한 경우에는 30만원 이하를 말한다)의 사례비. 이 경우 사례비를 줄 수 있는 증례보고서의 개수는 「의약품 등의 안전에 관한 규칙」 제22조 · 제23조 또는 「의료기기법 시행규칙」 제10조에 따라 제출하여야 하는 증례보고서의 최소 개수로 하되, 연구 목적, 해외허가 또는 해외등록 등을 위하여 특정품목에 대한 사례보고서가 필요한 경우에는 식품의약품안전처장이 정하여 고시하는 바에 따라 그 수를 추가할 수 있다.
7. 기타	1. 금융회사가 신용카드 또는 직불카드(이하 "신용카드"라 한다) 사용을 유도하기 위하여 지급하는 의약품 및 의료기기 결제금액의 1퍼센트 이하의 적립점수(항공마일리지 및 이용적립금을 포함하되, 의약품 및 의료기기 대금결제 전용이 아닌 신용카드 또는 의약품 및 의료기기 대금결제를 주목적으로 하지 아니하는 신용카드를 사용하여 그 신용카드의 기본 적립률에 따라 적립한 적립점수는 제외한다). 2. 구매 전 의료기기의 성능을 확인하는 데 필요한 최소기한의 사용. 다만, 그 기한은 1개월을 넘을 수 없다.

제24조(요양방법 지도)

의료인은 **환자나 환자의 보호자**에게 **요양방법이나 그 밖에 건강관리에 필요한 사항을 지도**하여야 한다.

제24조의2(의료행위에 관한 설명)

① **의사 · 치과의사 또는 한의사**는 사람의 생명 또는 신체에 **중대한 위해를 발생하게 할 우려가 있는 수술, 수혈, 전신마취**(이하 이 조에서 "수술등"이라 한다)를 하는 경우 제2항에 따른 사항을 환자(환자가 의사결정능력이 없는 경우 환자의 법정대리인을 말한다)에게 **설명하고 서면(전자문서를 포함)으로 그 동의를 받아야 한다**. 다만, 설명 및 동의 절차로 인하여 수술등이 **지체되면 환자의 생명이 위험하여지거나 심신상의 중대한 장애를 가져오는**

경우에는 그러하지 아니하다.

→ 위반 시 300만원 이하의 과태료를 부과

② 제1항에 따라 **환자에게 설명하고 동의를 받아야 하는 사항**은 다음 각 호와 같다.

1. 환자에게 발생하거나 발생 가능한 증상의 **진단명**
2. **수술등의 필요성, 방법 및 내용**
3. 환자에게 설명을 하는 의사, 치과의사 또는 한의사 및 수술등에 참여하는 **주된 의사, 치과의사 또는 한의사의 성명**
4. 수술등에 따라 전형적으로 발생이 **예상되는 후유증 또는 부작용**
5. 수술등 전후 **환자가 준수하여야 할 사항**

③ 환자는 의사, 치과의사 또는 한의사에게 제1항에 따른 **동의서 사본의 발급을 요청할 수 있다**. 이 경우 요청을 받은 의사, 치과의사 또는 한의사는 정당한 사유가 없으면 이를 거부하여서는 아니 된다.

④ 제1항에 따라 동의를 받은 사항 중 **수술등의 방법 및 내용, 수술등에 참여한 주된 의사, 치과의사 또는 한의사가 변경된 경우에는 변경 사유와 내용**을 환자에게 **서면**으로 알려야 한다.

→ 위반 시 300만원 이하의 과태료를 부과

⑤ 제1항 및 제4항에 따른 설명, 동의 및 고지의 방법 · 절차 등 필요한 사항은 **대통령령**으로 정한다.

시행령 제10조의 11(의료행위에 관한 설명)

① 법 제24조의2제1항 본문에 따라 의사 · 치과의사 또는 한의사가 환자(환자가 의사결정능력이 없는 경우 환자의 법정대리인을 말한다. 이하 이 조에서 같다)로부터 받는 **동의서에는 해당 환자의 서명 또는 기명날인이 있어야 한다.**

② 법 제24조의2제4항에 따라 의사 · 치과의사 또는 한의사가 수술 · 수혈 또는 전신마취의 방법 · 내용 등의 변경 사유 및 변경 내용을 환자에게 서면으로 알리는 경우 환자의 보호를 위하여 필요하다고 인정하는 때에는 보건복지부장관이 정하는 바에 따라 **구두의 방식을 병행하여 설명할 수 있다.**

③ 의사 · 치과의사 또는 한의사는 법 제24조의2제1항 본문에 따른 서면의 경우에는 **환자의 동의를 받은 날**, 같은 조 제4항에 따른 서면은 **환자에게 알린 날**을 기준으로 **각각 2년간 보존 · 관리**하여야 한다.

제25조(신고) 16인천, 17인천

① 의료인은 대통령령으로 정하는 바에 따라 **최초로 면허를 받은 후부터 3년마다** 그 실태와 취업상황 등을 **보건복지부장관에게 신고**하여야 한다.

② 보건복지부장관은 제30조제3항의 보수교육을 이수하지 아니한 의료인에 대하여 제1항에 따른 신고를 반려할 수 있다.

③ 보건복지부장관은 제1항에 따른 신고 수리 업무를 **대통령령으로 정하는 바에 따라 관련 단체 등에 위탁**할 수 있다.

제26조(변사체 신고) 14인천, 15대구, 17인천 · 광주, 20충남 · 전북 · 제주

의사 · 치과의사 · 한의사 및 조산사는 사체를 검안하여 **변사(變死)한 것으로 의심되는 때**에는 **사체의 소재지를 관할하는 경찰서장에게 신고**하여야 한다.

→ 위반 시 500만원 이하의 벌금

제3절 의료행위의 제한

제27조(무면허 의료행위 등 금지) 14경북, 15부산, 16광주 · 전남

① **의료인이 아니면** 누구든지 의료행위를 할 수 없으며 의료인도 면허된 것 이외의 의료행위를 할 수 없다. **다만**, 다음 각 호의 어느 하나에 해당하는 자는 **보건복지부령으로 정하는 범위**에서 의료행위를 할 수 있다.

→ 위반 시 5년 이하의 징역이나 5천만원 이하의 벌금

1. **외국의 의료인 면허를 가진 자**로서 일정 기간 **국내에 체류**하는 자

시행규칙 **제18조(외국면허 소지자의 의료행위)** 14경북, 15부산, 16광주 · 전남

외국의 의료인 면허를 가진 자로서 다음 각 호의 어느 하나에 해당하는 업무를 수행하기 위하여 국내에 체류하는 자는 그 업무를 수행하기 위하여 필요한 범위에서 **보건복지부장관의 승인**을 받아 의료행위를 할 수 있다.

1. 외국과의 교육 또는 기술협력에 따른 교환교수의 업무
2. 교육연구사업을 위한 업무
3. **국제의료봉사단의 의료봉사 업무**

2. 의과대학, 치과대학, 한의과대학, 의학전문대학원, 치의학전문대학원, 한의학전문대학원, 종합병원 또는 외국 의료원조기관의 **의료봉사 또는 연구 및 시범사업**을 위하여 의료행위를 하는 자
3. 의학 · 치과의학 · 한방의학 또는 간호학을 전공하는 **학교의 학생**

시행규칙 **제19조(의과대학생 등의 의료행위)** 14경북, 15부산

① 법 제27조제1항제2호에 따른 의료행위의 범위는 다음 각 호와 같다.

1. **국민에 대한 의료봉사활동을 위한 의료행위**
2. **전시 · 사변이나 그 밖에 이에 준하는 국가비상사태 시에 국가나 지방자치단체의 요청에 따라 행하는 의료행위**
3. 일정한 기간의 연구 또는 시범 사업을 위한 의료행위

② 법 제27조제1항제3호에 따라 의학 · 치과의학 · 한방의학 또는 간호학을 전공하는 학교의 학생은 다음 각 호의 의료행위를 할 수 있다.

1. 전공 분야와 관련되는 실습을 하기 위하여 **지도교수의 지도 · 감독을 받아 행하는 의료행위**
2. 국민에 대한 **의료봉사활동**으로서 **의료인의 지도 · 감독을 받아 행하는 의료행위**
3. 전시 · 사변이나 그 밖에 이에 준하는 국가비상사태 시에 **국가나 지방자치단체의 요청에 따라** 의료인의 지도 · 감독을 받아 행하는 의료행위

② 의료인이 아니면 의사 · 치과의사 · 한의사 · 조산사 또는 간호사 명칭이나 이와 **비슷한 명**

칭을 사용하지 못한다.

→ 위반 시 500만원 이하의 벌금

③ 누구든지 「국민건강보험법」이나 「의료급여법」에 따른 본인부담금을 면제하거나 할인하는 행위, 금품 등을 제공하거나 불특정 다수인에게 교통편의를 제공하는 행위 등 **영리를 목적으로 환자를 의료기관이나 의료인에게 소개 · 알선 · 유인하는 행위 및 이를 사주하는 행위를 하여서는 아니 된다.** 다만, 다음 각 호의 어느 하나에 해당하는 행위는 할 수 있다. → 위반 시 3년 이하의 징역이나 3천만원 이하의 벌금

1. 환자의 경제적 사정 등을 이유로 개별적으로 관할 시장 · 군수 · 구청장의 사전승인을 받아 환자를 유치하는 행위
2. 「국민건강보험법」 제109조에 따른 가입자나 피부양자가 아닌 외국인(**보건복지부령으로 정하는 바에 따라 국내에 거주하는 외국인은 제외**한다)환자를 유치하기 위한 행위

④ 제3항제2호에도 불구하고 「보험업법」 제2조에 따른 **보험회사, 상호회사, 보험설계사, 보험대리점 또는 보험중개사는 외국인환자를 유치하기 위한 행위를 하여서는 아니 된다.** 16인천

⑤ 누구든지 의료인이 아닌 자에게 의료행위를 하게 하거나 의료인에게 면허 사항 외의 의료행위를 하게 하여서는 아니 된다.

제4절 의료인 단체

제28조(중앙회와 지부)

① 의사 · 치과의사 · 한의사 · 조산사 및 간호사는 **대통령령**으로 정하는 바에 따라 각각 전국적 조직을 두는 **의사회 · 치과의사회 · 한의사회 · 조산사회 및 간호사회**(이하 "중앙회"라 한다)를 각각 설립하여야 한다.

② 중앙회는 법인으로 한다.

③ 제1항에 따라 중앙회가 설립된 경우에는 의료인은 당연히 해당하는 중앙회의 회원이 되며, 중앙회의 정관을 지켜야 한다.

④ 중앙회에 관하여 이 법에 규정되지 아니한 사항에 대하여는 「민법」 중 **사단법인**에 관한 규정을 준용한다.

⑤ 중앙회는 대통령령으로 정하는 바에 따라 특별시 · 광역시 · 도와 특별자치도(이하 "시 · 도"라 한다)에 지부를 설치하여야 하며, **시 · 군 · 구**(자치구만을 말한다. 이하 같다)에 **분회를 설치**할 수 있다. 다만, 그 외의 **지부나 외국에 의사회 지부를 설치하려면 보건복지부장관의 승인을 받아야 한다.**

⑥ **중앙회가 지부나 분회를 설치한 때**에는 그 **지부나 분회의 책임자**는 지체 없이 특별시장 · 광역시장 · 도지사 · 특별자치도지사(이하 "시 · 도지사"라 한다) 또는 **시장 · 군수 · 구청장에게 신고**하여야 한다.

⑦ 각 중앙회는 제66조의2에 따른 **자격정지 처분 요구에 관한 사항 등을 심의 · 의결**하기 위하여 **윤리위원회**를 둔다.

⑧ 윤리위원회의 구성, 운영 등에 관한 사항은 **대통령령**으로 정한다.

시행령 제11조의2(윤리위원회의 구성)

① 법 제28조제7항에 따른 윤리위원회(이하 "윤리위원회"라 한다)는 **위원장 1명을 포함한 11명의 위원으로 구성**한다.

② 위원장은 위원 중에서 각 **중앙회의 장이 위촉**한다.

③ 위원은 다음 각 호의 사람 중에서 각 중앙회의 장이 **성별을 고려**하여 위촉하되, 제2호에 해당하는 사람이 4명 이상 포함되어야 한다.

1. 각 중앙회 소속 회원으로서 의료인 경력이 10년 이상인 사람
2. 의료인이 아닌 사람으로서 법률, 보건, 언론, 소비자 권익 등에 관하여 경험과 학식이 풍부한 사람

④ 위원의 **임기는 3년**으로 하며, 한 번만 연임할 수 있다.

시행령 제11조의3(윤리위원회의 운영 등)

① 윤리위원회는 다음 각 호의 사항을 심의·의결한다.

1. 법 제66조의2에 따른 자격정지 처분 요구에 관한 사항
2. 각 중앙회 소속 회원에 대한 자격심사 및 징계에 관한 사항
3. 그 밖에 회원의 윤리 확립을 위해 필요한 사항으로서 각 중앙회의 정관으로 정하는 사항

② 윤리위원회의 회의는 위원장이 필요하다고 인정하는 경우나 각 중앙회의 장 또는 재적위원 3분의 1 이상이 요청하는 경우에 위원장이 소집한다. 이 경우 위원장은 회의 개최 7일 전까지 회의의 일시, 장소 및 안건을 각 위원에게 통보하여야 한다.

③ 윤리위원회의 회의는 재적위원 3분의 2 이상의 출석으로 개의(開議)하고, 출석위원 3분의 2 이상의 찬성으로 의결한다. 다만, 제1항제2호 및 제3호의 사항에 관한 정족수는 각 중앙회의 정관으로 달리 정할 수 있다.

④ 윤리위원회의 위원장은 제1항제1호 및 제2호의 사항에 관하여 심의·의결하려는 경우에는 해당 안건의 당사자에게 구술 또는 서면(전자문서를 포함한다)으로 의견을 진술할 기회를 주어야 한다.

⑤ 윤리위원회는 소관 심의·의결 사항을 전문적으로 검토하기 위하여 필요한 경우 보건복지부장관이 정하는 기준에 따라 분야별 전문자문단을 구성·운영할 수 있다.

⑥ 제1항부터 제5항까지에서 규정한 사항 외에 윤리위원회 또는 제5항에 따른 분야별 전문자문단의 운영에 필요한 사항은 각 중앙회의 정관으로 정한다.

제29조(설립 허가 등)

① **중앙회를 설립하려면 대표자**는 **대통령령**으로 정하는 바에 따라 정관과 그 밖에 필요한 서류를 **보건복지부장관에게 제출하여 설립 허가를 받아야 한다**.

② 중앙회의 정관에 적을 사항은 **대통령령**으로 정한다.

③ 중앙회가 **정관을 변경하려면 보건복지부장관의 허가**를 받아야 한다.

제30조(협조 의무) 12서울, 15.경북, 17광주·부산·대구, 18광주, 20전북

① 중앙회는 **보건복지부장관**으로부터 의료와 국민보건 향상에 관한 협조 요청을 받으면 협조하여야 한다.

② 중앙회는 **보건복지부령**으로 정하는 바에 따라 회원의 자질 향상을 위하여 필요한 **보수(**補

修)**교육을 실시**하여야 한다. 17광주

③ **의료인은 제2항에 따른 보수교육을 받아야 한다.**

시행규칙 **제20조(보수교육)** 12서울, 15.경북, 17부산 · 대구, 18광주 · 충북, 19인천

① 중앙회는 법 제30조제2항에 따라 다음 각 호의 사항이 포함된 **보수교육을 매년 실시**하여야 한다. 18충북

1. 직업윤리에 관한 사항
2. 업무 전문성 향상 및 업무 개선에 관한 사항
3. 의료 관계 법령의 준수에 관한 사항
4. 선진 의료기술 등의 동향 및 추세 등에 관한 사항
5. 그 밖에 보건복지부장관이 의료인의 자질 향상을 위하여 필요하다고 인정하는 사항

② 의료인은 제1항에 따른 보수교육을 **연간 8시간 이상 이수**하여야 한다. 18광주

③ 보건복지부장관은 제1항에 따른 보수교육의 내용을 평가할 수 있다.

④ 각 중앙회장은 제1항에 따른 보수교육을 다음 각 호의 기관으로 하여금 실시하게 할 수 있다.

1. 법 제28조제5항에 따라 설치된 지부(이하 "지부"라 한다) 또는 중앙회의 정관에 따라 설치된 의학 · 치의학 · 한의학 · 간호학 분야별 전문학회 및 전문단체
2. 의과대학 · 치과대학 · 한의과대학 · 의학전문대학원 · 치의학전문대학원 · 한의학전문대학원 · 간호대학
및 그 부속병원
3. 수련병원
4. 「한국보건복지인력개발원법」에 따른 한국보건복지인력개발원
5. 다른 법률에 따른 보수교육 실시기관

⑤ 각 중앙회장은 의료인이 제4항제5호의 기관에서 보수교육을 받은 경우 그 교육이수 시간의 전부 또는 일부를 보수교육 이수시간으로 인정할 수 있다.

⑥ 다음 각 호의 어느 하나에 해당하는 사람에 대하여는 해당 연도의 **보수교육을 면제**한다. 15.경북, 17부산 · 대구, 19인천

1. **전공의**
2. **의과대학 · 치과대학 · 한의과대학 · 간호대학의 대학원 재학생**
3. 영 제8조에 따라 **면허증을 발급받은 신규 면허취득자**
4. 보건복지부장관이 보수교육을 받을 필요가 없다고 인정하는 사람

⑦ 다음 각 호의 어느 하나에 해당하는 사람에 대하여는 해당 연도의 **보수교육을 유예**할 수 있다. 15.경북, 17부산 · 대구, 22경북

1. **해당 연도에 6개월 이상 환자진료 업무에 종사하지 아니한 사람**
2. **보건복지부장관이 보수교육을 받기가 곤란하다고 인정하는 사람**

⑧ 제6항 또는 제7항에 따라 보수교육이 면제 또는 유예되는 사람은 해당 연도의 보수교육 실시 전에 별지 제10호의2서식의 보수교육 면제 · 유예 신청서에 보수교육 면제 또는 유예 대상자임을 증명할 수 있는 서류를 첨부하여 각 중앙회장에게 제출하여야 한다.

⑨ 제8항에 따른 신청을 받은 각 중앙회장은 보수교육 면제 또는 유예 대상자 여부를 확인하고, 보수교육 면제 또는 유예 대상자에게 별지 제10호의3서식의 보수교육 면제 · 유예 확인서를 교부하여야 한다.

시행규칙 **제21조(보수교육계획 및 실적보고 등)** 12서울

① 각 중앙회장은 보건복지부장관에게 매년 12월 말일까지 다음 연도의 별지 제11호서식의 보수교육계

획서를 제출하고, **매년 4월 말일**까지 전년도의 별지 제12호서식의 **보수교육실적보고서를 제출**하여야 한다.

② **각 중앙회장**은 보수교육을 받은 자에게 별지 제13호서식의 **보수교육이수증을 발급**하여야 한다.

시행규칙 제22조(보수교육 실시 방법 등) 12서울

보수교육의 교과과정, 실시 방법과 그 밖에 **보수교육을 실시하는 데에 필요한 사항은 각 중앙회장이 정한다.**

시행규칙 제23조(보수교육 관계 서류의 보존) 12서울

제20조에 따라 보수교육을 실시하는 중앙회 등은 다음 각 호의 서류를 **3년간 보존**하여야 한다.

1. 보수교육 대상자명단(대상자의 교육 이수 여부가 명시되어야 한다)
2. 보수교육 면제자명단
3. 그 밖에 이수자의 교육 이수를 확인할 수 있는 서류

제32조(감독)

보건복지부장관은 중앙회나 그 지부가 정관으로 정한 사업 외의 사업을 하거나 국민보건 향상에 장애가 되는 행위를 한 때 또는 제30조제1항에 따른 요청을 받고 협조하지 아니한 경우에는 정관을 변경하거나 임원을 새로 뽑을 것을 명할 수 있다.

제3장 | 의료기관

제1절 의료기관의 개설

제33조(개설 등) 14서울 · 경북 · 전북, 15부산 · 충북 · 광주, 16경북 · 대구, 17서울 · 대전 · 제주, 18광주 · 충남 · 울산, 19대전 · 충남 · 경북 · 부산, 20전남, 21서울 · 대전, 22서울 · 전북

① 의료인은 이 법에 따른 의료기관을 개설하지 아니하고는 의료업을 할 수 없으며, 다음 각 호의 어느 하나에 해당하는 경우 외에는 그 의료기관 내에서 의료업을 하여야 한다. 15광주

1. 「응급의료에 관한 법률」 제2조제1호에 따른 **응급환자를 진료하는 경우**
2. **환자나 환자 보호자의 요청에 따라 진료하는 경우**
3. **국가나 지방자치단체의 장이 공익상 필요하다고 인정하여 요청**하는 경우
4. **보건복지부령**으로 정하는 바에 따라 **가정간호를 하는 경우**

시행규칙 제24조(가정간호) 16대구, 18충남 · 울산, 21서울

① 법 제33조제1항제4호에 따라 의료기관이 실시하는 **가정간호의 범위**는 다음 각 호와 같다.

1. 간호
2. **검체의 채취(보건복지부장관이 정하는 현장검사를 포함한다. 이하 같다) 및 운반**
3. **투약**
4. **주사**

5. 응급처치 등에 대한 교육 및 훈련
6. 상담
7. 다른 보건의료기관 등에 대한 건강관리에 관한 의뢰

② 가정간호를 실시하는 간호사는 「**전문간호사 자격인정 등에 관한 규칙**」**에 따른 가정전문간호사**이어야 한다.

③ **가정간호**는 **의사나 한의사가 의료기관 외의 장소에서 계속적인 치료와 관리가 필요하다고 판단하여 가정전문간호사에게 치료나 관리를 의뢰한 자**에 대하여만 실시하여야 한다.

④ **가정전문간호사**는 가정간호 중 **검체의 채취 및 운반, 투약, 주사 또는 치료적 의료행위인 간호를 하는 경우에는 의사나 한의사의 진단과 처방에 따라야 한다.** 이 경우 의사 및 한의사 처방의 유효기간은 처방일부터 90일까지로 한다.

⑤ 가정간호를 실시하는 의료기관의 장은 가정전문간호사를 **2명 이상** 두어야 한다.

⑥ 가정간호를 실시하는 의료기관의 장은 **가정간호에 관한 기록을 5년간 보존**하여야 한다.

⑦ 이 규칙에서 정한 것 외에 가정간호의 질 관리 등 가정간호의 실시에 필요한 사항은 **보건복지부장관**이 따로 정한다.

5. 그 밖에 이 법 또는 다른 법령으로 특별히 정한 경우나 **환자가 있는 현장에서 진료를 하여야 하는 부득이한 사유가 있는 경우**

→ ① 위반 시 500만원 이하의 벌금

② 다음 각 호의 어느 하나에 해당하는 자가 아니면 의료기관을 개설할 수 없다. 이 경우 **의사**는 **종합병원 · 병원 · 요양병원 · 정신병원 또는 의원**을, **치과의사**는 **치과병원 또는 치과의원**을, **한의사는 한방병원 · 요양병원 또는 한의원**을, **조산사는 조산원만**을 개설할 수 있다. 14경북, 15부산, 17충북 · 서울, 19대전 · 경북 · 부산

1. **의사, 치과의사, 한의사 또는 조산사**
2. **국가나 지방자치단체**
3. **의료업을 목적으로 설립된 법인(이하 "의료법인"이라 한다)**
4. 「민법」이나 특별법에 따라 설립된 **비영리법인**
5. 「공공기관의 운영에 관한 법률」에 따른 **준정부기관,** 「지방의료원의 설립 및 운영에 관한 법률」에 따른 **지방의료원,** 「한국보훈복지의료공단법」에 따른 **한국보훈복지의료공단**

→ ② 위반 시 10년 이하의 징역이나 1억원 이하의 벌금

③ 제2항에 따라 **의원 · 치과의원 · 한의원 또는 조산원을 개설하려는 자**는 보건복지부령으로 정하는 바에 따라 **시장 · 군수 · 구청장에게 신고**하여야 한다. 14경북, 17대전, 21대전

→ 위반 시 500만원 이하의 벌금

④ 제2항에 따라 **종합병원 · 병원 · 치과병원 · 한방병원 · 요양병원 또는 정신병원**을 개설하려면 제33조2에 따른 **시 · 도 의료기관개설위원회의 심의**를 거쳐 보건복지부령으로 정하는 바에 따라 **시 · 도지사의 허가**를 받아야 한다. 이 경우 시 · 도지사는 개설하려는 의료기관이 다음 각 호의 어느 하나에 해당하는 경우에는 개설허가를 할 수 없다. 14서울 · 경북, 17서울 · 대전 · 제주, 18광주, 19대전, 21대전

1. 제36조에 따른 시설기준에 맞지 아니하는 경우

2. 제60조제1항에 따른 기본시책과 같은 조 제2항에 따른 수급 및 관리계획에 적합하지 아니한 경우

⑤ 제3항과 제4항에 따라 개설된 의료기관이 개설 장소를 이전하거나 개설에 관한 신고 또는 허가사항 중 **보건복지부령으로 정하는 중요사항을 변경하려는 때**에도 제3항 또는 제4항과 같다.

시행규칙 제28조(의료기관 개설허가 사항의 변경허가) 19충남

① 법 제33조제5항에 따라 의료기관의 개설허가를 받은 자가 그 개설 장소를 이전하거나 다음 각 호의 어느 하나에 해당하는 개설허가 사항의 변경허가를 받으려면 의료기관 개설허가증과 변경 사항을 확인할 수 있는 서류의 사본을 첨부하여 별지 제16호서식의 허가사항 변경신청서(전자문서로 된 신청서를 포함한다)를 시 · 도지사에게 제출해야 한다. 19충남

1. 의료기관 개설자의 변경 사항
2. 법 제3조제2항에 따른 의료기관의 종류 변경 또는 **진료과목의 변동 사항**
3. 진료과목 증감이나 입원실 등 주요시설 변경에 따른 시설 변동 내용
4. **의료기관의 명칭 변경 사항**
5. **의료기관의 의료인 수**

② 제1항에 따라 신청서를 제출받은 시 · 도지사는 종합병원의 개설 장소가 이전되는 경우, 같은 항 제2호에 따라 종합병원으로 변경되는 경우 또는 같은 항 제3호에 따라 종합병원의 주요시설 변경이 있는 경우 「전자정부법」 제36조제1항에 따른 행정정보의 공동이용을 통하여 「전기안전관리법 시행규칙」 제18조제3항 본문에 따른 전기안전점검 확인서를 확인해야 한다. 다만, 신청인이 확인에 동의하지 않는 경우에는 그 사본을 첨부하도록 해야 한다. 〈신설 2021. 6. 30.〉

③ 제1항에 따른 개설허가 변경신청과 관련하여 그 변경사항에 대한 확인 방법 및 기준에 관하여는 제25조제2항을 준용한다. 다만, 같은 항 제3호의 경우에는 의료기관 개설장소의 이전, 제1항제2호 및 제3호에 따른 의료기관의 종류 변경 및 시설 변동만 해당한다.

④ 시 · 도지사는 제1항에 따라 변경허가를 한 때에 의료기관 개설허가증을 고쳐쓸 필요가 있으면 이를 개서하여 주거나 재발급하여야 한다.

⑥ **조산원을 개설**하는 자는 반드시 **지도의사(指導醫師)**를 정하여야 한다. 14서울

시행규칙 제31조(조산원의 지도의사)

조산원의 개설자는 법 제33조제6항에 따라 지도의사(指導醫師)를 정하거나 변경한 경우에는 지도의사 신고서에 그 지도의사의 승낙서 및 면허증 사본을 첨부하여 **관할 시장 · 군수 · 구청장에게 제출**하여야 한다.

⑦ 다음 각 호의 어느 하나에 해당하는 경우에는 **의료기관을 개설할 수 없다.** 16경북

1. **약국 시설 안이나 구내인 경우**
2. **약국의 시설이나 부지 일부를 분할 · 변경 또는 개수하여 의료기관을 개설하는 경우**
3. **약국과 전용 복도 · 계단 · 승강기 또는 구름다리 등의 통로가 설치되어 있거나 이런 것들을 설치하여 의료기관을 개설하는 경우**
4. 「**건축법**」 **등** 관계 법령에 따라 허가를 받지 아니하거나 신고를 하지 아니하고 건축 또는 증축 · 개축한 건축물에 의료기관을 개설하는 경우

⑧ 제2항제1호의 **의료인은 어떠한 명목으로도 둘 이상의 의료기관을 개설 · 운영할 수 없다. 다만, 2 이상의 의료인 면허를 소지한 자**가 **의원급 의료기관을 개설**하려는 경우에는 **하나의 장소**에 한하여 **면허 종별에 따른 의료기관을 함께 개설할 수 있다.** 14서울
→ 위반 시 5년 이하의 징역이나 5천만원 이하의 벌금

⑨ 의료법인 및 제2항제4호에 따른 비영리법인(이하 이 조에서 "의료법인등"이라 한다)이 의료기관을 개설하려면 그 법인의 정관에 개설하고자 하는 의료기관의 소재지를 기재하여 대통령령으로 정하는 바에 따라 정관의 변경허가를 얻어야 한다(의료법인등을 설립할 때에는 설립 허가를 말한다. 이하 이 항에서 같다). 이 경우 그 법인의 주무관청은 정관의 변경허가를 하기 전에 그 법인이 개설하고자 하는 의료기관이 소재하는 시 · 도지사 또는 시장 · 군수 · 구청장과 협의하여야 한다.
→ 위반 시 1년 이하의 징역이나 1천만원 이하의 벌금

⑩ 의료기관을 개설 · 운영하는 의료법인등은 다른 자에게 그 법인의 명의를 빌려주어서는 아니 된다.
→ 위반 시 5년 이하의 징역이나 5천만원 이하의 벌금

제33조의2(의료기관개설위원회 설치 등)

① 제33조제4항에 따른 **의료기관 개설 허가에 관한 사항을 심의**하기 위하여 **시 · 도지사 소속으로 의료기관개설위원회**를 둔다.

② 제1항의 의료기관개설위원회의 위원은 제28조에 따른 의사회 · 치과의사회 · 한의사회 · 조산사회 및 간호사회의 의료인으로서 경험이 풍부한 사람과 제52조에 따른 의료기관단체의 회원으로서 해당 지역 내 의료기관의 개설 · 운영 등에 관한 경험이 풍부한 사람으로 한다.

③ 의료기관개설위원회의 구성과 운영에 필요한 사항과 그 밖에 필요한 사항은 보건복지부령으로 정한다.

시행규칙 제27조의2(의료기관개설위원회의 구성 · 운영 등)

① 법 제33조의2에 따른 의료기관개설위원회(이하 이 조에서 "위원회"라 한다)는 법 제33조제4항에 따른 개설허가(이하 이 조에서 "개설허가"라 한다)를 신청한 의료기관에 대하여 다음 각 호의 사항을 심의한다.
1. 제25조제2항 각 호의 사항
2. 법 제60조제1항에 따른 기본시책 및 같은 조 제2항에 따른 수급 및 관리계획에 적합한지 여부
3. 그 밖에 시 · 도지사가 위원회의 심의가 필요하다고 인정하는 사항

② 시 · 도지사는 제1항에도 불구하고 다음 각 호의 어느 하나에 해당하여 개설허가를 할 수 없음이 명확한 경우에는 위원회의 심의를 생략할 수 있다.
1. 제27조제1항에 따른 개설허가 신청서류의 전부 또는 일부를 제출하지 않은 경우
2. 국가나 지방자치단체가 의료기관을 개설하는 경우 등 시 · 도지사가 위원회의 심의가 필요하

지 않다고 인정하는 경우

③ 위원회는 **위원장 1명을 포함하여 15명 이내의 위원으로 성별을 고려하여 구성**한다.

④ 위원장은 위원 중에서 호선(互選)한다.

⑤ 위원회의 위원의 **임기는 2년**으로 하되, **연임**할 수 있다.

⑥ 제1항부터 제5항까지에서 규정한 사항 외에 위원회의 구성·운영 등에 필요한 사항은 특별시·광역시·특별자치시·도·특별자치도(이하 "시·도"라 한다)의 규칙으로 정한다.

제33조의3(실태조사)

① **보건복지부장관**은 제33조제2항을 위반하여 **의료기관을 개설할 수 없는 자가 개설·운영하는 의료기관의 실태를 파악하기 위하여** 보건복지부령으로 정하는 바에 따라 조사(이하 이 조에서 "실태조사"라 한다)를 실시하고, 위법이 확정된 경우 그 결과를 공표하여야 한다. 이 경우 수사기관의 수사로 제33조제2항을 위반한 의료기관의 위법이 확정된 경우도 공표 대상에 포함한다.

② 보건복지부장관은 실태조사를 위하여 관계 중앙행정기관의 장, 지방자치단체의 장, 관련 기관·법인 또는 단체 등에 협조를 요청할 수 있다. 이 경우 요청을 받은 자는 특별한 사정이 없으면 이에 협조하여야 한다.

③ 실태조사의 시기·방법 및 결과 공표의 방법 등에 관하여 필요한 사항은 **보건복지부령**으로 정한다.

시행규칙 제28조의2(실태조사의 시기·방법)

① 보건복지부장관은 법 제33조의3제1항 전단에 따른 의료기관을 개설할 수 없는 자가 개설·운영하는 의료기관에 대한 실태조사(이하 이 조에서 "실태조사"라 한다)를 **매년 실시**해야 한다.

② 실태조사는 현장조사, 문서열람 등의 방법으로 실시하며, 필요한 경우에는 조사 대상자에게 법 제61조에 따라 보고를 명하거나 법 제61조의2에 따라 자료의 제출 또는 의견의 진술 등을 요청할 수 있다.

③ 보건복지부장관은 실태조사 실시 결과 위법이 확정되면 법 제33조의3제1항 전단에 따라 다음 각 호의 사항을 **관보 또는 보건복지부의 인터넷 홈페이지에 공표**해야 한다.

1. **의료기관의 명칭 및 주소**
2. **의료기관 개설자의 성명**(개설자가 법인인 경우에는 법인명 및 대표자의 성명을 말한다)
3. **위반사항**

④ 제1항부터 제3항까지에서 규정한 사항 외에 실태조사에 필요한 사항은 **보건복지부장관**이 정한다.

제34조(원격의료) 18경기·울산, 19대전, 20충북·충남·전북, 21제주, 22경기·경북

① 의료인(의료업에 종사하는 **의사·치과의사·한의사만 해당**한다)은 제33조제1항에도 불구하고 컴퓨터·화상통신 등 정보통신기술을 활용하여 먼 곳에 있는 의료인에게 의료지식이나 기술을 지원하는 **원격의료(이하 "원격의료"라 한다)를 할 수 있다.** 19대전

② 원격의료를 행하거나 받으려는 자는 **보건복지부령으로 정하는 시설과 장비**를 갖추어야 한

다.

시행규칙 **제29조(원격의료의 시설 및 장비)** 21제주, 22경기 · 경북

법 제34조제2항에 따라 원격의료를 행하거나 받으려는 자가 갖추어야 할 시설과 장비는 다음 각 호와 같다.

1. **원격진료실**
2. **데이터 및 화상(畵像)을 전송 · 수신할 수 있는 단말기, 서버, 정보통신망 등의 장비**

③ 원격의료를 하는 자(이하 "**원격지의사**"라 한다)는 **환자를 직접 대면하여 진료하는 경우와 같은 책임을 진다**.

④ 원격지의사의 원격의료에 따라 의료행위를 한 의료인이 의사 · 치과의사 또는 한의사(이하 "현지의사"라 한다)인 경우에는 그 의료행위에 대하여 **원격지의사의 과실을 인정할 만한 명백한 근거가 없으면 환자에 대한 책임은 제3항에도 불구하고 현지의사에게 있는 것으로 본다**.

제35조(의료기관 개설 특례)

① 제33조제1항 · 제2항 및 제8항에 **따른 자 외의 자가 그 소속 직원, 종업원, 그 밖의 구성원**(수용자를 포함한다) **이나 그 가족의 건강관리를 위하여 부속 의료기관을 개설**하려면 그 **개설 장소를 관할하는 시장 · 군수 · 구청장에게 신고**하여야 한다. 다만, **부속 의료기관으로 병원급 의료기관을 개설하려면 그 개설 장소를 관할하는 시 · 도지사의 허가**를 받아야 한다.

② 제1항에 따른 개설 신고 및 허가에 관한 절차 · 조건, 그 밖에 필요한 사항과 그 의료기관의 운영에 필요한 사항은 **보건복지부령**으로 정한다.

제36조(준수사항) 13.전남, 14대전, 15대구 · 광주, 16인천 · 광주 · 충북, 17대전 · 대구 · 인천 · 경북, 18서울,광주 · 울산 · 강원, 21부산

제33조제2항 및 제8항에 따라 의료기관을 개설하는 자는 **보건복지부령**으로 정하는 바에 따라 다음 각 호의 사항을 지켜야 한다.

1. 의료기관의 종류에 따른 시설기준 및 규격에 관한 사항

■ 의료법 시행규칙 [별표 3] 〈개정 2021. 6. 30.〉

의료기관의 종류별 시설기준(제34조 관련)

시설	종합병원 병원 요양병원	치과병원	한방병원	의원	치과 의원	한의원	조산원
1. **입원실**	입원환자 **100명 이상**(병원 · 요양병원의 경우는 **30명 이상**)을 수용할 수 있는 입원실		입원환자 30명 이상을 수용할 수 있	입원실을 두는 경우 입원환자 29명 이	의원과 같음	의원과 같음	1 (분만실 겸용)

시설	종합병원 병원 요양병원	치과병원	한방병원	의원	치과 의원	한의원	조산원
			는 입원실	하를 수용할 수 있는 입원실			
2. **중환자실**	1 **(병상이 300개 이상인 종합병원만 해당한다)**						
3. 수술실	1 (외과계 진료과목이 있는 종합병원이나 병원인 경우에만 갖춘다)	1 (외과계 진료과목이 있는 경우에만 갖춘다)	1 (외과계 진료과목이 있는 경우에만 갖춘다)	1 (외과계 진료과목이 있고, 전신마취하에 수술을 하는 경우에만 갖춘다)	1 (외과계 진료과목이 있고, 전신마취하에 수술을 하는 경우에만 갖춘다)		
20. 그 밖의 시설	가. **탕전실, 의무기록실, 급식시설, 세탁처리시설 및 적출물소각시설**은 **의료기관이 공동으로 사용**할 수 있다. 나. 요양병원은 거동이 불편한 환자가 장기간 입원하는 데에 불편함이 없도록 식당, 휴게실, 욕실, 화장실, 복도 및 계단과 엘리베이터(계단과 엘리베이터는 2층 이상인 건물만 해당하고, 층간 경사로를 갖춘 경우에는 엘리베이터를 갖추지 아니할 수 있다)를 갖추어야 한다. 다. 탕전실은 의료기관에서 분리하여 따로 설치할 수 있다. 라. **종합병원, 병원, 한방병원, 요양병원**은 해당 병원에서 사망하는 사람 등의 장사 관련 편의를 위하여 「장사 등에 관한 법률」 제29조에 따른 **장례식장을 설치**할 수 있다. 이 경우 장례식장의 운영은 법인, 단체 또는 개인 등에게 위탁할 수 있다.						

■ 의료법 시행규칙 [별표 4]

의료기관의 시설규격(제34조 관련)

입원실	• 입원실은 3층 이상 또는 「건축법」 제2조제1항제5호에 따른 지하층에는 설치할 수 없다. 다만, 「건축법 시행령」 제56조에 따른 내화구조(耐火構造)인 경우에는 3층 이상에 설치할 수 있다. • 입원실의 면적(벽 · 기둥 및 화장실의 면적을 제외)은 **환자 1명을 수용하는 곳인 경우에는 10제곱미터 이상**이어야 하고, **환자 2명 이상**을 수용하는 곳인 경우에는 **환자 1명에 대하여 6.3제곱미터 이상**으로 하여야 한다. • 입원실에 설치하는 병상 수는 최대 4병상(요양병원의 경우에는 6병상)으로 한다. 이 경우 각 **병상 간 이격거리는 최소 1.5미터 이상**으로 한다.

입원실 (계속)	• **병상이 300개 이상인 종합병원에는 보건복지부장관이 정하는 기준에 따라 전실(前室) 및 음압시설 등을 갖춘 1인 병실(음압격리병실)을 1개 이상 설치**하되, 300병상을 기준으로 100병상 초과할 때 마다 1개의 음압격리병실을 추가로 설치하여야 한다. 다만, 중환자실에 음압격리병실을 설치한 경우에는 입원실에 설치한 것으로 본다. • **병상이 300개 이상인 요양병원**에는 보건복지부장관이 정하는 기준에 따라 화장실 및 세면시설을 갖춘 격리병실을 1개 이상 설치하여야 한다. • 산모가 있는 입원실에는 입원 중인 산모가 신생아에게 모유를 먹일 수 있도록 산모와 신생아가 함께 있을 수 있는 시설을 설치하도록 노력하여야 한다. • 감염병환자등의 입원실은 다른 사람이나 외부에 대하여 감염예방을 위한 차단 등 필요한 조치를 하여야 한다.
중환자실 17인천	• **병상이 300개 이상인 종합병원**은 **입원실 병상 수의 100분의 5 이상을 중환자실 병상**으로 만들어야 한다. 17인천 • 중환자실은 출입을 통제할 수 있는 별도의 단위로 독립되어야 하며, 무정전(無停電) 시스템을 갖추어야 한다. • 중환자실의 의사당직실은 중환자실 내 또는 중환자실과 가까운 곳에 있어야 한다. • **병상 1개당 면적은 15제곱미터 이상**으로 하되, **신생아만을 전담하는 중환자실의 병상 1개당 면적은 5제곱미터 이상**으로 한다. 이 경우 "병상 1개당 면적"은 중환자실 내 간호사실, 당직실, 청소실, 기기창고, 청결실, 오물실, 린넨보관실을 제외한 환자 점유 공간[중환자실 내에 있는 간호사 스테이션(station)과 복도는 병상 면적에 포함한다]을 병상 수로 나눈 면적을 말한다. • 병상마다 중앙공급식 의료가스시설, 심전도모니터, 맥박산소계측기, 지속적수액주입기를 갖추고, 병상 수의 10퍼센트 이상 개수의 침습적 동맥혈압모니터, 병상 수의 30퍼센트 이상 개수의 인공호흡기, 병상 수의 70퍼센트 이상 개수의 보육기(신생아중환자실에만 해당한다)를 갖추어야 한다. • 중환자실 1개 단위(Unit)당 후두경, 앰부백(마스크 포함), 심전도기록기, 제세동기를 갖추어야 한다. 다만, 신생아중환자실의 경우에는 제세동기 대신 광선기와 집중치료기를 갖추어야 한다. • 중환자실에는 전담의사를 둘 수 있다. 다만, **신생아중환자실에는 전담전문의**를 두어야 한다. • 전담간호사를 두되, **간호사 1명당 연평균 1일 입원환자수는 1.2명(신생아 중환자실의 경우에는 1.5명)**을 초과하여서는 아니 된다. • 중환자실에 설치하는 병상은 **벽으로부터 최소 1.2미터 이상, 다른 병상으로부터 최소 2미터 이상 이격**하여 설치하여야 한다. • 중환자실에는 **병상 3개당 1개 이상의 손씻기 시설**을 설치하여야 한다. • 중환자실에는 보건복지부장관이 정하는 기준에 따라 **병상 10개당 1개 이상의 격리병실 또는 음압격리병실을 설치**하여야 한다. 이 경우 음압격리병실은 최소 1개 이상 설치하여야 한다.

2. 의료기관의 안전관리시설 기준에 관한 사항

시행규칙 제35조 (의료기관의 안전관리시설) 17인천

의료기관을 개설하는 자는 법 제36조제2호에 따라 환자, 의료관계인, 그 밖의 의료기관 종사자의 안전을 위하여 다음 각 호의 시설을 갖추어야 한다.

1. 화재나 그 밖의 긴급한 상황에 대처하기 위하여 필요한 시설
2. 방충, 쥐막기, 세균오염 방지에 관한 시설
3. **채광 · 환기에 관한 시설**
4. **전기 · 가스 등의 위해 방지에 관한 시설**

5. **방사선 위해 방지에 관한 시설**
6. 그 밖에 진료과목별로 안전관리를 위하여 필수적으로 갖추어야 할 시설

3. 의료기관 및 요양병원의 운영 기준에 관한 사항

시행규칙 제35조의2(의료기관의 운영 기준) 17인천

의료기관을 개설하는 자는 법 제36조제3호에 따라 다음 각 호의 운영 기준을 지켜야 한다.

1. 입원실의 정원을 초과하여 환자를 입원시키지 말 것
2. 입원실은 남 · 여별로 구별하여 운영할 것
3. 입원실이 아닌 장소에 환자를 입원시키지 말 것
4. **외래진료실에는 진료 중인 환자 외에 다른 환자를 대기시키지 말 것**

시행규칙 제36조(요양병원의 운영) 13전남, 15광주, 16광주, 17경북, 18강원, 19대전, 20충남 · 전북

① 법 제36조제3호에 따른 요양병원의 입원 대상은 다음 각 호의 어느 하나에 해당하는 자로서 주로 요양이 필요한 자로 한다.

1. **노인성 질환자**
2. **만성질환자**
3. **외과적 수술 후 또는 상해 후 회복기간에 있는 자**

② 제1항에도 불구하고 「감염병의 예방 및 관리에 관한 법률」 제41조제1항에 따라 질병관리청장이 고시한 감염병에 걸린 같은 법 제2조제13호부터 제15호까지에 따른 **감염병환자, 감염병의사환자 또는 병원체보유자**(이하 "감염병환자등"이라 한다) 및 같은 법 제42조제1항 각 호의 어느 하나에 해당하는 **감염병환자등은 요양병원의 입원 대상으로 하지 아니한다.** 19대전, 20충남

③ 제1항에도 불구하고 「정신건강증진 및 정신질환자 복지서비스 지원에 관한 법률」 제3조제1호에 따른 정신질환자(**노인성 치매환자는 제외**한다)는 같은 법 제3조제5호에 따른 **정신의료기관 외의 요양병원의 입원 대상으로 하지 아니한다.** 18강원, 20충남

④ 각급 의료기관은 제1항에 따른 환자를 요양병원으로 옮긴 경우에는 환자 이송과 동시에 진료기록 사본 등을 그 요양병원에 송부하여야 한다.

⑤ 요양병원 개설자는 요양환자의 상태가 악화되는 경우에 적절한 조치를 할 수 있도록 환자 후송 등에 관하여 다른 의료기관과 협약을 맺거나 자체 시설 및 인력 등을 확보하여야 한다.

⑥ 삭제

⑦ 요양병원 개설자는 휴일이나 야간에 입원환자의 안전 및 적절한 진료 등을 위하여 소속 의료인 및 직원에 대한 비상연락체계를 구축 · 유지하여야 한다.

4. 고가의료장비의 설치 · 운영 기준에 관한 사항
5. 의료기관의 종류에 따른 의료인 등의 정원 기준에 관한 사항

시행규칙 제38조(의료인 등의 정원) 15대구, 18강원, 22대전

① 법 제36조제5호에 따른 의료기관의 종류에 따른 의료인의 정원 기준에 관한 사항은 별표 5와 같다.

② 의료기관은 제1항의 의료인 외에 다음의 기준에 따라 필요한 인원을 두어야 한다.

1. 병원급 의료기관에는 별표 5의2에 따른 약사 또는 한약사(법률 제8365호 약사법 전부개정법률 부칙 제9조에 따라 한약을 조제할 수 있는 약사를 포함한다. 이하 같다)를 두어야 한다.
2. **입원시설을 갖춘 종합병원 · 병원 · 치과병원 · 한방병원 또는 요양병원**에는 **1명 이상의 영양사**를 둔다.

3. **의료기관**에는 보건복지부장관이 정하는 바에 따라 **각 진료과목별로 필요한 수의 의료기사**를 둔다.
4. **종합병원**에는 보건복지부장관이 정하는 바에 따라 **필요한 수의 보건의료정보관리사**를 둔다.
5. **의료기관**에는 보건복지부장관이 정하는 바에 따라 **필요한 수의 간호조무사**를 둔다.
6. **종합병원**에는 「사회복지사업법」에 따른 **사회복지사** 자격을 가진 자 중에서 환자의 갱생 · 재활과 사회복귀를 위한 상담 및 지도 업무를 담당하는 요원을 **1명 이상** 둔다.
7. 요양병원에는 시설 안전관리를 담당하는 **당직근무자**를 **1명 이상** 둔다.

③ 보건복지부장관은 간호사나 치과위생사의 인력 수급상 필요하다고 인정할 때에는 제1항에 따른 간호사 또는 치과위생사 정원의 일부를 간호조무사로 충당하게 할 수 있다.

■ 의료법 시행규칙 [별표 5]

14대전, 15대구, 16충북, 17대전 · 대구, 18서울 · 광주 · 울산 · 강원, 19충북 · 대구 · 전남

의료기관에 두는 의료인의 정원(제38조 관련)

구분	종합병원, 병원, 의원	치과병원, 한방병원	한방병원	요양병원
의사	• **연평균 1일 입원환자를 20명으로 나눈 수**(이 경우 소수점은 올림). • **외래환자 3명은 입원환자 1명으로 환산**함	추가하는 진료과목당 1명(법 제43조 제2항에 따라 의과 진료과목을 설치하는 경우)	추가하는 진료과목당 1명(법 제43조 제2항에 따라 의과 진료과목을 설치하는 경우)	**연평균 1일 입원환자 80명까지는 2명**으로 하되, **80명을 초과하는 입원환자는 매 40명마다 1명**을 기준으로 함(한의사를 포함하여 환산) 18서울 · 강원, 22충남
조산사	산부인과에 배정된 간호사 정원의 3분의 1 이상			
간호사	• **연평균 1일 입원환자를 2.5명으로 나눈 수**(이 경우 소수점은 올림). • **외래환자 12명은 입원환자 1명으로 환산** 17대전 · 대구	종합병원과 같음	**연평균 1일 입원환자를 5명으로 나눈 수**(이 경우 소수점은 올림).	**연평균 1일 입원환자 6명마다 1명을 기준으로 함** (다만, **간호조무사는 간호사 정원의 3분의 2 범위 내**에서 둘 수 있음) 14대전, 18서울

※의료인 정원 구하는 공식(종합병원기준) - 소수점은 올림

의사	$\dfrac{\text{연평균 1일 입원 환자수} + \dfrac{\text{외래환자수}}{3}}{20}$	예) A병원의 연평균 1일 입원환자는 72명, 외래환자는 150명일 때 18광주 $\dfrac{72+\dfrac{150}{3}}{20} = \dfrac{72+50}{20} = 6.1(7명)$

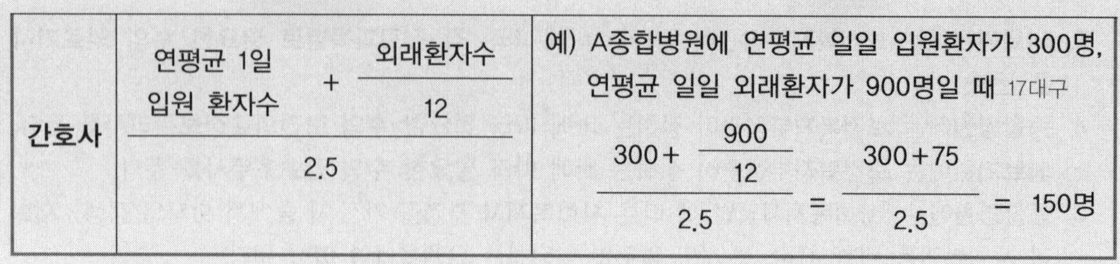

간호사	$\dfrac{\text{연평균 1일 입원 환자수} + \dfrac{\text{외래환자수}}{12}}{2.5}$	예) A종합병원에 연평균 일일 입원환자가 300명, 연평균 일일 외래환자가 900명일 때 17대구 $\dfrac{300+\dfrac{900}{12}}{2.5} = \dfrac{300+75}{2.5} = 150$명

6. 급식관리 기준에 관한 사항
7. 의료기관의 위생 관리에 관한 사항

시행규칙 제39조의2(의료기관의 위생관리 기준) 16인천

의료기관을 개설하는 자는 법 제36조제7호에 따라 다음 각 호의 위생관리 기준을 지켜야 한다.

1. 환자의 처치에 사용되는 기구 및 물품(**1회용 기구 및 물품은 제외**)은 보건복지부장관이 정하여 고시하는 방법에 따라 소독하여 사용할 것
2. 감염의 우려가 있는 환자가 입원하였던 입원실 및 그 옷 · 침구 · 식기 등은 완전히 소독하여 사용할 것
3. 의료기관에서 업무를 수행하는 보건의료인에 대하여 손 위생에 대한 교육을 실시할 것

8. 의료기관의 의약품 및 일회용 의료기기의 사용에 관한 사항

시행규칙 제39조의3(의약품 및 일회용 의료기기의 사용 기준) 17인천

의료기관을 개설하는 자는 법 제36조제8호에 따라 의약품 및 일회용 의료기기의 사용에 관한 다음 각 호의 기준을 지켜야 한다.

1. 변질 · 오염 · 손상되었거나 유효기한 · 사용기한이 지난 의약품을 진열하거나 사용하지 말 것
2. 「의약품 등의 안전에 관한 규칙」 제62조제5호에 따라 규격품으로 판매하도록 지정 · 고시된 한약을 조제하는 경우에는 같은 조 제8호에 따른 품질관리에 관한 사항을 준수할 것(한의원 또는 한방병원만 해당)
3. **포장이 개봉되거나 손상된 일회용 주사 의료용품은 사용하지 말고 폐기할 것**
4. 일회용 주사기에 주입된 주사제는 지체 없이 환자에게 사용할 것
5. 제3조의2에 따른 일회용 의료기기는 한 번 사용한 경우 다시 사용하지 말고 폐기할 것

9. 의료기관의 「감염병의 예방 및 관리에 관한 법률」 제41조제4항에 따른 감염병환자등의 진료 기준에 관한 사항

시행규칙 제39조의4(감염병환자등의 진료 기준)

의료기관을 개설하는 자는 법 제36조제9호에 따라 「감염병의 예방 및 관리에 관한 법률 시행령」 별표 2 제1호에 따른 입원치료의 방법 및 절차를 지켜야 한다.

■감염병의 예방 및 관리에 관한 법률 시행령 [별표 2] 〈개정 2022. 2. 24.〉

치료 및 격리의 방법 및 절차 등(제23조 관련)

1. 입원치료

가. 입원치료의 방법

1) 호흡기를 통한 감염의 우려가 있는 감염병(이하 "호흡기 감염병"이라 한다) 및 제1급감염병의

경우에는 입원치료 기간 동안 감염병관리기관등 또는 감염병관리기관등이 아닌 의료기관(이하 "의료기관등"이라 한다)의 1인 병실(세면대와 화장실을 갖춘 것을 말한다. 이하 같다)에 입원시키되, 그 1인 병실은 전실(前室) 및 음압시설(陰壓施設)을 갖춘 병실(이하 "음압병실"이라 한다)이어야 한다. 다만, 음압시설이 갖추어지지 않은 경우 또는 방역관이 음압격리가 필수적이지 않다고 판단하는 경우에는 음압병실이 아닌 1인 병실에 입원시켜야 하고, 음압병실이 아닌 1인 병실에도 입원시키기 곤란할 경우에는 옆 병상의 환자에게 감염병이 전파되지 않도록 차단 조치를 한 상태에서 공동 격리한다.

2) 호흡기 감염병 및 제1급감염병을 제외한 감염병의 경우에는 입원치료 기간 동안 의료기관등의 1인 병실에 입원시켜야 한다. 다만, 1인 병실에 입원시키기 곤란할 경우에는 같은 질환을 앓는 사람이나 재감염의 우려가 적은 환자와 공동 격리한다.

3) 입원치료 중인 사람에 대하여 입원치료 기간 동안 치료를 위한 감염관리가 가능한 병원 내 구역을 제외하고는 병실 이탈 및 이동을 제한해야 한다.

4) 입원치료 중인 사람의 분비물 및 배설물 등은 위생적으로 철저히 관리해야 하고, 화장실 및 오염된 물품은 소독해야 한다.

5) 의료진, 관계 공무원 등으로 출입자를 최소화하고, 출입자에 대해서는 1회용 장갑, 마스크 등의 개인보호구를 착용하게 해야 하며, 손 씻기 등 감염병 전파를 차단하기 위한 적절한 조치를 하게 해야 한다.

6) 환자의 진료 시에는 1회용 의료기구를 사용한 후 폐기처분해야 하고, 1회용으로 사용하는 것이 적합하지 않은 체온계 등의 물품은 환자 전용으로 사용한 후 소독해야 한다.

나. 입원치료의 절차 등

1) 입원치료 대상 감염병환자등을 진찰 또는 진단한 의료인이나 의료기관등의 장은 그 감염병환자등을 입원시키고, 지체 없이 관할 보건소장에게 신고해야 한다.

2) 신고를 받은 관할 보건소장은 입원치료 여부를 지체 없이 확인하고, 대상자와 그 보호자에게 통지해야 한다.

3) 입원치료 기간은 감염병환자등으로 밝혀진 시점부터 감염력이 소멸된 시점까지로 한다.

4) 의료기관등의 장 및 해당 의료기관등에 종사하는 의료인은 치료가 끝나 입원치료의 해제가 가능하다고 판단되는 사람에 대해 입원치료를 해제하고, 그 내용을 관할 보건소장에게 지체 없이 신고해야 하며, 관할 보건소장은 지체 없이 입원치료의 해제 여부를 확인해야 한다.

비고: 관할 보건소장은 제1호부터 제5호까지의 규정에도 불구하고 입원치료 · 자가치료 · 시설치료 중이거나 자가격리 · 시설격리 중인 감염병환자등 및 감염병의심자가 선거권 행사 등 질병관리청장이 정하는 외출 사유에 해당하는 경우에는 그 감염병환자등 및 감염병의심자의 외출을 허용해야 한다. 이 경우 관할 보건소장은 외출이 허용되는 사람에게 전화, 우편, 전자우편, 휴대전화 문자전송이나 그 밖에 전자적인 방법 등을 통하여 외출 시 주의사항 등을 통지해야 한다.

10. 의료기관 내 수술실, 분만실, 중환자실 등 감염관리가 필요한 시설의 출입 기준에 관한 사항

시행규칙 제39조의5(감염관리가 필요한 시설의 출입 기준)

① 의료기관을 개설하는 자는 법 제36조제10호에 따라 수술실, 분만실, 중환자실(이하 이 조에서 "수술실등"이라 한다)에서 의료행위가 이루어지는 동안 다음 각 호에 해당하는 사람 외에는 수술실등에 출입하는 사람이 없도록 관리해야 한다.

1. **환자**

2. **의료행위를 하는 의료인 · 간호조무사 · 의료기사**
3. **환자의 보호자 등 의료기관의 장이 출입이 필요하다고 인정하여 승인한 사람으로서 감염관리 등 출입에 필요한 안내를 받은 사람**

② 의료기관을 개설하는 자는 수술실등에 **출입하는 사람의 이름, 출입 목적, 입실 · 퇴실 일시, 연락처 및 출입 승인 사실**(제1항제3호의 사람만 해당한다) 등을 기록(전자기록을 포함한다)하여 관리하고 **1년 동안 보존**해야 한다. 다만, 환자의 경우 진료기록부, 조산기록부 및 간호기록부 등으로 해당 사실을 확인할 수 있으면 기록, 관리 및 보존을 생략할 수 있다.

③ 의료기관을 개설하는 자는 수술실등의 입구 등 눈에 띄기 쉬운 곳에 출입에 관한 구체적인 사항을 게시해야 한다.

11. 의료인 및 환자 안전을 위한 보안장비 설치 및 보안인력 배치 등에 관한 사항 21부산

[시행규칙] 제39조의6(보안장비 설치 및 보안인력 배치 기준 등) 21부산

100개 이상의 병상을 갖춘 병원 · 정신병원 또는 종합병원을 개설하는 자는 법 제36조제11호에 따라 **보안장비 설치 및 보안인력 배치** 등에 관한 다음 각 호의 기준을 지켜야 한다.

1. 의료인 및 환자에 대한 폭력행위를 관할 경찰관서에 신고할 수 있는 비상경보장치를 설치할 것
2. 보안 전담인력을 1명 이상 배치할 것
3. 의료인 및 환자에 대한 폭력행위 예방 · 대응 매뉴얼을 마련하여 의료인 및 의료기관 종사자 등을 대상으로 교육을 실시할 것
4. 의료인 및 환자에 대한 폭력행위 예방을 위한 게시물을 제작하여 의료기관의 입구 등 눈에 띄기 쉬운 곳에 게시할 것

12. 의료기관의 신체보호대 사용에 관한 사항

[시행규칙] 제39조의7(의료기관의 신체보호대 사용 기준)

의료기관을 개설하는 자는 법 제36조제12호에 따라 의료기관에 입원한 환자의 안전을 위하여 별표 7에 따른 의료기관의 신체보호대 사용 기준을 지켜야 한다.

■ 의료법 시행규칙 [별표 7]

의료기관의 신체보호대 사용 기준(제39조의7 관련)

1. "신체보호대"란 전신 혹은 신체 일부분의 움직임을 제한할 때 사용되는 물리적 장치 및 기구를 말한다.
2. 신체보호대는 입원 환자가 생명유지 장치를 스스로 제거하는 등 환자 안전에 위해가 발생할 수 있어 그 환자의 움직임을 제한하거나 신체를 묶을 필요가 있는 경우에 제3호에서 정하는 바에 따라 최소한의 시간 동안 사용한다.
3. 신체보호대 사용 사유 및 절차는 다음 각 목과 같다.
   가. 주된 증상, 과거력(過去歷), 투약력(投藥歷), 신체 및 인지 기능, 심리 상태, 환경적 요인 등 환자의 상태를 충분히 파악한 후 신체보호대를 대신할 다른 방법이 없는 경우에만 신체보호대를 사용한다.
   나. 의사는 신체보호대 사용 사유 · 방법 · 신체 부위, 종류 등을 적어 환자에 대한 신체보호대 사용을 처방해야 한다.
   다. 의료인은 의사의 처방에 따라 환자에게 신체보호대 사용에 대하여 충분히 설명하고 환자의 동의

를 얻어야 한다. 다만, 환자가 의식이 없는 등 환자의 동의를 얻을 수 없는 경우에는 환자 보호자의 동의를 얻을 수 있다.

라. 다목에 따른 동의를 얻으려는 경우에는 신체보호대 사용 사유 · 방법 · 신체 부위 및 종류, 신체보호대를 처방한 의사와 설명한 의료인의 이름 및 처방 · 설명 날짜를 적은 문서로 해야 한다. 이 경우 다목 단서에 따라 환자의 보호자가 동의하는 경우에는 그 사유를 함께 적어야 한다.

4. 신체보호대를 사용하는 경우에는 다음 각 목의 내용을 준수해야 한다.
   가. 신체보호대는 응급상황에서 쉽게 풀 수 있거나 즉시 자를 수 있어야 한다.
   나. 의료인은 신체보호대를 사용하고 있는 환자의 상태를 주기적으로 관찰 · 기록하여 부작용 발생을 예방하고 환자의 기본 욕구를 확인하여 충족시켜야 한다.
   다. 의료인은 신체보호대의 제거 또는 사용 신체 부위를 줄이기 위하여 환자의 상태를 주기적으로 평가해야 한다.
5. 의사는 다음 각 목의 어느 하나에 해당하는 사유가 발생한 경우에는 신체보호대 사용을 중단해야 한다.
   가. 신체보호대의 사용 사유가 없어진 경우
   나. 신체보호대를 대신하여 사용할 수 있는 다른 효과적인 방법이 있는 경우
   다. 신체보호대의 사용으로 인하여 환자에게 부작용이 발생한 경우
6. 요양병원 개설자는 신체보호대 사용을 줄이기 위하여 연 1회 이상 의료인을 포함한 요양병원 종사자에게 다음 각 목의 내용을 포함하여 신체보호대 사용에 관한 교육을 실시해야 한다.
   가. 신체보호대의 정의, 사용 방법 및 준수 사항
   나. 신체보호대를 사용할 경우 발생할 수 있는 부작용
   다. 신체보호대 외의 대체수단 및 환자의 권리

13. 의료기관의 의료관련감염 예방에 관한 사항

[시행규칙] 제39조의8(의료기관의 의료관련감염 예방을 위한 운영기준)

의료기관을 개설하는 자는 법 제36조제13호에 따라 의료관련감염 예방을 위하여 다음 각 호의 기준을 지켜야 한다.

1. 의료관련감염 예방을 위한 자체 규정을 마련하고, 해당 규정의 이행 여부를 관리할 것
2. 의료기관 내 의료관련감염의 전파를 차단하기 위하여 환자격리 등 적절한 조치를 취할 것
3. 의료기관 이용자에게 의료관련감염에 대한 예방방법 및 주의사항을 안내할 것
4. 약물투여, 혈액채취 등 침습적(侵襲的) 시술은 무균 상태에서 할 것

제36조의2(공중보건의사 등의 고용금지)

① 의료기관 개설자는 「농어촌 등 보건의료를 위한 특별조치법」 제5조의2에 따른 배치기관 및 배치시설이나 같은 법 제6조의2에 따른 파견근무기관 및 시설이 아니면 같은 법 제2조제1호의 **공중보건의사**에게 의료행위를 하게 하거나, 제41조제1항에 따른 당직의료인으로 두어서는 아니 된다.

② 의료기관 개설자는 「병역법」 제34조의2제2항에 따라 군병원 또는 병무청장이 지정하는 병원에서 직무와 관련된 수련을 실시하는 경우가 아니면 같은 법 제2조제14호의 **병역판정검사전담의사**에게 의료행위를 하게 하거나 제41조제1항에 따른 당직의료인으로 두어서는 아니 된다.

제37조(진단용 방사선 발생장치) 14인천 · 전북, 20광주

① 진단용 방사선 발생장치를 설치 · 운영하려는 의료기관은 보건복지부령으로 정하는 바에 따라 **시장 · 군수 · 구청장에게 신고**하여야 하며, **보건복지부령으로 정하는 안전관리기준에 맞도록 설치 · 운영**하여야 한다.

→ 위반 시 300만원 이하의 과태료

② 의료기관 개설자나 관리자는 진단용 방사선 발생장치를 설치한 경우에는 보건복지부령으로 정하는 바에 따라 안전관리책임자를 선임하고, 정기적으로 검사와 측정을 받아야 하며, 방사선 관계 종사자에 대한 피폭관리(被曝管理)를 하여야 한다.

→ 위반 시 300만원 이하의 과태료

③ 제2항에 따라 **안전관리책임자**로 선임된 사람은 **선임된 날부터 1년 이내**에 **질병관리청장이 지정하는 방사선 분야 관련 단체**(이하 이 조에서 "안전관리책임자 교육기관"이라 한다)가 실시하는 **안전관리책임자 교육**을 받아야 하며, 주기적으로 **보수교육을 받아야 한다**.

④ 제1항과 제2항에 따른 진단용 방사선 발생장치의 범위 · 신고 · 검사 · 설치 및 측정기준 등에 필요한 사항은 **보건복지부령**으로 정하고, 제3항에 따른 안전관리책임자 교육 및 안전관리책임자 교육기관의 지정에 필요한 사항은 **질병관리청장**이 정하여 고시한다.

「진단용 방사선 발생장치의 안전관리에 관한 규칙」

제2조(정의) 17강원

이 규칙에서 사용하는 용어의 뜻은 다음과 같다.

1. "**진단용 방사선 발생장치**"란 방사선을 이용하여 질병을 진단하는 데에 사용하는 기기(器機)로서 다음 각 목의 어느 하나에 해당하는 장치를 말한다.
   가. 진단용 엑스선 장치
   나. 진단용 엑스선 발생기
   다. 치과진단용 엑스선 발생장치
   라. **전산화 단층 촬영장치**(치과용 전산화 단층 촬영장치, 이비인후과용 전산화 단층 촬영장치 및 양전자방출 전산화 단층 촬영장치를 포함한다)
   마. 유방촬영용 장치 등 방사선을 발생시켜 질병의 진단에 사용하는 기기
2. "**방사선 방어시설**"이란 방사선의 피폭(被曝 : 인체가 방사선에 노출되는 것)을 방지하기 위하여 진단용 방사선 발생장치를 설치한 장소에 있는 **방사선 차폐시설과 방사선 장해 방어용기구**를 말한다.
3. "방사선 관계 종사자"란 진단용 방사선 발생장치를 설치한 곳을 주된 근무지로 하는 자로서 진단용 방사선 발생장치의 관리 · 운영 · 조작 등 방사선 관련 업무에 종사하는 자를 말한다.
4. "안전관리"란 진단용 방사선 발생장치, 방사선 방어시설 및 암실, 현상기, 방사선필름 카세트, 산란엑스선 제거용 그리드, 엑스선사진 관찰대 등 진단 영상정보에 관한 설비의 관리와 방사선 관계 종사자에 대한 피폭관리를 말한다.
5. "**방사선구역**"이란 진단용 방사선 발생장치를 설치한 장소 중 **외부방사선량이 주당(週當) 0.3mSv(30mrem) 이상인 곳**으로서 벽, 방어칸막이 등의 구획물로 구획되어진 곳을 말한다.

제11조(안전관리책임자의 직무) 16서울

제10조에 따른 **안전관리책임자의 직무**는 다음과 같다.

1. 안전관리업무의 계획 · 점검 및 평가
2. **소속 방사선 관계 종사자에 대한 자체교육훈련의 실시**
3. **환자 및 방사선 관계 종사자에 대한 방사선피해로부터의 방어조치**
4. 진단 영상정보 관련 설비의 안전관리
5. **피폭선량 측정에 영향을 미치는 방사선 관계 종사자의 소속 변동사실의 측정기관에의 통보**
6. 방사선 관계 종사자의 피폭선량 측정에 영향을 미치는 피폭선량계의 파손 및 분실사실의 측정기관에의 통보
7. 제3조제1항 및 제4항에 따른 신고와 제4조에 따른 검사 또는 측정에 관한 사항
8. 제14조에 따른 진단용 방사선 발생장치, 방사선 관계 종사자 및 방사선 방어시설(이하 "진단용 방사선 발생장치등"이라 한다)에 관한 서류의 작성 · 비치 및 보존에 관한 사항

제12조(의료기관의 개설자 또는 관리자의 준수 사항) 16서울

법 제37조제1항에 따라 의료기관의 개설자 또는 관리자는 다음 각 호의 사항을 지켜야 한다.

1. 안전관리책임자가 그 직무수행에 필요한 사항을 요청하면 지체 없이 조치하고, 정당한 사유 없이 거부하지 아니할 것
2. 안전관리책임자가 안전관리업무를 성실히 수행하지 아니하면 지체 없이 그 직으로부터 해임하고 다른 직원을 안전관리책임자로 선임할 것
3. 진단용 방사선 발생장치에 대하여는 검사유효기간이 끝나기 전에 검사를 완료하고, 검사기관이 검사를 할 때에는 안전관리책임자를 참여시킬 것
4. 방사선 관계 종사자가 진단용 방사선 발생장치의 운영 · 조작 · 관리 · 점검 및 검사 등 방사선피폭 우려가 있는 업무를 할 때에는 필름배지 또는 티 · 엘배지 등 피폭선량계를 착용하게 하고, 방사선 관계 종사자의 피폭선량 측정을 신청할 때에는 측정 대상에 해당하는 자를 누락하지 아니할 것
5. 제8조제3항에 따라 시장 · 군수 · 구청장으로부터 진단용 방사선 발생장치 또는 방사선 방어시설의 사용 금지와 수리 · 교정 및 재검사명령을 받으면 지체 없이 이행할 것
6. **방사선 관계 종사자에 대한 피폭선량을 측정한 결과 별표 3의 방사선 관계 종사자의 선량한도를 초과한 자에 대하여는 지체 없이 건강진단 등 필요한 조치를 할 것**
7. 방사선 관계 종사자 외에 방사선구역에 출입하는 자에 대한 방사선 피폭을 방지하기 위한 조치를 할 것
8. 적정한 진단 영상정보를 얻을 수 있도록 그 설비의 안전관리에 필요한 조치를 할 것

진단용방사선발생장치 vs 특수의료장비 : 시장·군수·구청장

진단용방사선 발생장치		특수의료장비	
•진단용 엑스선 장치 •진단용 엑스선 발생기 •치과진단용 엑스선 발생장치	신고	•자기공명영상 촬영장치(MRI)	등록

진단용방사선 발생장치		특수의료장비	
•전산화 단층 촬영장치(치과용 전산화 단층 촬영장치, 이비인후과용 전산화 단층 촬영장치 및 양전자방출 전산화 단층 촬영장치를 포함) •유방촬영용 장치(mammography)	신고 · 등록	•전산화단층 촬영장치(CT) •유방촬영용 장치(mammography)	신고 · 등록

제38조(특수의료장비의 설치 · 운영) 14전북 · 인천, 17경북, 19대전, 21대전

① 의료기관은 보건의료 시책상 적정한 설치와 활용이 필요하여 보건복지부장관이 정하여 고시하는 의료장비(이하 "**특수의료장비**"라 한다)를 **설치 · 운영**하려면 보건복지부령으로 정하는 바에 따라 **시장 · 군수 · 구청장에게 등록**하여야 하며, **보건복지부령으로 정하는 설치인정기준**에 맞게 설치 · 운영하여야 한다. 17경북, 19대전, 21대전

② 의료기관의 개설자나 관리자는 제1항에 따라 특수의료장비를 설치하면 **보건복지부령**으로 정하는 바에 따라 보건복지부장관에게 **정기적인 품질관리검사**를 받아야 한다.

③ 의료기관의 개설자나 관리자는 제2항에 따른 품질관리검사에서 부적합하다고 판정받은 특수의료장비를 사용하여서는 아니 된다.

→ 위반 시 3년 이하의 징역 또는 3천만원 이하의 벌금

④ 보건복지부장관은 제2항에 따른 품질관리검사업무의 전부 또는 일부를 보건복지부령으로 정하는 바에 따라 관계 전문기관에 위탁할 수 있다.

시행예정 〈시행 2023. 9. 25.〉 〈신설 2021. 9. 24.〉

제38조의2(수술실 내 폐쇄회로 텔레비전의 설치 · 운영)

① **전신마취 등 환자의 의식이 없는 상태에서 수술을 시행하는 의료기관의 개설자는 수술실 내부에 「개인정보 보호법」 및 관련 법령에 따른 폐쇄회로 텔레비전을 설치하여야 한다.** 이 경우 **국가 및 지방자치단체는 폐쇄회로 텔레비전의 설치 등에 필요한 비용을 지원**할 수 있다.

② 환자 또는 환자의 보호자가 요청하는 경우(의료기관의 장이나 의료인이 요청하여 환자 또는 환자의 보호자가 동의하는 경우를 포함한다) 의료기관의 장이나 의료인은 전신마취 등 환자의 의식이 없는 상태에서 수술을 하는 장면을 제1항에 따라 설치한 폐쇄회로 텔레비전으로 촬영하여야 한다. 이 경우 의료기관의 장이나 의료인은 다음 각 호의 어느 하나에 해당하는 정당한 사유가 없으면 이를 거부할 수 없다.

1. 수술이 지체되면 환자의 생명이 위험하여지거나 심신상의 중대한 장애를 가져오는 응급 수술을 시행하는 경우
2. 환자의 생명을 구하기 위하여 적극적 조치가 필요한 위험도 높은 수술을 시행하는 경우

3. 「전공의의 수련환경 개선 및 지위 향상을 위한 법률」 제2조제2호에 따른 수련병원등의 전공의 수련 등 그 목적 달성을 현저히 저해할 우려가 있는 경우
4. 그 밖에 제1호부터 제3호까지의 규정에 준하는 경우로서 보건복지부령으로 정하는 사유가 있는 경우

③ 의료기관의 장이나 의료인이 제2항에 따라 수술을 하는 장면을 촬영하는 경우 녹음 기능은 사용할 수 없다. 다만, 환자 및 해당 수술에 참여한 의료인 등 정보주체 모두의 동의를 받은 경우에는 그러하지 아니하다.

④ 제1항에 따라 폐쇄회로 텔레비전이 설치된 의료기관의 장은 제2항에 따라 촬영한 영상정보가 분실·도난·유출·변조 또는 훼손되지 아니하도록 보건복지부령으로 정하는 바에 따라 내부 관리계획의 수립, 저장장치와 네트워크의 분리, 접속기록 보관 및 관련 시설의 출입자 관리 방안 마련 등 안전성 확보에 필요한 기술적·관리적 및 물리적 조치를 하여야 한다.

⑤ **의료기관의 장**은 **다음 각 호의 어느 하나에 해당하는 경우를 제외하고**는 제2항에 따라 촬영한 영상정보를 열람(의료기관의 장 스스로 열람하는 경우를 포함한다. 이하 이 조에서 같다)하게 하거나 제공(사본의 발급을 포함한다. 이하 이 조에서 같다)하여서는 아니 된다.

1. **범죄의 수사와 공소의 제기 및 유지, 법원의 재판업무 수행을 위하여 관계 기관이 요청하는 경우**
2. **「의료사고 피해구제 및 의료분쟁 조정 등에 관한 법률」 제6조에 따른 한국의료분쟁조정중재원이 의료분쟁의 조정 또는 중재 절차 개시 이후 환자 또는 환자 보호자의 동의를 받아 해당 업무의 수행을 위하여 요청하는 경우**
3. **환자 및 해당 수술에 참여한 의료인 등 정보주체 모두의 동의를 받은 경우**

⑥ 누구든지 이 법의 규정에 따르지 아니하고 제2항에 따라 촬영한 영상정보를 탐지하거나 누출·변조 또는 훼손하여서는 아니 된다.

⑦ 누구든지 제2항에 따라 촬영한 영상정보를 이 법에서 정하는 목적 외의 용도로 사용하여서는 아니 된다.

⑧ **의료기관의 개설자**는 보건복지부장관이 정하는 범위에서 제2항에 따라 촬영한 영상정보의 열람 등에 **소요되는 비용을 열람 등을 요청한 자에게 청구**할 수 있다.

⑨ 의료기관의 장은 제2항에 따라 **촬영한 영상정보를 30일 이상 보관**하여야 한다.

⑩ 제1항에 따른 폐쇄회로 텔레비전의 설치 기준, 제2항에 따른 촬영의 범위 및 촬영 요청의 절차, 제2항제1호부터 제3호까지의 규정에 따른 사유의 구체적인 기준, 제5항에 따른 열람·제공의 절차, 제9항에 따른 보관기준 및 보관기간의 연장 사유 등에 필요한 사항은 **보건복지부령**으로 정한다.

⑪ 이 법에서 정한 것 외에 폐쇄회로 텔레비전의 설치·운영 등에 관한 사항은 「**개인정보 보호법**」에 따른다.

제39조(시설 등의 공동이용) 21경북

① 의료인은 다른 의료기관의 장의 동의를 받아 그 의료기관의 시설·장비 및 인력 등을 이용하여 진료할 수 있다.

② 의료기관의 장은 그 의료기관의 환자를 진료하는 데에 필요하면 해당 의료기관에 소속되지 아니한 의료인에게 진료하도록 할 수 있다.

③ 의료인이 다른 의료기관의 시설·장비 및 인력 등을 이용하여 진료하는 과정에서 발생한 의료사고에 대하여는 **진료를 한 의료인의 과실 때문이면 그 의료인에게, 의료기관의 시설·장비 및 인력 등의 결함 때문이면 그것을 제공한 의료기관 개설자에게 각각 책임이 있는 것으로 본다.** 21경북, 22충남

제40조(폐업·휴업 신고와 진료기록부등의 이관) 14인천, 15서울·경북, 16서울·인천·전북, 17광주·인천, 18서울, 19인천, 21부산, 22전북

① 의료기관 개설자는 의료업을 폐업하거나 **1개월 이상 휴업(입원환자가 있는 경우에는 1개월 미만의 휴업도 포함)**하려면 보건복지부령으로 정하는 바에 따라 **관할 시장·군수·구청장에게 신고**하여야 한다. 16서울, 17광주, 18서울

→ 위반 시 100만원 이하의 과태료

② 의료기관 개설자는 제1항에 따라 폐업 또는 휴업 신고를 할 때 제22조나 제23조에 따라 **기록·보존하고 있는 진료기록부등을 관할 보건소장에게 넘겨야 한다.** 다만, 의료기관 개설자가 보건복지부령으로 정하는 바에 따라 진료기록부등의 **보관계획서를 제출하여 관할 보건소장의 허가를 받은 경우에는 직접 보관할 수 있다.** 14인천, 15서울, 16인천, 19인천

→ 위반 시 100만원 이하의 과태료

③ **시장·군수·구청장**은 제1항에 따른 신고에도 불구하고 「감염병의 예방 및 관리에 관한 법률」 제18조 및 제29조에 따라 질병관리청장, 시·도지사 또는 시장·군수·구청장이 **감염병의 역학조사 및 예방접종에 관한 역학조사**를 실시하거나 같은 법 제18조의2에 따라 의료인 또는 의료기관의 장이 질병관리청장 또는 시·도지사에게 역학조사 실시를 요청한 경우로서 **그 역학조사를 위하여 필요하다고 판단하는 때에는 의료기관 폐업 신고를 수리하지 아니할 수 있다.**

④ 의료기관 개설자는 의료업을 폐업 또는 휴업하는 경우 **보건복지부령**으로 정하는 바에 따라 해당 **의료기관에 입원 중인 환자를 다른 의료기관으로 옮길 수 있도록 하는 등 환자의 권익을 보호하기 위한 조치를 하여야 한다.**

→ 위반 시 1년 이하의 징역 또는 1천만원 이하의 벌금

⑤ 시장·군수·구청장은 제1항에 따른 폐업 또는 휴업 신고를 받은 경우 의료기관 개설자가 제4항에 따른 환자의 권익을 보호하기 위한 조치를 취하였는지 여부를 확인하는 등 **대통령령**으로 정하는 조치를 하여야 한다.

시행예정 〈시행 2023. 3. 5.〉

제40조(폐업 · 휴업의 신고)

① 의료기관 개설자는 **의료업을 폐업**하거나 **1개월 이상 휴업**(입원환자가 있는 경우에는 1개월 미만의 휴업도 포함한다. 이하 이 조에서 이와 같다)하려면 보건복지부령으로 정하는 바에 따라 관할 **시장 · 군수 · 구청장에게 신고**하여야 한다.

→ 위반 시 100만원 이하의 과태료

② 삭제 <시행 2023. 3. 4.>

③ **시장 · 군수 · 구청장**은 제1항에 따른 신고에도 불구하고 「감염병의 예방 및 관리에 관한 법률」 제18조 및 제29조에 따라 질병관리청장, 시 · 도지사 또는 시장 · 군수 · 구청장이 **감염병의 역학조사 및 예방접종에 관한 역학조사를 실시**하거나 같은 법 제18조의2에 따라 의료인 또는 의료기관의 장이 질병관리청장 또는 시 · 도지사에게 역학조사 실시를 요청한 경우로서 **그 역학조사를 위하여 필요하다고 판단하는 때에는 의료기관 폐업 신고를 수리하지 아니할 수 있다.**

④ 의료기관 개설자는 의료업을 폐업 또는 휴업하는 경우 보건복지부령으로 정하는 바에 따라 **해당 의료기관에 입원 중인 환자를 다른 의료기관으로 옮길 수 있도록 하는 등 환자의 권익을 보호하기 위한 조치**를 하여야 한다.

→ 위반 시 1년 이하의 징역 또는 1천만원 이하의 벌금

⑤ 시장 · 군수 · 구청장은 제1항에 따른 폐업 또는 휴업 신고를 받은 경우 의료기관 개설자가 제4항에 따른 환자의 권익을 보호하기 위한 조치를 취하였는지 여부를 확인하는 등 **대통령령**으로 정하는 조치를 하여야 한다.

시행령 제17조의2(폐업 · 휴업 시 조치사항)

시장 · 군수 · 구청장(자치구의 구청장을 말한다. 이하 같다)은 법 제40조 제1항에 따라 의료업의 폐업 또는 휴업 신고를 받은 경우에는 같은 조 제5항에 따라 다음 각 호의 사항에 대한 확인 조치를 해야 한다.

1. 법 제16조 제1항에 따라 의료기관에서 나온 세탁물의 적정한 처리를 완료하였는지 여부
2. 법 제40조 제2항에 따라 법 제22조 제1항에 따른 진료기록부등(전자의무기록을 포함한다. 이하 "진료기록부등"이라 한다)을 적정하게 넘겼거나 직접 보관하고 있는지 여부
3. 법 제40조 제4항에 따라 환자의 권익 보호를 위한 조치를 하였는지 여부
4. 그 밖에 제1호부터 제3호까지의 규정에 준하는 사항으로서 의료업의 폐업 또는 휴업의 적정한 관리를 위하여 보건복지부장관이 특히 필요하다고 인정하는 사항

시행규칙 제30조의3(폐업 · 휴업 시 조치사항)

법제40조제4항에 따라 의료기관 개설자는 의료업을 폐업 또는 휴업하려는 때에는 **폐업 또는 휴업 신고예정일 14일 전까지 환자 및 환자 보호자가 쉽게 볼 수 있는 장소 및 인터넷 홈페이지(인터넷 홈페이지를 운영하고 있는 자만 해당)에 다음 각 호의 사항을 기재한 안내문을 각각 게시**하여야 한다. 다만, 입원 환자에 대해서는 **폐업 또는 휴업 신고예정일 30일 전까지 환자 또는 그 보호자에게 직접**

안내문의 내용을 알려야 한다.

1. 폐업 또는 휴업 개시 예정일자
2. 법 제22조제1항에 따른 진료기록부등(전자의무기록을 포함)의 이관 · 보관 또는 사본 발급 등에 관한 사항
3. 진료비 등의 정산 및 반환 등에 관한 사항
4. 입원 중인 환자의 다른 의료기관으로의 전원(轉院)에 관한 사항
5. 그 밖에 제1호부터 제4호까지에 준하는 사항으로서 환자의 권익 보호를 위하여 보건복지부장관이 특히 필요하다고 인정하여 고시하는 사항

시행예정 〈시행 2023. 3. 5.〉

제40조의2(진료기록부등의 이관)

① **의료기관 개설자**는 제40조제1항에 따라 폐업 또는 휴업 신고를 할 때 제22조나 제23조에 따라 **기록 · 보존하고 있는 진료기록부등의 수량 및 목록을 확인하고 진료기록부등을 관할 보건소장**에게 넘겨야 한다. 다만, 의료기관 개설자가 보건복지부령으로 정하는 바에 따라 진료기록부등의 **보관계획서를 제출하여 관할 보건소장의 허가를 받은 경우에는 직접 보관**할 수 있다.

→ 위반 시 100만원 이하의 과태료

② 제1항에 따라 관할 보건소장의 허가를 받아 진료기록부등을 직접 보관하는 의료기관 개설자는 보관계획서에 기재된 사항 중 보건복지부령으로 정하는 사항이 변경된 경우 관할 보건소장에게 이를 신고하여야 하며, 직접 보관 중 질병, 국외 이주 등 보건복지부령으로 정하는 사유로 보존 및 관리가 어려운 경우 이를 대행할 책임자를 지정하여 보관하게 하거나 진료기록부등을 관할 보건소장에게 넘겨야 한다.

③ 제1항에 따라 관할 보건소장의 허가를 받아 진료기록부등을 직접 보관하는 의료기관 개설자는 보관 기간, 방법 등 보건복지부령으로 정하는 사항을 준수하여야 한다.

④ 제1항에 따라 관할 보건소장의 허가를 받아 진료기록부등을 직접 보관하는 의료기관 개설자(제2항에 따라 지정된 책임자를 포함한다)의 기록 열람 및 보존에 관하여는 제21조 및 제22조제2항을 준용한다.

⑤ 그 밖에 진료기록부등의 이관 방법, 절차 등에 필요한 사항은 보건복지부령으로 정한다.

제40조의3(진료기록보관시스템의 구축 · 운영)

① **보건복지부장관**은 제40조의2에 따라 폐업 또는 휴업한 의료기관의 진료기록부등을 보관하는 관할 보건소장 및 의료기관 개설자가 안전하고 효과적으로 진료기록부등을 보존 · 관리할 수 있도록 지원하기 위한 시스템(이하 "**진료기록보관시스템**"이라 한다)을 **구축 · 운영**할 수 있다.

② 제40조의2에 따라 폐업 또는 휴업한 의료기관의 진료기록부등을 보관하는 관할 보건

소장 및 의료기관 개설자는 진료기록보관시스템에 진료기록부등을 보관할 수 있다.

③ 제2항에 따라 진료기록부등을 진료기록보관시스템에 보관한 관할 보건소장 및 의료기관 개설자(해당 보건소 및 의료기관 소속 의료인 및 그 종사자를 포함한다)는 직접 보관한 진료기록부등 외에는 진료기록보관시스템에 보관된 정보를 열람하는 등 그 내용을 확인하여서는 아니 된다.

④ **보건복지부장관**은 제1항에 따른 진료기록보관시스템의 구축·운영 업무를 관계 전문기관 또는 단체에 위탁할 수 있다. 이 경우 보건복지부장관은 진료기록보관시스템의 구축·운영 업무에 소요되는 비용의 전부 또는 일부를 지원할 수 있다.

⑤ 제4항 전단에 따라 진료기록보관시스템의 구축·운영 업무를 위탁받은 전문기관 또는 단체는 보건복지부령으로 정하는 바에 따라 진료기록부등을 안전하게 관리·보존하는 데에 필요한 시설과 장비를 갖추어야 한다.

⑥ **보건복지부장관**은 진료기록보관시스템의 효율적 운영을 위하여 원본에 기재된 정보가 변경되지 않는 범위에서 진료기록부등의 형태를 변경하여 보존·관리할 수 있으며, 변경된 형태로 진료기록부등의 사본을 발급할 수 있다.

⑦ 누구든지 정당한 접근 권한 없이 또는 허용된 접근 권한을 넘어 진료기록보관시스템에 보관된 정보를 훼손·멸실·변경·위조·유출하거나 검색·복제하여서는 아니 된다.

⑧ 진료기록보관시스템의 구축 범위 및 운영 절차 등에 필요한 사항은 보건복지부령으로 정한다.

제41조(당직의료인) 15부산, 18부산·경북, 21경북

① **각종 병원**에는 **응급환자와 입원환자의 진료** 등에 필요한 **당직의료인**을 두어야 한다.

② 제1항에 따른 **당직의료인의 수와 배치 기준은 병원의 종류, 입원환자의 수 등을 고려**하여 **보건복지부령**으로 정한다.

→ 위반 시 500만원 이하의 벌금

시행규칙 **제39조의9(당직의료인)** 18부산·경북, 21경북

① 법 제41조제2항에 따라 각종 병원에 두어야 하는 당직의료인의 수는 **입원환자 200명까지는 의사·치과의사 또는 한의사의 경우에는 1명, 간호사의 경우에는 2명을 두되, 입원환자 200명을 초과하는 200명마다 의사·치과의사 또는 한의사의 경우에는 1명, 간호사의 경우에는 2명을 추가**한 인원 수로 한다. 18부산, 21경북

② 제1항에도 불구하고 법 제3조제2항제3호라목에 따른 요양병원에 두어야 하는 당직의료인의 수는 다음 각 호의 기준에 따른다. 18경북

1. **의사·치과의사 또는 한의사**의 경우에는 **입원환자 300명까지는 1명, 입원환자 300명을 초과하는 300명마다 1명을 추가**한 인원 수
2. **간호사**의 경우에는 **입원환자 80명까지는 1명, 입원환자 80명을 초과하는 80명마다 1명을**

추가한 인원 수

③ 제1항 및 제2항에도 불구하고 다음 각 호의 어느 하나에 해당하는 의료기관은 입원환자를 진료하는 데에 지장이 없도록 **해당 병원의 자체 기준**에 따라 당직의료인을 배치할 수 있다.

1. 「정신건강증진 및 정신질환자 복지서비스 지원에 관한 법률」 제3조제5호가목에 따른 **정신병원**
2. 「장애인복지법」 제58조제1항제4호에 따른 **의료재활시설**로서 법 제3조의2에 따른 요건을 갖춘 의료기관
3. **국립정신건강센터, 국립정신병원, 국립소록도병원, 국립결핵병원 및 국립재활원**
4. 그 밖에 제1호부터 제3호까지에 준하는 의료기관으로서 보건복지부장관이 당직의료인의 배치 기준을 자체적으로 정할 필요가 있다고 인정하여 고시하는 의료기관

※ **요양병원에 당직의료인으로 두는 간호사를 간호조무사로 대체 할 수 없다.**

제42조(의료기관의 명칭) 15전북, 17인천, 18부산

① 의료기관은 제3조제2항에 따른 의료기관의 종류에 따르는 명칭 외의 명칭을 사용하지 못한다. 다만, 다음 각 호의 어느 하나에 해당하는 경우에는 그러하지 아니하다.

→ 위반 시 500만원 이하의 벌금

1. **종합병원 또는 정신병원이 그 명칭을 병원으로 표시하는 경우**
2. 제3조의4제1항에 따라 **상급종합병원**으로 지정받거나 제3조의5제1항에 따라 **전문병원**으로 지정받은 의료기관이 지정받은 기간 동안 그 명칭을 사용하는 경우
3. 제33조제8항 단서에 따라 개설한 **의원급 의료기관**이 면허 종별에 따른 종별명칭을 함께 사용하는 경우
4. 국가나 지방자치단체에서 개설하는 의료기관이 **보건복지부장관이나 시·도지사와 협의하여 정한 명칭을 사용하는 경우**
5. 다른 법령으로 따로 정한 명칭을 사용하는 경우

② 의료기관의 명칭 표시에 관한 사항은 **보건복지부령**으로 정한다.

시행규칙 **제40조(의료기관의 명칭 표시)** 15전북, 17인천

법에 따라 의료기관의 명칭 표시는 다음 각 호에 정하는 바에 따른다.

1. 의료기관이 명칭을 표시하는 경우에는 법 제3조제2항에 따른 의료기관의 종류에 따르는 명칭(종합병원·정신병원의 경우에는 병원을 포함한다.) 앞에 고유명칭을 붙인다. 이 경우 그 고유명칭은 의료기관의 종류 명칭과 동일한 크기로 하되, **의료기관의 종류 명칭과 혼동할 우려가 있거나 특정 진료과목 또는 질환명과 비슷한 명칭을 사용하지 못한다.**
2. 제1호에도 불구하고 법 제3조의4제1항에 따라 상급종합병원으로 지정받은 종합병원은 의료기관의 종류에 따른 명칭 대신 상급종합병원의 명칭을 표시할 수 있다.
3. 제1호에도 불구하고 법 제3조의5제1항에 따라 전문병원으로 지정받은 병원은 지정받은 특정 진료과목 또는 질환명을 표시할 수 있으며, 의료기관의 종류에 따른 명칭 대신 전문병원의 명칭을 표시할 수 있다.
4. **병원·한방병원·치과병원·의원·한의원 또는 치과의원의 개설자가 전문의인 경우에는 그 의료기관의 고유명칭과 의료기관의 종류 명칭 사이에 인정받은 전문과목을 삽입하여 표시할 수**

있다. 이 경우 의료기관의 고유명칭 앞에 전문과목 및 전문의를 함께 표시할 수 있다. 17인천

5. 제32조에 따른 **부속 의료기관이 명칭을 표시하는 경우에는 의료기관의 종류에 따르는 명칭 앞에 그 개설기관의 명칭과 "부속"이라는 문자를 붙여야 한다.**
6. 의료기관의 명칭표시판에는 다음 각 목의 사항만을 표시할 수 있다. 다만, 장소가 좁거나 그 밖에 부득이한 사유가 있는 경우에는 제41조제4항에도 불구하고 같은 조 제1항에 따른 진료과목을 명칭표시판에 함께 표시할 수 있다.
   가. 의료기관의 명칭
   나. 전화번호
   다. 진료에 종사하는 의료인의 면허 종류 및 성명
   라. 상급종합병원으로 지정받은 사실(법 제3조의4제1항에 따라 상급종합병원으로 지정받은 종합병원만 해당한다)
   마. 전문병원으로 지정받은 사실(법 제3조의5제1항에 따라 전문병원으로 지정받은 병원만 해당한다)
   바. 병원 · 한방병원 · 치과병원 · 의원 · 한의원 또는 치과의원의 개설자가 전문의인 경우에는 해당 개설자의 전문의 자격 및 전문과목
   사. 법 제58조제1항에 따라 의료기관 인증을 받은 사실
7. 제6호가목에 따른 **의료기관의 명칭은 한글로 표시하되, 외국어를 함께 표시할 수 있다.**

③ **의료기관이 아니면 의료기관의 명칭이나 이와 비슷한 명칭을 사용하지 못한다.** 22전북
→ 위반 시 100만원 이하의 과태료

제43조(진료과목 등) 17부산 · 충남, 18대구, 20경북, 21제주

① **병원 · 치과병원 또는 종합병원**은 **한의사**를 두어 **한의과 진료과목을 추가로 설치 · 운영**할 수 있다.

② **한방병원 또는 치과병원**은 **의사**를 두어 **의과 진료과목을 추가로 설치 · 운영**할 수 있다.

③ **병원 · 한방병원 · 요양병원 또는 정신병원**은 **치과의사**를 두어 **치과 진료과목**을 **추가**로 설치 · 운영할 수 있다.

④ 제1항부터 제3항까지의 규정에 따라 추가로 진료과목을 설치 · 운영하는 경우에는 **보건복지부령**으로 정하는 바에 따라 진료에 필요한 시설 · 장비를 갖추어야 한다.

⑤ 제1항부터 제3항까지의 규정에 따라 추가로 설치한 진료과목을 포함한 의료기관의 진료과목은 **보건복지부령**으로 정하는 바에 따라 표시하여야 한다. 다만, 치과의 진료과목은 종합병원과 제77조제2항에 따라 보건복지부령으로 정하는 치과병원에 한하여 표시할 수 있다.
→ 위반 시 100만원 이하의 과태료

시행규칙 **제41조(진료과목의 표시)** 17부산 · 충남, 21제주

① 법 제43조에 따라 의료기관이 표시할 수 있는 진료과목은 다음 각 호와 같다.

1. **종합병원(37개과)**: 제2호(병원 · 정신병원이나 의원 26개과) 및 제3호(치과병원이나 치과의원 11개과)의 진료과목 17충남

2. **병원 · 정신병원이나 의원(26개과)**: 내과, 신경과, **정신건강의학과**, 외과, 정형외과, 신경외과, 흉부외과, 성형외과, 마취통증의학과, 산부인과, 소아청소년과, 안과, 이비인후과, 피부과, **비뇨의학과**, 영상의학과, 방사선종양학과, 병리과, 진단검사의학과, 재활의학과, **결핵과**, 예방의학과, 가정의학과, 핵의학과, **직업환경의학과** 및 응급의학과
3. **치과병원이나 치과의원(11개과)**: 구강악안면외과, 치과보철과, 치과교정과, 소아치과, 치주과, 치과보존과, **구강내과**, 영상치의학과, 구강병리과, 예방치과 및 통합치의학과
4. **한방병원이나 한의원(8개과)**: 한방내과, 한방부인과, 한방소아과, **한방안 · 이비인후 · 피부과**, 한방신경정신과, 한방재활의학과, 사상체질과 및 침구과)
5. **요양병원(34개과)**: 제2호 및 제4호(한방병원이나 한의원 8개과)의 진료과목 17부산, 21제주

※의원급 의료기관 및 조산원은 의과/치과/한의과로 구분하여 다른 종별 진료과목 추가가 안 된다.

② 법 제43조제1항부터 제3항까지의 규정에 따라 추가로 진료과목을 설치한 의료기관이 표시할 수 있는 진료과목과 법 제43조제4항에 따라 추가로 설치한 진료과목의 진료에 필요한 시설 · 장비는 별표 8과 같다.

③ 의료기관이 진료과목을 표시하는 경우에는 제1항 및 제2항의 진료과목 중 그 의료기관이 확보하고 있는 시설 · 장비 및 의료관계인에 해당하는 과목만을 표시할 수 있다.

④ 의료기관의 진료과목 표시판에는 "진료과목"이라는 글자와 진료과목의 명칭을 표시하여야 한다.

시행규칙 제42조(의료기관의 명칭과 진료과목의 병행 표시 방법)

제40조제6호 각 목 외의 부분 단서에 따라 **의료기관의 명칭 표시판에 진료과목을 함께 표시하는 경우**에는 **진료과목을 표시하는 글자의 크기를 의료기관의 명칭을 표시하는 글자 크기의 2분의 1 이내**로 하여야 한다.

제44조 삭제

제45조(비급여 진료비용 등의 고지) 14경북

① 의료기관 개설자는 「국민건강보험법」 제41조제4항에 따라 **요양급여의 대상에서 제외되는 사항** 또는 「의료급여법」 제7조제3항에 따라 **의료급여의 대상에서 제외되는 사항**의 비용(이하 "비급여 진료비용"이라 한다)을 **환자 또는 환자의 보호자가 쉽게 알 수 있도록 보건복지부령**으로 정하는 바에 따라 고지하여야 한다.

② 의료기관 개설자는 **보건복지부령**으로 정하는 바에 따라 의료기관이 환자로부터 징수하는 **제증명수수료의 비용을 게시**하여야 한다.

③ 의료기관 개설자는 제1항 및 제2항에서 **고지 · 게시한 금액을 초과하여 징수할 수 없다.**

시행규칙 제42조의2(비급여 진료비용 등의 고지) 14경북

① 법 제45조제1항에 따라 의료기관 개설자는 「국민건강보험법」 제41조제4항에 따라 요양급여의 대상에서 제외되는 사항 또는 「의료급여법」 제7조제3항에 따라 의료급여의 대상에서 제외되는 사항(이하 이 조에서 "비급여 대상"이라 한다)의 항목과 그 가격을 적은 책자 등을 접수창구 등 환자 또는 환자의 보호자가 쉽게 볼 수 있는 장소에 갖추어 두어야 한다. 이 경우 **비급여 대상의 항목을**

묶어 1회 비용으로 정하여 총액을 표기할 수 있다.

② 법 제45조제1항에 따라 의료기관 개설자는 비급여 대상 중 보건복지부장관이 정하여 고시하는 비급여 대상을 제공하려는 경우 환자 또는 환자의 보호자에게 진료 전 해당 비급여 대상의 항목과 그 가격을 직접 설명해야 한다. 다만, 수술, 수혈, 전신마취 등이 지체되면 환자의 생명이 위험해지거나 심신상의 중대한 장애를 가져오는 경우에는 그렇지 않다.

③ 법 제45조제2항에 따라 의료기관 개설자는 진료기록부 사본 · 진단서 등 제증명수수료의 비용을 접수창구 등 환자 및 환자의 보호자가 쉽게 볼 수 있는 장소에 게시하여야 한다.

④ **인터넷 홈페이지를 운영하는 의료기관**은 제1항 및 제3항의 사항을 제1항 및 제3항의 방법 외에 이용자가 알아보기 쉽도록 **인터넷 홈페이지에 따로 표시**하여야 한다.

⑤ 제1항부터 제4항까지에서 규정한 사항 외에 비급여 진료비용 등의 고지방법의 세부적인 사항은 보건복지부장관이 정하여 고시한다.

제45조의2(비급여 진료비용 등의 보고 및 현황조사 등)

① **의료기관의 장**은 보건복지부령으로 정하는 바에 따라 비급여 진료비용 및 제45조제2항에 따른 제증명수수료(이하 이 조에서 "비급여진료비용등"이라 한다)의 항목, 기준, 금액 및 진료내역 등에 관한 사항을 **보건복지부장관에게 보고**하여야 한다.

② **보건복지부장관**은 제1항에 따라 보고받은 내용을 바탕으로 모든 의료기관에 대한 비급여 진료비용등의 항목, 기준, 금액 및 진료내역 등에 관한 현황을 조사 · 분석하여 그 결과를 공개할 수 있다. 다만, **병원급 의료기관에 대하여는 그 결과를 공개**하여야 한다.

③ 보건복지부장관은 제2항에 따른 비급여진료비용등의 현황에 대한 조사 · 분석을 위하여 필요하다고 인정하는 경우에는 의료기관의 장에게 관련 자료의 제출을 명할 수 있다. 이 경우 해당 의료기관의 장은 특별한 사유가 없으면 그 명령에 따라야 한다.

→ 위반 시 200만원 이하의 과태료

④ 제2항에 따른 현황조사 · 분석 및 결과 공개의 범위 · 방법 · 절차 등에 필요한 사항은 **보건복지부령**으로 정한다.

시행규칙 제42조의3(비급여 진료비용 등의 보고 및 현황 조사 등)

① 의료기관의 장은 법 제45조의2제1항에 따른 비급여진료비용등(이하 이 조에서 "비급여진료비용등"이라 한다)에 관한 다음 각 호의 구분에 따른 사항을 보건복지부장관에게 반기마다 보고해야 한다. 다만, 의료기관의 행정부담, 보고 내용의 활용 목적 등을 고려하여 보건복지부장관이 정하여 고시하는 바에 따라 의료기관별 또는 항목별로 보고 횟수를 달리 정할 수 있다.

1. 법 제45조제1항에 따른 비급여 진료비용: 「국민건강보험 요양급여의 기준에 관한 규칙」 별표 2에 따라 비급여 대상이 되는 행위 · 약제 및 치료재료 중 다음 각 목의 사항을 고려하여 보건복지부장관이 정하여 고시하는 사항
   가. 의료기관에서 실시 · 사용 · 조제하는 빈도
   나. 의료기관의 징수비용
   다. 환자의 수요
   라. 환자가 「국민건강보험법 시행령」 별표 2 제3호라목에 따른 희귀난치성질환자등이거나 같

은 영 제21조제3항에 해당하는 경우, 법 제38조에 따른 특수의료장비를 사용하는 경우 등 구체적인 진료 상황

2. 법 제45조제2항에 따른 제증명수수료: 의료기관에서 발급하는 진단서 · 증명서 또는 검안서 등의 제증명서류 중 발급 빈도, 발급 비용 및 환자의 수요 등을 고려하여 보건복지부장관이 정하여 고시하는 사항

② 법 제45조의2제2항에 따라 보건복지부장관이 비급여진료비용등에 대한 현황을 조사 · 분석하고 그 결과를 공개하는 의료기관은 보건복지부장관이 정하여 고시하는 의료기관으로 한다.

③ 삭제 〈2021. 6. 30.〉

④ 보건복지부장관은 비급여진료비용등에 대한 심층적 조사 · 분석을 위하여 필요하다고 인정하는 경우에는 관계 전문기관이나 전문가 등에게 필요한 자료 또는 의견의 제출을 요청할 수 있다.

⑤ 보건복지부장관은 법 제45조의2제2항에 따라 비급여진료비용등의 현황에 대한 조사 · 분석 결과를 공개하는 경우에는 보건복지부장관이 지정하는 정보시스템에 게시하는 방법으로 한다.

⑥ 제1항부터 제5항까지의 규정에 따른 비급여진료비용등의 보고와 비급여진료비용등의 현황에 대한 조사 · 분석 및 공개의 범위, 방법 및 절차 등에 관하여 필요한 세부 사항은 보건복지부장관이 정하여·고시한다.

제45조의3(제증명수수료의 기준 고시)

보건복지부장관은 제45조의2제2항에 따른 현황조사 · 분석의 결과를 고려하여 제증명수수료의 항목 및 금액에 관한 기준을 정하여 고시하여야 한다.

제46조(환자의 진료의사 선택 등)

① **환자나 환자의 보호자**는 **종합병원 · 병원 · 치과병원 · 한방병원 · 요양병원 또는 정신병원**의 **특정한 의사 · 치과의사 또는 한의사를 선택하여 진료를 요청할 수 있다**. 이 경우 의료기관의 장은 **특별한 사유가 없으면 환자나 환자의 보호자가 요청한 의사 · 치과의사 또는 한의사가 진료하도록 하여야 한다**.

② 제1항에 따라 진료의사를 선택하여 진료를 받는 환자나 환자의 보호자는 진료의사의 변경을 요청할 수 있다. 이 경우 의료기관의 장은 정당한 사유가 없으면 이에 응하여야 한다.

③ 의료기관의 장은 환자 또는 환자의 보호자에게 진료의사 선택을 위한 정보를 제공하여야 한다.

④ 의료기관의 장은 제1항에 따라 진료하게 한 경우에도 **환자나 환자의 보호자로부터 추가비용을 받을 수 없다**.

제47조(의료관련감염 예방) 11서울, 14전북 15서울 · 충남, 16서울 · 인천 · 강원, 17서울 · 강원, 18경북 · 전북 · 부산, 22서울

① **보건복지부령**으로 정하는 **일정 규모 이상의 병원급 의료기관의 장**은 의료관련감염 예방을 위하여 **감염관리위원회와 감염관리실을 설치 · 운영**하고 **보건복지부령**으로 정하는 바에 따라 감염관리 업무를 수행하는 전담 인력을 두는 등 필요한 조치를 하여야 한다.

시행규칙 **제43조(감염관리위원회 및 감염관리실의 설치 등)** 15서울 · 충남, 16서울 · 인천 · 강원, 17서울 · 강원, 18경북 · 전북 · 부산, 20충북

① 법 제47조제1항에서 "보건복지부령으로 정하는 일정 규모 이상의 병원급 의료기관"이란 **100개 이상의 병상을 갖춘 병원급 의료기관**을 말한다. 〈개정 2021. 6. 30.〉

② 법 제47조제1항에 따른 **감염관리위원회**는 다음 각 호의 업무를 심의한다. 17서울, 18경북

1. 병원감염에 대한 대책, 연간 감염예방계획의 수립 및 시행에 관한 사항
2. 감염관리요원의 선정 및 배치에 관한 사항
3. 감염병환자등의 처리에 관한 사항
4. 병원의 전반적인 위생관리에 관한 사항
5. **병원감염관리에 관한 자체 규정의 제정 및 개정에 관한 사항**
6. 삭제
7. 삭제
8. 삭제
9. 그 밖에 병원감염관리에 관한 중요한 사항

③ 법 제47조제1항에 따른 **감염관리실**은 다음 각 호의 업무를 수행한다. 17서울

1. 병원감염의 발생 감시
2. **병원감염관리 실적의 분석 및 평가**
3. 직원의 감염관리교육 및 감염과 관련된 직원의 건강관리에 관한 사항
4. 그 밖에 감염 관리에 필요한 사항

시행규칙 **제44조(위원회의 구성)** 15서울

① 위원회는 **위원장 1명을 포함한 7명 이상 15명 이하의 위원**으로 구성한다.

② 위원장은 해당 의료기관의 장으로 하고, 부위원장은 위원 중에서 위원장이 지명한다.

③ 위원은 다음 각 호의 어느 하나에 해당하는 사람과 해당 의료기관의 장이 위촉하는 외부 전문가로 한다.

1. 감염관리실장
2. 진료부서의 장
3. 간호부서의 장
4. 진단검사부서의 장
5. 감염 관련 의사 및 해당 의료기관의 장이 필요하다고 인정하는 사람

④ 제3항 각 호에 해당하는 자는 당연직 위원으로 하되 그 임기는 해당 부서의 재직기간으로 하고, **위촉하는 위원의 임기는 2년**으로 한다.

시행규칙 **제45조(위원회의 운영)** 15서울

① 위원회는 정기회의와 임시회의로 운영한다.

② **정기회의는 연 2회 개최**하고, 임시회의는 위원장이 필요하다고 인정하는 때 또는 위원 과반수가 소집을 요구할 때에 개최할 수 있다.

③ 회의는 재적위원 과반수의 출석과 출석위원 과반수의 찬성으로 의결한다.

④ 위원장은 위원회를 대표하며 업무를 총괄한다.

⑤ 위원회는 회의록을 작성하여 참석자의 확인을 받은 후 비치하여야 한다.

⑥ 그 밖에 위원회의 운영에 필요한 사항은 위원장이 정한다.

시행규칙 **제46조(감염관리실의 운영 등)** 15서울 · 충남

① 법 제47조제1항에 따라 감염관리실에서 감염관리 업무를 수행하는 사람의 인력기준 및 배치기준은 별표 8의2와 같다.

② 제1항에 따라 감염관리실(**150개 이상의 병상을 갖춘 병원 · 치과병원 또는 한방병원**만 해당한다.)에 두는 인력 중 **1명 이상은 감염관리실에서 전담 근무**하여야 한다. 15충남

③ 제1항에 따라 감염관리실에서 근무하는 사람은 별표 8의3에서 정한 교육기준에 따라 교육을 받아야 한다.

■「의료법 시행규칙」[별표 8의3]

감염관리실 근무인력의 교육기준(제46조제3항 관련)

1. 교육 내용: 감염관리업무 개요 및 담당 인력의 역할, 감염관리 지침, 감시 자료 수집 및 분석, 의료관련감염진단, 미생물학, 소독 및 멸균, 환경관리, 병원체별 감염관리, 분야별 감염관리, 역학통계, 임상미생물학, 유행조사, 감염감소 중재전략, 격리, 감염관리사업 기획평가 등 감염관리와 관련된 내용
2. 교육 이수 시간: **매년 16시간 이상**
3. 교육 기관
   ① 국가나 지방자치단체
   ②「의료법」 제28조에 따른 의사회 또는 간호사회
   ③「한국보건복지인력개발원법」에 따른 한국보건복지인력개발원
   ④ 그 밖에 감염관리 관련 전문 학회 또는 단체

※ 비고: 감염관리실 근무 인력(**감염관리 경력 3년 이상인 사람으로 한정**)이 감염관리 관련 전문 학회에서 주관하는 학술대회 또는 워크숍에 매년 16시간 이상 참석한 경우에는 규정에 따라 교육을 받은 것으로 본다.

② **의료기관의 장**은「감염병의 예방 및 관리에 관한 법률」 제2조제1호에 따른 감염병의 예방을 위하여 **해당 의료기관에 소속된 의료인, 의료기관 종사자 및「보건의료인력지원법」 제2조제3호의 보건의료인력을 양성하는 학교 및 기관의 학생으로서 해당 의료기관에서 실습하는 자**에게 보건복지부령으로 정하는 바에 따라 정기적으로 교육을 실시하여야 한다.

시행규칙 **제46조의2(감염병 예방을 위한 정보 제공 등)** 20충북

① **의료기관의 장**은 법 제47조제2항에 따라「감염병의 예방 및 관리에 관한 법률」 제2조제1호에 따른 감염병(이하 이 조에서 "감염병"이라 한다) 예방을 위하여 다음 각 호의 사항에 관한 교육을 실시해야 한다.
   1. 감염병의 감염 원인, 감염 경로 및 감염 증상 등 감염병의 내용 및 성격에 관한 사항
   2. 감염병에 대한 **대응조치**, **진료방법 및 예방방법** 등 감염병의 예방 및 진료에 관한 사항
   3. 감염병 환자의 관리, **감염 물건의 처리**, 감염 장소의 소독 및 감염병 보호장비 사용 등 감염병의 관리에 관한 사항
   4.「감염병의 예방 및 관리에 관한 법률」에 따른 의료기관, 보건의료인 또는 의료기관 종사자의 보고 · 신고 및 협조 등에 관한 사항
   5. 그 밖에 감염병 예방 및 관리 등을 위하여 **질병관리청장**이 특히 필요하다고 인정하는 사항

② **의료기관의 장**은 법 제47조제3항에 따라 **감염병이 유행하는 경우** 해당 의료기관 내에서 업무를 수행하는 사람에게 제1항의 **교육을 2회 이상 실시**해야 한다.

③ **의료기관의 장**은 법 제47조제3항에 따라 감염병의 확산 및 방지에 필요한 정보를 다음 각 호의 방법으로 제공해야 한다.
1. 의료기관의 인터넷 홈페이지 게시
2. 매뉴얼 · 게시물 또는 안내문 등의 작성 · 비치
3. 그 밖에 질병관리청장이 신속하고 정확한 정보 제공을 위하여 적합하다고 인정하여 고시하는 방법

④ **의료기관의 장**은 법 제47조제2항 및 제3항에 따라 교육 및 정보 제공을 위하여 필요하다고 인정하는 경우에는 질병관리청 또는 관할 보건소에 필요한 협조를 요청할 수 있다.

⑤ 제1항부터 제4항까지의 규정에 따른 감염병 예방 정보 교육 및 정보 제공의 내용 · 방법 및 절차 등에 필요한 세부 사항은 **질병관리청장**이 정하여 고시한다.

③ **의료기관의 장**은 「감염병의 예방 및 관리에 관한 법률」 제2조제1호에 따른 **감염병이 유행하는 경우 환자, 환자의 보호자, 의료인, 의료기관 종사자** 및 「경비업법」 제2조제3호에 따른 **경비원 등 해당 의료기관 내에서 업무를 수행하는 사람에게 감염병의 확산 방지를 위하여 필요한 정보를 제공**하여야 한다.

④ **질병관리청장**은 의료관련감염의 발생 · 원인 등에 대한 **의과학적인 감시를 위하여 의료관련감염 감시 시스템을 구축 · 운영**할 수 있다.

⑤ 의료기관은 제4항에 따른 시스템을 통하여 매월 의료관련감염 발생 사실을 등록할 수 있다.

시행규칙 제46조의3(의료관련감염 감시 시스템의 등록 절차 · 방법)

① 법 제47조제5항에 따라 의료기관이 같은 조 제4항에 따른 의료관련감염 감시 시스템(이하 "의료관련감염 감시 시스템"이라 한다)을 통하여 등록할 수 있는 의료관련감염의 종류는 다음 각 호와 같다.
1. **중환자실에서 발생한 감염**
2. **수술한 부위의 감염**
3. 그 밖에 **질병관리청장이 정하여 고시하는 감염**

② 제1항에서 규정한 사항 외에 의료관련감염 감시 시스템의 등록 절차 · 방법 등에 관한 세부적인 사항은 질병관리청장이 정하여 고시한다.

⑥ **질병관리청장**은 제4항에 따른 시스템의 구축 · 운영 업무를 대통령령으로 정하는 바에 따라 관계 전문기관에 위탁할 수 있다.

⑦ 질병관리청장은 제6항에 따라 업무를 위탁한 전문기관에 대하여 그 업무에 관한 보고 또는 자료의 제출을 명할 수 있다.

⑧ **의료관련감염이 발생한 사실을 알게 된 의료기관의 장, 의료인, 의료기관 종사자** 또는 **환자** 등은 보건복지부령으로 정하는 바에 따라 **질병관리청장**에게 그 사실을 보고(이하 이 조에서 "자율보고"라 한다)할 수 있다. 이 경우 질병관리청장은 자율보고한 사람의 의사에 반하여 그 신분을 공개하여서는 아니 된다. 22서울

시행규칙 제46조의4(의료관련감염 자율보고의 절차 등)

① 법 제47조제8항에 따른 자율보고(이하 "자율보고"라 한다)를 하려는 사람은 다음 각 호의 구분에

따른 보고서를 질병관리청장에게 제출해야 한다.
1. 의료기관의 장, 의료인 또는 의료기관 종사자: 별지 제21호서식의 의료관련감염 발생 보고서
2. 환자 또는 환자의 보호자: 별지 제21호의2서식의 의료관련감염 발생 보고서

② 법 제47조제10항에서 "보건복지부령으로 정하는 검증"이란 의료관련감염의 사실관계에 대한 확인을 말한다.

③ 제1항 및 제2항에서 규정한 사항 외에 자율보고의 접수 · 분석 등에 필요한 세부적인 사항은 질병관리청장이 정하여 고시한다.

⑨ **자율보고한 사람이 해당 의료관련감염과 관련하여 관계 법령을 위반한 사실이 있는 경우에는 그에 따른 행정처분을 감경하거나 면제할 수 있다.** 22서울

⑩ 자율보고가 된 의료관련감염에 관한 정보는 보건복지부령으로 정하는 검증을 한 후에는 개인식별이 가능한 부분을 삭제하여야 한다.

⑪ 자율보고의 접수 및 분석 등의 업무에 종사하거나 종사하였던 사람은 직무상 알게 된 비밀을 다른 사람에게 누설하거나 직무 외의 목적으로 사용하여서는 아니 된다.

→ **위반 시 3년 이하의 징역이나 3천만원 이하의 벌금**

⑫ 의료기관의 장은 해당 의료기관에 속한 자율보고를 한 보고자에게 그 보고를 이유로 해고 또는 전보나 그 밖에 신분 또는 처우와 관련하여 불리한 조치를 할 수 없다.

→ **위반 시 2년 이하의 징역이나 2천만원 이하의 벌금**

⑬ **질병관리청장**은 제4항 또는 제8항에 따라 수집한 의료관련감염 관련 정보를 감염 예방 · 관리에 필요한 조치, 계획 수립, 조사 · 연구, 교육 등에 활용할 수 있다.

⑭ 제1항에 따른 감염관리위원회의 구성과 운영, 감염관리실 운영, 제2항에 따른 교육, 제3항에 따른 정보 제공, 제5항에 따라 등록하는 의료관련감염의 종류와 그 등록의 절차 · 방법 등에 필요한 사항은 **보건복지부령**으로 정한다.

제47조의2(입원환자의 전원) 20충남

의료기관의 장은 **천재지변, 감염병 의심 상황, 집단 사망사고의 발생 등** 입원환자를 긴급히 전원(轉院)시키지 않으면 **입원환자의 생명 · 건강에 중대한 위험이 발생할 수 있음에도 환자나 보호자의 동의를 받을 수 없는** 등 **보건복지부령**으로 정하는 불가피한 사유가 있는 경우에는 보건복지부령으로 정하는 바에 따라 **시장 · 군수 · 구청장의 승인**을 받아 입원환자를 다른 의료기관으로 전원시킬 수 있다.

시행규칙 제47조(입원환자의 전원)

① 법에서 "환자나 보호자의 동의를 받을 수 없는 등 보건복지부령으로 정하는 불가피한 사유"란 환자가 의사표시를 할 수 없는 상태에 있거나 보호자와 연락이 되지 않아 환자나 보호자의 동의를 받을 수 없는 경우를 말한다.

② **의료기관의 장**은 법 제47조의2에 따라 환자를 다른 **의료기관으로 전원**(轉院)시키려면 **시장 · 군수 · 구청장**에게 다음 각 호의 사항을 알리고 승인을 요청해야 한다.

1. 환자가 현재 입원 중인 의료기관과 전원시키려는 의료기관의 명칭 · 주소 · 전화번호
2. 환자 또는 보호자의 성명 · 주민등록번호 · 주소 · 전화번호
3. 전원일자
4. 전원사유

③ 제2항에 따라 승인을 요청받은 시장 · 군수 · 구청장은 **지체 없이 승인 여부를 의료기관의 장에게 통보**해야 한다.

④ 제3항에 따라 통보를 받은 의료기관의 장은 환자를 전원시키고 구두, 유선 또는 서면 등으로 제2항 각 호의 사항을 **환자의 보호자에게 지체 없이 알려야 한다.**

제2절 의료법인

제48조(설립 허가 등) 11전북, 15충남, 17인천, 19충북, 20강원

① 제33조제2항에 따른 의료법인을 설립하려는 자는 **대통령령**으로 정하는 바에 따라 정관과 그 밖의 서류를 갖추어 그 법인의 주된 사무소의 소재지를 관할하는 **시 · 도지사의 허가**를 받아야 한다.

② 의료법인은 그 법인이 개설하는 의료기관에 필요한 시설이나 시설을 갖추는 데에 필요한 자금을 보유하여야 한다.

③ 의료법인이 **재산을 처분하거나 정관을 변경**하려면 **시 · 도지사의 허가**를 받아야 한다.

→ 위반 시 500만원 이하의 벌금 11전북

④ 이 법에 따른 의료법인이 아니면 의료법인이나 이와 비슷한 명칭을 사용할 수 없다.

→ 위반 시 500만원 이하의 벌금

시행령 제20조(의료법인 등의 사명) 15충남, 19충북

의료법인과 법 제33조제2항제4호에 따라 의료기관을 개설한 비영리법인은 의료업(법 제49조에 따라 의료법인이 하는 부대사업을 포함)을 할 때 **공중위생에 이바지하여야 하며, 영리를 추구하여서는 아니 된다.**

제48조의2(임원) 20부산 · 전남, 22충남

① 의료법인에는 **5명 이상 15명 이하의 이사**와 **2명의 감사**를 두되, **보건복지부장관의 승인**을 받아 그 수를 증감할 수 있다.

② 이사와 감사의 **임기는 정관으로 정하되, 이사는 4년, 감사는 2년을 초과할 수 없다**. 다만, 이사와 감사는 각각 연임할 수 있다.

③ 이사회의 구성에 있어서 각 이사 상호 간에 「민법」 제777조에 규정된 친족관계에 있는 사람이 그 정수의 4분의 1을 초과해서는 아니 된다.

④ 다음 각 호의 어느 하나에 해당하는 사람은 **의료법인의 임원이 될 수 없다**.

1. 미성년자

2. 피성년후견인 또는 피한정후견인
3. **파산선고를 받은 사람으로서 복권되지 아니한 사람**
4. 금고 이상의 형을 받고 집행이 종료되거나 집행을 받지 아니하기로 확정된 후 3년이 지나지 아니한 사람

⑤ 감사는 이사와 제3항에 따른 **특별한 관계에 있는 사람이 아니어야 한다**.

제49조(부대사업) 15부산·충남·강원, 16부산, 17울산, 18서울·대구·강원, 19충북·광주, 20경북·부산·전북, 21광주

① 의료법인은 그 법인이 개설하는 의료기관에서 **의료업무 외에 다음의 부대사업**을 할 수 있다. 이 경우 **부대사업으로 얻은 수익에 관한 회계는 의료법인의 다른 회계와 구분하여 계산**하여야 한다.

1. **의료인과 의료관계자 양성이나 보수교육**
2. 의료나 의학에 관한 조사 연구
3. 「노인복지법」 제31조제2호에 따른 **노인의료복지시설**의 설치·운영
4. 「장사 등에 관한 법률」 제29조제1항에 따른 **장례식장**의 설치·운영
5. 「주차장법」 제19조제1항에 따른 **부설주차장**의 설치·운영
6. 의료업 수행에 수반되는 **의료정보시스템 개발·운영사업** 중 **대통령령**으로 정하는 사업

시행령 **제22조(의료정보시스템 사업)** 20경북

법 제49조제1항제6호에서 "대통령령으로 정하는 사업"이란 다음 각 호의 사업을 말한다.

1. **전자의무기록을 작성·관리하기 위한 시스템의 개발·운영사업**
2. 전자처방전을 작성·관리하기 위한 시스템의 개발·운영사업
3. 영상기록을 저장·전송하기 위한 시스템의 개발·운영사업

7. 그 밖에 **휴게음식점영업, 일반음식점영업, 이용업, 미용업** 등 환자 또는 의료법인이 개설한 의료기관 종사자 등의 편의를 위하여 **보건복지부령**으로 정하는 사업

시행규칙 **제60조(부대사업)** 15부산, 16부산, 19전북·광주

법 제49조제1항제7호에서 "휴게음식점영업, 일반음식점영업, 이용업, 미용업 등 환자 또는 의료법인이 개설한 의료기관 종사자 등의 편의를 위하여 보건복지부령으로 정하는 사업"이란 다음 각 호의 사업을 말한다.

1. 휴게음식점영업, 일반음식점영업, 제과점영업, 위탁급식영업
2. 소매업 중 편의점, 슈퍼마켓, 자동판매기영업 및 서점

2의2. **의류 등 생활용품 판매업 및 식품판매업(건강기능식품 판매업은 제외)**. 다만, 의료법인이 직접 영위하는 경우는 제외한다.

3. **산후조리업**
4. **목욕장업**
5. 의료기기 임대·판매업. 다만, 의료법인이 직접 영위하는 경우는 제외한다.
6. **숙박업, 여행업 및 외국인환자 유치업**
7. **수영장업, 체력단련장업 및 종합체육시설업**

8. **장애인보조기구의 제조 · 개조 · 수리업**
9. 다음 각 목의 어느 하나에 해당하는 업무를 하려는 자에게 **의료법인이 개설하는 의료기관의 건물을 임대하는 사업**
   가. **이용업 및 미용업**
   나. 안경 조제 · 판매업
   다. 은행업
   라. 의원급 의료기관 개설 · 운영(의료관광호텔에 부대시설로 설치하는 경우로서 진료과목이 의료법인이 개설하는 의료기관과 동일하지 아니한 경우로 한정한다)

임대 · 위탁 불가	임대 · 위탁 가능
•의료인과 의료관계자 양성이나 보수교육 •의료나 의학에 관한 조사 연구 •**노인의료복지시설**의 설치 · 운영 •**의료정보시스템 개발·운영사업**	•장례식장의 설치 · 운영 •부설주차장의 설치 · 운영 •**휴게음식점영업, 일반음식점영업, 이용업, 미용업**

② 제1항제4호(**장례식장**의 설치 · 운영) · 제5호(**부설주차장**의 설치 · 운영) 및 제7호(**휴게음식점영업, 일반음식점영업, 이용업, 미용업** 등)의 부대사업을 하려는 의료법인은 **타인에게 임대 또는 위탁**하여 운영할 수 있다.

③ 제1항 및 제2항에 따라 부대사업을 하려는 의료법인은 **보건복지부령**으로 정하는 바에 따라 미리 의료기관의 소재지를 관할하는 **시 · 도지사에게 신고**하여야 한다. 신고사항을 변경하려는 경우에도 또한 같다. 19충북, 22전북

→ 위반 시 300만원 이하의 과태료

제50조(「민법」의 준용) 18대구

의료법인에 대하여 이 법에 규정된 것 외에는 **「민법」 중 재단법인에 관한 규정을 준용**한다.

제51조(설립 허가 취소) 14울산, 16경북 · 전남, 17부산 · 인천, 18경북, 19대전 · 전남 · 전북, 20충북, 21전북

보건복지부장관 또는 시 · 도지사는 의료법인이 다음 각 호의 어느 하나에 해당하면 그 설립 허가를 취소할 수 있다.

1. **정관으로 정하지 아니한 사업을 한 때**
2. **설립된 날부터 2년 안에 의료기관을 개설하지 아니한 때**
3. **의료법인이 개설한 의료기관이 제64조에 따라 개설허가를 취소당한 때**
4. **보건복지부장관 또는 시 · 도지사가 감독을 위하여 내린 명령을 위반한 때**
5. 제49조제1항에 따른 부대사업 외의 사업을 한 때

제51조의2(임원 선임 관련 금품 등 수수의 금지)

누구든지 의료법인의 임원 선임과 관련하여 금품, 향응 또는 그 밖의 재산상 이익을 주고받거나 주고받을 것을 약속해서는 아니 된다.

제4절 의료기관 단체

제52조(의료기관단체 설립)

① **병원급 의료기관의 장**은 의료기관의 건전한 발전과 국민보건 향상에 기여하기 위하여 전국 조직을 두는 단체를 설립할 수 있다.

② 제1항에 따른 단체는 법인으로 한다.

제52조의2(대한민국의학한림원)

① 의료인에 관련되는 의학 및 관계 전문분야(이하 이 조에서 "의학등"이라 한다)의 연구·진흥기반을 조성하고 우수한 보건의료인을 발굴·활용하기 위하여 **대한민국의학한림원**(이하 이 조에서 "한림원"이라 한다)을 둔다.

② 한림원은 법인으로 한다.

③ 한림원은 다음 각 호의 사업을 한다.

1. 의학등의 연구진흥에 필요한 조사·연구 및 정책자문
2. 의학등의 분야별 중장기 연구 기획 및 건의
3. 의학등의 국내외 교류협력사업
4. 의학등 및 국민건강과 관련된 사회문제에 관한 정책자문 및 홍보
5. 보건의료인의 명예를 기리고 보전(保全)하는 사업
6. 보건복지부장관이 의학등의 발전을 위하여 지정 또는 위탁하는 사업

④ 보건복지부장관은 한림원의 사업수행에 필요한 경비의 전부 또는 일부를 예산의 범위에서 지원할 수 있다.

⑤ 한림원에 대하여 이 법에서 정하지 아니한 사항에 관하여는 **「민법」 중 사단법인에 관한 규정을 준용**한다.

⑥ 한림원이 아닌 자는 대한민국의학한림원 또는 이와 유사한 명칭을 사용하지 못한다.

⑦ 한림원의 운영 및 업무수행에 필요한 사항은 **대통령령**으로 정한다.

제4장 | 신의료기술평가

제53조(신의료기술의 평가) 11서울, 15경북, 18전북·강원, 19대전·대구, 20제주, 22경북

① **보건복지부장관**은 국민건강을 보호하고 의료기술의 발전을 촉진하기 위하여 대통령령으로 정하는 바에 따라 제54조에 따른 **신의료기술평가위원회의 심의**를 거쳐 **신의료기술의 안전성·유효성 등에 관한 평가**(이하 "신의료기술평가"라 한다)를 하여야 한다.

19대전·대구, 22경북

② 제1항에 따른 신의료기술은 새로 개발된 의료기술로서 보건복지부장관이 **안전성·유효성**

을 평가할 필요성이 있다고 인정하는 것을 말한다. 18강원

③ 보건복지부장관은 신의료기술평가의 결과를 「국민건강보험법」 제64조에 따른 **건강보험심사평가원의 장**에게 알려야 한다. 이 경우 신의료기술평가의 결과를 **보건복지부령으로 정하는 바에 따라 공표**할 수 있다. 19대전 · 대구

④ 그 밖에 신의료기술평가의 대상 및 절차 등에 필요한 사항은 **보건복지부령**으로 정한다.

제54조(신의료기술평가위원회의 설치 등) 19대구, 20대전 · 대구, 21전남

① 보건복지부장관은 신의료기술평가에 관한 사항을 심의하기 위하여 보건복지부에 신의료기술평가위원회(이하 "위원회"라 한다)를 둔다.

② 위원회는 **위원장 1명을 포함하여 20명 이내의 위원**으로 구성한다. 19대구

③ 위원은 다음 각 호의 자 중에서 **보건복지부장관이 위촉하거나 임명**한다. 다만, 위원장은 제1호 또는 제2호의 자 중에서 임명한다.

1. 제28조제1항에 따른 의사회 · 치과의사회 · 한의사회에서 각각 추천하는 자
2. 보건의료에 관한 학식이 풍부한 자
3. 소비자단체에서 추천하는 자
4. 변호사의 자격을 가진 자로서 보건의료와 관련된 업무에 **5년 이상 종사한 경력**이 있는 자
5. 보건의료정책 관련 업무를 담당하고 있는 보건복지부 소속 **5급 이상의 공무원**

④ 위원장과 위원의 **임기는 3년으로 하되, 연임할 수 있다**. 다만, 제3항제5호에 따른 **공무원의 경우에는 재임기간으로 한다**. 19대전

⑤ 위원의 자리가 빈 때에는 새로 위원을 임명하고, 새로 임명된 위원의 임기는 임명된 날부터 기산한다.

⑥ 위원회의 심의사항을 전문적으로 검토하기 위하여 위원회에 분야별 전문평가위원회를 둔다.

⑦ 그 밖에 위원회 · 전문평가위원회의 구성 및 운영 등에 필요한 사항은 **보건복지부령**으로 정한다.

제55조(자료의 수집 업무 등의 위탁)

보건복지부장관은 신의료기술평가에 관한 업무를 수행하기 위하여 필요한 경우 **보건복지부령**으로 정하는 바에 따라 자료 수집 · 조사 등 평가에 수반되는 업무를 관계 전문기관 또는 단체에 위탁할 수 있다.

제5장 | 의료광고

제56조(의료광고의 금지 등) 14서울 · 인천 · 충북, 15부산, 16인천 · 광주, 19충북, 21서울 · 충북, 22경기

① **의료기관 개설자, 의료기관의 장 또는 의료인**(이하 "의료인등"이라 한다)**이 아닌 자는 의**

료에 관한 광고(의료인등이 신문 · 잡지 · 음성 · 음향 · 영상 · 인터넷 · 인쇄물 · 간판, 그 밖의 방법에 의하여 의료행위, 의료기관 및 의료인등에 대한 정보를 소비자에게 나타내거나 알리는 행위를 말한다. 이하 "의료광고"라 한다)**를 하지 못한다**.

② 의료인등은 다음 각 호의 어느 하나에 해당하는 의료광고를 하지 못한다. 14서울 · 충북, 15부산, 16인천, 19충북, 21서울 · 충북

1. 제53조에 따른 **평가를 받지 아니한 신의료기술에 관한 광고**
2. 환자에 관한 치료경험담 등 소비자로 하여금 치료 효과를 오인하게 할 우려가 있는 내용의 광고
3. **거짓된 내용을 표시하는 광고**
4. **다른 의료인등의 기능 또는 진료 방법과 비교하는 내용의 광고**
5. 다른 의료인등을 비방하는 내용의 광고
6. **수술 장면 등 직접적인 시술행위를 노출하는 내용의 광고**
7. 의료인등의 기능, 진료 방법과 관련하여 심각한 부작용 등 중요한 정보를 누락하는 광고
8. 객관적인 사실을 과장하는 내용의 광고
9. **법적 근거가 없는 자격이나 명칭을 표방하는 내용의 광고**
10. **신문, 방송, 잡지 등을 이용하여 기사(記事) 또는 전문가의 의견 형태로 표현되는 광고**
11. 제57조에 따른 심의를 받지 아니하거나 심의받은 내용과 다른 내용의 광고
12. 제27조제3항에 따라 **외국인환자를 유치하기 위한 국내광고**
13. 소비자를 속이거나 소비자로 하여금 잘못 알게 할 우려가 있는 방법으로 제45조에 따른 비급여 진료비용을 할인하거나 면제하는 내용의 광고
14. **각종 상장 · 감사장 등을 이용하는 광고** 또는 인증 · 보증 · 추천을 받았다는 내용을 사용하거나 이와 유사한 내용을 표현하는 광고. **다만, 다음 각 목의 어느 하나에 해당하는 경우는 제외**한다.
    가. 제58조에 따른 **의료기관 인증을 표시한 광고**
    나. 「정부조직법」 제2조부터 제4조까지의 규정에 따른 중앙행정기관 · 특별지방행정기관 및 그 부속기관, 「지방자치법」 제2조에 따른 지방자치단체 또는 「공공기관의 운영에 관한 법률」 제4조에 따른 **공공기관으로부터 받은 인증 · 보증을 표시한 광고**
    다. 다른 법령에 따라 받은 인증 · 보증을 표시한 광고
    라. **세계보건기구와 협력을 맺은 국제평가기구로부터 받은 인증을 표시한 광고** 등 **대통령령으로 정하는 광고**
15. 그 밖에 의료광고의 방법 또는 내용이 국민의 보건과 건전한 의료경쟁의 질서를 해치거나 소비자에게 피해를 줄 우려가 있는 것으로서 대통령령으로 정하는 내용의 광고

시행령 제23조(의료광고의 금지 기준) 16인천 · 광주, 21서울

① 법 제56조제2항에 따라 금지되는 의료광고의 구체적인 기준은 다음 각 호와 같다.

1. 법 제53조에 따른 신의료기술평가를 받지 아니한 신의료기술에 관하여 광고하는 것
2. 특정 의료기관 · 의료인의 기능 또는 진료 방법이 질병 치료에 반드시 효과가 있다고 표현하거나 **환자의 치료경험담이나 6개월 이하의 임상경력을 광고하는 것**
3. 의료인, 의료기관, 의료서비스 및 의료 관련 각종 사항에 대하여 객관적인 사실과 다른 내용 등 거짓된 내용을 광고하는 것
4. 특정 의료기관 개설자, 의료기관의 장 또는 의료인(이하 "의료인등")이 수행하거나 광고하는 기능 또는 진료 방법이 다른 의료인등의 것과 비교하여 우수하거나 효과가 있다는 내용으로 광고하는 것
5. 다른 의료인등을 비방할 목적으로 해당 의료인등이 수행하거나 광고하는 기능 또는 진료 방법에 관하여 불리한 사실을 광고하는 것
6. 의료인이 환자를 수술하는 장면이나 환자의 환부(患部) 등을 촬영한 동영상 · 사진으로서 일반인에게 혐오감을 일으키는 것을 게재하여 광고하는 것
7. 의료인등의 의료행위나 진료 방법 등을 광고하면서 예견할 수 있는 환자의 안전에 심각한 위해(危害)를 끼칠 우려가 있는 부작용 등 중요 정보를 빠뜨리거나 글씨 크기를 작게 하는 등의 방법으로 눈에 잘 띄지 않게 광고하는 것
8. 의료인, 의료기관, 의료서비스 및 의료 관련 각종 사항에 대하여 객관적인 사실을 과장하는 내용으로 광고하는 것
9. 법적 근거가 없는 자격이나 명칭을 표방하는 내용을 광고하는 것
10. 특정 의료기관 · 의료인의 기능 또는 진료 방법에 관한 기사나 전문가의 의견을 「신문 등의 진흥에 관한 법률」 제2조에 따른 신문 · 인터넷신문 또는 「잡지 등 정기간행물의 진흥에 관한 법률」에 따른 정기간행물이나 「방송법」 제2조제1호에 따른 방송에 싣거나 방송하면서 특정 의료기관 · 의료인의 연락처나 약도 등의 정보도 함께 싣거나 방송하여 광고하는 것
11. 법 제57조제1항에 따라 심의 대상이 되는 의료광고를 심의를 받지 아니하고 광고하거나 심의 받은 내용과 다르게 광고하는 것
12. 외국인환자를 유치할 목적으로 법 제27조제3항에 따른 행위를 하기 위하여 국내광고 하는 것
13. 법 제45조에 따른 비급여 진료비용의 할인 · 면제 금액, 대상, 기간이나 범위 또는 할인 · 면제 이전의 비급여 진료비용에 대하여 허위 또는 불명확한 내용이나 정보 등을 게재하여 광고하는 것
14. 각종 상장 · 감사장 등을 이용하여 광고하는 것 또는 인증 · 보증 · 추천을 받았다는 내용을 사용하거나 이와 유사한 내용을 표현하여 광고하는 것. 다만, 법 제56조제2항제14호 각 목의 어느 하나에 해당하는 경우는 제외한다.

② 법 제56조제2항제14호라목에서 "세계보건기구와 협력을 맺은 국제평가기구로부터 받은 인증을 표시한 광고 등 대통령령으로 정하는 광고"란 다음 각 호의 어느 하나에 해당하는 광고를 말한다. 21서울

1. **세계보건기구**와 협력을 맺은 국제평가기구로부터 받은 인증을 표시한 광고
2. **국제의료질관리학회(The International Society for Quality in Health Care)**로부터 인증을 받은 각국의 인증기구의 인증을 표시한 광고

③ 보건복지부장관은 의료인등 자신이 운영하는 인터넷 홈페이지에 의료광고를 하는 경우에 제1항에 따라 금지되는 의료광고의 세부적인 기준을 정하여 고시할 수 있다.

③ 의료광고는 다음 각 호의 방법으로는 하지 못한다.

1. 「방송법」 제2조제1호의 방송(텔레비전방송, 라디오방송, 데이터방송, 이동멀티미디어 방송)
2. 그 밖에 국민의 보건과 건전한 의료경쟁의 질서를 유지하기 위하여 제한할 필요가 있는 경우로서 **대통령령**으로 정하는 방법

④ 제2항에 따라 금지되는 의료광고의 구체적인 내용 등 의료광고에 관하여 필요한 사항은 대통령령으로 정한다.

⑤ 보건복지부장관, 시장 · 군수 · 구청장은 제2항제2호부터 제5호까지 및 제7호부터 제9호까지를 위반한 의료인등에 대하여 제63조(시정명령), 제64조(개설허가취소 등) 및 제67조(과징금 처분)에 따른 처분을 하려는 경우에는 지체 없이 그 내용을 **공정거래위원회에 통보하여야 한다**.

제57조(의료광고의 심의) 17경북, 19대구

① 의료인등이 다음 각 호의 어느 하나에 해당하는 매체를 이용하여 의료광고를 하려는 경우 **미리** 의료광고가 제56조제1항부터 제3항까지의 규정에 위반되는지 여부에 관하여 제2항에 따른 **기관 또는 단체의 심의를 받아야 한다**. 17경북, 19대구

1. 「신문 등의 진흥에 관한 법률」 제2조에 따른 **신문 · 인터넷신문** 또는 「잡지 등 정기간행물의 진흥에 관한 법률」 제2조에 따른 **정기간행물**
2. 「옥외광고물 등의 관리와 옥외광고산업 진흥에 관한 법률」 제2조제1호에 따른 **옥외광고물 중 현수막(懸垂幕), 벽보, 전단(傳單) 및 교통시설 · 교통수단에 표시**(교통수단 내부에 표시되거나 영상 · 음성 · 음향 및 이들의 조합으로 이루어지는 광고를 포함한다)되는 것
3. **전광판**
4. **대통령령으로 정하는 인터넷 매체**[이동통신단말장치에서 사용되는 애플리케이션(Application)을 포함한다]
5. 그 밖에 매체의 성질, 영향력 등을 고려하여 대통령령으로 정하는 광고매체

② 다음 각 호의 기관 또는 단체는 대통령령으로 정하는 바에 따라 **자율심의**를 위한 조직 등을 갖추어 **보건복지부장관에게 신고한 후 의료광고 심의 업무를 수행**할 수 있다. 19대구

1. 제28조제1항에 따른 의사회 · 치과의사회 · 한의사회
2. 「소비자기본법」 제29조에 따라 등록한 소비자단체로서 대통령령으로 정하는 기준을 충족하는 단체

③ 의료인등은 제1항에도 불구하고 다음 각 호의 사항으로만 구성된 의료광고에 대해서는 제2항에 따라 보건복지부장관에게 신고한 기관 또는 단체(이하 "**자율심의기구**"라 한다)의 심의를 받지 아니할 수 있다.

1. 의료기관의 명칭 · 소재지 · 전화번호
2. 의료기관이 설치 · 운영하는 진료과목(제43조제5항에 따른 진료과목을 말한다)

3. 의료기관에 소속된 의료인의 성명 · 성별 및 면허의 종류
4. 그 밖에 대통령령으로 정하는 사항

④ 자율심의기구는 제1항에 따른 심의를 할 때 적용하는 심의 기준을 상호 협의하여 마련하여야 한다.

⑤ 의료광고 심의를 받으려는 자는 자율심의기구가 정하는 수수료를 내야 한다.

⑥ 제2항제1호에 따른 자율심의기구가 수행하는 의료광고 심의 업무 및 이와 관련된 업무의 수행에 관하여는 제29조제3항, 제30조제1항, 제32조, 제83조제1항 및 「민법」 제37조를 적용하지 아니하며, 제2항제2호에 따른 자율심의기구가 수행하는 의료광고 심의 업무 및 이와 관련된 업무의 수행에 관하여는 「민법」 제37조를 적용하지 아니한다.

⑦ 자율심의기구는 의료광고 제도 및 법령의 개선에 관하여 보건복지부장관에게 의견을 제시할 수 있다.

⑧ 제1항에 따른 **심의의 유효기간**은 **심의를 신청하여 승인을 받은 날부터 3년**으로 한다. 19대구

⑨ 의료인등이 제8항에 따른 유효기간의 만료 후 계속하여 의료광고를 하려는 경우에는 유효기간 만료 6개월 전에 자율심의기구에 의료광고 심의를 신청하여야 한다.

⑩ 제1항부터 제9항까지의 규정에서 정한 것 외에 자율심의기구의 구성 · 운영 및 심의에 필요한 사항은 자율심의기구가 정한다.

⑪ 자율심의기구는 제1항 및 제4항에 따른 심의 관련 업무를 수행할 때에는 제56조제1항부터 제3항까지의 규정에 따라 공정하고 투명하게 하여야 한다.

시행령 제24조(의료광고의 심의)

① 법 제57조제1항제4호에서 "대통령령으로 정하는 인터넷 매체"란 다음 각 호의 매체를 말한다.
1. 「신문 등의 진흥에 관한 법률」 제2조제5호에 따른 인터넷뉴스서비스
2. 「방송법」 제2조제3호에 따른 방송사업자가 운영하는 인터넷 홈페이지
3. 「방송법」 제2조제3호에 따른 방송사업자의 방송프로그램을 주된 서비스로 하여 '방송', 'TV' 또는 '라디오' 등의 명칭을 사용하면서 인터넷을 통하여 제공하는 인터넷 매체
4. 「정보통신망 이용촉진 및 정보보호 등에 관한 법률」 제2조제1항제3호에 따른 정보통신서비스 제공자 중 전년도 말 기준 직전 3개월 간 일일 평균 이용자 수가 10만명 이상인 자가 운영하는 인터넷 매체

② 법 제57조제1항제5호에서 "대통령령으로 정하는 광고매체"란 전년도 말 기준 직전 3개월 간 일일 평균 이용자 수가 10만명 이상인 사회 관계망 서비스(Social Network Service)를 제공하는 광고매체를 말한다.

③ 법 제57조제2항 각 호에 따른 기관 또는 단체는 자율심의를 위하여 다음 각 호의 조직 등을 모두 갖추어야 한다.
1. 법 제57조 및 제57조의3에 따른 의료광고의 심의 및 모니터링에 관한 업무를 처리할 수 있는 1개 이상의 전담부서와 3명 이상의 상근인력(의료 또는 광고 관련 학식과 경험이 풍부한 사람이 포함되어야 한다)
2. 법 제57조 및 제57조의3에 따른 의료광고의 심의 및 모니터링에 관한 업무를 처리할 수 있는 전산장비와 사무실

④ 법 제57조제2항제2호에서 "대통령령으로 정하는 기준을 충족하는 단체"란 다음 각 호의 기준을 모두 갖춘 소비자단체를 말한다.
1. 「소비자기본법」 제29조에 따라 공정거래위원회에 등록할 것
2. 단체의 설립 목적 및 업무범위에 의료 또는 광고 관련 내용을 포함할 것

⑤ 법 제57조제2항에 따라 신고하려는 기관 또는 단체는 보건복지부령으로 정하는 신고서 및 관계 서류를 보건복지부장관에게 제출하여야 한다.

⑥ 보건복지부장관은 제5항에 따라 제출받은 신고 현황을 보건복지부 인터넷 홈페이지에 공개하여야 한다.

⑦ 법 제57조제3항제4호에서 "대통령령으로 정하는 사항"이란 다음 각 호의 사항을 말한다.
1. 의료기관 개설자 및 개설연도
2. 의료기관의 인터넷 홈페이지 주소
3. 의료기관의 진료일 및 진료시간
4. 의료기관이 법 제3조의5제1항에 따라 전문병원으로 지정받은 사실
5. 의료기관이 법 제58조제1항에 따라 의료기관 인증을 받은 사실
6. 의료기관 개설자 또는 소속 의료인이 법 제77조제1항에 따라 전문의 자격을 인정받은 사실 및 그 전문과목

제57조의2(의료광고에 관한 심의위원회)

① 자율심의기구는 의료광고를 심의하기 위하여 제2항 각 호의 구분에 따른 심의위원회(이하 이 조에서 "심의위원회"라 한다)를 설치·운영하여야 한다.

② 심의위원회의 종류와 심의 대상은 다음 각 호와 같다.
1. 의료광고심의위원회: 의사, 의원, 의원의 개설자, 병원, 병원의 개설자, 요양병원(한의사가 개설한 경우는 제외한다), 요양병원의 개설자, 정신병원, 정신병원의 개설자, 종합병원(치과는 제외한다. 이하 이 호에서 같다), 종합병원의 개설자, 조산사, 조산원, 조산원의 개설자가 하는 의료광고의 심의
2. 치과의료광고심의위원회: 치과의사, 치과의원, 치과의원의 개설자, 치과병원, 치과병원의 개설자, 종합병원(치과만 해당한다. 이하 이 호에서 같다), 종합병원의 개설자가 하는 의료광고의 심의
3. 한방의료광고심의위원회: 한의사, 한의원, 한의원의 개설자, 한방병원, 한방병원의 개설자, 요양병원(한의사가 개설한 경우만 해당한다. 이하 이 호에서 같다), 요양병원의 개설자가 하는 의료광고의 심의

③ 제57조제2항제1호에 따른 자율심의기구 중 의사회는 제2항제1호에 따른 심의위원회만, 치과의사회는 같은 항 제2호에 따른 심의위원회만, 한의사회는 같은 항 제3호에 따른 심의위원회만 설치·운영하고, 제57조제2항제2호에 따른 자율심의기구는 제2항 각 호의 어느 하나에 해당하는 심의위원회만 설치·운영할 수 있다.

④ 심의위원회는 위원장 1명과 부위원장 1명을 포함하여 15명 이상 25명 이하의 위원으로 구성한다. 이 경우 제2항 각 호의 심의위원회 종류별로 다음 각 호의 구분에 따라 구성

하여야 한다.

1. 의료광고심의위원회: 제5항제2호부터 제9호까지의 사람을 각각 1명 이상 포함하되, 같은 항 제4호부터 제9호까지의 사람이 전체 위원의 3분의 1 이상이 되도록 구성하여야 한다.
2. 치과의료광고심의위원회: 제5항제1호 및 제3호부터 제9호까지의 사람을 각각 1명 이상 포함하되, 같은 항 제4호부터 제9호까지의 사람이 전체 위원의 3분의 1 이상이 되도록 구성하여야 한다.
3. 한방의료광고심의위원회: 제5항제1호·제2호 및 제4호부터 제9호까지의 사람을 각각 1명 이상 포함하되, 같은 항 제4호부터 제9호까지의 사람이 전체 위원의 3분의 1 이상이 되도록 구성하여야 한다.

⑤ 심의위원회 위원은 다음 각 호의 어느 하나에 해당하는 사람 중에서 자율심의기구의 장이 위촉한다.

1. 의사
2. 치과의사
3. 한의사
4. 「약사법」 제2조제2호에 따른 약사
5. 「소비자기본법」 제2조제3호에 따른 소비자단체의 장이 추천하는 사람
6. 「변호사법」 제7조제1항에 따라 같은 법 제78조에 따른 대한변호사협회에 등록한 변호사로서 대한변호사협회의 장이 추천하는 사람
7. 「민법」 제32조에 따라 설립된 법인 중 여성의 사회참여 확대 및 복지 증진을 주된 목적으로 설립된 법인의 장이 추천하는 사람
8. 「비영리민간단체 지원법」 제4조에 따라 등록된 단체로서 환자의 권익 보호를 주된 목적으로 하는 단체의 장이 추천하는 사람
9. 그 밖에 보건의료 또는 의료광고에 관한 학식과 경험이 풍부한 사람

⑥ 제1항부터 제5항까지의 규정에서 정한 것 외에 심의위원회의 구성 및 운영에 필요한 사항은 자율심의기구가 정한다.

제57조의3(의료광고 모니터링)

자율심의기구는 의료광고가 제56조제1항부터 제3항까지의 규정을 준수하는지 여부에 관하여 모니터링하고, 보건복지부령으로 정하는 바에 따라 모니터링 결과를 **보건복지부장관에게 제출**하여야 한다.

제6장 | 감독

제58조(의료기관 인증) 14전북, 17서울 · 울산, 19부산 · 대구

① **보건복지부장관**은 **의료의 질과 환자 안전의 수준을 높이기 위하여 병원급 의료기관 및 대통령령으로 정하는 의료기관**에 대한 인증(이하 "의료기관 인증"이라 한다)을 할 수 있다.

시행령 제28조(의료기관 인증의 대상)

법 제58조제1항에서 "대통령령으로 정하는 의료기관"이란 다음 각 호의 어느 하나에 해당하는 의료기관을 말한다.

1. 「의료 해외진출 및 외국인환자 유치 지원에 관한 법률」 제6조제1항에 따라 등록한 의료기관
2. 「호스피스 · 완화의료 및 임종과정에 있는 환자의 연명의료결정에 관한 법률」 제25조제1항에 따른 호스피스전문기관

② 보건복지부장관은 **대통령령**으로 정하는 바에 따라 의료기관 인증에 관한 업무를제58조의11에 따른 **의료기관평가인증원**에 위탁할 수 있다.

시행령 제29조(의료기관 인증업무의 위탁)

① 법 제58조제2항에 따라 보건복지부장관은 법 제58조의11에 따른 **의료기관평가인증원**(이하 이 조에서 "인증원"이라 한다)에 다음 각 호의 업무를 위탁한다.

1. 법 제58조의3제1항에 따른 인증기준 개발
2. 법 제58조의3제4항에 따른 조건부인증을 받은 의료기관에 대한 재인증
3. 법 제58조의4제1항부터 제3항까지의 규정에 따른 인증신청의 접수
4. 법 제58조의4제4항 전단에 따른 인증기준의 적합 여부 평가
5. 법 제58조의4제5항에 따른 평가 결과와 인증등급의 통보
6. 법 제58조의5에 따른 이의신청의 접수 및 처리 결과의 통보
7. 법 제58조의6제1항에 따른 인증서 교부
8. 법 제58조의7제1항에 따른 인증을 받은 의료기관의 인증기준, 인증 유효기간 및 법 제58조의4제4항에 따라 평가한 결과 등의 인터넷 홈페이지 등에의 공표
9. 법 제58조의7제2항제3호에 따른 교육 및 컨설팅 지원
10. 법 제58조의9에 따른 의료기관 인증의 사후관리

② 인증원의 장은 위탁받은 업무의 처리 내용을 보건복지부령으로 정하는 바에 따라 **보건복지부장관에게 보고**해야 한다.

③ 보건복지부장관은 다른 법률에 따라 의료기관을 대상으로 실시하는 평가를 통합하여 제58조의11에 따른 의료기관평가인증원으로 하여금 시행하도록 할 수 있다.

제58조의2(의료기관인증위원회) 14전북, 15서울 · 충남, 16대구, 17울산, 18전남, 21충북 · 대전

① **보건복지부장관**은 의료기관 인증에 관한 주요 정책을 심의하기 위하여 **보건복지부장관** 소속으로 **의료기관인증위원회**(이하 이 조에서 "위원회"라 한다)를 둔다. 15서울

② 위원회는 **위원장 1명을 포함한 15인 이내의 위원**으로 구성한다. 15서울, 17울산

③ 위원회의 **위원장은 보건복지부차관**으로 하고, 위원회의 위원은 다음 각 호의 사람 중에서 보건복지부장관이 임명 또는 위촉한다.

1. 제28조에 따른 의료인 단체 및 제52조에 따른 의료기관단체에서 추천하는 자
2. **노동계, 시민단체**(「비영리민간단체지원법」 제2조에 따른 비영리민간단체를 말한다), **소비자단체**(「소비자기본법」 제29조에 따른 소비자단체를 말한다)에서 추천하는 자 15충남
3. 보건의료에 관한 학식과 경험이 풍부한 자
4. **시설물 안전진단에 관한 학식과 경험이 풍부한 자** 16대구
5. 보건복지부 소속 3급 이상 공무원 또는 고위공무원단에 속하는 공무원

④ 위원회는 다음 각 호의 사항을 심의한다. 21충북

1. **인증기준 및 인증의 공표를 포함한 의료기관 인증과 관련된 주요 정책에 관한 사항**
2. 제58조제3항에 따른 의료기관 대상 평가제도 통합에 관한 사항
3. 제58조의7제2항에 따른 의료기관 인증 활용에 관한 사항
4. 그 밖에 위원장이 심의에 부치는 사항

⑤ 위원회의 구성 및 운영, 그 밖에 필요한 사항은 대통령령으로 정한다.

시행령 제30조(의료기관인증위원회의 구성)

법 제58조의2제1항에 따른 의료기관인증위원회(이하 "인증위원회"라 한다)의 위원은 다음 각 호의 구분에 따라 보건복지부장관이 임명하거나 위촉한다.

1. 법 제28조에 따른 의료인 단체 및 법 제52조에 따른 의료기관단체에서 추천하는 사람 5명
2. 노동계, 시민단체(「비영리민간단체지원법」 제2조에 따른 비영리민간단체를 말한다), 소비자단체(「소비자기본법」 제29조에 따른 소비자단체를 말한다)에서 추천하는 사람 5명
3. 보건의료 또는 의료기관 시설물 안전진단에 관한 학식과 경험이 풍부한 사람 3명
4. 보건복지부 소속 3급 이상 공무원 또는 고위공무원단에 속하는 공무원 1명

시행령 제31조(위원의 임기) 15충남, 18전남

① 제30조제1호부터 제3호까지의 위원의 **임기는 2년**으로 한다.
② 위원의 사임 등으로 새로 위촉된 위원의 임기는 전임 위원 임기의 남은 기간으로 한다.

시행령 제31조의2(인증위원회 위원의 해임 및 해촉)

보건복지부장관은 인증위원회 위원이 다음 각 호의 어느 하나에 해당하는 경우에는 해당 위원을 해임하거나 해촉할 수 있다.

1. 심신장애로 인하여 직무를 수행할 수 없게 된 경우
2. 직무와 관련된 비위사실이 있는 경우
3. 직무태만, 품위손상, 그 밖의 사유로 인하여 위원으로 적합하지 아니하다고 인정되는 경우
4. 위원 스스로 직무를 수행하는 것이 곤란하다고 의사를 밝히는 경우

시행령 제31조의3(인증위원회의 운영) 16대구

① 위원장은 인증위원회를 대표하고 인증위원회의 업무를 총괄한다.

② 인증위원회의 회의는 **재적위원 3분의 1 이상의 요구가 있는 때** 또는 **위원장이 필요하다고 인정하는 때에 소집**하고, 위원장이 그 의장이 된다.
③ 인증위원회의 회의는 재적위원 과반수의 출석으로 개의(開議)하고 출석위원 과반수의 찬성으로 의결한다.
④ **위원장이 부득이한 사유로 직무를 수행할 수 없을 때에는 위원장이 미리 지명한 위원이 그 직무를 대행**한다.
⑤ 제1항부터 제4항까지에서 규정한 사항 외에 인증위원회의 운영 등에 필요한 사항은 인증위원회의 의결을 거쳐 위원장이 정한다.

제58조의3(의료기관 인증기준 및 방법 등) 14대전 · 경남, 15서울 · 울산 · 경북, 16전남, 17서울 · 광주 · 울산 · 충북 · 경남 · 전북, 18서울, 19대구 · 경북 · 전북 · 전남 · 광주, 20충북 · 경북 · 전북, 21충북 · 광주

① 의료기관 인증기준은 다음 각 호의 사항을 포함하여야 한다.
  1. **환자의 권리와 안전**
  2. **의료기관의 의료서비스 질 향상 활동**
  3. **의료서비스의 제공과정 및 성과**
  4. **의료기관의 조직 · 인력관리 및 운영**
  5. **환자 만족도**

② 인증등급은 **인증, 조건부인증 및 불인증으로 구분**한다. 15서울, 17서울, 18서울, 19대구 · 전북
③ 인증의 **유효기간은 4년**으로 한다. 다만, **조건부인증의 경우**에는 유효기간을 **1년**으로 한다. 17서울 · 전북 · 울산, 18서울, 19전남 · 대구, 20전북
④ 조건부인증을 받은 의료기관의 장은 **유효기간 내(1년)**에 **보건복지부령**으로 정하는 바에 따라 재인증을 받아야 한다. 19전북
⑤ 제1항에 따른 **인증기준의 세부 내용**은 **보건복지부장관**이 정한다. 18서울, 19대구 · 전북

제58조의4(의료기관 인증의 신청 및 평가) 15서울 · 전북, 16전북, 18서울, 20광주

① **의료기관 인증을 받고자 하는 의료기관의 장**은 보건복지부령으로 정하는 바에 따라 **보건복지부장관에게 신청**할 수 있다. 15서울
② 제1항에도 불구하고 **제3조제2항제3호에 따른 요양병원**(「장애인복지법」 제58조제1항제4호에 따른 의료재활시설로서 제3조의2에 따른 요건을 갖춘 의료기관은 제외한다)**의 장**은 보건복지부령으로 정하는 바에 따라 **보건복지부장관에게 인증을 신청하여야 한다**. 15전북, 18서울, 20광주

※ **요양병원은 의무적으로 인증**을 받아야 한다. 15전북

③ 제2항에 따라 인증을 신청하여야 하는 요양병원이 조건부인증 또는 불인증을 받거나 제58조의10제1항제4호 및 제5호에 따라 인증 또는 조건부인증이 취소된 경우 해당 요양병원의 장은 보건복지부령으로 정하는 기간 내에 다시 인증을 신청하여야 한다.

시행규칙 **제64조(의료기관 인증의 신청 등)** 16전북

① 법 제58조의4제1항에 따라 인증을 받으려는 의료기관의 장은 별지 제23호의5서식의 인증신청서와 별지 제23호의6서식의 의료기관 운영현황을 인증원의 장에게 제출해야 한다.

② 제1항에 따른 인증 절차는 제63조제2항을 준용한다.

③ 보건복지부장관은 법 제58조의4제2항에 따른 요양병원의 장에게 인증신청기간 1개월 전에 인증신청 대상 및 기간 등 조사계획을 수립 · 통보하여야 한다.

④ 제3항에 따라 조사계획을 통보받은 요양병원의 장은 신청기간 내에 별지 제23호의5서식의 인증신청서와 별지 제23호의6서식의 의료기관 운영현황을 인증원의 장에게 제출해야 한다.

⑤ 법 제58조의4제3항에 따라 다시 인증을 신청하려는 요양병원의 장은 조건부인증 · 불인증을 받은 날 또는 인증 · 조건부인증이 취소된 날부터 90일 이내에 별지 제23호의5서식의 인증신청서와 별지 제23호의6서식의 의료기관 운영현황을 인증원의 장에게 제출해야 한다.

⑥ 보건복지부장관은 법 제58조의4제4항 후단에 따라 인증을 신청한 의료기관에 대하여 인증등급을 결정하기 전에 현지조사를 실시할 수 있다.

⑦ 인증원의 장은 별지 제23호의7서식의 인증신청 접수대장과 별지 제23호의8서식의 **인증서 발급대장을 작성하여 최종 기재일로부터 5년간 보관해야 한다**. 이 경우 해당 기록은 전자문서로 작성 · 보관할 수 있다.

시행규칙 **제64조의2(조사일정 통보)** 17서울

인증원의 장은 제64조제1항에 따른 의료기관 **인증 신청을 접수한 날부터 30일 내**에 해당 의료기관의 장과 협의하여 조사일정을 정하고 이를 통보하여야 한다.

④ 보건복지부장관은 인증을 신청한 의료기관에 대하여 제58조의3제1항에 따른 인증기준 적합 여부를 평가하여야 한다. 이 경우 보건복지부장관은 보건복지부령으로 정하는 바에 따라 필요한 조사를 할 수 있고, 인증을 신청한 의료기관은 정당한 사유가 없으면 조사에 협조하여야 한다.

⑤ 보건복지부장관은 제4항에 따른 평가 결과와 인증등급을 **지체 없이** 해당 의료기관의 장에게 통보하여야 한다. 19대구 · 전북

제58조의5(이의신청) 16전북

① 의료기관 인증을 신청한 의료기관의 장은 평가결과 또는 인증등급에 관하여 **보건복지부장관에게 이의신청을 할 수 있다**.

② 제1항에 따른 이의신청은 평가결과 또는 **인증등급을 통보받은 날부터 30일 이내**에 하여야 한다. 다만, 책임질 수 없는 사유로 그 기간을 지킬 수 없었던 경우에는 그 사유가 없어진 날부터 기산한다.

③ 제1항에 따른 이의신청의 방법 및 처리 결과의 통보 등에 필요한 사항은 **보건복지부령**으로 정한다.

제58조의6(인증서와 인증마크)

① 보건복지부장관은 인증을 받은 의료기관에 인증서를 교부하고 인증을 나타내는 표

시(이하 "인증마크"라 한다)를 제작하여 인증을 받은 의료기관이 사용하도록 할 수 있다.

② 누구든지 제58조제1항에 따른 **인증을 받지 아니하고 인증서나 인증마크를 제작 · 사용하거나 그 밖의 방법으로 인증을 사칭하여서는 아니 된다.**

→ 위반 시 1년 이하의 징역 또는 1천만원 이하의 벌금

③ 인증마크의 도안 및 표시방법 등에 필요한 사항은 **보건복지부령**으로 정한다.

제58조의7(인증의 공표 및 활용) 16경북, 21충북

① **보건복지부장관**은 인증을 받은 의료기관에 관하여 인증기준, 인증 유효기간 및 제58조의4 제4항에 따라 평가한 결과 등 **보건복지부령**으로 정하는 사항을 인터넷 홈페이지 등에 공표하여야 한다.

> 시행규칙 **제64조의7(의료기관 인증의 공표)** 16경북, 21충북
>
> 인증원의 장은 법 제58조의7제1항에 따라 다음 각 호의 사항을 인터넷 홈페이지 등에 공표하여야 한다.
>
> 1. **해당 의료기관의 명칭, 종별, 진료과목 등 일반현황**
> 2. **인증등급 및 인증의 유효기간**
> 3. **인증기준에 따른 평가결과**
> 4. 그 밖에 의료의 질과 환자 안전의 수준을 높이기 위하여 보건복지부장관이 정하는 사항

② 보건복지부장관은 제58조의4제4항에 따른 평가 결과와 인증등급을 활용하여 의료기관에 대하여 다음 각 호에 해당하는 행정적 · 재정적 지원 등 필요한 조치를 할 수 있다.

1. 제3조의4에 따른 **상급종합병원 지정**
2. 제3조의5에 따른 **전문병원 지정**
3. 의료의 질 및 환자 안전 수준 향상을 위한 교육, 컨설팅 지원
4. 그 밖에 다른 법률에서 정하거나 보건복지부장관이 필요하다고 인정한 사항

③ 제1항에 따른 공표 등에 필요한 사항은 **보건복지부령**으로 정한다.

제58조의8(자료의 제공요청)

① 보건복지부장관은 인증과 관련하여 필요한 경우에는 관계 행정기관, 의료기관, 그 밖의 공공단체 등에 대하여 자료의 제공 및 협조를 요청할 수 있다.

② 제1항에 따른 자료의 제공과 협조를 요청받은 자는 정당한 사유가 없는 한 요청에 따라야 한다.

제58조의9(의료기관 인증의 사후관리)

보건복지부장관은 인증의 실효성을 유지하기 위하여 보건복지부령으로 정하는 바에 따라 인증을 받은 의료기관에 대하여 제58조의3제1항에 따른 인증기준의 충족 여부를 조사할 수 있다.

제58조의10(의료기관 인증의 취소 등) 16전북

① 보건복지부장관은 인증을 받은 의료기관이 인증 유효기간 중 다음 각 호의 어느 하나에 해당하는 경우에는 의료기관 인증 또는 조건부인증을 취소하거나 인증마크의 사용정지 또는 시정을 명할 수 있다. 다만, 제1호 및 제2호에 해당하는 경우에는 **인증 또는 조건부 인증을 취소**하여야 한다.

1. **거짓이나 그 밖의 부정한 방법으로 인증 또는 조건부인증을 받은 경우**
2. 제64조제1항에 따라 **의료기관 개설 허가가 취소되거나 폐쇄명령을 받은 경우**
3. 의료기관의 종별 변경 등 **인증 또는 조건부인증의 전제나 근거가 되는 중대한 사실이 변경된 경우**
4. 제58조의3제1항에 따른 인증기준을 충족하지 못하게 된 경우
5. 인증마크의 사용정지 또는 시정명령을 위반한 경우

② 제1항제1호에 따라 **인증이 취소된 의료기관은 인증 또는 조건부인증이 취소된 날부터 1년 이내에 인증 신청을 할 수 없다**.

③ 제1항에 따른 의료기관 인증 또는 조건부인증의 취소 및 인증마크의 사용정지 등에 필요한 절차와 처분의 기준 등은 **보건복지부령**으로 정한다.

제58조의11(의료기관평가인증원의 설립 등)

① 의료기관 인증에 관한 업무와 의료기관을 대상으로 실시하는 각종 평가 업무를 효율적으로 수행하기 위하여 의료기관평가인증원(이하 "인증원"이라 한다)을 설립한다.

② 인증원은 다음 각 호의 업무를 수행한다.

1. 의료기관 인증에 관한 업무로서 제58조제2항에 따라 위탁받은 업무
2. 다른 법률에 따라 의료기관을 대상으로 실시하는 평가 업무로서 보건복지부장관으로부터 위탁받은 업무
3. 그 밖에 이 법 또는 다른 법률에 따라 보건복지부장관으로부터 위탁받은 업무

③ 인증원은 법인으로 하고, 주된 사무소의 소재지에 설립등기를 함으로써 성립한다.

④ 인증원에는 정관으로 정하는 바에 따라 임원과 필요한 직원을 둔다.

⑤ 보건복지부장관은 인증원의 운영 및 사업에 필요한 경비를 예산의 범위에서 지원할 수 있다.

⑥ 인증원은 보건복지부장관의 승인을 받아 의료기관 인증을 신청한 의료기관의 장으로부터 인증에 소요되는 비용을 징수할 수 있다.

⑦ 인증원은 제2항에 따른 업무 수행에 지장이 없는 범위에서 보건복지부령으로 정하는 바에 따라 교육, 컨설팅 등 수익사업을 할 수 있다.

⑧ 인증원에 관하여 이 법 및 「공공기관의 운영에 관한 법률」에서 정하는 사항 외에는 「민법」 중 재단법인에 관한 규정을 준용한다.

제59조(지도와 명령) 11충남

① **보건복지부장관 또는 시 · 도지사**는 보건의료정책을 위하여 필요하거나 **국민보건에 중대한 위해(危害)가 발생**하거나 발생할 우려가 있으면 **의료기관이나 의료인에게 필요한 지도와 명령**을 할 수 있다.

② **보건복지부장관, 시 · 도지사 또는 시장 · 군수 · 구청장**은 의료인이 **정당한 사유 없이 진료를 중단하거나 의료기관 개설자가 집단으로 휴업하거나 폐업하여 환자 진료에 막대한 지장을 초래하거나 초래할 우려가 있다고 인정할 만한 상당한 이유가 있으면 그 의료인이나 의료기관 개설자에게 업무개시 명령을 할 수 있다.** 11충남, 22광주

③ 의료인과 의료기관 개설자는 **정당한 사유 없이** 제2항의 **명령을 거부할 수 없다**.
→ 위반 시 3년 이하의 징역 또는 3천만원 이하의 벌금

제60조(병상 수급계획의 수립 등) 16전남, 17인천

① **보건복지부장관**은 **병상의 합리적인 공급과 배치에 관한 기본시책을 5년마다 수립**하여야 한다.

② **시 · 도지사**는 제1항에 따른 기본시책에 따라 지역 실정을 고려하여 특별시 · 광역시 또는 도 단위의 **지역별 · 기능별 · 종별 의료기관 병상 수급 및 관리계획**을 수립한 후 보건복지부장관에게 제출하여야 한다.

③ **보건복지부장관**은 제2항에 따라 제출된 병상 수급 및 관리계획이 제1항에 따른 **기본시책에 맞지 아니하는 등 보건복지부령으로 정하는 사유**가 있으면 **시 · 도지사와 협의하여 보건복지부령으로 정하는 바에 따라 이를 조정하여야 한다**.

「병상 수급계획의 수립 및 조정에 관한 규칙」 16전남

제5조(지역병상수급계획의 평가 및 조정권고)

① 보건복지부장관은 법 제60조제2항에 따라 시 · 도지사가 제출한 지역병상수급계획이 기본시책에 맞는지와 타당성이 있는지 등을 평가하여야 한다.

② 보건복지부장관은 제1항에 따른 지역병상수급계획에 대한 평가를 보건의료 관계 전문기관에 의뢰할 수 있다.

③ 법 제60조제3항에 따라 **보건복지부장관이 시 · 도지사에게 조정을 권고할 수 있는 사유**는 다음 각 호와 같다. 16전남

1. 지역병상수급계획의 내용이 기본시책에 맞지 아니하는 경우
2. 지방자치단체의 생활권역과 행정구역이 서로 다른데도 해당 지방자치단체에서 이를 고려하지 아니한 경우
3. 둘 이상의 지방자치단체에 걸쳐 있는 광역의료행정을 해당 지방자치단체에서 고려하지 아니한 경우
4. 지방자치단체 간 지역병상수급계획이 현저하게 불균형한 경우

④ 보건복지부장관은 제1항에 따라 지역병상수급계획을 평가하는 경우 필요하면 관할 시장 · 군수 · 구청장 및 보건의료 기관 또는 단체 등에 자료 제공과 협력을 요청할 수 있다.

제60조의2(의료인 수급계획 등)

① **보건복지부장관**은 우수한 의료인의 확보와 적절한 공급을 위한 기본시책을 수립하여야 한다.

② 제1항에 따른 기본시책은 「보건의료기본법」 제15조에 따른 **보건의료발전계획**과 연계하여 수립한다.

제60조의3(간호인력 취업교육센터 설치 및 운영)

① **보건복지부장관**은 간호 · 간병통합서비스 제공 · 확대 및 간호인력의 원활한 수급을 위하여 다음 각 호의 업무를 수행하는 **간호인력 취업교육센터**를 지역별로 설치 · 운영할 수 있다.

1. **지역별, 의료기관별 간호인력 확보에 관한 현황 조사**
2. 제7조제1항제1호에 따른 간호학을 전공하는 대학이나 전문대학[구제(舊制) 전문학교와 간호학교를 포함한다] 졸업예정자와 신규 간호인력에 대한 취업교육 지원
3. **간호인력의 지속적인 근무를 위한 경력개발 지원**
4. **유휴 및 이직 간호인력의 취업교육 지원**
5. 그 밖에 간호인력의 취업교육 지원을 위하여 **보건복지부령**으로 정하는 사항

시행규칙 제64조의11(간호인력 취업교육센터 운영 등)

① 법 제60조의3제1항제5호에서 "보건복지부령으로 정하는 사항"이란 다음 각 호의 사항을 말한다.

1. 간호인력에 대한 취업 상담 및 관련 정보 제공
2. 간호인력의 고용 및 처우에 관한 조사 · 분석 및 연구
3. 간호인력 취업교육 프로그램의 개발 · 운영 및 홍보
4. 의료기관 및 간호대학 등 관련 기관 간 협력체계 구축 · 운영
5. 그 밖에 간호인력의 취업교육 지원을 위하여 보건복지부장관이 특히 필요하다고 인정하는 사항

② 법 제60조의3제4항에 따른 간호인력 취업교육센터의 사업연도는 정부의 회계연도에 따른다.

② **보건복지부장관**은 간호인력 취업교육센터를 효율적으로 운영하기 위하여 그 운영에 관한 업무를 **대통령령**으로 정하는 절차 · 방식에 따라 **관계 전문기관 또는 단체에 위탁**할 수 있다.

③ 국가 및 지방자치단체는 제2항에 따라 간호인력 취업교육센터의 운영에 관한 업무를 위탁한 경우에는 그 운영에 드는 비용을 지원할 수 있다.

④ 그 밖에 **간호인력 취업교육센터의 운영 등에 필요한 사항은 보건복지부령으로 정한다**.

제61조(보고와 업무 검사 등)

① **보건복지부장관, 시 · 도지사 또는 시장 · 군수 · 구청장은 의료기관 개설자 또는 의료인**에게 필요한 사항을 보고하도록 명할 수 있고, **관계 공무원**을 시켜 그 업무 상황, 시설 또는 진료기록부 · 조산기록부 · 간호기록부 등 관계 서류를 검사하게 하거나 관계인에게서 진술을 들어 사실을 확인받게 할 수 있다. 이 경우 **의료기관 개설자 또는 의료인은 정당한 사유 없이 이를 거부하지 못한다**.

② 제1항의 경우에 관계 공무원은 권한을 증명하는 증표 및 조사기간, 조사범위, 조사담당

자, 관계 법령 등이 기재된 **조사명령서**를 지니고 이를 관계인에게 내보여야 한다.

③ 제1항의 보고 및 제2항의 조사명령서에 관한 사항은 **보건복지부령**으로 정한다.

제61조의2(자료제공의 요청)

① 보건복지부장관은 이 법의 위반 사실을 확인하기 위한 경우 등 소관 업무를 수행하기 위하여 필요한 경우에는 의료인, 의료기관의 장, 「국민건강보험법」에 따른 국민건강보험공단 및 건강보험심사평가원, 그 밖의 관계 행정기관 및 단체 등에 대하여 필요한 자료의 제출이나 의견의 진술 등을 요청할 수 있다.

② 제1항에 따른 자료의 제공 또는 협조를 요청받은 자는 특별한 사유가 없으면 이에 따라야 한다.

제62조(의료기관 회계기준) 14강원, 20경북

① **의료기관 개설자**는 의료기관 **회계를 투명하게 하도록 노력**하여야 한다.

② **100병상 이상의 병원급 의료기관**으로서 보건복지부령으로 정하는 일정 규모 이상의 병원급 의료기관 개설자는 회계를 투명하게 하기 위하여 의료기관 회계기준을 지켜야 한다.

③ 제2항에 따른 **의료기관 회계기준**은 **보건복지부령**으로 정한다.

「의료기관 회계기준 규칙」 [2021. 3. 5. 시행기준]

제2조(의료기관 회계기준의 준수대상)

① 「의료법」 제62조제2항에 따라 의료기관 회계기준을 준수해야 하는 의료기관의 개설자는 다음 각 호의 구분에 따른 병원급 의료기관(이하 "병원"이라 한다)의 개설자를 말한다.

1. 2022년 회계연도: 300병상(종합병원의 경우에는 100병상) 이상의 병원급 의료기관
2. **2023년 회계연도: 200병상(종합병원의 경우에는 100병상) 이상의 병원급 의료기관**
3. 2024년 회계연도 이후: 100병상 이상의 병원급 의료기관

② 제1항에 따른 병상 수는 해당 병원의 직전 회계연도의 종료일을 기준으로 산정한다.

제63조(시정 명령 등)

① **보건복지부장관 또는 시장 · 군수 · 구청장**은 의료기관이 제15조제1항, 제16조제2항, 제21조제1항 후단 및 같은 조 제2항 · 제3항, 제23조제2항, 제34조제2항, 제35조제2항, 제36조, 제36조의2, 제37조제1항 · 제2항, 제38조제1항 · 제2항, 제41조부터 제43조까지, 제45조, 제46조, 제47조제1항, 제58조의4제2항 및 제3항, 제62조제2항을 위반한 때, 종합병원 · 상급종합병원 · 전문병원이 각각 제3조의3제1항 · 제3조의4제1항 · 제3조의5제2항에 따른 요건에 해당하지 아니하게 된 때, 의료기관의 장이 제4조제5항을 위반한 때 또는 **자율심의기구**가 제57조제11항을 위반한 때에는 일정한 기간을 정하여 그 시설 · 장비 등의 전부 또는 일부의 사용을 제한 또는 금지하거나 위반한 사항을 시정하도록 명할 수 있다.

→ 위반 시 500만원 이하의 벌금

시행예정 〈시행 2023. 9. 25.〉

제63조(시정 명령 등)

① 보건복지부장관 또는 시장·군수·구청장은 의료기관이 제15조제1항, 제16조제2항, 제21조제1항 후단 및 같은 조 제2항·제3항, 제23조제2항, 제34조제2항, 제35조제2항, 제36조, 제36조의2, 제37조제1항·제2항, 제38조제1항·제2항, 제38조의2, 제41조부터 제43조까지, 제45조, 제46조, 제47조제1항, 제58조의4제2항 및 제3항, 제62조제2항을 위반한 때, 종합병원·상급종합병원·전문병원이 각각 제3조의3제1항·제3조의4제1항·제3조의5제2항에 따른 요건에 해당하지 아니하게 된 때, 의료기관의 장이 제4조제5항을 위반한 때 또는 자율심의기구가 제57조제11항을 위반한 때에는 일정한 기간을 정하여 그 시설·장비 등의 전부 또는 일부의 사용을 제한 또는 금지하거나 위반한 사항을 시정하도록 명할 수 있다. <개정 2021.9.24.>

② 보건복지부장관 또는 시장·군수·구청장은 의료인등이 제56조제2항·제3항을 위반한 때에는 다음 각 호의 조치를 명할 수 있다.

1. 위반행위의 중지
2. **위반사실의 공표**
3. **정정광고**

③ 제2항제2호·제3호에 따른 조치에 필요한 사항은 **대통령령**으로 정한다.

제64조(개설 허가 취소 등) 14경북

① **보건복지부장관 또는 시장·군수·구청장**은 의료기관이 다음 각 호의 어느 하나에 해당하면 그 의료업을 **1년의 범위**에서 **정지시키거나 개설 허가의 취소 또는 의료기관 폐쇄를 명할 수 있다**. 다만, 제8호에 해당하는 경우에는 의료기관 개설 허가의 취소 또는 의료기관 폐쇄를 명하여야 하며, 의료기관 폐쇄는 제33조제3항과 제35조제1항 본문에 따라 **신고한 의료기관에만 명할 수 있다**.

1. **개설 신고나 개설 허가를 한 날부터 3개월 이내에 정당한 사유 없이 업무를 시작하지 아니한 때**

1의2. 제4조제2항을 위반하여 의료인이 다른 의료인 또는 의료법인 등의 명의로 의료기관을 개설하거나 운영한 때

2. 제27조제5항을 위반하여 **무자격자에게 의료행위를 하게 하거나 의료인에게 면허 사항 외의 의료행위를 하게 한 때**
3. 제61조에 따른 관계 공무원의 직무 수행을 기피 또는 방해하거나 제59조 또는 제63조에 따른 명령을 위반한 때
4. 제33조제2항제3호부터 제5호까지의 규정에 따른 의료법인·비영리법인, 준정부기관·지방의료원 또는 한국보훈복지의료공단의 설립허가가 취소되거나 해산된 때

4의2. 제33조제2항을 위반하여 의료기관을 개설한 때

4의3. 제33조제8항을 위반하여 둘 이상의 의료기관을 개설·운영한 때

5. 제33조제5항·제7항·제9항·제10항, 제40조(폐업·휴업 신고와 진료기록부 등의 이관) 또는 제56조(의료광고의 금지 등)를 위반한 때. 다만, 의료기관 개설자 본인에게 책임이 없는 사유로 제33조제7항제4호를 위반한 때에는 그러하지 아니하다.

시행예정 〈시행 2023. 9. 25.〉

제64조(개설 허가 취소 등)

① 보건복지부장관 또는 시장·군수·구청장은 의료기관이 다음 각 호의 어느 하나에 해당하면 그 의료업을 1년의 범위에서 정지시키거나 개설 허가의 취소 또는 의료기관 폐쇄를 명할 수 있다. 다만, 제8호에 해당하는 경우에는 의료기관 개설 허가의 취소 또는 의료기관 폐쇄를 명하여야 하며, 의료기관 폐쇄는 제33조제3항과 제35조제1항 본문에 따라 신고한 의료기관에만 명할 수 있다.

5. 제33조제5항·제7항·제9항·제10항, 제40조, 제40조의2(진료기록부등의 이관) 또는 제56조를 위반한 때. 다만, 의료기관 개설자 본인에게 책임이 없는 사유로 제33조제7항제4호를 위반한 때에는 그러하지 아니하다.

5의2. 정당한 사유 없이 제40조제1항에 따른 폐업·휴업 신고를 하지 아니하고 6개월 이상 의료업을 하지 아니한 때

6. 제63조에 따른 시정명령(제4조제5항 위반에 따른 시정명령을 제외한다)을 이행하지 아니한 때

7. 「약사법」 제24조제2항을 위반하여 담합행위를 한 때

8. 의료기관 개설자가 거짓으로 진료비를 청구하여 금고 이상의 형을 선고받고 그 형이 확정된 때

9. 제36조에 따른 준수사항을 위반하여 사람의 생명 또는 신체에 중대한 위해를 발생하게 한 때

② 제1항에 따라 개설 허가를 취소당하거나 폐쇄 명령을 받은 자는 그 취소된 날이나 폐쇄 명령을 받은 날부터 **6개월 이내**에, 의료업 정지처분을 받은 자는 그 업무 정지기간 중에 각각 의료기관을 개설·운영하지 못한다. 다만, 제1항제8호(의료기관 개설자가 거짓으로 진료비를 청구하여 금고이상의 형을 선고받고 그 형이 확정된 때)에 따라 의료기관 개설 허가를 취소당하거나 **폐쇄 명령을 받은 자는 취소당한 날이나 폐쇄 명령을 받은 날부터 3년 안**에는 의료기관을 개설·운영하지 못한다.

→ 위반 시 3년 이하의 징역 또는 3천만원 이하의 벌금

③ 보건복지부장관 또는 시장·군수·구청장은 의료기관이 제1항에 따라 그 의료업이 정지되거나 개설 허가의 취소 또는 폐쇄 명령을 받은 경우 해당 의료기관에 입원 중인 환자를 다른 의료기관으로 옮기도록 하는 등 환자의 권익을 보호하기 위하여 필요한 조치를 하여야 한다.

제65조(면허 취소와 재교부) 11충남, 12서울, 14인천 · 경북, 15광주, 16인천 · 광주 · 강원, 17대전 · 대구 · 부산 · 충북 · 강원 · 전북, 18충남 · 전북, 19강원 · 충북 · 대구 · 전북, 20서울 · 부산 · 전북 · 전남

① 보건복지부장관은 의료인이 다음 각 호의 어느 하나에 해당할 경우에는 그 면허를 취소할 수 있다. 다만, **제1호의 경우에는 면허를 취소하여야 한다.** 16강원, 18충남 · 전북, 19강원, 20강원 · 부산

1. **제8조(의료인의 결격사유) 각 호의 어느 하나에 해당하게 된 경우**
2. 제66조에 따른 **자격 정지 처분 기간 중에 의료행위를 하거나 3회 이상 자격 정지 처분을 받은 경우**
3. 제11조제1항에 따른 면허 조건(3년 이내의 기간을 정하여 특정 지역이나 특정 업무에 종사할 것)을 이행하지 아니한 경우
4. 제4조의3제1항을 위반하여 **면허를 대여한 경우** 17대전 · 대구, 19대구 · 경북 · 부산 · 전북, 20서울 · 대구

   → 5년 이하의 징역이나 5천만원 이하의 벌금
5. 삭제
6. 제4조제6항(1회용 의료기기 재사용 금지)을 위반하여 사람의 생명 또는 신체에 중대한 위해를 발생하게 한 경우 17충북, 19대구, 20서울
7. 제27조제5항을 위반하여 **사람의 생명 또는 신체에 중대한 위해를 발생하게 할 우려가 있는 수술, 수혈, 전신마취를 의료인 아닌 자에게 하게 하거나 의료인에게 면허 사항 외로 하게 한 경우**

② 보건복지부장관은 제1항에 따라 면허가 취소된 자라도 취소의 원인이 된 사유가 없어지거나 개전(改悛)의 정이 뚜렷하다고 인정되면 면허를 재교부할 수 있다. 다만, **제1항제3호(면허조건을 이행하지 아니한 경우)에 따라 면허가 취소된 경우**에는 **취소된 날부터 1년 이내, 제1항제2호(자격정지 등)에 따라 면허가 취소된 경우**에는 **취소된 날부터 2년 이내, 제1항제4호(면허를 대여한 경우) · 제6호(일회용 의료기기 재사용으로 중대한 위해 발생)** · 제7호(사람의 생명 또는 신체에 중대한 위해를 발생하게 할 우려가 있는 수술, 수혈, 전신마취를 의료인 아닌 자에게 하게 하거나 의료인에게 면허 사항 외로 하게 한 경우) **또는 제8조제4호(의료 관련 법령 위반)에 따른 사유로 면허가 취소된 경우**에는 **취소된 날부터 3년 이내**에는 재교부하지 못한다. 16광주, 17충북

면허 취소 재교부

면허 취소 사유	재교부 제한 연한
면허 조건을 이행하지 아니한 경우	1년 이내
자격 정지 처분 기간 중에 의료행위를 하거나 3회 이상 자격 정지 처분을 받은 경우	2년 이내
• 면허를 대여한 경우 • 일회용 의료기기 재사용으로 사람의 생명 또는 신체에 중대한 위해를 발생하게 한 경우	3년 이내

면허 취소 사유	재교부 제한 연한
• 사람의 생명 또는 신체에 중대한 위해를 발생하게 할 우려가 있는 수술, 수혈, 전신마취를 의료인 아닌 자에게 하게 하거나 의료인에게 면허 사항 외로 하게 한 경우 • 결격사유 중 의료 관련 법령 위반으로 면허가 취소된 경우(반드시 취소)	

제66조(자격정지 등) 12서울,1 3전남, 14서울 · 대전 · 경북,15부산 · 충북, 16전북, 17부산 · 대구 · 강원, 18충남 · 경북 · 전북, 19인천 · 부산 · 경북 · 전북 · 전남, 20서울 · 강원 · 전북 · 광주, 21경북

① **보건복지부장관**은 의료인이 다음 각 호의 어느 하나에 해당하면 **1년의 범위에서 면허자격을 정지시킬 수 있다.** 이 경우 의료기술과 관련한 판단이 필요한 사항에 관하여는 관계 전문가의 의견을 들어 결정할 수 있다. 15충북, 16전북, 18충남 · 전북, 19전북 · 전남, 21경북

1. **의료인의 품위를 심하게 손상시키는 행위를 한 때**
2. **의료기관 개설자가 될 수 없는 자에게 고용되어 의료행위를 한 때**

2의2. 제4조제6항(일회용 의료기기 재사용 금지)을 위반한 때

3. 제17조제1항 및 제2항에 따른 **진단서 · 검안서 또는 증명서를 거짓으로 작성**하여 내주거나 제22조제1항에 따른 **진료기록부등을 거짓으로 작성하거나 고의로 사실과 다르게 추가기재 · 수정한 때**
4. 제20조(임신 32주 이전 태아의 성별 감지 금지 규정)를 위반한 경우
   → **2년 이하의 징역이나 2천만원 이하의 벌금**
5. 삭제
6. **의료기사가 아닌 자에게 의료기사의 업무를 하게 하거나 의료기사에게 그 업무 범위를 벗어나게 한 때**
7. **관련 서류를 위조 · 변조하거나 속임수 등 부정한 방법으로 진료비를 거짓 청구한 때**
8. 삭제
9. 제23조의5를 위반하여 **경제적 이익등을 제공받은 때**
10. 그 밖에 이 법 또는 이 법에 따른 명령을 위반한 때

② 제1항제1호에 따른 행위의 범위는 대통령령으로 정한다.

시행령 제32조(의료인의 품위 손상 행위의 범위) 13전남, 14서울 · 대전 · 경북, 17대구, 18경북, 19인천, 20서울

① 법 제66조제2항에 따른 의료인의 품위 손상 행위의 범위는 다음 각 호와 같다.

1. **학문적으로 인정되지 아니하는 진료행위**(조산 업무와 간호 업무를 포함한다. 이하 같다)
2. **비도덕적 진료행위**
3. **거짓 또는 과대 광고행위**

3의2. 「방송법」 제2조제1호에 따른 방송, 「신문 등의 진흥에 관한 법률」 제2조제1호 · 제2호에 따른 신문 · 인터넷신문, 「잡지 등 정기간행물의 진흥에 관한 법률」 제2조제1호에 따른 정기간행물 또는 제24조제1항 각 호의 인터넷 매체[이동통신단말장치에서 사용되는 애플리케이션

(Application)을 포함한다]에서 다음 각 목의 건강 · 의학정보(의학, 치의학, 한의학, 조산학 및 간호학의 정보를 말한다. 이하 같다)에 대하여 거짓 또는 과장하여 제공하는 행위

가. 「식품위생법」 제2조제1호에 따른 식품에 대한 건강 · 의학정보

나. 「건강기능식품에 관한 법률」 제3조제1호에 따른 건강기능식품에 대한 건강 · 의학정보

다. 「약사법」 제2조제4호부터 제7호까지의 규정에 따른 의약품, 한약, 한약제제 또는 의약외품에 대한 건강 · 의학정보

라. 「의료기기법」 제2조제1항에 따른 의료기기에 대한 건강 · 의학정보

마. 「화장품법」 제2조제1호부터 제3호까지의 규정에 따른 화장품, 기능성화장품 또는 유기농화장품에 대한 건강 · 의학정보

4. **불필요한 검사 · 투약(投藥) · 수술 등 지나친 진료행위를 하거나 부당하게 많은 진료비를 요구하는 행위**
5. **전공의(專攻醫)의 선발 등 직무와 관련하여 부당하게 금품을 수수하는 행위**
6. 다른 의료기관을 이용하려는 **환자를 영리를 목적으로 자신이 종사하거나 개설한 의료기관으로 유인하거나 유인하게 하는 행위**
7. 자신이 처방전을 발급하여 준 환자를 **영리를 목적으로 특정 약국에 유치하기 위하여 약국개설자나 약국에 종사하는 자와 담합하는 행위**

② 삭제

③ 의료기관은 그 의료기관 개설자가 제1항제7호(관련 서류를 위조 · 변조하거나 속임수 등 주정한 방법으로 진료비를 거짓 청구한 행위)에 따라 자격정지 처분을 받은 경우에는 그 자격정지 기간 중 의료업을 할 수 없다.

④ **보건복지부장관은 의료인이 제25조에 따른 신고(의료인 실태와 취업상황 등의 신고)를 하지 아니한 때에는 신고할 때까지 면허의 효력을 정지할 수 있다.** 20강원

⑤ 제1항제2호(의료기관 개설자가 될 수 없는 자에게 고용되어 의료행위를 한 때)를 위반한 의료인이 자진하여 그 사실을 신고한 경우에는 제1항에도 불구하고 보건복지부령으로 정하는 바에 따라 그 처분을 감경하거나 면제할 수 있다.

⑥ 제1항에 따른 **자격정지처분은 그 사유가 발생한 날부터 5년(제1항제5호** <삭제 2020. 12. 29.> · **제7호**(관련 서류를 위조 · 변조하거나 속임수 등 부정한 방법으로 진료비를 거짓 청구한 때)**에 따른 자격정지처분의 경우에는 7년**으로 한다)**이 지나면 하지 못한다**. 다만, 그 사유에 대하여 「형사소송법」 제246조에 따른 공소가 제기된 경우에는 **공소가 제기된 날부터 해당 사건의 재판이 확정된 날까지의 기간은 시효 기간에 산입하지 아니 한다.**

제66조의2(중앙회의 자격정지 처분 요구 등) 21전남

각 중앙회의 장은 의료인이 제66조제1항제1호(**의료인의 품위를 심하게 손상시키는 행위를 한 때**)에 해당하는 경우에는 각 **중앙회의 윤리위원회의 심의 · 의결**을 거쳐 **보건복지부장관에게 자격정지 처분을 요구할 수 있다.**

제67조(과징금 처분)

① **보건복지부장관이나 시장 · 군수 · 구청장**은 의료기관이 제64조제1항 각 호의 어느 하나에

해당할 때에는 **대통령령**으로 정하는 바에 따라 **의료업 정지 처분**을 갈음하여 **10억원 이하의 과징금을 부과**할 수 있으며, 이 경우 **과징금은 3회까지만 부과할 수 있다**. 다만, 동일한 위반행위에 대하여 「표시 · 광고의 공정화에 관한 법률」 제9조에 따른 과징금 부과처분이 이루어진 경우에는 과징금(의료업 정지 처분을 포함한다)을 감경하여 부과하거나 부과하지 아니할 수 있다.

② 제1항에 따른 과징금을 부과하는 위반 행위의 종류와 정도 등에 따른 **과징금의 액수와 그 밖에 필요한 사항은 대통령령으로 정한다**.

③ 보건복지부장관이나 시장 · 군수 · 구청장은 제1항에 따른 과징금을 기한 안에 내지 아니한 때에는 **지방세 체납처분의 예에 따라 징수한다**.

시행령 제43조(과징금의 산정 기준)

법 제67조에 따른 과징금의 금액은 위반행위의 종류와 위반 정도 등을 고려하여 보건복지부령으로 정하는 의료업 정지처분 기준에 따라 별표 1의2의 과징금 산정 기준을 적용하여 산정한다.

■의료법 시행령 [별표 1의2]

과징금 산정 기준(제43조 관련)

1. **일반기준**

가. **의료업 정지 1개월은 30일을 기준**으로 한다.

나. 위반행위 종별에 따른 과징금의 금액은 의료업 정지기간에 라목에 따라 산정한 1일당 과징금 금액을 곱한 금액으로 한다.

다. 나목의 의료업 정지기간은 법 제68조에 따라 산정된 기간(가중 또는 감경을 한 경우에는 그에 따라 가중 또는 감경된 기간을 말한다)을 말한다.

라. 1일당 과징금의 금액은 위반행위를 한 의료기관의 연간 총수입액을 기준으로 제2호의 표에 따라 산정한다.

마. 과징금 부과의 기준이 되는 총수입액은 의료기관 개설자에 따라 다음과 같이 구분하여 산정한 금액을 기준으로 한다. 다만, 신규 개설, 휴업 또는 재개업 등으로 1년간의 총수입액을 산출할 수 없거나 1년간의 총수입액을 기준으로 하는 것이 불합리하다고 인정되는 경우에는 분기별, 월별 또는 일별 수입금액을 기준으로 산출 또는 조정한다.

1) 의료인인 경우에는 「소득세법」 제24조에 따른 처분일이 속하는 연도의 전년도의 의료업에서 생기는 총수입금액

2) 의료법인, 「민법」이나 다른 법률에 따라 설립된 비영리법인인 경우에는 「법인세법 시행령」 제11조제1호에 따른 처분일이 속하는 연도의 전년도의 의료업에서 생기는 총수입금액

3) 법 제35조에 따른 부속 의료기관인 경우에는 처분일이 속하는 연도의 전년도의 의료기관 개설자의 의료업에서 생기는 총수입금액

바. 나목에도 불구하고 **과징금 산정금액이 10억원을 넘는 경우에는 10억원**으로 한다.

제68조(행정처분의 기준)

제63조(시정 명령 등), 제64조(의료기관 개설 허가의 취소 등)제1항, 제65조제1항(의료인 면

허 취소), 제66조제1항(의료인 자격정지)에 따른 **행정처분의 세부적인 기준은 보건복지부령으로 정한다.**

제69조(의료지도원)

① 제61조(보고와 업무 검사 등)에 따른 관계 공무원의 직무를 행하게 하기 위하여 **보건복지부, 시 · 도 및 시 · 군 · 구에 의료지도원을 둔다.**

② 의료지도원은 보건복지부장관, 시 · 도지사 또는 시장 · 군수 · 구청장이 그 소속 공무원 중에서 임명하되, 자격과 임명 등에 필요한 사항은 **보건복지부령**으로 정한다.

시행규칙 **제65조(의료지도원의 자격)**

법 제69조제2항에 따라 **보건복지부장관, 시 · 도지사 또는 시장 · 군수 · 구청장**이 의료지도원을 임명하려는 경우에는 다음 각 호의 어느 하나에 해당하는 자 중에서 하여야 한다.

1. **의료인 면허를 가진 자**
2. **의료 관계 업무에 관한 지식과 경험이 풍부한 자**

③ 의료지도원 및 그 밖의 공무원은 직무를 통하여 알게 된 의료기관, 의료인, 환자의 비밀을 누설하지 못한다.

→ 위반 시 3년 이하의 징역 또는 3천만원 이하의 벌금

시행규칙 **제66조(의료지도원의 담당구역)**

① 보건복지부 소속 의료지도원의 담당 구역은 전국으로 한다.

② 시 · 도 또는 시 · 군 · 구(자치구를 말한다) 소속 의료지도원의 담당 구역은 해당 행정구역으로 한다.

제7장 | 삭제(제70조~제76조)

제70조 삭제

제71조 삭제

제72조 삭제

제73조 삭제

제74조 삭제

제75조 삭제

제76조 삭제

제8장 | 보칙

제77조(전문의) 17서울 · 인천

① 의사 · 치과의사 또는 한의사로서 전문의가 되려는 자는 대통령령으로 정하는 수련을 거쳐 **보건복지부장관에게 자격 인정을 받아야 한다**.

② 제1항에 따라 **전문의 자격을 인정받은 자가 아니면 전문과목을 표시하지 못한다**. 다만, 보건복지부장관은 의료체계를 효율적으로 운영하기 위하여 **전문의 자격을 인정받은 치과의사와 한의사에 대하여 종합병원 · 치과병원 · 한방병원 중 보건복지부령으로 정하는 의료기관에 한하여 전문과목을 표시하도록 할 수 있다**.

③ 삭제

④ 전문의 자격 인정과 전문과목에 관한 사항은 **대통령령**으로 정한다.

시행규칙 **제74조(치과의사 및 한의사 전문과목 표시)** 19울산

법 제77조제2항 단서에 따라 **치과의사전문의 또는 한의사전문의 자격을 인정받은 자**에 대하여 **전문과목을 표시**할 수 있는 의료기관은 다음 각 호와 같다.

1. **병상이 300개 이상인 종합병원**
2. 「치과의사전문의의 수련 및 자격인정 등에 관한 규정」에 따른 수련치과병원
3. 「한의사전문의의 수련 및 자격인정 등에 관한 규정」에 따른 수련한방병원

제78조(전문간호사) 18전남, 22경북

① 보건복지부장관은 간호사에게 간호사 면허 외에 **전문간호사 자격을 인정할 수 있다**.

② 전문간호사가 되려는 사람은 다음 각 호의 어느 하나에 해당하는 사람으로서 보건복지부장관이 실시하는 **전문간호사 자격시험에 합격한 후 보건복지부장관의 자격인정을 받아야 한다**.

1. **보건복지부령**으로 정하는 **전문간호사 교육과정을 이수한 자**
2. **보건복지부장관이 인정하는 외국의 해당 분야 전문간호사 자격이 있는 자**

③ 전문간호사는 제2항에 따라 자격을 인정받은 해당 분야에서 간호 업무를 수행하여야 한다.

④ 전문간호사의 자격 구분, 자격 기준, 자격 시험, 자격증, 업무 범위, 그 밖에 필요한 사항은 보건복지부령으로 정한다.

「전문간호사 자격인정 등에 관한 규칙」 18전남

제2조(자격구분)

전문간호사 자격은 **보건 · 마취 · 정신 · 가정 · 감염관리 · 산업 · 응급 · 노인 · 중환자 · 호스피스 · 종양 · 임상 및 아동분야**로 구분한다.

제3조(자격인정 요건)

전문간호사 자격인정을 받을 수 있는 자는 다음 각 호의 어느 하나에 해당하는 자로서 보건복지부장관

이 실시하는 전문간호사 자격시험(이하 "자격시험"이라 한다)에 합격하여야 한다.

1. 제4조에 따른 전문간호사 교육과정을 마친 자
2. 보건복지부장관이 인정하는 외국의 해당 분야 전문간호사 자격이 있는 자

제4조(전문간호사 교육과정)

① 「의료법」 제78조제2항제1호에 따라 전문간호사 교육과정은 보건복지부장관이 지정하는 전문간호사 교육기관이 실시하고 그 교육기간은 2년 이상으로 한다. 〈개정 2022. 4. 19.〉

② 전문간호사 교육과정을 신청할 수 있는 자는 교육을 받기 전 10년 이내에 별표 1에 따른 해당분야의 기관에서 3년 이상 간호사로서의 실무경력이 있는 자로 한다.

③ 보건복지부장관은 전문간호사 교육과정을 체계적 · 효율적으로 실시하기 위하여 필요하다고 인정하는 경우에는 제1항에 따른 전문간호사 교육과정 관리 업무의 일부를 간호 분야에 전문성을 갖춘 기관으로서 보건복지부장관이 지정하는 기관으로 하여금 대행하게 할 수 있다. 〈신설 2022. 4. 19.〉

제79조(한지 의료인)

① 이 법이 시행되기 전의 규정에 따라 면허를 받은 **한지 의사(限地 醫師), 한지 치과의사 및 한지 한의사는 허가받은 지역에서 의료업무에 종사하는 경우 의료인**으로 본다.

② 보건복지부장관은 제1항에 따른 의료인이 **허가받은 지역 밖에서 의료행위를 하는 경우에는 그 면허를 취소할 수 있다**.

③ 제1항에 따른 의료인의 허가지역 변경, 그 밖에 필요한 사항은 보건복지부령으로 정한다.

④ 한지 의사, 한지 치과의사, 한지 한의사로서 **허가받은 지역에서 10년 이상 의료업무에 종사한 경력이 있는 자** 또는 **이 법 시행 당시 의료업무에 종사하고 있는 자 중 경력이 5년 이상인 자**에게는 제5조에도 불구하고 보건복지부령으로 정하는 바에 따라 의사, 치과의사 또는 한의사의 면허를 줄 수 있다.

시행규칙 제75조(한지 의료인의 허가지역 변경) 22서울

① 법 제79조제3항에 따라 한지(限地) 의료인이 그 허가지역을 변경하려는 경우에는 그 소재지를 관할하는 **시 · 도지사의 허가**를 받아야 한다. 다만, **다른 시 · 도로 변경하거나 2개 시 · 도 이상에 걸쳐있는 지역으로 변경하려는 경우**에는 **보건복지부장관의 허가**를 받아야 한다.

② 제1항에 따른 한지 의료인의 허가지역 변경에 관한 허가를 할 때에는 다음 각 호에서 정하는 바에 따라야 한다.

1. **의료취약지인 읍 · 면으로 한정하여 허가**하되, 인구 · 교통, 그 밖의 지리적 여건에 따라 그 진료구역을 제한할 수 있다.
2. **허가 대상**은 **변경 전의 허가지역에서 3년 이상 계속하여 의료기관을 개설하고 의료행위를 한 자로 한정**한다. 다만, 허가지역에 같은 업종에 해당하는 다른 의료인이 있거나 벽지(僻地), 오지(奧地) 또는 섬 등 보건복지부장관이 정하는 지역으로 변경하려는 경우에는 그 기간의 제한을 받지 아니한다.

③ 제1항에 따라 허가지역 변경허가를 받으려는 자는 변경 희망지와 그 사유를 적은 신청서에 면허증을 첨부하여 허가관청에 제출하여야 한다.

[시행규칙] 제76조(한지 의료인의 허가지역 변경 보고 등)

① 시 · 도지사가 한지의료인에 대하여 그 허가지역의 변경허가를 한 경우에는 그 사실을 해당 면허증에 적어 신청인에게 발급하고, 허가한 날부터 **5일 이내에 변경허가사항을 보건복지부장관에게 보고**하여야 한다.

② 시 · 도지사는 한지 의료인별 허가지역 일람표를 작성하여 갖추어 두어야 한다.

제80조(간호조무사 자격) 17서울, 22경북

① 간호조무사가 되려는 사람은 다음 각 호의 어느 하나에 해당하는 사람으로서 **보건복지부령**으로 정하는 **교육과정을 이수하고 간호조무사 국가시험에 합격한 후 보건복지부장관의 자격인정을 받아야 한다**. 이 경우 자격시험의 제한에 관하여는 제10조를 준용한다.

1. 초 · 중등교육법령에 따른 **특성화고등학교의 간호 관련 학과를 졸업한 사람**(간호조무사 국가시험 응시일로부터 6개월 이내에 졸업이 예정된 사람을 포함한다)
2. 「초 · 중등교육법」 제2조에 따른 **고등학교 졸업자**(간호조무사 국가시험 응시일로부터 6개월 이내에 졸업이 예정된 사람을 포함한다) 또는 초 · 중등교육법령에 따라 같은 수준의 학력이 있다고 인정되는 사람(이하 이 조에서 "고등학교 졸업학력 인정자"라 한다)으로서 **보건복지부령으로 정하는 국 · 공립 간호조무사양성소의 교육을 이수한 사람**
3. 고등학교 졸업학력 인정자로서 **평생교육법령에 따른 평생교육시설에서 고등학교 교과과정에 상응하는 교육과정 중 간호 관련 학과를 졸업한 사람**(간호조무사 국가시험 응시일로부터 6개월 이내에 졸업이 예정된 사람을 포함한다)
4. 고등학교 졸업학력 인정자로서 「학원의 설립 · 운영 및 과외교습에 관한 법률」 제2조의2제2항에 따른 **학원의 간호조무사 교습과정을 이수한 사람**
5. 고등학교 졸업학력 인정자로서 **보건복지부장관이 인정하는 외국의 간호조무사 교육과정(보건복지부장관이 정하여 고시하는 인정기준에 해당하는 교육과정을 말한다)을 이수하고 해당 국가의 간호조무사 자격을 취득한 사람**
6. 제7조제1항제1호 또는 제2호에 해당하는 사람

제7조(간호사 면허) 제1항

1. 평가인증기구의 인증을 받은 간호학을 전공하는 대학이나 전문대학[구제(舊制) 전문학교와 간호학교를 포함한다]을 졸업한 자
2. 외국의 제1호에 해당하는 학교(보건복지부장관이 정하여 고시하는 인정기준에 해당하는 학교를 말한다)를 졸업하고 외국의 간호사 면허를 받은 자

② 제1항제1호부터 제4호까지에 따른 **간호조무사 교육훈련기관은 보건복지부장관의 지정 · 평가를 받아야 한다**. 이 경우 보건복지부장관은 간호조무사 교육훈련기관의 지정을 위한 평가업무를 대통령령으로 정하는 절차 · 방식에 따라 관계 전문기관에 위탁할 수 있다.

③ 보건복지부장관은 제2항에 따른 간호조무사 교육훈련기관이 거짓이나 그 밖의 부정한 방법으

로 지정받는 등 **대통령령**으로 정하는 사유에 해당하는 경우에는 그 지정을 취소할 수 있다.

④ **간호조무사는 최초로 자격을 받은 후부터 3년마다 그 실태와 취업상황 등을 보건복지부장관에게 신고하여야 한다.**

⑤ 제1항에 따른 간호조무사의 국가시험 · 자격인정, 제2항에 따른 간호조무사 교육훈련기관의 지정 · 평가, 제4항에 따른 자격신고 및 간호조무사의 보수교육 등에 관하여 필요한 사항은 **보건복지부령**으로 정한다.

제80조의2(간호조무사 업무)

① 간호조무사는 제27조에도 불구하고 간호사를 보조하여 제2조제2항제5호가목부터 다목까지의 업무를 수행할 수 있다.

② 제1항에도 불구하고 간호조무사는 제3조제2항에 따른 의원급 의료기관에 한하여 의사, 치과의사, 한의사의 지도하에 환자의 요양을 위한 간호 및 진료의 보조를 수행할 수 있다.

③ 제1항 및 제2항에 따른 구체적인 업무의 범위와 한계에 대하여 필요한 사항은 **보건복지부령**으로 정한다.

제80조의3(준용규정)

간호조무사에 대하여는 제8조(결격사유 등), 제9조(국가시험 등), 제12조(의료기술 등에 대한 보호), 제16조(세탁물 처리), 제19조(정보 누설 금지), 제20조(태아 성 감별 행위 등 금지), 제22조(진료기록부 등), 제23조(전자의무기록), 제59조(지도와 명령)제1항, 제61조(보고와 업무 검사 등), 제65조(면허 취소와 재교부), 제66조(자격정지 등), 제68조(행정처분의 기준), 제83조(경비 보조 등)제1항, 제84조(청문), 제85조(수수료), 제87조(벌칙-10년 이하의 징역이나 1억원 이하의 벌금), 제87조의2(벌칙-상해 처벌/5년 이하의 징역 5천만원 이하의 벌금), 제88조(벌칙-3년 이하의 징역 3천만원 이하의 벌금), 제88조의2(벌칙-2년 이하의 징역 2천만원 이하의 벌금) 및 제91조(양벌규정)를 준용하며, 이 경우 "면허"는 "자격"으로, "면허증"은 "자격증"으로 본다.

제81조(의료유사업자) 14울산

① 이 법이 시행되기 전의 규정에 따라 자격을 받은 **접골사(接骨士), 침사(鍼士), 구사(灸士)**(이하 "의료유사업자"라 한다)는 제27조에도 불구하고 각 해당 시술소에서 시술(施術)을 업(業)으로 할 수 있다.

② **의료유사업자에 대하여**는 이 법 중 **의료인과 의료기관에 관한 규정을 준용**한다. 이 경우 "**의료인**"은 "**의료유사업자**"로, "면허"는 "자격"으로, "면허증"은 "자격증"으로, "**의료기관**"은 "**시술소**"로 한다.

③ 의료유사업자의 시술행위, 시술업무의 한계 및 시술소의 기준 등에 관한 사항은 **보건복지부령**으로 정한다.

「간호조무사 및 의료유사업자에 관한 규칙」

제2조(간호조무사 등의 업무 한계)

① 삭제

② 접골사는 뼈가 부러지거나[골절] 관절이 삐거나 겹질린 환자의 환부(患部)를 조정(調整)하고 회복시키는 응급처치 등 접골 시술행위(施術行爲)를 하는 것을 업무로 한다.

③ 침사는 환자의 경혈(經穴)에 침 시술행위를 하는 것을 업무로 한다.

④ **구사**는 **환자의 경혈**에 구(灸 : 뜸질) **시술행위**를 하는 것을 업무로 한다.

⑤ **접골사, 침사, 구사**(이하 "의료유사업자"라 한다)는 환자에 대하여 **외과수술을 하거나 약품을 투여하여서는 아니 된다.**

제82조(안마사) 17서울

① **안마사는 「장애인복지법」에 따른 시각장애인** 중 다음 각 호의 어느 하나에 해당하는 자로서 **시·도지사에게 자격인정을 받아야 한다.**

1. 「초·중등교육법」 제2조제5호에 따른 특수학교 중 고등학교에 준한 교육을 하는 학교에서 제4항에 따른 안마사의 업무한계에 따라 물리적 시술에 관한 교육과정을 마친 자
2. 중학교 과정 이상의 교육을 받고 보건복지부장관이 지정하는 **안마수련기관에서 2년 이상의 안마수련과정을 마친 자**

② 제1항의 안마사는 제27조(무면허 의료행위 등 금지)에도 불구하고 안마업무를 할 수 있다.

③ 안마사에 대하여는 이 법 중 제8조, 제25조, 제28조부터 제32조까지, 제33조제2항제1호·제3항·제5항·제8항 본문, 제36조, 제40조, 제59조제1항, 제61조, 제63조(제36조를 위반한 경우만을 말한다), 제64조부터 제66조까지, 제68조, 제83조, 제84조를 준용한다. 이 경우 "의료인"은 "안마사"로, "면허"는 "자격"으로, "면허증"은 "자격증"으로, "의료기관"은 "안마시술소 또는 안마원"으로, "해당 의료관계단체의 장"은 "안마사회장"으로 한다.

④ 안마사의 업무한계, 안마시술소나 안마원의 시설 기준 등에 관한 사항은 **보건복지부령**으로 정한다.

제83조(경비 보조 등)

① **보건복지부장관 또는 시·도지사**는 국민보건 향상을 위하여 필요하다고 인정될 때에는 의료인·의료기관·중앙회 또는 의료 관련 단체에 대하여 시설, 운영 경비, 조사·연구 비용의 전부 또는 일부를 보조할 수 있다.

② **보건복지부장관**은 다음 각 호의 **의료기관이 인증을 신청할 때 예산의 범위에서 인증에 소요되는 비용의 전부 또는 일부를 보조**할 수 있다.

1. 제58조의4제2항 및 제3항에 따라 인증을 신청하여야 하는 의료기관(요양병원)
2. **300병상 미만인 의료기관(종합병원은 제외**한다) 중 보건복지부장관이 정하는 기준에 해당하는 의료기관

제84조(청문) 11서울, 17서울, 18서울 · 대구, 19경북

보건복지부장관, 시 · 도지사 또는 시장 · 군수 · 구청장은 다음 각 호의 어느 하나에 해당하는 처분을 하려면 청문을 실시하여야 한다.

1. 제23조의2제4항(**전자의무기록시스템의 인증 취소**)에 따른 인증의 취소
2. 제51조(**의료법인의 설립 허가 취소**)에 따른 설립 허가의 취소
3. 제58조의10에 따른 **의료기관 인증 또는 조건부인증의 취소**
4. 제63조(시정명령)에 따른 **시설 · 장비 등의 사용금지 명령**
5. 제64조제1항(**의료기관의 개설허가 취소**)에 따른 **개설허가 취소나 의료기관 폐쇄 명령**
6. 제65조제1항(**의료인의 면허 취소**)에 따른 면허의 취소

제85조(수수료)

① 이 법에 따른 의료인의 면허나 면허증을 재교부 받으려는 자, 국가시험등에 응시하려는 자, 진단용 방사선 발생장치의 검사를 받으려는 자, 진단용 방사선 발생장치 안전관리책임자 교육을 받으려는 자는 **보건복지부령**으로 정하는 바에 따라 수수료를 내야 한다.

② 제9조제2항에 따른 한국보건의료인국가시험원은 제1항에 따라 납부받은 국가시험등의 응시수수료를 **보건복지부장관의 승인**을 받아 시험 관리에 필요한 경비에 직접 충당할 수 있다.

제86조(권한의 위임 및 위탁)

① 이 법에 따른 **보건복지부장관 또는 시 · 도지사의 권한**은 그 일부를 **대통령령**으로 정하는 바에 따라 **질병관리청장, 시 · 도지사 또는 시장 · 군수 · 구청장이나 보건소장에게 위임할 수 있다**.

② 보건복지부장관은 이 법에 따른 **업무의 일부**를 **대통령령**으로 정하는 바에 따라 **관계 전문기관에 위탁할 수 있다**.

제86조의2(벌칙 적용에서 공무원 의제)

제57조의2(의료광고에 관한 심의위원회)제4항에 따른 심의위원회 위원은 「형법」 제129조부터 제132조까지의 규정을 적용할 때에는 공무원으로 본다.

제86조의3(기록의 보존 · 보관 의무에 대한 면책)

제22조(진료기록부 등)제2항, 제23조(전자의무기록)제1항 또는 제40조(폐업 · 휴업 신고와 진료기록부등의 이관)제2항에 따라 보존 · 보관하여야 하는 기록이 천재지변이나 그 밖의 불가항력으로 멸실된 경우에는 해당 기록의 보존 · 보관의무자는 제64조(의료기관 개설 허가 취소 등), 제66조(자격정지 등) 또는 제90조(벌칙-500만원 이하의 벌금)에 따른 책임을 면한다.

시행예정 〈시행 2023. 9. 25.〉

제86조의3(기록의 보존 · 보관 의무에 대한 면책)

제22조제2항, 제23조제1항, 제38조의2(수술실 내 폐쇄회로 텔레비전의 설치 · 운영) 또는 제40조의2제1항에 따라 보존 · 보관하여야 하는 기록이 천재지변이나 그 밖의 불가항력으로 멸실된 경우에는 해당 기록의 보존 · 보관의무자는 제64조, 제66조 또는 제90조에 따른 책임을 면한다. <개정 2021.9.24.>

제9장 | 벌칙

제87조(벌칙) 15광주, 20대전

제33조제2항을 위반(**의료기관을 개설할 수 없는 자가 의료기관을 개설**)하여 의료기관을 개설하거나 운영하는 자는 **10년 이하의 징역이나 1억원 이하의 벌금**에 처한다.

제87조의2(벌칙) 12서울, 15강원 · 부산 · 대전 · 전북 16충북, 17울산 · 부산, 18충북

① 제12조제3항(의료행위를 하는 의료인, 간호조무사 및 의료기사와 처치를 받는 사람의 폭행 협박 금지)을 위반한 죄를 범하여 **사람을 상해에 이르게 한 경우**에는 **7년 이하의 징역 또는 1천만원 이상 7천만원 이하의 벌금**에 처하고, **중상해에 이르게 한 경우**에는 **3년 이상 10년 이하의 징역**에 처하며, 사망에 이르게 한 경우에는 무기 또는 5년 이상의 징역에 처한다.

② 다음 각 호의 어느 하나에 해당하는 자는 **5년 이하의 징역이나 5천만원 이하의 벌금**에 처한다. 12서울, 15강원 · 대전 · 전북 · 부산, 16충북, 17울산 · 부산, 20대전 · 전북, 21경북, 22전북

1. 제4조의3제1항을 위반하여 **면허를 대여한 사람**

1의2. 제4조의3제2항을 위반하여 면허를 대여받거나 면허 대여를 알선한 사람

2. **제12조(의료기술 등에 대한 보호)제2항 및 제3항**, **제18조(처방전의 작성과 교부)제3항**, 제21조의2(진료기록의 송부 등)제5항 · 제8항, **제23조(전자의무기록)제3항**, **제27조(무면허 의료행위 등 금지)제1항**, 제33조(의료기관의 개설)제2항(제82조제3항에서 준용하는 경우만을 말한다) · 제8항(제82조제3항에서 준용하는 경우를 포함한다) · 제10항을 위반한 자. 다만, 제12조제3항(의료행위를 하는 의료인, 간호조무사 및 의료기사와 처치를 받는 사람의 폭행 협박 금지)의 죄는 피해자의 명시한 의사에 반하여 공소를 제기할 수 없다.

3. 제27조제5항을 위반하여 의료인이 아닌 자에게 의료행위를 하게 하거나 의료인에게 면허 사항 외의 의료행위를 하게 한 자 22전북

시행예정 〈시행 2023. 9. 25.〉

제87조의2(벌칙)

3의2. 제38조의2제5항을 위반하여 촬영한 영상정보를 열람하게 하거나 제공한 자 <신설 2021. 9. 24.>

3의3. 제38조의2제6항을 위반하여 촬영한 영상정보를 탐지하거나 누출·변조 또는 훼손한 자 <신설 2021. 9. 24.>

3의4. 제38조의2제7항을 위반하여 촬영한 영상정보를 이 법에서 정한 목적 외의 용도로 사용한 자 <신설 2021. 9. 24.>

시행예정 〈시행 2023. 3. 5.〉

제87조의2(벌칙)

4. 제40조의3제3항을 위반하여 직접 보관한 진료기록부등 외 진료기록보관시스템에 보관된 정보를 열람하는 등 그 내용을 확인한 사람 <개정 2020. 12. 29.>
5. 제40조의3제7항을 위반하여 정당한 접근 권한 없이 또는 허용된 접근 권한을 넘어 진료기록보관시스템에 보관된 정보를 훼손·멸실·변경·위조·유출하거나 검색·복제한 사람 <신설 2020. 12. 29.>

제88조(벌칙) 12서울, 14인천, 15서울·강원·부산·광주 16충북, 17울산, 19전남, 21대전·광주

다음 각 호의 어느 하나에 해당하는 자는 3년 이하의 징역이나 3천만원 이하의 벌금에 처한다. 22전남

1. **제19조(정보누설금지)**, 제21조제2항(기록열람 등), **제22조제3항(진료기록부거짓 작성)**, 제27조(무면허 의료행위 등 금지)제3항·제4항, 제33조제4항(의료기관 개설허가), 제35조(의료기관 개설 특례)제1항 단서, **제38조(특수의료장비의 설치·운영)제3항**, 제47조제11항(의료관련감염 예방의 자율보고), **제59조(지도와 명령)제3항**, 제64조(의료기관 개설허가 취소)제2항(제82조제3항에서 준용하는 경우를 포함한다), **제69조제3항(의료지도원의 비밀유지)을 위반한 자**. 다만, **제19조, 제21조제2항 또는 제69조제3항을 위반한 자에 대한 공소는 고소가 있어야 한다.**

시행예정 〈시행 2023. 3. 5.〉

제88조(벌칙)

다음 각 호의 어느 하나에 해당하는 자는 **3년 이하의 징역이나 3천만원 이하의 벌금**에 처한다.

1. 제19조, 제21조제2항(제40조의2제4항에서 준용하는 경우를 포함한다), 제22조제3항, 제27조제3항·제4항, 제33조제4항, 제35조제1항 단서, 제38조제3항, 제47조제11항, 제59조제3항, 제64조제2항(제82조제3항에서 준용하는 경우를 포함한다), 제

69조제3항을 위반한 자. 다만, 제19조, 제21조제2항(제40조의2제4항에서 준용하는 경우를 포함한다) 또는 제69조제3항을 위반한 자에 대한 공소는 고소가 있어야 한다.

2. **제23조의5(부당한 경제적 이익등의 취득 금지)를 위반한 자**. 이 경우 취득한 경제적 이익등은 몰수하고, 몰수할 수 없을 때에는 그 가액을 추징한다.
3. 제82조제1항에 따른 안마사의 자격인정을 받지 아니하고 영리를 목적으로 안마를 한 자

시행예정 〈시행 2023. 9. 25.〉

제88조(벌칙)

3. 제38조의2제2항에 따른 절차에 따르지 아니하고 같은 조 제1항에 따른 폐쇄회로 텔레비전으로 의료행위를 하는 장면을 임의로 촬영한 자 <신설 2021. 9. 24.>
4. 제82조제1항에 따른 안마사의 자격인정을 받지 아니하고 영리를 목적으로 안마를 한 자 <개정 2021. 9. 24.>

제88조의2(벌칙) 12서울, 15대전 · 광주 16충북, 17경북 · 전북, 19강원

다음 각 호의 어느 하나에 해당하는 자는 **2년 이하의 징역이나 2천만원 이하의 벌금**에 처한다.

1. 제20조(임신 32주 이전 태아 성감별 행위)를 위반한 자
2. 제47조(의료관련감염 예방)제12항을 위반하여 자율보고를 한 사람에게 불리한 조치를 한 자

시행예정 〈시행 2023. 9. 25.〉

제88조의2(벌칙)

2. 제38조의2제4항을 위반하여 안전성 확보에 필요한 조치를 하지 아니하여 폐쇄회로 텔레비전으로 촬영한 영상정보를 분실 · 도난 · 유출 · 변조 또는 훼손당한 자 <신설 2021.9.24.>
3. 제47조제12항을 위반하여 자율보고를 한 사람에게 불리한 조치를 한 자 <개정 2021.9.24.>

제89조(벌칙) 12서울, 15대전 · 부산, 17울산, 18서울 · 부산

다음 각 호의 어느 하나에 해당하는 자는 **1년 이하의 징역이나 1천만원 이하의 벌금**에 처한다.

1. **제15조제1항(진료거부 금지 등)**, **제17조(진단서 등)제1항** · 제2항(제1항 단서 후단과 제2항 단서는 제외한다), 제17조의2(처방전)제1항 · 제2항(처방전을 교부하거나 발송한 경우만을 말한다), 제23조의2(전자의무기록의 표준화)제3항 후단, **제33조제9항(의료법인**

의 의료기관 개설), **제56조(의료광고의 금지 등)제1항부터 제3항까지** 또는 제58조의6(의료기관 인증서와 인증마크)제2항을 위반한 자

2. 정당한 사유 없이 **제40조제4항(의료기관 폐업 시 입원중인 환자를 위한 권익 조치)에 따른 권익보호조치를 하지 아니한 자** 18서울
3. 제51조의2를 위반하여 의료법인의 임원 선임과 관련하여 금품 등을 주고받거나 주고받을 것을 약속한 자
4. 제61조(보고와 업무 검사 등)제1항에 따른 검사를 거부·방해 또는 기피한 자(제33조(의료기관 개설)제2항·제10항 위반 여부에 관한 조사임을 명시한 경우에 한정한다)

제90조(벌칙) 15부산·대전, 17인천·울산, 18서울·광주·부산

제16조(세탁물 처리)제1항·제2항, 제17조제3항·제4항(진단서 교부 요구 거부 금지), 제17조의2(처방전)제1항·제2항(처방전을 수령한 경우만을 말한다), **제18조(처방전 작성과 교부)제4항**, 제21조(기록 열람 등)제1항 후단, 제21조의2(진료기록의 송부 등)제1항·제2항, **제22조(진료기록부 등)제1항·제2항**, 제23조제4항(전자의무기록 추가기재 및 수정시 접속 기록 별도 보관), 제26조(변사체 신고), **제27조(무면허 의료행위 등 금지)제2항**, 제33조(의료기관 개설 등)제1항·제3항(제82조제3항에서 준용하는 경우를 포함한다)·제5항(허가의 경우만을 말한다), 제35조(의료기관 개설 특례)제1항 본문, 제41조(당직의료인), 제42조(의료기관의 명칭)제1항, 제48조(의료법인의 설립 허가 등)제3항·제4항, **제77조제2항(전문의의 전문과목 표시)을 위반한 자**나 제63조에 따른 시정명령을 위반한 자와 의료기관 개설자가 될 수 없는 자에게 고용되어 의료행위를 한 자는 **500만원 이하의 벌금**에 처한다.

> 시행예정 〈시행 2023. 9. 25.〉
>
> **제90조(벌칙)**
>
> 제16조제1항·제2항, 제17조제3항·제4항, 제17조의2제1항·제2항(처방전을 수령한 경우만을 말한다), 제18조제4항, 제21조제1항 후단(제40조의2제4항에서 준용하는 경우를 포함한다), 제21조의2제1항·제2항, 제22조제1항·제2항(제40조의2제4항에서 준용하는 경우를 포함한다), 제23조제4항, 제26조, 제27조제2항, 제33조제1항·제3항(제82조제3항에서 준용하는 경우를 포함한다)·제5항(허가의 경우만을 말한다), 제35조제1항 본문, 제38조의2제1항부터 제4항까지·제9항, 제41조, 제42조제1항, 제48조제3항·제4항, 제77조제2항을 위반한 자나 제63조에 따른 시정명령을 위반한 자와 의료기관 개설자가 될 수 없는 자에게 고용되어 의료행위를 한 자는 500만원 이하의 벌금에 처한다. <개정 2021. 9. 24.>

제90조의2(「형법」상 감경규정에 관한 특례)

음주로 인한 심신장애 상태에서 제12조제3항(의료행위를 하는 의료인, 간호조무사 및 의료

기사와 처치를 받는 사람의 폭행 협박 금지)을 위반하는 죄를 범한 때에는 「형법」 제10조제1항(심신장애로 인하여 사물을 변별할 능력이 없거나 의사를 결정할 능력이 없는 자의 행위는 벌하지 아니한다.)을 적용하지 아니할 수 있다.

제91조(양벌규정) 22전북

법인의 대표자나 법인 또는 개인의 대리인, 사용인, 그 밖의 종업원이 그 법인 또는 개인의 업무에 관하여 제87조, 제87조의2, 제88조, 제88조의2, 제89조 또는 제90조의 위반행위를 하면 그 행위자를 벌하는 외에 그 법인 또는 개인에게도 해당 조문의 벌금형을 과(科)한다. 다만, 법인 또는 개인이 그 위반행위를 방지하기 위하여 해당 업무에 관하여 상당한 주의와 감독을 게을리하지 아니한 경우에는 그러하지 아니하다.

제92조(과태료) 15경북, 16울산, 20전북, 21대구 · 광주, 22전북

① 다음 각 호의 어느 하나에 해당하는 자에게는 **300만원 이하의 과태료**를 부과한다.

1. **제16조제3항(의료기관 세탁물 처리)에 따른 교육을 실시하지 아니한 자** 16울산, 22전북

1의2. 제23조의3(진료정보침해사고의 통지)제1항을 위반하여 진료정보 침해사고를 통지하지 아니한 자

1의3. 제24조의2(의료행위에 관한 설명)제1항을 위반하여 환자에게 설명을 하지 아니하거나 서면 동의를 받지 아니한 자

1의4. **제24조의2(의료행위에 관한 설명)제4항을 위반하여 환자에게 변경 사유와 내용을 서면으로 알리지 아니한 자** 20전북

2. **제37조(진단용 방사선 발생장치)제1항에 따른 신고를 하지 아니하고 진단용 방사선 발생장치를 설치 · 운영한 자** 15경북, 21대구

3. **제37조(진단용 방사선 발생장치)제2항에 따른 안전관리책임자를 선임하지 아니하거나 정기검사와 측정 또는 방사선 관계 종사자에 대한 피폭관리를 실시하지 아니한 자** 15경북

4. 삭제

5. 제49조(**부대사업**)제3항을 **위반하여 신고하지 아니한 자** 22전북

② 다음 각 호의 어느 하나에 해당하는 자에게는 **200만원 이하의 과태료**를 부과한다.

1. 제21조의2(진료기록의 송부 등)제6항 후단을 위반하여 자료를 제출하지 아니하거나 거짓 자료를 제출한 자

2. 제45조의2(비급여 진료비용 등의 현황조사 등)제1항을 위반하여 보고를 하지 아니하거나 거짓으로 보고한 자

3. 제45조의2(비급여 진료비용 등의 현황조사 등)제3항을 위반하여 자료를 제출하지 아니하거나 거짓으로 제출한 자

4. 제61조(보고와 업무 검사 등)제1항에 따른 보고를 하지 아니하거나 검사를 거부 · 방해 또는 기피한 자(제89조제4호에 해당하는 경우는 제외한다)

③ 다음 각 호의 어느 하나에 해당하는 자에게는 **100만원 이하의 과태료**를 부과한다.

15경북, 21광주, 22전북

1. 제16조(의료기관 세탁물 처리)제3항에 따른 기록 및 유지를 하지 아니한 자

1의2. 제16조제4항에 따른 변경이나 휴업 · 폐업 또는 재개업을 신고하지 아니한 자

2. 제33조(의료기관 개설 등)제5항(제82조제3항에서 준용하는 경우를 포함한다)에 따른 변경신고를 하지 아니한 자

2의2. 제37조(진단용 방사선 발생장치)제3항에 따른 안전관리책임자 교육을 받지 아니한 사람

3. **제40조(폐업 · 휴업 신고와 진료기록부등의 이관)제1항(제82조제3항에서 준용하는 경우를 포함한다)에 따른 휴업 또는 폐업 신고를 하지 아니하거나 제40조제2항을 위반하여 진료기록부등을 이관(移管)하지 아니한 자** 21광주,

시행예정 〈시행 2023. 3. 5.〉

제92조(과태료)

3. 제40조제1항(제82조제3항에서 준용하는 경우를 포함한다)에 따른 휴업 또는 폐업 신고를 하지 아니한 자

3의2. 제40조의2제1항을 위반하여 진료기록부등을 관할 보건소장에게 넘기지 아니하거나 수량 및 목록 등을 거짓으로 보고한 자

3의3. 제40조의2제2항을 위반하여 변경신고를 하지 아니하거나 거짓으로 변경신고를 한 자

3의4. 제40조의2제2항을 위반하여 진료기록부등의 보존 및 열람을 대행할 책임자를 지정하지 아니하거나 진료기록부등을 관할 보건소장에게 넘기지 아니한 자

3의5. 제40조의2제3항에 따른 준수사항을 위반한 자

4. **제42조(의료기관의 명칭)제3항을 위반하여 의료기관의 명칭 또는 이와 비슷한 명칭을 사용한 자** 15경북, 22경북

5. 제43조(진료과목 등)제5항에 따른 진료과목 표시를 위반한 자

6. 제4조제3항에 따라 환자의 권리 등을 게시하지 아니한 자

7. 제52조의2제6항을 위반하여 대한민국의학한림원 또는 이와 유사한 명칭을 사용한 자

8. 제4조(의료인과 의료기관의 장의 의무)제5항을 위반하여 그 위반행위에 대하여 내려진 제63조에 따른 시정명령을 따르지 아니한 사람

④ 제1항부터 제3항까지의 과태료는 대통령령으로 정하는 바에 따라 **보건복지부장관 또는 시장 · 군수 · 구청장이 부과 · 징수**한다.

제93조 삭제

기출유형 점검

의료기술직 및 보건직의 업무 수행을 위한 기본법이므로 총 20문제중 5문제 정도로 출제될 만큼 비중이 높은 법령이다. 의료인의 종류, 결격사유, 권리와의무, 면허취소와 자격정지, 의료기관의 종류와 개설, 의료기관인증, 부대사업을 중심으로 출제되는 경향이 있다.

1. **[22서울] 「의료법」상 의료기관에서 의료관련감염 예방에 대한 설명으로 가장 옳지 않는 것은?**

① 보건복지부령으로 정하는 일정 규모 이상의 병원급 의료기관의 장은 의료관련감염 예방을 위하여 감염관리위원회와 감염관리실을 설치·운영하여야 한다.

② 질병관리청장은 의료관련감염의 발생·원인 등에 대한 의과학적인 감시를 위하여 의료관련감염 감시시스템을 구축·운영할 수 있다.

③ 의료관련감염이 발생한 사실을 알게 된 의료기관의 장, 의료인, 의료기관 종사자 또는 환자 등은 보건복지부령으로 정하는 바에 따라 보건복지부장관에게 그 사실을 보고할 수 있다.

④ 자율보고한 사람이 해당 의료관련감염과 관련하여 관계 법령을 위반한 사실이 있는 경우에는 그에 따른 행정처분을 감경하거나 면제할 수 있다.

해설 제47조(의료관련감염 예방)

⑧ 의료관련감염이 발생한 사실을 알게 된 의료기관의 장, 의료인, 의료기관 종사자 또는 환자 등은 보건복지부령으로 정하는 바에 따라 질병관리청장에게 그 사실을 보고(이하 이 조에서 "자율보고"라 한다)할 수 있다. 이 경우 질병관리청장은 자율보고한 사람의 의사에 반하여 그 신분을 공개하여서는 아니 된다.

답 ③

2. **[22경기] 「의료법」상 원격의료에 대한 내용으로 옳은 것은?**

① 의료업에 종사하는 의사·치과의사·한의사만 해당한다.

② 원격의료를 행하거나 받으려는 자는 대통령령으로 정하는 시설과 장비를 갖추어야 한다.

③ 데이터 및 화상을 전송·수신할 수 있는 단말기, 서버, 정보통신망과 같은 특수의료장비가 필요하다.

④ 문제가 발생할 경우 환자에 대한 책임은 기본적으로 원격지의사의 책임이다.

해설 **제34조(원격의료)**

① 의료인(의료업에 종사하는 의사 · 치과의사 · 한의사만 해당한다)은 제33조제1항에도 불구하고 컴퓨터 · 화상통신 등 정보통신기술을 활용하여 먼 곳에 있는 의료인에게 의료지식이나 기술을 지원하는 원격의료(이하 "원격의료"라 한다)를 할 수 있다.

② 원격의료를 행하거나 받으려는 자는 보건복지부령으로 정하는 시설과 장비를 갖추어야 한다.

③ 원격의료를 하는 자(이하 "원격지의사"라 한다)는 환자를 직접 대면하여 진료하는 경우와 같은 책임을 진다.

④ 원격지의사의 원격의료에 따라 의료행위를 한 의료인이 의사 · 치과의사 또는 한의사(이하 "현지의사"라 한다)인 경우에는 그 의료행위에 대하여 원격지의사의 과실을 인정할 만한 명백한 근거가 없으면 환자에 대한 책임은 제3항에도 불구하고 현지의사에게 있는 것으로 본다.

제29조(원격의료의 시설 및 장비)

법 제34조제2항에 따라 원격의료를 행하거나 받으려는 자가 갖추어야 할 시설과 장비는 다음 각 호와 같다.

1. 원격진료실
2. 데이터 및 화상(畵像)을 전송 · 수신할 수 있는 단말기, 서버, 정보통신망 등의 장비

답 ①

3. **[22서울] 「의료법 시행규칙」상 한지(限地)의료인이 그 허가지역을 다른 시도로 변경하려는 경우 허가를 받아야 하는 대상은?**

① 대통령
② 보건복지부장관
③ 시·도지사
④ 시장·군수·구청장

(해설) 시행규칙 제75조(한지의료인의 허가지역 변경)
① 법 제79조제3항에 따라 한지(限地) 의료인이 그 허가지역을 변경하려는 경우에는 그 소재지를 관할하는 시·도지사의 허가를 받아야 한다. 다만, 다른 시·도로 변경하거나 2개 시·도 이상에 걸쳐있는 지역으로 변경하려는 경우에는 보건복지부장관의 허가를 받아야 한다.

답 ②

4. **[19경북] 「의료법」의 상급종합병원에 대한 설명으로 옳지 않은 것은?**

① 20개 이상의 진료과목을 갖추어야 한다.
② 전문의가 되려는 자를 수련시키는 기관이어야 한다.
③ 5년마다 평가를 실시하여 재지정하거나 지정을 취소할 수 있다.
④ 중증질환에 대하여 난이도가 높은 의료행위를 전문적으로 하는 종합병원이다.

(해설) 제3조의4(상급종합병원 지정)
보건복지부장관은 다음 각 호의 요건을 갖춘 종합병원 중에서 **중증질환에 대하여 난이도가 높은 의료행위를 전문적으로 하는 종합병원**을 상급종합병원으로 지정할 수 있다.
1. 보건복지부령으로 정하는 **20개 이상의 진료과목**을 갖추고 **각 진료과목마다 전속하는 전문의**를 둘 것
2. 제77조제1항에 따라 **전문의가 되려는 자를 수련시키는 기관**일 것
3. 보건복지부령으로 정하는 인력·시설·장비 등을 갖출 것
4. **질병군별(疾病群別) 환자구성 비율**이 **보건복지부령으로 정하는 기준**에 해당할 것
→ 상급종합병원으로 지정받은 종합병원에 대하여 **3년마다** 평가를 실시하여 재지정하거나 지정을 취소할 수 있다.

답 ③

5. **[17울산] 「의료법」상 게시하여야 하는 환자의 권리가 아닌 것은?**

① 진료를 받을 권리
② 병원을 선택할 권리
③ 비밀을 보호받을 권리
④ 상담·조정을 신청할 권리

(해설) 시행규칙 [별표1] 환자의 권리와 의무 :
진료받을 권리, 알권리 및 자기결정권, 비밀을 보호받을 권리, 상담·조정을 신청할 권리

답 ②

6. **[21서울] 「의료법 시행규칙」상 감염관리실의 업무로 가장 옳지 않은 것은?**

① 병원감염의 발생 감시
② 병원감염관리 실적의 분석 및 평가
③ 병원의 전반적인 위생관리에 관한 사항
④ 직원의 감염관리교육 및 감염과 관련된 직원의 건강관리에 관한 사항

(해설) 제43조(감염관리위원회 및 감염관리실의 설치 등)
③ 감염관리실은 다음 각 호의 업무를 수행한다.
1. 병원감염의 발생 감시
2. 병원감염관리 실적의 분석 및 평가
3. 직원의 감염관리교육 및 감염과 관련된 직원의 건강관리에 관한 사항
4. 그 밖에 감염 관리에 필요한 사항
→ 병원의 전반적인 위생관리에 관한 사항은 감염관리위원회의 심의 사항이다.

답 ③

7. **[17경북] 「의료법」상 의료인의 결격사유에 해당하는 것은?**

① 한정후견개시의 심판을 받은 피한정후견인
② "도로교통법" 위반으로 징역형을 선고받은 경우
③ "형법"상 배임죄로 금고형을 선고받은 경우

④ 파산신고를 받은 자로서 복권되지 아니한 경우

(해설) 제8조(결격사유 등)
② "도로교통법"은 의료관련 법령이 아니므로 결격사유에 해당하지 않는다.
③ "형법"은 제한 적용이므로 배임죄는 결격사유가 아니다.
④ 파산신고를 받고 복권되지 아니한 경우는 결격사유가 아니다.

답 ①

8. **[20서울]「의료법」 및 동법 시행규칙상 의료인이나 의료기관 개설자가 진료기록부등을 보존해야 하는 기간으로 가장 옳은 것은?**

① 처방전－2년
② 수술기록－3년
③ 환자 명부－3년
④ 진료기록부－5년

(해설) 제22조(진료기록부 등)
② 수술기록－10년
③ 환자 명부－5년
④ 진료기록부－10년

답 ①

9. **[21서울]「의료법」 및 동법 시행령상 의료광고가 가능한 경우로 가장 옳은 것은?**

① 신문 등을 이용하여 전문가의 의견 형태로 표현되는 광고
② 환자의 치료경험담이나 6개월 이하의 임상경력에 대한 광고
③ 다른 의료인등의 기능 또는 진료 방법과 비교하는 내용의 광고
④ 세계보건기구와 협력을 맺은 국제평가기구로부터 받은 인증을 표시한 광고

(해설) 제56조(의료광고의 금지 등)
①, ②, ③은 의료광고의 금지사항이다.

답 ④

10. **[18서울]「의료법」상 의료기관 인증기준 및 방법 등에 대한 설명으로 가장 옳은 것은?**

① 인증의 유효기간은 5년으로 한다.
② 인증기준은 의료서비스의 제공과정 및 성과와 관련한 사항을 포함한다.
③ 인증기준의 세부내용은 의료기관인증위원회가 정한다.
④ 인증등급은 인증, 불인증으로 구분한다.

(해설) 제58조의3(의료기관 인증기준 및 방법 등)
① 인증의 유효기간은 4년으로 한다.
③ 인증기준의 세부내용은 **보건복지부장관**이 정한다.
④ 인증등급은 인증, **조건부인증**, 불인증으로 구분한다.

답 ②

Part 03

의료기사 등에 관한 법률
(약칭: 의료기사법)

| 의료기술직 |

Part 03 의료기사 등에 관한 법률 (약칭: 의료기사법)

의료기사법[시행 2020. 12. 15.], 시행령[시행 2019. 07. 02.], 시행규칙[시행 2019. 09. 27.]

제1장 | 총칙

제1조(목적) 16인천, 17대전 · 광주 · 충남, 18강원 · 대구 · 전남, 19인천

이 법은 **의료기사, 보건의료정보관리사 및 안경사**의 **자격 · 면허 등에 관하여 필요한 사항을 정함**으로써 **국민의 보건 및 의료 향상에 이바지함을 목적으로 한다**.

제1조의2(정의) 14인천, 16인천 · 광주, 17인천 · 울산 · 경북, 20충북 · 충남 · 전북, 22경기

이 법에서 사용하는 용어의 뜻은 다음과 같다.

1. "**의료기사**"란 **의사 또는 치과의사의 지도 아래 진료나 의화학적(醫化學的) 검사에 종사**하는 사람을 말한다. 22부산
2. "**보건의료정보관리사**"란 **의료 및 보건지도 등에 관한 기록 및 정보의 분류 · 확인 · 유지 · 관리**를 주된 업무로 하는 사람을 말한다.
3. "**안경사**"란 **안경(시력보정용에 한정한다. 이하 같다)의 조제 및 판매와 콘택트렌즈(시력보정용이 아닌 경우를 포함한다. 이하 같다)의 판매**를 주된 업무로 하는 사람을 말한다.

제2조(의료기사의 종류 및 업무) 14전북, 16인천 · 충북, 18충남 · 경북, 19충북 · 대전 · 광주, 20충북 · 울산, 21대전 · 광주, 22경기

① 의료기사의 종류는 **임상병리사, 방사선사, 물리치료사, 작업치료사, 치과기공사 및 치과위생사**로 한다.

② 의료기사는 종별에 따라 다음 각 호의 업무 및 이와 관련하여 대통령령으로 정하는 업무를 수행한다.

1. **임상병리사: 각종 화학적 또는 생리학적 검사**
2. **방사선사: 방사선 등의 취급 또는 검사 및 방사선 등 관련 기기의 취급 또는 관리**
3. **물리치료사: 신체의 교정 및 재활을 위한 물리요법적 치료**
4. **작업치료사: 신체적 · 정신적 기능장애를 회복시키기 위한 작업요법적 치료**
5. **치과기공사: 보철물의 제작, 수리 또는 가공**
6. **치과위생사: 치아 및 구강질환의 예방과 위생 관리** 등

제3조(업무 범위와 한계) 14경북 · 전남, 15경북, 17인천, 18경북, 19강원 · 충북 · 대구 · 전북 · 부산, 20인천 · 충북 · 충남 · 경북, 21대구 · 경북

의료기사, 보건의료정보관리사 및 안경사(이하 "**의료기사등**"이라 한다)의 구체적인 업무의 범위와 한계는 **대통령령**으로 정한다.

시행령 제2조(의료기사, 보건의료정보관리사 및 안경사의 업무 범위 등) 20충북 · 충남 · 경북

① 「의료기사 등에 관한 법률」(이하 "법"이라 한다) 제2조제2항에 따른 의료기사의 종류에 따른 업무 및 법 제3조에 따른 의료기사, 보건의료정보관리사 및 안경사(이하 "의료기사등"이라 한다)의 구체적인 업무범위는 별표 1에 따른다.

② **의료기사**는 **의사 또는 치과의사의 지도**를 받아 별표 1에 따른 업무를 수행한다.

■ 의료기사 등에 관한 법률 시행령 [별표 1] 14경북 · 전남, 15경북, 17인천, 18경북, 19대구 · 전북, 20인천 · 충북 · 충남 · 경북

의료기사, 보건의료정보관리사 및 안경사의 업무 범위(제2조제1항 관련)

구분	업무 범위
임상 병리사	가. 기생충학 · 미생물학 · 법의학 · 병리학 · 생화학 · 세포병리학 · 수혈의학 · 요화학(尿化學) · 혈액학 · 혈청학 분야, **방사성동위원소를 사용한 검사물 분야** 및 기초대사 · 뇌파 · 심전도 · 심폐기능 등 생리기능 분야의 화학적 · 생리학적 검사에 관한 다음의 구분에 따른 업무 1) **검사물 등의 채취·검사** 2) **검사용 시약의 조제** 3) 기계 · 기구 · 시약 등의 보관 · 관리 · 사용 4) **혈액의 채혈·제제·제조·조작·보존·공급** 나. 그 밖의 화학적 · 생리학적 검사
방사선사	가. 방사선 등의 취급 · 검사 및 방사선 등 관련 기기의 취급 · 관리에 관한 다음의 구분에 따른 업무 1) 방사선기기와 부속 기자재의 선택 · 관리 2) **방사성동위원소를 이용한 핵의학적 검사** 3) 의료영상진단기와 초음파진단기의 취급 4) **전리방사선(電離放射線, 물질을 통과할 때에 이온화를 일으키는 방사선)·비전리방사선의 취급** 나. 그 밖에 방사선 등의 취급 · 검사 및 방사선 등 관련 기기의 취급 · 관리에 관한 업무
물리 치료사	가. **신체의 교정 및 재활**을 위한 물리요법적 치료에 관한 다음의 구분에 따른 업무 1) **물리요법적 기능훈련·재활훈련** 2) 기계 · 기구를 이용한 물리요법적 치료 3) 도수치료: 기구나 약물을 사용하지 않고 손으로 하는 치료 4) 도수근력(손근력) · 관절가동범위 검사 5) **마사지** 6) 물리요법적 치료에 필요한 기기 · 약품의 사용 · 관리 7) **신체 교정운동** 8) **온열·전기·광선·수(水)치료** 9) 물리요법적 교육 나. 그 밖에 신체의 교정 및 재활을 위한 물리요법적 치료에 관한 업무
작업 치료사	가. **신체적·정신적 기능장애를 회복**시키기 위한 작업요법적 치료에 관한 다음의 구분에 따른 업무 1) 감각 · 지각 · 활동 훈련

	2) 삼킴장애 재활치료 3) 인지 재활치료 4) 일상생활 훈련: 일상생활에서 사용하는 물체나 기구를 활용한 훈련 5) 운전 재활훈련 6) 직업 재활훈련 7) 작업수행능력 분석 · 평가 8) 작업요법적 치료에 필요한 기기의 사용 · 관리 9) 팔보조기 제작 및 팔보조기를 사용한 훈련 10) 작업요법적 교육 나. 그 밖에 신체적 · 정신적 기능장애를 회복시키기 위한 작업요법적 훈련 · 치료에 관한 업무
치과 기공사	가. 치과의사의 진료에 필요한 다음의 구분에 따른 치과기공물을 전산설계(CAD/CAM), 삼차원(3D)프린터 또는 주조기 등을 이용해 디자인, 제작, 수리 또는 가공하는 업무 1) 교정장치 · 충전물(充塡物) · 작업 모형 2) 보철물 3) 임플란트 맞춤 지대주(支臺柱, 인공치관과 인공치근을 연결하는 구조물) · 상부구조 나. 그 밖에 치과의사의 진료에 필요한 치과기공물의 디자인, 제작, 수리 또는 가공에 관한 업무
치과 위생사	가. **치아 및 구강질환의 예방과 위생 관리** 등에 관한 다음의 구분에 따른 업무 1) 교정용 호선(弧線: 둥근 형태의 교정용 줄)의 장착 · 제거 2) 불소 바르기 3) 보건기관 또는 의료기관에서 수행하는 **구내 진단용 방사선 촬영** 4) 임시 충전 5) 임시 부착물의 장착 6) 부착물의 제거 7) **치석 등 침착물(沈着物)의 제거** 8) 치아 본뜨기 나. 그 밖에 치아 및 구강질환의 예방과 위생 관리 등에 관한 업무
보건의료 정보 관리사	가. 의료기관에서의 **의료 및 보건지도 등에 관한 기록 및 정보의 분류·확인·유지·관리**에 관한 다음의 구분에 따른 업무 1) 보건의료정보의 분석 2) 보건의료정보의 전사(轉寫) 3) 암 등록 4) 진료통계 관리 5) **질병·사인(死因)·의료행위의 분류** 나. 그 밖에 의료기관에서의 의료 및 보건지도 등에 관한 기록 및 정보의 분류 · 확인 · 유지 · 관리에 관한 업무
안경사	가. 안경(시력보정용에 한정한다. 이하 같다)의 조제(調製) 및 판매와 콘택트렌즈(시력보정용이 아닌 경우를 포함한다. 이하 같다)의 판매에 관한 다음의 구분에 따른 업무 1) **안경의 조제 및 판매. 다만, 6세 이하의 아동을 위한 안경은 의사의 처방에**

	따라 조제·판매해야 한다. 2) **콘택트렌즈의 판매. 다만, 6세 이하의 아동을 위한 콘택트렌즈는 의사의 처방에 따라 판매**해야 한다. 3) 안경 · 콘택트렌즈의 도수를 조정하기 위한 목적으로 수행하는 자각적(주관적) 굴절검사로서 약제를 사용하지 않는 검사 4) 안경 · 콘택트렌즈의 도수를 조정하기 위한 목적으로 수행하는 타각적(객관적) 굴절검사로서 약제를 사용하지 않는 검사 중 자동굴절검사기기를 이용한 검사 나. 그 밖에 안경의 조제 및 판매와 콘택트렌즈의 판매에 관한 업무

제4조(면허) 19전북, 22경북

① **의료기사등**이 되려면 다음 각 호의 어느 하나에 해당하는 사람으로서 의료기사등의 국가시험(이하 "국가시험"이라 한다)에 합격한 후 **보건복지부장관의 면허**를 받아야 한다.

1. 「고등교육법」 제2조에 따른 대학 · 산업대학 · 전문대학(이하 "대학등"이라 한다)에서 취득하려는 면허에 상응하는 보건의료에 관한 학문을 전공하고 졸업한 사람. 다만, 보건의료정보관리사의 경우 「고등교육법」 제11조의2에 따른 인정기관(이하 "인정기관"이라 한다)의 보건의료정보관리사 교육과정 인증을 받은 대학등에서 보건의료정보 관련 학문을 전공하고 보건복지부령으로 정하는 교과목을 이수하여 졸업한 사람이어야 한다.
2. 삭제
3. 삭제
4. 외국의 제1호에 해당하는 학교(보건복지부장관이 정하여 고시하는 인정기준에 해당하는 학교를 말한다)와 같은 수준 이상의 교육과정을 이수하고 외국의 해당 의료기사등의 면허를 받은 사람

② 다음 각 호의 구분에 따른 사람으로서 6개월 이내에 졸업할 것으로 예정된 사람은 제1항제1호에 해당하는 사람으로 본다. 다만, 그 졸업예정시기에 졸업하여야 면허를 받을 수 있다.

1. 의료기사 · 안경사: 대학등에서 취득하려는 면허에 상응하는 보건의료에 관한 학문을 전공한 사람
2. 보건의료정보관리사: 인정기관의 보건의료정보관리사 교육과정 인증을 받은 대학등에서 보건의료정보 관련 학문을 전공하고 보건복지부령으로 정하는 교과목을 이수한 사람

③ 제1항제1호 단서에도 불구하고 다음 각 호의 어느 하나에 해당하는 경우에는 보건의료정보관리사 국가시험 응시자격을 갖춘 것으로 본다.

1. 입학 당시 인정기관의 인증을 받은 대학등에 입학한 사람으로서 그 대학등에서 보건의료정보 관련 학문을 전공하고 보건복지부령으로 정하는 교과목을 이수하여 졸업하

였으나 졸업 당시 해당 대학등이 인정기관의 인증을 받지 못한 경우

2. 대학등이 인정기관의 인증을 처음 신청한 날부터 그 인증신청의 결과가 나오기 전까지의 기간 동안 해당 대학등에 입학한 사람이 그 대학등에서 보건의료정보 관련 학문을 전공하고 보건복지부령으로 정하는 교과목을 이수하여 졸업한 경우

제5조(결격사유) 14인천, 18울산 · 강원, 20전남, 22전남

다음 각 호의 어느 하나에 해당하는 사람에 대하여는 의료기사등의 면허를 하지 아니한다.

1. 「정신건강증진 및 정신질환자 복지서비스 지원에 관한 법률」 제3조제1호에 따른 **정신질환자. 다만, 전문의가 의료기사등으로서 적합하다고 인정하는 사람의 경우에는 그러하지 아니하다.**
2. 「마약류 관리에 관한 법률」에 따른 **마약류 중독자**
3. **피성년후견인, 피한정후견인**
4. 이 법 또는 「형법」 중 제234조, 제269조, 제270조제2항부터 제4항까지, 제317조제1항, 「보건범죄 단속에 관한 특별조치법」, 「지역보건법」, 「국민건강증진법」, 「후천성면역결핍증 예방법」, 「의료법」, 「응급의료에 관한 법률」, 「시체해부 및 보존에 관한 법률」, 「혈액관리법」, 「마약류 관리에 관한 법률」, 「모자보건법」 또는 「국민건강보험법」을 **위반하여 금고 이상의 실형을 선고받고 그 집행이 끝나지 아니하거나 면제되지 아니한 사람**

제6조(국가시험) 15부산, 17인천, 18충북, 22경기 · 서울

① 국가시험은 **대통령령**으로 정하는 바에 따라 해마다 **1회 이상 보건복지부장관이 실시**한다.

② **보건복지부장관**은 **대통령령**으로 정하는 바에 따라 「한국보건의료인국가시험원법」에 따른 **한국보건의료인국가시험원으로 하여금 국가시험을 관리**하게 할 수 있다.

시행령 제3조(국가시험의 범위) 17인천, 22서울

① 법 제6조에 따른 의료기사등의 국가시험(이하 "국가시험"이라 한다)은 의료기사등의 종류에 따라 임상병리 · 방사선 · 물리치료 · 작업치료 · 치과기공 · 치과위생 · 보건의료정보관리 · 안경광학 및 보건의료 관계 법규에 대하여 의료기사등이 갖추어야 할 지식과 기능에 관하여 실시한다.

② 국가시험은 **필기시험과 실기시험으로 구분하여 실시**하되, 실기시험은 필기시험 합격자에 대해서만 실시한다. **다만, 보건복지부장관이 필요하다고 인정하는 경우에는 필기시험과 실기시험을 병합하여 실시**할 수 있다.

③ 제2항의 필기시험의 과목, 실기시험의 범위 및 합격자 결정, 그 밖에 필요한 사항은 **보건복지부령**으로 정한다.

시행령 제4조(국가시험의 시행과 공고) 15부산

① 보건복지부장관은 법 제6조제2항에 따라 「한국보건의료인국가시험원법」에 따른 한국보건의료인국가시험원(이하 "국가시험관리기관"이라 한다)으로 하여금 국가시험을 관리하도록 한다.

② **국가시험관리기관의 장**은 국가시험을 실시하려는 경우에는 미리 보건복지부장관의 승인을 받아 시험일시 · 시험장소 · 시험과목, 응시원서 제출기간, 그 밖에 시험 실시에 필요한 사항을 시험일 **90**

일 전까지 공고하여야 한다. 다만, **시험장소**는 지역별 응시인원이 확정된 후 **시험일 30일 전까지 공고**할 수 있다.

시행령 제6조(국가시험의 응시) 18충북

국가시험에 응시하려는 사람은 국가시험관리기관의 장이 정하는 응시원서를 **국가시험관리기관의 장에게 제출**하여야 한다.

시행규칙 제9조(합격자 결정 등) 15부산

① 영 제3조제1항에 따른 의료기사등의 국가시험(이하 "국가시험"이라 한다)의 합격자는 **필기시험에서는 각 과목 만점의 40퍼센트 이상 및 전 과목 총점의 60퍼센트 이상** 득점한 사람으로 하고, **실기시험에서는 만점의 60퍼센트 이상** 득점한 사람으로 한다.

② **국가시험의 출제방법, 과목별 배점비율, 그 밖에 시험 시행에 필요한 사항**은 영 제4조제1항에 따라 보건복지부장관이 지정 · 고시하는 관계 전문기관(이하 **"국가시험관리기관"이라 한다)의 장**이 정한다.

제7조(응시자격의 제한 등) 17강원 · 경북, 20충남

① 제5조 각 호(결격사유)의 어느 하나에 해당하는 사람은 국가시험에 응시할 수 없다.

② 부정한 방법으로 국가시험에 응시한 사람 또는 국가시험에 관하여 부정행위를 한 사람에 대하여는 그 시험을 정지시키거나 **합격을 무효**로 한다.

③ 보건복지부장관은 제2항에 따라 시험이 정지되거나 합격이 무효가 된 사람에 대하여 처분의 사유와 위반 정도 등을 고려하여 보건복지부령으로 정하는 바에 따라 그 다음에 치러지는 국가시험 응시를 **3회의 범위에서 제한**할 수 있다.

■ 의료기사 등에 관한 법률 시행규칙 [별표 2] 17강원, 20충남

국가시험 응시제한의 기준(제10조 관련)

응시제한 횟수	시험정지 · 합격무효 처분의 사유 및 위반의 정도
1회	가. 시험 중에 대화, 손동작 또는 소리 등으로 서로 의사소통을 하는 행위 나. 허용되지 아니한 자료를 가지고 있거나 이용하는 행위
2회	가. 시험 중에 다른 응시한 사람의 답안지(실기작품의 제작방법을 포함한다. 이하 같다) 또는 문제지를 엿보고 자신의 답안지를 작성하는 행위 나. **시험 중에 다른 응시한 사람을 위하여 답안 등을 알려주거나 엿보게 하는 행위** 다. 다른 사람으로부터 도움을 받아 답안지를 작성하거나 다른 응시한 사람의 답안지 작성에 도움을 주는 행위 라. 답안지를 다른 응시한 사람과 교환하는 행위 마. **시험 중에 허용되지 아니한 전자장비, 통신기기, 전자계산기기 등을 사용하여 답안을 전송하거나 작성하는 행위** 바. **시험 중에 시험문제 내용과 관련된 물건(시험 관련 교재 및 요약자료를 포함한**

	다)을 주고받는 행위
3회	가. 대리시험을 치르거나 치르게 하는 행위 나. **사전에 시험문제 또는 답안을 타인에게 알려주거나 알고 시험을 치른 행위**

제8조(면허의 등록 등)

① **보건복지부장관**은 의료기사등의 면허를 할 때에는 그 종류에 따르는 면허대장에 그 면허에 관한 사항을 등록하고 그 면허증을 발급하여야 한다.

② 제1항에 따른 면허의 등록과 면허증에 관하여 필요한 사항은 **보건복지부령**으로 정한다.

시행규칙 **제12조(면허증의 발급)**

① 영 제7조제1항에 따라 의료기사등의 면허증 발급을 신청하려는 사람은 별지 제2호서식의 의료기사등 면허증 발급신청서(전자문서로 된 신청서를 포함한다)에 다음 각 호의 **서류를 첨부하여 국가시험관리기관을 거쳐 보건복지부장관에게 제출**하여야 한다.

1. 졸업증명서 또는 이수증명서. 다만, 법 제4조제1항제4호에 해당하는 사람의 경우에는 졸업증명서 또는 이수증명서 및 해당 면허증 사본
2. 법 제5조제1호 및 제2호의 결격사유에 해당하지 아니함을 증명하는 의사의 진단서
3. 응시원서의 사진과 같은 사진(가로 3.5센티미터, 세로 4.5센티미터) 1장

② 삭제

③ 보건복지부장관은 제1항에 따라 면허증의 발급 신청을 받았을 때에는 그 신청인에게 면허증 발급을 **신청받은 날부터 14일 이내**에 종류에 따라 각각 별지 제3호서식의 면허증을 발급하여야 한다. 다만, 법 제4조제1항제4호에 해당하는 사람의 경우에는 외국에서 면허를 받은 사실 등에 대한 **조회가 끝난 날부터 14일 이내**에 발급하여야 한다.

제9조(무면허자의 업무금지 등) 17광주

① 의료기사등이 아니면 의료기사등의 업무를 하지 못한다. 다만, 대학등에서 취득하려는 면허에 상응하는 교육과정을 이수하기 위하여 **실습 중에 있는 사람의 실습에 필요한 경우에는 그러하지 아니하다**.

② 의료기사등이 아니면 의료기사등의 명칭 또는 이와 유사한 명칭을 사용하지 못한다.
→ 위반 시 500만원 이하의 벌금

③ 의료기사등은 제4조에 따라 받은 **면허를 다른 사람에게 대여하여서는 아니 된다**.
→ 위반 시 3년 이하의 징역 또는 3천만원 이하의 벌금

④ 누구든지 제4조에 따라 받은 **면허를 대여받아서는 아니 되며 면허 대여를 알선하여서도 아니 된다**.
→ 위반 시 3년 이하의 징역 또는 3천만원 이하의 벌금

제10조(비밀누설의 금지)

의료기사등은 **이 법 또는 다른 법령에 특별히 규정된 경우를 제외하고는** 업무상 알게 된 비

밀을 누설하여서는 아니 된다.

제11조(실태 등의 신고) 14인천, 15전남 · 강원, 17전북, 19인천, 22전남

① 의료기사등은 대통령령으로 정하는 바에 따라 **최초로 면허를 받은 후부터 3년**마다 그 **실태와 취업상황**을 **보건복지부장관에게 신고**하여야 한다. 19인천, 22전남

② 보건복지부장관은 제20조의 **보수교육을 받지 아니한 의료기사등**에 대하여 제1항에 따른 **신고를 반려할 수 있다**.

③ 보건복지부장관은 대통령령으로 정하는 바에 따라 제1항에 따른 신고 업무를 전자적으로 처리할 수 있는 전자정보처리시스템(이하 "신고시스템"이라 한다)을 구축 · 운영할 수 있다.

시행령 제8조(실태 등의 신고)

의료기사등은 법 제11조제1항에 따라 그 실태와 취업상황을 제7조에 따른 면허증을 발급받은 날부터 매 3년이 되는 해의 12월 31일까지 보건복지부령으로 정하는 바에 따라 보건복지부장관에게 신고하여야 한다. 다만, 다음 각 호의 어느 하나에 해당하는 경우에는 그 구분에 따른 날부터 **매 3년**이 되는 해의 12월 31일까지 신고하여야 한다.

1. 법 제21조에 따라 면허가 취소된 후 면허증을 재발급받은 경우: 면허증을 재발급받은 날
2. 법률 제11102호 의료기사 등에 관한 법률 일부개정법률 부칙 제3조제1항에 따라 신고를 한 경우: 신고를 한 날

시행규칙 제12조의2(실태 등의 신고) 17전북

① 법 제11조제1항 및 영 제8조에 따라 **의료기사등의 실태와 취업상황을 신고하려는 사람**은 별지 제3호의2서식의 의료기사등의 실태 신고서(전자문서로 된 신고서를 포함한다)에 다음 각 호의 서류를 첨부하여 법 제16조제1항에 따른 **중앙회의 장**(이하 "각 중앙회의 장"이라 한다)에게 제출해야 한다.

1. 제19조제3항에 따른 **보수교육 이수증**(이수한 사람만 해당한다)
2. 제18조제7항에 따른 **보수교육 면제 · 유예 확인서**(면제 · 유예된 사람만 해당한다)

② 제1항에 따라 신고서를 제출받은 각 중앙회의 장은 법 제20조에 따른 신고인의 보수교육 이수 여부 등을 확인해야 한다.

③ 각 중앙회의 장은 제1항에 따른 **신고 내용과 결과를 분기별로 보건복지부장관에게 보고**해야 한다. 다만, 법 제22조제3항에 따라 면허의 효력이 정지된 의료기사등이 제1항에 따른 신고를 한 경우에는 그 내용과 결과를 **지체 없이 보건복지부장관에게 보고**해야 한다.

제11조의2(치과기공소의 개설등록 등) 15경북, 16서울, 18전북, 22대구

① **치과의사 또는 치과기공사가 아니면 치과기공소를 개설할 수 없다**.

② 치과의사 또는 치과기공사는 **1개소의 치과기공소만을 개설**할 수 있다.

③ 치과기공소를 개설하려는 자는 보건복지부령으로 정하는 바에 따라 **특별자치시장 · 특별자치도지사 · 시장 · 군수 · 구청장**(자치구의 구청장에 한한다. 이하 같다)에게 **개설등록을 하여야 한다**.

④ 제3항에 따라 치과기공소를 개설하고자 하는 자는 보건복지부령으로 정하는 시설 및 장

비를 갖추어야 한다.

제11조의3(치과기공사 등의 준수사항) 15경북, 16서울, 18대구 · 전북

① 치과기공사는 제3조에 따른 업무(이하 "치과기공물제작등 업무"라 한다)를 수행할 때 **치과의사가 발행한 치과기공물제작의뢰서**에 따라야 한다. 16서울

② 치과기공물제작등 업무를 의뢰한 **치과의사 및 치과기공소 개설자**는 보건복지부령으로 정하는 바에 따라 **치과기공물제작의뢰서를 보존(2년)**하여야 한다.

③ 치과기공물제작등 업무를 의뢰한 치과의사는 실제 기공물 제작 등이 치과기공물제작의뢰서에 따라 적합하게 이루어지고 있는지 여부를 확인할 수 있으며 해당 치과기공소 개설자는 이에 따라야 한다.

시행규칙 **제12조의5(치과기공물제작의뢰서)** 15경북, 16서울, 18대구

① 법 제11조의3제1항의 치과기공물제작의뢰서는 별지 제6호서식에 따른다.

② 법 제11조의3제2항에 따라 치과의사 및 치과기공소 개설자는 치과기공물제작의뢰서를 각자 **2년 동안** 보존하여야 한다.

제12조(안경업소의 개설등록 등) 20대전

① 안경사가 아니면 안경을 조제하거나 안경 및 콘택트렌즈의 판매업소(이하 "안경업소"라 한다)를 개설할 수 없다.

② **안경사는 1개의 안경업소만을 개설**할 수 있다. 20대전

③ 안경업소를 개설하려는 사람은 보건복지부령으로 정하는 바에 따라 **특별자치시장 · 특별자치도지사 · 시장 · 군수 · 구청장**에게 개설등록을 하여야 한다. 20대전

④ 제3항에 따라 안경업소를 개설하려는 사람은 보건복지부령으로 정하는 시설 및 장비를 갖추어야 한다.

⑤ **누구든지** 안경 및 콘택트렌즈를 **다음 각 호의 어느 하나에 해당하는 방법으로 판매 등을 하여서는 아니 된다.**

1. 「전자상거래 등에서의 소비자보호에 관한 법률」 제2조에 따른 **전자상거래 및 통신판매의 방법**
2. 판매자의 사이버몰(컴퓨터 등과 정보통신설비를 이용하여 재화 등을 거래할 수 있도록 설정된 가상의 영업장을 말한다) 등으로부터 **구매 또는 배송을 대행하는 등 보건복지부령으로 정하는 방법**

시행규칙 **제15조의2(안경 및 콘택트렌즈의 판매 제한)**

법 제12조제5항제2호에서 "구매 또는 배송을 대행하는 등 보건복지부령으로 정하는 방법"이란 해외로부터 구매를 대행하는 방법으로서 다음 각 호의 요건을 모두 충족하는 방법을 말한다.

1. 판매자가 법 제12조제5항제2호에 따른 사이버몰에 안경 또는 콘택트렌즈에 대한 상품정보와

가격 등을 게시할 것
2. 판매자가 국내 구매자의 구매요청을 받아 해외 판매자로부터 안경 또는 콘택트렌즈를 수입할 것
3. 판매자가 제2호에 따른 수입거래에 대하여 손익의 위험을 부담하는 수입화물주의 지위에 해당할 것
4. 판매자가 제2호 및 제3호에 따라 수입한 안경 또는 콘택트렌즈를 국내 구매자에게 판매할 것

⑥ **안경사는 안경 및 콘택트렌즈를 안경업소에서만 판매하여야 한다.**

⑦ 안경사는 콘택트렌즈를 판매하는 경우 콘택트렌즈의 사용방법과 유통기한 및 부작용에 관한 정보를 제공하여야 한다.

제13조(폐업 등의 신고)

치과기공소 또는 안경업소의 개설자는 폐업을 하거나 등록사항을 변경한 경우에는 보건복지부령으로 정하는 바에 따라 **지체 없이 특별자치시장 · 특별자치도지사 · 시장 · 군수 · 구청장에게 신고**하여야 한다.

시행규칙 제16조(폐업 등의 신고)

① 법 제13조에 따라 치과기공소 또는 안경업소의 폐업 또는 등록사항 변경 신고를 하려는 사람은 별지 제9호서식의 치과기공소 · 안경업소 폐업 또는 등록사항 변경 신고서에 개설등록증을 첨부하여 폐업하거나 등록사항을 변경한 날부터 **14일 이내에 특별자치시장 · 특별자치도지사 · 시장 · 군수 · 구청장에게 제출**하여야 한다.

② 치과기공소를 양도 · 양수하여 개설자가 변경된 경우에는 제1항에도 불구하고 양수인이 별지 제10호서식의 치과기공소 양도 · 양수 신고서에 다음 각 호의 서류를 첨부하여 양도 · 양수한 날부터 **14일 이내에 특별자치시장 · 특별자치도지사 · 시장 · 군수 · 구청장에게 신고**하여야 한다.
1. 치과기공소 개설등록증
2. 양도계약서 사본 등 양도 · 양수 사실을 증명할 수 있는 서류

③ 제2항에 따른 신고를 받은 특별자치시장 · 특별자치도지사 · 시장 · 군수 · 구청장은 행정정보의 공동이용을 통하여 양수인의 치과의사 면허증(양수인이 치과의사인 경우만 해당한다) 또는 치과기공사 면허증(양수인이 치과기공사인 경우만 해당한다)을 확인하여야 한다. 다만, 신고인이 확인에 동의하지 아니하는 경우에는 신고인이 면허증 사본을 첨부하도록 하여야 하며, 신고인이 면허증 원본을 제시하는 경우에는 담당 공무원의 확인으로 사본 제출을 갈음할 수 있다.

④ 안경업소를 양도 · 양수하여 개설자가 변경된 경우에는 제1항에도 불구하고 양수인이 별지 제11호서식의 안경업소 양도 · 양수 신고서에 다음 각 호의 서류를 첨부하여 양도 · 양수한 날부터 **14일 이내에 특별자치시장·특별자치도지사·시장·군수·구청장에게 신고**하여야 한다.
1. 안경업소 개설등록증
2. 양도계약서 사본 등 양도 · 양수 사실을 증명할 수 있는 서류

⑤ 제4항에 따른 신고를 받은 특별자치시장 · 특별자치도지사 · 시장 · 군수 · 구청장은 행정정보의 공동이용을 통하여 양수인의 안경사 면허증을 확인하여야 한다. 다만, 신고인이 확인에 동의하지 아니하는 경우에는 신고인이 면허증 사본을 첨부하도록 하여야 하며, 신고인이 면허증 원본을 제시하는 경우에는 담당 공무원의 확인으로 사본 제출을 갈음할 수 있다.

제14조(과장광고 등의 금지)

① 치과기공소 또는 안경업소는 해당 업무에 관하여 거짓광고 또는 과장광고를 하지 못한다.

② 누구든지 영리를 목적으로 특정 치과기공소·안경업소 또는 치과기공사·안경사에게 고객을 알선·소개 또는 유인하여서는 아니 된다.

③ 제1항 및 제2항에 따른 과장광고 등의 금지와 관련하여 필요한 사항은 「표시·광고의 공정화에 관한 법률」 및 「독점규제 및 공정거래에 관한 법률」에서 정하는 바에 따른다.

제15조(보고와 검사 등)

① **특별자치시장·특별자치도지사·시장·군수·구청장**은 **치과기공소 또는 안경업소의 개설자**에게 그 지도·감독에 필요한 범위에서 보고를 명하거나 소속 공무원으로 하여금 업무 상황, 시설 등을 검사하게 할 수 있다.

② 제1항의 경우에 소속 공무원은 그 권한을 나타내는 증표 및 조사기간, 조사범위, 조사담당자 및 관계 법령 등 보건복지부령으로 정하는 사항이 기재된 서류를 지니고 이를 관계인에게 보여주어야 한다.

③ 소속 공무원이 제1항에 따라 업무 상황, 시설 등을 검사하는 경우 그 절차·방법 등에 관하여는 이 법에서 정하는 사항을 제외하고는 「행정조사기본법」에서 정하는 바에 따른다.

제16조(중앙회) 17전북

① 의료기사등은 대통령령으로 정하는 바에 따라 그 면허의 종류에 따라 전국적으로 조직을 가지는 단체(이하 "중앙회"라 한다)를 설립하여야 한다.

② 중앙회는 **법인**으로 한다.

③ 중앙회에 관하여 이 법에 규정되지 아니한 사항은 「**민법**」 **중 사단법인에 관한 규정을 준용**한다.

④ 중앙회는 대통령령으로 정하는 바에 따라 **특별시·광역시·도 및 특별자치도에 지부를 설치하여야 하며**, 시·군·구(자치구를 말한다)에 **분회를 설치할 수 있다**. 다만, 그 외의 지부나 외국에 지부를 설치하려면 **보건복지부장관의 승인**을 받아야 한다.

⑤ 중앙회가 지부나 분회를 설치한 때에는 그 지부나 분회의 책임자는 지체 없이 특별시장·광역시장·도지사·특별자치도지사 또는 시장·군수·구청장에게 신고하여야 한다.

⑥ 각 중앙회는 제22조의2에 따른 **자격정지 처분 요구에 관한 사항을 심의·의결하기 위하여 윤리위원회를 둔다**.

⑦ 제6항에 따른 윤리위원회의 구성, 운영 등에 필요한 사항은 **대통령령**으로 정한다.

시행령 제10조(윤리위원회의 구성)

① 윤리위원회는 위원장을 포함해 11명의 위원으로 구성한다.

② 위원은 다음 각 호의 어느 하나에 해당하는 사람 중에서 중앙회의 장이 성별을 고려해 위촉하되, 제2호에 해당하는 사람이 4명 이상 포함되어야 한다.

1. 중앙회 소속 회원으로서 의료기사등의 경력이 10년 이상인 사람
2. 의료기사등이 아닌 사람으로서 법률, 보건, 언론, 소비자 권익 등에 관한 학식과 경험이 풍부한 사람

③ 위원장은 위원 중에서 중앙회의 장이 위촉한다.

④ 위원의 임기는 3년으로 하며, 한 차례만 연임할 수 있다.

제17조(설립 인가 등) 20인천

① **중앙회를 설립하려면** 대통령령으로 정하는 바에 따라 정관과 그 밖에 필요한 서류를 보건**복지부장관에게 제출하여 설립 인가를 받아야 한다**. 중앙회가 정관을 변경하고자 하는 때에도 또한 같다. 20인천

② 보건복지부장관은 제1항에 따른 인가를 하였을 때에는 그 사실을 공고하여야 한다.

③ 중앙회의 업무, 정관에 기재할 사항 및 그 밖에 필요한 사항은 대통령령으로 정한다.

시행령 제9조(중앙회의 설립 등) 20인천, 20전북

① 법 제16조제1항에 따른 **중앙회(이하 "중앙회"라 한다)를 설립하려는 자는 다음 각 호의 서류(전자문서를 포함한다)를 보건복지부장관에게 제출해 설립 인가를 받아야 한다.**

1. 정관
2. 사업계획서
3. 자산명세서
4. 설립결의서
5. 설립대표자의 선출 경위에 관한 서류
6. 임원의 취임승낙서와 이력서

② 중앙회는 설립 등기를 한 날부터 3주일 이내에 특별시 · 광역시 · 도 및 특별자치도에 각각 지부를 설치해야 한다.

③ 중앙회의 정관에 기재할 사항은 다음 각 호와 같다.

1. 목적
2. 명칭
3. 업무
4. 중앙회 · 지부 · 분회의 소재지
5. 재산 또는 회계와 그 밖에 관리 · 운영에 관한 사항
6. 임원의 선임(選任)에 관한 사항
7. 회원의 자격 및 징계에 관한 사항
8. 정관 변경에 관한 사항
9. 공고 방법에 관한 사항
10. 법 제16조제6항에 따른 윤리위원회(이하 "윤리위원회"라 한다)의 운영 등에 관한 사항

④ 중앙회는 정관을 변경하려면 다음 각 호의 서류(전자문서를 포함한다)를 보건복지부장관에게 제출

해 변경 인가를 받아야 한다.
1. 정관 변경 이유서
2. 정관 변경에 관한 중앙회 회의록 사본
3. 개정될 정관(신 · 구조문대비표를 포함한다)
4. 그 밖에 보건복지부장관이 필요하다고 인정하는 서류

⑤ **중앙회의 업무**는 다음 각 호와 같다. 20전북
1. 의료기사등의 권익 보호
2. 국내외 관련 기관 · 단체 등과의 정보 · 기술 교류
3. 의료기사등의 업무에 대한 연구개발
4. 그 밖에 보건복지부장관이 필요하다고 인정하는 업무

제18조(협조 의무)

중앙회는 보건복지부장관으로부터 국민의 보건 및 의료 향상에 관한 협조 요청을 받으면 협조하여야 한다.

제19조(감독)

① 보건복지부장관은 중앙회나 그 지부가 다음 각 호의 어느 하나에 해당하는 때에는 정관의 변경 또는 시정을 명할 수 있다.
1. 정관이 정하는 사업 외의 사업을 한 때
2. 국민의 보건 및 의료향상에 장애가 되는 행위를 한 때
3. 제18조(협조 의무)에 따른 요청을 받고 협조하지 아니한 때

② 보건복지부장관은 감독상 필요한 경우 중앙회나 그 지부에 대하여 그 업무에 관한 사항을 보고하게 할 수 있다.

제20조(보수교육) 14대전 · 전남, 15대구 · 전북 · 강원 · 울산, 16인천 · 충남, 17인천 · 대전 · 부산, 18울산 · 부산 · 광주 · 경북, 19서울 · 충북, 22충남

① 보건기관 · 의료기관 · 치과기공소 · 안경업소 등에서 각각 그 업무에 종사하는 의료기사등(1년 이상 그 업무에 종사하지 아니하다가 다시 업무에 종사하려는 의료기사등을 포함한다)은 보건복지부령으로 정하는 바에 따라 보수(補修)교육을 받아야 한다.

② 제1항에 따른 보수교육의 시간 · 방법 · 내용 등에 필요한 사항은 **대통령령**으로 정한다.

시행령 제11조(보수교육) 16인천 · 충남, 18울산

① 법 제20조제1항에 따른 보수교육(이하 "보수교육"이라 한다)의 시간 · 방법 및 내용은 다음 각 호의 구분에 따른다.
1. 보수교육의 시간: **매년 8시간 이상**
2. 보수교육의 방법: **대면 교육 또는 정보통신망을 활용한 온라인 교육**
3. **보수교육의 내용**: 다음 각 목의 사항
   가. **직업윤리에 관한 사항**

나. **업무 전문성 향상 및 업무 개선에 관한 사항**

다. **의료 관계 법령의 준수에 관한 사항**

라. 그 밖에 가목부터 다목까지와 유사한 사항으로서 **보건복지부장관이 보수교육에 필요하다고 인정하는 사항**

② 보건복지부장관은 제1항제1호에 따른 교육시간의 인정과 관련하여 그 인정기준, 운영기준 및 평가기준 등에 관한 사항을 정하여 고시하여야 한다.

시행규칙 제18조(보수교육)

14대전 · 전남, 15대구 · 전북 · 강원, 16인천 · 충남, 17대전 · 부산, 18경북 · 울산 · 부산 · 광주, 19서울 · 충북, 21전남

① 영 제14조제3항에 따라 의료기사등에 대한 보수교육 업무를 위탁받은 기관(이하 "보수교육실시기관"이라 한다)은 매년 법 제20조 및 영 제11조에 따른 보수교육(이하 "보수교육"이라 한다)을 실시하여야 한다.

② **보건복지부장관**은 다음 각 호의 어느 하나에 해당하는 사람에 대해서는 해당 연도의 **보수교육을 면제**할 수 있다. 14전남, 15전북 · 강원, 16인천, 19서울 · 충북

1. **대학원 및 의학전문대학원 · 치의학전문대학원**에서 해당 의료기사등의 면허에 상응하는 보건의료에 관한 학문을 전공하고 있는 사람
2. **군 복무 중인 사람**(군에서 해당 업무에 종사하는 의료기사등은 **제외**한다)
3. 해당 연도에 법 제4조에 따라 **의료기사등의 신규 면허를 받은 사람**
4. 보건복지부장관이 해당 연도에 **보수교육을 받을 필요가 없다고 인정하는 요건을 갖춘 사람**

③ **보건복지부장관**은 다음 각 호의 어느 하나에 해당하는 사람에 대해서는 해당 연도의 **보수교육을 유예**할 수 있다. 19충북

1. 해당 연도에 보건기관 · 의료기관 · 치과기공소 또는 안경업소 등에서 **그 업무에 종사하지 않은 기간이 6개월 이상인 사람**
2. 보건복지부장관이 해당 연도에 **보수교육을 받기가 어렵다고 인정하는 요건을 갖춘 사람**

④ 보건기관 · 의료기관 · 치과기공소 또는 안경업소 등에서 그 업무에 종사하지 않다가 다시 그 업무에 종사하려는 사람은 제3항제1호에 따라 보수교육이 유예된 연도(보수교육이 2년 이상 유예된 경우에는 마지막 연도를 말한다)의 다음 연도에 다음 각 목의 구분에 따른 보수교육을 받아야 한다.

17대전 · 부산, 18경북 · 울산 · 부산 · 광주, 21전남, 22충남

가. 제3항에 따라 보수교육이 **1년 유예된 경우: 12시간 이상**

나. 제3항에 따라 보수교육이 **2년 유예된 경우: 16시간 이상**

다. 제3항에 따라 보수교육이 **3년 이상 유예된 경우: 20시간 이상**

⑤ **보건복지부장관**은 보수교육실시기관의 **보수교육 내용과 그 운영에 대하여 평가할 수 있다.**

⑥ 제2항 또는 제3항에 따라 보수교육을 면제받거나 유예받으려는 사람은 해당 연도의 보수교육 실시 전에 별지 제12호서식의 보수교육 면제 · 유예 신청서에 보수교육 면제 또는 유예의 사유를 증명할 수 있는 서류를 첨부하여 **보수교육실시기관의 장에게 제출**해야 한다.

⑦ 제6항에 따른 신청을 받은 **보수교육실시기관의 장**은 보수교육 면제 또는 유예 대상자 여부를 확인하고, 신청인에게 별지 제12호의2서식의 **보수교육 면제·유예 확인서를 발급**해야 한다.

시행규칙 제19조(보수교육 계획서 및 실적보고서 제출 등) 15울산

① 보수교육실시기관의 장은 **매년 12월 31일까지** 별지 제13호서식의 다음 연도 **보수교육 계획서**(전자문서로 된 보수교육 계획서를 포함한다)에 다음 각 호의 서류를 첨부하여 **보건복지부장관에게 제출**하여야 한다. 이 경우 보수교육 계획서에는 교과과정, 실시방법, 교육받는 사람의 경비부담액 및

보수교육 이수 인정기준 등 보수교육의 운영에 필요한 사항이 포함되어야 한다.
1. 교육받는 사람의 경비부담액 산출근거
2. 과목별 보수교육 인정기준

② 보수교육실시기관의 장은 **매년 3월 31일까지** 별지 제13호의2서식의 **전년도 보수교육 실적보고서(전자문서로 된 보수교육 실적보고서를 포함한다)를 보건복지부장관에게 제출**하여야 한다.

③ **보수교육실시기관의 장은 보수교육을 받은 사람에게** 별지 제14호서식의 **보수교육 이수증을 발급**하여야 한다.

시행규칙 제21조(보수교육 관계 서류의 보존) 16인천, 17인천

보수교육실시기관의 장은 다음 각 호의 서류를 **3년 동안 보존**하여야 한다.
1. **보수교육 대상자 명단**(대상자의 교육 이수 여부가 적혀 있어야 한다)
2. **보수교육 면제자 명단**
3. 그 밖에 교육 이수자가 교육을 이수하였다는 사실을 확인할 수 있는 서류

제21조(면허의 취소 등) 10서울, 14경북 · 인천, 15전북 · 울산, 16서울 · 부산 · 충북, 17서울 · 대전 · 부산 · 울산, 18서울, 19대전, 20대전 · 전북 · 광주 · 전남, 21충남 · 전남, 22경기

① 보건복지부장관은 의료기사등이 다음 각 호의 어느 하나에 해당하면 그 **면허를 취소할 수 있다**. 다만, **제1호의 경우에는 면허를 취소하여야 한다**.

1. **제5조(결격사유)제1호부터 제4호까지의 규정에 해당하게 된 경우**

제5조(결격사유)

다음 각 호의 어느 하나에 해당하는 사람에 대하여는 의료기사등의 면허를 하지 아니한다.
1. 「정신건강증진 및 정신질환자 복지서비스 지원에 관한 법률」 제3조제1호에 따른 **정신질환자.** 다만, 전문의가 의료기사등으로서 적합하다고 인정하는 사람의 경우에는 그러하지 아니하다.
2. 「마약류 관리에 관한 법률」에 따른 **마약류 중독자**
3. **피성년후견인, 피한정후견인**
4. 이 법 또는 「형법」 중 제234조, 제269조, 제270조제2항부터 제4항까지, 제317조제1항, 「보건범죄 단속에 관한 특별조치법」, 「지역보건법」, 「국민건강증진법」, 「후천성면역결핍증 예방법」, 「의료법」, 「응급의료에 관한 법률」, 「시체해부 및 보존에 관한 법률」, 「혈액관리법」, 「마약류 관리에 관한 법률」, 「모자보건법」 또는 「국민건강보험법」을 **위반하여 금고 이상의 실형을 선고받고 그 집행이 끝나지 아니하거나 면제되지 아니한 사람**

2. 삭제
3. 제9조제3항을 위반하여 **다른 사람에게 면허를 대여한 경우**

3의2. 제11조의3제1항을 위반하여 **치과의사가 발행하는 치과기공물제작의뢰서에 따르지 아니하고 치과기공물제작등 업무를 한 때**

4. 제22조제1항 또는 제3항에 따른 **면허자격정지 또는 면허효력정지 기간에 의료기사등의 업무를 하거나 3회 이상 면허자격정지 또는 면허효력정지 처분을 받은 경우**

② 의료기사등이 제1항에 따라 면허가 취소된 후 그 처분의 원인이 된 사유가 소멸되는 등 대통령령으로 정하는 사유가 있다고 인정될 때에는 보건복지부장관은 그 면허증을 재발

급할 수 있다. 다만, **제1항제3호(다른 사람에게 면허를 대여한 경우) 및 제4호(면허자격정지 또는 면허효력정지 기간에 의료기사등의 업무를 하거나 3회 이상 면허자격정지 또는 면허효력정지 처분을 받은 경우)에 따라 면허가 취소된 경우와 제5조제4호(법을 위반하여 금고 이상의 실형을 선고받고 그 집행이 끝나지 아니하거나 면제되지 아니한 사람)에 따른 사유로 면허가 취소된 경우**에는 그 취소된 날부터 **1년 이내에는 재발급하지 못한다.** 18서울

시행령 제12조(면허증의 재발급) 14인천, 15울산, 18서울, 20전북

① 법 제21조제2항에 따른 면허증의 재발급 사유는 다음 각 호의 구분에 따른다.

1. **법 제5조제1호부터 제3호까지(결격사유)의 사유로 면허가 취소된 경우: 취소의 원인이 된 사유가 소멸되었을 때**
2. 법 제5조제4호(의료관련법령에서 금고 잇아의 형을 받은 경우)의 사유로 면허가 취소된 경우: 해당 형의 집행이 끝나거나 면제된 후 1년이 지난 사람으로서 뉘우치는 빛이 뚜렷할 때
3. 법 제21조제1항제3호(다른 사람에게 면허를 대여한 경우) 또는 제4호(면허자격정지 또는 면허효력정지 기간에 의료기사등의 업무를 하거나 3회 이상 면허자격정지 또는 면허효력정지 처분을 받은 경우)에 따라 면허가 취소된 경우: 면허가 취소된 후 1년이 지난 사람으로서 뉘우치는 빛이 뚜렷할 때
4. 법 제21조제1항제3호의2(치과의사가 발행하는 치과기공물제작의뢰서에 따르지 아니하고 치과기공물제작등 업무를 한 때)에 따라 면허가 취소된 경우: 면허가 취소된 후 6개월이 지난 사람으로서 뉘우치는 빛이 뚜렷할 때

② 제1항에 따른 면허증 재발급의 절차 · 방법 등에 관하여 필요한 사항은 보건복지부령으로 정한다.

제22조(자격의 정지) 09서울, 11충남, 14경북, 15강원 · 인천 · 대구 · 울산, 16인천, 17서울 · 대전 · 충북 · 전북, 19인천 · 대전 · 울산, 20강원 · 대전 · 경북 · 부산 · 제주, 21경북

① **보건복지부장관**은 의료기사등이 다음 각 호의 어느 하나에 해당하는 경우에는 **6개월 이내**의 기간을 정하여 그 면허자격을 정지시킬 수 있다.

1. **품위를 현저히 손상시키는 행위를 한 경우**

시행령 제13조(의료기사등의 품위손상행위의 범위) 15강원, 17충북 · 전북 · 인천, 19대전 · 울산, 20강원 · 부산 · 제주, 21경북, 22광주

법 제22조제1항제1호에 따른 **품위손상행위의 범위**는 다음 각 호와 같다.

1. 제2조에 따른 **의료기사등의 업무 범위를 벗어나는 행위**
2. **의사나 치과의사의 지도를 받지 아니하고 제2조의 업무를 하는 행위(보건의료정보관리사와 안경사의 경우는 제외한다)**
3. **학문적으로 인정되지 아니하거나 윤리적으로 허용되지 아니하는 방법으로 업무를 하는 행위**
4. **검사 결과를 사실과 다르게 판시하는 행위**

2. **치과기공소 또는 안경업소의 개설자가 될 수 없는 사람에게 고용되어 치과기공사 또는 안경사의 업무를 한 경우**

2의2. 치과진료를 행하는 의료기관 또는 제11조의2제3항에 따라 **등록한 치과기공소가 아닌 곳에서 치과기공사의 업무를 행한 때**

2의3. 제11조의2제3항을 위반하여 **개설등록을 하지 아니하고 치과기공소를 개설 · 운영한 때**

2의4. 제11조의3제2항을 위반하여 **치과기공물제작의뢰서를 보존하지 아니한 때**

2의5. 제11조의3제3항(치과기공물제작등 업무를 의뢰한 치과의사는 실제 기공물 제작 등이 치과기공물제작의뢰서에 따라 적합하게 이루어지고 있는지 여부를 확인할 수 있으며 해당 치과기공소 개설자는 이에 따라야 한다.)을 위반한 때

3. 그 밖에 이 법 또는 이 법에 따른 명령을 위반한 경우

② 제1항제1호에 따른 품위손상행위의 범위에 관하여는 **대통령령**으로 정한다.

③ 보건복지부장관은 의료기사등이 제11조에 따른 신고를 하지 아니한 때에는 신고할 때까지 면허의 효력을 정지할 수 있다.

④ 제1항에 따른 **자격정지처분은 그 사유가 발생한 날부터 5년이 지나면 하지 못한다**. 다만, 그 사유에 대하여 「형사소송법」 제246조에 따른 공소가 제기된 경우에는 공소가 제기된 날부터 해당 사건의 재판이 확정된 날까지의 기간은 시효기간에 산입하지 아니한다.

시행규칙 제23조(면허증을 갈음하는 증서) 19전북

의료기사등이 제22조제1항에 따라 면허증의 재발급을 신청한 경우에는 면허증을 재발급받을 때까지 **그 신청서에 대한 보건복지부장관의 접수증**으로 **면허증을 갈음할 수 있다.**

시행규칙 제24조(면허증의 회수) 15서울

① 보건복지부장관은 법 제21조제1항 또는 제22조제1항에 따라 면허의 취소 또는 면허자격의 정지처분을 하였을 때에는 그 사실을 주소지를 관할하는 시 · 도지사에게 통보하여야 하며, 시 · 도지사(특별자치시장 및 특별자치도지사는 제외한다)는 지체 없이 시장 · 군수 · 구청장에게 통보하여야 한다.

② 제1항에 따른 통보를 받은 **특별자치시장 · 특별자치도지사 · 시장 · 군수 · 구청장**은 지체 없이 면허의 취소처분을 받은 해당 의료기사등의 **면허증을 회수하여 보건복지부장관에게 제출하여야 한다.** 이 경우 시장 · 군수 · 구청장은 시 · 도지사를 거쳐 제출하여야 한다.

제22조의2(중앙회의 자격정지 처분의 요구)

각 중앙회의 장은 의료기사등이 제22조제1항제1호(**품위를 현저히 손상시키는 행위를 한 경우**)에 해당하는 행위를 한 경우에는 제16조제6항에 따른 **윤리위원회의 심의·의결을 거쳐 보건복지부장관에게 자격정지 처분을 요구**할 수 있다.

제23조(시정명령) 14전남, 16충남, 17부산

① **특별자치시장 · 특별자치도지사 · 시장 · 군수 · 구청장**은 치과기공소 또는 안경업소의 개설자가 다음 각 호의 어느 하나에 해당되는 때에는 위반된 사항의 시정을 명할 수 있다.

1. 제11조의2(치과기공소의 개설등록 등)제4항 및 제12조(안경업소의 개설등록 등)제4항에 따른 **시설 및 장비를 갖추지 못한 때**

1의2. 제12조(안경업소의 개설등록 등)제7항을 위반하여 **안경사가 콘택트렌즈의 사용방법과 유통기한 및 부작용에 관한 정보를 제공하지 아니한 경우**

2. 제13조(폐업 등의 신고)에 따라 **폐업 또는 등록의 변경사항을 신고하지 아니한 때**

② 보건복지부장관은 제28조(권한의 위임 또는 위탁)제2항에 따른 업무의 수탁기관이 제20조(보수교육)제2항에 따른 보수교육의 시간 · 방법 · 내용 등에 관한 사항을 위반하여 보수교육을 실시하거나 실시하지 아니한 경우에는 시정을 명할 수 있다.

제24조(개설등록의 취소 등) 10서울, 17부산, 21서울 · 충남

① **특별자치시장 · 특별자치도지사 · 시장 · 군수 · 구청장**은 치과기공소 또는 안경업소의 개설자가 다음 각 호의 어느 하나에 해당할 때에는 **6개월 이내**의 기간을 정하여 **영업을 정지시키거나 등록을 취소**할 수 있다. 22대전

1. 제11조의2제2항 또는 제12조제2항을 위반하여 **2개 이상의 치과기공소 또는 안경업소를 개설한 경우**
2. 제14조제1항을 위반하여 **거짓광고 또는 과장광고를 한 경우**
3. 안경사의 면허가 없는 사람으로 하여금 안경의 조제 및 판매와 콘택트렌즈의 판매를 하게 한 경우
4. 이 법에 따라 **영업정지처분을 받은 치과기공소 또는 안경업소의 개설자가 영업정지기간에 영업을 한 경우**
5. **치과기공사가 아닌 자로 하여금 치과기공사의 업무를 하게 한 때** 21서울 · 충남
6. 제23조에 따른 시정명령을 이행하지 아니한 경우

② 제1항에 따라 개설등록의 취소처분을 받은 사람은 그 등록취소처분을 받은 날부터 6개월 이내에 치과기공소 또는 안경업소를 개설하지 못한다.

③ 치과기공소 또는 안경업소의 개설자가 제22조에 따른 면허자격정지처분을 받은 경우에는 그 면허자격정지기간 동안 해당 치과기공소 또는 안경업소는 영업을 하지 못한다. 다만, 치과기공소의 개설자가 제22조제1항제2호의4 및 제2호의5에 따른 면허자격정지처분을 받은 경우로서 해당 치과기공소에 그 개설자가 아닌 치과의사 또는 치과기공사가 종사하고 있는 경우에는 그러하지 아니하다.

④ 제1항에 따른 치과기공소 및 안경업소의 업무정지처분의 효과는 그 처분이 확정된 치과기공소 및 안경업소를 **양수한 자에게 승계되고, 업무정지처분절차가 진행 중인 때에는 양수인에 대하여 그 절차를 계속 진행할 수 있다**. 다만, **양수인이 그 처분 또는 위반사실을 알지 못하였음을 증명하는 때에는 그러하지 아니하다**.

⑤ 제1항에 따른 업무정지처분을 받았거나 업무정지처분의 절차가 진행 중인 자는 행정처분을 받은 사실 또는 행정처분 절차가 진행 중인 사실을 보건복지부령으로 정하는 바에 따라 **양수인에게 지체 없이 통지**하여야 한다.

제25조(행정처분의 기준)

제21조부터 제24조까지(면허의 취소 등/자격의 정지/중앙회의 자격정지 처분의 요구/시정명령/개설등록의 취소 등)의 규정에 따른 행정처분의 세부적인 사항은 보건복지부령으로 정한다.

제26조(청문) 14인천 · 경북, 15인천, 17인천, 19울산, 22충남

보건복지부장관 또는 특별자치시장 · 특별자치도지사 · 시장 · 군수 · 구청장은 다음 각 호의 어느 하나에 해당하는 처분을 하려면 **청문을 하여야 한다**.

1. 제21조제1항에 따른 **면허**의 취소
2. 제24조제1항에 따른 **등록**의 취소

제26조의2(자료 제공의 요청 등)

보건복지부장관은 이 법에 따른 업무를 수행하기 위하여 필요한 경우에는 지방자치단체의 장에게 치과기공소 또는 안경업소의 설치 및 운영 현황에 관한 자료 제공을 요청할 수 있다. 이 경우 요청을 받은 지방자치단체의 장은 특별한 사유가 없으면 이에 따라야 한다.

제27조(수수료)

다음 각 호의 어느 하나에 해당하는 사람은 보건복지부령으로 정하는 바에 따라 수수료를 내야 한다.

1. 의료기사등의 면허를 받으려는 사람
2. 면허증을 재발급받으려는 사람
3. 국가시험에 응시하려는 사람

제28조(권한의 위임 또는 위탁) 17전북

① 이 법에 따른 보건복지부장관의 권한은 그 일부를 **대통령령**으로 정하는 바에 따라 **소속기관의 장, 특별시장 · 광역시장 · 특별자치시장 · 도지사 · 특별자치도지사, 시장 · 군수 · 구청장 또는 보건소장에게 위임**할 수 있다.

② 보건복지부장관은 의료기사등의 실태 등의 신고 수리, 의료기사등에 대한 교육 등 업무의 일부를 대통령령으로 정하는 바에 따라 관계 전문기관 또는 단체 등에 위탁할 수 있다.

시행령 제14조(업무의 위탁) 17전북

① 법 제28조제2항에 따라 보건복지부장관은 법 제11조제1항에 따른 신고 수리 업무를 법 제16조에 따라 의료기사등의 면허 종류별로 설립된 단체(이하 이 조에서 “중앙회”라 한다)에 위탁한다.

② 제1항에 따라 업무를 위탁받은 중앙회는 위탁받은 업무의 처리 내용을 보건복지부령으로 정하는 바에 따라 보건복지부장관에게 보고하여야 한다.

③ 법 제28조제2항에 따라 보건복지부장관은 법 제20조에 따른 **의료기사등에 대한 보수교육을 다음 각 호의 어느 하나에 해당하는 기관 중 교육 능력을 갖춘 것으로 인정되는 기관에 위탁**한다.

1. 「고등교육법」 제2조에 따른 학교로서 **해당 의료기사등의 면허에 관련된 학과가 개설된 전문대학 이상의 학교**
2. **중앙회**
3. **해당 의료기사등의 업무와 관련된 연구기관**

④ 보건복지부장관은 제3항에 따라 보수교육을 위탁한 때에는 수탁기관 및 위탁업무의 내용을 고시하여야 한다.

제29조(다른 법률과의 관계)

이 법에 따른 안경업소의 등록 및 그 취소 등에 대하여는 「의료기기법」 제17조와 제36조를 적용하지 아니한다.

제30조(벌칙) 11서울, 14대전, 15경북 · 충남 · 강원, 16부산 · 울산, 18충북 · 광주 · 전남, 19전북, 20서울 · 대전 · 충북 · 전북 · 부산, 21전북 · 전남

① 다음 각 호의 어느 하나에 해당하는 사람은 **3년 이하의 징역 또는 3천만원 이하의 벌금**에 처한다.

1. 제9조제1항 본문을 위반하여 **의료기사등의 면허 없이 의료기사등의 업무를 한 사람**
2. 제9조제3항을 위반하여 **다른 사람에게 면허를 대여한 사람**

2의2. 제9조제4항을 위반하여 **면허를 대여받거나 면허 대여를 알선한 사람**

3. 제10조를 위반하여 **업무상 알게 된 비밀을 누설한 사람**
4. 제11조의2제1항을 위반하여 **치과기공사의 면허 없이 치과기공소를 개설한 자**. 다만, 제11조의2제1항에 따라 개설등록을 한 치과의사는 제외한다.
5. 제11조의3제1항을 위반하여 치과의사가 발행한 치과기공물제작의뢰서에 따르지 아니하고 치과기공물제작등 업무를 행한 자
6. 제12조제1항을 위반하여 **안경사의 면허 없이 안경업소를 개설한 사람**

② 제1항제3호(**업무상 알게 된 비밀을 누설한 사람**)의 **죄는 고소가 있어야 공소를 제기**할 수 있다. 22전남

제31조(벌칙) 11서울, 15충남 · 강원, 16울산 · 전남, 18광주 · 전남 · 충북, 20서울 · 대전 · 전남 · 부산, 21전북 · 전남 · 부산

다음 각 호의 어느 하나에 해당하는 자는 **500만원 이하의 벌금**에 처한다.

1. 제9조제2항을 위반하여 **의료기사등의 면허 없이 의료기사등의 명칭 또는 이와 유사한 명칭을 사용한 자**

1의2. 제11조의2제2항을 위반하여 **2개소 이상의 치과기공소를 개설한 자**

2. 제12조제2항을 위반하여 **2개 이상의 안경업소를 개설한 자**

2의2. 제11조의2제3항을 위반하여 **등록을 하지 아니하고 치과기공소를 개설한 자**

3. 제12조제3항을 위반하여 **등록을 하지 아니하고 안경업소를 개설한 자**

3의2. 제12조제5항(**전자상거래 및 사이버몰로 안경 및 컨택트렌즈 판매 금지)을 위반한 사람**

3의3. 제12조제6항을 위반하여 **안경 및 콘택트렌즈를 안경업소 외의 장소에서 판매한 안경사**

4. 제14조제2항을 위반하여 **영리를 목적으로 특정 치과기공소 · 안경업소 또는 치과기공사 · 안경사에게 고객을 알선 · 소개 또는 유인한 자**

제32조(양벌규정)

법인의 대표자나 법인 또는 개인의 대리인, 사용인, 그 밖의 종업원이 그 법인 또는 개인의 업무에 관하여 제30조(벌칙-3년 이하의 징역 3천만원 이하의 벌금) 또는 제31조(벌칙-500만원 이하의 벌금)의 위반행위를 하면 그 행위자를 벌하는 외에 그 법인 또는 개인에게도 해당 조문의 **벌금형을 과**(科)한다. 다만, 법인 또는 개인이 그 위반행위를 방지하기 위하여 해당 업무에 관하여 상당한 주의와 감독을 게을리하지 아니한 경우에는 그러하지 아니하다.

제33조(과태료) 09서울, 16울산, 18전남, 20서울 · 전남

① 제23조제2항(**보수교육의 시간 · 방법 · 내용 등에 관한 사항을 위반하여 보수교육을 실시하거나 실시하지 아니한 경우)에 따른 시정명령을 이행하지 아니한 자**에게는 **500만원 이하의 과태료**를 부과한다.

② 다음 각 호의 어느 하나에 해당하는 자에게는 **100만원 이하의 과태료**를 부과한다.

1. 제11조에 따른 **실태와 취업 상황을 허위로 신고한 사람**
2. 제13조에 따른 **폐업신고를 하지 아니하거나 등록사항의 변경신고를 하지 아니한 사람**
3. 제15조제1항(특별자치시장 · 특별자치도지사 · 시장 · 군수 · 구청장은 치과기공소 또는 안경업소의 개설자에게 그 지도 · 감독에 필요한 범위에서 보고를 명하거나 소속 공무원으로 하여금 업무 상황, 시설 등을 검사하게 할 수 있다.)에 따른 **보고를 하지 아니하거나 검사를 거부·기피 또는 방해한 자**
4. 삭제
5. 삭제

③ 제1항 및 제2항에 따른 과태료는 대통령령으로 정하는 바에 따라 다음 각 호의 자가 부과 · 징수한다.

1. 보건복지부장관: 제1항에 따른 과태료
2. 특별자치시장 · 특별자치도지사 · 시장 · 군수 · 구청장: 제2항에 따른 과태료

④ 삭제

⑤ 삭제

기출유형 점검

의료기술직의 경우 적게는 1문제부터 많게는 3문제까지 출제되고 있는 법령으로, 의료기사의 종류와 업무, 의료기사 등의 보수교육, 면허취소와 자격정지, 면허 재발급, 기본 조항에 대한 벌칙을 중심으로 출제된다.

1. [22서울] 의료기사 등에 관한 법령상 의료기사등의 국가시험 대한 설명으로 가장 옳은 것은?

① 보건복지부령으로 정하는 바에 따라 해마다 1회 이상 실시한다.

② 보건복지부장관이 필요하다고 인정하는 경우에는 필기시험과 실기시험을 병행하여 실시할 수 있다.

③ 시험이 정지되거나 합격이 무효가 된 사람에 대하여 그 다음에 치러지는 국가시험 응시를 2회의 범위에서 제한할 수 있다.

④ 보건복지부령으로 정하는 바에 따 한국보건의료인 국가시험원으로 하여금 국가시험을 관리하게 할 수 있다.

해설 **제6조(국가시험)** 22 경기 · 서울

① 국가시험은 대통령령으로 정하는 바에 따라 해마다 1회 이상 보건복지부장관이 실시한다.

② 보건복지부장관은 대통령령으로 정하는 바에 따라 「한국보건의료인국가시험원법」에 따른 한국보건의료인국가시험원으로 하여금 국가시험을 관리하게 할 수 있다.

시행령 제3조(국가시험의 범위) 22 경기 · 서울

② 국가시험은 필기시험과 실기시험으로 구분하여 실시하되, 실기시험은 필기시험 합격자에 대해서만 실시한다. 다만, 보건복지부장관이 필요하다고 인정하는 경우에는 필기시험과 실기시험을 병합하여 실시할 수 있다.

제7조(응시자격의 제한 등)

③ 보건복지부장관은 제2항에 따라 시험이 정지되거나 합격이 무효가 된 사람에 대하여 처분의 사유와 위반 정도 등을 고려하여 보건복지부령으로 정하는 바에 따라 그 다음에 치러지는 국가시험 응시를 3회의 범위에서 제한할 수 있다.

답 ②

2. [22경기] 「의료기사 등에 관한 법률」상 "면허취소 사유"로 가장 옳은 것은?

① 물리치료사가 다른 사람에게 면허를 대여한 경우 면허를 취소하여야 한다.

② 2개소 이상의 치과기공소를 개설한 치과기공사는 면허를 취소하여야 한다.

③ 2회 이상 면허자격정지 또는 면허효력정지 처분을 받은 임상병리사는 면허를 취소하여야 한다.

④ 가정법원에서 한정후견개시심판이 있는 경우, 그 심판을 받은 방사선사는 면허를 취소하여야 한다.

해설 **제21조(면허의 취소 등)**

① 보건복지부장관은 의료기사등이 다음 각 호의 어느 하나에 해당하면 그 면허를 취소할 수 있다. 다만, 제1호의 경우에는 면허를 취소하여야 한다.

1. 제5조(결격사유)제1호부터 제4호까지의 규정에 해당하게 된 경우
2. 삭제
3. 제9조제3항을 위반하여 다른 사람에게 면허를 대여한 경우

3의2. 제11조의3제1항을 위반하여 치과의사가 발행하는 치과기공물제작의뢰서에 따르지 아니하고 치과기공물제작등 업무를 한 때

4. 제22조제1항 또는 제3항에 따른 면허자격정지 또는 면허효력정지 기간에 의료기사등의 업무를 하거나 3회 이상 면허자격정지 또는 면허효력정지 처분을 받은 경우

답 ④

3. **[20인천 · 충남] 「의료기사 등에 관한 법률」상 의료기사의 업무로 옳은 것은?**

ㄱ. 치과위생사 – 보건기관 또는 의료기관에서 수행하는 구내 진단용 방사선 촬영
ㄴ. 물리치료사 – 도수근력(손근력) · 관절가동범위 검사
ㄷ. 방사선사 – 전리방사선 · 비전리방사선 취급
ㄹ. 안경사 – 안경 조제 및 판매(7세 이하 아동을 위한 안경은 의사 처방이 따라 조제 · 판매)

① ㄱ, ㄴ, ㄷ ② ㄴ, ㄷ
③ ㄴ, ㄷ, ㄹ ④ ㄱ, ㄴ, ㄷ, ㄹ

해설 제1조의2(정의), 시행령 [별표]
6세 이하 아동을 위한 안경은 의사 처방이 따라 조제 · 판매가 가능하다.

답 ①

4. **[16인천 · 광주] 「의료기사 등에 관한 법률」상 의사의 지도를 받아야 하는 의료기사끼리 묶인 것은?**

① 임상병리사. 방사선사
② 작업치료사, 치과기공사
③ 치과위생사, 치과기공사
④ 보건의료정보관리사, 안경사

해설 제2조(의료기사의 종류 및 업무)
* 임상병리사, 방사선사, 물리치료사 : 의사의 지도
* 치과위생사, 치과기공사 : 치과의사의 지도
* 보건의료정보관리사, 안경사 → 지도를 받지 않음

답 ①

5. **[18울산] 「의료기사 등에 관한 법률」상 의료기사등의 결격사유가 아닌 것은?**

① 정신지체자
② 마약류 중독자
③ 피성년후견인, 피한정후견인
④ 의료관련 법령 위반으로 금고 이상 실형을 선고받고 집행이 끝나지 않거나 면제되지 않은 사람

해설 제5조(결격사유)
① 「정신건강증진 및 정신질환자 복지서비스 지원에 관한 법률」 제3조제1호에 따른 정신질환자. 다만, 전문의가 의료기사등으로서 적합하다고 인정하는 사람의 경우에는 그러하지 아니하다.
② 「마약류 관리에 관한 법률」에 따른 마약류 중독자
③ 피성년후견인, 피한정후견인
④ 이 법 또는 「형법」 중 제234조, 제269조, 제270조 제2항부터 제4항까지, 제317조제1항, 「보건범죄 단속에 관한 특별조치법」, 「지역보건법」, 「국민건강증진법」, 「후천성면역결핍증 예방법」, 의료법」, 「응급의료에 관한 법률」, 「시체해부 및 보존에 관한 법률」, 「혈액관리법」, 「마약류 관리에 관한 법률」, 「모자보건법」 또는 「국민건강보험법」을 위반하여 금고 이상의 실형을 선고받고 그 집행이 끝나지 아니하거나 면제되지 아니한 사람 → 정신질환자와 정신지체자는 구분하여야 한다.

답 ①

6. **[18부산] 다음 중 업무에 종사하지 아니하다가 다시 그 업무에 종사하려는 의료기사가 받아야 할 보수교육 시간으로 적절하지 않은 것은?**

① 보수교육 1년 유예자 – 12시간 이상
② 보수교육 2년 유예자 – 16시간 이상
③ 보수교육 3년 유예자 – 20시간 이상
④ 보수교육 5년 유예자 – 28시간 이상

해설 시행규칙 제18조(보수교육)
보수교육이 3년 이상 유예된 경우는 **20시간 이상**의 보수교육을 받아야 한다.

답 ④

7. **[14전남, 15강원] 「의료기사 등에 관한 법률」상 보수교육 면제 대상이 아닌 사람은?**

① 의학전문대학원의 재학생
② 군에서 해당업무에 종사하는 의료기사
③ 해당 연도에 의료기사 신규 면허를 받은 사람

④ 보건복지부장관이 보수교육을 받을 필요가 없다고 인정하는 사람

(해설) 시행규칙 제18조(보수교육)
군 복무 중인 사람은 면제대상이나 군에서 해당 업무에 종사하는 의료가사 등은 면제대상에서 제외된다.

답 ②

8. [21서울] 「의료기사 등에 관한 법률」상 의료기사등의 면허자격 정지 요건에 해당하는 것은?

① 다른 사람에게 면허를 대여한 경우
② 3회 이상 면허효력정지 처분을 받은 경우
③ 개설등록을 하지 아니하고 치과기공소를 개설 . 운영한 때
④ 치과의사가 발행하는 치과기공물제작의뢰서에 따르지 아니하고 치과기공물제작등 업무를 한 때

(해설) ①, ②, ④ 면허 취소 사유
제22조(자격의 정지)
1. 품위를 현저히 손상시키는 행위를 한 경우
2. 치과기공소 또는 안경업소의 개설자가 될 수 없는 사람에게 고용되어 치과기공사 또는 안경사의 업무를 한 경우
2의2. 치과진료를 행하는 의료기관 또는 등록한 치과기공소가 아닌 곳에서 치과기공사의 업무를 행한 때
2의3. 개설등록을 하지 아니하고 치과기공소를 개설·운영한 때
2의4. 치과기공물제작의뢰서를 보존하지 아니한 때
2의5. 제11조의3제3항(치과기공물제작등 업무를 의뢰한 치과의사는 실제 기공물 제작 등이 치과기공물제작의뢰서에 따라 적합하게 이루어지고 있는지 여부를 확인할 수 있으며 해당 치과기공소 개설자는 이에 따라야 한다)을 위반한 때
3. 그 밖에 이 법 또는 이 법에 따른 명령을 위반한 경우

답 ③

9. [20서울] 「의료기사 등에 관한 법률」상 3년 이하의 징역 또는 3천만원 이하의 벌금에 해당하는 행위를 한 자는?

① 시정명령을 이행하지 아니한 자
② 업무상 알게 된 비밀을 누설한 자
③ 실태와 취업 상황을 허위로 신고한 자
④ 의료기사등의 면허 없이 의료기사등의 명칭 또는 이와 유사한 명칭을 사용한 자

(해설) 제30조(벌칙)
다음의 어느 하나에 해당하는 사람은 3년 이하의 징역 또는 3천만원 이하의 벌금에 처한다.
(1) 제9조제1항 본문을 위반하여 의료기사등의 면허 없이 의료기사등의 업무를 한 사람
(2) 제9조제3항을 위반하여 다른 사람에게 면허를 대여한 사람
(3) 제9조제4항을 위반하여 면허를 대여받거나 면허 대여를 알선한 사람
(4) 제10조를 위반하여 업무상 알게 된 비밀을 누설한 사람
(5) 제11조의2제1항을 위반하여 치과기공사의 면허 없이 치과기공소를 개설한 자. 다만, 제11조의2제1항에 따라 개설등록을 한 치과의사는 제외한다.
(6) 제11조의3제1항을 위반하여 치과의사가 발행한 치과기공물제작의뢰서에 따르지 아니하고 치과기공물제작등 업무를 행한 자
(7) 제12조제1항을 위반하여 안경사의 면허 없이 안경업소를 개설한 사람
① 시정명령을 이행하지 아니한 자 → 500만원 이하의 과태료
③ 실태와 취업 상황을 허위로 신고한 자 → 100만원 이하의 과태료
④ 의료기사등의 면허 없이 의료기사등의 명칭 또는 이와 유사한 명칭을 사용한 자 → 500만원 이하의 벌금

답 ②

Part 04

응급의료에 관한 법률

(약칭: 응급의료법)

| 의료기술직 |

Part 04 응급의료에 관한 법률 (약칭: 응급의료법)

응급의료법[시행 2022. 06. 22.], 시행령[시행 2021. 12. 30.], 시행규칙[시행 2021. 12. 31.]

제1장 | 총칙

제1조(목적)

이 법은 국민들이 응급상황에서 신속하고 적절한 응급의료를 받을 수 있도록 응급의료에 관한 국민의 **권리와 의무, 국가·지방자치단체의 책임, 응급의료제공자의 책임과 권리를 정하고 응급의료자원의 효율적 관리**에 필요한 사항을 규정함으로써 **응급환자의 생명과 건강을 보호하고 국민의료를 적정하게 함**을 목적으로 한다.

제2조(정의) 15울산, 19전북, 20충북

이 법에서 사용하는 용어의 뜻은 다음과 같다. 15울산

1. "**응급환자**"란 질병, 분만, 각종 사고 및 재해로 인한 부상이나 그 밖의 위급한 상태로 인하여 **즉시 필요한 응급처치를 받지 아니하면 생명을 보존할 수 없거나 심신에 중대한 위해(危害)가 발생할 가능성이 있는 환자** 또는 이에 준하는 사람으로서 **보건복지부령으로 정하는 사람**을 말한다.

시행규칙 **제2조(응급환자)**

「응급의료에 관한 법률」(이하 "법"이라 한다) 제2조제1호에서 "보건복지부령이 정하는 자"란 다음 각 호의 어느 하나에 해당하는 증상이 있는 자를 말한다.

1. 별표 1의 응급증상 및 이에 준하는 증상
2. 제1호의 증상으로 진행될 가능성이 있다고 응급의료종사자가 판단하는 증상

■ 응급의료에 관한 법률 시행규칙 [별표 1]

응급증상 및 이에 준하는 증상

1. 응급증상
   가. 신경학적 응급증상: 급성의식장애, 급성신경학적 이상, 구토·의식장애 등의 증상이 있는 두부 손상
   나. 심혈관계 응급증상: 심폐소생술이 필요한 증상, 급성호흡곤란, 심장질환으로 인한 급성 흉통, 심계항진, 박동이상 및 쇼크
   다. 중독 및 대사장애: 심한 탈수, 약물·알콜 또는 기타 물질의 과다복용이나 중독, 급성대사장애(간부전·신부전·당뇨병 등)
   라. **외과적 응급증상**: **개복술을 요하는 급성복증**(급성복막염·장폐색증·급성췌장염 등 중한 경우에 한함), **광범위한 화상(외부신체 표면적의 18% 이상)**, 관통상, 개방성·다발성 골절 또는 대퇴부 척추의 골절, **사지를 절단할 우려가 있는 혈관 손상**, 전신마취하에 응급수술을 요하는 중상, 다발성 외상

마. 출혈: 계속되는 각혈, 지혈이 안되는 출혈, 급성 위장관 출혈
바. 안과적 응급증상: 화학물질에 의한 눈의 손상, 급성 시력 손실
사. 알러지: 얼굴 부종을 동반한 알러지 반응
아. 소아과적 응급증상: 소아경련성 장애
자. 정신과적 응급증상: 자신 또는 다른 사람을 해할 우려가 있는 정신장애

2. 응급증상에 준하는 증상

가. 신경학적 응급증상: 의식장애, 현훈
나. 심혈관계 응급증상: 호흡곤란, 과호흡
다. 외과적 응급증상: 화상, 급성복증을 포함한 배의 전반적인 이상증상, 골절 · 외상 또는 탈골, 그 밖에 응급수술을 요하는 증상, 배뇨장애
라. 출혈: 혈관손상
마. 소아과적 응급증상: **소아 경련, 38℃ 이상인 소아 고열**(공휴일 · 야간 등 의료서비스가 제공되기 어려운 때에 8세 이하의 소아에게 나타나는 증상을 말한다)
바. 산부인과적 응급증상: 분만 또는 성폭력으로 인하여 산부인과적 검사 또는 처치가 필요한 증상
사. 이물에 의한 응급증상: 귀 · 눈 · 코 · 항문 등에 이물이 들어가 제거술이 필요한 환자

2. "**응급의료**"란 응급환자가 발생한 때부터 생명의 위험에서 회복되거나 심신상의 중대한 위해가 제거되기까지의 과정에서 응급환자를 위하여 하는 **상담 · 구조(救助) · 이송 · 응급처치 및 진료 등의 조치**를 말한다. 19전북
3. "**응급처치**"란 응급의료행위의 하나로서 응급환자의 기도를 확보하고 심장박동의 회복, 그 밖에 생명의 위험이나 증상의 현저한 악화를 방지하기 위하여 긴급히 필요로 하는 처치를 말한다. 19전북
4. "**응급의료종사자**"란 관계 법령에서 정하는 바에 따라 취득한 면허 또는 자격의 범위에서 **응급환자에 대한 응급의료를 제공하는 의료인과 응급구조사**를 말한다.
5. "**응급의료기관**"이란 「의료법」 제3조에 따른 의료기관 중에서 이 법에 따라 지정된 **권역응급의료센터, 전문응급의료센터, 지역응급의료센터 및 지역응급의료기관**을 말한다. <개정 2021. 12. 21.> [시행 2022. 12. 22.] 15울산
6. "**구급차등**"이란 응급환자의 이송 등 응급의료의 목적에 이용되는 **자동차, 선박 및 항공기 등의 이송수단**을 말한다. 19전북
7. "**응급의료기관등**"이란 **응급의료기관, 구급차등의 운용자** 및 **응급의료지원센터**를 말한다.
8. "**응급환자이송업**"이란 **구급차등을 이용하여 응급환자 등을 이송하는 업(業)**을 말한다. 19전북

제2장 | 국민의 권리와 의무

제3조(응급의료를 받을 권리) 15전남, 20충북

모든 국민은 **성별, 나이, 민족, 종교, 사회적 신분 또는 경제적 사정** 등을 이유로 **차별받지 아니**

하고 응급의료를 받을 권리를 가진다. 국내에 체류하고 있는 **외국인도 또한 같다.**

제4조(응급의료에 관한 알 권리) 15전남, 20충북

① 모든 국민은 **응급상황에서의 응급처치 요령, 응급의료기관등의 안내 등 기본적인 대응방법을 알 권리**가 있으며, 국가와 지방자치단체는 그에 대한 교육 · 홍보 등 필요한 조치를 마련하여야 한다.

② 모든 국민은 **국가나 지방자치단체의 응급의료에 대한 시책에 대하여 알 권리**를 가진다.

제5조(응급환자에 대한 신고 및 협조 의무) 15전남

① **누구든지 응급환자를 발견하면 즉시 응급의료기관등에 신고**하여야 한다.

② 응급의료종사자가 응급의료를 위하여 필요한 협조를 요청하면 누구든지 적극 협조하여야 한다.

제5조의2(선의의 응급의료에 대한 면책) 11충남, 20충북 · 전남

생명이 위급한 응급환자에게 다음 각 호의 어느 하나에 해당하는 **응급의료 또는 응급처치를 제공**하여 **발생한 재산상 손해와 사상(死傷)**에 대하여 **고의 또는 중대한 과실이 없는 경우** 그 행위자는 **민사책임과 상해(傷害)에 대한 형사책임을 지지 아니하며 사망에 대한 형사책임은 감면**한다.

1. 다음 각 목의 어느 하나에 **해당하지 아니하는 자가 한 응급처치**
   가. **응급의료종사자**
   나. 「선원법」 제86조에 따른 **선박의 응급처치 담당자**, 「119구조 · 구급에 관한 법률」 제10조에 따른 **구급대 등 다른 법령에 따라 응급처치 제공의무를 가진 자**
2. **응급의료종사자가 업무수행 중이 아닌 때** 본인이 받은 면허 또는 자격의 범위에서 한 응급의료
3. 제1호나목에 따른 **응급처치 제공의무를 가진 자**가 **업무수행 중이 아닌 때**에 한 **응급처치**

제3장 | 응급의료종사자의 권리와 의무

제6조(응급의료의 거부금지 등)

① 응급의료기관등에서 근무하는 응급의료종사자는 응급환자를 항상 진료할 수 있도록 응급의료업무에 성실히 종사하여야 한다.

② 응급의료종사자는 업무 중에 응급의료를 요청받거나 응급환자를 발견하면 즉시 응급의료를 하여야 하며 정당한 사유 없이 이를 거부하거나 기피하지 못한다.

→ 위반 시 3년 이하의 징역 또는 3천만원 이하의 벌금

제7조(응급환자가 아닌 사람에 대한 조치) 15서울

① **의료인**은 **응급환자가 아닌 사람을 응급실이 아닌 의료시설에 진료를 의뢰하거나 다른 의료기관에 이송할 수 있다.** 15서울

② 진료의뢰 · 환자이송의 기준 및 절차 등에 관하여 필요한 사항은 **대통령령**으로 정한다.

시행령 제2조(응급환자가 아닌 자에 대한 이송기준 및 절차)

① 의료인은 응급의료기관에 내원한 환자가 응급환자에 해당하지 아니하나 **진료가 필요하다고 인정되는 경우**에는 「응급의료에 관한 법률」(이하 "법"이라 한다) 제7조의 규정에 따라 **본인 또는 법정대리인의 동의**를 얻어 **응급실이 아닌 의료시설에 진료를 의뢰**하거나 **다른 의료기관에 이송**할 수 있다.

② 의료인은 제1항의 규정에 따라 **응급환자에 해당하지 아니하는 환자를 응급실이 아닌 의료시설에 진료를 의뢰하거나 다른 의료기관에 이송하는 경우**에는 **당해 환자가 응급환자에 해당하지 아니하는 이유를 설명하고, 그에 필요한 진료내용 및 진료과목 등을 추천**하여야 한다.

③ 의료기관의 장은 제1항의 규정에 따라 응급환자에 해당하지 아니하는 환자를 다른 의료기관으로 이송한 경우 그 이송받은 의료기관, 환자 또는 그 법정대리인이 진료에 필요한 의무기록을 요구하는 경우에는 이를 즉시 제공하여야 한다.

제8조(응급환자에 대한 우선 응급의료 등) 15서울, 19충남

① 응급의료종사자는 응급환자에 대하여는 다른 환자보다 우선하여 상담 · 구조 및 응급처치를 하고 진료를 위하여 필요한 최선의 조치를 하여야 한다.

② 응급의료종사자는 **응급환자가 2명 이상**이면 **의학적 판단에 따라 더 위급한 환자부터 응급의료를 실시**하여야 한다. 15서울, 19충남

제9조(응급의료의 설명 · 동의) 11서울, 15서울, 16충북, 18충남

① **응급의료종사자**는 다음 각 호의 어느 하나에 해당하는 경우를 제외하고는 응급환자에게 **응급의료에 관하여 설명하고 그 동의를 받아야 한다.**

1. 응급환자가 **의사결정능력이 없는 경우**
2. 설명 및 동의 절차로 인하여 **응급의료가 지체되면 환자의 생명이 위험하여지거나 심신상의 중대한 장애를 가져오는 경우**

② 응급의료종사자는 **응급환자가 의사결정능력이 없는 경우 법정대리인이 동행하였을 때**에는 그 **법정대리인에게 응급의료에 관하여 설명하고 그 동의를 받아야 하며**, 법정대리인이 **동행하지 아니한 경우에는 동행한 사람에게 설명한 후 응급처치**를 하고 **의사의 의학적 판단에 따라 응급진료**를 할 수 있다.

③ 응급의료에 관한 설명 · 동의의 내용 및 절차 등에 관하여 필요한 사항은 보건복지부령으로 정한다.

시행규칙 **제3조(응급의료에 관한 설명 · 동의의 내용 및 절차)** 11.서울, 15서울, 16충북, 18충남

① 법 제9조에 따라 **응급환자 또는 그 법정대리인에게 응급의료에 관하여 설명하고 동의를 얻어야 할 내용**은 다음 각 호와 같다. 16충북

1. **환자에게 발생하거나 발생가능한 증상의 진단명**
2. **응급검사의 내용**
3. **응급처치의 내용**
4. **응급의료를 받지 아니하는 경우의 예상결과 또는 예후**
5. 그 밖에 **응급환자가 설명을 요구하는 사항**

② 제1항의 규정에 의한 설명 · 동의는 별지 제1호서식의 응급의료에 관한 설명 · 동의서에 의한다.

③ **응급의료종사자가 의사결정능력이 없는 응급환자의 법정대리인으로부터 제1항에 따른 동의를 얻지 못하였으나 응급환자에게 반드시 응급의료가 필요하다고 판단되는 때**에는 **의료인 1명 이상의 동의를 얻어 응급의료**를 할 수 있다. 11.서울, 15서울, 18충남

제10조(응급의료 중단의 금지)

응급의료종사자는 정당한 사유가 없으면 응급환자에 대한 응급의료를 중단하여서는 아니 된다.

제11조(응급환자의 이송) 15서울 · 충남, 22전남

① 의료인은 해당 의료기관의 능력으로는 응급환자에 대하여 적절한 응급의료를 할 수 없다고 판단한 경우에는 지체 없이 그 환자를 적절한 응급의료가 가능한 다른 의료기관으로 이송하여야 한다.

② 의료기관의 장은 제1항에 따라 응급환자를 이송할 때에는 응급환자의 안전한 이송에 필요한 의료기구와 인력을 제공하여야 하며, 응급환자를 이송받는 의료기관에 진료에 필요한 의무기록(醫務記錄)을 제공하여야 한다.

③ **의료기관의 장은 이송에 든 비용을 환자에게 청구할 수 있다.** 15서울

④ 응급환자의 이송절차, 의무기록의 이송 및 비용의 청구 등에 필요한 사항은 **보건복지부령**으로 정한다.

시행규칙 **제4조(응급환자의 이송절차 및 의무기록의 이송)** 15충남

① 의료인은 법 제11조에 따라 응급환자를 다른 의료기관으로 이송하는 경우에는 **이송받는 의료기관에 연락하고, 적절한 이송수단을 알선하거나 제공하여야 한다.**

② 의료인은 제1항에 따라 **이송받는 의료기관에 대한 연락이나 준비를 할 수 없는 경우**에는 법 제27조제1항에 따른 **응급의료지원센터**나 「119구조 · 구급에 관한 법률」 제10조의2에 따른 **119구급상황관리센터**를 통하여 **이송받을 수 있는 의료기관을 확인**하고 적절한 이송수단을 알선하거나 제공하여야 한다.

③ 제1항과 제2항에 따라 **응급환자를 이송하는 경우에 제공하여야 하는 의무기록**은 다음 각 호와 같다. 15충남

1. 별지 제2호서식의 **응급환자진료의뢰서**
2. **검사기록** 등 **의무기록**과 **방사선 필름의 사본** 그 밖에 **응급환자의 진료에 필요하다고 판단되는 자료**

시행규칙 제5조(이송비용의 청구)

의료기관의 장이 법 제11조제3항의 규정에 따라 **환자에게 청구할 수 있는 이송에 소요되는 비용**은 당해 의료기관의 **구급차를 사용한 경우에 그 구급차에 의한 이송처치료**를 말한다.

제12조(응급의료 등의 방해 금지)

누구든지 응급의료종사자(「의료기사 등에 관한 법률」 제2조에 따른 의료기사와 「의료법」 제80조에 따른 간호조무사를 포함한다)와 구급차등의 응급환자에 대한 구조 · 이송 · 응급처치 또는 진료를 폭행, 협박, 위계(僞計), 위력(威力), 그 밖의 방법으로 방해하거나 의료기관 등의 응급의료를 위한 의료용 시설 · 기재(機材) · 의약품 또는 그 밖의 기물(器物)을 파괴 · 손상하거나 점거하여서는 아니 된다.

제4장 | 국가 및 지방자치단체의 책임

제13조(응급의료의 제공) 18서울

국가 및 지방자치단체는 **응급환자의 보호, 응급의료기관등의 지원 및 설치 · 운영, 응급의료종사자의 양성, 응급이송수단의 확보** 등 응급의료를 제공하기 위한 시책을 마련하고 시행하여야 한다.

제13조의2(응급의료기본계획 및 연차별 시행계획) 18서울, 19충북

① **보건복지부장관**은 제13조에 따른 업무를 수행하기 위하여 제13조의5에 따른 **중앙응급의료위원회의 심의**를 거쳐 응급의료기본계획(이하 "기본계획"이라 한다)을 **5년마다 수립**하여야 한다. 19충북

② 기본계획은 「공공보건의료에 관한 법률」 제4조에 따른 공공보건의료 기본계획과 연계하여 수립하여야 하며, 다음 각 호의 사항을 포함하여야 한다. <개정 2021. 12. 21.> [시행 2022. 12. 22.]

1. **국민의 안전한 생활환경 조성을 위한 다음 각 목의 사항**
   가. 국민에 대한 응급처치 및 응급의료 교육 · 홍보 계획
   나. 생활환경 속의 응급의료 인프라 확충 계획
   다. 응급의료의 평등한 수혜를 위한 계획
2. **응급의료의 효과적인 제공을 위한 다음 각 목의 사항**
   가. 민간 이송자원의 육성 및 이송체계의 개선 계획
   나. 응급의료기관에 대한 평가 · 지원 및 육성 계획
   다. 응급의료 인력의 공급 및 육성 계획

라. 응급의료정보통신체계의 구축 · 운영 계획

마. 응급의료의 질적 수준 개선을 위한 계획

바. 재난 등으로 다수의 환자 발생 시 응급의료 대비 · 대응 계획

3. **기본계획의 효과적 달성을 위한 다음 각 목의 사항**

가. 기본계획의 달성목표 및 그 추진방향

나. 응급의료제도 및 운영체계에 대한 평가 및 개선방향

다. 응급의료재정의 조달 및 운용

라. 기본계획 시행을 위한 중앙행정기관의 협조 사항

③ **보건복지부장관**은 기본계획을 확정한 때에는 지체 없이 이를 관계 중앙행정기관의 장과 **특별시장 · 광역시장 · 특별자치시장 · 도지사 · 특별자치도지사(이하 "시 · 도지사"라 한다)에게 통보**하여야 한다.

④ 보건복지부장관은 보건의료 시책상 필요한 경우 제13조의5에 따른 중앙응급의료위원회의 심의를 거쳐 기본계획을 변경할 수 있다.

⑤ **보건복지부장관**은 **대통령령**으로 정하는 바에 따라 기본계획에 따른 연차별 시행계획을 수립하여야 한다.

시행령 제3조(연차별 시행계획의 수립)

보건복지부장관은 법 제13조의2제5항에 따라 응급의료기본계획에 따른 **연차별 시행계획을 계획 시행 전년도 10월 31일까지 수립**하여야 한다.

제13조의3(지역응급의료시행계획)

① **시 · 도지사**는 기본계획에 따라 **매년 지역응급의료시행계획을 수립하여 시행**하여야 한다.

② 지역응급의료시행계획은 제13조의2에 따른 기본계획의 지역 내 시행을 위하여 각 시 · 도의 상황에 맞게 수립하되, 다음 각 호의 사항을 포함하여야 한다. <개정 2021. 12. 21.>

1. 응급환자 발생 현황, 응급의료 제공 현황 등 지역응급의료 현황
2. 지역 내 응급의료 자원조사 등을 통한 지역응급의료 이송체계 마련
3. 응급의료의 효과적 제공을 위한 지역응급의료 주요 사업 추진계획 수립 및 실적 관리
4. 응급의료정책 추진을 위한 인력 · 조직 등의 기반 마련 및 지역 내 응급의료기관 간 협력체계 구축
5. 그 밖에 시 · 도지사가 기본계획의 시행 및 응급의료 발전을 위하여 필요하다고 인정하는 사항

③ **보건복지부장관**은 대통령령으로 정하는 바에 따라 지역응급의료시행계획 및 그 시행결과를 평가할 수 있다.

④ 보건복지부장관은 지역응급의료시행계획 및 그 시행결과에 대하여 평가한 결과를 토대로 시 · 도지사에게 계획 및 사업의 변경 또는 시정을 요구할 수 있다.

⑤ 그 밖에 지역응급의료시행계획의 **수립 · 시행** 및 **평가**에 관하여는 **대통령령**으로 정한다. <신설 2021. 12. 21.> [시행 2022. 12. 22.]

시행령 제5조(지역응급의료시행계획의 평가 등)

① 법 제13조의3제2항에 따른 평가를 위하여 특별시장 · 광역시장 · 특별자치시장 · 도지사 및 특별자치도지사(이하 "시 · 도지사"라 한다)는 법 제13조의3제1항에 따라 수립한 다음 해의 **지역응급의료시행계획을 매년 12월 31일까지 보건복지부장관에게 제출**하여야 한다.

② 법 제13조의3제2항에 따른 평가를 위하여 시 · 도지사는 지난해의 지역응급의료시행계획 시행결과를 매년 2월 말일까지 보건복지부장관에게 제출하여야 한다.

제13조의4(응급의료계획에 대한 협조)

① **보건복지부장관 및 시 · 도지사**는 기본계획 및 지역응급의료시행계획의 수립 · 시행을 위하여 필요한 경우에는 **국가기관, 지방자치단체, 응급의료에 관련된 기관 · 단체 및 「공공기관의 운영에 관한 법률」 제4조에 따른 공공기관**의 장에게 자료제공 등의 협조를 요청할 수 있다.

② 제1항에 따라 협조요청을 받은 **국가기관, 지방자치단체, 관계 기관 · 단체, 공공기관의 장** 등은 특별한 사유가 없는 한 이에 응하여야 한다.

③ 제1항에 따라 요청할 수 있는 자료의 범위와 그 관리 및 활용 등은 **대통령령**으로 정한다.

시행령 제5조의2(자료의 범위 등)

① 법 제13조의4제1항에 따라 **보건복지부장관**은 법 제13조의2제1항에 따른 응급의료기본계획의 수립 · 시행을 위하여 응급환자에 관한 다음 각 호의 자료를 요청할 수 있다. 이 경우 요청일부터 **과거 3년간의 자료에 한정**한다.

1. 「국민건강보험법」 제5조에 따른 가입자 · 피부양자에 대한 건강보험 관련 자료 및 같은 법 제47조제2항에 따른 요양급여비용 심사청구 자료
2. 「의료급여법」 제11조제2항에 따른 **의료급여비용 심사청구 자료**
3. 「산업재해보상보험법」 제36조제2항에 따른 보험급여 청구 및 결정 자료
4. 「자동차손해배상 보장법」 제12조제2항에 따른 자동차보험진료수가 청구 자료
5. 「119구조 · 구급에 관한 법률」 제22조제2항에 따른 **구조 · 구급활동상황일지**
6. 「주민등록법」 제7조제1항에 따른 **개인별 및 세대별 주민등록표**
7. 「장애인복지법」 제32조제1항에 따른 장애인 등록 자료
8. 「교통안전법」 제51조에 따른 교통사고조사와 관련된 자료 · 통계 또는 정보

② 법 제13조의4제1항에 따라 **시 · 도지사**가 제13조의3제1항에 따른 지역응급의료시행계획의 수립 · 시행을 위하여 요청할 수 있는 자료의 범위는 다음 각 호와 같다.

1. 법 제25조제1항에 따라 지정된 중앙응급의료센터가 같은 조 제1항제1호, 제5호 및 제6호에 따라 수행한 업무에 관한 자료
2. 관할지역 내 소재하는 다음 각 목의 기관의 **시설 · 장비 · 인력 현황** 및 수행한 업무에 관한 통계 자료
   가. 법 제26조제1항에 따라 지정된 권역응급의료센터
   나. 법 제29조제1항에 따라 지정된 **전문응급의료센터**
   다. 법 제30조제1항에 따라 지정된 지역응급의료센터

라. 법 제31조제1항에 따라 지정된 **지역응급의료기관**

3. 법 제27조제1항에 따라 설치된 지역별 응급의료지원센터(이하 “응급의료지원센터”라 한다)가 같은 조 제2항제3호, 제7호 및 제8호에 따라 수행한 업무에 관한 자료

③ 보건복지부장관은 제1항에 따라 수집된 자료를 활용하여 다음 각 호의 정보를 산출하고 관리하여야 한다.

1. 지역별, 질환군별, 시간대별 응급환자의 발생 현황
2. 응급의료 자원의 분포
3. 응급환자의 이송 및 「의료법」 제3조에 따른 의료기관 이용 현황
4. 응급환자 진료 경로 및 결과
5. 그 밖에 응급환자의 흐름과 제공된 응급의료를 파악하는 데 필요한 정보

④ 보건복지부장관은 제3항에 따른 정보를 산출한 후 지체 없이 주민등록번호 등 개인을 식별할 수 있는 정보를 삭제하여야 하며, 제1항에 따라 수집된 자료도 「개인정보 보호법」 제21조에 따라 파기하여야 한다.

제13조의5(중앙응급의료위원회) 17서울, 18울산, 20인천, 21광주, 22서울

① 응급의료에 관한 주요 시책을 심의하기 위하여 **보건복지부**에 **중앙응급의료위원회**(이하 “중앙위원회”라 한다)를 둔다.

② 중앙위원회는 **위원장 1명과 부위원장 1명을 포함한 15명 이내의 위원**으로 구성한다.

③ 중앙위원회의 **위원장은 보건복지부장관**이 되고 **부위원장은 위원 중 위원장이 지명**하며 위원은 당연직 위원과 위촉 위원으로 한다. 17서울

④ **당연직 위원**은 다음 각 호의 사람으로 한다. 18울산

1. **기획재정부차관**
2. **교육부차관**
3. **국토교통부차관**
4. **소방청장**
5. 제25조에 따른 **중앙응급의료센터의 장**

⑤ **위촉 위원**은 다음 각 호의 사람으로서 위원장이 위촉한다.

1. 「비영리민간단체 지원법」 제2조에 따른 비영리민간단체를 대표하는 사람 3명
2. **응급의료에 관한 학식과 경험이 풍부한 사람 3명** 17서울
3. 제2조제5호에 따른 응급의료기관을 대표하는 사람 1명
4. 보건의료 관련 업무를 담당하는 지방공무원으로서 특별시 · 광역시를 대표하는 사람 1명
5. 보건의료 관련 업무를 담당하는 지방공무원으로서 도(특별자치도를 포함한다)를 대표하는 사람 1명

⑥ 중앙위원회는 다음 각 호의 사항을 심의한다.

1. 제13조의2에 따른 **응급의료기본계획 및 연차별 시행계획의 수립 및 변경**

2. 「국가재정법」 제74조에 따라 **응급의료기금의 기금운용심의회에서 심의하여야 할 사항**
3. 응급의료에 관련한 정책 및 사업에 대한 조정
4. 응급의료에 관련한 정책 및 사업의 평가 결과
5. 지역응급의료시행계획 및 특별시 · 광역시 · 도 · 특별자치도(이하 "시 · 도"라 한다)의 응급의료에 관련한 사업의 평가 결과
6. **응급의료의 중기 · 장기 발전방향 및 제도 개선에 관한 사항**
7. 그 밖에 응급의료에 관하여 보건복지부장관이 부의하는 사항

⑦ 중앙위원회는 **매년 2회 이상** 개최하여야 한다.

⑧ 그 밖에 중앙위원회의 회의 및 운영에 관한 사항은 **대통령령**으로 정한다.

시행령 제6조(중앙응급의료위원회) 21광주

① 법 제13조의5제5항에 따른 위촉 위원의 **임기는 3년**으로 한다. 21광주

② 위원장은 위원회의 위촉 위원이 다음 각 호의 어느 하나에 해당하는 경우에는 해당 위원을 해촉(解囑)할 수 있다.
1. 심신장애로 인하여 직무를 수행할 수 없게 된 경우
2. 직무와 관련된 비위사실이 있는 경우
3. 직무태만, 품위손상, 그 밖의 사유로 인하여 위원으로 적합하지 아니하다고 인정되는 경우
4. 위원 스스로 직무를 수행하는 것이 곤란하다고 의사를 밝히는 경우

③ 법 제13조의5에 따른 중앙응급의료위원회(이하 "위원회"라 한다)의 위원장은 위원회를 대표하며, 위원회의 업무를 총괄한다.

④ 위원회의 회의는 위원회의 위원장이 필요하다고 인정하거나 재적위원 3분의 1 이상이 요구하는 경우에 위원회의 위원장이 소집한다. 〈개정 2021. 12. 28.〉

⑤ 위원회의 회의는 재적위원 과반수의 출석으로 개의(開議)하고, 출석위원 과반수의 찬성으로 의결한다.

⑥ 위원회에 간사 1명을 두되, 간사는 보건복지부 소속 고위공무원단에 속하는 공무원 중에서 보건복지부장관이 지명한다.

⑦ 위원회는 심의 사항을 전문적으로 검토하기 위해 위원회에 분야별로 전문위원회를 둘 수 있다. 〈개정 2021. 12. 28.〉

⑧ 위원회 및 전문위원회의 회의에 출석한 위원, 관계 공무원 또는 관계 전문가에게는 예산의 범위에서 수당, 여비, 그 밖에 필요한 경비를 지급할 수 있다. 다만, 공무원인 위원이나 관계 공무원이 그 소관 업무와 직접 관련하여 출석하는 경우에는 그러하지 아니하다. 〈개정 2021. 12. 28.〉

⑨ 제1항부터 제8항까지에서 규정한 사항 외에 위원회 및 전문위원회의 운영에 필요한 사항은 위원회의 의결을 거쳐 위원회의 위원장이 정한다. 〈신설 2021. 12. 28.〉

제13조의6(시 · 도응급의료위원회)

① **응급의료에 관한 중요 사항을 심의하기 위하여 시 · 도에 시 · 도응급의료위원회**(이하 "시 · 도위원회"라 한다)를 둔다.

② 시 · 도위원회는 해당 시 · 도의 응급의료에 관한 다음 각 호의 사항을 심의한다. <개정 2021. 12. 21.>

1. 제13조의3제1항에 따른 지역응급의료시행계획의 수립 및 변경
2. 지역응급의료 자원조사
3. 중증응급환자를 위한 지역 이송체계 마련 및 주요 이송곤란 사례 검토 등을 통한 이송체계 개선
4. 응급의료를 위한 지방 재정의 사용
5. 응급의료 시책 및 사업의 조정
6. 응급의료기관등에 대한 평가 결과의 활용 <신설 2021. 12. 21.>
7. 지역응급의료서비스 품질 관리 실태 및 개선 필요 사항 <신설 2021. 12. 21.>
8. 그 밖에 응급의료에 관하여 시 · 도지사가 부의하는 사항 <신설 2021. 12. 21.>

③ 시 · 도지사는 제2항의 시 · 도위원회 심의사항과 관련된 정책 개발 및 실무 지원을 위하여 시 · 도 응급의료지원단을 설치 · 운영한다. 다만, 시 · 도지사는 필요한 경우 「공공보건의료에 관한 법률」 제22조에 따른 공공보건의료 지원단과 통합하여 운영할 수 있다. <개정 2021. 12. 21.>

④ 시 · 도위원회는 **매년 2회 이상 개최**하여야 한다. <개정 2021. 12. 21.>

⑤ 시 · 도위원회 및 시 · 도 응급의료지원단의 구성 · 기능 및 운영 등에 관하여 필요한 사항은 대통령령으로 정하는 기준에 따라 해당 **시 · 도의 조례**로 정한다. <신설 2021. 12. 21.>

[시행 2022. 12. 22.]

시행령 제7조(시 · 도응급의료위원회의 설치 등)

① 법 제13조의6제1항에 따른 시 · 도응급의료위원회(이하 "시 · 도위원회"라 한다)는 **위원장 1명과 부위원장 1명을 포함한 10명 이내의 위원으로 구성**한다.

② 위원장 및 부위원장은 위원중에서 시 · 도지사가 임명하고, 위원은 다음 각호의 자중에서 시 · 도지사가 임명 또는 위촉한다.

1. 응급의료기관을 대표하는 자
2. 응급의료지원센터를 대표하는 자
3. 해당 특별시 · 광역시 · 특별자치시 · 도 · 특별자치도(이하 "시 · 도"라 한다) 소방본부의 구급업무를 담당하는 소방공무원
4. 시 · 도의 응급의료에 관련된 업무를 담당하는 공무원
5. 「비영리민간단체지원법」 제2조에 따른 비영리민간단체를 대표하는 자
6. 응급의료에 관하여 학식과 경험이 풍부한 자

③ 시 · 도지사는 시 · 도위원회의 위원이 다음 각 호의 어느 하나에 해당하는 경우에는 해당 위원을 해임하거나 해촉할 수 있다.

1. 심신장애로 인하여 직무를 수행할 수 없게 된 경우
2. 직무와 관련된 비위사실이 있는 경우
3. 직무태만, 품위손상, 그 밖의 사유로 인하여 위원으로 적합하지 아니하다고 인정되는 경우
4. 위원 스스로 직무를 수행하는 것이 곤란하다고 의사를 밝히는 경우

제14조(구조 및 응급처치에 관한 교육) 15전남 · 대구

① **보건복지부장관 또는 시 · 도지사**는 **응급의료종사자가 아닌 사람 중에서** 다음 각 호의 어느 하나에 해당하는 사람에게 **구조 및 응급처치에 관한 교육을 받도록 명할 수 있다. 이 경우 교육을 받도록 명받은 사람은 정당한 사유가 없으면 이에 따라야 한다.**

1. **구급차등의 운전자**

1의2. 제47조의2제1항 각 호의 어느 하나에 해당하는 시설 등에서 의료 · 구호 또는 안전에 관한 업무에 종사하는 사람 <신설 2021. 12. 21.>

2. 「여객자동차 운수사업법」 제3조제1항에 따른 **여객자동차운송사업용 자동차의 운전자**
3. 「학교보건법」 제15조에 따른 **보건교사**
4. 도로교통안전업무에 종사하는 사람으로서 「도로교통법」 제5조에 규정된 경찰공무원등
5. 「산업안전보건법」 제32조제1항 각 호 외의 부분 본문에 따른 **안전보건교육의 대상자**
6. 「체육시설의 설치 · 이용에 관한 법률」 제5조 및 제10조에 따른 체육시설에서 의료 · 구호 또는 안전에 관한 업무에 종사하는 사람
7. 「유선 및 도선 사업법」 제22조에 따른 **인명구조요원**
8. 「관광진흥법」 제3조제1항제2호부터 제6호까지의 규정에 따른 **관광사업**에 종사하는 사람 중 의료 · 구호 또는 안전에 관한 업무에 종사하는 사람
9. 「항공안전법」 제2조제14호 및 제17호에 따른 항공종사자 또는 **객실승무원 중 의료 · 구호 또는 안전에 관한 업무에 종사하는 사람**
10. 「철도안전법」 제2조제10호가목부터 라목까지의 규정에 따른 **철도종사자** 중 의료 · 구호 또는 안전에 관한 업무에 종사하는 사람
11. 「선원법」 제2조제1호에 따른 **선원** 중 의료 · 구호 또는 안전에 관한 업무에 종사하는 사람
12. 「화재의 예방 및 안전관리에 관한 법률」 제24조에 따른 **소방안전관리자** 중 대통령령으로 정하는 사람

> 시행령 **제7조의2(구조 및 응급처치에 관한 교육 대상자)**
> 법 제14조제1항제12호에서 "대통령령으로 정하는 사람"이란 「화재예방, 소방시설 설치 · 유지 및 안전관리에 관한 법률 시행령」 제22조제1항제1호 또는 제2호에 따른 **특급 소방안전관리대상물 또는 1급 소방안전관리대상물의 소방안전관리자**[「화재예방, 소방시설 설치 · 유지 및 안전관리에 관한 법률」 제41조에 따라 소방청장이 실시하는 강습교육(법 제14조제1항에 따른 교육의 내용 및 시간을 충족하는 강습교육만 해당한다)을 받은 사람은 제외한다]를 말한다.

13. 「국민체육진흥법」 제2조제6호에 따른 **체육지도자**
14. 「유아교육법」 제22조제2항에 따른 교사
15. 「영유아보육법」 제21조제2항에 따른 보육교사

② **보건복지부장관 및 시 · 도지사**는 대통령령으로 정하는 바에 따라 제4조제1항에 따른 응급처치 요령 등의 교육 · 홍보를 위한 계획을 **매년 수립하고 실시**하여야 한다. 이 경우 보건

복지부장관은 교육 · 홍보 계획의 수립 시 **소방청장과 협의**하여야 한다. 15대구

시행령 제8조(응급처치 교육 · 홍보 계획 수립 등)

① **보건복지부장관 및 시 · 도지사**는 법 제14조제2항에 따라 매년 응급처치 요령 등의 교육 · 홍보를 위한 계획(이하 "교육 · 홍보계획"이라 한다)을 수립하고 실시하여야 한다.

② 교육 · 홍보계획에는 다음 각 호의 내용이 포함되어야 한다.

1. 교육 · 홍보의 대상 · 내용 · 방법
2. 그 밖에 응급처치 요령 등의 교육 · 홍보에 관하여 필요한 사항

③ **보건복지부장관 및 시 · 도지사**는 교육 · 홍보 관련 전문가나 단체에 의뢰하여 제1항에 따라 수립한 교육 · 홍보계획을 실시할 수 있다.

③ **시 · 도지사**는 제2항에 따라 응급처치 요령 등의 교육 · 홍보를 실시한 결과를 **보건복지부장관에게 보고**하여야 한다.

④ 제1항부터 제3항까지의 규정에 따른 구조 및 응급처치에 관한 교육의 내용 및 실시방법, 보고 등에 관하여 필요한 사항은 **보건복지부령**으로 정한다.

제15조(응급의료정보통신망의 구축) 18서울

① **국가 및 지방자치단체**는 **국민들에게 효과적인 응급의료를 제공하기 위하여 각종 자료의 수집과 정보 교류를 위한 응급의료정보통신망을 구축**하여야 한다.

② 제1항에 따른 응급의료정보통신망의 통신체계 및 운용비용 등에 관하여 필요한 사항은 **보건복지부령**으로 정한다.

③ **보건복지부장관**은 응급의료정보통신망 구축을 위하여 필요한 경우 관계 중앙행정기관의 장 또는 지방자치단체의 장 및 응급의료와 관련된 기관 · 단체 등에 대하여 정보통신망의 연계를 요구할 수 있다. 이 경우 정보통신망의 연계를 요구받은 관계 중앙행정기관의 장 또는 지방자치단체의 장 및 응급의료와 관련된 기관 · 단체 등은 특별한 사유가 있는 경우 외에는 이에 응하여야 한다.

시행규칙 제7조(응급의료 통신체계 등)

① 국가 및 지방자치단체는 법 제15조제1항의 규정에 따라 응급의료기관등을 운용하는 자와 법 제25조제1항에 따른 중앙응급의료센터가 연계될 수 있도록 응급의료 통신망을 구축하여야 한다.

② 중앙응급의료센터의 통신체계 운용비용은 법 제15조제2항의 규정에 따라 국가 및 지방자치단체가 그 2분의 1을 각각 부담한다.

제15조의2(비상대응매뉴얼)

① **국가와 지방자치단체는** 「재난 및 안전관리 기본법」 제3조제1호 및 제2호의 **재난 및 해외재난으로부터 국민과 주민의 생명을 보호하기 위하여** 응급의료에 관한 기본적인 사항과 응급의료 지원 등에 관한 비상대응매뉴얼을 마련하고 의료인에게 이에 대한 교육을 실시하여야 한다.

② 제1항에 따른 비상대응매뉴얼의 내용, 교육의 대상 · 방법, 교육 참가자에 대한 비용지원 등에 필요한 사항은 **대통령령**으로 정한다.

시행령 제8조의2(비상대응매뉴얼의 내용)

① 법 제15조의2제1항에 따른 **국가의 비상대응매뉴얼**에는 다음 각 호의 사항이 포함되어야 한다.

1. 재난현장에서 응급의료 지원과 관련된 기관별 역할과 지휘체계의 안내
2. 재난현장의 응급의료체계
3. 재난현장의 응급의료 지원을 위한 인력의 구성 및 운영
4. 재난발생시 응급환자의 진료와 응급의료 지원을 중점으로 수행하는 응급의료기관의 시설 · 장비 및 인력 현황
5. 재난피해자 중 초기에 긴급한 심리치료가 필요한 대상자의 선정 및 심리치료 방법
6. 재난현장의 응급의료 지원에 필요한 물품의 비축과 관리
7. 재난현장의 응급의료 지원 통신체계
8. 재난현장의 응급의료 지원에 대한 교육과 훈련
9. 그 밖에 재난유형별 응급의료 지원에 필요한 사항

② 법 제15조의2제1항에 따른 **지방자치단체의 비상대응매뉴얼**에는 다음 각 호의 사항이 포함되어야 한다.

1. 재난현장의 응급의료 지원 인력을 편성한 의료기관 현황 및 의료기관별 응급의료 지원 인력의 편성 내용
2. 재난현장의 응급의료 지원에 필요한 장비 편성 및 활용
3. 관할 구역의 응급의료기관의 현황과 비상연락체계
4. 관할 구역의 재난시 응급의료 지원에 필요한 물품의 종류, 수량, 비축 기관 및 관리
5. 관할 구역의 응급의료 지원 통신체계 현황 및 관리
6. 재난현장의 응급의료 지원에 대한 교육과 훈련 실시에 필요한 사항
7. 그 밖에 재난현장의 응급의료 지원을 위하여 지방자치단체의 장이 필요하다고 인정하는 사항

시행령 제8조의3(비상대응매뉴얼의 교육 등)

① 법 제15조의2제2항에 따른 **비상대응매뉴얼의 교육 대상**은 **응급의료기관의 응급의료종사자**로 하고, 매년 보건복지부장관이 지방자치단체별 · 직종별로 교육 대상자의 인원수 등을 정하여 고시한다.

② **국가와 지방자치단체의 비상대응매뉴얼 교육**은 재난현장에서 응급의료와 그 지원에 필요한 기본교육과 함께 응급의료 실습과정을 포함하여 실시하고, **교육시간은 매년 12시간 이상**으로 한다.

③ 법 제15조의2제2항에 따라 국가와 지방자치단체는 교육 참가자에게 예산의 범위에서 급식비 · 교통비 등 실비와 교육참가비를 지급할 수 있다. 이 경우 지급액의 산정방법 및 지급절차 등에 관하여 필요한 사항은 보건복지부장관이 정하여 고시한다.

제16조(재정 지원)

① **국가 및 지방자치단체**는 예산의 범위에서 응급의료기관등 및 응급의료시설에 대하여 필요한 재정 지원을 할 수 있다.

② 국가 및 지방자치단체는 제47조의2에 따른 자동심장충격기 등 심폐소생을 위한 응급장비를 갖추어야 하는 시설 등에 대하여 필요한 재정 지원을 할 수 있다.

제17조(응급의료기관등에 대한 평가)

① **보건복지부장관**은 응급의료기관등의 시설 · 장비 · 인력, 업무의 내용 · 결과 등에 대하여 평가를 할 수 있다. 이 경우 평가 대상이 되는 응급의료기관등의 장은 특별한 사유가 없으면 평가에 응하여야 한다.

② 보건복지부장관은 제1항에 따른 응급의료기관등의 평가를 위하여 해당 응급의료기관등을 대상으로 필요한 자료의 제공을 요청할 수 있다. 이 경우 자료의 제공을 요청받은 응급의료기관등은 정당한 사유가 없으면 이에 따라야 한다.

③ 보건복지부장관은 응급의료기관등에 대한 평가 결과를 공표할 수 있다.

④ 보건복지부장관은 제1항에 따른 응급의료기관등에 대한 평가 결과에 따라 응급의료기관등에 대하여 행정적 · 재정적 지원을 할 수 있다.

⑤ 제1항 및 제3항에 따른 응급의료기관등의 평가방법, 평가주기, 평가결과 공표 등에 관하여 필요한 사항은 **보건복지부령**으로 정한다.

시행규칙 제8조(응급의료기관등의 평가방법 및 평가주기 등)

① 보건복지부장관이 법 제17조제1항의 규정에 따라 실시하는 응급의료기관등에 대한 평가는 **서면평가와 현지평가**로 구분한다.

② 제1항의 규정에 의한 평가중 서면평가는 매년 모든 응급의료기관등을 대상으로 실시하고, 현지평가는 서면평가 결과의 확인이 필요하거나 응급의료기관등의 요구 등이 있는 경우에 실시한다.

③ 응급의료기관등에 대한 평가의 기준 · 방법 및 절차 등에 필요한 세부적인 사항은 보건복지부장관이 정한다.

④ 보건복지부장관은 필요하다고 인정하는 경우에는 응급의료기관등에 대한 평가를 관계 전문기관에 의뢰하여 실시할 수 있다.

⑤ 보건복지부장관은 법 제17조제3항에 따라 응급의료기관등별로 다음 각 호의 내용을 공표할 수 있다.

1. 평가 종합 등급
2. 평가영역별 또는 평가지표별 등급 또는 점수
3. 그 밖에 응급의료기관등의 업무 개선을 위하여 공표가 필요하다고 판단되는 내용

제18조(환자가 여러 명 발생한 경우의 조치)

① **보건복지부장관, 시 · 도지사 또는 시장 · 군수 · 구청장**(자치구의 구청장을 말한다. 이하 같다)은 재해 등으로 환자가 여러 명 발생한 경우에는 응급의료종사자에게 응급의료 업무에 종사할 것을 명하거나, 의료기관의 장 또는 구급차등을 운용하는 자에게 의료시설을 제공하거나 응급환자 이송 등의 업무에 종사할 것을 명할 수 있으며, 중앙행정기관의 장 또는 관계 기관의 장에게 협조를 요청할 수 있다.

② **응급의료종사자, 의료기관의 장 및 구급차등을 운용하는 자**는 정당한 사유가 없으면 제1항에 따른 **명령을 거부할 수 없다.**

→ 위반 시 1년 이하의 징역 1천만원 이하의 벌금

③ 환자가 여러 명 발생하였을 때 인명구조 및 응급처치 등에 필요한 사항은 **대통령령**으로 정한다.

시행령 제9조(다수의 환자발생에 대한 인명구조 및 응급처치)

① **보건복지부장관 또는 시 · 도지사**는 재해 등으로 인하여 환자가 여러 명 발생한 경우에는 법 제18조에 따라 응급의료기관 및 관계기관에 대한 지휘체계를 확립하고 그 사상자의 규모, 피해지역의 범위, 사고의 종류 및 추가적인 사고발생의 위험도 등을 고려하여 신속하고 적절한 인명구조 및 응급처치가 될 수 있도록 해야 한다.

② **시 · 도지사 또는 시장 · 군수 · 구청장**(자치구 구청장을 말한다. 이하 같다)은 다수의 환자가 발생한 사실을 알게 되거나 보고를 받은 때에는 지체없이 **보건복지부장관에게 이를 보고**하여야 한다.

③ 시 · 도지사 또는 시장 · 군수 · 구청장은 다수의 환자가 발생한 때에는 사고 발생일부터 사고수습 종료일까지 **매일 1일 활동상황을 보건복지부장관에게 보고**하여야 하며, **사고수습이 종료된 경우에는 지체없이 종합보고**를 하여야 한다.

시행령 제10조(다수의 환자발생에 대한 조치계획의 수립)

① 법 제18조제3항의 규정에 따라 **보건복지부장관 또는 시 · 도지사**는 다수의 환자발생에 대비하여 **환자발생의 원인 및 규모에 따른 적정한 조치계획을 미리 수립하여야 한다.**

② 제1항의 조치계획에는 다음 각호의 사항이 포함되어야 한다.

1. 응급의료 인력 · 장비 및 시설의 편성과 활용
2. 관계기관의 협조체계 구축
3. 응급의료활동훈련

제5장 | 재정

제19조(응급의료기금의 설치 및 관리 · 운용) 11충남, 16서울, 19인천 · 강원

① **보건복지부장관**은 응급의료를 효율적으로 수행하기 위하여 응급의료기금(이하 "기금"이라 한다)을 설치한다.

② 보건복지부장관은 **기금의 관리 · 운용**을 **대통령령**으로 정하는 **의료 관련 기관 또는 의료 관련 단체**(이하 "기금관리기관의 장"이라 한다)에 위탁할 수 있다. 이 경우 보건복지부장관은 기금의 관리 · 운용에 관한 사무를 감독하며 이에 필요한 명령을 할 수 있다.

③ 그 밖에 기금의 설치 및 관리 · 운용에 필요한 사항은 **대통령령**으로 정한다.

시행령 제12조(기금업무의 위탁) 16서울, 19강원 · 인천

① 보건복지부장관은 법 제19조제2항에 따라 기금의 관리 · 운용에 관한 사항 중 법 제21조제1호에 따른 **미수금의 대지급(代支給)업무**를 「국민건강보험법」 제62조에 따른 **건강보험심사평가원에 위탁**하여 한다.

② 보건복지부장관은 기금에서 제1항의 규정에 의한 위탁업무에 소요되는 비용(이하 "위탁사업비"라 한다)을 심사평가원에 배정 · 지급하여야 한다.

제20조(기금의 조성) 15대전, 18대구, 20울산

① 기금은 다음 각 호의 재원으로 조성한다.

1. 「국민건강보험법」에 따른 요양기관의 업무정지를 갈음하여 **보건복지부장관이 요양기관으로부터 과징금으로 징수하는 금액** 중 「국민건강보험법」에 따라 지원하는 금액
2. 응급의료와 관련되는 기관 및 단체의 **출연금 및 기부금**
3. **정부의 출연금**
4. 그 밖에 기금을 운용하여 생기는 **수익금**

② 정부는 제1항제3호의 **정부출연금**으로 다음 각 호의 **해당 연도 예상수입액의 100분의 20에 해당하는 금액**을 매 회계연도의 세출예산에 계상하여야 한다.

1. 「도로교통법」 제160조제2항 및 제3항에 따른 **과태료**(같은 법 제161조제1항제1호에 따라 시·도경찰청장이 부과·징수하는 것에 한한다)
2. 「도로교통법」 제162조제3항에 따른 **범칙금**

제21조(기금의 사용) 09서울, 14서울

기금은 다음 각 호의 용도로 사용한다.

1. **응급환자의 진료비 중 제22조에 따른 미수금의 대지급**(代支給) 22광주
2. 응급의료기관등의 육성·발전과 의료기관의 응급환자 진료를 위한 시설 등의 설치에 **필요한 자금의 융자 또는 지원**
3. 응급의료 제공체계의 원활한 운영을 위한 보조사업
4. 대통령령으로 정하는 **재해 등이 발생하였을 때의 의료 지원**
5. 구조 및 응급처치 요령 등 **응급의료에 관한 교육·홍보 사업**
6. 응급의료의 원활한 제공을 위한 **자동심장충격기 등 응급장비의 구비 지원**
7. **응급의료를 위한 조사·연구 사업**
8. 기본계획 및 **지역응급의료시행계획의 시행 지원**
9. 응급의료종사자의 양성 등 지원

제22조(미수금의 대지급) 11충남, 17충북·울산, 19울산

① 의료기관과 구급차등을 운용하는 자는 응급환자에게 응급의료를 제공하고 그 비용을 받지 못하였을 때에는 그 비용 중 응급환자 본인이 부담하여야 하는 금액(이하 "미수금"이라 한다)에 대하여는 **기금관리기관의 장**(기금의 관리·운용에 관한 업무가 위탁되지 아니한 경우에는 보건복지부장관을 말한다. 이하 이 조 및 제22조의2에서 같다)에게 대신 지급하여 줄 것을 청구할 수 있다. 17충북

② 기금관리기관의 장은 제1항에 따라 의료기관 등이 미수금에 대한 대지급을 청구하면 **보건복지부령**으로 정하는 기준에 따라 심사하여 그 미수금을 기금에서 대신 지급하여야 한다.

시행규칙 **제9조(대지급 청구의 심사기준)** 19울산

① 법 제22조제2항에 따른 **미수금의 대지급 청구에 대한 심사기준**은 다음 각호와 같다.

1. **의약학적인 측면과 비용효과적인 측면에서 응급의료를 적정하게 행하였는지의 여부**
2. **대지급 청구의 대상인 응급진료비 및 이송처치료 산출의 적정성 여부**

② 그 밖에 대지급 청구의 심사에 관한 세부적인 기준은 보건복지부장관이 정하여 고시한다.

③ 국가나 지방자치단체는 제2항에 따른 대지급에 필요한 비용을 기금관리기관의 장에게 보조할 수 있다.

④ 기금관리기관의 장은 제2항에 따라 미수금을 대신 지급한 경우에는 **응급환자 본인**과 **그 배우자, 응급환자의 1촌의 직계혈족 및 그 배우자** 또는 다른 법령에 따른 진료비 부담 의무자에게 그 **대지급금(**代支給金**)을 구상(**求償**)**할 수 있다.

시행령 **제21조(대지급금의 구상)**

심사평가원장은 법 제22조 제2항에 따라 미수금을 대지급한 경우에는 지체 없이 그 대지급금 전액에 대하여 법 제22조 제4항에 따라 응급환자 본인과 그 배우자, 응급환자의 1촌의 직계혈족 및 그 배우자 또는 다른 법령에 의한 진료비부담 의무자(이하 "상환의무자"라 한다)에게 일정한 기간을 정하여 이를 납부하도록 청구해야 한다. 이 경우 상환의무자의 신청에 따라 **48개월의 범위**에서 분할하여 납부하게 할 수 있다. 〈개정 2021. 12. 28.〉

⑤ 제4항에 따른 대지급금의 상환 청구를 받은 자가 해당 대지급금을 정하여진 기간 내에 상환하지 아니하면 기금관리기관의 장은 기한을 정하여 독촉할 수 있다.

⑥ 제5항에 따른 독촉을 받은 자가 그 기한 내에 대지급금을 상환하지 아니하면 기금관리기관의 장은 보건복지부장관의 승인을 받아 국세 체납처분의 예에 따라 이를 징수할 수 있다.

⑦ **기금관리기관의 장**은 제4항에 따라 **대지급금을 구상하였으나 상환받기가 불가능하거나** 제22조의3에 따른 **소멸시효가 완성된 대지급금을 결손으로 처리할 수 있다**.

⑧ 미수금 대지급의 대상 · 범위 · 절차 및 방법, 구상의 절차 및 방법, 상환이 불가능한 대지급금의 범위 및 결손처분 절차 등에 관하여 필요한 사항은 **대통령령**으로 정한다.

→ 제외대상: 진료비 지불 능력이 있는 경우 및 응급증상이 아닌 경우에는 이용할 수 없다.

시행령 **제18조(미수금 대지급의 대상)** 17울산

법 제22조에 따른 **미수금 대지급의 대상**은 다음 각 호의 **어느 하나에 해당하지 아니하는 응급환자**로 한다.

1. **다른 법령에 의하여 응급의료행위에 대한 비용 전액을 지급받는 자**
2. 다른 법령에 의하여 응급의료비용의 일부를 지급받는 자로서 그 나머지 **응급의료비용을 부담할 능력이 있는 자**

대지급청구금의 대상(「응급의료비 미수금 대지급청구 심사기준」 제5조) 17울산

의료기관등이 청구할 수 있는 대지급청구금은 응급의료의 제공에 따른 총비용에서 다음 각 호에 해당하는 비용을 공제한 금액을 말한다.

1. 국민건강보험법령에 의하여 **보험자가 부담하는 요양급여비용**

2. 의료급여법령에 의하여 **보장기관이 부담하는 의료급여비용**
3. 기타 다른 법령에 의한 **부담의무자가 부담하는 비용**

시행령 제19조(미수금 대지급의 범위)

법 제22조에 따른 미수금 대지급의 범위는 다음 각 호의 비용중 응급환자 본인이 부담하여야 하는 비용으로 한다.

1. 의료기관의 응급의료비용
2. 구급차등을 운용하는 자의 법 제24조에 따른 이송처치료(의료기관이 구급차등을 운용하는 경우는 제외한다)

시행령 제20조(미수금 대지급의 청구 및 심사 절차) 17충북

① 의료기관과 구급차등을 운용하는 자가 법 제22조제1항에 따라 미수금의 대지급을 받으려는 경우에는 보건복지부령으로 정하는 바에 따라 **심사평가원장**에게 미수금의 대지급 청구를 하여야 한다.
② 제1항에 따른 미수금의 대지급 청구는 진료종료일 또는 이송종료일부터 **3년 이내**에 하여야 한다.
③ 심사평가원장은 제1항에 따른 의료기관등의 미수금 대지급 청구에 대하여 그 내용을 심사한 후 대지급금을 지급하여야 한다.
④ 미수금 대지급 청구의 심사에 관하여 필요한 사항은 **보건복지부령**으로 정한다.

시행령 제23조(상환이 불가능한 대지급금의 처리) 17울산

① 법 제22조제5항 및 제6항에 따라 **결손처분을 할 수 있는 상환이 불가능한 대지급금의 범위**는 다음 각 호와 같다.
1. **상환의무자의 행방을 알 수 없거나 상환할 만한 재산이 없다고 판명된 경우**
2. **당해권리에 대한 소멸시효가 완성된 경우**
3. 그 밖에 징수할 가능성이 없다고 **심사평가원장이 인정하는 경우**

② 심사평가원장은 법 제22조제5항에 따라 상환이 불가능한 대지급금을 결손처분하려는 경우에는 지방자치단체, 세무서, 그 밖의 관계기관에 대하여 그 상환의무자의 행방 또는 재산의 유무를 조사·확인하여야 한다. 다만, 체납액이 10만원 미만인 경우에는 그러하지 아니하다.

제22조의2(자료의 제공)

① 기금관리기관의 장은 국가·지방자치단체 및 의료기관 등 관계기관에 미수금 심사, 대지급금 구상 및 결손처분 등을 위하여 국세·지방세, 토지·주택·건축물·자동차·선박·항공기, 국민건강보험·국민연금·고용보험·산업재해보상보험·보훈급여·공무원연금·공무원재해보상급여·군인연금·사립학교교직원연금·별정우체국연금·기초연금, 주민등록·가족관계등록 등에 관한 자료의 제공을 요청할 수 있다.
② 제1항에 따른 요청을 받은 기관은 특별한 사유가 없으면 이에 따라야 한다.
③ 제1항에 따라 관계 기관이 기금관리기관의 장에게 제공하는 자료에 대하여는 사용료와 수수료 등을 면제한다.

제22조의3(구상권의 시효)

① 제22조제4항에 따른 대지급금에 대한 구상의 권리는 그 대지급금을 **청구할 수 있는 날부터 3년 동안** 행사하지 아니하면 소멸시효가 완성된다.

② 시효중단, 그 밖의 소멸시효에 관하여는 「민법」에 따른다.

제23조(응급의료수가의 지급기준)

① **응급의료수가(應急醫療酬價)의 지급기준**은 **보건복지부장관**이 정한다.

② 보건복지부장관은 제1항에 따른 응급의료수가의 지급기준을 정할 때 제17조에 따른 응급의료기관에 대한 평가 결과를 반영하여 **응급의료수가에 차등(差等)을 둘 수 있다**.

제24조(이송처치료)

① 구급차등을 운용하는 자가 구급차등을 이용하여 응급환자 등을 이송하였을 때에는 보건복지부령으로 정하는 **이송처치료를 그 응급환자로부터 받을 수 있다**.

② 구급차등을 운용하는 자는 구급차등의 이용자로부터 제1항에 따른 **이송처치료 외에 별도의 비용을 받아서는 아니 된다**.

제6장 | 응급의료기관등

제25조(중앙응급의료센터) 16울산 18대구, 20대구

① **보건복지부장관**은 응급의료에 관한 다음 각 호의 업무를 수행하게 하기 위하여 **중앙응급의료센터를 설치 · 운영**할 수 있다. <개정 2021. 12. 21.> 20대구

1. **응급의료기관등에 대한 평가 및 질을 향상시키는 활동에 대한 지원**
2. **응급의료종사자에 대한 교육훈련**
3. 제26조에 따른 **권역응급의료센터 간의 업무조정 및 지원**
4. **응급의료 관련 연구**
5. 국내외 재난 등의 발생 시 **응급의료 관련 업무의 조정 및 그에 대한 지원**
6. **응급의료 통신망 및 응급의료 전산망의 관리 · 운영과 그에 따른 업무**
7. **응급처치 관련 교육 및 응급장비 관리에 관한 지원** <신설 2021. 12. 21.>
8. 응급환자 이송체계 운영 및 관리에 관한 지원 <신설 2021. 12. 21.>
9. 응급의료분야 의료취약지 관리 업무 <신설 2021. 12. 21.>
10. 그 밖에 보건복지부장관이 정하는 응급의료 관련 업무

② 보건복지부장관은 제1항에 따른 중앙응급의료센터를 효율적으로 운영하기 위하여 필요하다고 인정하면 그 운영에 관한 업무를 대통령령으로 정하는 바에 따라 의료기관 · 관계전문기관 · 법인 · 단체에 위탁할 수 있다. 이 경우 예산의 범위에서 그 운영에 필요한

경비를 지원할 수 있다. <신설 2021. 12. 21.>

③ 제1항 및 제2항에 따른 중앙응급의료센터의 설치 · 운영 및 운영의 위탁 등에 관하여 필요한 사항은 **보건복지부령**으로 정한다. <개정 2021. 12. 21.>

[시행 2022. 12. 22.]

■ 응급의료에 관한 법률 시행규칙 [별표 4]

중앙응급의료센터의 지정기준

1. 대형재해 등의 발생시 응급의료지원을 할 수 있는 시설 · 장비 및 인력을 갖출 것
2. **전국 응급의료종사자의 교육 및 훈련을 담당할 수 있는 시설 · 장비 및 인력을 갖출 것**
3. 응급의료기관 등에 대한 평가를 실시할 수 있는 전문인력 또는 장비를 갖출 것
4. 응급의료기관 등과 응급의료종사자에 대한 지도를 할 수 있는 공공기관일 것

제26조(권역응급의료센터의 지정) 17강원 · 부산 · 전북, 18대구, 19강원, 20강원, 21서울 · 경북 · 부산, 22전남고흥

① **보건복지부장관**은 응급의료에 관한 다음 각 호의 업무를 수행하게 하기 위하여 「의료법」 제3조의4에 따른 **상급종합병원** 또는 같은 법 제3조의3에 따른 **300병상을 초과하는 종합병원** 중에서 권역응급의료센터를 지정할 수 있다.

1. **중증응급환자 중심의 진료**
2. **재난 대비 및 대응 등을 위한 거점병원으로서 보건복지부령으로 정하는 업무**

시행규칙 **제13조의2(권역응급의료센터의 재난 대비 및 대응 업무)**

법 제26조제1항제2호에 따른 **권역응급의료센터의 재난 대비 및 대응 업무**는 다음 각 호와 같다.

1. 재난 의료 대응계획의 수립
2. 재난 의료에 필요한 시설 · 장비 및 물품의 관리
3. 재난 의료 지원조직의 구성 및 출동체계 유지
4. 권역 내 응급의료기관을 대상으로 한 재난 의료 교육 및 훈련
5. 그 밖에 법 제15조의2에 따른 비상대응매뉴얼로 정하는 업무

3. **권역(圈域) 내에 있는 응급의료종사자에 대한 교육 · 훈련**
4. **권역 내 다른 의료기관에서 제11조에 따라 이송되는 중증응급환자에 대한 수용**
5. 그 밖에 보건복지부장관이 정하는 권역 내 응급의료 관련 업무

② 권역응급의료센터의 지정 기준 · 방법 · 절차 및 업무와 중증응급환자의 기준 등은 권역 내 응급의료 수요와 공급 등을 고려하여 **보건복지부령**으로 정한다.

시행규칙 **제13조(권역응급의료센터의 지정기준 · 방법 및 절차)**

① **보건복지부장관**은 법 제26조에 따라 권역응급의료센터를 지정하고자 하는 경우에는 **의료자원의 분포, 주민의 생활권, 주민의 수 등을 고려**하여 별표 5의 응급의료권역 및 권역응급의료센터 적정개소 수에 따라 지정한다.

② 권역응급의료센터의 지정기준은 별표 5의2와 같다.

③ 권역응급의료센터로 지정을 받고자 하는 종합병원은 별지 제6호서식의 권역응급의료센터 지정신청

서에 다음 각호의 서류를 첨부하여 관할 시 · 도지사를 거쳐 보건복지부장관에게 제출하여야 한다.
1. 응급의료시설의 도면 1부
2. 응급의료 시설 · 인력 및 장비 등의 현황 및 운영계획서 1부
3. 응급의료서비스 수준의 향상을 위한 계획서 1부

④ 시 · 도지사는 제3항의 규정에 의한 권역응급의료센터 지정신청서를 제출받은 경우에는 그에 대한 심사의견서를 첨부하여 보건복지부장관에게 제출하여야 한다.

⑤ 보건복지부장관은 권역응급의료센터를 지정한 경우에는 별지 제7호서식의 권역응급의료센터 지정서를 교부하여야 한다.

⑥ 보건복지부장관은 권역응급의료센터로 지정받고자 하는 자가 지정기준의 일부를 충족하지 못한 경우에는 일정기간내에 그 기준을 충족할 것을 조건으로 지정할 수 있다.

제27조(응급의료지원센터의 설치 및 운영) 10서울, 16울산, 18충북, 19부산

① **보건복지부장관**은 응급의료를 효율적으로 제공할 수 있도록 응급의료자원의 분포와 주민의 생활권을 고려하여 **지역별**로 **응급의료지원센터를 설치 · 운영**하여야 한다. 19부산

② **응급의료지원센터의 업무**는 다음 각 호와 같다. 10서울, 16울산, 18충북
1. 삭제
2. 삭제
3. **응급의료에 관한 각종 정보의 관리 및 제공**
4. 삭제
5. **지역 내 응급의료종사자에 대한 교육훈련**
6. **지역 내 응급의료기관 간 업무조정 및 지원**
7. **지역 내 응급의료의 질 향상 활동에 관한 지원**
8. **지역 내 재난 등의 발생 시 응급의료 관련 업무의 조정 및 지원**
9. 그 밖에 보건복지부령으로 정하는 응급의료 관련 업무

시행규칙 제14조(응급의료지원센터의 응급의료 관련 업무) 10서울, 16울산, 18충북

법 제27조제2항제9호에 따른 응급의료지원센터의 응급의료 관련 업무는 다음 각 호와 같다.
1. **응급의료기관등에 대한 평가를 위한 자료수집체계의 수립 · 운영**
2. **응급의료기관등에 대한 평가 지원**
3. 응급의료에 관한 실태조사 그 밖에 응급의료의 발전을 위하여 보건복지부장관이 부여하는 업무

③ 보건복지부장관은 응급의료지원센터를 효율적으로 운영하기 위하여 필요하다고 인정하면 그 운영에 관한 업무를 대통령령으로 정하는 바에 따라 관계 전문기관 · 법인 · 단체에 위탁할 수 있다.

시행령 제23조의2(응급의료지원센터 운영의 위탁)

① 법 제27조제3항에 따라 응급의료지원센터 운영에 관한 업무를 위탁받을 수 있는 관계 전문기관 · 법인 · 단체는 다음 각 호와 같다.
1. 법 제25조제1항에 따라 지정된 중앙응급의료센터

2. 법 제26조제1항에 따라 지정된 권역응급의료센터
3. 「공공기관의 운영에 관한 법률」 제4조에 따른 공공기관

② 보건복지부장관은 법 제27조제3항에 따라 업무를 위탁하는 경우에는 그 수탁자 및 위탁업무를 고시하여야 한다.

④ 국가 및 지방자치단체는 제3항에 따라 응급의료지원센터의 운영에 관한 업무를 위탁한 경우에는 그 운영에 드는 비용을 지원할 수 있다.

제28조(응급의료지원센터에 대한 협조 등)

① **응급의료지원센터의 장**은 응급의료 관련 정보를 효과적으로 관리하기 위하여 **응급의료정보관리체계를 구축**하여야 하며, 이를 위하여 **응급의료기관의 장과 구급차등을 운용하는 자에게 응급의료에 관한 정보제공을 요청**할 수 있다.

② **응급의료지원센터의 장**은 그 업무를 수행할 때 필요하다고 인정하면 **의료기관 및 구급차등을 운용하는 자에게 응급의료에 대한 각종 정보를 제공하고, 구급차등의 출동 등 응급의료에 필요한 조치를 요청**할 수 있다.

③ 제1항과 제2항에 따라 응급의료에 관한 정보 제공이나 필요한 조치를 요청받은 자는 특별한 사유가 없으면 이에 따라야 한다.

④ **응급의료지원센터**에 대한 정보제공 등에 필요한 사항은 **대통령령**으로 정한다.

시행령 제24조(응급의료지원센터에 대한 응급의료기관등의 정보제공)

① 법 제28조제1항의 규정에 따라 응급의료지원센터의 장이 응급의료기관의 장과 구급차등을 운용하는 자에게 요청할 수 있는 응급의료에 관한 정보는 다음과 같다.

1. 중환자실 및 응급실의 인력 · 규모 · 시설 · 의료기구 및 장비
2. 구급차등의 편성 · 장비 및 운영인력
3. 응급실 근무자, 당직응급의료종사자, 응급실의 사용가능 병상수
4. 법 제11조에 따라 의료인이 응급환자의 이송을 결정하기 전에 응급의료지원센터의 장에게 다른 의료기관과의 협의를 요청한 경우 협의를 위하여 다른 의료기관에 제공할 환자의 주요 증상, 활력징후, 검사결과 등에 관한 정보
5. 그 밖에 응급의료와 관련된 주요의료시설, 의료장비, 응급수술 가능질환, 응급환자의 수용 및 이송 현황 등에 대하여 응급의료지원센터의 장이 필요하다고 인정하여 요구하는 사항

② 법 제28조제2항의 규정에 따라 응급의료기관의 장 또는 구급차등을 운용하는 자가 응급의료지원센터의 장으로부터 구급차등의 출동, 응급환자의 수용 및 다른 의료기관과의 협의 등 필요한 조치를 요청받은 경우에는 출동상황, 응급환자의 처리상황 및 그 처리결과를 응급의료지원센터의 장에게 통보하여야 한다.

③ 지방자치단체, 경찰관서, 소방관서 및 군부대의 장은 응급의료지원센터의 장으로부터 구급차등의 출동 등 응급의료를 위한 협조를 요청받아 이를 조치한 경우에는 구급차등의 출동상황, 인력 및 장비의 지원상황, 응급환자의 처리상황 및 그 처리결과를 응급의료지원센터의 장에게 통보하여야 한다.

④ 응급의료기관의 장과 구급차등을 운용하는 자는 제1항 및 제2항의 규정에 따라 응급의료지원센터에 제공한 정보의 변동사항이 있는 경우에는 즉시 그 사항을 응급의료지원센터에 통보하여야 한다.

제29조(전문응급의료센터의 지정) 11충남, 16전남, 19강원 · 대구 · 부산, 21경북 · 전북

① **보건복지부장관**은 **소아환자, 화상환자** 및 **독극물중독환자** 등에 대한 응급의료를 위하여 **권역응급의료센터, 지역응급의료센터** 중에서 분야별로 **전문응급의료센터를 지정**할 수 있다. <개정 2021. 12. 21.> [시행 2022. 12. 22.] 19강원 · 부산, 21경북 · 전북

② 전문응급의료센터 지정의 기준 · 방법 및 절차 등에 관하여 필요한 사항은 **보건복지부령**으로 정한다.

시행규칙 **제16조(전문응급의료센터의 지정기준 · 방법 및 절차)** 19대구

① 법 제29조의 규정에 의한 분야별 전문응급의료센터의 지정기준은 별표 6(**화상센터, 심혈관센터, 독극물센터, 소아센터**)과 같다. 19대구

② 전문응급의료센터로 지정을 받고자 하는 종합병원은 별지 제6호서식의 전문응급의료센터 지정신청서에 다음 각호의 서류를 첨부하여 관할 시 · 도지사를 거쳐 보건복지부장관에게 제출하여야 한다.

1. 지정받고자 하는 전문분야의 응급의료시설 도면 1부
2. 지정받고자 하는 전문분야의 응급의료 시설 · 인력 및 장비 등의 현황 및 운영계획서 1부
3. 지정받고자 하는 전문분야의 응급의료서비스 수준의 향상을 위한 계획서 1부

③ 보건복지부장관은 분야별 전문응급의료센터를 지정한 경우에는 별지 제7호서식의 전문응급의료센터 지정서를 교부하여야 한다.

④ 보건복지부장관은 분야별 전문응급의료센터로 지정을 받고자 하는 자가 지정기준의 일부를 충족하지 못한 경우에는 일정기간내에 그 기준을 충족할 것을 조건으로 지정할 수 있다.

제30조(지역응급의료센터의 지정) 17광주, 19부산, 20부산, 21충남 · 경북, 22경기 · 대구 · 전남

① **시 · 도지사**는 응급의료에 관한 다음 각 호의 업무를 수행하게 하기 위하여 「의료법」 제3조의3에 따른 **종합병원**(이하 "종합병원"이라 한다) 중에서 **지역응급의료센터를 지정**할 수 있다. <개정 2021. 12. 21.> [시행 2022. 12. 22.] 17광주, 20부산, 21충남 · 경북

1. 응급환자의 진료
2. 제11조(응급환자의 이송)에 따라 응급환자에 대하여 적절한 응급의료를 할 수 없다고 판단한 경우 신속한 이송

② 지역응급의료센터의 지정 기준 · 방법 · 절차와 업무 등에 필요한 사항은 시 · 도의 응급의료 수요와 공급 등을 고려하여 **보건복지부령**으로 정한다.

시행규칙 **제17조(지역응급의료센터의 지정기준 · 방법 및 절차)** 19부산

① 시 · 도지사는 법 제30조에 따라 **지역응급의료센터를 지정하려는 경우**에는 주민의 접근시간을 고려하여 적정한 분포가 이루어지도록 다음 각 호의 기준에 따라 지정해야 한다. 다만, 주민의 생활권, 의료자원의 분포 등 불가피한 사유로 기준을 초과하여 지역응급의료센터를 지정할 필요가 있는 경우에는 법 제13조의6제1항에 따른 시 · 도응급의료위원회의 심의를 거쳐 이를 지정할 수 있다 19부산

1. 특별시, 광역시 및 특별자치시: 인구 100만명당 1개소
2. 도 및 특별자치도: 인구 50만명당 1개소

② 지역응급의료센터의 지정기준은 별표 7과 같다.

③ 지역응급의료센터로 지정을 받으려는 종합병원은 별지 제6호서식의 지역응급의료센터 지정신청서

에 다음 각 호의 서류를 첨부하여 관할 시 · 도지사에게 제출해야 한다.
1. 응급의료시설의 도면 1부
2. 응급의료 시설 · 인력 및 장비 등의 현황 및 운영계획서 1부

④ 시 · 도지사는 지역응급의료센터를 지정한 경우에는 별지 제7호서식의 지역응급의료센터 지정서를 교부하여야 한다.

응급의료센터의 업무

구분	업무
중앙 응급의료센터 19대구	• **응급의료기관등에 대한 평가 및 질을 향상시키는 활동에 대한 지원** • 응급의료종사자에 대한 교육훈련 • **권역응급의료센터 간의 업무조정 및 지원** • 응급의료 관련 연구 • 국내외 재난 등의 발생 시 응급의료 관련 업무의 조정 및 그에 대한 지원 • 응급의료 통신망 및 응급의료 전산망의 관리 · 운영과 그에 따른 업무 • **응급처치 관련 교육 및 응급장비 관리에 관한 지원** • **응급환자 이송체계 운영 및 관리에 관한 지원** • **응급의료분야 의료취약지 관리 업무** • 그 밖에 보건복지부장관이 정하는 응급의료 관련 업무
권역 응급의료센터 17강원 · 전북, 18대구, 19강원	• 중증응급환자 중심의 진료 • **재난 대비 및 대응 등을 위한 거점병원으로서 보건복지부령으로 정하는 업무** • 권역(圈域) 내에 있는 응급의료종사자에 대한 교육 · 훈련 • 권역 내 다른 의료기관에서 제11조에 따라 **이송되는 중증응급환자에 대한 수용** • 그 밖에 보건복지부장관이 정하는 권역 내 응급의료 관련 업무
응급 의료지원센터 10서울, 16울산, 18충북	• **응급의료에 관한 각종 정보의 관리 및 제공** • 지역 내 응급의료종사자에 대한 교육훈련 • 지역 내 응급의료기관 간 업무조정 및 지원 • 지역 내 응급의료의 질 향상 활동에 관한 지원 • 지역 내 재난 등의 발생 시 응급의료 관련 업무의 조정 및 지원 • 그 밖에 보건복지부령으로 정하는 응급의료 관련 업무
전문 응급의료센터	• **소아환자, 화상환자, 심혈관환자 및 독극물중독환자 등에 대한 응급의료**
지역 응급의료센터	• 응급환자의 진료 • 제11조에 따라 응급환자에 대하여 적절한 응급의료를 할 수 없다고 판단한 경우 신속한 이송

제30조의2(권역외상센터의 지정) 19강원 · 부산, 20부산

① **보건복지부장관**은 외상환자의 응급의료에 관한 다음 각 호의 업무를 수행하게 하기 위하여 **권역응급의료센터, 전문응급의료센터 및 지역응급의료센터 중 권역외상센터를 지정할 수 있다.** <개정 2021. 12. 21.> [시행 2022. 12. 22.] 19부산

1. **외상환자의 진료**
2. 외상의료에 관한 연구 및 외상의료표준의 개발
3. **외상의료를 제공하는 의료인의 교육훈련**
4. **대형 재해 등의 발생 시 응급의료 지원**
5. 그 밖에 보건복지부장관이 정하는 외상의료 관련 업무

② 권역외상센터는 외상환자에 대한 효과적인 응급의료 제공을 위하여 다음 각 호의 요건을 갖추어야 한다. 이 경우 각 호에 따른 구체적인 요건은 보건복지부령으로 정한다.

1. 외상환자 전용 중환자 병상 및 일반 병상
2. 외상환자 전용 수술실 및 치료실
3. 외상환자 전담 전문의
4. 외상환자 전용 영상진단장비 및 치료장비
5. 그 밖에 외상환자 진료에 필요한 인력 · 시설 · 장비

③ 그 밖에 권역외상센터 지정의 기준 · 방법 및 절차 등에 관한 구체적인 사항은 **보건복지부령**으로 정한다.

[시행규칙] 제17조의2(권역외상센터의 요건 및 지정기준 등) 19강원

① **보건복지부장관**은 법 제30조의2에 따라 권역외상센터를 지정하려는 경우에는 **시 · 도별로 1개소**를 지정하는 것을 원칙으로 하되, **주민의 생활권, 외상환자의 발생 수 등을 고려하여 추가로 지정**할 수 있다.

② 권역외상센터의 요건과 지정기준은 별표 7의2와 같다.

③ 권역외상센터로 지정을 받으려는 중앙응급의료센터, 권역응급의료센터, 전문응급의료센터 또는 지역응급의료센터는 별지 제6호의2서식의 권역외상센터 지정신청서에 다음 각 호의 서류를 첨부하여 보건복지부장관에게 제출하여야 한다.

1. 권역외상센터시설의 도면 1부
2. 권역외상센터 시설 · 인력 · 장비 등의 현황 및 운영계획서 1부
3. 보건복지부장관이 정하는 기준에 따른 중증외상환자(이하 "중증외상환자"라 한다)의 이송체계 구축계획서 1부
4. 중증외상환자 진료수준의 향상을 위한 계획서 1부

④ 보건복지부장관은 권역외상센터로 지정을 받으려는 자가 별표 7의2의 요건과 지정기준 일부를 충족하지 못한 경우에는 일정기간 내에 그 요건과 지정기준을 충족할 것을 조건으로 지정할 수 있다. 〈신설 2021. 8. 10.〉

⑤ 보건복지부장관은 권역외상센터를 지정한 경우에는 별지 제7호의2서식의 권역외상센터 지정서를 발급하여야 한다. 〈개정 2021. 8. 10.〉

제30조의3(지역외상센터의 지정) 21경북

① **시 · 도지사**는 **관할 지역의 주민에게 적정한 외상의료를 제공**하기 위하여 **응급의료기관 중 지역외상센터를 지정**할 수 있다.

② 지역외상센터 지정의 기준 · 방법 및 절차 등에 관한 구체적인 사항은 보건복지부령으로

정한다.

제30조의4(권역외상센터 및 지역외상센터에 대한 지원)

국가 및 지방자치단체는 중증 외상으로 인한 사망률을 낮추고 효과적인 외상의료체계를 구축하기 위하여 권역외상센터 및 지역외상센터에 대한 행정적·재정적 지원을 실시할 수 있다.

제30조의5(정신질환자응급의료센터의 지정 등)

① **보건복지부장관**은 **정신질환자**(「정신건강증진 및 정신질환자 복지서비스 지원에 관한 법률」 제3조제1호에 따른 정신질환자를 말한다. 이하 같다)에 대한 응급의료를 위하여 **응급의료기관 중 정신질환자응급의료센터를 지정**할 수 있다.

② 정신질환자응급의료센터의 지정 기준·방법 및 절차 등에 관한 구체적인 사항은 **보건복지부령**으로 정한다.

> **시행규칙 제17조의3(정신질환자응급의료센터의 지정 기준·방법 및 절차)**
>
> ① 법 제30조의5제1항에 따른 정신질환자응급의료센터(이하 "정신질환자응급의료센터"라 한다)의 지정 기준은 별표 7의3과 같다.
>
> ② 정신질환자응급의료센터의 지정을 받으려는 응급의료기관의 장은 별지 제6호서식의 정신질환자응급의료센터 지정신청서에 다음 각 호의 서류를 첨부하여 관할 시·도지사를 거쳐 보건복지부장관에게 제출해야 한다.
>
> 1. 응급의료시설의 도면 1부
> 2. 응급의료 시설·인력 및 장비 등의 현황 및 운영계획서 1부
>
> ③ 보건복지부장관은 정신질환자응급의료센터를 지정한 경우에는 별지 제7호서식의 정신질환자응급의료센터 지정서를 발급해야 한다.

제31조(지역응급의료기관의 지정) 15충남, 16충남, 17광주, 19강원, 22전남

① **시장·군수·구청장**은 응급의료에 관한 다음 각 호의 업무를 수행하게 하기 위하여 **종합병원 중에서 지역응급의료기관을 지정**할 수 있다. 다만, **시·군**의 경우에는 「의료법」 제3조제2항제3호가목의 **병원 중에서 지정**할 수 있다.

1. 응급환자의 진료
2. 제11조에 따라 응급환자에 대하여 적절한 응급의료를 할 수 없다고 판단한 경우 신속한 이송

② 지역응급의료기관의 지정 기준·방법·절차와 업무 등에 필요한 사항은 시·군·구의 응급의료 수요와 공급 등을 고려하여 보건복지부령으로 정한다.

응급의료기관 지정자 및 대상 의료기관 15충남, 16충남, 17광주, 19강원

구분	지정권자	대상
중앙응급의료센터	보건복지부장관	• 응급의료에 관한 업무를 수행하게 하기 위하여 중앙응급의료센터를 설치 · 운영 • 중앙응급의료센터를 효율적으로 운영하기 위하여 필요하다고 인정하면 그 운영에 관한 업무를 대통령령으로 정하는 바에 따라 의료기관 · 관계전문기관 · 법인 · 단체에 위탁
권역응급의료센터	보건복지부장관	• 상급종합병원 • 300병상 초과 종합병원
응급의료지원센터	보건복지부장관	응급의료자원의 분포와 주민의 생활권을 고려하여 지역별로 응급의료지원센터를 설치 · 운영
전문응급의료센터	보건복지부장관	권역응급의료센터, 지역응급의료센터 중에서 분야별로 전문응급의료센터를 지정
지역응급의료센터	**시 · 도지사**	종합병원
권역외상센터	보건복지부장관	권역응급의료센터, 전문응급의료센터 및 지역응급의료센터 중 권역외상센터를 지정
지역외상센터	**시 · 도지사**	응급의료기관 중 지역외상센터를 지정
지역응급의료**기관**	**시장 · 군수 · 구청장**	• 종합병원 • 시 · 군의 경우에는 병원

제31조의2(응급의료기관의 운영)

① 응급의료기관은 응급환자를 **24시간 진료**할 수 있도록 응급의료기관의 지정기준에 따라 시설, 인력 및 장비 등을 유지하여 운영하여야 한다.

② 제1항에 따른 인력 및 장비에는 보안인력과 보안장비가 포함되어야 한다.

③ 제2항에 따른 보안인력 및 보안장비에 관한 세부적인 사항은 **보건복지부령**으로 정한다.

④ 제1항에도 불구하고 자연재해, 감염병 유행 등 「재난 및 안전관리 기본법」 제3조제1호에 따른 재난 및 이에 준하는 상황으로 인하여 응급의료기관의 지정기준에 따라 시설, 인력 및 장비 등을 유지하여 운영하기 어려운 경우에는 보건복지부장관이 정하는 절차에 따라 그 예외를 인정할 수 있다. <신설 2021. 3. 23.>

제31조의3(응급의료기관의 재지정)

① **보건복지부장관 및 시 · 도지사, 시장 · 군수 · 구청장**은 **3년마다** 해당 지정권자가 지정한 모든 응급의료기관을 대상으로 다음 각 호의 사항을 반영하여 재지정하거나 지정을 취소할 수 있다. 다만, 제1호를 충족하지 못한 경우에는 지정을 취소하여야 한다.

1. 제31조의2에 따른 지정기준의 준수
2. 제17조에 따른 응급의료기관의 평가 결과

3. 그 밖에 보건복지부령으로 정하는 사항

② 응급의료기관의 재지정 절차 및 방법 등은 보건복지부령으로 정한다.

시행규칙 **제18조의2(응급의료기관의 재지정 절차 및 방법 등)**

① **보건복지부장관 및 시 · 도지사, 시장 · 군수 · 구청장**은 법 제31조의3제1항에 따라 응급의료기관을 재지정하려는 경우에는 **재지정 예정일 6개월 전**에 다음 각 호의 사항을 포함하여 응급의료기관 재지정 계획을 공고하여야 한다.
1. 재지정 대상 응급의료기관
2. 재지정 신청 절차
3. 재지정 심사의 기준 및 절차
4. 그 밖에 재지정에 필요한 사항

② **응급의료기관의 재지정은 3년마다 같은 해에 시행**하며, 재지정 이후에 응급의료기관의 종류가 변경되는 사항을 고려하여 모든 응급의료기관의 재지정일은 같은 날로 정한다.

③ 제1항의 응급의료기관 재지정 계획에 따른 심사 및 결정은 중앙응급의료센터 및 권역응급의료센터, 지역응급의료센터, 지역응급의료기관의 순서로 실시한다.

④ 그 밖에 응급의료기관의 재지정 기준 · 방법 및 절차에 관하여는 제12조, 제13조, 제16조, 제17조 및 제18조의 응급의료기관의 지정 기준 · 방법 및 절차에 관한 사항을 준용한다. 이 경우 "지정"은 "재지정"으로 본다.

⑤ 보건복지부장관 및 시 · 도지사, 시장 · 군수 · 구청장은 응급의료기관 재지정 심사에 필요한 자료 수집과 사실 조사 등을 관계 전문기관에 의뢰하여 실시할 수 있다.

⑥ 법 제31조의3제1항제3호에서 "보건복지부령으로 정하는 사항"이란 응급의료기관이 거짓이나 그 밖의 부정한 방법으로 법 제17조에 따른 평가를 방해하는 행위를 하였는지에 관한 사항을 말한다.

제31조의4(환자의 중증도 분류 및 감염병 의심환자 등의 선별)

① 응급의료기관의 장 및 구급차등의 운용자는 응급환자 등에 대한 신속하고 적절한 이송 · 진료와 응급실의 감염예방을 위하여 보건복지부령으로 정하는 바에 따라 응급환자 등의 중증도를 분류하고 감염병 의심환자 등을 선별하여야 한다.

② 응급의료기관의 장은 제1항에 따라 선별된 감염병 의심환자 등을 격리 진료할 수 있도록 시설 등을 확보하여야 한다.

③ 구급차등의 운용자는 환자의 이송 시 응급환자의 중증도와 전반적인 환자의 상태, 제13조의3제2항제2호에 따라 마련된 지역응급의료 이송체계 등을 종합적으로 고려하여 이송하여야 한다. <신설 2021. 12. 21.>

④ 제26조에 따라 지정된 권역응급의료센터의 장은 중증응급환자 중심의 진료를 위하여 제1항에 따른 응급환자 등의 중증도 분류 결과 경증에 해당하는 응급환자를 다른 응급의료기관에 이송할 수 있다. 이 경우 관련 절차는 제7조제2항을 준용한다. <신설 2021. 12. 21.>

⑤ 제1항의 분류 · 선별기준 및 제2항의 격리 시설 기준 등에 관한 사항은 보건복지부령으로 정한다. <개정 2021. 12. 21.>

시행규칙 **제18조의3(응급환자의 중증도 분류)**

① 응급의료기관의 장은 법 제31조의4제1항에 따라 응급실의 입구에 환자분류소를 설치하여 보건복지부장관이 정하는 교육을 이수한 의사, 간호사 또는 1급 응급구조사가 응급환자 등의 중증도를 분류하고, 감염병 의심환자 등을 선별하도록 해야 한다.

② 제1항에 따라 응급환자 등의 중증도를 분류하거나 감염병 의심환자 등을 선별할 때에는 환자의 주요증상, 활력징후(호흡, 맥박, 혈압, 체온), 의식 수준, 손상 기전, 통증 정도 등을 고려해야 하며 그 세부적인 기준 · 방법 및 절차 등은 보건복지부장관이 고시하는 한국 응급환자 중증도 분류기준에 따른다.

제31조의5(응급실 출입 제한) 18전남

① **응급환자의 신속한 진료와 응급실 감염예방** 등을 위하여 다음 각 호의 어느 하나에 해당하는 **사람 외에는 응급실에 출입하여서는 아니 된다.**

1. **응급실 환자**
2. **응급의료종사자**(이에 준하는 사람을 포함한다)
3. **응급실 환자의 보호자로서 진료의 보조에 필요한 사람**

② **응급의료기관의 장**은 제1항에 따라 응급실 출입이 제한된 사람이 응급실에 출입할 수 없도록 관리하여야 하고, **응급실에 출입하는 사람의 성명 등을 기록 · 관리**하여야 한다. → 위반 시 300만원 이하의 과태료

③ 제1항의 응급실 출입기준 및 제2항의 출입자의 명단 기록 · 관리에 필요한 사항은 보건복지부령으로 정한다.

④ 제1항에도 불구하고 보건복지부장관, 시 · 도지사 또는 시장 · 군수 · 구청장은 제17조에 따른 응급의료기관 평가, 제31조의3에 따른 재지정 심사 등을 위하여 응급의료기관에 대한 지도 · 감독이 필요하다고 인정하는 경우 소속 공무원 및 관계 전문가로 하여금 응급실을 출입하도록 할 수 있다. <신설 2021. 12. 21.>

⑤ 제4항에 따라 응급실을 출입하는 자는 그 권한을 표시하는 증표를 지니고 이를 관계인에게 보여주어야 한다. <신설 2021. 12. 21.>

시행규칙 **제18조의4(응급실 출입 제한)** 18전남

① 법 제31조의5제1항제3호에 따라 응급의료기관의 장이 **응급실 출입을 허용할 수 있는 환자의 보호자는 1명**으로 한다. **다만, 다음 각 호의 경우에는 2명**으로 할 수 있다.

1. **소아, 장애인, 술 취한 사람 또는 정신질환자의 진료 보조를 위하여 필요한 경우**
2. 그 밖에 진료 보조를 위하여 응급의료기관의 장이 필요하다고 인정하는 경우

② **응급실 환자의 보호자**로서 다음 각 호의 어느 하나에 해당하는 사람은 응급실에 출입하여서는 아니 된다.

1. 발열 · 기침 등 감염병의 의심 증상이 있는 사람
2. 응급의료종사자에게 위해를 끼치거나 끼칠 위험이 있는 사람
3. 술 취한 사람, 폭력행위자 등 다른 환자의 진료에 방해가 될 수 있는 사람

4. 그 밖에 응급의료기관의 장이 응급환자의 신속한 진료와 응급실 감염예방 등을 위하여 출입을 제한할 필요가 있다고 인정하는 사람

③ 응급의료기관의 장은 법 제31조의5제1항제3호에 따라 응급실에 출입하는 사람에게 출입증을 교부하여야 한다.

④ 응급의료기관의 장은 제1항에 따라 응급실에 출입하는 사람의 성명, 환자와의 관계, 입실 · 퇴실 일시, 연락처, 발열 · 기침 여부 등을 기록(전자문서로 된 기록을 포함한다) · 관리하고, **1년간 보존하여야 한다**.

⑤ 응급의료기관의 장은 응급실 출입 제한에 관한 세부 사항을 응급실 입구 등에 게시하여야 한다.

제32조(비상진료체계) 19부산

① 응급의료기관은 공휴일과 야간에 당직응급의료종사자를 두고 응급환자를 언제든지 진료할 준비체계(이하 “비상진료체계”라 한다)를 갖추어야 한다.

② 응급의료기관의 장으로부터 비상진료체계의 유지를 위한 근무명령을 받은 응급의료종사자는 이를 성실히 이행하여야 한다.

③ 응급의료기관의 장은 제1항에 따른 당직응급의료종사자로서 제31조의2에 따른 인력기준을 유지하는 것과는 별도로 보건복지부령으로 정하는 바에 따라 당직전문의 또는 당직전문의를 갈음할 수 있는 당직의사(이하 “당직전문의등”이라 한다)를 두어야 한다.

④ 응급의료기관의 장은 제31조의2에 따라 응급실에 근무하는 의사가 요청하는 경우 다음 각 호의 어느 하나에 해당하는 자가 응급환자를 직접 진료하게 하여야 한다.

→ 위반 시 300만원 이하의 과태료

1. 당직전문의등
2. 해당 응급환자의 진료에 적합한 자로서 보건복지부령에 따라 당직전문의등과 동등한 자격을 갖춘 것으로 인정되는 자

⑤ 비상진료체계에 관하여 필요한 사항은 **보건복지부령**으로 정한다.

시행규칙 **제19조(비상진료체계)** 19부산

① 법 제32조제3항에 따라 응급의료기관의 장은 다음 각 호의 구분에 따른 당직전문의를 두어야 한다. 다만, **권역응급의료센터가 아닌 응급의료기관이 해당 진료과목을 설치 · 운영하지 않는 경우에는 그 진료과목의 당직전문의를 두지 않을 수 있다.**

1. **권역응급의료센터: 내과 · 외과 · 산부인과 · 소아청소년과 · 정형외과 · 신경외과 · 흉부외과 · 마취통증의학과 · 신경과 및 영상의학과 전문의 각 1명 이상**
2. **지역응급의료센터: 내과 · 외과 · 산부인과 · 소아청소년과 및 마취통증의학과 전문의 각 1명 이상**
3. **지역응급의료기관: 내과계열 및 외과계열 전문의 각 1명 이상**

② 법 제32조제4항제2호에 따른 당직전문의등과 동등한 자격을 갖춘 것으로 인정되는 자는 제1항 각 호의 진료과목별 전문의 중 당직전문의가 아닌 전문의로 한다.

③ 응급의료기관의 장은 제1항에 따른 당직전문의의 명단을 환자 및 환자의 보호자가 쉽게 볼 수 있도

록 응급실 내부에 게시하여야 하며, 인터넷 홈페이지를 운영하는 경우에는 제1항에 따라 당직전문의를 둔 진료과목을 인터넷 홈페이지에 따로 표시하여야 한다.

제33조(예비병상의 확보) 11서울, 15인천, 17전북, 18부산 · 경북, 19전남 · 광주 · 인천, 21경북 · 부산

① 응급의료기관은 응급환자를 위한 예비병상을 확보하여야 하며 예비병상을 응급환자가 아닌 사람이 사용하게 하여서는 아니 된다.

② 예비병상의 확보 및 유지에 필요한 사항은 **보건복지부령**으로 정한다.

시행규칙 **제20조(예비병상의 확보 및 유지)**

11서울, 15인천, 17전북, 18부산 · 경북, 19전남 · 광주 · 인천, 21경북 · 부산, 22부산

① 응급의료기관이 법 제33조의 규정에 따라 확보하여야 하는 **예비병상의 수**는 「의료법」 제33조제4항에 따라 **허가받은 병상 수의 100분의 1 이상**(병 · 의원의 경우에는 1병상 이상)으로 한다. 22부산

② 응급의료기관은 응급실을 전담하는 의사(이하 "전담의사"라 한다)가 입원을 의뢰한 응급환자에 한하여 제1항에 따른 예비병상을 사용하게 해야 한다. **다만, 최근의 응급환자발생상황과 다음 날의 예비병상 확보가능성 등을 고려하여 매일 오후 10시 이후에는 응급실에 있는 응급환자 중 입원 등의 필요성이 더 많이 요구되는 환자의 순으로 예비병상을 사용하도록 할 수 있다.** 19전남

제33조의2(응급실 체류 제한)

① 응급의료기관의 장은 환자의 응급실 체류시간을 최소화하고 입원진료가 필요한 응급환자는 신속하게 입원되도록 조치하여야 한다.

② 권역응급의료센터 및 지역응급의료센터의 장은 24시간을 초과하여 응급실에 체류하는 환자의 비율을 **보건복지부령으로 정하는 기준** 미만으로 유지하여야 한다.

시행규칙 **제20조의2(응급실 체류 제한)**

법 제33조의2제2항에서 "보건복지부령으로 정하는 기준"이란 **연 100분의 5**를 말한다.

제34조(당직의료기관의 지정) 18광주

보건복지부장관, 시 · 도지사 또는 시장 · 군수 · 구청장은 공휴일 또는 야간이나 그 밖에 응급환자 진료에 지장을 줄 우려가 있다고 인정할 만한 이유가 있는 경우에는 응급환자에 대한 응급의료를 위하여 **보건복지부령**으로 정하는 바에 따라 **의료기관의 종류별 · 진료과목별 및 진료기간별로 당직의료기관을 지정**하고 이들로 하여금 응급의료를 하게 할 수 있다.

시행규칙 **제21조(당직의료기관의 지정)** 18광주

① 법 제34조의 규정에 의한 **당직의료기관의 지정대상은 응급의료기관을 제외한 의료기관으로 한다.**

② 보건복지부장관, 시 · 도지사 또는 시장 · 군수 · 구청장은 당직의료기관을 지정하고자 하는 경우에는 다음 각호의 구분에 따라 시 · 군 · 구(자치구를 말한다. 이하 같다)별로 의료기관의 신청을 받아 지정하여야 한다.

1. **시장 · 군수 · 구청장이 지정하는 경우**

재해 또는 사고 그 밖에 불가피한 사유로 관할 구역에서 응급환자의 진료에 지장을 발생할 우려가 있는 경우

2. **시 · 도지사가 지정하는 경우** 18광주

가. **당직의료기관을 지정하여야 하는 지역이 관할 시 · 도의 전체 지역이거나 2 이상의 시 · 군 · 구에 해당하는 경우**

나. 의료기관의 분포 등을 고려하여 시 · 군 · 구별로 지정하여 운영하는 것이 불합리하다고 판단하여 당직의료권역을 정한 경우

다. 시장 · 군수 · 구청장이 지정한 당직의료기관이 충분하지 아니하다고 인정되는 경우

3. **보건복지부장관이 지정하는 경우**

가. 당직의료기관을 지정하여야 하는 범위가 전국 또는 2 이상의 시 · 도에 해당하는 경우

나. 의료기관의 분포 등을 고려하여 시 · 도별로 지정하여 운영하는 것이 불합리하다고 판단하여 당직의료권역을 정한 경우

다. 시 · 도지사가 지정한 당직의료기관이 충분하지 아니하다고 인정되는 경우

③ 보건복지부장관, 시 · 도지사 또는 시장 · 군수 · 구청장은 제2항의 규정에 따라 당직의료기관을 지정함에 있어 지정신청을 한 의료기관이 충분하지 아니한 경우에는 지정신청을 한 의료기관외의 의료기관을 당직의료기관으로 직접 지정할 수 있다.

④ 보건복지부장관, 시 · 도지사 또는 시장 · 군수 · 구청장이 제2항의 규정에 따라 당직의료기관을 지정하는 때에는 당직 근무개시일 전에 미리 해당 의료기관에 지정사실을 통보하여야 한다.

제35조(응급의료기관의 지정 취소 등)

① 응급의료기관 및 권역외상센터, 지역외상센터가 다음 각 호의 어느 하나에 해당하는 경우에는 **보건복지부장관 시 · 도지사 또는 시장 · 군수 · 구청장 중 해당 지정권자가 그 지정을 취소할 수 있다**.

1. **지정기준에 미달한 경우**
2. 이 법에 따른 **업무를 수행하지 아니한 경우**
3. 이 법 또는 이 법에 따른 **처분이나 명령을 위반한 경우**

② 보건복지부장관, 시 · 도지사 또는 시장 · 군수 · 구청장은 응급의료기관 및 권역외상센터, 지역외상센터가 제1항 각 호의 어느 하나에 해당하는 경우에는 일정한 기간을 정하여 위반한 사항을 시정하도록 명하여야 한다.

③ 보건복지부장관, 시 · 도지사 또는 시장 · 군수 · 구청장은 제2항의 시정명령을 한 경우 명령의 성실한 이행을 위하여 명령이 이행될 때까지 제16조제1항, 제17조제4항 및 제30조의4에 따른 재정 지원의 전부 또는 일부를 중단할 수 있다.

④ 보건복지부장관은 응급의료기관 및 권역외상센터, 지역외상센터가 제2항에 따른 시정명령을 이행하지 아니한 경우 일정한 기간을 정하여 제23조에 따른 응급의료수가를 차감할 수 있다.

제35조의2(응급의료기관 외의 의료기관)

① 이 법에 따른 **응급의료기관으로 지정받지 아니한 의료기관이 응급의료시설을 설치 · 운영**하

려면 보건복지부령으로 정하는 시설 · 인력 등을 갖추어 **시장 · 군수 · 구청장에게 신고**하여야 한다. **다만, 종합병원의 경우에는 신고를 생략할 수 있다.** <개정 2021. 12. 21.> [시행 2022. 12. 22.]

② 시장 · 군수 · 구청장은 제1항에 따른 신고를 받은 경우 그 내용을 검토하여 이 법에 적합하면 신고를 수리하여야 한다.

제7장 | 응급구조사

제36조(응급구조사의 자격) 16부산 · 전북

① 응급구조사는 업무의 범위에 따라 **1급 응급구조사와 2급 응급구조사로 구분**한다.

② **1급 응급구조사가 되려는 사람**은 다음 각 호의 어느 하나에 해당하는 사람으로서 보건복지부장관이 실시하는 시험에 합격한 후 **보건복지부장관의 자격인정**을 받아야 한다. 16전북

1. **대학 또는 전문대학에서 응급구조학을 전공하고 졸업한 사람**
2. **보건복지부장관이 정하여 고시하는 기준에 해당하는 외국의 응급구조사 자격인정을 받은 사람**
3. **2급 응급구조사로서 응급구조사의 업무에 3년 이상 종사한 사람**

③ **2급 응급구조사가 되려는 사람**은 다음 각 호의 어느 하나에 해당하는 사람으로서 **보건복지부장관이 실시하는 시험에 합격한 후 보건복지부장관의 자격인정**을 받아야 한다.

1. 보건복지부장관이 지정하는 응급구조사 양성기관에서 **대통령령**으로 정하는 양성과정을 마친 사람
2. 보건복지부장관이 정하여 고시하는 기준에 해당하는 **외국의 응급구조사 자격인정을 받은 사람**

④ 보건복지부장관은 제2항과 제3항에 따른 응급구조사시험의 실시에 관한 업무를 대통령령으로 정하는 바에 따라 「한국보건의료인국가시험원법」에 따른 한국보건의료인국가시험원에 위탁할 수 있다.

⑤ 1급 응급구조사 및 2급 응급구조사의 시험과목, 시험방법 및 자격인정에 관하여 필요한 사항은 보건복지부령으로 정한다.

제36조의2(응급구조사 자격증의 교부 등)

① 보건복지부장관은 제36조제2항 또는 제3항에 따른 응급구조사시험에 합격한 사람에게 응급구조사 자격증을 교부하여야 한다. **다만, 자격증 교부 신청일 기준으로 제37조에 따른 결격사유에 해당하는 사람에게는 자격증을 교부해서는 아니 된다.**

② 제1항에 따라 응급구조사 자격증을 교부받은 사람은 응급구조사 자격증의 분실 또는 훼손으로 사용할 수 없게 된 경우에는 보건복지부장관에게 재교부 신청을 할 수 있다.

③ 응급구조사는 다른 사람에게 자기의 성명을 사용하여 제41조에 따른 응급구조사의 업무를 수행하게 하여서는 아니 된다.

④ 제1항 및 제2항에 따른 응급구조사 자격증의 교부 · 재교부 및 관리에 필요한 사항은 보건복지부령으로 정한다.

⑤ 제1항에 따라 자격증을 교부받은 사람은 다른 사람에게 그 자격증을 빌려주어서는 아니 되고, 누구든지 그 자격증을 빌려서는 아니 된다.

→ 위반 시 3년 이하의 징역 또는 3천만원 이하의 벌금

⑥ 누구든지 제5항에 따라 금지된 행위를 알선하여서는 아니 된다.

제36조의3(응급구조사 실태 등의 신고)

① 응급구조사는 **대통령령**으로 정하는 바에 따라 **최초로 자격을 받은 후부터 3년마다** 그 실태와 취업상황을 **보건복지부장관에게 신고**하여야 한다.

② 보건복지부장관은 제43조의 보수교육을 받지 아니한 응급구조사에 대하여 제1항에 따른 신고를 반려할 수 있다.

③ 보건복지부장관은 제1항에 따른 신고 수리 업무를 대통령령으로 정하는 바에 따라 관련 기관 등에 위탁할 수 있다.

제37조(결격사유) 15부산

다음 각 호의 어느 하나에 해당하는 사람은 응급구조사가 될 수 없다.

1. **「정신건강증진 및 정신질환자 복지서비스 지원에 관한 법률」 제3조제1호에 따른 정신질환자**. 다만, 전문의가 응급구조사로서 적합하다고 인정하는 사람은 그러하지 아니하다.
2. 마약 · 대마 또는 **향정신성의약품 중독자**
3. **피성년후견인 · 피한정후견인**
4. 다음 각 목의 어느 하나에 해당하는 법률을 위반하여 금고 이상의 실형을 선고받고 그 집행이 끝나지 아니하거나 면제되지 아니한 사람
   가. 이 법
   나. 「형법」 제233조(허위진단서 작성), 제234조(위조사문서 행사), 제268조(의료과실만 해당한다), 제269조(낙태죄), 제270조(낙태 관련 죄)제1항부터 제3항까지, 제317조제1항(업무상 비밀 누설)
   다. 「보건범죄 단속에 관한 특별조치법」, 「지역보건법」, 「국민건강증진법」, 「후천성면역결핍증 예방법」, 「의료법」, 「의료기사 등에 관한 법률」, 「시체 해부 및 보존 등에 관한 법률」, 「혈액관리법」, 「마약류 관리에 관한 법률」, 「모자보건법」, 「국민건강보험법」

제38조(부정행위에 대한 제재)

① 부정한 방법으로 응급구조사시험에 응시한 사람 또는 응급구조사시험에서 부정행위를 한 사람에 대하여는 그 수험을 정지시키거나 합격을 무효로 한다.

② 보건복지부장관은 제1항에 따라 수험이 정지되거나 합격이 무효로 된 사람에 대하여 처분의 사유와 위반 정도 등을 고려하여 대통령령으로 정하는 바에 따라 그 다음에 치러지는 응급구조사시험 응시를 3회의 범위에서 제한할 수 있다.

제39조(응급구조사의 준수 사항) 15충북 충남

응급구조사는 응급환자의 안전을 위하여 그 업무를 수행할 때 응급처치에 필요한 의료장비, 무선통신장비 및 구급의약품의 관리 · 운용과 응급구조사의 복장 · 표시 등 응급환자 이송 · 처치에 필요한 사항에 대하여 **보건복지부령**으로 정하는 사항을 지켜야 한다.

→ 위반 시 300만원 이하의 과태료

■ 응급의료에 관한 법률 시행규칙 [별표 13] 15충남

응급구조사의 준수사항(제32조관련)

1. **구급차내의 장비는 항상 사용할 수 있도록 점검**하여야 하며, 장비에 이상이 있을 때에는 **지체없이 정비하거나 교체**하여야 한다.
2. **환자의 응급처치에 사용한 의료용 소모품이나 비품은 소속기관으로 귀환하는 즉시 보충하여야 하며, 유효기간이 지난 의약품 등이 보관되지 아니하도록 하여야 한다.**
3. **구급차의 무선장비**는 **매일 점검하여 통화가 가능한 상태로 유지**하여야 하며, **출동할 때부터 귀환할 때까지 무선을 개방**하여야 한다.
4. **응급환자를 구급차에 탑승시킨 이후에는 가급적 경보기를 울리지 아니하고 이동하여야 한다.**
5. 응급구조사는 구급차 탑승시 응급구조사의 신분을 알 수 있도록 소속, 성명, 해당자격 등을 기재한 아래 표식을 상의 가슴에 부착하여야 한다.

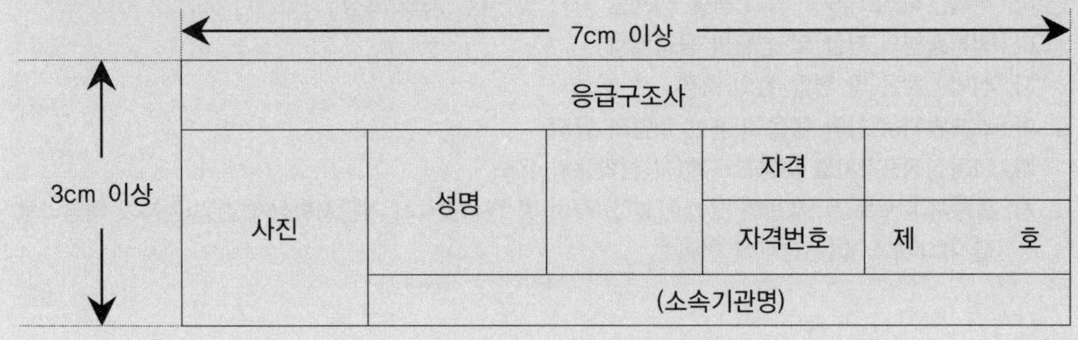

제40조(비밀 준수 의무)

응급구조사는 직무상 알게 된 비밀을 누설하거나 공개하여서는 아니 된다.

→ 위반 시 3년 이하의 징역 또는 3천만원 이하의 벌금

제41조(응급구조사의 업무)

① 응급구조사는 응급환자가 발생한 현장에서 응급환자에 대하여 상담 · 구조 및 이송 업무를 수행하며, 「**의료법**」 **제27조의 무면허 의료행위 금지 규정에도 불구하고 보건복지부령으로 정하는 범위에서 현장에 있거나 이송 중이거나 의료기관 안에 있을 때에는 응급처치의 업무에 종사할 수 있다**.

② **보건복지부장관**은 **5년마다** 제1항에 따른 **응급구조사 업무범위의 적절성에 대한 조사**를 실시하고, 중앙위원회의 심의를 거쳐 응급구조사 업무범위 조정을 위하여 필요한 조치를 할 수 있다.

■ 응급의료에 관한 법률 시행규칙 [별표 14]

응급구조사의 업무범위(제33조관련)

1. 1급 응급구조사의 업무범위

가. 심폐소생술의 시행을 위한 기도유지(기도기(airway)의 삽입, 기도삽관(intubation), 후두마스크 삽관 등을 포함한다)
나. 정맥로의 확보
다. 인공호흡기를 이용한 호흡의 유지
라. 약물투여: 저혈당성 혼수시 포도당의 주입, 흉통시 니트로글리세린의 혀아래(설하) 투여, 쇼크시 일정량의 수액투여, 천식발작시 기관지확장제 흡입
마. 제2호의 규정에 의한 2급 응급구조사의 업무

2. 2급 응급구조사의 업무범위

가. 구강내 이물질의 제거
나. 기도기(airway)를 이용한 기도유지
다. 기본 심폐소생술
라. 산소투여
마. 부목 · 척추고정기 · 공기 등을 이용한 사지 및 척추 등의 고정
바. 외부출혈의 지혈 및 창상의 응급처치
사. 심박 · 체온 및 혈압 등의 측정
아. 쇼크방지용 하의 등을 이용한 혈압의 유지
자. 자동심장충격기를 이용한 규칙적 심박동의 유도
차. 흉통시 니트로글리세린의 혀아래(설하) 투여 및 천식발작시 기관지확장제 흡입(환자가 해당약물을 휴대하고 있는 경우에 한함

제41조의2(응급구조사 업무지침의 개발 및 보급)

① 보건복지부장관은 응급구조사 업무의 체계적 · 전문적 관리를 위하여 **보건복지부령**으로 정하는 절차 · 내용 · 방법에 따라 응급구조사 업무지침을 작성하여 보급하여야 한다.

② 보건복지부장관은 제41조제2항에 따라 응급구조사의 업무범위를 조정한 경우에는 제1항에 따른 업무지침에 이를 반영하여야 한다.

③ 응급구조사는 제41조에 따른 업무를 수행할 때 제1항에 따른 업무지침을 활용하여야 한다.

제42조(업무의 제한)

응급구조사는 **의사로부터 구체적인 지시를 받지 아니하고는** 제41조에 따른 응급처치를 하여서는 아니 된다. 다만, 보건복지부령으로 정하는 **응급처치를 하는 경우**와 급박한 상황에서 통신의 불능(不能) 등으로 **의사의 지시를 받을 수 없는 경우**에는 그러하지 아니하다.

시행규칙 **제34조(경미한 응급처치)**

법 제42조 단서의 규정에 따라 응급구조사가 의사의 지시를 받지 아니하고 행할 수 있는 응급처치의 범위는 제33조의 규정에 의한 2급응급구조사의 업무범위와 같다.

제43조(응급구조사의 보수교육 등)

① 보건복지부장관은 응급구조사의 자질향상을 위하여 필요한 보수교육을 **매년** 실시하여야 한다.

② 보건복지부장관은 제1항에 따른 보수교육에 관한 업무를 보건복지부령으로 정하는 관계 기관 또는 단체에 위탁할 수 있다.

③ 보건복지부장관은 제2항에 따라 보수교육에 관한 업무를 위탁하는 경우 **보수교육의 실효성을 확보하기 위한 평가 및 점검**을 **매년 1회 이상 정기적으로 실시**하여야 한다.

④ 제1항에 따른 보수교육의 내용 · 대상과 제3항에 따른 평가 및 점검에 필요한 사항은 보건복지부령으로 정한다.

시행규칙 **제35조(응급구조사의 보수교육)**

① 법 제43조제1항에 따른 응급구조사 보수교육(이하 “보수교육”이라 한다)은 다음 각 호의 구분에 따라 실시한다.

1. 보수교육의 내용: 다음 각 목의 사항
   가. 직업윤리
   나. 업무 전문성 향상 및 업무 개선
   다. 의료 관계 법령의 준수
   라. 그 밖에 가목부터 다목까지의 사항에 준하는 것으로서 보건복지부장관이 보수교육에 특히 필요하다고 인정하여 정하는 사항
2. 보수교육의 대상: 응급구조사 자격을 가지고 해당 자격과 관련된 업무에 종사하고 있는 사람
3. 보수교육의 방법: **대면교육 또는 정보통신망을 활용한 온라인 교육**
4. 보수교육의 시간: **매년 4시간 이상**. 다만, 1년 이상 응급구조사의 업무에 종사하지 아니하다가 다시 그 업무에 종사하는 사람의 경우 그 종사하려는 연도의 교육시간에 관하여는 다음 각 목의 구분에 따른다.
   가. 1년 이상 2년 미만 그 업무에 종사하지 아니한 사람: 6시간 이상
   나. 2년 이상 3년 미만 그 업무에 종사하지 아니한 사람: 8시간 이상
   다. 3년 이상 그 업무에 종사하지 아니한 사람: 10시간 이상

② 다음 각 호의 어느 하나에 해당하는 응급구조사에 대해서는 해당 연도의 **보수교육을 면제**한다.

1. **군복무 중인 사람**(군에서 해당 업무에 종사하고 있는 사람은 제외한다)

2. **해당 연도에 응급구조사 자격을 취득한 사람**

③ 법 제43조제2항에 따라 보수교육을 실시하는 기관 또는 단체의 장은 **본인의 질병이나 그 밖의 불가피한 사유로 보수교육을 받기가 곤란하다고 인정하는 사람에 대해서는 해당 연도의 보수교육을 유예할 수 있다. 이 경우 보수교육이 유예된 사람은 유예사유가 해소된 후 그 유예된 보수교육을 추가로 받아야 한다.**

④ 제2항 또는 제3항에 따라 보수교육을 면제받거나 유예받으려는 사람은 별지 제14호서식의 응급구조사 보수교육 면제확인 · 유예 신청서(전자문서로 된 신청서를 포함한다)에 보수교육 면제 또는 유예의 사유를 증명할 수 있는 서류(전자문서로 된 서류를 포함한다)를 첨부하여 법 제43조제2항에 따라 보수교육을 실시하는 기관 또는 단체의 장에게 제출하여야 한다.

⑤ 법 제43조제2항에 따라 보수교육을 실시하는 기관 또는 단체의 장은 제4항에 따른 신청에 대하여 보수교육 면제확인 또는 유예 여부 결정을 한 경우에는 신청인에게 그 내용을 알려야 한다. 이 경우 보수교육 면제 또는 유예 대상자에 대해서는 별지 제14호의2서식의 응급구조사 보수교육 면제 · 유예 확인서를 발급하여야 한다.

⑥ 법 제43조제2항에서 "보건복지부령으로 정하는 관계 기관 또는 단체"란 응급의료기관, 응급구조사 관련단체 또는 응급구조사양성기관을 말한다.

⑦ 보수교육을 실시한 기관의 장은 보수교육을 받은 자에 대하여 별지 제15호서식의 응급구조사보수교육이수증을 교부하여야 한다.

⑧ 법 제43조제2항에 따라 보수교육에 관한 업무를 위탁받으려는 기관 또는 단체는 보수교육을 실시하는 해당 연도의 2월 말까지 보수교육의 내용, 방법, 비용 등을 포함한 보수교육계획서를 작성하여 보건복지부장관에게 제출하여야 한다.

⑨ 제8항에 따라 보수교육을 위탁받아 실시한 기관 또는 단체는 해당 연도의 보수교육 실적보고서를 다음 연도 2월 말까지 보건복지부장관에게 제출하여야 한다.

⑩ 보수교육에 필요한 경비는 교육을 받는 자가 부담한다.

⑪ 법 제43조제3항에 따른 평가는 서면평가와 현지평가로 하되, 그 평가기준은 다음 각 호와 같다.

1. 보수교육 실시계획의 타당성
2. 보수교육의 비용과 그 집행의 적절성
3. 보수교육 시설 · 장비의 적합성 및 인력의 전문성
4. 보수교육의 효과성

제43조의2(응급구조학을 전공하는 학생의 응급처치 허용)

대학 또는 전문대학에서 응급구조학을 전공하는 학생은 보건복지부령으로 정하는 경우에 한하여 의사로부터 구체적인 지시를 받아 응급처치를 할 수 있다. 이 경우 제39조부터 제41조까지 및 제41조의2에 따른 응급구조사에 관한 규정을 준용한다.

시행규칙 제35조의2(응급구조학을 전공하는 학생의 응급처치 허용)

법 제43조의2에서 "보건복지부령으로 정하는 경우"란 응급구조 관련 실습을 하는 경우를 말한다.

제8장 | 응급환자 이송 등

제44조(구급차등의 운용자)

① 다음 각 호의 어느 하나에 **해당하는 자 외에는 구급차등을 운용할 수 없다**.

→ 위반 시 1년 이하의 징역 또는 1천만원 이하의 벌금

1. **국가 또는 지방자치단체**
2. 「의료법」 제3조에 따른 **의료기관**
3. 다른 법령에 따라 구급차등을 둘 수 있는 자
4. 이 법에 따라 응급환자이송업(이하 "이송업"이라 한다)의 허가를 받은 자
5. 응급환자의 이송을 목적사업으로 하여 보건복지부장관의 설립허가를 받은 비영리법인

② 의료기관은 구급차등의 운용을 제1항제4호에 따른 이송업의 허가를 받은 자(이하 "이송업자"라 한다) 또는 제1항제5호에 따른 비영리법인에 위탁할 수 있다.

③ 제2항에 따라 구급차등의 운용을 위탁한 의료기관과 그 위탁을 받은 자는 **보건복지부령**으로 정하는 구급차등의 위탁에 대한 기준 및 절차를 지켜야 한다.

제44조의2(구급차등의 운용신고 등) 22충남

① 제44조제1항제1호의 **국가 또는 지방자치단체가 구급차등을 운용하고자 할 때**에는 해당 구급차등을 관계 법령에 따라 등록한 후 지체 없이 **보건복지부령**으로 정하는 바에 따라 **시장·군수·구청장에게 통보**하여야 한다. 그 통보 후 보건복지부령으로 정하는 중요 사항을 변경할 때에도 같다.

② 제44조제1항제2호부터 제5호까지에 해당하는 자가 구급차등을 운용하고자 할 때에는 해당 구급차등을 관계 법령에 따라 등록한 후 지체 없이 보건복지부령으로 정하는 바에 따라 **시장·군수·구청장에게 신고하여야 한다**. 그 신고 후 보건복지부령으로 정하는 중요 사항을 변경할 때에도 같다.

③ 시장·군수·구청장은 제2항에 따른 신고를 받은 경우 그 내용을 검토하여 이 법에 적합하면 신고를 수리하여야 한다.

시행규칙 제38조의2(구급차등 운용의 통보 또는 신고 절차 등)

① 법 제44조의2제1항 또는 제2항에 따라 구급차등의 운용을 통보 또는 신고하려는 자는 관계 법령에 따라 구급차등을 등록한 후(응급환자이송업의 경우에는 법 제51조에 따라 이송업의 허가를 받은 후를 말한다) 10일 이내에 별지 제15호의5서식의 구급차등 운용 통보(신고)서를 다음 각 호의 구분에 따라 시장·군수·구청장에게 제출해야 한다.

1. 자동차의 경우: 「자동차등록령」 제2조제2호에 따른 사용본거지(이하 "사용본거지"라 한다)를 관할하는 시장·군수·구청장. 이 경우 별지 제18호서식의 응급환자이송업 허가증(응급환자이송업의 경우에 한정한다)을 첨부해야 한다.
2. 선박 또는 항공기의 경우: 등록지를 관할하는 시장·군수·구청장. 이 경우 「항공안전법」 제12조에

따른 항공기 등록증명서를 첨부해야 한다(항공기의 경우에 한정한다).

② 제1항에 따른 통보 또는 신고를 받은 시장 · 군수 · 구청장은 「전자정부법」 제36조제1항에 따른 행정정보의 공동이용을 통하여 「자동차관리법」 제7조에 따른 자동차등록원부(자동차의 경우에 한정한다) 또는 「선박법」 제8조에 따른 선박국적증서(선박의 경우에 한정한다)를 확인해야 한다. 다만, 통보 또는 신고하려는 자가 확인에 동의하지 않는 경우에는 그 서류를 첨부하도록 해야 한다.

③ 제1항에 따른 통보 또는 신고를 받은 시장 · 군수 · 구청장은 구급차등이 법 제46조, 제46조의2, 제46조의3 및 제47조에 따른 기준 등에 적합한 경우에는 통보 또는 신고일부터 7일 이내에 다음 각 호의 구분에 따라 조치하고, 적합하지 않은 경우에는 그 사실을 통보 또는 신고한 자에게 지체 없이 통지해야 한다.

1. 통보의 경우: 별지 제15호의6서식의 부착용 통보확인증 발급
2. 신고의 경우: 별지 제15호의7서식의 구급차등 운용 신고확인증(이하 "신고확인증"이라 한다) 및 별지 제15호의8서식의 부착용 신고확인증 발급

④ 법 제44조의2제1항 후단 및 제2항 후단에서 "보건복지부령으로 정하는 중요 사항"이란 다음 각 호의 사항을 말한다.

1. 구급차등의 사용본거지 또는 등록지 변경
2. 구급차등의 소유자 변경
3. 구급차 구분의 변경
4. 삭제

⑤ 구급차등의 운용자는 제3항 각 호의 어느 하나에 해당하는 경우에는 그 사실이 발생한 날부터 10일 이내에 별지 제15호의9서식의 구급차등 운용 변경 통보(신고)서에 다음 각 호의 서류를 첨부하여 시장 · 군수 · 구청장에게 변경 통보 또는 신고해야 한다. 다만, 제3항제1호의 경우에는 변경된 시장 · 군수 · 구청장에게 변경 통보 또는 신고해야 하고, 변경 통보 또는 신고를 받은 시장 · 군수 · 구청장은 지체 없이 변경 전의 시장 · 군수 · 구청장에게 그 사실을 통보해야 한다.

1. 신고확인증 1부(변경 신고에 한정한다)
2. 「항공안전법」 제12조에 따른 항공기 등록증명서 1부(항공기의 경우에 한정한다)

⑥ 제5항에 따른 통보 또는 신고를 받은 시장 · 군수 · 구청장은 「전자정부법」 제36조제1항에 따른 행정정보의 공동이용을 통하여 「자동차관리법」 제7조에 따른 자동차등록원부(자동차의 경우에 한정한다) 또는 「선박법」 제8조에 따른 선박국적증서(선박의 경우에 한정한다)를 확인해야 한다. 다만, 통보 또는 신고하려는 자가 확인에 동의하지 않는 경우에는 그 서류를 첨부하도록 해야 한다.

⑦ 제5항에 따른 통보 또는 신고를 받은 시장 · 군수 · 구청장은 부착용 통보확인증이나 신고확인증 및 부착용 신고확인증에 변경사항을 기재하여 구급차등의 운용자에게 발급해야 한다.

⑧ 구급차등의 운용자는 부착용 통보확인증 또는 부착용 신고확인증을 구급차등의 앞면에 부착하여야 한다.

⑨ 부착용 통보확인증이나 신고확인증 및 부착용 신고확인증을 재발급 받으려는 자는 별지 제15호의10서식의 재발급 신청서에 다음 각 호의 서류를 첨부하여 시장 · 군수 · 구청장에게 제출하여야 한다.

1. 헐어 못쓰게 된 경우에는 그 부착용 통보확인증, 신고확인증 또는 부착용 신고확인증
2. 잃어버린 경우에는 그 사유서

⑩ 시장 · 군수 · 구청장은 구급차등 운용신고 등에 관한 사항을 별지 제15호의12서식의 구급차등 관리대장에 기록 · 관리하고, 매년 1월 31까지 시 · 도지사를 거쳐 보건복지부장관에게 그 관리대장을 제출해야 한다.

제44조의3(구급차등의 말소신고 등)

① 제44조제1항제1호의 구급차등 운용자는 구급차등이 다음 각 호의 어느 하나에 해당하는 경우에는 보건복지부령으로 정하는 바에 따라 **시장 · 군수 · 구청장에게 구급차등의 말소 통보를 하여야 한다**.

1. 「자동차관리법」 제13조, 「항공안전법」 제15조 등 관계 법령에 따라 구급차등의 등록이 말소된 경우
2. 제46조의2에 따른 운행연한 또는 운행거리가 초과된 경우

② 제44조제1항제2호부터 제5호까지의 구급차등 운용자는 구급차등이 제1항 각 호의 어느 하나에 해당하는 경우에는 보건복지부령으로 정하는 바에 따라 시장 · 군수 · 구청장에게 **구급차등의 말소 신고**를 하여야 한다.

③ 시장 · 군수 · 구청장은 제1항 및 제2항에 따라 말소 통보 또는 신고를 하여야 하는 자가 말소 통보 또는 신고를 하지 아니할 경우 직권으로 말소할 수 있다.

제44조의4(구급차등의 운용자의 명의이용 금지)

제44조제1항제2호부터 제5호까지의 구급차등 운용자는 자기 명의로 다른 사람에게 구급차등을 운용하게 할 수 없다.

제45조(다른 용도에의 사용 금지) 09서울

① **구급차등**은 **다음 각 호의 용도 외에는 사용할 수 없다**.

→ 위반 시 1년 이하의 징역 또는 1천만원 이하의 벌금

1. **응급환자 이송**
2. 응급의료를 위한 혈액, 진단용 검사대상물 및 진료용 장비 등의 운반
3. **응급의료를 위한 응급의료종사자의 운송**
4. **사고 등으로 현장에서 사망하거나 진료를 받다가 사망한 사람을 의료기관 등에 이송**
5. 그 밖에 보건복지부령으로 정하는 용도

시행규칙 **제37조(구급차등의 용도)**

법 제45조제1항제5호에서 "기타 보건복지부령이 정하는 용도"라 함은 다음 각호의 것을 말한다.

1. 「지역보건법」에 의한 보건소 등 지역보건의료기관에서 행하는 보건사업의 수행에 필요한 업무
2. 구급차등의 이용이 불가피한 척추장애환자 또는 거동이 불편한 환자의 이송
3. **다수인이 모이는 행사 등에서 발생되는 응급환자 이송을 위한 대기**

② 시 · 도지사 또는 시장 · 군수 · 구청장은 제1항 또는 제44조의2제2항을 위반한 구급차등의 운용자에 대하여는 그 운용의 정지를 명하거나 구급차등의 등록기관의 장에게 해당 구급차등의 말소등록을 요청할 수 있다. 이 경우 말소등록을 요청받은 등록기관의 장은 해당 구급차등에 대한 등록을 말소하여야 한다.

③ 시 · 도지사 또는 시장 · 군수 · 구청장은 관할 구역에서 운용되는 구급차의 제1항에 따른 용도 외의 사용 여부를 확인하기 위하여 필요한 경우 시 · 도경찰청장 또는 경찰서장에게 구급차의 교통법규 위반사항 확인을 요청할 수 있다. 이 경우 요청을 받은 시 · 도경찰청장 또는 경찰서장은 정당한 사유가 없으면 이에 따라야 한다.

제46조(구급차등의 기준)

① 구급차등은 환자이송 및 응급의료를 하는 데에 적합하게 설계 · 제작되어야 한다.

② 구급차의 형태, 표시, 내부장치 등에 관한 기준은 보건복지부와 국토교통부의 공동부령으로 정한다.

시행규칙 제38조(구급차등의 장비 및 관리 등)

① 법 제46조의 규정에 의한 구급자동차는 위급의 정도가 중한 응급환자의 이송에 적합하도록 제작된 구급차(이하 "특수구급차"라 한다)와 위급의 정도가 중하지 아니한 응급환자의 이송에 주로 사용되는 구급차(이하 "일반구급차"라 한다)로 구분한다.

② 법 제46조의3 제1항에 따른 응급의료 전용헬기의 장비 · 의약품 · 환자인계점 관리 등에 관한 기준은 별표 15의2와 같다.

③ 법 제47조 제1항의 규정에 따라 구급차등에 갖추어야 하는 의료장비 · 구급의약품 및 통신장비의 기준은 별표 16과 같다.

④ 법 제47조 제2항 및 제4항에 따라 구급차 장착 장비의 기준과 장비장착에 따른 정보 수집 · 보관 · 제출 방법 및 동의 절차에 관한 사항은 별표 16의2와 같다.

⑤ 법 제47조 제3항에 따라 구급차등에 갖추어야 하는 의료장비 · 구급의약품 · 통신장비 등의 관리 및 필요한 조치와 구급차등에 관한 관리기준은 별표 17과 같다. 〈개정 2021. 9. 24.〉

■ 응급의료에 관한 법률 시행규칙 [별표 16] 15충북

구급차등에 갖추어야 하는 의료장비 · 구급의약품 및 통신장비의 기준(제38조제3항 관련)

1. 특수구급차

구분	장비 분류	장 비
가. 환자 평가용 의료장비	신체검진	가) 환자감시장치(환자의 심전도, 혈중산소포화도, 혈압, 맥박, 호흡 등의 측정이 가능하고 모니터로 그 상태를 볼 수 있는 장치) 나) 혈당측정기 다) 체온계(쉽게 깨질 수 있는 유리 등의 재질로 되지 않은 것) 라) 청진기 마) 휴대용 혈압계 바) 휴대용 산소포화농도 측정기
나. 응급 처치용 의료장비 15충북	1) 기도 확보 유지	가) **후두경 등 기도삽관장치**(기도삽관튜브 등 포함) 나) 기도확보장치(구인두기도기, 비인두기도기 등)
	2) 호흡 유지	가) 의료용 분무기(기관제 확장제 투여용) 나) 휴대용 간이인공호흡기(자동식)

구분	장비 분류	장 비
		다) 성인용 · 소아용 산소 마스크(안면용 · 비재호흡 · 백밸브) 라) **의료용 산소발생기 및 산소공급장치** 마) **전동식 의료용 흡인기**(흡인튜브 등 포함)
	3) 심장 박동 회복	자동심장충격기(Automated External Defibrillator)
	4) 순환 유지	정맥주사세트
	5) 외상 처치	가) 부목(철부목, 공기 또는 진공부목 등) 및 기타 고정장치(경추 · 척추보호대 등) 나) **외상처치에 필요한 기본 장비**(압박붕대, 일반거즈, 반창고, 지혈대, 라텍스장갑, 비닐장갑, 가위 등)
다. 구급 의약품	1) 의약품	가) **비닐 팩에 포장된 수액제제**(생리식염수, 5%포도당용액, 하트만용액 등) 나) 에피네프린(심폐소생술 사용용도로 한정한다) 다) 아미오다론(심폐소생술 사용용도로 한정한다) 라) 주사용 비마약성진통제 마) 주사용 항히스타민제 바) 니트로글리세린(설하용) 사) 흡입용 기관지 확장제
	2) 소독제	가) 생리식염수(상처세척용) 나) 알콜(에탄올) 또는 과산화수소수 다) 포비돈액
라. 통신 장비		다음의 어느 하나의 장비를 갖추어야 한다. 다만, 「119구조 · 구급에 관한 법률」에 따른 119구조대 및 119구급대의 구급차에 대해서는 소방관계 법령에서 따로 정할 수 있다. 가) 법 제15조에 따라 구축한 응급의료정보통신망 나) 「전파법」에 따라 할당받은 주파수를 사용하는 기간통신서비스의 이용에 필요한 무선단말기기

2. 일반구급차

구분	장비 분류	장 비
가. 환자 평가용 의료장비	신체검진	가) 체온계(쉽게 깨질 수 있는 유리 등의 재질로 되지 않은 것) 나) 청진기 다) 휴대용 혈압계 라) 휴대용 산소포화농도 측정기
나. 응급 처치용 의료장비	1) 기도 확보 유지	기도확보장치(구인두기도기, 비인두기도기 등)
	2) 호흡 유지	가) 성인용 · 소아용 산소 마스크(안면용 · 비재호흡 · 백밸브) 나) 의료용 산소발생기 및 산소공급장치 다) 전동식 의료용 흡인기(흡인튜브 등 포함)

구분	장비 분류	장 비
	3) 순환 유지	정맥주사세트
	4) 외상 처치	외상처치에 필요한 기본 장비(압박붕대, 일반거즈, 반창고, 지혈대, 라텍스장갑, 비닐장갑, 가위 등)
다. 구급 의약품	1) 의약품	가) 비닐 팩에 포장된 수액제제(생리식염수, 5%포도당용액, 하트만 용액 등) 나) 에피네프린(심폐소생술 사용용도로 한정한다) 다) 아미오다론(심폐소생술 사용용도로 한정한다)
	2) 소독제	가) 생리식염수(상처세척용) 나) 알콜(에탄올) 또는 과산화수소수 다) 포비돈액

3. 선박 및 항공기에 갖추어야 하는 의료장비 · 구급의약품 및 통신장비의 기준은 보건복지부장관이 따로 정하여 고시한다.

■ 응급의료에 관한 법률 시행규칙 [별표 17] 〈개정 2021. 9. 24.〉

구급차등에 갖추어야 하는 장비 등의 관리기준(시행규칙 제38조제5항 관련)

1. **감염예방을 위하여 구급차등은 주 1회 이상 소독**하고, 구급차등에 갖추어진 의료장비도 사용 후 소독하여야 하는 등 청결하게 관리되어야 한다.
2. 감염관리를 위한 소독약제, 감염관리방법 등 기타 세부 사항은 보건복지부장관이 정하는 방법에 따른다.
3. 구급차등의 의료장비, 구급의약품, 통신장비, 구급차 운행기록장치 및 영상기록장치, 구급차 요금미터장치 및 영상정보처리기기가 항상 사용 가능한 상태로 유지되어야 한다.
4. 구급차등의 의료장비 및 구급의약품은 적정한 온도와 습도 등을 유지하여 보건위생상 위해가 없고 효능이 떨어지지 않도록 관리되어야 한다.
5. 구급차등의 연료는 최대주입량의 4분의 1 이상인 상태로 유지되어야 하는 등 차량 자체는 항상 사용 가능한 상태로 유지되어야 하며 정기점검 등이 이루어져야 한다.
6. 사고를 대비한 책임보험 및 종합보험에 가입되어 있어야 하고, 비상등, 신호탄, 소화기 및 보온포가 준비되어야 한다.
7. 구급차등의 통신장비는 응급의료지원센터 및 응급의료기관과 항상 교신이 이루어 질 수 있도록 관리되어야 한다.
8. 구급차는 「구급차의 기준 및 응급환자이송업의 시설 등 기준에 관한 규칙」에서 정하는 사항에 따라 관리 · 운영되어야 한다.
9. 구급차등의 내부에 환자 또는 그 보호자가 잘 볼 수 있도록 해당 구급차등의 이송처치료의 금액을 나타내는 표를 부착하여야 하고, 환자를 이송하는 경우에는 환자 또는 그 보호자에게 구급차의 이송요금에 관한 사항을 알려야 한다.
10. 구급차 요금미터장치가 장착된 구급차의 내부에는 신용카드 결제기를 설치하여야 하고, 환자를 이송하는 경우에는 요금미터장치를 사용하여 운행하여야 하며, 환자 또는 그 보호자가 신용카드 결제를 요구하면 응하여야 한다.
11. 구급차등의 운행기록을 기재하는 구급차등 운행기록 대장을 비치 · 작성하고 구급차등 운용자는 이

를 **3년간 보관**하여야 한다.

제46조의2(구급차 운행연한) → 위반 시 300만원 이하의 과태료

① 구급차는 보건복지부와 국토교통부의 공동부령으로 정하는 운행연한 및 운행거리를 초과하여 운행하지 못한다. 다만, 시장·군수·구청장은 관할 구역 내 구급차의 운행여건 등을 고려하여 보건복지부와 국토교통부의 공동부령으로 정하는 안전성 요건이 충족되는 경우에는 2년의 범위에서 운행연한을 연장할 수 있다.

② 시장·군수·구청장은 구급차의 제작·조립이 중단되거나 출고가 지연되는 등 부득이한 사유로 구급차의 수급이 현저히 곤란하다고 인정되는 때에는 보건복지부와 국토교통부의 공동부령으로 정하는 안전성 요건이 충족되는 경우 6개월의 범위에서 제1항에 따른 운행연한을 초과하여 운행하게 할 수 있다.

제46조의3(응급의료 전용헬기)

① 보건복지부장관 또는 시·도지사는 응급의료 취약지역 응급환자의 신속한 이송 및 응급처치 등을 위하여 응급환자 항공이송을 전담하는 헬리콥터(이하 "응급의료 전용헬기"라 한다)를 운용할 수 있다.

② 보건복지부장관 또는 시·도지사는 응급의료 전용헬기의 환자인계점에 누구든지 쉽게 인식할 수 있도록 해당 인계점이 응급환자 이송을 위하여 사용된다는 사실과 환자인계점에서 제한되는 행위 등을 알리는 안내표지를 설치할 수 있다.

③ 응급의료 전용헬기의 장비·의약품·환자인계점 관리 등에 필요한 사항은 보건복지부령으로 정한다.

제47조(구급차등의 장비)

① 구급차등에는 응급환자에게 응급처치를 할 수 있도록 의료장비 및 구급의약품 등을 갖추어야 하며, 구급차등이 속한 기관·의료기관 및 응급의료지원센터와 통화할 수 있는 통신장비를 갖추어야 한다. 이 경우 구급의약품의 적정상태를 유지하기 위하여 필요한 조치를 시행하여야 한다. <개정 2021. 3. 23.>

② 구급차에는 응급환자의 이송 상황과 이송 중 응급처치의 내용을 파악하기 위하여 보건복지부령으로 정하는 기준에 적합한 다음 각 호의 장비를 장착하여야 한다. 이 경우 보건복지부령으로 정하는 바에 따라 장비 장착에 따른 정보를 수집·보관하여야 하며, 보건복지부장관이 해당 정보의 제출을 요구하는 때에는 이에 따라야 한다.

1. 구급차 운행기록장치 및 영상기록장치(차량 속도, 위치정보 등 구급차의 운행과 관련된 정보를 저장하고 충돌 등 사고발생 시 사고 상황을 영상 등으로 저장하는 기능을 갖춘 장치를 말한다)

2. 구급차 요금미터장치(거리를 측정하여 이를 금액으로 표시하는 장치를 말하며, 보건복지부령으로 정하는 구급차에 한정한다)
3. 「개인정보 보호법」 제2조제7호에 따른 영상정보처리기기

③ 제1항에 따라 갖추어야 하는 의료장비 · 구급의약품 및 통신장비 등의 관리와 필요한 조치, 구급차등의 관리 및 제2항에 따른 장비의 장착 · 관리 등에 필요한 사항은 보건복지부령으로 정한다.

④ 제2항제3호에 따른 장비는 보건복지부령으로 정하는 구급차 이용자 등의 동의 절차를 거쳐 개인영상정보를 수집하도록 하고, 이 법에서 정한 것 외에 영상정보처리기기의 설치 등에 관한 사항은 「개인정보 보호법」에 따른다.

제47조의2(심폐소생을 위한 응급장비의 구비 등의 의무) 10서울, 17서울, 19울산, 20대구

① 다음 각 호의 어느 하나에 해당하는 시설 등의 소유자 · 점유자 또는 관리자는 **자동심장충격기 등 심폐소생술을 할 수 있는 응급장비를 갖추어야 한다**.

→ 위반 시 300만원 이하의 과태료

1. 「공공보건의료에 관한 법률」 제2조제3호에 따른 **공공보건의료기관**
2. 「119구조 · 구급에 관한 법률」제10조에 따른 **구급대**와 「의료법」 제3조에 따른 **의료기관에서 운용 중인 구급차**
3. 「항공안전법」 제2조제1호에 따른 항공기 중 항공운송사업에 사용되는 여객 항공기 및 「공항시설법」 제2조제3호에 따른 공항
4. 「철도산업발전 기본법」 제3조제4호에 따른 철도차량 중 객차
5. 「선박법」 제1조의2제1항제1호 및 제2호에 따른 **선박 중 총톤수 20톤 이상인 선박**
6. **대통령령**으로 정하는 규모 **이상(500세대)**의 「건축법」 제2조제2항제2호에 따른 **공동주택**

6의2. 「산업안전보건법」 제18조에 따라 보건관리자를 두어야 하는 사업장 중 **상시근로자가 300명 이상인 사업장** <신설 2021. 12. 21>

7. 그 밖에 대통령령으로 정하는 **다중이용시설**

시행령 **제26조의5(응급장비의 구비의무가 있는 공동주택 등)** 10서울, 17서울, 19울산, 20대구, 22전남완도

① 법 제47조의2제1항제6호에서 "대통령령으로 정하는 규모"란 **500세대**를 말한다. 10서울, 17서울, 20대구

② 법 제47조의2제1항제7호에서 "**대통령령으로 정하는 다중이용시설**"이란 다음 각 호의 시설을 말한다.

1. **철도역사**(「대도시권 광역교통 관리에 관한 특별법」 제2조제2호나목에 따른 광역철도 및 「도시철도법」 제2조제2호에 따른 도시철도 구간에 있는 철도역사는 제외한다)의 **대합실** 중 연면적이 **2천제곱미터 이상**이거나 전년도 일일 평균이용객수가 **1만명 이상**인 대합실
2. 「여객자동차 운수사업법」 제2조제5호에 따른 **여객자동차터미널의 대합실** 중 연면적이 2천제곱미터 이상이거나 전년도 일일 평균이용객수가 **3천명 이상**인 대합실 10서울, 17서울

3. 「항만법」 제2조제5호나목(3)에 따른 대합실 중 연면적이 2천제곱미터 이상이거나 전년도 일일 평균이용객수가 1천명 이상인 대합실
4. 「관광진흥법」 제5조제1항에 따른 **카지노 시설** 중 영업장의 전용면적이 **2천제곱미터 이상**인 카지노 시설
5. 「한국마사회법」 제4조에 따른 **경마장**
6. 「경륜 · 경정법」 제5조제1항에 따른 **경주장**
7. 「형의 집행 및 수용자의 처우에 관한 법률」 제11조에 따른 **교도소, 소년교도소 및 구치소**, 「출입국관리법」 제2조제13호에 따른 **외국인보호소**, 「보호소년 등의 처우에 관한 법률」에 따른 **소년원**
8. 「체육시설의 설치 · 이용에 관한 법률」 제5조에 따른 **전문체육시설 중 총 관람석 수가 5천석 이상**인 **운동장 및 종합운동장** 10서울, 17서울, 20대구
9. 중앙행정기관의 청사 중 보건복지부장관이 정하는 **청사**
10. 시 · 도의 청사 중 보건복지부장관이 정하는 청사

② 제1항에 따라 자동심장충격기 등 심폐소생술을 할 수 있는 응급장비를 갖춘 경우 해당 시설 등의 소유자 · 점유자 또는 관리자는 그 사실을 **보건복지부령**으로 정하는 바에 따라 **시장 · 군수 · 구청장에게 신고**하여야 한다. 신고한 응급장비의 양도 · 폐기 · 이전 등 보건복지부령으로 정하는 중요 사항을 변경하려는 경우에도 또한 같다.

③ 제1항에 따라 응급장비를 설치한 자는 해당 응급장비를 **매월 1회 이상 점검**하고 **그 결과를 관할 시장 · 군수 · 구청장에게 통보**하여야 한다. <개정 2021. 12. 21.>

④ 제1항에 따라 자동심장충격기 등 심폐소생술을 할 수 있는 응급장비를 설치한 자는 해당 시설 등의 출입구 또는 여러 사람이 보기 쉬운 곳에 사용에 관한 안내표지판을 부착하여야 한다. <신설 2021. 12. 21.>

⑤ 제1항에 따라 갖추어야 하는 응급장비의 관리 등에 필요한 사항은 보건복지부령으로 정한다. <신설 2021. 12. 21.>

시행규칙 제38조의3(응급장비의 관리)

① 법 제47조의2에 따라 응급장비를 설치한 다중이용시설 등의 개설자 또는 관리자는 이를 관리하는 책임자를 두고 다음 각 호의 직무를 수행하게 하여야 한다.
1. 매월 1회 이상의 점검
2. 응급장비 사용교육
3. 응급장비의 관리에 관한 서류의 작성 · 비치

② 응급장비가 사용된 경우 해당 다중이용시설 등의 개설자 또는 관리자나 이를 직접 사용한 자는 응급의료지원센터에 그 사실을 지체 없이 알려 적절한 조치가 취하여지도록 하여야 한다. 다만, 법 제47조의2제1항제1호 및 제2호의 경우에는 그러하지 아니하다.

③ 그 밖에 응급장비의 관리에 필요한 사항은 보건복지부장관이 따로 정하여 고시한다.

제48조(응급구조사 등의 탑승의무) 18충남

구급차등의 운용자는 구급차등이 출동할 때에는 **보건복지부령**으로 정하는 바에 따라 **응급구조사를 탑승**시켜야 한다. **다만, 의사나 간호사가 탑승한 경우는 제외**한다.

→ 위반 시 300만원 이하의 과태료

> 시행규칙 **제39조(응급구조사의 배치)** 18충남
>
> 구급차등의 운용자는 응급환자를 이송하거나 이송하기 위하여 출동하는 때에는 법 제48조의 규정에 따라 그 구급차등에 **응급구조사 1인 이상이 포함된 2인 이상의 인원이 항상 탑승**하도록 하여야 한다. **다만, 의료법에 의한 의사 또는 간호사가 탑승한 경우에는 응급구조사가 탑승하지 아니할 수 있다.**

제48조의2(수용능력 확인 등)

① 응급환자 등을 이송하는 자(구급차등의 운전자와 제48조에 따라 구급차등에 동승하는 응급구조사, 의사 또는 간호사를 말한다)는 특별한 사유가 없는 한 보건복지부령으로 정하는 방법에 따라 이송하고자 하는 응급의료기관의 응급환자 수용 능력을 확인하고 응급환자의 상태와 이송 중 응급처치의 내용 등을 미리 통보하여야 한다.

② 응급의료기관의 장은 제1항에 따른 응급환자 수용능력 확인을 요청받은 경우 정당한 사유 없이 응급의료를 거부 또는 기피할 수 없으며 응급환자를 수용할 수 없는 경우에는 제2조제7호의 응급의료기관등에 지체 없이 관련 내용을 통보하여야 한다. <개정 2021. 12. 21.>

③ 제1항 및 제2항과 관련된 구체적인 기준, 방법, 절차 등 필요한 사항은 보건복지부령으로 정한다. <신설 2021. 12. 21.> [시행 2022. 12. 22.]

> 시행규칙 **제39조의2(수용능력의 확인 등)**
>
> ① 법 제48조의2제1항에 따라 응급환자 등을 이송하는 자는 전화, 무선통신, 그 밖의 전산망 등을 이용하여 응급의료기관의 수용능력을 확인하고, 다음 각 호의 사항을 통보하여야 한다.
>
> 1. 환자의 발생 경위(확인된 경우만 해당한다)
> 2. 환자의 연령, 성별 및 상태(활력 징후 및 의식 수준을 말한다)
> 3. 현장 및 이송 중 응급처치의 내용
> 4. 도착 예정 시각
>
> ② 제1항에 따른 확인 및 통보는 특별한 사유가 없으면 이송을 시작한 즉시 하여야 한다.

제49조(출동 및 처치 기록 등)

① 응급구조사가 출동한 때에는 보건복지부령으로 정하는 바에 따라 지체 없이 출동 사항, 제31조의4에 따른 응급환자의 중증도 분류 결과, 처치 내용 등을 기록하고 이를 소속 구급차등의 운용자와 해당 응급환자의 진료의사에게 제출하여야 한다. 다만, 응급구조사를 갈음하여 의사나 간호사가 탑승한 경우에는 탑승한 의사(간호사만 탑승한 경우에는 탑승

간호사)가 출동 및 처치 기록과 관련한 응급구조사의 임무를 수행하여야 한다. <개정 2021. 12. 21.>

② 구급차등의 운용자는 **구급차등의 운행과 관련**하여 **보건복지부령**으로 정하는 바에 따라 운행기록대장을 작성하여야 한다.

③ 제1항에 따른 기록을 제출받은 구급차등의 운용자는 그 기록을 **보건복지부령**으로 정하는 바에 따라 그 소재지를 관할하는 **응급의료지원센터에 제출**하여야 한다.

→ ①~③까지 위반 시 300만원 이하의 과태료

④ 구급차등의 운용자는 제1항에 따라 제출받은 기록 및 제2항에 따라 작성한 운행기록대장을, 응급환자의 진료의사가 소속된 의료기관의 장은 제1항에 따라 제출받은 기록을 각각 보건복지부령으로 정하는 기간 동안 보존하여야 한다.

⑤ 출동 및 처치 기록의 내용 및 방법 등에 관하여 필요한 사항은 **보건복지부령**으로 정한다.

[시행 2022. 12. 22.]

시행규칙 제40조(출동 및 처치기록의 내용 및 방법)

① 의사, 간호사 또는 응급구조사(이하 "응급구조사등"이라 한다)는 법 제49조제1항의 규정에 따라 출동사항과 응급처치의 내용을 별지 제16호서식의 출동 및 처치기록지에 기록하여야 한다.

② 응급구조사등은 제1항의 규정에 따라 출동사항 및 응급처치의 내용에 관한 기록을 3부 작성하여 그 응급환자를 인수한 의사의 서명을 얻은 뒤 1부는 보관하고, 1부는 당해 응급환자의 진료의사에게 제출하며, 1부는 이송처치료징수용으로 환자 또는 그 보호자에게 교부한다.

③ 구급차등의 운용자와 의료기관의 장은 제2항의 규정에 따라 응급구조사등이 작성하여 제출한 **출동사항과 처치내용에 관한 기록을 3년간 보존**하여야 한다.

④ 구급차등의 운용자는 법 제49조제2항에 따라 출동 및 처치 기록(전자문서를 포함한다)을 응급의료지원센터로 다음달 10일까지 매월 제출하여야 한다.

⑤ 구급차등의 운용자는 별지 제16호의2서식의 구급차등 **운행기록대장**을 작성하여 **3년간 보존**하여야 한다.

제50조(지도 · 감독)

① 시 · 도지사 또는 시장 · 군수 · 구청장은 관할 구역에서 운용되는 구급차등에 대하여 매년 한 번 이상 구급차등의 운용상황과 실태를 점검하여 그 결과에 따라 시정명령 · 정지명령 등 필요한 조치를 할 수 있다.

② 시 · 도지사 또는 시장 · 군수 · 구청장은 관할 구역 내에 있는 제47조의2제1항 각 호의 시설 등에 대하여 매년 한 번 이상 자동심장충격기 등 심폐소생술을 할 수 있는 응급장비의 구비현황과 관리실태를 점검하여야 하며, 그 결과에 따라 시정명령 등 필요한 조치를 할 수 있다.

제51조(이송업의 허가 등)

① 이송업을 하려는 자는 보건복지부와 국토교통부의 공동부령으로 정하는 시설 등을 갖추

어 관할 시 · 도지사의 허가를 받아야 한다. 이 경우 **둘 이상의 시 · 도에서 영업을 하려는 경우**에는 **해당 시 · 도별로 시 · 도지사의 허가를 받아야 한다**.

→ 위반 시 5년 이하의 징역 5천만원 이하의 벌금

② **시 · 도지사**는 제1항에 따라 허가를 하는 경우에는 시설의 규모 등을 고려하여 영업지역을 제한하여 허가할 수 있다.

③ 이송업자가 **대통령령**으로 정하는 중요한 사항을 변경하려는 경우에는 **관할 시 · 도지사의 변경허가**를 받아야 한다.

→ 위반 시 300만원 이하의 과태료

④ 시 · 도지사는 제3항에 따른 변경허가의 신청을 받은 날부터 **15일 이내**에 변경허가 여부를 신청인에게 통지하여야 한다.

⑤ 시 · 도지사는 제4항에서 정한 기간 내에 변경허가 여부 또는 민원 처리 관련 법령에 따른 처리기간의 연장 여부를 신청인에게 통지하지 아니하면 그 기간(민원 처리 관련 법령에 따라 처리기간이 연장 또는 재연장된 경우에는 해당 처리기간을 말한다)이 끝난 날의 다음 날에 변경허가를 한 것으로 본다.

⑥ 이송업자가 제3항의 사항 외에 대통령령으로 정하는 사항을 변경하려는 경우에는 관할 시 · 도지사에게 신고하여야 한다. 이 경우 관할 시 · 도지사는 그 내용을 검토하여 이 법에 적합하면 신고를 수리하여야 한다.

⑦ 이송업자는 제1항에 따른 시설 등의 기준을 지켜야 한다.

제52조(지도의사)

① 구급차등의 운용자(제44조제1항제2호에 따른 의료기관을 제외한다. 이하 이 조에서 같다)는 응급환자를 이송하기 위하여 구급차등을 사용하는 경우 상담 · 구조 · 이송 및 응급처치를 지도받기 위하여 지도의사(指導醫師)를 두거나 **응급의료지원센터** 또는 **응급의료기관의 의사를 지도의사로 위촉**하여야 한다.

② 구급차등의 운용자에 따른 지도의사의 수(數)와 업무 및 선임(選任) 등에 관하여 필요한 사항은 보건복지부령으로 정한다.

시행규칙 제42조(지도의사의 수 및 업무)

① 구급차등의 운용자(법 제44조제1항제2호에 따른 의료기관을 제외한다)는 법 제52조제1항에 따라 관할 시 · 도에 소재하는 응급의료기관에 근무하는 전문의중에서 1인 이상을 지도의사로 선임 또는 위촉하여야 한다.

② 제1항의 규정에 의한 지도의사의 업무는 다음 각호와 같다.

1. 응급환자가 의료기관에 도착하기 전까지 행하여진 응급의료에 대한 평가
2. 응급구조사의 자질향상을 위한 교육 및 훈련
3. 이송중인 응급환자에 대한 응급의료 지도

제53조(휴업 등의 신고)

이송업자는 이송업의 전부 또는 일부를 휴업·폐업 또는 재개업하려는 경우에는 보건복지부령으로 정하는 바에 따라 **관할 시·도지사에게 신고**하여야 한다.

→ 위반 시 300만원 이하의 과태료

> 시행규칙 **제43조(휴업 등의 신고)**
>
> 응급환자이송업자가 법 제53조의 규정에 따라 휴업·폐업·재개업의 신고를 하고자 하는 때에는 **휴업·폐업 또는 재개업한 날부터 14일 이내**에 별지 제22호서식의 응급환자이송업의 휴업·폐업·재개업신고서에 응급환자이송업허가증을 첨부(재개업의 경우를 제외한다)하여 **시·도지사에게 제출**하여야 한다.

제54조(영업의 승계)

① 다음 각 호의 어느 하나에 해당하는 자는 이송업자의 지위를 승계한다.

1. 이송업자가 사망한 경우 그 상속인
2. 이송업자가 그 사업을 양도한 경우 그 양수인
3. 법인인 이송업자가 합병한 경우 합병 후 존속하는 법인이나 합병으로 설립되는 법인

② 다음 각 호의 어느 하나에 해당하는 절차에 따라 영업시설의 전부를 인수한 자는 그 이송업자의 지위를 승계한다.

1. 「민사집행법」에 따른 강제경매
2. 「채무자 회생 및 파산에 관한 법률」에 따른 환가(換價)
3. 「국세징수법」, 「관세법」 또는 「지방세징수법」에 따른 압류재산의 매각
4. 그 밖에 제1호부터 제3호까지의 규정에 준하는 절차

③ 제1항이나 제2항에 따라 이송업자의 지위를 승계한 자는 **60일 이내**에 보건복지부령으로 정하는 바에 따라 **관할 시·도지사에게 신고**하여야 한다.

→ 위반 시 300만원 이하의 과태료

제54조의2(유인·알선 등 금지)

제44조제1항에 따른 구급차등의 운용자는 영리를 목적으로 응급환자를 특정 의료기관 또는 의료인에게 이송 또는 소개·알선하거나 그 밖에 유인하거나 사주하는 행위를 하여서는 아니 된다.

제54조의3(대규모 행사에서의 응급의료 인력 등 확보 의무)

대통령령으로 정하는 대규모 행사를 개최하려는 자는 응급환자의 발생 시 신속하고 적절한 응급의료를 제공하기 위하여 보건복지부령으로 정하는 바에 따라 응급의료 인력 및 응급이송수단 등을 확보하여야 한다.

시행령 제27조의3(대규모 행사의 범위)

법 제54조의3에서 "대통령령으로 정하는 대규모 행사"란 **행사 기간 중 순간 최대 관람객이 1천명 이상**이 될 것으로 예상되는 행사를 말한다. 다만, 「공연법」 제11조 제2항에 따라 재해대처계획의 신고가 수리된 행사는 제외한다.
[본조신설 2021. 12. 28.]

제9장 | 보칙

제55조(응급의료종사자의 면허 · 자격 정지 등)

① **보건복지부장관**은 응급의료종사자가 다음 각 호의 어느 하나에 해당하는 경우에는 그 면허 또는 자격을 취소하거나 **6개월 이내**의 기간을 정하여 그 면허 또는 자격을 정지시킬 수 있다.

1. 제6조제2항(응급의료의 거부/기피), 제8조(응급환자 우선 진료), 제18조(환자가 여러명 발생한 경우의 처치-종사명령)제2항, 제39조(응급구조사의 준수사항), 제40조(비밀준수의무) 또는 제49조(출동 및 처치기록 등)제1항을 위반한 경우
2. 제24조(이송처치료)제1항에 따른 이송처치료를 과다하게 징수하거나 같은 조 제2항을 위반하여 이송처치료 외에 별도의 비용을 징수한 때
3. 제32조제2항(응급의료종사자의 비상진료체계 이행)을 위반하여 응급환자에게 중대한 불이익을 끼친 경우

3의2. 제36조의2(응급구조사 자격증의 교부 등)제3항 또는 제5항을 위반하여 다른 사람에게 자기의 성명을 사용하여 제41조(응급구조사의 업무)에 따른 응급구조사의 업무를 수행하게 하거나 응급구조사 자격증을 다른 사람에게 빌려준 경우

4. 제37조의 결격사유에 해당하게 된 경우
5. 제42조를 위반하여 의사로부터 구체적인 지시를 받지 아니하고 응급처치를 한 경우
6. 제43조제1항에 따른 보수교육을 받지 아니한 경우
7. 그 밖에 이 법 또는 이 법에 따른 명령을 위반한 경우

② 보건복지부장관은 응급구조사가 제36조의3에 따른 신고를 하지 아니한 때에는 신고할 때까지 그 자격을 정지시킬 수 있다.

③ **보건복지부장관, 시 · 도지사 또는 시장 · 군수 · 구청장**은 의료기관이나 이송업자 또는 구급차등을 운용하는 자가 다음 각 호의 어느 하나에 해당하는 경우에는 의료기관 등의 개설 또는 영업에 관한 허가를 취소(신고대상인 경우에는 폐쇄를 말한다. 이하 제4항에서 같다)하거나 **6개월 이내**의 기간을 정하여 그 업무의 정지를 명할 수 있다.

1. 제18조제2항, 제28조제3항, 제32조제1항, 제33조제1항, 제35조의2제1항, 제44조제3항,

제44조의2제2항, 제44조의4, 제45조제1항, 제46조의2, 제47조제1항 · 제2항, 제48조, 제49조제3항 · 제4항, 제51조제3항부터 제5항까지, 제52조제1항, 제53조, 제54조제3항, 제54조의2 또는 제59조를 위반한 경우

2. 제22조제1항에 따른 미수금의 대지급을 부정하게 청구한 경우
3. 제24조제1항에 따른 이송처치료를 과다하게 징수하거나 같은 조 제2항을 위반하여 이송처치료 외에 별도의 비용을 징수한 때
4. 제34조에 따라 당직의료기관으로 지정받은 자가 응급의료를 하지 아니한 경우
5. 제50조제1항에 따른 시정명령 · 정지명령 등 필요한 조치를 따르지 아니한 경우
6. 그 밖에 이 법 또는 이 법에 따른 명령을 위반한 경우

④ 제3항에 따라 **영업허가의 취소처분을 받은 자는 그 처분을 받은 날부터 1년 이내에는 그 업을 개설 · 운영하지 못한다.**

⑤ 제1항과 제3항에 따른 행정처분의 세부 사항은 **보건복지부령**으로 정한다.

제56조(청문)

보건복지부장관, 시 · 도지사 또는 시장 · 군수 · 구청장은 다음 각 호의 어느 하나에 해당하는 처분을 하려면 청문을 하여야 한다.

1. 제35조제1항에 따른 **응급의료기관의 지정의 취소**
2. 제55조제1항에 따른 **응급의료종사자의 면허 또는 자격의 취소**
3. 제55조제3항에 따른 **의료기관 등의 개설 또는 영업에 관한 허가의 취소 및 폐쇄 명령**

제57조(과징금)

① **보건복지부장관, 시 · 도지사 또는 시장 · 군수 · 구청장**은 의료기관이나 이송업자 또는 구급차등을 운용하는 자가 제55조제3항 각 호의 어느 하나에 해당하는 경우로서 그 업무의 정지가 국민보건의료에 커다란 위해를 가져올 우려가 있다고 인정되는 경우에는 업무정지처분을 갈음하여 **3억원 이하의 과징금을 부과**할 수 있다. 이 경우 과징금의 부과 횟수는 세 번을 초과할 수 없다.

② 제1항에 따라 과징금을 부과하는 위반행위의 종류, 위반 정도에 따른 과징금의 금액과 그 밖에 필요한 사항은 대통령령으로 정한다.

③ 제1항에 따른 과징금을 내야 할 자가 납부기한까지 이를 내지 아니하면 보건복지부장관은 국세 체납처분의 예에 따라 징수하고, 시 · 도지사 및 시장 · 군수 · 구청장은 「지방행정제재 · 부과금의 징수 등에 관한 법률」에 따라 징수한다.

제58조(권한의 위임)

이 법에 따른 보건복지부장관의 권한은 그 일부를 대통령령으로 정하는 바에 따라 시 · 도지사 또는 시장 · 군수 · 구청장에게 위임할 수 있다.

제59조(유사명칭 사용 금지) → 위반 시 300만원 이하의 과태료

① 이 법에 따른 **응급구조사, 구급차, 중앙응급의료센터 · 권역응급의료센터 · 권역외상센터 · 전문응급의료센터 · 지역응급의료센터 · 지역외상센터 · 지역응급의료기관 또는 응급의료지원센터가 아니면** 각각의 명칭 또는 **이와 유사한 명칭을 사용하지 못한다**.

② 다음 각 호 외의 의료기관은 응급환자 진료와 관련된 명칭이나 표현을 사용하거나 외부에 표기하여서는 아니 된다.

1. 이 법에 따라 지정받은 응급의료기관
2. 제35조의2제1항에 따라 신고한 의료기관
3. 종합병원

제59조의2(업무 검사와 보고 등)

① 보건복지부장관, 시 · 도지사 또는 시장 · 군수 · 구청장은 응급의료종사자 및 응급의료기관등에 대한 지도 · 감독이 필요하다고 인정되는 경우 관계 공무원으로 하여금 그 업무 상황, 시설 또는 진료기록부, 간호기록부, 제49조에 따른 출동 및 처치 기록지, 운행기록대장 등 관계 서류를 검사하게 하거나 관계인에게서 진술을 들어 사실을 확인하게 할 수 있으며, 응급의료종사자 및 응급의료기관등에게 필요한 사항의 보고 또는 관계 서류의 제출을 명할 수 있다. 이 경우 응급의료종사자 및 응급의료기관등은 정당한 사유 없이 이를 거부하지 못한다.

② 제1항의 경우 관계 공무원은 그 권한을 표시하는 증표 및 조사목적, 조사기간, 조사범위, 조사담당자, 관계 법령 등이 기재된 조사명령서를 지니고 이를 관계인에게 보여주어야 한다.

③ 보건복지부장관은 시 · 도지사 또는 시장 · 군수 · 구청장에게 관할 구역 내 응급의료종사자 및 응급의료기관등에 대하여 제1항에 따른 업무 검사와 보고 등을 실시할 것을 요구할 수 있다.

[본조신설 2021. 12. 21.]

제10장 | 벌칙

제60조(벌칙) 08경남, 10서울, 15인천 · 전북, 20전남

① 「의료법」 제3조에 따른 **의료기관의 응급실에서 응급의료종사자(「의료기사 등에 관한 법률」 제2조에 따른 의료기사와 「의료법」 제80조에 따른 간호조무사를 포함한다)를 폭행하여 상해에 이르게 한 사람**은 **10년 이하의 징역 또는 1천만원 이상 1억원 이하의 벌금**에 처하고, **중상해에 이르게 한 사람**은 **3년 이상의 유기징역**에 처하며, **사망에 이르게 한 사람**은 **무기 또**

는 5년 이상의 징역에 처한다.

② 다음 각 호의 어느 하나에 해당하는 자는 **5년 이하의 징역 또는 5천만원 이하의 벌금**에 처한다. 10서울

1. 제12조(응급의료 등의 방해 금지)를 위반하여 **응급의료를 방해하거나 의료용 시설 등을 파괴 · 손상 또는 점거한 사람**
2. 제36조에 따른 **응급구조사의 자격인정을 받지 못하고 응급구조사를 사칭하여 제41조에 따른 응급구조사의 업무를 한 사람**
3. 제51조제1항을 위반하여 **이송업 허가를 받지 아니하고 이송업을 한 자**

③ 다음 각 호의 어느 하나에 해당하는 사람은 **3년 이하의 징역 또는 3천만원 이하의 벌금**에 처한다. 08경남

1. 제6조제2항을 위반하여 **응급의료를 거부 또는 기피한 응급의료종사자**

1의2. 제36조의2제3항을 위반하여 **다른 사람에게 자기의 성명을 사용하여 제41조에 따른 응급구조사의 업무를 수행하게 한 자**

1의3. 제36조의2제5항을 위반하여 **다른 사람에게 자격증을 빌려주거나 빌린 자**

1의4. 제36조의2제6항을 위반하여 **자격증을 빌려주거나 빌리는 것을 알선한 자**

2. 제40조의 **비밀 준수 의무를 위반한 사람. 다만, 고소가 있어야 공소를 제기할 수 있다.**
3. 제42조를 위반하여 의사로부터 구체적인 지시를 받지 아니하고 응급처치를 한 응급구조사

④ 다음 각 호의 어느 하나에 해당하는 자는 **1년 이하의 징역 또는 1천만원 이하의 벌금**에 처한다. 15인천

1. 제18조제2항을 위반한 응급의료종사자, 의료기관의 장 및 구급차등을 운용하는 자
2. 제44조제1항을 위반하여 구급차등을 운용한 자
3. 제44조의4를 위반하여 자기 명의로 다른 사람에게 구급차등을 운용하게 한 자
4. 제45조제1항을 위반하여 구급차등을 다른 용도에 사용한 자

제61조(양벌규정)

법인의 대표자나 법인 또는 개인의 대리인, 사용인, 그 밖의 종업원이 그 법인 또는 개인의 업무에 관하여 제60조의 위반행위를 하면 그 행위자를 벌하는 외에 그 법인 또는 개인에게도 해당 조문의 벌금형을 과(科)한다. 다만, 법인 또는 개인이 그 위반행위를 방지하기 위하여 해당 업무에 관하여 상당한 주의와 감독을 게을리하지 아니한 경우에는 그러하지 아니하다.

제62조(과태료)

① 다음 각 호의 어느 하나에 해당하는 자에게는 **300만원 이하의 과태료**를 부과한다.

1. 제31조의2를 위반하여 응급의료기관의 지정기준에 따른 시설 · 인력 · 장비 등을 유

지 · 운영하지 아니한 자

1의2. 제31조의5제2항을 위반하여 응급실에 출입하는 보호자 등의 명단을 기록 또는 관리하지 아니한 자

2. 제32조제4항을 위반하여 당직전문의등 또는 당직전문의등과 동등한 자격을 갖춘 것으로 인정되는 자로 하여금 응급환자를 진료하게 하지 아니한 자

3. 제33조를 위반하여 예비병상을 확보하지 아니하거나 응급환자가 아닌 사람에게 예비병상을 사용하게 한 자

3의2. 제47조의2제1항을 위반하여 자동심장충격기 등 심폐소생술을 할 수 있는 응급장비를 갖추지 아니한 자

3의3. 제48조 본문을 위반하여 응급구조사를 탑승시키지 아니한 자

3의4. 제47조의2제2항을 위반하여 자동심장충격기 등 심폐소생술을 할 수 있는 응급장비의 설치 신고 또는 변경 신고를 하지 아니한 자

4. 제39조 또는 제49조제1항부터 제4항까지를 위반하여 준수 사항을 지키지 아니하거나 출동 및 처치 기록 등에 관한 의무를 이행하지 아니한 자

4의2. 제44조의2제2항에 따른 신고를 하지 아니하고 구급차등을 운용한 자

4의3. 제44조의3제1항 및 제2항을 위반하여 말소 통보 또는 신고를 하지 아니한 자

4의4. 제46조의2에 따른 운행연한 또는 운행거리를 초과하여 구급차를 운용한 자

5. 제51조제3항, 제53조 또는 제54조제3항에 따른 변경허가를 받지 아니하거나 신고를 하지 아니한 자

6. 제59조를 위반하여 응급구조사 · 중앙응급의료센터 등의 명칭 또는 이와 비슷한 명칭을 사용하거나, 응급환자 진료와 관련된 명칭이나 표현을 사용하거나 외부에 표기한 자

7. 제59조의2(업무 검사와 보고 등) 제1항에 따른 검사 등을 거부 · 방해 또는 기피하거나, 보고 또는 관계 서류 제출을 하지 아니한 자 <신설 2021. 12. 21 >

② 제1항에 따른 과태료는 **대통령령**으로 정하는 바에 따라 **보건복지부장관, 시 · 도지사 또는 시장 · 군수 · 구청장이 부과 · 징수**한다.

제63조(응급처치 및 의료행위에 대한 형의 감면)

① 응급의료종사자가 응급환자에게 발생한 생명의 위험, 심신상의 중대한 위해 또는 증상의 악화를 방지하기 위하여 긴급히 제공하는 응급의료로 인하여 응급환자가 사상(死傷)에 이른 경우 그 응급의료행위가 불가피하였고 응급의료행위자에게 중대한 과실이 없는 경우에는 정상을 고려하여 「형법」 제268조의 형을 감경(減輕)하거나 면제할 수 있다.

② 제5조의2제1호나목에 따른 응급처치 제공의무를 가진 자가 응급환자에게 발생한 생명의 위험, 심신상의 중대한 위해 또는 증상의 악화를 방지하기 위하여 긴급히 제공하는 응급

처치(자동심장충격기를 사용하는 경우를 포함한다)로 인하여 응급환자가 사상에 이른 경우 그 응급처치행위가 불가피하였고 응급처치행위자에게 중대한 과실이 없는 경우에는 정상을 고려하여 형을 감경하거나 면제할 수 있다.

제64조(「형법」상 감경규정에 관한 특례)
음주로 인한 심신장애 상태에서 제12조를 위반하는 죄를 범한 때에는 「형법」 제10조제1항을 적용하지 아니할 수 있다.

기출유형 점검

의료기술직의 경우 적게는 1문제 정도 출제되고 있는 법령으로, 응급의료에 관한 국민의 권리와 의무, 응급의료종사자의 권리와 책임, 국가 및 지방자치단체의 책임, 선의의 응급의료에 대한 면책, 응급의료기관의 지정요건, 권역응급의료센터/응급의료지원센터의 업무, 예비병상수, 응급실 출입제한, 응급구조사, 구급차에 대한 규정 중심으로 출제된다.

1. **[22서울] 「응급의료에 관한 법률」상 응급의료에 관한 주요 시책을 심의하기 위하여 보건복지부에 중앙응급위원회를 둔다. 중앙응급위원회의 당연직 위원을 모두 고른 것은?**

ㄱ. 소방청장 ㄴ. 국토교통부차관 ㄷ. 교육부차관 ㄹ. 기획재정부차관

① ㄱ,ㄴ
② ㄷ,ㄹ
③ ㄱ,ㄴ,ㄹ
④ ㄱ,ㄴ,ㄷ,ㄹ

(해설) 제13조의5(중앙응급의료위원회)
④ 당연직 위원은 다음 각 호의 사람으로 한다.
1. 기획재정부차관
2. 교육부차관
3. 국토교통부차관
4. 소방청장
5. 제25조에 따른 중앙응급의료센터의 장

답 ④

2. **[19전북] 「응급의료에 관한 법률」상 용어의 정의로 옳지 않은 것은?**

① 응급환자 이송업 – 구급차등을 이용하여 응급환자 등을 이송하는 업(業)
② 응급의료종사자 – 응급환자에 대한 응급의료를 제공하는 의료인과 응급구조사
③ 구급차등 – 응급환자의 이송 등 응급의료의 목적에 이용되는 자동차, 선박 및 항공기 등의 이송수단
④ 응급의료 – 응급환자의 기도를 확보하고 심장박동의 회복, 그 밖에 생명의 위험이나 증상의 현저한 악화를 방지하기 위하여 긴급히 필요로 하는 처치

(해설) 제2조(정의)
- 응급의료: 응급환자가 발생한 때부터 생명의 위험에서 회복되거나 심신상의 중대한 위해가 제거되기까지의 과정에서 응급환자를 위하여 하는 상담·구조(救助)·이송·응급처치 및 진료 등의 조치
- 응급처치: 응급의료행위의 하나로서 응급환자의 기도를 확보하고 심장박동의 회복, 그 밖에 생명의 위험이나 증상의 현저한 악화를 방지하기 위하여 긴급히 필요로 하는 처치

답 ④

3. **[11충남] 「응급의료에 관한 법률 상 선의의 응급의료에 대한 면책」 규정에 따라 면책되는 자가 아닌 것은?**

① 지나가는 행인이 한 응급처치
② 「선원법」에 따른 선박의 응급처치 담당자
③ 응급의료종사자가 업무수행중이 아닌 때 본인의 면허 범위에서 한 응급의료
④ 다른 법령에 따라 응급처치 제공의무를 가진 자가 업무수행중이 아닌 때에 한 응급처치

(해설) 제5조의2(선의의 응급의료에 대한 면책) 생명이 위급한 응급환자에게 다음 각 호의 어느 하나에 해당하는 응급의료 또는 응급처치를 제공하여 발생한 재산상 손해와 사상(死傷)에 대하여 고의 또는 중대한 과실이 없는 경우 그 행위자는 민사책임과 상해(傷害)에 대한 형사책임을 지지 아니하며 사망에 대한 형사책임은 감면한다.

1. 다음 각 목의 어느 하나에 해당하지 아니하는 자가 한 응급처치
   가. 응급의료종사자
   나. 「선원법」 제86조에 따른 선박의 응급처치 담당자, 「119구조 · 구급에 관한 법률」제10조에 따른 구급대 등 다른 법령에 따라 응급처치 제공의무를 가진 자
2. 응급의료종사자가 업무수행 중이 아닌 때 본인이 받은 면허 또는 자격의 범위에서 한 응급의료
3. 제1호나목에 따른 응급처치 제공의무를 가진 자가 업무수행 중이 아닌 때에 한 응급처치

답 ②

4. **[18서울] 응급의료체계 구축과 운영 및 관리를 위하여 「응급의료에 관한 법률」상 국가 및 지방자치단체의 책임에 해당하지 않는 것은?**

① 응급의료의 제공
② 응급의료정보통신망의 구축
③ 응급의료기본계획 및 연차별 시행계획의 수립
④ 응급의료종사자의 양성기관의 설립 운영

해설 국가 및 지방자치단체(제13조~18조 해당 업무)에서 응급의료종사자 양성이 포함되나 양성기관을 설립 · 운영하는 것은 아니다.

답 ④

5. **[18대구] 「응급의료에 관한 법률」상 응급의료기금의 조성 재원이 아닌 것은?**

① 정부의 출연금
② 권역응급의료센터의 부담금
③ 「국민건강보험법」에 따라 지원하는 금액
④ 응급의료와 관련되는 기관 및 단체의 출연금 및 기부금

해설 제20조(기금의 조성)
1. 「국민건강보험법」에 따른 요양기관의 업무정지를 갈음하여 보건복지부장관이 요양기관으로부터 과징금으로 징수하는 금액 중 「국민건강보험법」에 따라 지원하는 금액
2. 응급의료와 관련되는 기관 및 단체의 출연금 및 기부금
3. 정부의 출연금
4. 그 밖에 기금을 운용하여 생기는 수익금

답 ②

6. **[21서울] 「응급의료에 관한 법률」상 다음의 응급의료업무를 담당하는 곳은?**

• 중증응급환자 중심의 진료
• 재난 대비 및 대응 등을 위한 거점병원으로서 보건복지부령으로 정하는 업무

① 중앙응급의료센터
② 권역응급의료센터
③ 응급의료지원센터
④ 지역응급의료기관

해설 제26조(권역응급의료센터의 지정)
보건복지부장관은 응급의료에 관한 다음 각 호의 업무를 수행하게 하기 위하여 「의료법」 제3조의4에 따른 상급종합병원 또는 같은 법 제3조의3에 따른 300병상을 초과하는 종합병원 중에서 권역응급의료센터를 지정할 수 있다.
1. 중증응급환자 중심의 진료
2. 재난 대비 및 대응 등을 위한 거점병원으로서 보건복지부령으로 정하는 업무
3. 권역(圈域) 내에 있는 응급의료종사자에 대한 교육 · 훈련
4. 권역 내 다른 의료기관에서 제11조에 따라 이송되는 중증응급환자에 대한 수용
5. 그 밖에 보건복지부장관이 정하는 권역 내 응급의료 관련 업무

답 ②

7. **[18경북] 응급의료기관이 확보하여야 하는 예비병상수 기준은?**

① 허가받은 병상 수의 100분의 1이상
② 허가받은 병상 수의 100분의 3이상
③ 연평균 일일 입원 환자수의 100분의 1 이상
④ 연평균 일일 입원 환자수의 100분의 3 이상

해설 제33조(예비병상의 확보)
응급의료기관 예비병상수는 허가받은 병상 수의 100분의 1이상이다.

답 ①

8. **[15충남, 16충남, 17광주] 「응급의료에 관한 법률」상 시 · 도지사가 지정하는 응급의료기관은?**

① 지역외상센터
② 권역외상센터
③ 권역응급의료센터
④ 중앙응급의료센터

해설 제30조의3(지역외상센터의 지정)
②, ③, ④ 보건복지부장관

답 ①

9. **[16부산] 「응급의료에 관한 법률」상 2급 응급구조사가 1급 응급구조사가 되기 위해 필요한 최소한의 경력기간은?**

① 2년 ② 3년
③ 5년 ④ 10년

해설 제36조(응급구조사의 자격)
2급 응급구조사 업무에 **3년** 이상 종사한 사람은 1급 응급구조사가 될 수 있다.

답 ②

10. **[18충남] 「응급의료에 관한 법률」상 구급차 탑승인원에 관한 설명으로 옳은 것은?**

① 응급구조사 1인 이상이 포함된 2인 이상의 인원이 항상 탑승해야 한다.
② 응급구조사 1인 이상이 포함된 3인 이상의 인원이 항상 탑승해야 한다.
③ 응급구조사 2인 이상이 포함된 4인 이상의 인원이 항상 탑승해야 한다.
④ 의사 또는 간호사가 탑승한 경우에도 응급구조사 1인 이상이 포함되어야 한다.

해설 시행규칙 제39조(응급구조사의 배치)
응급구조사 1인 이상이 포함된 2인 이상의 인원이 항상 탑승해야 한다. 그러나 의료법에 의한 의사 또는 간호사가 탑승한 경우 응급구조사가 탑승하지 아니할 수 있다.

답 ①

Part 05

감염병의 예방 및 관리에 관한 법률
(약칭: 감염병예방법)

| 의료기술직 | 방역직 | 보건직 |

Part 05 감염병의 예방 및 관리에 관한 법률 (약칭: 감염병예방법)

감염병예방법[시행 2022. 12. 11.], 시행령[시행 2022. 07. 26.], 시행규칙[시행 2022. 05. 04.]

제1장 | 총칙

제1조(목적) 19제주, 20충남

이 법은 국민 건강에 위해(危害)가 되는 **감염병의 발생과 유행을 방지**하고, 그 예방 및 관리를 위하여 필요한 사항을 규정함으로써 **국민 건강의 증진 및 유지에 이바지함**을 목적으로 한다.

제2조(정의) 07서울 · 경기 · 충남 · 전북, 08서울, 10서울, 11서울 · 충남 · 경북 · 전북, 12서울 · 경기, 14서울 · 충남 · 경북 · 울산 · 전북, 13서울, 15경기 · 대구 · 광주 · 경북 · 울산 · 경남 · 강원, 16경기 · 대전 · 부산 · 경북 · 광주 · 전북 · 충북, 17서울 · 인천 · 부산 · 충북 · 전북, 18부산 · 경북 · 전북 · 광주 · 전남, 20인천 · 대전 · 충남 · 대구 · 전북 · 전남 · 광주 · 제주, 21서울 · 충북 · 충남 · 경북 · 전북 · 광주 · 전남, 22전북

이 법에서 사용하는 용어의 뜻은 다음과 같다.

1. “감염병”이란 제1급감염병, 제2급감염병, 제3급감염병, 제4급감염병, 기생충감염병, 세계보건기구 감시대상 감염병, 생물테러감염병, 성매개감염병, 인수(人獸)공통감염병 및 의료관련감염병을 말한다. 20대전
2. “**제1급감염병**”이란 생물테러감염병 또는 **치명률이 높거나 집단 발생의 우려가 커서 발생 또는 유행 즉시 신고**하여야 하고, **음압격리와 같은 높은 수준의 격리가 필요**한 감염병으로서 다음 각 목의 감염병을 말한다. 다만, 갑작스러운 국내 유입 또는 유행이 예견되어 긴급한 예방 · 관리가 필요하여 **질병관리청장이 보건복지부장관과 협의**하여 지정하는 감염병을 포함한다. 18부산, 20대전 · 충남 · 대구 · 전북 · 전남
   가. **에볼라바이러스병**
   나. **마버그열**
   다. **라싸열**
   라. **크리미안콩고출혈열**
   마. **남아메리카출혈열**
   바. **리프트밸리열**
   사. **두창**
   아. **페스트**
   자. **탄저**
   차. 보툴리눔독소증
   카. **야토병**
   타. **신종감염병증후군**
   파. **중증급성호흡기증후군(SARS)**
   하. **중동호흡기증후군(MERS)**
   거. 동물인플루엔자 인체감염증
   너. **신종인플루엔자**
   더. **디프테리아**
3. “**제2급감염병**”이란 **전파가능성을 고려**하여 발생 또는 **유행 시 24시간 이내에 신고**하여야 하고, **격리가 필요**한 다음 각 목의 감염병을 말한다. 다만, 갑작스러운 국내 유입 또는 유행이 예견되어 긴급한 예방 · 관리가 필요하여 **질병관리청장이 보건복지부장관과 협의**하여 지정하는 감염병을 포함한다. 20인천 · 충남 · 전남, 21서울 · 경북 · 전북 · 광주 · 전남, 22충남

가. **결핵(結核)**
나. **수두(水痘)**
다. 홍역(紅疫)
라. 콜레라
마. 장티푸스
바. 파라티푸스
사. 세균성이질
아. 장출혈성대장균감염증
자. A형간염
차. 백일해(百日咳)
카. 유행성이하선염(流行性耳下腺炎)
타. **풍진(風疹)**
파. 폴리오
하. **수막구균 감염증**
거. b형헤모필루스인플루엔자
너. 폐렴구균 감염증
더. **한센병**
러. **성홍열**
머. **반코마이신내성황색포도알균(VRSA) 감염증**
버. **카바페넴내성장내세균속균종(CRE) 감염증**
서. **E형 간염**

질병관리청장이 보건복지부장관과 협의하여 지정하는 제2급감염병 [시행 2022. 6. 8.]

9. 「감염병의 예방 및 관리에 관한 법률」 제42조제1항제2호에 따라 제2급감염병 중 질병관리청장이 정하는 감염병의 종류는 다음과 같다.
   가. 코로나바이러스감염증-19
   나. 원숭이두창

4. "**제3급감염병**"이란 그 **발생을 계속 감시**할 필요가 있어 발생 또는 **유행 시 24시간 이내**에 신고하여야 하는 다음 각 목의 감염병을 말한다. 다만, 갑작스러운 국내 유입 또는 유행이 예견되어 긴급한 예방·관리가 필요하여 **질병관리청장이 보건복지부장관과 협의**하여 지정하는 감염병을 포함한다. 20강원·대전·충남·전북·광주·전남·제주, 22전남완도

가. **파상풍(破傷風)**
나. **B형간염**
다. **일본뇌염**
라. C형간염
마. **말라리아**
바. **레지오넬라증**
사. 비브리오패혈증
아. 발진티푸스
자. 발진열(發疹熱)
차. 쯔쯔가무시증
카. 렙토스피라증
타. 브루셀라증
파. 공수병(恐水病)
하. 신증후군출혈열(腎症侯群出血熱)
거. **후천성면역결핍증(AIDS)**
너. 크로이츠펠트-야콥병(CJD) 및 변종크로이츠펠트-야콥병(vCJD)
더. **황열**
러. **뎅기열**
머. 큐열(Q熱)
버. **웨스트나일열**
서. **라임병**
어. **진드기매개뇌염**
저. **유비저(類鼻疽)**
처. **치쿤구니야열**
커. **중증열성혈소판감소증후군(SFTS)**
터. 지카바이러스 감염증

5. "**제4급감염병**"이란 제1급감염병부터 제3급감염병까지의 감염병 외에 **유행 여부를 조사하기 위하여 표본감시 활동이 필요한** 다음 각 목의 감염병을 말한다. 20충남 · 대구 · 전북 · 전남

가. **인플루엔자** 나. **매독(梅毒)**
다. 회충증 라. 편충증
마. 요충증 바. 간흡충증
사. 폐흡충증 아. 장흡충증
자. 수족구병 차. 임질
카. 클라미디아감염증 타. **연성하감**
파. 성기단순포진 하. 첨규콘딜롬
거. 반코마이신내성장알균(VRE) 감염증 너. 메티실린내성황색포도알균(MRSA) 감염증
더. 다제내성녹농균(MRPA) 감염증 러. 다제내성아시네토박터바우마니균(MRAB) 감염증
머. 장관감염증 버. **급성호흡기감염증**
서. 해외유입기생충감염증 어. 엔테로바이러스감염증
저. 사람유두종바이러스 감염증

6. "**기생충감염병**"이란 기생충에 감염되어 발생하는 감염병 중 **질병관리청장이 고시**하는 감염병을 말한다.

질병관리청장이 고시하는 기생충감염병	
가. 회충증	나. 편충증
다. 요충증	라. 간흡충증
마. 폐흡충증	사. 해외유입기생충감염증
바. 장흡충증	

7. 삭제

8. "**세계보건기구 감시대상 감염병**"이란 **세계보건기구**가 국제공중보건의 비상사태에 대비하기 위하여 감시대상으로 정한 질환으로서 **질병관리청장이 고시**하는 감염병을 말한다. 18전남, 21전북

질병관리청장이 고시하는 세계보건기구 감시대상 감염병	
가. 두창	나. 폴리오
다. 신종인플루엔자	라. 중증급성호흡기증후군(SARS)
마. 콜레라	바. 폐렴형 페스트
아. 바이러스성 출혈열(마버그열, 라싸열, 에볼라열)	
사. 황열	자. 웨스트나일열

9. "**생물테러감염병**"이란 **고의 또는 테러** 등을 목적으로 이용된 병원체에 의하여 발생된 감염병 중 **질병관리청장이 고시**하는 감염병을 말한다. 12서울, 15서울, 17전북

질병관리청장이 고시하는 생물테러감염병	
가. 탄저	나. **보툴리눔독소증**
다. 페스트	라. 마버그열
마. 에볼라열	바. 라싸열
사. 두창	아. 야토병

10. "**성매개감염병**"이란 **성 접촉을 통하여 전파**되는 감염병 중 **질병관리청장이 고시**하는 감염병을 말한다. 14경북 · 전북

질병관리청장이 고시하는 성매개감염병	
가. 매독	나. 임질
다. 클라미디아	라. 연성하감
마. 성기단순포진	바. 첨규콘딜롬
사. **사람유두종바이러스 감염증**	

11. "**인수공통감염병**"이란 **동물과 사람 간에 서로 전파**되는 병원체에 의하여 발생되는 감염병 중 **질병관리청장이 고시**하는 감염병을 말한다. 11충남, 14서울 · 충남, 15강원, 16경북, 17서울, 20강원, 21광주

질병관리청장이 고시하는 인수공통감염병	
가. 장출혈성대장균감염증	나. 일본뇌염
다. 브루셀라증	라. 탄저
마. 공수병	바. 동물인플루엔자 인체감염증
사. 중증급성호흡기증후군(SARS)	아. 변종크로이츠펠트-야콥병(vCJD)
자. 큐열	차. 결핵
카.중증열성혈소판감소증후군(SFTS)	

12. "**의료관련감염병**"이란 **환자나 임산부 등이 의료행위를 적용받는 과정에서 발생**한 감염병으로서 감시활동이 필요하여 **질병관리청장이 고시**하는 감염병을 말한다. 19울산

질병관리청장이 고시하는 의료관련감염병
가. 반코마이신내성황색포도알균(VRSA) 감염증
나. 반코마이신내성장알균(VRE) 감염증
다. **메티실린내성황색포도알균(MRSA) 감염증**
라. 다제내성녹농균(MRPA) 감염증
마. 다제내성아시네토박터바우마니균(MRAB) 감염증
바. 카바페넴내성장내세균속균종(CRE) 감염증

13. "**감염병환자**"란 **감염병의 병원체가 인체에 침입하여 증상을 나타내는 사람**으로서 제11조제6항의 진단 기준에 따른 의사, 치과의사 또는 한의사의 진단이나 제16조의2에 따른 감염병병원체 확인기관의 **실험실 검사를 통하여 확인된 사람**을 말한다. 20대전

제16조의2(감염병병원체 확인기관) 14경북, 15광주, 17울산

① 다음 각 호의 기관(이하 "**감염병병원체 확인기관**"이라 한다)은 실험실 검사 등을 통하여 감염병병원체를 확인할 수 있다.

1. **질병관리청**
2. **국립검역소**
3. 「보건환경연구원법」 제2조에 따른 **보건환경연구원**
4. 「지역보건법」 제10조에 따른 **보건소**
5. 「의료법」 제3조에 따른 의료기관 중 진단검사의학과 전문의가 상근(常勤)하는 기관
6. 「고등교육법」 제4조에 따라 설립된 **의과대학 중 진단검사의학과가 개설된 의과대학**
7. 「결핵예방법」 제21조에 따라 설립된 **대한결핵협회**(결핵환자의 병원체를 확인하는 경우만 해당한다)
8. 「민법」 제32조에 따라 한센병환자 등의 치료·재활을 지원할 목적으로 설립된 기관(한센병환자의 병원체를 확인하는 경우만 해당한다)
9. 인체에서 채취한 검사물에 대한 검사를 국가, 지방자치단체, 의료기관 등으로부터 위탁받아 처리하는 기관 중 진단검사의학과 전문의가 상근하는 기관

14. "**감염병의사환자**"란 감염병병원체가 인체에 침입한 것으로 의심이 되나 **감염병환자로 확인되기 전 단계에 있는 사람**을 말한다. 10서울

15. "**병원체보유자**"란 **임상적인 증상은 없으나 감염병병원체를 보유**하고 있는 사람을 말한다.

15의2. "**감염병의심자**"란 다음 각 목의 어느 하나에 해당하는 사람을 말한다. 20대전

가. 감염병환자, 감염병의사환자 및 병원체보유자(이하 "감염병환자등"이라 한다)와 **접촉하거나 접촉이 의심되는 사람**(이하 "접촉자"라 한다)

나. 「검역법」 제2조제7호 및 제8호에 따른 **검역관리지역 또는 중점검역관리지역에 체류하거나 그 지역을 경유한 사람**으로서 감염이 우려되는 사람

다. **감염병병원체 등 위험요인에 노출되어 감염이 우려**되는 사람

16. "**감시**"란 감염병 발생과 관련된 자료 및 매개체에 대한 자료를 **체계적이고 지속적으로 수집, 분석 및 해석**하고 그 결과를 제때에 필요한 사람에게 배포하여 감염병 예방 및 관리에 사용하도록 하는 일체의 과정을 말한다. 13서울, 20제주

16의2. "**표본감시**"란 감염병 중 **감염병환자의 발생빈도가 높아 전수조사가 어렵고 중증도가 비교적 낮은 감염병**의 발생에 대하여 감시기관을 지정하여 **정기적이고 지속적인** 의과학적 감시를 실시하는 것을 말한다. 22전북

17. "**역학조사**"란 **감염병환자등이 발생한 경우 감염병의 차단과 확산 방지** 등을 위하여 **감염병환자등의 발생 규모를 파악**하고 **감염원을 추적**하는 등의 활동과 **감염병 예방접종 후 이상반응 사례가 발생한 경우**나 감염병 여부가 불분명하나 그 발병원인을 조사할

필요가 있는 사례가 발생한 경우 그 **원인을 규명하기 위하여 하는 활동**을 말한다.

18. “**예방접종 후 이상반응**”이란 예방접종 후 그 접종으로 인하여 발생할 수 있는 모든 증상 또는 질병으로서 해당 예방접종과 **시간적 관련성**이 있는 것을 말한다.
19. “**고위험병원체**”란 **생물테러의 목적**으로 이용되거나 사고 등에 의하여 외부에 유출될 경우 국민 건강에 심각한 위험을 초래할 수 있는 감염병병원체로서 **보건복지부령**으로 정하는 것을 말한다.
20. “**관리대상 해외 신종감염병**”이란 기존 감염병의 변이 및 변종 또는 기존에 알려지지 아니한 새로운 병원체에 의해 발생하여 국제적으로 보건문제를 야기하고 국내 유입에 대비하여야 하는 감염병으로서 **질병관리청장이 보건복지부장관과 협의하여 지정**하는 것을 말한다.
21. “**의료 · 방역 물품**”이란 「약사법」 제2조에 따른 의약품 · 의약외품, 「의료기기법」 제2조에 따른 의료기기 등 의료 및 방역에 필요한 물품 및 장비로서 **질병관리청장**이 **지정하는 것**을 말한다.

■ 감염병의 예방 및 관리에 관한 법률 시행규칙 [별표 1] 19울산

고위험병원체의 종류(제5조 관련)

1. **세균 및 진균**
   가. **페스트균(Yersinia pestis)**
   나. 탄저균(Bacillus anthracis). 다만, 탄저균 중 **탄저균 스턴(Bacillus anthracis Sterne)은 제외**한다.
   다. 브루셀라균(Brucella melitensis, Brucella suis)
   라. 비저균(Burkholderia mallei)
   마. 멜리오이도시스균(Burkholderia pseudomallei)
   바. 보툴리눔균(Clostridium botulinum)
   사. **이질균 (Shigella dysenteriae type 1)**
   아. 클라미디아 시타시(Chlamydia psittaci)
   자. 큐열균(Coxiella burnetii)
   차. 야토균(Francisella tularensis)
   카. 발진티푸스균(Rickettsia prowazekii)
   타. 홍반열 리케치아균(Rickettsia rickettsii)
   파. 콕시디오이데스균(Coccidioides immitis, Coccidioides posadasii)
   하. 콜레라균(Vibrio cholerae O1 · O139)
2. **바이러스 및 프리온**
   가. 헤르페스 B 바이러스(Cercopithecine herpesvirus 1, Herpes B virus)
   나. 크리미안 콩고 출혈열 바이러스(Crimean-Congo haemorrhagic fever virus)
   다. 이스턴 이콰인 뇌염 바이러스(Eastern equine encephalitis virus)
   라. 에볼라 바이러스(Ebola virus)
   마. 헨드라 바이러스(Hendra virus)

바. 라싸 바이러스(Lassa virus)
사. 마버그 바이러스(Marbug virus)
아. 원숭이폭스 바이러스(Monkeypox virus)
자. 니파 바이러스(Nipah virus)
차. 리프트 벨리열 바이러스(Rift Valley fever virus)
카. 남아메리카 출혈열 바이러스(South American haemorrhagic fever; Flexal, Guanarito, Junin, Machupo, Sabia)
타. **황열 바이러스 (Yellow fever virus)**
파. 서부 마 뇌염 바이러스 (Western equine encephalitis virus)
하. 진드기 매개뇌염 바이러스(Tick-borne encephalitis complex virus; Central European tick-borne encephalitis virus, Far Eastern tick-borne encephalitis virus, Siberian tick-borne encephalitis virus, Kyasanur Forest disease virus, Omsk haemorrhagic fever virus)
거. **두창 바이러스(Variola virus)**
너. 소두창 바이러스(Variola minor virus, Alastrim)
더. 베네주엘라 이콰인 뇌염 바이러스(Venezuelan equine encephalitis virus)

제3조(다른 법률과의 관계)

감염병의 예방 및 관리에 관하여는 **다른 법률에 특별한 규정이 있는 경우를 제외**하고는 이 법에 따른다.

제4조(국가 및 지방자치단체의 책무) 13전남, 14경북, 16전남, 18서울, 19대구, 20경북, 21서울 · 충북 · 부산

① 국가 및 지방자치단체는 감염병환자등의 인간으로서의 존엄과 가치를 존중하고 그 기본적 권리를 보호하며, **법률에 따르지 아니하고는 취업 제한 등의 불이익을 주어서는 아니 된다.**

② **국가 및 지방자치단체**는 감염병의 예방 및 관리를 위하여 다음 각 호의 **사업**을 수행하여야 한다. 19대구

1. **감염병의 예방 및 방역대책**
2. **감염병환자등의 진료 및 보호**
3. **감염병 예방을 위한 예방접종계획의 수립 및 시행**
4. **감염병에 관한 교육 및 홍보**
5. **감염병에 관한 정보의 수집 · 분석 및 제공**
6. **감염병에 관한 조사 · 연구**
7. **감염병병원체(감염병병원체 확인을 위한 혈액, 체액 및 조직 등 검체를 포함한다) 수집 · 검사 · 보존 · 관리 및 약제내성 감시(藥劑耐性 監視)**
8. **감염병 예방 및 관리등을 위한 전문인력의 양성**

8의2. 감염병 예방 및 관리 등의 업무를 수행한 전문인력의 보호

9. **감염병 관리정보 교류 등을 위한 국제협력**

10. **감염병의 치료 및 예방을 위한 의료 · 방역 물품의 비축**
11. 감염병 예방 및 관리사업의 평가
12. **기후변화, 저출산 · 고령화 등 인구변동** 요인에 따른 감염병 발생조사 · 연구 및 예방대책 수립
13. **한센병의 예방 및 진료 업무를 수행하는 법인 또는 단체에 대한 지원**
14. **감염병 예방 및 관리를 위한 정보시스템의 구축 및 운영**
15. 해외 신종감염병의 국내 유입에 대비한 계획 준비, 교육 및 훈련
16. 해외 신종감염병 발생 동향의 지속적 파악, 위험성 평가 및 관리대상 해외 신종감염병의 지정
17. 관리대상 해외 신종감염병에 대한 병원체 등 정보 수집, 특성 분석, 연구를 통한 예방과 대응체계 마련, 보고서 발간 및 지침(매뉴얼을 포함한다) 고시

③ 국가 · 지방자치단체(교육감을 포함한다)는 감염병의 효율적 치료 및 확산방지를 위하여 질병의 정보, 발생 및 전파 상황을 공유하고 상호 협력하여야 한다.

④ 국가 및 지방자치단체는 「의료법」에 따른 의료기관 및 의료인단체와 감염병의 발생 감시 · 예방을 위하여 관련 정보를 공유하여야 한다.

제5조(의료인 등의 책무와 권리) 18전북

① 「의료법」에 따른 의료인 및 의료기관의 장 등은 감염병 환자의 진료에 관한 정보를 제공받을 권리가 있고, 감염병 환자의 진단 및 치료 등으로 인하여 발생한 피해에 대하여 보상받을 수 있다.

② 「의료법」에 따른 의료인 및 의료기관의 장 등은 감염병 환자의 진단 · 관리 · 치료 등에 최선을 다하여야 하며, **보건복지부장관, 질병관리청장, 지방자치단체의 장의 행정명령에 적극 협조**하여야 한다.

③ 「의료법」에 따른 **의료인 및 의료기관의 장** 등은 **국가와 지방자치단체가 수행하는 감염병의 발생 감시와 예방 · 관리** 및 **역학조사 업무**에 **적극 협조**하여야 한다. 22경기

제6조(국민의 권리와 의무) 18전북, 20경북, 22경기

① **국민**은 감염병으로 격리 및 치료 등을 받은 경우 이로 인한 **피해를 보상받을 수 있다**.

② **국민**은 감염병 발생 상황, 감염병 예방 및 관리 등에 관한 정보와 대응방법을 **알 권리**가 있고, 국가와 지방자치단체는 신속하게 **정보를 공개하여야 한다**.

③ **국민은 의료기관에서 이 법에 따른 감염병에 대한 진단 및 치료를 받을 권리가 있고, 국가와 지방자치단체는 이에 소요되는 비용을 부담하여야 한다**.

④ 국민은 **치료 및 격리조치** 등 국가와 지방자치단체의 감염병 예방 및 관리를 위한 활동에 **적극 협조**하여야 한다. 20경북

제2장 | 기본계획 및 사업

제7조(감염병 예방 및 관리 계획의 수립 등) 15대전, 17대전 · 충남, 18강원, 19전북, 21전남

① **질병관리청장**은 **보건복지부장관과 협의**하여 감염병의 예방 및 관리에 관한 기본계획(이하 "기본계획"이라 한다)을 **5년마다** 수립 · 시행하여야 한다.

② **기본계획에는 다음 각 호의 사항이 포함되어야 한다.**

1. 감염병 예방 · 관리의 기본목표 및 추진방향
2. 주요 감염병의 예방 · 관리에 관한 사업계획 및 추진방법

2의2. **감염병 대비 의약 · 방역 물품의 비축 및 관리에 관한 사항**

3. **감염병 전문인력의 양성 방안**

3의2. 「의료법」 제3조제2항 각 호에 따른 **의료기관 종별 감염병 위기대응역량의 강화 방안**

4. **감염병 통계 정보통신기술 등을 활용한 감염병 정보의 관리 방안**
5. **감염병 관련 정보의 의료기관 간 공유 방안**
6. 그 밖에 감염병의 예방 및 관리에 필요한 사항

③ 특별시장 · 광역시장 · 도지사 · 특별자치도지사(이하 "시 · 도지사"라 한다)와 **시장 · 군수 · 구청장**(자치구의 구청장을 말한다. 이하 같다)은 기본계획에 따라 **시행계획을 수립 · 시행**하여야 한다.

④ 질병관리청장, 시 · 도지사 또는 시장 · 군수 · 구청장은 기본계획이나 제3항에 따른 시행계획의 수립 · 시행에 필요한 자료의 제공 등을 관계 행정기관 또는 단체에 요청할 수 있다.

⑤ 제4항에 따라 요청받은 관계 행정기관 또는 단체는 특별한 사유가 없으면 이에 따라야 한다.

제8조(감염병관리사업지원기구의 운영)

① **질병관리청장 및 시 · 도지사**는 제7조에 따른 **기본계획 및 시행계획의 시행과 국제협력 등의 업무를 지원**하기 위하여 **민간전문가로 구성된 감염병관리사업지원기구**를 둘 수 있다.

② 국가 및 지방자치단체는 감염병관리사업지원기구의 운영 등에 필요한 예산을 지원할 수 있다.

③ 제1항 및 제2항에 따른 감염병관리사업지원기구의 설치 · 운영 및 지원 등에 필요한 사항은 **대통령령**으로 정한다.

시행령 제1조의2(감염병관리사업지원기구의 설치 · 운영 등)

① 「감염병의 예방 및 관리에 관한 법률」(이하 "법"이라 한다) 제8조제1항에 따라 **질병관리청**에 중앙감염병사업지원기구를, 특별시 · 광역시 · 도 · 특별자치도(이하 "시 · 도"라 한다)에 질병관리청장이 정하는 바에 따라 시 · 도감염병사업지원기구를 둔다.

② 중앙감염병사업지원기구의 구성원은 다음 각 호의 어느 하나에 해당하는 사람 중에서 **질병관리청장**이 위촉한다.

1. 「의료법」 제2조제1호에 따른 의료인으로서 감염병 관련 분야에서 근무한 사람
2. 「고등교육법」에 따른 대학 또는 「공공기관의 운영에 관한 법률」에 따른 공공기관의 감염병 관련 분야에서 근무한 사람
3. 감염병 예방 및 관리에 관한 전문지식과 경험이 풍부한 사람
4. 역학조사 및 방역 분야 등에 관한 전문지식과 경험이 풍부한 사람
5. 그 밖에 질병관리청장이 감염병관리사업의 지원에 필요하다고 인정하는 사람

③ 중앙감염병사업지원기구는 그 업무수행에 필요한 경우에는 관계 기관 · 단체 및 전문가 등에게 자료 또는 의견의 제출 등을 요청할 수 있다.

④ 중앙감염병사업지원기구는 매 반기별로 질병관리청장이 정하는 바에 따라 그 활동현황 등을 **질병관리청장에게 보고**하여야 한다.

⑤ 질병관리청장은 중앙감염병사업지원기구에 예산의 범위에서 다음 각 호의 비용을 지원을 할 수 있다.
1. 자료수집, 조사, 분석 및 자문 등에 소요되는 비용
2. 국내외 협력사업의 추진에 따른 여비 및 수당 등의 경비
3. 그 밖에 질병관리청장이 업무수행을 위하여 특히 필요하다고 인정하는 경비

⑥ 제2항부터 제5항까지에서 규정한 사항 외에 중앙감염병사업지원기구의 설치 · 운영 및 지원 등에 필요한 세부사항은 질병관리청장이 정한다.

⑦ 시 · 도감염병사업지원기구의 구성원 위촉, 자료제출 요청, 활동현황 보고 및 비용지원 등에 관하여는 제2항부터 제6항까지의 규정을 준용한다. 이 경우 "질병관리청장"은 "특별시장 · 광역시장 · 도지사 · 특별자치도지사(이하 "시 · 도지사"라 한다)"로, "중앙감염병사업지원기구"는 "시 · 도감염병사업지원기구"로 본다.

제8조의2(감염병병원) 20경북 · 부산 · 광주

① 국가는 감염병의 연구 · 예방, 전문가 양성 및 교육, 환자의 진료 및 치료 등을 위한 시설, 인력 및 연구능력을 갖춘 감염병전문병원 또는 감염병연구병원을 설립하거나 지정하여 운영한다.

② 국가는 감염병환자의 진료 및 치료 등을 위하여 **권역별**로 **보건복지부령으로 정하는 일정 규모 이상의 병상(음압병상 및 격리병상을 포함**한다)을 갖춘 감염병전문병원을 설립하거나 지정하여 운영한다. 이 경우 인구 규모, 지리적 접근성 등을 고려하여 권역을 설정하여야 한다.

③ 국가는 예산의 범위에서 제1항 및 제2항에 따른 감염병전문병원 또는 감염병연구병원을 설립하거나 지정하여 운영하는 데 필요한 예산을 지원할 수 있다.

④ 제1항 및 제2항에 따른 감염병전문병원 또는 감염병연구병원을 설립하거나 지정하여 운영하는 데 필요한 절차, 방법, 지원내용 등의 사항은 대통령령으로 정한다.

시행령 제1조의3(감염병전문병원의 지정 등)

① 법 제8조의2제1항에 따른 **감염병전문병원**(이하 "**중앙감염병병원**"이라 한다)으로 지정받을 수 있는 의료기관(「의료법」 제3조에 따른 의료기관을 말한다)은 「의료법」 제3조의3 또는 제3조의4에 따른 종합병원 또는 상급종합병원으로서 보건복지부장관이 정하여 고시하는 의료기관으로 한다. → **국립중앙의료원**

② 중앙감염병병원의 지정기준은 별표 1과 같다.
③ 보건복지부장관은 중앙감염병병원을 지정하는 경우에는 그 지정기준 또는 업무수행 등에 필요한 조건을 붙일 수 있다.
④ 보건복지부장관은 중앙감염병병원을 지정한 경우에는 지정서를 교부하고, 보건복지부 인터넷 홈페이지에 그 지정내용을 게시하여야 한다.
⑤ 중앙감염병병원은 매 분기별로 보건복지부장관이 정하는 바에 따라 그 업무추진 현황 등을 보건복지부장관에게 보고하여야 한다.
⑥ **보건복지부장관**은 법 제8조의2제3항에 따라 중앙감염병병원에 대해서는 **기획재정부장관과 협의하여 건축비용, 운영비용 및 설비비용 등을 지원**할 수 있다.
⑦ 제3항부터 제6항까지에서 규정한 사항 외에 중앙감염병병원의 지정절차 및 경비지원 등에 필요한 세부사항은 보건복지부장관이 정하여 고시한다.

시행령 제32조의4(규제의 재검토)

① 보건복지부장관은 제1조의3 제2항 및 별표 1에 따른 중앙감염병병원의 지정기준에 대하여 2022년 1월 1일을 기준으로 5년마다(매 5년이 되는 해의 1월 1일 전까지를 말한다) 그 타당성을 검토하여 개선 등의 조치를 해야 한다.
② 질병관리청장은 다음 각 호의 사항에 대하여 2022년 1월 1일을 기준으로 3년마다(매 3년이 되는 해의 1월 1일 전까지를 말한다) 그 타당성을 검토하여 개선 등의 조치를 해야 한다.
  1. 제1조의4 제2항 및 별표 1의2에 따른 권역별 감염병병원의 지정기준
  2. 제19조의6 제1항에 따른 고위험병원체 취급시설의 안전관리 준수사항
  3. 제32조의2에 따른 요청 정보의 범위

[본조신설 2022. 3. 8.]

■ 감염병의 예방 및 관리에 관한 법률 시행령 [별표 1]

중앙감염병병원 지정기준(제1조의3제2항 관련) 20울산

1. 시설기준
  가. 음압격리병동
    1) **음압격리병동은 병원 내 다른 구역과 물리적으로 구분하여 설치한다.**
    2) 음압격리병동에서는 감염병환자등, 오염사체, 오염폐기물 등이 이동하는 오염동선을 일반동선과 분리하여 설치한다.
    3) 음압격리병동에서 공기나 배수 등을 통하여 병원 내 다른 구역 및 건물외부로 감염병이 전파되지 않도록 적절한 설비를 설치한다.
    4) 음압격리병동에는 다음의 구분에 따라 음압격리병상을 설치한다.
      가) **일반음압격리병상**은 감염병환자등의 진료 및 치료를 목적으로 **80개 이상 설치**한다.
      나) **중환자음압격리병상**은 중한 감염병환자등의 진료 및 치료를 목적으로 **일반음압격리병상 개수의 100분의 20 이상 설치**한다.
      다) **고도음압격리병상**은 원인불명, 신종감염병 등 감염위험도가 높은 감염병환자등의 진료 및 치료를 목적으로 **4개 이상** 설치한다.
  나. 음압격리병상
    1) 일반음압격리병상은 병상 당 18제곱미터 이상의 면적을 확보한다.
    2) 중환자음압격리병상은 병상 당 20제곱미터 이상의 면적을 확보한다.

3) 고도음압격리병상은 일반음압격리병상 및 중환자음압격리병상이 있는 구역과 구분하여 독립적으로 설치하고 병상 당 25제곱미터 이상의 면적을 확보한다.

다. 그 밖의 시설

1) 음압설비를 갖춘 수술실을 2개 이상 설치한다.

2) 고도음압격리병상과 같은 구역에 **생물안전 3등급(Bio-Safety Level, BSL 3) 이상의 검사실을 설치한다.**

2. 인력기준

가. 의사

다음의 전문의를 각각 포함하여 **10명 이상의 전문의**를 둔다.

1) 감염병 관련 분야 전문의 6명 이상

2) 체외막산소공급기를 다룰 수 있는 전문의 2명 이상

나. 간호사

21명 이상의 간호사를 둔다.

3. 장비기준: 다음 각 목의 장비를 각각 1개 이상 갖추어야 한다.

가. 체외순환장치

나. 인공호흡기

다. 체외막산소공급기(Extra Corporeal Membrane Oxygenation)

라. 이동용 영상촬영장치

마. 컴퓨터 단층촬영(Computed Tomography)

바. 미생물 및 바이러스 등 검사장비

4. 운영기준

가. 원인불명, 신종감염병, 감염병환자등 또는 감염병병원체 등의 오염원 등으로부터 다른 환자, 보호자 및 근무자 등에게 전파되지 않도록 관련 시설 · 인력 · 장비 등을 설치 · 운영한다.

나. 전체 음압격리병상 중 보건복지부장관이 정하여 고시하는 병상 수 이상을 감염병 대비를 위한 준비병상으로 운영하여, 감염병환자등이 발생한 경우 지체 없이 진료 · 치료가 가능하도록 한다. 다. 감염병 위기 시 위기대응 매뉴얼에 따라 병상 및 대응인력을 신속히 확충하되, 보건복지부 및 질병관리청과 긴밀히 협력하여 대응한다.

라. 전문의 2명으로 구성된 당직체계를 24시간 운영한다. 마. 그 밖에 보건복지부장관이 감염병의 예방 및 관리 등을 위하여 특히 필요하다고 인정하여 고시하는 절차 및 방법에 따라 운영한다.

〈비고〉

1. 위 제1호부터 제4호까지의 규정에 따른 시설기준, 인력기준, 장비기준 및 운영기준에 필요한 세부사항은 보건복지부장관이 정하여 고시한다.
2. 보건복지부장관이 법 제8조의2제1항에 따라 중앙감염병병원을 설립하는 경우 그 설립기준은 위의 기준에 따른다.

시행령 제1조의4(권역별 감염병전문병원의 지정) 20대구 · 부산

① 법 제8조의2제2항에 따른 권역별 **감염병전문병원**(이하 “권역별 감염병병원”이라 한다)으로 지정받을 수 있는 의료기관은 「의료법」 제3조의3 또는 제3조의4에 따른 **종합병원 또는 상급종합병원**으로서 **질병관리청장이 정하여 고시**하는 의료기관으로 한다. 20대구 · 부산

② 권역별 감염병병원의 지정기준은 별표 1의2와 같다.

③ **질병관리청장**은 법 제8조의2제2항에 따라 권역별 감염병병원을 지정하는 경우에는 다음 각 호의 사항을 종합적으로 고려하여야 한다.

1. 해당 권역에서의 의료자원의 분포 수준
2. 해당 권역에서의 주민의 인구와 생활권의 범위
3. 해당 권역에서의 감염병의 발생 빈도 및 관리 수준
4. 해당 권역에서의 항만 및 공항 등의 인접도
5. 그 밖에 **질병관리청장**이 권역별 감염병 관리와 관련하여 특히 필요하다고 인정하는 사항

④ 질병관리청장은 권역별 감염병병원을 지정하기 위하여 필요한 경우에는 지방자치단체의 장, 관계 공공기관 또는 관계 단체 등의 의견을 듣거나 자료의 제출을 요청할 수 있다.

⑤ 권역별 감염병병원에 대한 지정조건의 부과, 지정서의 교부, 지정사실의 공표, 업무추진 현황 보고, 경비 지원, 지정절차 등에 필요한 세부사항의 고시 등에 관하여는 제1조의3제3항부터 제7항까지의 규정을 준용한다. 이 경우 "보건복지부장관"은 "질병관리청장"으로, "중앙감염병병원"은 "권역별 감염병병원"으로, "보건복지부"는 "질병관리청"으로 본다.

시행규칙 제5조의3(권역별 감염병전문병원의 병상규모) 17전북, 20인천, 광주, 21전남

법 제8조의2제2항에서 "보건복지부령으로 정하는 일정규모 이상의 병상"이란 **36병상 이상의 병상**을 말한다.

제8조의3(내성균 관리대책) 19광주, 20광주

① **보건복지부장관**은 내성균 발생 예방 및 확산 방지 등을 위하여 제9조에 따른 **감염병관리위원회의 심의**를 거쳐 **내성균 관리대책**을 **5년마다** 수립 · 추진하여야 한다.

② **내성균 관리대책**에는 **정책목표 및 방향, 진료환경 개선 등 내성균 확산 방지를 위한 사항 및 감시체계 강화에 관한 사항**, 그 밖에 내성균 관리대책에 필요하다고 인정되는 사항이 포함되어야 한다.

③ 내성균 관리대책의 수립 절차 등에 관하여 필요한 사항은 **대통령령**으로 정한다.

시행령 제1조의5(내성균 관리대책의 수립)

① 보건복지부장관은 법 제8조의3제1항에 따른 내성균 관리대책(이하 "내성균 관리대책"이라 한다)에 포함된 사항 중 보건복지부장관이 정하는 중요 사항을 변경하려는 경우에는 법 제9조제1항에 따른 감염병관리위원회의 심의를 거쳐야 한다.

② 보건복지부장관은 내성균 관리대책을 수립하거나 변경한 경우에는 보건복지부의 인터넷 홈페이지에 게재하고, 관계 중앙행정기관의 장, 「국민건강보험법」에 따른 건강보험심사평가원의 원장, 그 밖에 내성균 관련 기관 · 법인 · 단체의 장에게 그 내용을 알려야 한다.

③ 제1항 및 제2항에서 규정한 사항 외에 내성균 관리대책의 수립 및 변경에 필요한 세부 사항은 보건복지부장관이 정한다.

■ 감염병의 예방 및 관리에 관한 법률 시행령 [별표 1의2] 20대구 · 경북

권역별 감염병병원의 지정기준(제1조의4제2항 관련)

1. 시설기준
   가. 음압격리병동
      1) 음압격리병동은 병원 내 다른 구역과 물리적으로 구분하여 설치한다.

2) 음압격리병동에서는 감염병환자등, 오염사체, 오염폐기물 등이 이동하는 오염 동선을 일반동선과 분리하여 설치한다.
3) 음압격리병동에서 공기나 배수 등을 통해 병원 내 다른 구역 및 건물외부로 감염병이 전파되지 않도록 적절한 설비를 설치한다.
4) 음압격리병동은 다음의 구분에 따라 음압격리병상을 설치한다. 20대구
   가) **일반음압격리병상**은 감염병환자등의 진료 및 치료를 목적으로 **30개 이상** 설치한다. 다만, 감염병 전문인력의 수, 주민의 생활권, 주민의 수, 감염병환자 수 등을 고려하여 보건복지부장관이 인정하는 경우 이를 조정할 수 있다.
   나) **중환자음압격리병상**은 중한 감염병환자등의 진료 및 치료를 목적으로 **일반 음압격리병상 개수의 100분의 20 이상** 설치한다.

나. 음압격리병상
1) 일반음압격리병상은 병상 당 18제곱미터 이상의 면적을 확보한다.
2) 중환자음압격리병상은 병상 당 20제곱미터 이상의 면적을 확보한다.

다. 그 밖의 시설 20대구
음압설비를 갖춘 수술실을 2개 이상 설치한다.

2. **인력기준** 20경북
가. 의사
다음의 전문의를 각각 포함하여 4명 이상의 전문의를 둔다.
1) **감염병 관련 분야 전문의 2명 이상**
2) 체외막산소공급기를 다룰 수 있는 전문의 또는 중환자 관련 분야 전문의 1명 이상

나. 간호사
8명 이상의 간호사를 둔다.

3. **장비기준: 다음 각 목의 장비를 각각 1개 이상 갖추어야 한다.** 20경북
가. 체외순환장치
나. 인공호흡기
다. **체외막산소공급기(Extra Corporeal Membrane Oxygenation)**
라. 이동용 영상촬영장치
마. 컴퓨터 단층촬영(Computed Tomography)
바. 미생물 및 바이러스 등 검사장비

4. **운영기준**
가. 원인불명, 신종감염병, 감염병환자등 또는 감염병병원체 등의 오염원 등으로부터 다른 환자, 보호자 및 근무자 등에게 전파되지 않도록 관련 시설 · 인력 · 장비 등을 설치 · 운영한다.
나. 전체 음압격리병상 중 질병관리청장이 정하여 고시하는 병상 수 이상을 감염병 대비를 위한 준비병상으로 운영하여, 감염병환자등이 발생한 경우 지체 없이 진료 · 치료가 가능하도록 한다.
다. 감염병 위기 시 위기대응 매뉴얼에 따라 병상 및 관련 대응인력을 신속히 확충하되, 보건복지부 및 질병관리청과 긴밀히 협력하여 대응한다.
라. 전문의 1명으로 구성된 당직체계를 24시간 운영한다.
마. 그 밖에 질병관리청장이 감염병의 예방 및 관리 등을 위하여 특히 필요하다고 인정하여 고시하는 절차 및 방법에 따라 운영한다.

〈비고〉
1. 위 제1호부터 제4호까지의 규정에 따른 시설기준, 인력기준, 장비기준 및 운영기준에 필요한 세부사항은 질병관리청장이 정하여 고시한다.
2. 질병관리청장이 법 제8조의2제2항에 따라 권역별 감염병병원을 설립하는 경우 그 설립기준은 위의

기준에 따른다.

제8조의4(업무의 협조)

① **보건복지부장관**은 내성균 관리대책의 수립 · 시행을 위하여 관계 공무원 또는 관계 전문가의 의견을 듣거나 관계 기관 및 단체 등에 필요한 자료제출 등 협조를 요청할 수 있다.

② **보건복지부장관**은 내성균 관리대책의 작성을 위하여 관계 중앙행정기관의 장에게 내성균 관리대책의 정책목표 및 방향과 관련한 자료 또는 의견의 제출 등 필요한 협조를 요청할 수 있다.

③ 제1항 및 제2항에 따른 협조 요청을 받은 자는 **정당한 사유가 없으면 이에 따라야** 한다.

제8조의5(긴급상황실) 20충남

① **질병관리청장**은 감염병 정보의 수집 · 전파, 상황관리, 감염병이 유입되거나 유행하는 긴급한 경우의 초동조치 및 지휘 등의 업무를 수행하기 위하여 **상시 긴급상황실을 설치 · 운영**하여야 한다.

② 제1항에 따른 긴급상황실의 설치 · 운영에 필요한 사항은 **대통령령**으로 정한다.

시행령 제1조의6(긴급상황실의 설치 · 운영)

① 법 제8조의5에 따라 설치하는 긴급상황실(이하 "긴급상황실"이라 한다)은 다음 각 호의 설치 · 운영 요건을 모두 갖추어야 한다.

1. 신속한 감염병 정보의 수집 · 전파와 감염병 위기상황의 종합관리 등을 위한 정보통신체계를 갖출 것
2. 감염병 위기상황의 효율적 대처를 위한 시설 · 장비 및 그 운영 · 관리체계를 갖출 것
3. **긴급상황실의 24시간 운영에 필요한 전담인력을 확보할 것**
4. 긴급상황실의 업무를 원활하게 수행하기 위한 운영규정 및 업무매뉴얼을 마련할 것

② 긴급상황실의 설치 · 운영에 관한 세부사항은 **질병관리청장**이 정한다.

제8조의6(감염병 연구개발 지원 등)

① 질병관리청장은 감염병에 관한 조사 · 연구를 위하여 감염병 연구개발 기획 및 치료제 · 백신 등의 연구개발에 관한 사업을 추진할 수 있다. 이 경우 질병관리청장은 연구개발사업을 추진하기 위하여 예산의 범위에서 연구개발사업을 하는 기관이나 단체에 출연금을 지급할 수 있다.

② 질병관리청장은 제1항에 따른 조사 · 연구를 위하여 「국가연구개발혁신법」 제2조제4호에 따른 전문기관을 지정 또는 해제할 수 있다. 이 경우 전문기관의 지정 · 운영 · 해제 등에 관하여 필요한 사항은 대통령령으로 정한다.

③ 제1항에 따른 출연금의 지급 · 사용 · 관리에 관하여 필요한 사항은 「보건의료기술 진흥법」 제5조를 준용한다.

④ 질병관리청장은 감염병 치료제 · 백신 개발 관련 연구기관 · 대학 및 기업 등의 의뢰를 받아 보건복지부령으로 정하는 바에 따라 감염병 치료제 · 백신 개발에 관한 시험 · 분석을 할 수 있다.

⑤ 제4항에 따라 시험 · 분석을 의뢰하는 자는 보건복지부령으로 정하는 바에 따라 수수료를 내야 한다.

[본조신설 2021. 12. 21.]

시행령 제1조의7(감염병 연구개발사업 전문기관의 지정 등)

① **질병관리청장**은 법 제8조의6 제2항에 따라 「국가연구개발혁신법」 제22조 제2항 각 호의 기관 중 감염병 관련 분야의 업무를 전문적으로 수행하는 기관을 감염병 연구개발사업 전문기관으로 지정할 수 있다.

② 질병관리청장은 제1항에 따라 지정된 전문기관(이하 "감염병연구전문기관"이라 한다)이 수행하는 감염병 연구개발 업무에 관하여 그 감염병연구전문기관을 지휘 · 감독한다.

③ 질병관리청장은 감염병연구전문기관의 감염병 연구개발 업무 수행에 관하여 평가를 실시할 수 있으며, 평가 결과 그 업무가 종료되거나 중대한 협약 위반 등으로 감염병연구전문기관의 업무 수행이 불가능한 것으로 인정되는 경우에는 감염병연구전문기관 지정을 해제할 수 있다.

④ 질병관리청장은 제1항에 따라 감염병연구전문기관을 지정하거나 제3항에 따라 감염병연구전문기관 지정을 해제한 때에는 과학기술정보통신부장관에게 그 사실을 통보해야 한다.

⑤ 제1항부터 제4항까지에서 규정한 사항 외에 감염병연구전문기관의 지정 · 운영 · 해제 등에 관하여 필요한 사항은 질병관리청장이 정하여 고시한다.

[본조신설 2022. 3. 22.]

시행규칙 제5조의4(감염병 치료제 · 백신 개발에 관한 시험 · 분석)

① 법 제8조의6 제4항에 따라 감염병 치료제 · 백신 개발에 관한 시험 · 분석을 의뢰하려는 자는 의뢰신청서에 연구계획서 등 시험 또는 분석에 필요한 자료를 첨부하여 **질병관리청장**에게 제출해야 한다.

② 제1항에 따라 감염병 치료제 · 백신 개발에 관한 시험 또는 분석을 의뢰받은 질병관리청장은 치료제 · 백신 후보 물질의 특성을 고려하여 **미생물학적 분석법, 혈청학적 분석법, 면역학적 분석법, 동물시험 관련 분석법** 등으로 시험 · 분석을 할 수 있다.

③ 질병관리청장은 제2항에 따른 시험 · 분석을 위하여 필요하다고 인정하는 경우에는 전문가의 의견을 들을 수 있다.

④ 시험 · 분석을 의뢰하려는 자는 법 제8조의6 제5항에 따라 시험 · 분석의 대상 및 방법 등을 고려하여 질병관리청장이 정하여 고시하는 수수료를 수입인지로 내거나 정보통신망을 이용하여 전자화폐 · 전자결제 등의 방법으로 내야 한다.

⑤ 제1항부터 제4항까지에서 규정한 사항 외에 시험 · 분석 및 수수료에 관하여 필요한 사항은 질병관리청장이 정하여 고시한다.

[본조신설 2022. 3. 22.]

제9조(감염병관리위원회) 15대전, 17전남, 21전북

① **감염병의 예방 및 관리에 관한 주요 시책을 심의**하기 위하여 **질병관리청**에 감염병관리위원회(이하 "위원회"라 한다)를 둔다. 21전북

② 위원회는 다음 각 호의 사항을 심의한다. 15대전, 17전남

1. **기본계획의 수립**
2. **감염병 관련 의료 제공**
3. **감염병에 관한 조사 및 연구**
4. 감염병의 예방 · 관리 등에 관한 지식 보급 및 **감염병환자등의 인권 증진**
5. 제20조에 따른 **해부명령에 관한 사항**
6. 제32조제3항에 따른 **예방접종의 실시기준과 방법에 관한 사항**

6의2. 제33조의2제1항에 따라 제24조의 필수예방접종 및 제25조의 임시예방접종에 사용되는 의약품(이하 "필수예방접종약품등"이라 한다)의 사전 비축 및 장기 구매에 관한 사항

6의3. 제33조의2제2항에 따른 필수예방접종약품등의 공급의 우선순위 등 분배기준, 그 밖에 필요한 사항의 결정

7. 제34조에 따른 **감염병 위기관리대책의 수립 및 시행**
8. 제40조제1항 및 제2항에 따른 **예방 · 치료 의료 · 방역 물품의 사전 비축, 장기 구매 및 생산에 관한 사항**

8의2. 제40조의2에 따른 **의약품 및 「의료기기법」에 따른 의료기기로 한정한다)** 공급의 우선순위 등 분배기준, 그 밖에 필요한 사항의 결정 <개정 2022. 6. 10.>

8의3. 제40조의6에 따른 개발 중인 백신 또는 의약품의 구매 및 공급에 필요한 계약에 관한 사항

9. 제71조에 따른 **예방접종 등으로 인한 피해에 대한 국가보상에 관한 사항**
10. **내성균 관리대책에 관한 사항**
11. 그 밖에 감염병의 예방 및 관리에 관한 사항으로서 **위원장이 위원회의 회의에 부치는 사항**

제10조(위원회의 구성) 17울산

① 위원회는 **위원장 1명과 부위원장 1명을 포함하여 30명 이내의 위원**으로 구성한다.

② 위원장은 **질병관리청장**이 되고, **부위원장은 위원 중에서 위원장이 지명**하며, 위원은 다음 각 호의 어느 하나에 해당하는 사람 중에서 **위원장이 임명하거나 위촉**하는 사람으로 한다. 이 경우 **공무원이 아닌 위원이 전체 위원의 과반수가 되도록 하여야 한다**.

1. 감염병의 예방 또는 관리 업무를 담당하는 공무원
2. 감염병 또는 감염관리를 전공한 의료인
3. 감염병과 관련된 전문지식을 소유한 사람
4. 「지방자치법」 제182조에 따른 시 · 도지사협의체가 추천하는 사람
5. 「비영리민간단체 지원법」 제2조에 따른 **비영리민간단체가 추천하는 사람**

6. 그 밖에 감염병에 관한 지식과 경험이 풍부한 사람

③ 위원회의 업무를 효율적으로 수행하기 위하여 위원회의 위원과 외부 전문가로 구성되는 **분야별 전문위원회**를 둘 수 있다.

시행령 제2조(감염병관리위원회 위원의 임무 및 임기)

① 법 제9조제1항에 따른 감염병관리위원회(이하 "위원회"라 한다) 위원장은 위원회를 대표하고 위원회의 사무를 총괄한다.

② 위원회 부위원장은 위원장을 보좌하며 위원장이 부득이한 사유로 직무를 수행할 수 없을 때에는 그 직무를 대행한다.

③ 위원회 위원 중 위촉위원의 임기는 **2년**으로 한다.

④ 위원회 위원의 자리가 빈 경우 그 **보궐위원의 임기는 전임위원 임기의 남은 기간으로 한다**.

시행령 제7조(전문위원회의 구성) 17울산

① 법 제10조제3항에 따라 위원회에 다음 각 호의 분야별 전문위원회를 둔다.

1. 예방접종 전문위원회
2. 예방접종피해보상 전문위원회
3. 후천성면역결핍증 전문위원회
4. **결핵 전문위원회**
5. 역학조사 전문위원회
6. **인수(人獸)공통감염 전문위원회**

6의2. 의료관련감염 전문위원회

7. **감염병 위기관리 전문위원회**
8. **감염병 연구기획 전문위원회**
9. 항생제 내성(耐性) 전문위원회
10. 검역 전문위원회

② 전문위원회는 **각각 위원장 1명을 포함한 25명 이내의 위원**으로 구성한다.

③ 전문위원회 위원장은 **위원회 위원 중에서 위원회의 위원장이 임명**한다.

④ 전문위원회 위원은 위원회 위원 중에서 위원회 위원장이 임명하거나 관련 학회와 단체 또는 위원회 위원의 추천을 받아 위원회의 위원장이 위촉한다.

④ 제1항부터 제3항까지에서 규정한 사항 외에 위원회 및 전문위원회의 구성·운영 등에 관하여 필요한 사항은 **대통령령**으로 정한다.

제3장 | 신고 및 보고

제11조(의사 등의 신고) 07인천·전북, 11서울·경북, 12서울, 13전남, 14서울·대전·경북·전북, 15전북·광주, 16충북·경북, 17충남·전북, 18부산·대구·울산·광주·경북, 19충북·광주·울산, 20부산, 21제주, 22경북

① **의사, 치과의사 또는 한의사**는 다음 각 호의 어느 하나에 해당하는 사실(제16조제6항에 따라 표본감시 대상이 되는 **제4급감염병으로 인한 경우는 제외**한다)이 있으면 **소속 의료기**

관의 장에게 **보고**하여야 하고, 해당 환자와 그 동거인에게 **질병관리청장**이 정하는 감염 방지 방법 등을 지도하여야 한다. 다만, **의료기관에 소속되지 아니한 의사, 치과의사 또는 한의사**는 그 사실을 **관할 보건소장에게 신고**하여야 한다. 15광주, 17전북, 18광주, 20부산, 21제주, 22경북

1. 감염병환자등을 진단하거나 그 사체를 검안(檢案)한 경우
2. **예방접종 후 이상반응자를 진단하거나 그 사체를 검안한 경우**
3. 감염병환자등이 **제1급감염병부터 제3급감염병**까지에 해당하는 감염병으로 **사망한 경우**
4. 감염병환자로 의심되는 사람이 **감염병병원체 검사를 거부**하는 경우

② 제16조의2에 따른 감염병병원체 확인기관의 소속 직원은 실험실 검사 등을 통하여 보건복지부령으로 정하는 감염병환자등을 발견한 경우 그 사실을 그 기관의 장에게 보고하여야 한다.

③ 제1항 및 제2항에 따라 보고를 받은 의료기관의 장 및 제16조의2에 따른 감염병병원체 확인기관의 장은 **제1급감염병의 경우에는 즉시, 제2급감염병 및 제3급감염병의 경우에는 24시간 이내**에, **제4급감염병의 경우에는 7일 이내**에 **질병관리청장** 또는 **관할 보건소장에게 신고**하여야 한다. 12서울, 14서울, 16충북 · 경북, 17충남, 18대구 · 경북 · 울산 · 부산, 19충북 · 광주 · 울산, 22충남

④ 육군, 해군, 공군 또는 국방부 직할 부대에 **소속된 군의관**은 제1항 각 호의 어느 하나에 해당하는 사실(제16조제6항에 따라 표본감시 대상이 되는 제4급감염병으로 인한 경우는 제외한다)이 있으면 **소속 부대장에게 보고**하여야 하고, 보고를 받은 **소속 부대장**은 제1급감염병의 경우에는 즉시, 제2급감염병 및 제3급감염병의 경우에는 24시간 이내에 **관할 보건소장에게 신고**하여야 한다. 14경북

⑤ 제16조제1항에 따른 **감염병 표본감시기관**은 제16조제6항에 따라 표본감시 대상이 되는 **제4급감염병**으로 인하여 제1항제1호 또는 제3호에 해당하는 사실이 있으면 보건복지부령으로 정하는 바에 따라 **질병관리청장 또는 관할 보건소장에게 신고**하여야 한다.

⑥ 제1항부터 제5항까지의 규정에 따른 감염병환자등의 진단 기준, 신고의 방법 및 절차 등에 관하여 필요한 사항은 **보건복지부령**으로 정한다.

시행규칙 제6조(의사 등의 감염병 발생신고)

① 법 제11조제1항 각 호 외의 부분 단서, 제3항 및 제4항에 따라 같은 조 제1항제1호 및 제3호에 해당하는 사실을 신고하려는 **의사, 치과의사, 한의사, 의료기관의 장 또는 소속 부대장**은 다음 각 호의 구분에 따른 신고서(전자문서로 된 신고서를 포함한다)를 **질병관리청장**에게 **정보시스템을 이용하여 제출**하거나 **감염병환자, 감염병의사환자 또는 병원체보유자(이하 "감염병환자등"이라 한다) 또는 신고인의 소재지를 관할하는 보건소장에게 정보시스템 또는 팩스를 이용하여 제출**해야 한다. 다만, **제1급감염병의 경우에는 신고서를 제출하기 전에 질병관리청장 또는 관할 보건소장에게 구두, 전화 등의 방법으로 알려야 한다.**

1. 법 제11조제1항제1호에 따른 감염병환자등을 진단한 경우와 같은 항 제4호에 따른 감염병환자로 의심되는 사람이 감염병병원체 검사를 거부하는 경우:별지 제1호의3서식의 감염병 발생 신고서

2. 법 제11조제1항제1호에 따른 사체를 검안한 경우와 같은 항 제3호에 해당하는 사실을 신고하는 경우: 별지 제1호의4서식의 감염병환자등 사망(검안) 신고서

② 법 제11조제3항에 따라 신고를 하려는 감염병병원체확인기관의 장은 별지 제1호의5서식의 병원체 검사결과 신고서(전자문서로 된 신고서를 포함한다)를 질병관리청장에게 정보시스템을 이용하여 제출하거나 해당 감염병병원체 확인을 의뢰한 기관의 소재지를 관할하는 보건소장에게 정보시스템 또는 팩스를 이용하여 제출해야 한다. 다만, 제1급감염병의 경우에는 신고서를 제출하기 전에 질병관리청장 또는 관할 보건소장에게 구두, 전화 등의 방법으로 알려야 한다.

③ 법 제11조제2항 및 제3항에 따라 보고 및 신고를 해야 하는 감염병은 **제1급감염병부터 제3급감염병까지**로 한다.

④ 법 제11조제5항에 따라 같은 조 제1항제1호 및 제3호에 해당하는 사실을 신고하려는 감염병 표본감시기관은 질병관리청장이 정하는 표본감시기관용 신고서(전자문서로 된 신고서를 포함한다)를 질병관리청장이나 감염병환자등 또는 표본감시기관의 소재지를 관할하는 보건소장에게 정보시스템 또는 팩스를 이용하여 제출해야 한다.

⑤ 법 제11조제6항에 따른 감염병환자등의 진단 기준은 별표 2와 같으며, 그 밖의 세부 사항은 질병관리청장이 정하여 고시한다.

시행규칙 제7조(의사 등의 예방접종 후 이상반응 신고) 13서울

① 법 제11조제1항 각 호 외의 부분 단서, 제3항 및 제4항에 따라 같은 조 제1항제2호에 해당하는 사실을 신고하려는 의사, 치과의사, 한의사, 의료기관의 장 또는 소속 부대장은 별지 제2호서식의 예방접종 후 이상반응 발생신고서(전자문서로 된 신고서를 포함한다)를 **질병관리청장에게 정보시스템을 이용하여 제출**하거나 **이상반응자의 소재지를 관할하는 보건소장에게 정보시스템 또는 팩스를 이용하여 제출**해야 한다.

② 법 제11조제1항부터 제5항까지의 규정에 따라 신고하여야 하는 예방접종 후 이상반응자의 범위는 별표 3과 같다.

제12조(그 밖의 신고의무자) 11경북

① 다음 각 호의 어느 하나에 해당하는 사람은 **제1급감염병부터 제3급감염병까지에 해당하는 감염병 중 보건복지부령으로 정하는 감염병**이 발생한 경우에는 **의사, 치과의사 또는 한의사의 진단이나 검안을 요구**하거나 **해당 주소지를 관할하는 보건소장에게 신고**하여야 한다.

1. 일반가정에서는 세대를 같이하는 **세대주**. 다만, 세대주가 부재 중인 경우에는 그 **세대원**
2. 학교, 사회복지시설, 병원, 관공서, 회사, 공연장, 예배장소, 선박 · 항공기 · 열차 등 운송수단, 각종 사무소 · 사업소, 음식점, 숙박업소 또는 그 밖에 여러 사람이 모이는 장소로서 보건복지부령으로 정하는 장소의 **관리인, 경영자 또는 대표자**
3. 「약사법」에 따른 **약사 · 한약사 및 약국개설자**

② 제1항에 따른 신고의무자가 아니더라도 감염병환자등 또는 감염병으로 인한 사망자로 의심되는 사람을 발견하면 보건소장에게 알려야 한다.

③ 제1항에 따른 신고의 방법과 기간 및 제2항에 따른 통보의 방법과 절차 등에 관하여 필요한 사항은 보건복지부령으로 정한다.

시행규칙 **제8조(그 밖의 신고대상 감염병)**

① 법 제12조제1항 각 호 외의 부분 중에서 "**보건복지부령으로 정하는 감염병**"이란 다음 각 호의 감염병을 말한다.
1. 결핵
2. 홍역
3. 콜레라
4. 장티푸스
5. 파라티푸스
6. 세균성이질
7. 장출혈성대장균감염증
8. A형간염

② 법 제12조제1항제2호에서 "보건복지부령으로 정하는 장소"란 다음 각 호의 장소를 말한다.
1. 「모자보건법」 제2조제10호에 따른 **산후조리원**
2. 「공중위생관리법」 제2조에 따른 **목욕장업소, 이용업소, 미용업소**

시행규칙 **제9조(그 밖의 신고의무자의 신고)**

법 제12조제1항 및 제2항에 따라 그 밖의 신고의무자는 다음 각 호의 사항을 서면, 구두(口頭), 전보, 전화 또는 컴퓨터통신의 방법으로 **보건소장에게 지체 없이 신고**하거나 알려야 한다.
1. 신고인의 성명, 주소와 감염병환자등 또는 사망자와의 관계
2. 감염병환자등 또는 사망자의 성명, 주소 및 직업
3. 감염병환자등 또는 사망자의 주요 증상 및 발병일

제13조(보건소장 등의 보고 등)

① 제11조 및 제12조에 따라 신고를 받은 보건소장은 그 내용을 관할 **특별자치도지사 또는 시장 · 군수 · 구청장에게 보고**하여야 하며, 보고를 받은 특별자치도지사 또는 시장 · 군수 · 구청장은 이를 **질병관리청장 및 시 · 도지사에게 각각 보고**하여야 한다.

② 제1항에 따라 보고를 받은 **질병관리청장, 시 · 도지사 또는 시장 · 군수 · 구청장**은 제11조 제1항제4호에 해당하는 사람(**제1급감염병 환자로 의심되는 경우**에 한정한다)에 대하여 **감염병병원체 검사**를 하게 할 수 있다.

③ 제1항에 따른 보고의 방법 및 절차 등에 관하여 필요한 사항은 보건복지부령으로 정한다.

시행규칙 **제10조(보건소장 등의 보고)**

법 제13조제1항에 따라 보고하려는 보건소장은 다음 각 호의 구분에 따른 시기에 별지 제1호의3서식의 감염병 발생 신고서, 별지 제1호의4서식의 감염병환자등 사망(검안) 신고서, 별지 제1호의5서식의 병원체 검사결과 신고서(전자문서로 된 신고서를 포함한다) 또는 별지 제2호서식의 예방접종 후 이상반응 발생보고서(전자문서로 된 보고서를 포함한다)를 특별자치도지사 또는 시장 · 군수 · 구청장(자치구의 구청장을 말한다. 이하 같다)에게 정보시스템을 이용하여 제출해야 하고, 보고를 받은 특별자치도지사 또는 시장 · 군수 · 구청장은 해당 신고서 또는 발생보고서를 질병관리청장 및 특별시장 · 광역시장 · 도지사에게 정보시스템을 이용하여 각각 제출해야 한다.

1. **제1급감염병의 발생, 사망, 병원체 검사결과의 보고**: 법 제11조 및 제12조에 따라 **신고를 받은 후 즉시**
2. **제2급감염병 및 제3급감염병의 발생, 사망 및 병원체 검사결과의 보고**: 법 제11조 및 제12조에 따라 신고를 받은 후 **24시간 이내**
3. **제4급감염병의 발생 및 사망의 보고**: 법 제11조 및 제12조에 따라 신고를 받은 후 **7일 이내**
4. **예방접종 후 이상반응의 보고**: 법 제11조에 따라 **신고를 받은 후 즉시**

제14조(인수공통감염병의 통보) 11경북, 14경북, 15부산 · 대구, 17울산, 18전남, 20경북, 22전남완도

① 「가축전염병예방법」 제11조제1항제2호에 따라 신고를 받은 **국립가축방역기관장, 신고대상 가축의 소재지를 관할하는 시장 · 군수 · 구청장 또는 시 · 도 가축방역기관의 장**은 같은 법에 따른 가축전염병 중 다음 각 호의 어느 하나에 해당하는 감염병의 경우에는 **즉시 질병관리청장에게 통보**하여야 한다. 22충남 · 부산

1. **탄저**
2. **고병원성조류인플루엔자**
3. **광견병**
4. **그 밖에 대통령령으로 정하는 인수공통감염병(동물인플루엔자)**

② 제1항에 따른 통보를 받은 질병관리청장은 감염병의 예방 및 확산 방지를 위하여 이 법에 따른 적절한 조치를 취하여야 한다.

③ 제1항에 따른 신고 또는 통보를 받은 행정기관의 장은 신고자의 요청이 있는 때에는 신고자의 신원을 외부에 공개하여서는 아니 된다.

④ 제1항에 따른 통보의 방법 및 절차 등에 관하여 필요한 사항은 보건복지부령으로 정한다.

제15조(감염병환자등의 파악 및 관리)

보건소장은 관할구역에 거주하는 감염병환자등에 관하여 제11조 및 제12조에 따른 신고를 받았을 때에는 보건복지부령으로 정하는 바에 따라 기록하고 그 명부(전자문서를 포함한다)를 관리하여야 한다.

[시행규칙] **제12조(감염병환자등의 명부 작성 및 관리)** 22전북

① 보건소장은 법 제15조에 따라 별지 제4호서식의 감염병환자등의 명부를 작성하고 이를 **3년간 보관**하여야 한다.

② 보건소장은 법 제15조에 따라 별지 제5호서식의 **예방접종 후 이상반응자의 명부를 작성하고 이를 10년간 보관**하여야 한다. 22전북

제4장 | 감염병감시 및 역학조사 등

제16조(감염병 표본감시 등) 11서울 · 경북, 13전남, 14서울 · 대전 · 전북, 15전북, 16대구 · 울산

① **질병관리청장**은 감염병 발생의 의과학적인 감시를 위하여 질병의 특성과 지역을 고려하여 「보건의료기본법」에 따른 보건의료기관이나 그 밖의 기관 또는 단체를 **감염병 표본감시기관으로 지정할 수 있다**.

② **질병관리청장, 시 · 도지사 또는 시장 · 군수 · 구청장**은 제1항에 따라 지정받은 **감염병 표본감시기관**(이하 "표본감시기관"이라 한다)의 장에게 감염병의 표본감시와 관련하여 필요한 자료의 제출을 요구하거나 감염병의 예방 · 관리에 필요한 협조를 요청할 수 있다. 이 경우 표본감시기관은 특별한 사유가 없으면 이에 따라야 한다.

③ 질병관리청장, 시 · 도지사 또는 시장 · 군수 · 구청장은 제2항에 따라 수집한 정보 중 국민 건강에 관한 중요한 정보를 관련 기관 · 단체 · 시설 또는 국민들에게 제공하여야 한다.

④ 질병관리청장, 시 · 도지사 또는 시장 · 군수 · 구청장은 표본감시활동에 필요한 경비를 표본감시기관에 지원할 수 있다.

⑤ 질병관리청장은 표본감시기관이 다음 각 호의 어느 하나에 해당하는 경우에는 그 지정을 취소할 수 있다.

1. 제2항에 따른 자료 제출 요구 또는 협조 요청에 따르지 아니하는 경우
2. 폐업 등으로 감염병 표본감시 업무를 수행할 수 없는 경우
3. 그 밖에 감염병 표본감시 업무를 게을리하는 등 보건복지부령으로 정하는 경우

⑥ 제1항에 따른 **표본감시의 대상이 되는 감염병**은 **제4급감염병**으로 하고, **표본감시기관의 지정 및 지정취소의 사유** 등에 관하여 필요한 사항은 **보건복지부령**으로 정한다. 22전북

⑦ **질병관리청장**은 감염병이 발생하거나 유행할 가능성이 있어 관련 정보를 확보할 긴급한 필요가 있다고 인정하는 경우 **「공공기관의 운영에 관한 법률」에 따른 공공기관 중 대통령령으로 정하는 공공기관의 장**에게 정보 제공을 요구할 수 있다. 이 경우 정보 제공을 요구받은 기관의 장은 정당한 사유가 없는 한 이에 따라야 한다.

시행령 제10조(공공기관)

법 제16조제7항 전단에서 "대통령령으로 정하는 공공기관"이란 「국민건강보험법」에 따른 **건강보험심사평가원 및 국민건강보험공단**을 말한다.

시행령 제11조(제공 정보의 내용)

법 제16조제7항에 따라 요구할 수 있는 정보의 내용에는 다음 각 호의 사항이 포함될 수 있다.

1. 감염병환자, 감염병의사환자 또는 병원체보유자(이하 "감염병환자등"이라 한다)의 성명 · 주민등록번호 · 성별 · 주소 · 전화번호 · 직업 · 감염병명 · 발병일 및 진단일

2. 감염병환자등을 진단한 의료기관의 명칭 · 주소지 · 전화번호 및 의사 이름

⑧ 제7항에 따라 제공되는 정보의 내용, 절차 및 정보의 취급에 필요한 사항은 대통령령으로 정한다.

시행규칙 **제14조(감염병 표본감시기관의 지정 등)** 16대구

① 법 제16조제1항에 따라 **질병관리청장**은 표본감시 대상 감염병별로 다음 각 호의 구분에 따른 기관 · 시설 · 단체 또는 법인 중에서 **특별시장 · 광역시장 · 도지사 · 특별자치도지사(이하 "시 · 도지사라 한다)의 추천**을 받아 감염병 표본감시기관(이하 "표본감시기관"이라 한다)을 지정할 수 있다.

1. **인플루엔자**: 다음 각 목의 기관 · 시설 · 단체 또는 법인 16대구
   가. 「지역보건법」 제10조에 따른 보건소 중 **보건의료원**
   나. 법 제16조의2제1항제3호(**보건환경연구원**) · 제5호(의료기관 중 **진단검사의학과 전문의가 상근(常勤)하는 기관**) 및 제9호(인체에서 채취한 검사물에 대한 검사를 **국가, 지방자치단체, 의료기관 등으로부터 위탁받아 처리하는 기관** 중 진단검사의학과 전문의가 상근하는 기관)에 따른 기관
   다. 의료기관 중 **소아과 · 내과 · 가정의학과 · 이비인후과 진료과목이 있는 의료기관**
2. 제4급감염병 중 기생충감염병에 해당하는 감염병: 다음 각 목의 기관 · 시설 · 단체 또는 법인
   가. 「지역보건법」 제10조에 따른 보건소
   나. 법 제16조의2제1항제3호(보건환경연구원) · 제5호(의료기관 중 진단검사의학과 전문의가 상근(常勤)하는 기관) 및 제9호(인체에서 채취한 검사물에 대한 검사를 국가, 지방자치단체, 의료기관 등으로부터 위탁받아 처리하는 기관 중 진단검사의학과 전문의가 상근하는 기관)에 따른 기관
   다. 의료기관 중 의원 · 병원 및 종합병원
   라. 기생충감염병에 관한 연구 및 학술발표 등을 목적으로 결성된 학회
   마. 기생충감염병의 예방 및 관리를 목적으로 설립된 비영리법인
3. 제4급감염병(인플루엔자 및 기생충감염병은 제외한다. 이하 이 호에서 같다): 다음 각 목의 기관 · 시설 · 단체 또는 법인
   가. 「지역보건법」 제10조에 따른 보건소
   나. 법 제16조의2제1항제3호(보건환경연구원) · 제5호(의료기관 중 진단검사의학과 전문의가 상근(常勤)하는 기관) 및 제9호(인체에서 채취한 검사물에 대한 검사를 국가, 지방자치단체, 의료기관 등으로부터 위탁받아 처리하는 기관 중 진단검사의학과 전문의가 상근하는 기관)에 따른 기관
   다. 의료기관 중 의원 · 병원 및 종합병원
   라. 제4급감염병에 관한 연구 및 학술발표 등을 목적으로 결성된 학회

② 질병관리청장은 법 제16조제5항에 따라 표본감시기관이 다음 각 호의 어느 하나에 해당하는 경우에는 그 지정을 취소할 수 있다.

1. 표본감시 업무를 게을리하는 경우
2. 그 밖에 법 제11조(의사등의 신고)제5항에 따른 신고 실적이 없는 등 질병관리청장이 표본감시기관으로서 표본감시 업무를 계속하여 수행할 수 없다고 인정하는 경우
3. 삭제

제16조의2(감염병병원체 확인기관) 14경북, 15광주, 17울산, 20광주, 21부산, 22서울

① 다음 각 호의 기관(이하 "감염병병원체 확인기관"이라 한다)은 실험실 검사 등을 통하여 감염병병원체를 확인할 수 있다.

1. **질병관리청**
2. **국립검역소**
3. 「보건환경연구원법」 제2조에 따른 **보건환경연구원**
4. 「지역보건법」 제10조에 따른 **보건소**
5. 「의료법」 제3조에 따른 **의료기관 중 진단검사의학과 전문의가 상근(常勤)하는 기관**
6. 「고등교육법」 제4조에 따라 설립된 의과대학 중 **진단검사의학과가 개설된 의과대학**
7. 「결핵예방법」 제21조에 따라 설립된 대한결핵협회(결핵환자의 병원체를 확인하는 경우만 해당한다)
8. 「민법」 제32조에 따라 한센병환자 등의 치료·재활을 지원할 목적으로 설립된 기관(한센병환자의 병원체를 확인하는 경우만 해당한다)
9. 인체에서 채취한 검사물에 대한 검사를 **국가, 지방자치단체, 의료기관 등으로부터 위탁받아 처리하는 기관** 중 **진단검사의학과 전문의가 상근하는 기관**

② **질병관리청장**은 감염병병원체 확인의 정확성·신뢰성을 확보하기 위하여 감염병병원체 확인기관의 실험실 검사능력을 평가하고 관리할 수 있다.

③ 제2항에 따른 감염병병원체 확인기관의 실험실 검사능력 평가 및 관리에 관한 방법, 절차 등에 관하여 필요한 사항은 **보건복지부령**으로 정한다.

제17조(실태조사) 15경북, 17광주

① **질병관리청장 및 시·도지사**는 **감염병의 관리** 및 **감염 실태와 내성균 실태**를 파악하기 위하여 **실태조사를 실시하고, 그 결과를 공표**하여야 한다.

② **질병관리청장 및 시·도지사**는 제1항에 따른 조사를 위하여 의료기관 등 관계 기관·법인 및 단체의 장에게 필요한 자료의 제출 또는 의견의 진술을 요청할 수 있다. 이 경우 요청을 받은 자는 정당한 사유가 없으면 이에 협조하여야 한다.

③ 제1항에 따른 실태조사에 포함되어야 할 사항과 실태조사의 시기, 방법, 절차 및 공표 등에 관하여 필요한 사항은 보건복지부령으로 정한다.

[시행규칙] **제15조(실태조사의 방법 및 절차 등)** 15경북, 17광주

① 법 제17조제1항에 따른 **실태조사(이하 "실태조사"라 한다)에 포함되어야 할 사항**은 다음 각 호의 구분에 따른다.

1. 의료기관 감염관리 실태조사
   가. 「의료법」 제47조에 따라 의료기관에 두는 감염관리위원회와 감염관리실의 설치·운영 등에 관한 사항
   나. 의료기관의 감염관리 인력·장비 및 시설 등에 관한 사항

다. 의료기관의 감염관리체계에 관한 사항
라. 의료기관의 감염관리 교육 및 감염예방에 관한 사항
마. 그 밖에 의료기관의 감염관리에 관하여 질병관리청장이 특히 필요하다고 인정하는 사항

2. **감염병 실태조사** 15경북, 17광주
가. **감염병환자등의 연령별 · 성별 · 지역별 분포 등에 관한 사항**
나. 감염병환자등의 임상적 증상 및 경과 등에 관한 사항
다. 감염병환자등의 진단 · 검사 · 처방 등 진료정보에 관한 사항
라. **감염병의 진료 및 연구와 관련된 인력 · 시설 및 장비 등에 관한 사항**
마. **감염병에 대한 각종 문헌 및 자료 등의 조사에 관한 사항**
바. 그 밖에 감염병의 관리를 위하여 질병관리청장이 특히 필요하다고 인정하는 사항

3. 내성균 실태조사
가. 항생제 사용 실태에 관한 사항
나. 내성균의 유형 및 발생경로 등에 관한 사항
다. 내성균의 연구와 관련된 인력 · 시설 및 장비 등에 관한 사항
라. 내성균에 대한 각종 문헌 및 자료 등의 조사에 관한 사항
마. 그 밖에 내성균의 관리를 위하여 질병관리청장이 특히 필요하다고 인정하는 사항

② **실태조사의 실시 주기**는 다음 각 호의 구분에 따른다. 다만, 질병관리청장 또는 시 · 도지사가 필요하다고 인정하는 경우에는 제1호 및 제2호에 해당하는 실태조사를 수시로 실시할 수 있다.
1. **의료기관의 감염관리 실태조사: 3년**
2. **감염병 실태조사: 3년**
3. **내성균 실태조사: 매년**

③ 실태조사의 방법은 다음 각 호와 같다.
1. 감염병환자등 또는 내성균과 관련된 환자에 대한 설문조사 및 검체(檢體) 검사
2. 의료기관의 진료기록부 등에 대한 자료조사
3. 국민건강보험 및 의료급여 청구 명세 등에 대한 자료조사
4. 일반 국민에 대한 표본 설문조사 및 검체 검사

④ 질병관리청장 또는 시 · 도지사는 실태조사를 전문연구기관 · 단체나 관계 전문가에게 의뢰하여 실시할 수 있다.

⑤ 질병관리청장 또는 시 · 도지사는 법 제17조제1항에 따라 **실태조사의 결과를 질병관리청 또는 시 · 도의 인터넷 홈페이지 등에 공표**해야 한다.

⑥ 제1항부터 제5항까지에 규정한 사항 외에 실태조사에 필요한 사항은 질병관리청장이 정한다.

제18조(역학조사) 11서울, 경북, 15경북 · 전북, 16서울, 17경기 · 대전 · 전북, 18서울 · 대구 · 충남 · 전북, 20충북 · 울산, 22대전

① **질병관리청장, 시 · 도지사 또는 시장 · 군수 · 구청장**은 감염병이 발생하여 유행할 우려가 있거나, 감염병 여부가 불분명하나 발병원인을 조사할 필요가 있다고 인정하면 **지체 없이 역학조사를 하여야 하고, 그 결과에 관한 정보를 필요한 범위에서 해당 의료기관에 제공**하여야 한다. 다만, 지역확산 방지 등을 위하여 필요한 경우 다른 의료기관에 제공하여야 한다.

② **질병관리청장, 시 · 도지사 또는 시장 · 군수 · 구청장**은 역학조사를 하기 위하여 **역학조사반**을 각각 설치하여야 한다.

③ 누구든지 질병관리청장, 시 · 도지사 또는 시장 · 군수 · 구청장이 실시하는 역학조사에서 **다음 각 호의 행위를 하여서는 아니 된다.** 16서울

1. **정당한 사유 없이 역학조사를 거부 · 방해 또는 회피하는 행위**
2. **거짓으로 진술하거나 거짓 자료를 제출하는 행위**
3. **고의적으로 사실을 누락 · 은폐하는 행위**

④ 제1항에 따른 역학조사의 내용과 시기 · 방법 및 제2항에 따른 역학조사반의 구성 · 임무 등에 관하여 필요한 사항은 **대통령령**으로 정한다. 18대구

시행령 제12조(역학조사의 내용) 15경북, 17경기 · 전북, 18서울, 22전남

① 법 제18조제1항에 따른 **역학조사에 포함**되어야 하는 내용은 다음 각 호와 같다.

1. **감염병환자등 및 감염병의심자의 인적 사항**
2. **감염병환자등의 발병일 및 발병 장소**
3. **감염병의 감염원인 및 감염경로**
4. **감염병환자등 및 감염병의심자에 관한 진료기록**
5. 그 밖에 감염병의 원인 규명과 관련된 사항

② 법 제29조에 따른 역학조사에 포함되어야 하는 내용은 다음 각 호와 같다.

1. 예방접종 후 이상반응자의 인적 사항
2. 예방접종기관, 접종일시 및 접종내용
3. 예방접종 후 이상반응에 관한 진료기록
4. 예방접종약에 관한 사항
5. 그 밖에 예방접종 후 이상반응의 원인 규명과 관련된 사항

시행령 제13조(역학조사의 시기) 11경북, 15전북, 16서울, 17대전, 18충남 · 전북

법 제18조제1항 및 제29조에 따른 역학조사는 다음 각 호의 구분에 따라 해당 사유가 발생하면 실시한다.

1. **질병관리청장이 역학조사를 하여야 하는 경우** 15전북, 16서울, 17대전, 18충남
   가. **둘 이상의 시 · 도에서 역학조사가 동시에 필요한 경우**
   나. **감염병 발생 및 유행 여부 또는 예방접종 후 이상반응에 관한 조사가 긴급히 필요한 경우**
   다. **시 · 도지사의 역학조사가 불충분하였거나 불가능하다고 판단되는 경우**
2. **시 · 도지사 또는 시장 · 군수 · 구청장(자치구의 구청장을 말한다. 이하 같다)이 역학조사를 하여야 하는 경우**
   가. 관할 지역에서 감염병이 발생하여 유행할 우려가 있는 경우
   나. 관할 지역 밖에서 감염병이 발생하여 유행할 우려가 있는 경우로서 그 감염병이 관할구역과 역학적 연관성이 있다고 의심되는 경우
   다. 관할 지역에서 예방접종 후 이상반응 사례가 발생하여 그 원인 규명을 위한 조사가 필요한 경우

시행령 제15조(역학조사반의 구성) 11서울, 16서울, 17광주, 18전북, 20충북

① 법 제18조제1항 및 제29조에 따른 역학조사를 하기 위하여 **질병관리청에 중앙역학조사반을 두고,** 시 · 도에 시 · 도역학조사반을 두며, 시 · 군 · 구(자치구를 말한다. 이하 같다)에 시 · 군 · 구 역학조

사반을 둔다.

② **중앙역학조사반은 30명 이상, 시 · 도역학조사반 및 시 · 군 · 구역학조사반은 각각 10명 이상의 반원으로 구성한다.** 16서울, 17광주, 18전북, 22광주

③ 역학조사반의 반장은 법 제60조에 따른 방역관 또는 법 제60조의2에 따른 역학조사관으로 한다. 〈신설 2021. 12. 14.〉

④ 역학조사반원은 다음 각 호의 어느 하나에 해당하는 사람 중에서 질병관리청장, 시 · 도지사 및 시장 · 군수 · 구청장이 각각 임명하거나 위촉한다.

1. 방역, 역학조사 또는 예방접종 업무를 담당하는 공무원
2. 법 제60조의2에 따른 역학조사관
3. 「농어촌 등 보건의료를 위한 특별조치법」에 따라 채용된 공중보건의사
4. **「의료법」 제2조제1항에 따른 의료인**
5. 그 밖에 감염병 등과 관련된 분야의 전문가 등으로서 질병관리청장, 시 · 도지사 및 시장 · 군수 · 구청장이 역학조사를 위해 필요하다고 인정하는 사람

⑤ 역학조사반은 **감염병 분야와 예방접종 후 이상반응 분야로 구분하여 운영**하되, 분야별 운영에 필요한 사항은 질병관리청장이 정한다.

시행령 제16조(역학조사반의 임무 등) 11서울, 18서울 · 대구

① **역학조사반의 임무**는 다음 각 호와 같다.

1. **중앙역학조사반**
   가. 역학조사 계획의 수립, 시행 및 평가
   나. 역학조사의 실시 기준 및 방법의 개발
   다. 시 · 도역학조사반 및 시 · 군 · 구역학조사반에 대한 교육 · 훈련
   라. 감염병에 대한 역학적인 연구
   마. 감염병의 발생 · 유행 사례 및 예방접종 후 이상반응의 발생 사례 수집, 분석 및 제공
   바. **시 · 도역학조사반에 대한 기술지도 및 평가**
2. **시 · 도 역학조사반**
   가. 관할 지역 역학조사 계획의 수립, 시행 및 평가
   나. 관할 지역 역학조사의 세부 실시 기준 및 방법의 개발
   다. 중앙역학조사반에 관할 지역 역학조사 결과 보고
   라. 관할 지역 감염병의 발생 · 유행 사례 및 예방접종 후 이상반응의 발생 사례 수집, 분석 및 제공
   마. **시 · 군 · 구역학조사반에 대한 기술지도 및 평가**
3. **시 · 군 · 구 역학조사반**
   가. 관할 지역 역학조사 계획의 수립 및 시행
   나. 시 · 도역학조사반에 관할 지역 역학조사 결과 보고
   다. 관할 지역 감염병의 발생 · 유행 사례 및 예방접종 후 이상반응의 발생 사례 수집, 분석 및 제공

② 역학조사를 하는 역학조사반원은 보건복지부령으로 정하는 역학조사반원증을 지니고 관계인에게 보여 주어야 한다.

③ **질병관리청장, 시 · 도지사 또는 시장 · 군수 · 구청장은 역학조사반원에게 예산의 범위에서 역학조사 활동에 필요한 수당과 여비를 지급할 수 있다.** 18대구

제18조의2(역학조사의 요청) 22충남

① **「의료법」에 따른 의료인 또는 의료기관의 장은 감염병 또는 알 수 없는 원인으로 인한 질병이 발생하였거나 발생할 것**이 우려되는 경우 **질병관리청장 또는 시 · 도지사**에게 제18조에 따른 **역학조사를 실시할 것을 요청**할 수 있다.

② 제1항에 따른 요청을 받은 질병관리청장 또는 시 · 도지사는 역학조사의 실시 여부 및 그 사유 등을 지체 없이 해당 의료인 또는 의료기관 개설자에게 통지하여야 한다.

③ 제1항에 따른 역학조사 실시 요청 및 제2항에 따른 통지의 방법 · 절차 등 필요한 사항은 보건복지부령으로 정한다.

제18조의3(역학조사인력의 양성)

① **질병관리청장**은 제60조의2제3항(역학조사관) 각 호에 해당하는 사람에 대하여 정기적으로 역학조사에 관한 교육 · 훈련을 실시할 수 있다.

② 제1항에 따른 교육 · 훈련 과정 및 그 밖에 필요한 사항은 보건복지부령으로 정한다.

■ 감염병의 예방 및 관리에 관한 법률 시행규칙 [별표 3의2] 〈개정 2021.12.30〉

<u>역학조사인력(역학조사관) 교육 · 훈련 과정의 세부기준(제16조의3 관련)</u>

1. 교육 · 훈련 과정의 교육내용

구분	교육내용
기본교육	역학조사관의 권한 및 책임, 감염병별 역학적 특성, 감염병 감시체계 등 역학조사 관련 기본과정
지속교육	역학조사 통계 산출 및 자료 분석, 역학조사 보고서 작성, 역학조사 방법론 등 역학조사 관련 심화과정
보수교육	감염병 관련 국내 · 외 현안, 최신 역학조사 사례 검토 등 역학조사 역량 유지 및 함양 교육
그 밖의 교육	역학조사 실무역량 습득을 위해 필요하다고 인정되는 교육 및 훈련 등

2. **그 밖에 교육 · 훈련 기간, 교육 횟수, 교육 세부내용 등 역학조사관의 교육 · 훈련 과정에 필요한 세부기준은 질병관리청장이 정하여 고시한다.**

제18조의4(자료제출 요구 등)

① 질병관리청장은 제18조에 따른 역학조사 등을 효율적으로 시행하기 위하여 관계 중앙행정기관의 장, **대통령령으로 정하는 기관 · 단체 등**에 대하여 역학조사에 필요한 자료제출을 요구할 수 있다.

② 질병관리청장은 제18조에 따른 역학조사를 실시하는 경우 필요에 따라 관계 중앙행정기관의 장에게 인력 파견 등 필요한 지원을 요청할 수 있다.

③ 제1항에 따른 자료제출 요구 및 제2항에 따른 지원 요청 등을 받은 자는 특별한 사정이

없으면 이에 따라야 한다.

④ 제1항에 따른 자료제출 요구 및 제2항에 따른 지원 요청 등의 범위와 방법 등에 관하여 필요한 사항은 대통령령으로 정한다.

시행령 제16조의2(자료제출 요구 대상 기관 · 단체)

법 제18조의4제1항에서 "대통령령으로 정하는 기관 · 단체"란 다음 각 호의 기관 · 단체를 말한다.

1. 의료기관
2. 「국민건강보험법」 제13조에 따른 국민건강보험공단
3. 「국민건강보험법」 제62조에 따른 건강보험심사평가원

제19조(건강진단) 15경북 · 대구

성매개감염병의 예방을 위하여 종사자의 건강진단이 필요한 직업으로 **보건복지부령**으로 정하는 직업에 종사하는 자와 성매개감염병에 감염되어 그 전염을 매개할 상당한 우려가 있다고 **시장 · 군수 · 구청장**이 인정한 자는 보건복지부령으로 정하는 바에 따라 성매개감염병에 관한 건강진단을 받아야 한다.

「성매개감염병 및 후천성면역결핍증 건강진단규칙」 제3조(정기 건강진단) 15경북 · 대구

「감염병의 예방 및 관리에 관한 법률」 제19조, 「후천성면역결핍증 예방법」 제8조제2항제2호 및 같은 법 시행령 제10조에 따라 성매개감염병 및 후천성면역결핍증에 관한 건강진단을 받아야 하는 직업에 종사하는 사람과 그 진단 항목 및 횟수는 별표와 같다.

성매개감염병 및 후천성면역결핍증 건강진단대상자 및 건강진단 항목 및 횟수(제3조 관련)

성매개감염병 및 후천성면역결핍증 건강진단 대상자	건강진단 항목 및 횟수		
	매독검사	HIV검사	그 밖의 성매개감염병 검사
1. 「청소년보호법 시행령」 제6조제2항제1호에 따른 영업소의 종업원	1회/6개월	1회/6개월	1회/6개월
2. 「식품위생법 시행령」 제22조제1항에 따른 유흥접객원	1회/3개월	1회/6개월	1회/3개월
3. 「안마사에 관한 규칙」 제6조에 따른 안마시술소의 종업원	1회/3개월	1회/6개월	1회/3개월
4. 특별자치도지사 · 시장 · 군수 · 구청장이 불특정 다수를 대상으로 성매개감염병 및 후천성면역결핍증을 감염시킬 우려가 있는 행위를 한다고 인정하는 영업장에 종사하는 사람	1회/3개월	1회/6개월	1회/3개월

제20조(해부명령) 16부산 · 광주, 18울산, 20대전, 21충남

① **질병관리청장**은 국민 건강에 중대한 위협을 미칠 우려가 있는 감염병으로 사망한 것으로 의심이 되어 시체를 해부(解剖)하지 아니하고는 감염병 여부의 진단과 사망의 원인규명을 할 수 없다고 인정하면 그 **시체의 해부를 명할 수 있다**.

② 제1항에 따라 해부를 하려면 **미리** 「장사 등에 관한 법률」 제2조제16호에 따른 **연고자**(같은 호 각 목에 규정된 선순위자가 없는 경우에는 그 다음 순위자를 말한다. 이하 "연고자"라 한다)**의 동의**를 받아야 한다. 다만, **소재불명 및 연락두절 등 미리 연고자의 동의를 받기 어려운 특별한 사정이 있고 해부가 늦어질 경우 감염병 예방과 국민 건강의 보호라는 목적을 달성하기 어렵다고 판단되는 경우에는 연고자의 동의를 받지 아니하고 해부를 명할 수 있다**.

③ 질병관리청장은 **감염병 전문의, 해부학, 병리학 또는 법의학을 전공한 사람**을 해부를 담당하는 의사로 지정하여 해부를 하여야 한다.

④ 제3항에 따른 해부는 사망자가 걸린 것으로 의심되는 감염병의 종류별로 질병관리청장이 정하여 고시한 **생물학적 안전 등급을 갖춘 시설에서 실시**하여야 한다.

⑤ 제3항에 따른 해부를 담당하는 의사의 지정, **감염병 종류별로 갖추어야 할 시설의 기준, 해당 시체의 관리** 등에 관하여 필요한 사항은 보건복지부령으로 정한다.

시행규칙 **제17조(해부시설 기준 등)**

① 법 제20조제5항에 따라 감염병 종류별로 갖추어야 할 시설의 기준이란 **크로이츠펠트-야콥병(CJD) 및 변종크로이츠펠트-야콥병(vCJD)의 경우** 「유전자변형생물체의 국가간 이동 등에 관한 법률 시행령」 제23조제1항에 따른 **안전관리등급 2등급에 해당하는 연구시설**을 말한다.

② 법 제20조제5항에 따른 시체의 관리 방법은 다음 각 호와 같으며, 그 밖의 세부 사항은 질병관리청장이 정한다.

1. 시체의 이동이나 보관 시 시체 및 시체의 일부가 외부에 노출되지 않도록 밀봉할 것
2. 해부를 통해 외부로 배출된 시체의 체액으로 인한 오염에 주의할 것
3. 시체 취급 시 일회용 마스크, 가운, 장갑 등 개인보호장구를 착용할 것
4. **크로이츠펠트-야콥병(CJD) 및 변종크로이츠펠트-야콥병(vCJD)으로 사망한 시체의 장례 시 작업장과 관계자의 안전을 확보할 것**

제20조의2(시신의 장사방법 등)

① **질병관리청장**은 감염병환자등이 사망한 경우(사망 후 감염병병원체를 보유하였던 것으로 확인된 사람을 포함한다) 감염병의 차단과 확산 방지 등을 위하여 필요한 범위에서 그 시신의 장사방법 등을 제한할 수 있다.

② 질병관리청장은 제1항에 따른 제한을 하려는 경우 연고자에게 해당 조치의 필요성 및 구체적인 방법 · 절차 등을 미리 설명하여야 한다.

③ 질병관리청장은 화장시설의 설치 · 관리자에게 제1항에 따른 조치에 협조하여 줄 것을 요청할 수 있으며, 요청을 받은 화장시설의 설치 · 관리자는 이에 적극 협조하여야 한다.

④ 제1항에 따른 제한의 대상 · 방법 · 절차 등 필요한 사항은 보건복지부령으로 정한다.

시행규칙 제17조의2(시신의 장사방법 제한 대상 등)

① 법 제20조의2제1항에 따라 장사방법이 제한되는 시신은 질병관리청장이 정하여 공고하는 감염병과 관련된 감염병환자등(감염병병원체를 보유하였던 것으로 확인된 사람을 포함한다. 이하 이 조에서 같다)의 시신으로 한다. 이 경우 질병관리청장은 해당 감염병의 공고를 하기 전에 관계 기관 · 단체 및 전문가 등의 의견 또는 자료의 제출을 요청할 수 있다.
② 제1항에 따른 감염병환자등의 시신에 대한 장사방법은 「장사 등에 관한 법률」 제2조제2호에 따른 화장의 방법으로 한다. 다만, 질병관리청장이 해당 감염병환자등의 시신을 화장의 방법으로 장사하는 것이 현저히 곤란하다고 인정하는 경우에는 질병관리청장이 지정하는 다른 방법으로 처리할 수 있다.
③ 법 제20조의2제2항에 따른 장사방법 제한 및 절차 등에 대한 설명은 구술로 한다. 이 경우 장사의 제한방법 및 절차 등을 설명하는 관계 공무원은 그 권한을 표시하는 증표를 제시하여야 한다.
④ 제2항 및 제3항에서 정한 사항 외에 감염병환자등의 시신에 대한 장사방법 및 장사절차 등에 필요한 사항은 질병관리청장이 정하여 고시한다.

제5장 | 고위험병원체

제21조(고위험병원체의 분리, 분양 · 이동 및 이동신고) 16충남, 18강원

① 감염병환자, 식품, 동식물, 그 밖의 환경 등으로부터 고위험병원체를 **분리한 자**는 지체 없이 고위험병원체의 명칭, 분리된 검체명, 분리 일자 등을 **질병관리청장에게 신고**하여야 한다.
② 고위험병원체를 **분양 · 이동받으려는 자**는 사전에 고위험병원체의 명칭, 분양 및 이동계획 등을 **질병관리청장에게 신고**하여야 한다.
③ 고위험병원체를 **이동하려는 자**는 사전에 고위험병원체의 명칭과 이동계획 등을 **질병관리청장에게 신고**하여야 한다.
④ 질병관리청장은 제1항부터 제3항까지의 신고를 받은 경우 그 내용을 검토하여 이 법에 적합하면 신고를 수리하여야 한다.
⑤ 질병관리청장은 제1항에 따라 고위험병원체의 분리신고를 받은 경우 현장조사를 실시할 수 있다.
⑥ **고위험병원체를 보유 · 관리하는 자**는 **매년** 고위험병원체 보유현황에 대한 기록을 작성하여 **질병관리청장에게 제출**하여야 한다.
⑦ 제1항부터 제3항까지에 따른 신고 및 제6항에 따른 기록 작성 · 제출의 방법 및 절차 등에 관하여 필요한 사항은 **보건복지부령**으로 정한다.

시행규칙 제18조(고위험병원체 분리 · 이동 신고 등)

① 법 제21조제1항에 따라 고위험병원체의 분리신고를 하려는 자는 별지 제7호서식의 **고위험병원체 분리신고서**(전자문서로 된 신고서를 포함한다)에 별지 제7호의2서식의 고위험병원체 분리경위서를

첨부하여 **질병관리청장에게 제출**하여야 한다.

② 제1항에 따라 신고를 받은 질병관리청장은 신고서를 제출받은 날부터 10일 이내에 신고수리 여부를 통지해야 한다. 이 경우 신고를 수리하는 때에는 별지 제7호의3서식의 고위험병원체 분리신고 확인서를 신고자에게 발급해야 한다.

③ 법 제21조제2항에 따라 **고위험병원체를 분양 · 이동받으려는 자**는 별지 제7호의4서식의 고위험병원체 분양 · 이동신고서(전자문서로 된 신고서를 포함한다)에 다음 각 호의 서류(전자문서를 포함한다)를 첨부하여 **질병관리청장에게 제출**해야 한다.

1. 고위험병원체 분양계약서 또는 주문서
2. 분양 · 이동받으려는 고위험병원체의 사용계획서
3. 법 제23조제1항에 따른 고위험병원체 취급시설의 허가서 · 신고확인서 또는 사용계약서 〈개정 2022. 4. 20〉
4. 분양 · 이동받으려는 고위험병원체의 운반계획서(운반경로, 운반수단 및 운반자에 관한 사항이 포함되어야 한다)
5. 이동대행계약서(대행기관이 고위험병원체의 이동을 대행하는 경우만 해당한다)
6. 고위험병원체를 취급하는 사람의 성명 · 학력 및 경력이 기재된 서류

④ 제3항에 따라 신고를 받은 **질병관리청장은 신고서를 제출받은 날부터 10일 이내에 신고수리 여부**를 통지해야 한다. 이 경우 신고를 수리하는 때에는 별지 제7호의5서식의 고위험병원체 분양 · 이동신고 확인서를 신고자에게 발급해야 한다.

⑤ 법 제21조제3항에 따라 고위험병원체의 이동신고를 하려는 자는 별지 제8호서식의 고위험병원체 이동신고서(전자문서로 된 신고서를 포함한다)에 다음 각 호의 서류를 첨부하여 질병관리청장에게 제출해야 한다.

1. 이동하는 고위험병원체의 사용계획서
2. 이동하는 고위험병원체의 운반계획서(운반경로, 운반수단 및 운반자에 관한 사항을 포함하여야 한다)
3. 이동대행계약서(대행기관이 고위험병원체의 이동을 대행하는 경우만 해당한다)

⑥ 제5항에 따라 신고를 받은 **질병관리청장은 신고서를 제출받은 날부터 10일 이내에 신고수리 여부**를 통지해야 한다. 이 경우 신고를 수리하는 때에는 별지 제8호의2서식의 고위험병원체 이동신고 확인서를 신고자에게 발급해야 한다.

⑦ 법 제21조제6항에 따라 고위험병원체를 보유 · 관리하는 자는 별지 제8호의3서식의 고위험병원체 보유현황보고서(전자문서로 된 보고서를 포함한다)를 작성하여 매년 1월 31일까지 질병관리청장에게 제출해야 한다.

제22조(고위험병원체의 반입 허가 등) 17전남, 18대구

① **감염병의 진단 및 학술 연구 등을 목적**으로 고위험병원체를 **국내로 반입하려는 자**는 다음 각호의 요건을 갖추어 **질병관리청장의 허가**를 받아야 한다. 17전남, 18대구

1. 제23조제1항에 따른 고위험병원체 취급시설을 설치 · 운영하거나 고위험병원체 취급시설을 설치 · 운영하고 있는 자와 고위험병원체 취급시설을 사용하는 계약을 체결할 것 <개정 2021. 10. 19>
2. 고위험병원체의 안전한 수송 및 비상조치 계획을 수립할 것
3. 보건복지부령으로 정하는 요건을 갖춘 고위험병원체 전담관리자를 둘 것

② 제1항에 따라 **허가받은 사항을 변경하려는 자**는 **질병관리청장의 허가**를 받아야 한다. 다만, 대통령령으로 정하는 **경미한 사항을 변경하려는 경우**에는 **보건복지부장관에게 신고**하여야 한다.

시행령 제18조(고위험병원체의 반입 허가 변경신고 사항)

법 제22조제2항 단서에서 "대통령령으로 정하는 경미한 사항"이란 다음 각 호의 사항을 말한다.

1. 고위험병원체의 반입 허가를 받은 자(자연인인 경우로 한정한다)의 성명 · 주소 및 연락처
2. 고위험병원체의 반입 허가를 받은 자(법인인 경우로 한정한다)의 명칭 · 주소 및 연락처와 그 대표자의 성명 및 연락처
3. 고위험병원체 전담관리자의 성명 · 직위 및 연락처

③ 제1항에 따라 고위험병원체의 반입 허가를 받은 자가 해당 고위험병원체를 인수하여 이동하려면 대통령령으로 정하는 바에 따라 그 인수 장소를 지정하고 제21조제1항에 따라 이동계획을 **질병관리청장에게 미리 신고**하여야 한다. 이 경우 질병관리청장은 그 내용을 검토하여 이 법에 적합하면 신고를 수리하여야 한다.

시행령 제19조(고위험병원체 인수 장소 지정)

법 제22조제3항에 따라 고위험병원체를 인수하여 이동하려는 자는 **질병관리청장이 정하는 장소** 중에서 **인수 장소를 지정**하여야 한다.

④ **질병관리청장**은 제1항에 따라 허가를 받은 자가 다음 각 호의 어느 하나에 해당하는 경우에는 그 **허가를 취소할 수 있다. 다만, 제1호 또는 제2호에 해당하는 경우에는 그 허가를 취소하여야 한다.** <신설 2021. 10. 19..>

1. 속임수나 그 밖의 부정한 방법으로 허가를 받은 경우
2. 허가를 받은 날부터 1년 이내에 제3항에 따른 인수 신고를 하지 않은 경우
3. 제1항의 요건을 충족하지 못하는 경우

⑤ 제1항부터 제4항까지의 규정에 따른 허가, 신고 또는 허가 취소의 방법과 절차 등에 관하여 필요한 사항은 보건복지부령으로 정한다. <개정 2021. 10. 19..>

시행규칙 제19조(고위험병원체 반입 허가 신청 등)

① 법 제22조제1항에 따라 고위험병원체의 반입 허가를 받으려는 자는 별지 제9호서식의 고위험병원체 반입허가신청서(전자문서로 된 신청서를 포함한다)에 다음 각 호의 서류를 첨부하여 질병관리청장에게 제출하여야 한다.

1. 반입계약서(반입을 대행하는 경우에는 반입대행계약서를 말한다) 또는 주문서
2. 반입하려는 고위험병원체 사용계획서
3. 운반경로 · 운반수단 및 운반업자가 기록된 운반계약서 또는 자가 운반계획서
4. 법 제23조제1항에 따른 고위험병원체 취급시설 허가서 · 신고확인서 또는 사용계약서 〈개정 2022. 4. 20〉
5. 고위험병원체를 취급하는 사람의 성명 · 학력 및 경력이 기재된 서류

② 제1항에 따라 신청을 받은 질병관리청장이 그 허가를 하는 경우에는 별지 제10호서식의 고위험병원

체 반입허가서를 해당 신청자에게 발급하여야 한다.

③ 법 제22조제2항 본문에 따라 변경 허가를 받으려는 자는 별지 제11호서식의 고위험병원체 반입허가 변경신청서(전자문서로 된 신청서를 포함한다)에 다음 각 호의 서류를 첨부하여 질병관리청장에게 제출하여야 한다.

1. 반입허가서 또는 조건부 반입허가서 사본
2. 변경 내용을 증명하는 서류

④ 제3항에 따라 신청을 받은 질병관리청장이 그 변경 허가를 하는 경우에는 변경 허가 사항을 반영한 고위험병원체 반입허가서를 해당 신청자에게 재발급하여야 한다.

⑤ 법 제22조제2항 단서에 따라 변경신고를 하려는 자는 별지 제11호서식의 고위험병원체 반입허가 변경신청서에 제3항 각 호의 서류를 첨부하여 질병관리청장에게 제출하여야 한다.

제23조(고위험병원체의 안전관리 등) 17전남, 21제주, 22서울

① 고위험병원체를 검사, 보유, 관리 및 이동하려는 자는 그 검사, 보유, 관리 및 이동에 필요한 시설(이하 "고위험병원체 취급시설"이라 한다)을 설치 · 운영**하거나 고위험병원체 취급시설을 설치 · 운영하고 있는 자와 고위험병원체 취급시설을 사용하는 계약을 체결하여야 한다.** <개정 2021. 10. 19.>

② **고위험병원체 취급시설을 설치 · 운영하려는 자**는 고위험병원체 취급시설의 안전관리 등급별로 **질병관리청장의 허가**를 받거나 **질병관리청장에게 신고**하여야 한다. **이 경우 고위험병원체 취급시설을 설치 · 운영하려는 자가 둘 이상인 경우에는 공동으로 허가를 받거나 신고하여야 한다.** <개정 2021. 10. 19.>

③ 제2항에 따라 허가를 받은 자는 허가받은 사항을 변경하려면 변경허가를 받아야 한다. 다만, 대통령령으로 정하는 경미한 사항을 변경하려면 변경신고를 하여야 한다.

④ 제2항에 따라 신고한 자는 신고한 사항을 변경하려면 변경신고를 하여야 한다.

⑤ 제2항에 따라 허가를 받거나 신고한 자는 고위험병원체 취급시설을 폐쇄하는 경우 그 내용을 질병관리청장에게 신고하여야 한다.

⑥ 질병관리청장은 제2항, 제4항 및 제5항에 따른 신고를 받은 경우 그 내용을 검토하여 이 법에 적합하면 신고를 수리하여야 한다.

⑦ 제2항에 따라 **허가를 받거나 신고한 자는 고위험병원체 취급시설의 안전관리 등급에 따라 대통령령으로 정하는 안전관리 준수사항을 지켜야 한다.** 17전남

⑧ 질병관리청장은 고위험병원체를 검사, 보유, 관리 및 이동하는 자가 제7항에 따른 안전관리 준수사항 및 제9항에 따른 허가 및 신고 기준을 지키고 있는지 여부 등을 점검할 수 있다.

⑨ 제1항부터 제5항까지의 규정에 따른 **고위험병원체 취급시설의 안전관리 등급, 설치 · 운영 허가 및 신고의 기준과 절차, 폐쇄 신고의 기준과 절차 등에 필요한 사항**은 **대통령령**으로 정한다.

시행령 제19조의2(고위험병원체 취급시설의 설치 · 운영 허가 및 신고)

① 법 제23조제1항에 따른 고위험병원체 취급시설(이하 "고위험병원체 취급시설"이라 한다)의 안전관리 등급의 분류와 허가 또는 신고의 대상이 되는 고위험병원체 취급시설은 별표 1의4와 같다.

② **질병관리청장**은 고위험병원체 취급시설의 안전관리 등급별로 다음 각 호의 사항에 대한 설치 · 운영의 허가 및 신고수리 기준을 정하여 고시하여야 한다.

1. 고위험병원체 취급시설의 종류
2. 고위험병원체의 검사 · 보유 · 관리 및 이동에 필요한 설비 · 인력 및 안전관리
3. 고위험병원체의 검사 · 보유 · 관리 및 이동의 과정에서 인체에 대한 위해(危害)가 발생하는 것을 방지할 수 있는 시설(이하 "인체 위해방지시설"이라 한다)의 설비 · 인력 및 안전관리

③ 법 제23조제2항 및 별표 1의4에 따라 허가대상이 되는 고위험병원체 취급시설을 설치 · 운영하려는 자는 보건복지부령으로 정하는 허가신청서에 다음 각 호의 서류를 첨부하여 **질병관리청장에게 제출**하여야 한다.

1. 고위험병원체 취급시설의 설계도서 또는 그 사본
2. 고위험병원체 취급시설의 범위와 그 소유 또는 사용에 관한 권리를 증명하는 서류
3. 인체 위해방지시설의 기본설계도서 또는 그 사본
4. 제2항에 따른 허가기준을 갖추었음을 증명하는 서류

④ 질병관리청장은 제3항에 따른 허가신청서를 제출받은 날부터 **60일 이내**에 허가 여부를 신청인에게 통지하여야 한다. 이 경우 허가를 하는 때에는 보건복지부령으로 정하는 고위험병원체 취급시설 설치 · 운영허가서를 발급하여야 한다.

⑤ 법 제23조제2항 및 별표 1의4에 따라 신고대상이 되는 고위험병원체 취급시설을 설치 · 운영하려는 자는 보건복지부령으로 정하는 신고서에 다음 각 호의 서류를 첨부하여 질병관리청장에게 제출하여야 한다.

1. 제2항에 따른 신고수리 기준을 갖추었음을 증명하는 서류
2. 제3항제1호부터 제3호까지의 서류

⑥ 질병관리청장은 제5항에 따른 신고서를 제출받은 날부터 60일 이내에 신고수리 여부를 신고인에게 통지하여야 한다. 이 경우 신고수리를 하는 때에는 보건복지부령으로 정하는 고위험병원체 취급시설 설치 · 운영 신고확인서를 발급하여야 한다.

■ 감염병의 예방 및 관리에 관한 법률 시행령 [별표 1의4]

고위험병원체 취급시설의 안전관리 등급의 분류 및 허가 또는 신고 대상(제19조의2제1항 관련) 21제주

등급	고위험병원체 취급시설의 내용	허가 또는 신고여부
1등급	건강한 성인에게는 **감염되더라도 질병을 일으키지 않는 것**으로 알려진 고위험병원체를 취급하거나 이를 이용하는 실험을 실시하는 시설	신고
2등급	사람에게 **감염되어 발병하더라도 치료가 용이한 질병**을 일으킬 수 있는 고위험병원체를 취급하거나 이를 이용하는 실험을 실시하는 시설	신고
3등급	사람에게 **감염되어 발병하였을 경우 증세가 심각할 수 있으나 치료가 가능한 질병**을 일으킬 수 있는 고위험병원체를 취급하거나 이를 이용하는 실험을 실시하는 시설	허가

등급	고위험병원체 취급시설의 내용	허가 또는 신고여부
4등급	사람에게 **감염되어 발병하였을 경우 증세가 치명적이며 치료가 어려운 질병**을 일으킬 수 있는 고위험병원체를 취급하거나 이를 이용하는 실험을 실시하는 시설	허가

시행령 제19조의3(고위험병원체 취급시설 변경허가 등)

① 법 제23조제3항 본문에 따라 변경허가를 받으려는 자는 보건복지부령으로 정하는 변경허가신청서에 허가사항의 변경사유와 변경내용을 증명하는 서류를 첨부하여 질병관리청장에게 제출하여야 한다.

② **질병관리청장**은 제1항에 따른 변경허가신청서를 제출받은 날부터 60일 이내에 변경허가 여부를 신청인에게 통지하여야 한다. 이 경우 변경허가를 하는 때에는 보건복지부령으로 정하는 변경허가서를 발급하여야 한다.

③ 법 제23조제3항 단서에서 "대통령령으로 정하는 경미한 사항"이란 다음 각 호의 어느 하나에 해당하는 사항을 말한다.

1. 고위험병원체 취급시설을 설치·운영하는 자(자연인인 경우로 한정한다)의 성명·주소 및 연락처
2. 고위험병원체 취급시설을 설치·운영하는 자(법인인 경우로 한정한다)의 명칭·주소 및 연락처와 그 대표자의 성명·연락처
3. 제19조의6제1항제1호에 따른 고위험병원체 취급시설의 설치·운영 책임자, 고위험병원체의 전담관리자 및 생물안전관리책임자의 성명·연락처

④ 법 제23조제3항 단서에 따라 변경신고를 하려는 자는 보건복지부령으로 정하는 허가사항 변경신고서를 질병관리청장에게 제출하여야 한다.

⑤ 질병관리청장은 제4항에 따른 허가사항 변경신고서를 제출받은 때에는 보건복지부령으로 정하는 변경신고확인서를 발급하여야 한다.

시행령 제19조의4(고위험병원체 취급시설 변경신고)

① 법 제23조제4항에 따라 변경신고를 하려는 자는 보건복지부령으로 정하는 변경신고서를 질병관리청장에게 제출하여야 한다.

② 질병관리청장은 제1항에 따른 변경신고서를 제출받은 날부터 60일 이내에 신고수리 여부를 신고인에게 통지해야 한다. 이 경우 신고를 수리하는 때에는 보건복지부령으로 정하는 변경신고확인서를 발급해야 한다.

시행령 제19조의5(고위험병원체 취급시설의 폐쇄신고 등)

① 법 제23조제5항에 따라 고위험병원체 취급시설의 폐쇄신고를 하려는 자는 보건복지부령으로 정하는 폐쇄신고서에 고위험병원체의 폐기처리를 증명하는 서류를 첨부하여 **질병관리청장**에게 제출하여야 한다.

② 질병관리청장은 제1항에 따른 폐쇄신고서를 제출받은 날부터 **10일 이내**에 신고수리 여부를 신고인에게 통지하여야 한다. 이 경우 신고를 수리하는 때에는 보건복지부령으로 정하는 폐쇄신고확인서를 발급하여야 한다.

③ 법 제23조제5항에 따라 고위험병원체 취급시설을 폐쇄하는 경우 고위험병원체 취급시설의 소독과

고위험병원체에 대한 폐기처리 등 고위험병원체 취급시설의 폐쇄방법과 절차 등은 질병관리청장이 정하여 고시한다.

시행령 제19조의6(고위험병원체 취급시설 설치 · 운영의 안전관리 준수사항)

① 법 제23조제6항에서 "대통령령으로 정하는 안전관리 준수사항"이란 다음 각 호의 사항을 말한다.

1. 고위험병원체 취급시설의 설치 · 운영 책임자, 고위험병원체의 전담관리자 및 생물안전관리책임자를 둘 것
2. 고위험병원체의 검사 · 보유 · 관리 및 이동과 관련된 안전관리에 대한 사항을 심의하기 위하여 고위험병원체 취급시설에 외부전문가, 생물안전관리책임자 등으로 구성되는 심의기구를 설치 · 운영할 것
3. 고위험병원체는 보존 단위용기에 고위험병원체의 이름, 관리번호 등 식별번호, 제조일 등 관련 정보를 표기하여 보안 잠금장치가 있는 별도의 보존상자 또는 보존장비에 보존할 것
4. 고위험병원체의 취급구역 및 보존구역에 대한 출입제한 및 고위험병원체의 취급을 확인할 수 있는 보안시스템을 운영할 것
5. 고위험병원체를 불활성화(폐기하지 아니하면서 영구적으로 생존하지 못하게 하는 처리를 말한다)하여 이용하려는 경우에는 제2호에 따른 심의기구의 심의를 거칠 것
6. 제19조의2제2항에 따른 허가 및 신고수리 기준을 준수할 것

② 제1항에서 규정한 사항 외에 안전관리 세부사항 및 제1항제2호에 따른 심의기구의 구성 · 운영 등의 사항은 질병관리청장이 정하여 고시한다.

시행규칙 제19조의2(고위험병원체 전담관리자의 요건)

법 제22조제1항제3호에서 "보건복지부령으로 정하는 요건을 갖춘 고위험병원체 전담관리자"란 다음 각 호의 요건을 모두 갖춘 사람을 말한다. 〈개정 2022. 4. 20.〉

1. 법 제23조의4제1항 각 호의 어느 하나에 해당할 것

> 1. 「고등교육법」 제2조제4호에 따른 전문대학 이상의 대학에서 보건의료 또는 생물 관련 분야를 전공하고 졸업한 사람 또는 이와 동등한 학력을 가진 사람
> 2. 「고등교육법」 제2조제4호에 따른 전문대학 이상의 대학을 졸업한 사람 또는 이와 동등 이상의 학력을 가진 사람으로서 보건의료 또는 생물 관련 분야 외의 분야를 전공하고 2년 이상의 보건의료 또는 생물 관련 분야의 경력이 있는 사람
> 3. 「초 · 중등교육법」 제2조제3호에 따른 고등학교 · 고등기술학교를 졸업한 사람 또는 이와 동등 이상의 학력을 가진 사람으로서 4년 이상의 보건의료 또는 생물 관련 분야의 경력이 있는 사람

2. 제20조의10제2항에 따른 교육(고위험병원체의 안전한 취급을 위한 교육)을 이수했을 것

시행령 제19조의7(고위험병원체 취급시설 허가 및 신고사항의 자료보완)

질병관리청장은 제19조의2에 따른 고위험병원체 취급시설 설치 · 운영 허가 또는 신고, 제19조의3에 따른 고위험병원체 취급시설 설치 · 운영 허가사항의 변경허가 및 변경신고, 제19조의4에 따른 고위험병원체 취급시설의 변경신고 및 제19조의5에 따른 고위험병원체 취급시설의 폐쇄신고를 위하여 제출된 자료의 보완이 필요하다고 판단하는 경우 30일 이내의 기간을 정하여 필요한 자료를 제출하게 할 수 있다. 이 경우 보완에 걸리는 기간은 제19조의2제4항 · 제6항, 제19조의3제2항 및 제19조의5제2항에 따른 결정기간에 산입하지 아니한다.

제23조의2(고위험병원체 취급시설의 허가취소 등)

① **질병관리청장**은 제23조제2항에 따라 고위험병원체 취급시설 설치 · 운영의 허가를 받거나 신고를 한 자가 다음 각 호의 어느 하나에 해당하는 경우에는 그 **허가를 취소하거나 고위험병원체 취급시설의 폐쇄를 명하거나 1년 이내의 기간을 정하여 그 시설의 운영을 정지**하도록 명할 수 있다. 다만, **제1호에 해당하는 경우에는 허가를 취소**하거나 **고위험병원체 취급시설의 폐쇄**를 명하여야 한다.

1. **속임수나 그 밖의 부정한 방법으로 허가를 받거나 신고한 경우**
2. 제23조제3항 또는 제4항에 따른 변경허가를 받지 아니하거나 변경신고를 하지 아니하고 허가 내용 또는 신고 내용을 변경한 경우
3. 제23조제7항에 따른 안전관리 준수사항을 지키지 아니한 경우
4. 제23조제9항에 따른 허가 또는 신고의 기준에 미달한 경우

② 제1항에 따라 허가가 취소되거나 고위험병원체 취급시설의 폐쇄명령을 받은 자는 보유하고 있는 고위험병원체를 **90일 이내**에 폐기하고 그 결과를 **질병관리청장에게 보고**하여야 한다. 다만, 질병관리청장은 본문에 따라 고위험병원체를 폐기 및 보고하여야 하는 자가 천재지변 등 부득이한 사유로 기한 내에 처리할 수 없어 기한의 연장을 요청하는 경우에는 90일의 범위에서 그 기한을 연장할 수 있다. <신설 2021. 10. 19.>

③ 제1항에 따라 허가가 취소되거나 고위험병원체 취급시설의 폐쇄명령을 받은 자가 보유하고 있는 고위험병원체를 제2항의 기한 이내에 폐기 및 보고하지 아니하는 경우에는 질병관리청장은 해당 고위험병원체를 폐기할 수 있다. <신설 2021. 10. 19.>

④ 제2항 및 제3항에 따른 고위험병원체의 폐기 방법 및 절차 등에 필요한 사항은 보건복지부령으로 정한다. <신설 2021. 10. 19.>

시행규칙 제20조의6(고위험병원체의 폐기)

① 법 제23조의2 제2항에 따라 고위험병원체 취급시설 설치 · 운영 허가가 취소되거나 고위험병원체 취급시설의 폐쇄명령을 받은 자는 질병관리청 소속 공무원의 참관 하에 보유하고 있는 고위험병원체를 폐기해야 한다.

② 제1항에 따라 고위험병원체를 폐기한 경우에는 다음 각 호의 사항이 포함된 폐기 결과를 폐기한 날부터 10일 이내에 질병관리청장에게 보고해야 한다.

1. 고위험병원체 정보
2. 고위험병원체 폐기 과정
3. 고위험병원체 폐기 결과[생물학적 표지자 테스트(Biological Indicator test, BI test: 모든 미생물의 생존 여부를 확인함으로써 멸균을 확인하는 실험) 또는 배양실험 결과를 말한다]

③ 법 제23조의2 제3항에 따라 질병관리청장이 고위험병원체를 직접 폐기하는 경우에는 폐기한 날부터 10일 이내에 해당 고위험병원체 취급시설 설치 · 운영 허가가 취소되거나 고위험병원체 취급시설의 폐쇄명령을 받은 자에게 고위험병원체 폐기 사실을 통보해야 한다.

[본조신설 2022. 4. 20.]

제23조의3(생물테러감염병병원체의 보유허가 등)

① 감염병의 진단 및 학술연구 등을 목적으로 생물테러감염병을 일으키는 병원체 중 **보건복지부령**으로 정하는 병원체(이하 "생물테러감염병병원체"라 한다)를 보유하고자 하는 자는 사전에 **질병관리청장의 허가**를 받아야 한다. 다만, 감염병의사환자로부터 생물테러감염병병원체를 분리한 후 보유하는 경우 등 **대통령령으로 정하는 부득이한 사정**으로 사전에 허가를 받을 수 없는 경우에는 보유 즉시 허가를 받아야 한다.

시행령 제19조의8(생물테러감염병병원체의 보유에 대한 사후 허가 사항)

법 제23조의3제1항 단서에서 "**대통령령으로 정하는 부득이한 사정**"이란 같은 항 본문에 따른 생물테러감염병병원체(이하 "생물테러감염병병원체"라 한다)를 분리할 의도가 없는 경우로서 다음 각 호의 어느 하나에 해당하는 경우를 말한다.

1. 감염병환자등의 질병진단과정에서 생물테러감염병병원체가 분리되어 보유하는 경우
2. 동물 또는 식물의 질병진단과정에서 생물테러감염병병원체가 분리되어 보유하는 경우
3. 식품 또는 토양 등 환경검체로부터 생물테러감염병병원체가 분리되어 보유하는 경우

② 제22조제1항에 따라 국내반입허가를 받은 경우에는 제1항에 따른 허가를 받은 것으로 본다.

③ 제1항에 따라 허가받은 사항을 변경하고자 하는 경우에는 **질병관리청장의 변경허가**를 받아야 한다. 다만, 고위험병원체를 취급하는 사람의 변경 등 **대통령령으로 정하는 경미한 사항**을 변경하려는 경우에는 질병관리청장에게 변경신고를 하여야 한다.

시행령 제19조의9(생물테러감염병병원체 보유허가의 변경신고 사항)

법 제23조의3제3항 단서에서 "**대통령령으로 정하는 경미한 사항**"이란 다음 각 호의 사항을 말한다.

1. 생물테러감염병병원체의 보유허가를 받은 자(자연인인 경우로 한정한다)의 성명 · 주소 및 연락처
2. 생물테러감염병병원체의 보유허가를 받은 자(법인인 경우로 한정한다)의 명칭 · 주소 및 연락처와 그 대표자의 성명 및 연락처
3. 고위험병원체 전담관리자의 성명 · 직위 및 연락처

④ 질병관리청장은 제1항에 따라 생물테러감염병병원체의 보유허가를 받은 자가 속임수나 그 밖의 부정한 방법으로 허가를 받은 경우에는 그 허가를 취소하여야 한다. <신설 2021. 10. 19.>

⑤ 제1항부터 제4항까지의 규정에 따른 허가, 변경허가, 변경신고 또는 허가취소의 방법 및 절차 등에 관하여 필요한 사항은 보건복지부령으로 정한다. <개정 2021. 10. 19.>

시행규칙 제20조의8(생물테러감염병병원체의 보유허가 신청 등) <개정 2022. 4. 20>

① 법 제23조의3제1항에 따라 생물테러감염병병원체의 보유허가(이하 "보유허가"라 한다)를 받으려는 자는 별지 제13호의2서식의 생물테러감염병병원체 보유허가 신청서(전자문서로 된 신청서를 포함한다)에 다음 각 호의 서류(전자문서를 포함한다)를 첨부하여 질병관리청장에게 제출해야 한다. 〈개정 2022. 4. 20.〉

1. 생물테러감염병병원체의 보유 및 안전관리 계획서
2. 법 제23조제1항에 따른 고위험병원체 취급시설의 허가서 · 신고확인서 또는 사용계약서
3. 생물테러감염병병원체를 취급하는 사람의 성명 · 학력 및 경력이 기재된 서류

② 제1항에 따라 신청을 받은 질병관리청장은 보유허가를 하는 경우에는 별지 제13호의3서식의 생물테러감염병병원체 보유허가서를 신청자에게 발급해야 한다.

③ 법 제23조의3제3항 본문에 따라 변경허가를 받거나 같은 항 단서에 따라 변경신고를 하려는 자는 별지 제13호의4서식의 생물테러감염병병원체 보유허가 변경신청서(전자문서로 된 신청서를 포함한다)에 다음 각 호의 서류(전자문서를 포함한다)를 첨부하여 질병관리청장에게 제출해야 한다.

1. 생물테러감염병병원체 보유허가서
2. 변경 내용을 증명하는 서류

④ 제3항에 따라 신청을 받은 질병관리청장은 보유허가 사항의 변경허가를 하거나 변경신고를 수리하는 경우에는 변경허가 또는 변경신고 사항이 반영된 생물테러감염병병원체 보유허가서를 신청자에게 재발급해야 한다.

⑤ 법 제23조의3제4항에 따라 생물테러감염병병원체 보유허가가 취소된 자는 그 허가가 취소된 날부터 90일 이내에 질병관리청 소속 공무원의 참관 하에 보유하고 있는 생물테러감염병병원체를 폐기해야 한다. 이 경우 생물테러감염병병원체의 폐기 방법에 관하여는 제20조의6제2항을 적용하되, "고위험병원체"는 "생물테러감염병병원체"로 본다. 〈개정 2022. 4. 20.〉

⑥ 질병관리청장은 제1항 · 제3항 또는 법 제23조의3제4항에 따라 생물테러감염병병원체 보유허가, 변경허가 또는 허가취소 여부를 결정하기 위하여 필요한 경우 전문가의 의견을 들을 수 있다. 〈신설 2022. 4. 20.〉

제23조의4(고위험병원체의 취급 기준)

① 고위험병원체는 다음 각 호의 어느 하나에 해당하는 사람만 취급할 수 있다.

1. 「고등교육법」 제2조제4호에 따른 전문대학 이상의 대학에서 보건의료 또는 생물 관련 분야를 전공하고 졸업한 사람 또는 이와 동등한 학력을 가진 사람
2. 「고등교육법」 제2조제4호에 따른 전문대학 이상의 대학을 졸업한 사람 또는 이와 동등 이상의 학력을 가진 사람으로서 보건의료 또는 생물 관련 분야 외의 분야를 전공하고 2년 이상의 보건의료 또는 생물 관련 분야의 경력이 있는 사람
3. 「초 · 중등교육법」 제2조제3호에 따른 고등학교 · 고등기술학교를 졸업한 사람 또는 이와 동등 이상의 학력을 가진 사람으로서 4년 이상의 보건의료 또는 생물 관련 분야의 경력이 있는 사람

② 누구든지 제1항 각 호의 어느 하나에 해당하지 아니하는 사람에게 고위험병원체를 취급하도록 하여서는 아니 된다.

③ 제1항 각 호의 학력 및 경력에 관한 구체적인 사항은 보건복지부령으로 정한다.

시행규칙 제20조의9(고위험병원체를 취급하는 사람의 학력 및 경력 기준)

① 법 제23조의4제1항제1호에 따른 보건의료 또는 생물 관련 분야는 다음 각 호와 같다.

1. 감염학, 미생물학 또는 병리학

2. 의학, 치의학, 한의학, 약학, 간호학 및 수의학
3. 생물학, 미생물학, 생명과학, 생명공학, 생화학, 분자생물학 및 유전공학
4. 그 밖에 질병관리청장이 제1호부터 제3호까지의 학과와 동일하거나 유사하다고 인정하는 보건의료 또는 생물 관련 학과

② 법 제23조의4제1항제2호 및 제3호에서 "보건의료 또는 생물 관련 분야의 경력이 있는 사람"이란 각각 다음 각 호의 어느 하나에 해당하는 경력이 있는 사람을 말한다.

1. 질병 진단관리 및 연구 경력
2. 병원체 관리 및 연구 경력
3. 미생물 시험 · 검사 및 연구 경력
4. 그 밖에 질병관리청장이 제1호부터 제3호까지의 분야와 동일하거나 유사하다고 인정하는 보건의료 또는 생물 관련 분야의 경력

제23조의5(고위험병원체 취급 교육)

① 고위험병원체를 취급하는 사람은 고위험병원체의 안전한 취급을 위하여 매년 필요한 교육을 받아야 한다.

② 질병관리청장은 제1항에 따른 교육을 보건복지부령으로 정하는 전문 기관 또는 단체에 위탁할 수 있다.

③ 제1항 및 제2항에 따른 교육 및 교육의 위탁 등에 필요한 사항은 보건복지부령으로 정한다.

시행규칙 제20조의10(고위험병원체 취급 교육의 대상 및 내용)

① 법 제23조의5제1항에 따라 고위험병원체의 안전한 취급을 위하여 매년 필요한 교육을 받아야 하는 사람은 다음 각 호의 어느 하나에 해당하는 사람으로 한다.

1. 법 제22조제1항제3호에 따른 고위험병원체 전담관리자
2. 영 제19조의6제1항제1호에 따른 고위험병원체 취급시설의 설치 · 운영 책임자, 고위험병원체의 전담관리자 및 생물안전관리책임자
3. 그 밖에 고위험병원체를 취급하는 사람

② 법 제23조의5제1항에 따른 고위험병원체의 안전한 취급을 위한 교육(이하 "고위험병원체 취급 교육"이라 한다)에는 다음 각 호의 내용이 포함되어야 한다.

1. 고위험병원체의 안전한 취급 기술
2. 물리적 밀폐 및 생물학적 밀폐에 관한 사항
3. 고위험병원체 취급 실험의 위해성 평가에 관한 사항
4. 고위험병원체 사고 발생 시 비상조치에 관한 사항
5. 고위험병원체 취급시설의 안전관리 등급별 준수사항 등 생물안전관리에 관한 규정의 내용

③ 제1항 및 제2항에서 정한 사항 외에 고위험병원체 취급 교육의 세부내용 및 이수시간 등 고위험병원체 취급 교육에 필요한 세부 사항은 질병관리청장이 정하여 고시한다.

제6장 | 예방접종

제24조(필수예방접종) 07경기, 08경북, 09서울 · 경기, 10서울, 13경기, 14전북 · 부산, 15서울 · 경북 · 대구 · 울산, 16대구, 17충남, 18광주 · 전남 · 전북, 19충북 · 충남 · 광주 · 전남 · 광주 · 울산, 20대전 · 경북 · 전북, 21경북

① **특별자치도지사 또는 시장 · 군수 · 구청장**은 다음 각 호의 질병에 대하여 관할 보건소를 통하여 **필수예방접종(이하 "필수예방접종"이라 한다)을 실시**하여야 한다.

1. 디프테리아
2. 폴리오
3. 백일해
4. 홍역
5. 파상풍
6. 결핵
7. B형간염
8. 유행성이하선염
9. 풍진
10. 수두
11. 일본뇌염
12. b형헤모필루스인플루엔자
13. 폐렴구균
14. 인플루엔자
15. A형간염
16. 사람유두종바이러스 감염증
17. 그 밖에 질병관리청장이 감염병의 예방을 위하여 필요하다고 인정하여 지정하는 감염병

필수예방접종이 필요한 감염병 지정 등(보건복지부 고시)

제1조(필수예방접종이 필요한 감염병)

「감염병의 예방 및 관리에 관한 법률」제24조제1항제17호에 따라 질병관리청장이 감염병의 예방을 위하여 필수예방접종이 필요하다고 인정하여 지정하는 감염병은 다음 각 호와 같다.

1. **장티푸스**
2. **신증후군출혈열**

② 특별자치도지사 또는 시장 · 군수 · 구청장은 제1항에 따른 필수예방접종업무를 **대통령령**으로 정하는 바에 따라 관할구역 안에 있는 「의료법」에 따른 **의료기관에 위탁**할 수 있다.

시행령 제20조(예방접종업무의 위탁)

① 특별자치도지사 또는 시장 · 군수 · 구청장은 법 제24조제2항 및 제25조제2항에 따라 보건소에서 시행하기 어렵거나 보건소를 이용하기 불편한 주민 등에 대한 예방접종업무를 다음 각 호에 해당하는 의료기관 중에서 특별자치도지사 또는 시장 · 군수 · 구청장이 지정하는 의료기관에 위탁할 수 있다. 이 경우 특별자치도지사 또는 시장 · 군수 · 구청장은 위탁한 기관을 공고해야 한다. 〈개정 2021. 8. 3.〉

1. 「의료법」 제3조제2항제1호가목에 따른 **의원**
2. 「의료법」 제3조제2항제3호에 따른 **병원**급 의료기관(**치과병원 및 한방병원은 같은 법 제43조제2항에 따라 의사를 두어 의과 진료과목을 추가로 설치 · 운영하는 경우로 한정**한다.) → 정신병원×, 요양병원×

② 특별자치도지사 또는 시장 · 군수 · 구청장은 제1항에 따라 예방접종업무를 위탁할 때에는 다음 각

호의 사항이 포함된 위탁계약서를 작성하여야 한다.
1. 예방접종업무의 위탁범위에 관한 사항
2. 위탁계약 기간에 관한 사항
3. 위탁계약 조건에 관한 사항
4. 위탁계약 해지에 관한 사항

③ 제1항에 따라 예방접종업무를 위탁한 경우의 예방접종 비용 산정 및 비용 상환 절차 등에 관하여 필요한 사항은 질병관리청장이 정하여 고시한다.

③ 특별자치도지사 또는 시장 · 군수 · 구청장은 필수예방접종 대상 아동 부모에게 **보건복지부령**으로 정하는 바에 따라 필수예방접종을 사전에 알려야 한다. 이 경우 「개인정보 보호법」 제24조에 따른 고유식별정보를 처리할 수 있다.

시행규칙 제21조의2(필수예방접종의 사전 알림)

① 특별자치도지사 또는 시장 · 군수 · 구청장은 법 제24조제3항에 따라 필수예방접종을 사전에 알리는 경우 휴대전화에 의한 문자전송, 전자메일, 전화, 우편 또는 이에 상당하는 방법으로 알려야 한다. 다만, 사전 알림에 동의한 사람에만 해당한다.

② 제1항에 따른 사전 알림에 동의하지 않거나 필요한 개인 정보가 없는 경우에는 해당 지방자치단체의 인터넷 홈페이지에 공고함으로써 필수예방접종을 사전에 알려야 한다.

제25조(임시예방접종) 08경북, 17울산

① **특별자치도지사 또는 시장 · 군수 · 구청장**은 다음 각 호의 어느 하나에 해당하면 관할 보건소를 통하여 임시예방접종(이하 "임시예방접종"이라 한다)을 하여야 한다.

1. **질병관리청장이 감염병 예방을 위하여** 특별자치도지사 또는 시장 · 군수 · 구청장에게 예방접종을 실시할 것을 요청한 경우
2. **특별자치도지사 또는 시장 · 군수 · 구청장**이 감염병 예방을 위하여 예방접종이 필요하다고 인정하는 경우

② 제1항에 따른 임시예방접종업무의 위탁에 관하여는 제24조제2항을 준용한다.

제26조(예방접종의 공고)

특별자치도지사 또는 시장 · 군수 · 구청장은 **임시예방접종**을 할 경우에는 예방접종의 일시 및 장소, 예방접종의 종류, 예방접종을 받을 사람의 범위를 정하여 미리 공고하여야 한다. 다만, 제32조제3항에 따른 예방접종의 실시기준 등이 변경될 경우에는 그 변경 사항을 미리 공고하여야 한다.

제26조의2(예방접종 내역의 사전확인)

① 보건소장 및 제24조제2항(제25조제2항에서 준용하는 경우를 포함한다)에 따라 예방접종업무를 위탁받은 의료기관의 장은 예방접종을 하기 전에 대통령령으로 정하는 바에 따라 예방접종을 받으려는 사람 본인 또는 법정대리인의 동의를 받아 해당 예방접종을 받

으려는 사람의 예방접종 내역을 확인하여야 한다. 다만, 예방접종을 받으려는 사람 또는 법정대리인의 동의를 받지 못한 경우에는 그러하지 아니하다.

② 제1항 본문에 따라 예방접종을 확인하는 경우 제33조의4에 따른 예방접종통합관리시스템을 활용하여 그 내역을 확인할 수 있다.

제27조(예방접종증명서) 15서울, 22전북

① **질병관리청장, 특별자치도지사 또는 시장 · 군수 · 구청장**은 필수예방접종 또는 **임시예방접종을 받은 사람 본인 또는 법정대리인**에게 보건복지부령으로 정하는 바에 따라 **예방접종증명서를 발급**하여야 한다.

② 특별자치도지사나 시장 · 군수 · 구청장이 아닌 자가 이 법에 따른 예방접종을 한 때에는 **질병관리청장, 특별자치도지사 또는 시장 · 군수 · 구청장**은 보건복지부령으로 정하는 바에 따라 해당 예방접종을 한 자로 하여금 예방접종증명서를 발급하게 할 수 있다.

③ 제1항 및 제2항에 따른 예방접종증명서는 **전자문서를 이용하여 발급할 수 있다.**

제28조(예방접종 기록의 보존 및 보고 등) 15서울, 16충북

① **특별자치도지사 또는 시장 · 군수 · 구청장**은 필수예방접종 및 임시예방접종을 하거나, 제2항에 따라 보고를 받은 경우에는 보건복지부령으로 정하는 바에 따라 예방접종에 관한 기록을 작성 · 보관하여야 하고, 그 내용을 **시 · 도지사 및 질병관리청장에게 각각 보고**하여야 한다.

② **특별자치도지사나 시장 · 군수 · 구청장이 아닌 자**가 이 법에 따른 예방접종을 하면 보건복지부령으로 정하는 바에 따라 **특별자치도지사 또는 시장 · 군수 · 구청장**에게 보고하여야 한다.

시행규칙 **제23조(예방접종에 관한 기록의 작성 및 보고)** 15서울

① 법 제28조제1항에 따라 특별자치도지사 또는 시장 · 군수 · 구청장은 필수예방접종 및 임시예방접종을 한 경우 별지 제17호서식의 예방접종 실시 기록 및 보고서(전자문서를 포함한다. 이하 이 조에서 같다)에 예방접종에 관한 기록을 작성하여야 한다.

② 법 제28조제2항에 따라 특별자치도지사나 시장 · 군수 · 구청장이 아닌 자가 예방접종을 실시하면 별지 제17호서식의 예방접종 실시 기록 및 보고서에 예방접종에 관한 기록을 작성하고, 예방접종 실시 기록 및 보고서를 특별자치도지사 또는 시장 · 군수 · 구청장에게 제출하여야 한다.

③ 특별자치도지사 또는 시장 · 군수 · 구청장은 제1항에 따라 예방접종에 관한 기록을 작성하거나 제2항에 따라 제출받은 예방접종 실시 기록 및 보고서를 시 · 도지사 및 질병관리청장에게 각각 제출하여야 한다.

④ 질병관리청장은 필수예방접종 또는 임시예방접종을 받은 사람(미성년자의 경우에는 그 부모를 말한다)에게 제3항에 따라 제출받은 예방접종에 관한 기록을 인터넷 홈페이지를 통하여 열람하게 하거나 전자문서를 이용하여 예방접종증명서를 발급할 수 있다.

⑤ 질병관리청장은 예방접종 대상자의 중복접종 등을 예방하기 위하여 다음 각 호의 어느 하나에 해당하는 사람에게 제3항에 따라 **제출받은 예방접종에 관한 기록을 열람**하게 할 수 있다. 15서울

1. 법 제24조제1항 및 제25조제1항에 따라 예방접종을 실시하는 **보건소에서 예방접종을 하는 의료인**
2. 법 제24조제2항 및 제25조제2항에 따라 예방접종을 실시하는 **의료기관에서 예방접종을 하는 의료인**
3. 「영유아보육법」 제31조의3에 따라 영유아의 예방접종 여부를 확인하여야 하는 **어린이집의 원장**

제29조(예방접종에 관한 역학조사) 11경북, 14울산, 15경북, 17대전, 22부산

질병관리청장, 시·도지사 또는 시장·군수·구청장은 다음 각 호의 구분에 따라 조사를 실시하고, **예방접종 후 이상반응 사례가 발생하면** 그 원인을 밝히기 위하여 제18조에 따라 **역학조사**를 하여야 한다.

1. **질병관리청장: 예방접종의 효과 및 예방접종 후 이상반응에 관한 조사**
2. **시·도지사 또는 시장·군수·구청장: 예방접종 후 이상반응에 관한 조사**

제30조(예방접종피해조사반) 20부산

① 제71조제1항 및 제2항에 규정된 예방접종으로 인한 질병·장애·사망의 원인 규명 및 피해 보상 등을 조사하고 제72조제1항에 따른 제3자의 고의 또는 과실 유무를 조사하기 위하여 **질병관리청에 예방접종피해조사반을 둔다.**

② 제1항에 따른 예방접종피해조사반의 설치 및 운영 등에 관하여 필요한 사항은 **대통령령**으로 정한다.

시행령 제21조(예방접종피해조사반의 구성 등)

① 법 제30조제1항에 따른 예방접종피해조사반(이하 이 조에서 "피해조사반"이라 한다)은 감염병 예방접종 후 이상반응의 발생 건수 등을 고려하여 필요한 경우 복수로 설치할 수 있다.

② 피해조사반은 **10명 이내의 반원으로 구성**한다.

③ 피해조사반원은 질병관리청장이 소속 공무원이나 다음 각 호의 어느 하나에 해당하는 사람 중에서 임명하거나 위촉한다.

1. 예방접종 및 예방접종 후 이상반응 분야의 전문가
2. 「의료법」 제2조제1항에 따른 의료인

④ 피해조사반은 다음 각 호의 사항을 조사하고, 그 결과를 예방접종피해보상 전문위원회에 보고하여야 한다.

1. 제31조제2항에 따라 시·도지사가 제출한 기초조사 결과에 대한 평가 및 보완
2. 법 제72조제1항에서 규정하는 제3자의 고의 또는 과실 유무
3. 그 밖에 예방접종으로 인한 피해보상과 관련하여 예방접종피해보상 전문위원회가 결정하는 사항

⑤ 피해조사반원은 제4항에 따라 피해조사를 하는 경우 보건복지부령으로 정하는 예방접종피해조사반원증을 지니고 관계인에게 보여 주어야 한다.

⑥ 질병관리청장은 피해조사반원에게 예산의 범위에서 피해조사 활동에 필요한 수당과 여비를 지급할 수 있다.

⑦ 피해조사반의 운영에 관한 세부사항은 예방접종피해보상 전문위원회의 의결을 거쳐 질병관리청장이 정한다.

제31조(예방접종 완료 여부의 확인) 15충남, 16충북 · 충남, 18광주

① **특별자치도지사 또는 시장 · 군수 · 구청장**은 **초등학교와 중학교의 장**에게 「학교보건법」 제10조에 따른 **예방접종 완료 여부에 대한 검사 기록을 제출**하도록 요청할 수 있다.

② **특별자치도지사 또는 시장 · 군수 · 구청장**은 「유아교육법」에 따른 **유치원의 장**과 「영유아보육법」에 따른 **어린이집의 원장**에게 보건복지부령으로 정하는 바에 따라 **영유아의 예방접종 여부를 확인하도록 요청**할 수 있다.

③ **특별자치도지사 또는 시장 · 군수 · 구청장**은 제1항에 따른 제출 기록 및 제2항에 따른 확인 결과를 확인하여 예방접종을 끝내지 못한 영유아, 학생 등이 있으면 그 영유아 또는 학생 등에게 예방접종을 하여야 한다.

제32조(예방접종의 실시주간 및 실시기준 등)

① **질병관리청장**은 국민의 예방접종에 대한 관심을 높여 감염병에 대한 예방접종을 활성화하기 위하여 예방접종주간을 설정할 수 있다.

② 누구든지 거짓이나 그 밖의 부정한 방법으로 예방접종을 받아서는 아니 된다.

③ 예방접종의 실시기준과 방법 등에 관하여 필요한 사항은 보건복지부령으로 정한다.

시행규칙 **제26조(예방접종의 실시기준과 방법)**

법 제32조제3항에 따른 예방접종의 실시기준과 방법 등에 관한 사항은 「약사법」 제58조제1호에 따른 용법 및 용량 등을 따르되, 예방접종의 실시 대상 · 시기 및 주의사항은 영 제7조제1항제1호에 따른 예방접종 전문위원회의 심의를 거쳐 **질병관리청장이 고시**한다. 〈개정 2022. 4. 20〉

제33조(예방접종약품의 계획 생산) 15충남, 19대구

① **질병관리청장**은 예방접종약품의 국내 공급이 부족하다고 판단되는 경우 등 보건복지부령으로 정하는 경우에는 예산의 범위에서 감염병의 예방접종에 필요한 수량의 예방접종약품을 미리 계산하여 「약사법」 제31조에 따른 의약품 제조업자(이하 "의약품 제조업자"라 한다)에게 생산하게 할 수 있으며, 예방접종약품을 연구하는 자 등을 지원할 수 있다.

② 질병관리청장은 보건복지부령으로 정하는 바에 따라 제1항에 따른 예방접종약품의 생산에 드는 비용의 전부 또는 일부를 해당 의약품 제조업자에게 미리 지급할 수 있다.

시행규칙 **제27조(예방접종약품의 계획 생산)** 15충남, 19대구, 22전남

① 법 제33조제1항에 따라 **질병관리청장이 의약품 제조업자로 하여금 예방접종약품을 미리 생산하게 할 수 있는 경우**는 다음 각 호와 같다. 15충남, 19대구

1. **예방접종약품의 원료를 외국으로부터 수입하여야 하는 경우**

2. **시범접종에 사용할 목적으로 생산하게 하는 경우**
3. **예방접종약품의 생산기간이 6개월 이상 걸릴 경우**
4. 예방접종약품의 국내 공급이 부족하다고 판단될 경우

② 질병관리청장은 법 제33조제2항에 따라 예방접종약품의 생산에 드는 비용을 다음 각 호의 구분에 따라 의약품 제조업자에게 미리 지급할 수 있다.
1. 제1항제1호에 따른 원료의 수입에 드는 금액의 전액
2. 제1항제2호에 따른 예방접종약품의 제조에 드는 금액의 전액
3. 제1항제3호에 따른 예방접종약품의 제조에 드는 금액의 2분의 1

제33조의2(필수예방접종약품등의 비축 등)

① **질병관리청장**은 제24조에 따른 필수예방접종 및 제25조에 따른 임시예방접종이 원활하게 이루어질 수 있도록 하기 위하여 필요한 필수예방접종약품등을 위원회의 심의를 거쳐 미리 비축하거나 장기 구매를 위한 계약을 미리 할 수 있다.

② 질병관리청장은 제1항에 따라 비축한 필수예방접종약품등의 공급의 우선순위 등 분배기준, 그 밖에 필요한 사항을 위원회의 심의를 거쳐 정할 수 있다.

제33조의3(필수예방접종약품등의 생산 계획 등의 보고)

「약사법」 제31조 및 같은 법 제42조에 따른 품목허가를 받거나 신고를 한 자 중 필수예방접종의약품등을 생산·수입하거나 하려는 자는 **보건복지부령**으로 정하는 바에 따라 필수예방접종약품등의 생산·수입 계획(계획의 변경을 포함한다) 및 실적을 **질병관리청장에게 보고**하여야 한다.

시행규칙 제27조의2(필수예방접종약품등의 생산·수입 계획의 보고 등)

① 법 제33조의3에 따라 법 제24조의 필수예방접종 및 법 제25조의 임시예방접종에 사용되는 의약품(이하 "필수예방접종약품등"이라 한다)을 **생산·수입하거나 하려는 자**는 별지 제18호의2서식의 필수예방접종약품등 품목별 생산·수입 계획 보고서를 **매월 10일**(필수예방접종약품등을 생산·수입하려는 자의 경우에는 그 생산·수입하려는 날이 속하는 달의 직전 달의 10일을 말한다)까지 법 제33조의4제1항에 따른 예방접종통합관리시스템(이하 "통합관리시스템"이라 한다)을 통하여 **질병관리청장에게 제출**해야 한다.

② 법 제33조의3에 따라 필수예방접종약품등을 생산·수입하는 자는 별지 제18호의3서식의 필수예방접종약품등 품목별 생산·수입 실적 보고서를 매 분기가 끝난 후 2주 이내에 통합관리시스템을 통하여 질병관리청장에게 제출해야 한다.

③ 법 제33조의3에 따라 필수예방접종약품등을 생산·수입하거나 하려는 자는 제1항에 따른 생산·수입 계획을 변경하려는 경우에는 별지 제18호의4서식의 필수예방접종약품등 품목별 생산·수입 계획 변경 보고서를 통합관리시스템을 통하여 질병관리청장에게 제출해야 한다.

제33조의4(예방접종통합관리시스템의 구축·운영 등)

① **질병관리청장**은 예방접종업무에 필요한 각종 자료 또는 정보의 효율적 처리와 기록·관리업무의 전산화를 위하여 예방접종통합관리시스템(이하 "통합관리시스템"이라 한다)을

구축 · 운영하여야 한다.

② 질병관리청장은 통합관리시스템을 구축 · 운영하기 위하여 다음 각 호의 자료를 수집 · 관리 · 보유할 수 있으며, 관련 기관 및 단체에 필요한 자료의 제공을 요청할 수 있다. 이 경우 자료의 제공을 요청받은 기관 및 단체는 정당한 사유가 없으면 이에 따라야 한다.

1. 예방접종 대상자의 인적사항(「개인정보 보호법」 제24조에 따른 고유식별정보 등 대통령령으로 정하는 개인정보를 포함한다)
2. 예방접종을 받은 사람의 이름, 접종명, 접종일시 등 예방접종 실시 내역
3. 예방접종 위탁 의료기관 개설 정보, 예방접종 피해보상 신청 내용 등 그 밖에 예방접종업무를 하는 데에 필요한 자료로서 **대통령령**으로 정하는 자료

시행령 제21조의2(예방접종 대상자의 개인정보 등)

① 법 제33조의4제2항제1호에 따라 질병관리청장이 관련 기관 및 단체에 요청할 수 있는 예방접종 대상자의 인적사항에 관한 자료는 다음 각 호의 구분에 따른다.

1. 예방접종 대상자가 국민인 경우: 다음 각 목의 자료
   가. 예방접종 대상자의 성명, 주민등록번호, 주소 및 전화번호(휴대전화번호를 포함한다)
   나. 예방접종 대상자의 소속에 관한 다음의 자료
      1) 「초 · 중등교육법」 제2조에 따른 소속 학교에 관한 자료
      2) 「유아교육법」 제2조제2호에 따른 소속 유치원에 관한 자료
      3) 「영유아보육법」 제2조제3호에 따른 소속 어린이집에 관한 자료
      4) 「아동복지법」 제3조제10호에 따른 소속 아동복지시설에 관한 자료
   다. 그 밖에 예방접종 대상자에 대한 다음의 자료
      1) 「장애인복지법」 제32조에 따라 등록된 장애인인지 여부
      2) 「다문화가족지원법」 제2조제1호에 따른 다문화가족의 구성원인지 여부
      3) 「국민기초생활 보장법」 제2조제2호에 따른 수급자(같은 조 제10호에 따른 차상위계층을 포함한다) 또는 수급자의 자녀인지 여부
2. 예방접종 대상자가 외국인 또는 외국국적동포인 경우: 다음 각 목의 자료
   가. 「출입국관리법」 제31조에 따른 외국인등록에 관한 정보
   나. 「재외동포의 출입국과 법적 지위에 관한 법률」 제6조에 따른 외국국적동포의 국내거소신고에 관한 정보
3. 그 밖에 예방접종 대상자의 인적사항에 관한 정보로서 예방접종업무의 수행과 관련하여 질병관리청장이 특히 필요하다고 인정하여 고시하는 정보

② 법 제33조의4제2항제3호에 따라 질병관리청장이 예방접종업무를 하는 데 필요한 자료로서 관련 기관 및 단체에 요청할 수 있는 자료는 다음 각 호와 같다.

1. 법 제24조제2항(법 제25조제2항에서 준용하는 경우를 포함한다)에 따라 예방접종업무를 위탁받은 의료기관의 개설정보
2. 예방접종 피해보상 신청내용에 관한 자료
3. 예방접종을 하는 데에 현저히 곤란한 질병이나 질환 또는 감염병의 관리 등에 관한 정보

③ 보건소장 및 제24조제2항(제25조제2항에서 준용하는 경우를 포함한다)에 따라 예방접종업무를 위탁받은 의료기관의 장은 이 법에 따른 예방접종을 하면 제2항제2호의 정보를 대통령령으로 정하는 바에 따라 통합관리시스템에 입력하여야 한다.

④ 질병관리청장은 **대통령령**으로 정하는 바에 따라 통합관리시스템을 활용하여 예방접종 대

상 아동 부모에게 자녀의 예방접종 내역을 제공하거나 예방접종증명서 발급을 지원할 수 있다. 이 경우 예방접종 내역 제공 또는 예방접종증명서 발급의 적정성을 확인하기 위하여 법원행정처장에게 「가족관계의 등록 등에 관한 법률」 제11조에 따른 등록전산정보자료를 요청할 수 있으며, **법원행정처장**은 정당한 사유가 없으면 이에 따라야 한다.

⑤ 통합관리시스템은 예방접종업무와 관련된 다음 각 호의 정보시스템과 전자적으로 연계하여 활용할 수 있다.

1. 「초 · 중등교육법」 제30조의4에 따른 **교육정보시스템**
2. 「유아교육법」 제19조의2에 따른 **유아교육정보시스템**
3. 「민원 처리에 관한 법률」 제12조의2제3항에 따른 통합전자민원창구 등 그 밖에 보건복지부령으로 정하는 정보시스템 <개정 2022. 1. 11.>

⑥ 제1항부터 제5항까지의 정보의 보호 및 관리에 관한 사항은 이 법에서 규정된 것을 제외하고는 **「개인정보 보호법」의 규정**에 따른다.

시행규칙 제27조의3(예방접종통합관리시스템의 연계시스템)

① 법 제33조의4제5항제3호에서 "보건복지부령으로 정하는 정보시스템"이란 다음 각 호의 정보시스템을 말한다.

1. 「주민등록법」 제28조제1항에 따른 **주민등록전산정보를 처리하는 정보시스템**
2. 「사회보장기본법」 제37조제2항에 따른 **사회보장정보시스템**
3. 「지역보건법」 제5조제1항에 따른 **지역보건의료정보시스템**
4. 「지방재정법」 제96조의2제1항에 따른 **정보시스템**
5. 그 밖에 예방접종 업무의 효율적 운영을 위하여 **질병관리청장이 필요하다고 인정하는 정보시스템**

제7장 | 감염 전파의 차단 조치

제34조(감염병 위기관리대책의 수립 · 시행) 16광주, 17서울, 18서울, 19경북, 22부산

① **보건복지부장관 및 질병관리청장**은 **감염병의 확산 또는 해외 신종감염병의 국내 유입으로 인한 재난상황에 대처**하기 위하여 **위원회의 심의**를 거쳐 감염병 위기관리대책(이하 "감염병 위기관리대책"이라 한다)을 수립 · 시행하여야 한다. 16광주, 18서울

② **감염병 위기관리대책**에는 다음 각 호의 사항이 포함되어야 한다. 17서울, 19경북, 22부산

1. 재난상황 발생 및 해외 신종감염병 유입에 대한 대응체계 및 기관별 역할
2. 재난 및 위기상황의 판단, 위기경보 결정 및 관리체계
3. 감염병위기 시 동원하여야 할 의료인 등 전문인력, 시설, 의료기관의 명부 작성
4. 의료 · 방역 물품의 비축방안 및 조달방안
5. 재난 및 위기상황별 국민행동요령, 동원 대상 인력, 시설, 기관에 대한 교육 및 도상연

습 등 실제 상황대비 훈련

5의2. 감염취약계층에 대한 유형별 보호조치 방안 및 사회복지시설의 유형별 · 전파상황별 대응방안

6. 그 밖에 재난상황 및 위기상황 극복을 위하여 필요하다고 보건복지부장관 및 질병관리청장이 인정하는 사항

③ 보건복지부장관 및 질병관리청장은 감염병 위기관리대책에 따른 정기적인 훈련을 실시하여야 한다.

④ 감염병 위기관리대책의 수립 및 시행 등에 필요한 사항은 대통령령으로 정한다.

제34조의2(감염병위기 시 정보공개) 18서울, 22대전

① **질병관리청장, 시 · 도지사 및 시장 · 군수 · 구청장**은 국민의 건강에 위해가 되는 감염병 확산으로 인하여 「재난 및 안전관리 기본법」 제38조제2항에 따른 주의 **이상의 위기경보가 발령되면 감염병 환자의 이동경로, 이동수단, 진료의료기관 및 접촉자 현황, 감염병의 지역별 · 연령대별 발생 및 검사 현황 등 국민들이 감염병 예방을 위하여 알아야 하는 정보를 정보통신망 게재 또는 보도자료 배포 등의 방법으로 신속히 공개하여야 한다**. 다만, **성별, 나이, 그 밖에 감염병 예방과 관계없다고 판단되는 정보로서 대통령령으로 정하는 정보는 제외하여야 한다**.

② 질병관리청장, 시 · 도지사 및 시장 · 군수 · 구청장은 제1항에 따라 공개한 정보가 그 **공개목적의 달성 등으로 공개될 필요가 없어진 때에는 지체 없이 그 공개된 정보를 삭제하여야 한다**.

③ 누구든지 제1항에 따라 공개된 사항이 다음 각 호의 어느 하나에 해당하는 경우에는 **질병관리청장, 시 · 도지사 또는 시장 · 군수 · 구청장**에게 서면이나 말로 또는 정보통신망을 이용하여 **이의신청**을 할 수 있다. 18서울

1. **공개된 사항이 사실과 다른 경우**
2. **공개된 사항에 관하여 의견이 있는 경우**

④ 질병관리청장, 시 · 도지사 또는 시장 · 군수 · 구청장은 제3항에 따라 신청한 이의가 상당한 이유가 있다고 인정하는 경우에는 지체 없이 공개된 정보의 정정 등 필요한 조치를 하여야 한다.

⑤ 제1항부터 제3항까지에 따른 정보공개 및 삭제와 이의신청의 범위, 절차 및 방법 등에 관하여 필요한 사항은 보건복지부령으로 정한다.

시행규칙 **제27조의4(감염병위기 시 정보공개 범위 및 절차 등)**

① 질병관리청장, 시 · 도지사 및 시장 · 군수 · 구청장은 법 제34조의2제1항에 따라 정보를 공개하는 경우에는 **감염병 위기상황, 감염병의 특성 및 역학적 필요성**을 고려하여 공개하는 정보의 범위를 결정해야 한다.

② 법 제34조의2제2항에 따라 서면으로 이의신청을 하려는 사람은 별지 제18호의5서식의 정보공개 이의신청서를 질병관리청장, 시 · 도지사 또는 시장 · 군수 · 구청장에게 제출해야 한다.

제35조(시 · 도별 감염병 위기관리대책의 수립 등)

① **질병관리청장**은 제34조제1항에 따라 수립한 감염병 위기관리대책을 시 · 도지사에게 알려야 한다.

② 시 · 도지사는 제1항에 따라 통보된 감염병 위기관리대책에 따라 특별시 · 광역시 · 도 · 특별자치도(이하 "시 · 도"라 한다)별 감염병 위기관리대책을 수립 · 시행하여야 한다.

제35조의2(재난 시 의료인에 대한 거짓 진술 등의 금지)

누구든지 감염병에 관하여 「재난 및 안전관리 기본법」 제38조제2항에 따른 주의 이상의 예보 또는 경보가 발령된 후에는 의료인에 대하여 의료기관 내원(內院)이력 및 진료이력 등 감염 여부 확인에 필요한 사실에 관하여 거짓 진술, 거짓 자료를 제출하거나 고의적으로 사실을 누락 · 은폐하여서는 아니 된다.

제36조(감염병관리기관의 지정 등) 17부산, 18서울

① **보건복지부장관, 질병관리청장 또는 시 · 도지사**는 보건복지부령으로 정하는 바에 따라 「의료법」 제3조에 따른 의료기관을 **감염병관리기관으로 지정하여야 한다.**

② 시장 · 군수 · 구청장은 보건복지부령으로 정하는 바에 따라 「의료법」에 따른 의료기관을 감염병관리기관으로 지정할 수 있다.

③ 제1항 및 제2항에 따라 지정받은 의료기관(이하 "감염병관리기관"이라 한다)의 장은 감염병을 예방하고 감염병환자등을 진료하는 시설(이하 "감염병관리시설"이라 한다)을 설치하여야 한다. 이 경우 **보건복지부령**으로 정하는 일정규모 이상의 감염병관리기관에는 감염병의 전파를 막기 위하여 **전실(前室) 및 음압시설(陰壓施設) 등을 갖춘 1인 병실**을 보건복지부령으로 정하는 기준에 따라 설치하여야 한다. 18서울

④ **보건복지부장관, 질병관리청장, 시 · 도지사 또는 시장 · 군수 · 구청장**은 감염병관리시설의 **설치 및 운영에 드는 비용**을 감염병관리기관에 **지원**하여야 한다.

⑤ 감염병관리기관이 아닌 의료기관이 감염병관리시설을 설치 · 운영하려면 **보건복지부령**으로 정하는 바에 따라 **특별자치도지사 또는 시장 · 군수 · 구청장에게 신고**하여야 한다. 이 경우 특별자치도지사 또는 시장 · 군수 · 구청장은 그 내용을 검토하여 이 법에 적합하면 신고를 수리하여야 한다.

⑥ **보건복지부장관, 질병관리청장, 시 · 도지사 또는 시장 · 군수 · 구청장**은 감염병 발생 등 긴급상황 발생 시 감염병관리기관에 진료개시 등 필요한 사항을 지시할 수 있다.

시행규칙 제28조(감염병관리기관의 지정)

① 법 제36조제1항 및 2항에 따른 감염병관리기관은 「의료법」 제3조제2항제3호가목 및 바목에 따른 **병원 및 종합병원** 중에서 지정한다.

② 법 제36조제1항 및 제2항에 따라 감염병관리기관을 지정한 보건복지부장관, 질병관리청장, 시 · 도지사 또는 시장 · 군수 · 구청장은 해당 감염병관리기관의 장에게 별지 제19호서식의 감염병관리기관 지정서를 발급해야 한다.

시행규칙 제31조(감염병관리시설 등의 설치 기준 등) 17부산, 19경북 · 부산, 22경북

① 법 제36조제3항 및 법 제39조에 따른 감염병관리시설, 격리소 · 요양소 또는 진료소의 설치 기준은 다음 각 호와 같으며, 그 밖의 세부 사항은 질병관리청장이 정한다. 17경북, 19경북 · 부산

1. **감염병관리시설**: 다음 각 목의 구분에 따른다.
   가. **300개 이상의 병상을 갖춘 감염병관리기관**: 별표 4의2의 기준에 적합한 **음압병실을 1개 이상 설치**할 것
   나. **300개 미만의 병상을 갖춘 감염병관리기관**: **외부와 격리된 진료실 또는 격리된 병실을 1개 이상 설치**할 것
2. **격리소 · 요양소**: 「의료법 시행규칙」 제34조에 따른 의료기관의 시설 기준 중 **의원에 해당하는 시설을 갖추거나 임시숙박시설 및 간이진료시설을 갖출 것**
3. **진료소**: 「의료법 시행규칙」 제34조에 따른 의료기관의 시설 기준 중 의원에 해당하는 시설을 갖추거나 「지역보건법」 제13조에 따른 보건지소일 것

② 삭제

■ 감염병의 예방 및 관리에 관한 법률 시행규칙 [별표 4의2] 〈개정 2022. 1. 28.〉

음압병실 설치 · 운영 기준(시행규칙 제31조제1항제1호가목 관련)

1. 설치기준: 다음 각 목의 구분에 따라 설치할 것

가. 음압병상
   1) 음압병동의 음압병상: 1인실은 10㎡, 다인실은 음압병상마다 6.3㎡ 이상의 면적을 확보할 것. 이 경우 다인실은 음압병상 간 간격이 1.5m 이상이고, 벽으로부터 0.6m 이상 떨어져 있을 것
   2) 그 밖의 음압병상: 15㎡ 이상의 면적을 확보할 것

나. 전실: 음압병상이 있는 음압구역과 비음압구역을 물리적으로 구분할 수 있는 장소에 설치할 것

다. 화장실: 음압병상이 있는 공간에 설치할 것. 다만, 중환자실인 음압병상에는 설치하지 않을 수 있다.

라. 음압용 공급 · 배출 시설: 다른 공급 · 배출시설과 구분하여 설치하고, 헤파필터(HEPA filter)를 설치할 것

마. 음압용 역류방지시설: 음압병상이 있는 공간의 배관에 설치할 것

바. 음압용 배수처리집수조 시설: 다른 배수처리집수조 시설과 구분하여 설치할 것

2. 운영기준

가. 음압병상이 있는 공간과 전실 간에, 전실과 비음압구역 간의 음압차를 각각 −2.5 pa(−0.255 mmAq) 이상 유지할 것

나. 음압병상이 있는 공간과 전실은 1시간에 6회 이상 환기할 것

다. 배수처리집수조에 있는 물은 소독하거나 멸균한 후 방류할 것

비고
음압병실의 설치 · 운영기준에 필요한 세부사항은 질병관리청장이 정하여 고시한다.

제37조(감염병위기 시 감염병관리기관의 설치 등) 19대전, 20서울

① **보건복지부장관, 질병관리청장, 시 · 도지사 또는 시장 · 군수 · 구청장**은 감염병환자가 대량으로 발생하거나 제36조에 따라 지정된 감염병관리기관만으로 감염병환자등을 모두 수용하기 어려운 경우에는 다음 각 호의 조치를 취할 수 있다. 20서울

1. 제36조에 따라 **지정된 감염병관리기관이 아닌 의료기관을 일정 기간 동안 감염병관리기관으로 지정**
2. **격리소 · 요양소 또는 진료소의 설치 · 운영**

② 제1항제1호에 따라 지정된 감염병관리기관의 장은 보건복지부령으로 정하는 바에 따라 감염병관리시설을 설치하여야 한다.

③ 보건복지부장관, 질병관리청장, 시 · 도지사 또는 시장 · 군수 · 구청장은 제2항에 따른 시설의 설치 및 운영에 드는 비용을 감염병관리기관에 지원하여야 한다.

④ 제1항제1호에 따라 지정된 감염병관리기관의 장은 정당한 사유없이 제2항의 명령을 거부할 수 없다.

⑤ **보건복지부장관, 질병관리청장, 시 · 도지사 또는 시장 · 군수 · 구청장**은 감염병 발생 등 긴급상황 발생 시 감염병관리기관에 진료개시 등 필요한 사항을 지시할 수 있다.

제38조(감염병환자등의 입소 거부 금지) 18서울

감염병관리기관은 정당한 사유 없이 감염병환자등의 **입소(入所)를 거부할 수 없다**.

제39조(감염병관리시설 등의 설치 및 관리방법)

감염병관리시설 및 제37조에 따른 격리소 · 요양소 또는 진료소의 설치 및 관리방법 등에 관하여 필요한 사항은 보건복지부령으로 정한다.

제39조의2(감염병관리시설 평가)

질병관리청장, 시 · 도지사 및 시장 · 군수 · 구청장은 감염병관리시설을 정기적으로 평가하고 그 결과를 시설의 감독 · 지원 등에 반영할 수 있다. 이 경우 평가의 방법, 절차, 시기 및 감독 · 지원의 내용 등은 보건복지부령으로 정한다.

시행규칙 **제31조의2(감염병관리시설 평가)**

① 법 제39조의2에 따른 감염병관리시설에 대한 정기적 평가의 평가항목은 다음 각 호와 같다.

1. 감염병관리시설의 시설기준 적합성
2. 감염병관리시설의 근무인력 적정성

3. 감염병관리시설의 진료 및 운영실적
4. 그 밖에 감염병관리시설의 설치·운영 및 관리의 적정성을 위하여 질병관리청장이 필요하다 고 인정하는 사항

② 법 제39조의2에 따른 감염병관리시설에 대한 정기적 평가는 모든 감염병관리시설을 대상으로 서면평가의 방법에 따라 실시한다. 다만, 감염병관리기관의 장이 요청하거나 서면평가 결과 추가적 확인이 필요한 경우에는 방문평가의 방법으로 실시할 수 있다.

③ 질병관리청장, 시·도지사 또는 시장·군수·구청장은 법 제39조의2에 따른 감염병관리시설의 평가를 위하여 필요한 경우에는 감염병관리기관의 장에게 자료의 제출을 요청할 수 있다.

④ 질병관리청장, 시·도지사 또는 시장·군수·구청장은 제2항에 따른 평가를 실시하는 경우에는 감염병관리기관의 장에게 다음 각 호의 구분에 따라 평가실시일, 평가항목 및 세부 평가일정에 관한 사항을 알려야 한다.
1. 평가실시일 및 평가항목: 평가실시일 90일 전
2. 세부 평가일정: 평가실시일 7일 전

⑤ 질병관리청장, 시·도지사 또는 시장·군수·구청장은 필요하다고 인정하는 경우에는 감염병관리시설에 대한 평가를 관계 전문기관 또는 전문단체에 의뢰하여 실시할 수 있다.

⑥ 질병관리청장, 시·도지사 또는 시장·군수·구청장은 감염병관리시설에 대한 평가결과에 따라 시정을 요구하거나 운영비를 차등하여 지원할 수 있다.

⑦ 제2항부터 제6항까지에서 정한 사항 외에 감염병관리시설에 대한 평가방법, 평가절차 및 지도·감독 등에 필요한 세부사항은 질병관리청장이 정하여 고시한다.

제39조의3(감염병의심자 격리시설 지정) 20서울, 22경북

① **시·도지사**는 **감염병 발생** 또는 **유행 시 감염병의심자를 격리하기 위한 시설**(이하 "**감염병의심자 격리시설**"이라 한다)을 **지정**하여야 한다. 다만, 「의료법」 제3조에 따른 의료기관은 감염병의심자 **격리시설로 지정**할 수 없다.

② **질병관리청장 또는 시·도지사**는 감염병의심자가 대량으로 발생하거나 제1항에 따라 지정된 감염병의심자 격리시설만으로 감염병의심자를 모두 수용하기 어려운 경우에는 제1항에 따라 감염병의심자 격리시설로 지정되지 아니한 시설을 일정기간 동안 감염병의심자 격리시설로 지정할 수 있다.

③ 제1항 및 제2항에 따른 감염병의심자 격리시설의 지정 및 관리 방법 등에 필요한 사항은 보건복지부령으로 정한다.

[시행규칙] 제31조의3(감염병의심자 격리시설 지정 기준 등) 20서울

① 법 제39조의3제1항 및 제2항에 따른 감염병의심자를 격리하기 위한 시설(이하 "감염병의심자 격리시설"이라 한다)의 지정 기준은 다음 각 호와 같다.
1. **독립된 건물로서 여러 개의 방으로 구획되어 있을 것**
2. **구획된 각 방마다 샤워시설과 화장실이 모두 구비되어 있을 것**
3. 음압병상을 보유한 「의료법」에 따른 의료기관에 근접하여, 감염병의심자의 이송이 가능한 거리에 위치할 것
4. 감염병의심자 격리시설의 규모는 해당 특별시·광역시·도·특별자치도의 인구, 지리적 여건, 교통 등을 고려하여 정할 것

② 시 · 도지사는 감염병 확산을 방지하기 위하여 감염병의심자와 다른 사람과의 접촉을 차단하여야 하며, 격리기간 동안 감염병의심자의 생활에 불편함이 없도록 필요한 조치를 하여야 한다.

제40조(생물테러감염병 등에 대비한 의약품 및 장비의 비축) 16광주

① **질병관리청장**은 생물테러감염병 및 그 밖의 감염병의 대유행이 우려되면 **위원회의 심의**를 거쳐 **예방 · 치료 의료 · 방역 물품 및 장비 등의 품목을 정하여 미리 비축하거나 장기 구매를 위한 계약을 미리 할 수 있다.** 16광주

② 질병관리청장은 「**약사법**」 **제31조제2항에도 불구하고** 생물테러감염병이나 그 밖의 감염병의 대유행이 우려되면 예방 · 치료 의약품을 정하여 의약품 제조업자에게 생산하게 할 수 있다.

③ 질병관리청장은 제2항에 따른 예방 · 치료 의약품의 효과와 이상반응에 관하여 조사하고, 이상반응 사례가 발생하면 제18조에 따라 역학조사를 하여야 한다.

제40조의2(감염병 대비 의료 · 방역 물품 공급의 우선순위 등 분배기준)

질병관리청장은 생물테러감염병이나 그 밖의 감염병의 대유행에 대비하여 제40조제1항 및 제2항에 따라 비축하거나 생산한 의료ㆍ방역 물품(「약사법」에 따른 의약품 및 「의료기기법」에 따른 의료기기로 한정한다) 공급의 우선순위 등 분배기준, 그 밖에 필요한 사항을 위원회의 심의를 거쳐 정할 수 있다. 이 경우 분배기준을 정할 때에는 다음 각 호의 어느 하나에 해당하는 지역에 의료ㆍ방역 물품이 우선 분배될 수 있도록 노력하여야 한다. <개정 2022. 6. 10.>

1. 감염병 확산으로 인하여 「재난 및 안전관리 기본법」 제60조에 따른 특별재난지역으로 선포된 지역 <신설 2022. 6. 10.>
2. 감염병이 급속히 확산하거나 확산될 우려가 있는 지역으로서 치료병상 현황, 환자 중증도 등을 고려하여 질병관리청장이 정하는 지역 <신설 2022. 6. 10.>

[시행 2022. 12. 11.]

제40조의3(수출금지 등) 22경북

① **보건복지부장관**은 **제1급감염병의 유행**으로 그 **예방 · 방역 및 치료에 필요한 의료 · 방역 물품** 중 보건복지부령으로 정하는 물품의 급격한 가격상승 또는 공급부족으로 국민건강을 현저하게 저해할 우려가 있을 때에는 그 물품의 수출이나 국외 반출을 금지할 수 있다.
→ 위반 시 5년 이하의 징역 또는 5천만원 이하의 벌금

② 보건복지부장관은 제1항에 따른 금지를 하려면 미리 관계 중앙행정기관의 장과 협의하여야 하고, 금지 기간을 미리 정하여 공표하여야 한다.

시행규칙 **제31조의4(수출금지 등)** 22경북

법 제40조의3제1항에서 "**의료 · 방역 물품 중 보건복지부령으로 정하는 물품**"이란 다음 각 호의 어느 하나에 해당하는 물품을 말한다.

1. 「약사법」 제2조제7호에 따른 의약외품에 해당하는 **마스크**
2. 「약사법」 제2조제7호에 따른 의약외품에 해당하는 **손 소독용 외용 소독제**
3. **감염병 예방을 위하여 착용하는 보호장비**
4. 그 밖에 **제1급감염병의 예방 · 방역 및 치료에 필요한 물품**으로서 **보건복지부장관**이 정하여 고시하는 물품

제40조의4(지방자치단체의 감염병 대비 의약품 및 장비 등의 비축)

시 · 도지사 또는 시장 · 군수 · 구청장은 감염병의 확산 또는 해외 신종감염병의 국내 유입으로 인한 재난상황에 대처하기 위하여 **감염병 대비 의료 · 방역 물품을 비축 · 관리**하고, 재난상황 발생 시 이를 지급하는 등 필요한 조치를 취할 수 있다.

제40조의5(감염병관리통합정보시스템)

① **질병관리청장**은 **감염병의 예방 · 관리 · 치료 업무에 필요한 각종 자료 또는 정보의 효율적 처리와 기록 · 관리 업무의 전산화를 위하여** 감염병환자등, 「의료법」에 따른 의료인, 의약품 및 장비 등을 관리하는 **감염병관리통합정보시스템(이하 "감염병정보시스템"이라 한다)을 구축** · 운영할 수 있다.

② 질병관리청장은 감염병정보시스템을 구축 · 운영하기 위하여 다음 각 호의 자료를 수집 · 관리 · 보유 및 처리할 수 있으며, 관련 기관 및 단체에 필요한 자료의 입력 또는 제출을 요청할 수 있다. 이 경우 자료의 입력 또는 제출을 요청받은 기관 및 단체는 정당한 사유가 없으면 이에 따라야 한다.

1. 감염병환자등의 인적사항(「개인정보 보호법」 제24조에 따른 고유식별정보 등 대통령령으로 정하는 개인정보를 포함한다)
2. 감염병 치료내용, 그 밖에 감염병환자등에 대한 예방 · 관리 · 치료 업무에 필요한 자료로서 대통령령으로 정하는 자료

③ 감염병정보시스템은 다음 각 호의 정보시스템과 전자적으로 연계하여 활용할 수 있다. 이 경우 연계를 통하여 수집할 수 있는 자료 또는 정보는 감염병환자등에 대한 예방 · 관리 · 치료 업무를 위한 것으로 한정한다.

1. 「주민등록법」 제28조제1항에 따른 주민등록전산정보를 처리하는 정보시스템
2. 「지역보건법」 제5조제1항에 따른 지역보건의료정보시스템
3. 「식품안전기본법」 제24조의2에 따른 통합식품안전정보망
4. 「가축전염병 예방법」 제3조의3에 따른 국가가축방역통합정보시스템
5. 「재난 및 안전관리 기본법」 제34조에 따른 재난관리자원공동활용시스템
6. 그 밖에 대통령령으로 정하는 정보시스템

④ 제1항에서 제3항까지의 규정에 따른 정보의 보호 및 관리에 관한 사항은 이 법에서 규정된 것을 제외하고는 「개인정보 보호법」 및 「공공기관의 정보공개에 관한 법률」을 따른다.

⑤ 감염병정보시스템의 구축 · 운영 및 감염병 관련 정보의 요청 방법 등에 관하여 필요한 사항은 보건복지부령으로 정한다.

제40조의6(생물테러감염병 등에 대비한 개발 중인 백신 및 치료제 구매 특례)

① **질병관리청장**은 생물테러감염병 및 그 밖의 감염병의 대유행에 대하여 기존의 백신이나 의약품으로 대처하기 어렵다고 판단되는 경우 「국가를 당사자로 하는 계약에 관한 법률」에도 불구하고 위원회의 심의를 거쳐 개발 중인 백신이나 의약품의 구매 및 공급에 필요한 계약을 할 수 있다.

② 공무원이 제1항에 따른 계약 및 계약 이행과 관련된 업무를 적극적으로 처리한 결과에 대하여 그의 행위에 고의나 중대한 과실이 없는 경우에는 「국가공무원법」 등 관계법령에 따른 징계 또는 문책 등 책임을 묻지 아니한다.

③ 제1항에 따른 계약의 대상 및 절차, 그 밖에 필요한 사항은 **질병관리청장이 기획재정부장관과 협의**하여 정한다.

제41조(감염병환자등의 관리) 21전북

① 감염병 중 특히 전파 위험이 높은 감염병으로서 **제1급감염병** 및 질병관리청장이 고시한 감염병에 걸린 감염병환자등은 감염병관리기관, 감염병전문병원 및 감염병관리시설을 갖춘 의료기관(이하 "감염병관리기관등"이라 한다)에서 **입원치료**를 받아야 한다.

질병관리청장이 지정하는 감염병의 종류(질병관리청고시 제10호) [시행 2022. 6. 8.] 21전북

「감염병의 예방 및 관리에 관한 법률」 제41조제1항에 따른 **감염병관리기관, 감염병전문병원 및 감염병관리시설을 갖춘 의료기관에서 입원치료를 받아야 하는 감염병**의 종류는 다음 각 목과 같다.

가. 결핵
나. 홍역
다. 콜레라
라. 장티푸스
마. 파라티푸스
바. 세균성이질
사. 장출혈성대장균감염증
아. A형간염
자. 폴리오
차. 수막구균 감염증
카. 성홍열
타. 코로나바이러스감염증-19
파. 원숭이두창

② **질병관리청장, 시 · 도지사 또는 시장 · 군수 · 구청장**은 다음 각 호의 어느 하나에 해당하는 사람에게 **자가(自家)치료**, 제37조제1항제2호에 따라 설치 · 운영하는 **시설에서의 치료**(이하 "시설치료"라 한다) 또는 **의료기관 입원치료**를 하게 할 수 있다.

1. 제1항에도 불구하고 의사가 자가치료 또는 시설치료가 가능하다고 판단하는 사람
2. 제1항에 따른 입원치료 대상자가 아닌 사람

3. 감염병의심자

③ **보건복지부장관, 질병관리청장, 시 · 도지사 또는 시장 · 군수 · 구청장**은 다음 각 호의 어느 하나에 해당하는 경우 **제1항 또는 제2항에 따라 치료 중인 사람을 다른 감염병관리기관등이나 감염병관리기관등이 아닌 의료기관으로 전원(轉院)**하거나, 자가 또는 제37조제1항제2호에 따라 설치 · 운영하는 시설로 이송(이하 "전원등"이라 한다)하여 치료받게 할 수 있다. 22충북

1. 중증도의 변경이 있는 경우
2. 의사가 입원치료의 필요성이 없다고 판단하는 경우
3. 격리병상이 부족한 경우 등 질병관리청장이 전원등의 조치가 필요하다고 인정하는 경우

④ 감염병환자등은 제3항에 따른 조치를 따라야 하며, 정당한 사유 없이 이를 거부할 경우 치료에 드는 비용은 본인이 부담한다.

⑤ 제1항 및 제2항에 따른 입원치료, 자가치료, 시설치료의 방법 및 절차, 제3항에 따른 전원등의 방법 및 절차 등에 관하여 필요한 사항은 대통령령으로 정한다.

제41조의2(사업주의 협조의무)

① 사업주는 근로자가 이 법에 따라 입원 또는 격리되는 경우 「근로기준법」 제60조 외에 그 **입원 또는 격리기간 동안 유급휴가를 줄 수 있다**. 이 경우 사업주가 국가로부터 유급휴가를 위한 비용을 지원 받을 때에는 유급휴가를 주어야 한다.

② 사업주는 제1항에 따른 유급휴가를 이유로 해고나 그 밖의 불리한 처우를 하여서는 아니 되며, 유급휴가 기간에는 그 근로자를 해고하지 못한다. 다만, 사업을 계속할 수 없는 경우에는 그러하지 아니하다.

③ 국가는 제1항에 따른 유급휴가를 위한 비용을 지원할 수 있다.

④ 제3항에 따른 비용의 지원 범위 및 신청 · 지원 절차 등 필요한 사항은 대통령령으로 정한다.

제42조(감염병에 관한 강제처분) 10서울, 12서울, 13전남, 14울산, 15부산, 16광주 · 전남, 17경북, 19서울, 20대구, 21충남, 22서울 · 경기

→ 위반시 300만원 이하의 벌금(제42조제1항 · 제2항제1호 · 제3항 및 제7항에 따른 입원 또는 격리 조치를 거부한 자는 1년 이하의 징역 또는 1천만원 이하의 벌금)

① **질병관리청장, 시 · 도지사 또는 시장 · 군수 · 구청장**은 해당 **공무원**으로 하여금 다음 각 호의 어느 하나에 해당하는 감염병환자등이 있다고 인정되는 **주거시설, 선박 · 항공기 · 열차 등 운송수단 또는 그 밖의 장소**에 들어가 필요한 조사나 진찰을 하게 할 수 있으며, 그 진찰 결과 감염병환자등으로 인정될 때에는 **동행**하여 **치료**받게 하거나 **입원**시킬 수 있다.

1. **제1급감염병**

2. **제2급감염병** 중 **결핵, 홍역, 콜레라, 장티푸스, 파라티푸스, 세균성이질, 장출혈성대장균 감염증, A형간염, 수막구균 감염증, 폴리오, 성홍열 또는 질병관리청장이 정하는 감염병**
3. 삭제
4. **제3급감염병 중 질병관리청장이 정하는 감염병**
5. **세계보건기구 감시대상 감염병**

세계보건기구 감시대상 감염병	
가. 두창	나. 폴리오
다. 신종인플루엔자	라. 중증급성호흡기증후군(SARS)
마. 콜레라	바. 폐렴형 페스트
사. 황열	아. 바이러스성 출혈열
자. 웨스트나일열	

6. 삭제

② **질병관리청장, 시 · 도지사 또는 시장 · 군수 · 구청장**은 **제1급감염병이 발생한 경우** 해당 공무원으로 하여금 감염병의심자에게 다음 각 호의 조치를 하게 할 수 있다. 이 경우 해당 공무원은 감염병 증상 유무를 확인하기 위하여 필요한 조사나 진찰을 할 수 있다.

1. **자가(自家) 또는 시설에 격리**

1의2. 제1호에 따른 **격리에 필요한 이동수단의 제한**

2. 유선 · 무선 통신, 정보통신기술을 활용한 기기 등을 이용한 **감염병의 증상 유무 확인이나 위치정보의 수집**. 이 경우 위치정보의 수집은 제1호에 따라 격리된 사람으로 한정한다.
3. **감염 여부 검사**

③ 질병관리청장, 시 · 도지사 또는 시장 · 군수 · 구청장은 제2항에 따른 조사나 진찰 결과 감염병환자등으로 인정된 사람에 대해서는 해당 공무원과 동행하여 치료받게 하거나 입원시킬 수 있다.

④ 질병관리청장, 시 · 도지사 또는 시장 · 군수 · 구청장은 제1항 · 제2항에 따른 조사 · 진찰이나 제13조제2항에 따른 검사를 거부하는 사람(이하 이 조에서 "조사거부자"라 한다)에 대해서는 해당 공무원으로 하여금 감염병관리기관에 동행하여 필요한 조사나 진찰을 받게 하여야 한다.

⑤ 제1항부터 제4항까지에 따라 조사 · 진찰 · 격리 · 치료 또는 입원 조치를 하거나 동행하는 공무원은 그 권한을 증명하는 증표를 지니고 이를 관계인에게 보여주어야 한다.

⑥ 질병관리청장, 시 · 도지사 또는 시장 · 군수 · 구청장은 제2항부터 제4항까지 및 제7항에 따른 조사 · 진찰 · 격리 · 치료 또는 입원 조치를 위하여 필요한 경우에는 관할 경찰서장에게 협조를 요청할 수 있다. 이 경우 요청을 받은 관할 경찰서장은 정당한 사유가 없으면 이에 따라야 한다.

⑦ 질병관리청장, 시 · 도지사 또는 시장 · 군수 · 구청장은 조사거부자를 자가 또는 감염병관

리시설에 격리할 수 있으며, 제4항에 따른 조사 · 진찰 결과 감염병환자등으로 인정될 때에는 감염병관리시설에서 치료받게 하거나 입원시켜야 한다.

⑧ 질병관리청장, 시 · 도지사 또는 시장 · 군수 · 구청장은 감염병의심자 또는 조사거부자가 감염병환자등이 아닌 것으로 인정되면 제2항 또는 제7항에 따른 격리 조치를 즉시 해제하여야 한다.

⑨ 질병관리청장, 시 · 도지사 또는 시장 · 군수 · 구청장은 제7항에 따라 조사거부자를 치료 · 입원시킨 경우 그 사실을 조사거부자의 보호자에게 통지하여야 한다. 이 경우 통지의 방법 · 절차 등에 관하여 필요한 사항은 제43조를 준용한다.

⑩ 제8항에도 불구하고 정당한 사유 없이 격리 조치가 해제되지 아니하는 경우 감염병의심자 및 조사거부자는 구제청구를 할 수 있으며, 그 절차 및 방법 등에 대해서는 「인신보호법」을 준용한다. 이 경우 "감염병의심자 및 조사거부자"는 "피수용자"로, 격리 조치를 명한 "질병관리청장, 시 · 도지사 또는 시장 · 군수 · 구청장"은 "수용자"로 본다(다만, 「인신보호법」 제6조제1항제3호는 적용을 제외한다).

⑪ 제1항부터 제4항까지 및 제7항에 따라 조사 · 진찰 · 격리 · 치료를 하는 기관의 지정 기준, 제2항에 따른 감염병의심자에 대한 격리나 증상여부 확인 방법 등 필요한 사항은 대통령령으로 정한다.

⑫ 제2항제2호에 따라 수집된 위치정보의 저장 · 보호 · 이용 및 파기 등에 관한 사항은 「위치정보의 보호 및 이용 등에 관한 법률」을 따른다.

제43조(감염병환자등의 입원 통지)

① **질병관리청장, 시 · 도지사 또는 시장 · 군수 · 구청장**은 감염병환자등이 제41조에 따른 입원치료가 필요한 경우에는 그 사실을 입원치료 대상자와 그 보호자에게 통지하여야 한다.

② 제1항에 따른 통지의 방법 · 절차 등에 관하여 필요한 사항은 보건복지부령으로 정한다.

제43조의2(격리자에 대한 격리 통지)

① 질병관리청장, 시 · 도지사 또는 시장 · 군수 · 구청장은 제42조(강제처분)제2항 · 제3항 및 제7항, 제47조(감염병 유행에 대한 방역 조치)제3호 또는 제49조(감염병의 예방 조치)제1항제14호에 따른 입원 또는 격리 조치를 할 때에는 그 사실을 입원 또는 격리 대상자와 그 보호자에게 통지하여야 한다.

② 제1항에 따른 통지의 방법 · 절차 등에 관하여 필요한 사항은 보건복지부령으로 정한다.

제44조(수감 중인 환자의 관리)

교도소장은 수감자로서 감염병에 감염된 자에게 감염병의 전파를 차단하기 위한 조치와 적절한 의료를 제공하여야 한다.

제45조(업무 종사의 일시 제한) 16전남, 18강원, 19대전 · 인천

① 감염병환자등은 보건복지부령으로 정하는 바에 따라 **업무의 성질상 일반인과 접촉하는 일이 많은 직업에 종사할 수 없고**, 누구든지 감염병환자등을 그러한 직업에 **고용할 수 없다**.
→ 위반시 300만원 이하의 벌금

② 제19조에 따른 **성매개감염병에 관한 건강진단을 받아야 할 자**가 건강진단을 받지 아니한 때에는 같은 조에 따른 직업에 종사할 수 없으며 해당 영업을 영위하는 자는 건강진단을 받지 아니한 자를 그 영업에 종사하게 하여서는 아니 된다.
→ 위반시 200만원 이하의 벌금

시행규칙 **제33조(업무 종사의 일시 제한)** 16전남, 18강원, 19대전 · 인천, 22서울 · 대전

① 법 제45조제1항에 따라 일시적으로 업무 종사의 제한을 받는 감염병환자등은 다음 각 호의 감염병에 해당하는 감염병환자등으로 하고, 그 제한 기간은 **감염력이 소멸되는 날까지로** 한다.

1. **콜레라**
2. **장티푸스**
3. **파라티푸스**
4. **세균성이질**
5. **장출혈성대장균감염증**
6. **A형간염**

② 법 제45조제1항에 따라 업무 종사의 제한을 받는 업종은 다음 각 호와 같다.

1. 「식품위생법」 제2조제12호에 따른 **집단급식소**
2. 「식품위생법」 제36제1항제3호 따른 **식품접객업**

제46조(건강진단 및 예방접종 등의 조치) 16광주

질병관리청장, 시 · 도지사 또는 시장 · 군수 · 구청장은 보건복지부령으로 정하는 바에 따라 다음 각 호의 어느 하나에 해당하는 사람에게 건강진단을 받거나 감염병 예방에 필요한 예방접종을 받게 하는 등의 조치를 할 수 있다.

1. 감염병환자등의 **가족 또는 그 동거인**
2. **감염병 발생지역에 거주하는 사람 또는 그 지역에 출입하는 사람**으로서 감염병에 감염되었을 것으로 의심되는 사람
3. **감염병환자등과 접촉**하여 감염병에 감염되었을 것으로 의심되는 사람

시행규칙 **제34조(건강진단 등의 조치)**

법 제46조에 따라 질병관리청장, 시 · 도지사 또는 시장 · 군수 · 구청장이 건강진단을 받거나 감염병 예방에 필요한 예방접종을 받게 하는 등의 조치를 할 때에는 별지 제23호서식의 **건강진단(예방접종) 명령서**를 발급하여야 한다.

제47조(감염병 유행에 대한 방역 조치) 11경북, 16광주, 17충북, 18부산, 19부산, 20서울 · 인천, 21광주

질병관리청장, 시 · 도지사 또는 시장 · 군수 · 구청장은 감염병이 유행하면 감염병 전파를 막기 위하여 다음 각 호에 해당하는 모든 조치를 하거나 그에 필요한 일부 조치를 하여야 한다.

1. **감염병환자등이 있는 장소나 감염병병원체에 오염되었다고 인정되는 장소**에 대한 다음 각 목의 조치

가. **일시적 폐쇄**

나. **일반 공중의 출입금지**

다. 해당 장소 내 이동제한

라. 그 밖에 통행차단을 위하여 필요한 조치

2. **의료기관에 대한 업무 정지**
3. 감염병의심자를 적당한 장소에 일정한 기간 **입원 또는 격리시키는 것**
4. **감염병병원체에 오염되었거나 오염되었다고 의심되는 물건을 사용 · 접수 · 이동하거나 버리는 행위** 또는 **해당 물건의 세척을 금지하거나 태우거나 폐기처분하는 것**
5. **감염병병원체에 오염된 장소에 대한 소독이나 그 밖에 필요한 조치를 명하는 것**
6. 일정한 장소에서 세탁하는 것을 막거나 **오물을 일정한 장소에서 처리**하도록 명하는 것

제48조(오염장소 등의 소독 조치)

① 육군 · 해군 · 공군 소속 부대의 장, 국방부직할부대의 장 및 제12조제1항 각 호의 어느 하나에 해당하는 사람은 감염병환자등이 발생한 장소나 감염병병원체에 오염되었다고 의심되는 장소에 대하여 의사, 한의사 또는 관계 공무원의 지시에 따라 소독이나 그 밖에 필요한 조치를 하여야 한다.

② 제1항에 따른 소독 등의 조치에 관하여 필요한 사항은 보건복지부령으로 정한다.

제8장 | 예방 조치

제49조(감염병의 예방 조치) 15서울, 19경북, 20전남, 21서울 · 충북, 22경기

① **질병관리청장, 시 · 도지사 또는 시장 · 군수 · 구청장**은 감염병을 예방하기 위하여 다음 각 호에 해당하는 모든 조치를 하거나 그에 필요한 일부 조치를 하여야 하며 **보건복지부장관**은 감염병을 예방하기 위하여 **제2호, 제2호의2부터 제2호의4까지, 제12호 및 제12호의2에 해당하는 조치를 할 수 있다.** 21서울

1. **관할 지역에 대한 교통의 전부 또는 일부를 차단하는 것**
2. **흥행, 집회, 제례 또는 그 밖의 여러 사람의 집합을 제한하거나 금지하는 것**

2의2. **감염병 전파의 위험성이 있는 장소 또는 시설의 관리자 · 운영자 및 이용자** 등에 대하여 **출입자 명단 작성, 마스크 착용 등 방역지침의 준수**를 명하는 것 22경기

2의3. **버스 · 열차 · 선박 · 항공기** 등 감염병 전파가 우려되는 운송수단의 이용자에 대하여 **마스크 착용 등 방역지침의 준수**를 명하는 것

2의4. **감염병 전파가 우려**되어 **지역 및 기간을 정하여 마스크 착용 등 방역지침 준수를 명하는 것**

3. **건강진단, 시체 검안 또는 해부를 실시하는 것** 22경기
4. **감염병 전파의 위험성이 있는 음식물의 판매 · 수령을 금지**하거나 그 음식물의 폐기나 그 밖에 필요한 처분을 명하는 것
5. 인수공통감염병 예방을 위하여 살처분(殺處分)에 참여한 사람 또는 인수공통감염병에 드러난 사람 등에 대한 예방조치를 명하는 것
6. **감염병 전파의 매개가 되는 물건의 소지 · 이동을 제한 · 금지하거나 그 물건에 대하여 폐기, 소각 또는 그 밖에 필요한 처분을 명하는 것**
7. 선박 · 항공기 · 열차 등 운송 수단, 사업장 또는 그 밖에 여러 사람이 모이는 장소에 의사를 배치하거나 감염병 예방에 필요한 시설의 설치를 명하는 것
8. **공중위생에 관계있는 시설 또는 장소에 대한 소독이나 그 밖에 필요한 조치를 명하거나 상수도 · 하수도 · 우물 · 쓰레기장 · 화장실의 신설 · 개조 · 변경 · 폐지 또는 사용을 금지하는 것**
9. 쥐, 위생해충 또는 그 밖의 감염병 매개동물의 구제(驅除) 또는 구제시설의 설치를 명하는 것
10. **일정한 장소에서의 어로(漁撈) · 수영 또는 일정한 우물의 사용을 제한하거나 금지하는 것**
11. **감염병 매개의 중간 숙주가 되는 동물류의 포획 또는 생식을 금지하는 것**
12. 감염병 유행기간 중 **의료인 · 의료업자** 및 그 밖에 필요한 **의료관계요원을 동원하는 것**
12의2. **감염병 유행기간 중 의료기관 병상, 연수원 · 숙박시설 등 시설을 동원하는 것**
13. 감염병병원체에 오염되었거나 오염되었을 것으로 의심되는 시설 또는 장소에 대한 소독이나 그 밖에 필요한 조치를 명하는 것
14. **감염병의심자를 적당한 장소에 일정한 기간 입원 또는 격리시키는 것**

② **시 · 도지사 또는 시장 · 군수 · 구청장**은 제1항제8호 및 제10호에 따라 식수를 사용하지 못하게 하려면 그 **사용금지기간 동안 별도로 식수를 공급**하여야 하며, 제1항제1호 · 제2호 · 제6호 · 제8호 · 제10호 및 제11호에 따른 조치를 하려면 **그 사실을 주민에게 미리 알려야 한다.**

③ **시 · 도지사 또는 시장 · 군수 · 구청장**은 제1항제2호의2의 조치를 따르지 아니한 관리자 · 운영자에게 해당 장소나 시설의 폐쇄를 명하거나 3개월 이내의 기간을 정하여 운영의 중단을 명할 수 있다. 다만, 운영중단 명령을 받은 자가 그 운영중단기간 중에 운영을 계속한 경우에는 해당 장소나 시설의 폐쇄를 명하여야 한다.

④ 제3항에 따라 장소나 시설의 폐쇄 또는 운영 중단 명령을 받은 관리자 · 운영자는 정당한 사유가 없으면 이에 따라야 한다.

⑤ 시 · 도지사 또는 시장 · 군수 · 구청장은 제3항에 따른 폐쇄 명령에도 불구하고 관리자 · 운영자가 그 운영을 계속하는 경우에는 관계 공무원에게 해당 장소나 시설을 폐쇄하기 위한 다음 각 호의 조치를 하게 할 수 있다.

1. 해당 장소나 시설의 간판이나 그 밖의 표지판의 제거
2. 해당 장소나 시설이 제3항에 따라 폐쇄된 장소나 시설임을 알리는 게시물 등의 부착

⑥ 제3항에 따른 장소나 시설의 폐쇄를 명한 시 · 도지사 또는 시장 · 군수 · 구청장은 위기경보 또는 방역지침의 변경으로 장소 또는 시설 폐쇄의 필요성이 없어진 경우, 「재난 및 안전관리 기본법」 제11조의 지역위원회 심의를 거쳐 폐쇄 중단 여부를 결정할 수 있다.

⑦ 제3항에 따른 행정처분의 기준은 그 위반행위의 종류와 위반 정도 등을 고려하여 보건복지부령으로 정한다.

제49조의2(감염취약계층의 보호 조치)

① **보건복지부장관, 시 · 도지사 또는 시장 · 군수 · 구청장**은 **호흡기와 관련된 감염병**으로부터 저소득층과 사회복지시설을 이용하는 어린이, 노인, 장애인 및 기타 보건복지부령으로 정하는 대상(이하 "감염취약계층"이라 한다)을 보호하기 위하여 「재난 및 안전관리 기본법」 제38조제2항에 따른 **주의 이상**의 위기경보가 발령된 경우 감염취약계층에게 의료 · 방역 물품(「약사법」에 따른 의약외품으로 한정한다) 지급 등 필요한 조치를 취할 수 있다.

② **질병관리청장, 시 · 도지사 또는 시장 · 군수 · 구청장**은 「재난 및 안전관리 기본법」 제38조제2항에 따른 주의 이상의 위기경보가 발령된 경우 감염취약계층이 이용하는 「사회복지사업법」 제2조제4호의 사회복지시설에 대하여 소독이나 그 밖에 필요한 조치를 명할 수 있다.

③ 제1항에 따른 감염병의 종류, 감염취약계층의 범위 및 지급절차 등에 관하여 필요한 사항은 보건복지부령으로 정한다.

제49조의3(의료인, 환자 및 의료기관 보호를 위한 한시적 비대면 진료)

① 의료업에 종사하는 의료인(「의료법」 제2조에 따른 의료인 중 의사 · 치과의사 · 한의사만 해당한다. 이하 이 조에서 같다)은 감염병과 관련하여 「재난 및 안전관리 기본법」 제38조제2항에 따른 **심각 단계 이상**의 위기경보가 발령된 때에는 환자, 의료인 및 의료기관 등을 감염의 위험에서 보호하기 위하여 필요하다고 인정하는 경우 「의료법」 제33조제1항에도 불구하고 보건복지부장관이 정하는 범위에서 **유선 · 무선 · 화상통신, 컴퓨터 등 정보통신기술을 활용**하여 의료기관 **외부에 있는 환자에게 건강 또는 질병의 지속적 관찰, 진단, 상담 및 처방을 할 수 있다.**

② **보건복지부장관**은 위원회의 심의를 거쳐 제1항에 따른 **한시적 비대면 진료**의 지역, 기간 등 범위를 결정한다.

제50조(그 밖의 감염병 예방 조치)

① **육군 · 해군 · 공군 소속 부대의 장,국방부직할부대의 장 및 제12조제1항제2호에 해당하는 사람(학교, 병원 등 여러 사람이 모이는 장소의 관리인, 경영자 또는 대표자)**은 **감염병환자등이**

발생하였거나 발생할 우려가 있으면 소독이나 그 밖에 필요한 조치를 하여야 하고, **특별자치도지사 또는 시장 · 군수 · 구청장과 협의**하여 감염병 예방에 필요한 **추가 조치**를 하여야 한다.

② **교육부장관 또는 교육감**은 감염병 발생 등을 이유로 「학교보건법」 제2조제2호의 학교에 대하여 「초 · 중등교육법」 제64조에 따른 **휴업** 또는 **휴교**를 명령하거나 「유아교육법」 제31조에 따른 휴업 또는 휴원을 명령할 경우 **질병관리청장과 협의**하여야 한다.

제51조(소독 의무)

① **특별자치도지사 또는 시장 · 군수 · 구청장**은 감염병을 예방하기 위하여 청소나 소독을 실시하거나 쥐, 위생해충 등의 구제조치(이하 "소독"이라 한다)를 하여야 한다. 이 경우 소독은 **사람의 건강과 자연에 유해한 영향을 최소화**하여 안전하게 실시하여야 한다.

② 제1항에 따른 소독의 기준과 방법은 **보건복지부령**으로 정한다.

③ 공동주택, 숙박업소 등 여러 사람이 거주하거나 이용하는 시설 중 대통령령으로 정하는 시설을 관리 · 운영하는 자는 보건복지부령으로 정하는 바에 따라 감염병 예방에 필요한 소독을 하여야 한다.

■ 감염병의 예방 및 관리에 관한 법률 시행규칙 [별표 7] 〈개정 2021. 5. 24.〉

16서울 · 울산 · 경북, 18강원 · 울산, 20대구 · 광주, 21울산, 22전남완도 · 부산 · 대전

소독횟수 기준(제36조제4항 관련)

소독을 해야 하는 시설의 종류	소독횟수	
	4월부터 9월까지	10월부터 3월까지
1. **「공중위생관리법」에 따른 숙박업소(객실 수 20실 이상인 경우만 해당**한다), 「관광진흥법」에 따른 관광숙박업소 2. **「식품위생법 시행령」 제21조제8호(마목은 제외한다)에 따른 식품접객업 업소(이하 "식품접객업소"라 한다) 중 연면적 300제곱미터 이상의 업소** 3. 「여객자동차 운수사업법」에 따른 시내버스 · 농어촌버스 · 마을버스 · 시외버스 · 전세버스 · 장의자동차, 「항공법」에 따른 항공기와 공항시설, 「해운법」에 따른 여객선, 「항만법」에 따른 **연면적 300제곱미터 이상의 대합실**, 「철도사업법」 및 「도시철도법」에 따른 여객운송 철도차량과 역사(驛舍) 및 **역 시설** 4. 「유통산업발전법」에 따른 대형마트, 전문점, 백화점, 쇼핑센터, 복합쇼핑몰, 그 밖의 대규모 점포와 「전통시장 및 상점가 육성을 위한 특별법」에 따른 전통시장 5. 「의료법」 제3조제2항제3호에 따른 **병원급 의료기관**	**1회 이상/ 1개월**	**1회 이상/ 2개월**

소독을 해야 하는 시설의 종류	소독횟수	
	4월부터 9월까지	10월부터 3월까지
6. 「**식품위생법」 제2조제12호에 따른 집단급식소(한 번에 100명 이상에게 계속적으로 식사를 공급하는 경우만 해당**한다) 6의2. 「**식품위생법 시행령」 제21조제8호마목에 따른 위탁급식영업을 하는 식품접객업소 중 연면적 300제곱미터 이상의 업소** 7. 「건축법 시행령」 별표 1 제2호라목에 따른 **기숙사** 7의2. 「소방시설 설치 · 유지 및 안전관리에 관한 법률 시행령」 별표 2 제8호가목에 따른 **합숙소(50명 이상을 수용할 수 있는 경우만 해당**한다) 8. 「**공연법」에 따른 공연장(객석 수 300석 이상인 경우만 해당**한다) 9. 「**초 · 중등교육법」 제2조 및 「고등교육법」 제2조에 따른 학교** 10. 「학원의 설립 · 운영 및 과외교습에 관한 법률」에 따른 **연면적 1천제곱미터 이상의 학원** 11. 연면적 2천제곱미터 이상의 사무실용 건축물 및 복합용도의 건축물 12. 「**영유아보육법」에 따른 어린이집 및 「유아교육법」에 따른 유치원(50명 이상을 수용하는 어린이집 및 유치원만 해당**한다)	1회 이상/ 2개월	1회 이상/ 3개월
13. 「주택법」에 따른 **공동주택(300세대 이상인 경우만 해당**한다)	1회 이상/ 3개월	1회 이상/ 6개월

④ 제3항에 따라 소독을 하여야 하는 시설의 관리 · 운영자는 제52조제1항에 따라 소독업의 신고를 한 자에게 소독하게 하여야 한다. 다만, 「공동주택관리법」 제2조제1항제15호에 따른 주택관리업자가 제52조제1항에 따른 소독장비를 갖추었을 때에는 그가 관리하는 공동주택은 직접 소독할 수 있다.

시행규칙 제36조(방역기동반의 운영 및 소독의 기준 등) 20강원

① 법 제51조제1항에 따라 특별자치도지사 또는 시장 · 군수 · 구청장은 청소나 소독을 실시하거나 쥐, 위생해충 등의 구제조치(이하 "소독"이라 한다)를 실시하기 위하여 **관할 보건소마다 방역기동반을 편성 · 운영할 수 있다.**

② 법 제51조제1항 및 제4항 단서에 따른 소독의 기준은 별표 5와 같다.

③ 법 제51조제1항 및 제4항 단서에 따른 소독의 방법은 별표 6과 같다.

④ 법 제51조제3항에 따라 소독을 하여야 하는 시설을 관리 · 운영하는 자는 별표 7의 소독횟수 기준에 따라 소독을 하여야 한다.

제52조(소독업의 신고 등) 20제주

① 소독을 업으로 하려는 자(제51조제3항 단서에 따른 주택관리업자는 제외한다)는 보건복지부령으로 정하는 시설 · 장비 및 인력을 갖추어 **특별자치도지사 또는 시장 · 군수 · 구청장에게 신고**하여야 한다. 신고한 사항을 변경하려는 경우에도 또한 같다.

② 특별자치도지사 또는 시장 · 군수 · 구청장은 제1항에 따른 신고를 받은 경우 그 내용을

검토하여 이 법에 적합하면 신고를 수리하여야 한다.

③ 특별자치도지사 또는 시장 · 군수 · 구청장은 제1항에 따라 소독업의 신고를 한 자(이하 "소독업자"라 한다)가 다음 각 호의 어느 하나에 해당하면 소독업 신고가 취소된 것으로 본다.

1. 「부가가치세법」 제8조제8항에 따라 관할 세무서장에게 폐업 신고를 한 경우
2. 「부가가치세법」 제8조제9항에 따라 관할 세무서장이 사업자등록을 말소한 경우
3. 제53조제1항에 따른 휴업이나 폐업 신고를 하지 아니하고 소독업에 필요한 시설 등이 없어진 상태가 6개월 이상 계속된 경우

④ 특별자치도지사 또는 시장 · 군수 · 구청장은 제3항에 따른 소독업 신고가 취소된 것으로 보기 위하여 필요한 경우 관할 세무서장에게 소독업자의 폐업여부에 대한 정보 제공을 요청할 수 있다. 이 경우 요청을 받은 관할 세무서장은 「전자정부법」 제36조제1항에 따라 소독업자의 폐업여부에 대한 정보를 제공하여야 한다.

제53조(소독업의 휴업 등의 신고)

① 소독업자가 그 영업을 **30일 이상** 휴업하거나 폐업하려면 보건복지부령으로 정하는 바에 따라 **특별자치도지사 또는 시장 · 군수 · 구청장에게 신고**하여야 한다.

② 소독업자가 휴업한 후 재개업을 하려면 보건복지부령으로 정하는 바에 따라 특별자치도지사 또는 시장 · 군수 · 구청장에게 신고하여야 한다. 이 경우 특별자치도지사 또는 시장 · 군수 · 구청장은 그 내용을 검토하여 이 법에 적합하면 신고를 수리하여야 한다.

제54조(소독의 실시 등) 20대전

① 소독업자는 보건복지부령으로 정하는 기준과 방법에 따라 소독하여야 한다.

② **소독업자가 소독하였을 때**에는 **보건복지부령**으로 정하는 바에 따라 **그 소독에 관한 사항을 기록 · 보존(2년)하여야 한다**.

제55조(소독업자 등에 대한 교육)

① 소독업자(법인인 경우에는 그 대표자를 말한다. 이하 이 조에서 같다)는 소독에 관한 교육을 받아야 한다.

② 소독업자는 소독업무 종사자에게 소독에 관한 교육을 받게 하여야 한다.

③ 제1항 및 제2항에 따른 교육의 내용과 방법, 교육시간, 교육비 부담 등에 관하여 필요한 사항은 보건복지부령으로 정한다.

시행규칙 **제41조(소독업자 등에 대한 교육)**

① 법 제55조제1항에 따라 소독업자는 소독업의 신고를 한 날부터 **6개월 이내**에 별표 9의 교육과정에 따른 소독에 관한 교육을 받아야 한다. 다만, 신고를 한 날이 본문에 따른 교육을 받은 날(해당 교육이 종료된 날을 말한다)부터 3년이 지나지 아니한 경우에는 그러하지 아니하다.

② 법 제55조제2항에 따라 소독업자는 소독업무 종사자에게 소독업무에 종사한 날부터 6개월 이내에 별표 9의 교육과정에 따른 소독에 관한 교육을 받게 하여야 하고, 그 후에는 직전의 교육이 종료된 날부터 3년이 되는 날이 속하는 달의 말일까지 **1회 이상 보수교육**을 받게 해야 한다.

③ 제1항과 제2항에 따른 소독업자 등에 대한 교육은 **질병관리청장**이 지정하는 기관이 실시하며, 질병관리청장이 교육기관을 지정하는 경우에는 별지 제30호서식의 교육기관 지정서를 교육기관에 발급하여야 한다.

④ 제1항과 제2항에 따른 교육에 필요한 경비는 교육을 받는 자가 부담한다.

■ 감염병의 예방 및 관리에 관한 법률 시행규칙 [별표 9]

교육과정(제41조제1항 및 제2항 관련)

교육대상	교육내용	교육시간
소독업자 및 소독업무 종사자	「감염병의 예방 및 관리에 관한 법률」, 감염병관리정책, 공중보건, 환경위생, 소독장비 및 약품의 종류와 사용법, 소독대상, 미생물과 소독방법, 쥐·벌레 등의 생태와 이를 없애는 방법, 소독작업의 안전수칙 및 해독방법. 다만, 공중보건 및 환경위생은 소독업자에만 해당한다.	16시간
〈보수교육〉 소독업무 종사자	「감염병의 예방 및 관리에 관한 법률」, 감염병관리정책, 소독 장비 및 약품의 종류와 사용법, 소독 실무 및 안전관리	8시간

제56조(소독업무의 대행)

특별자치도지사 또는 시장·군수·구청장은 제47조제5호, 제48조제1항, 제49조제1항제8호·제9호·제13호, 제50조 및 제51조제1항·제3항에 따라 소독을 실시하여야 할 경우에는 그 소독업무를 소독업자가 대행하게 할 수 있다.

제57조(서류제출 및 검사 등)

① 특별자치도지사 또는 시장·군수·구청장은 소속 공무원으로 하여금 소독업자에게 소독의 실시에 관한 관계 서류의 제출을 요구하게 하거나 검사 또는 질문을 하게 할 수 있다.

② 제1항에 따라 서류제출을 요구하거나 검사 또는 질문을 하려는 소속 공무원은 그 권한을 표시하는 증표를 지니고 이를 관계인에게 보여주어야 한다.

제58조(시정명령)

특별자치도지사 또는 시장·군수·구청장은 소독업자가 다음 각 호의 어느 하나에 해당하면 1개월 이상의 기간을 정하여 그 위반 사항을 시정하도록 명하여야 한다.

1. 제52조제1항에 따른 시설·장비 및 인력 기준을 갖추지 못한 경우
2. 제55조제1항에 따른 교육을 받지 아니하거나 소독업무 종사자에게 같은 조 제2항에

따른 교육을 받게 하지 아니한 경우

제59조(영업정지 등) 16경북

① **특별자치도지사 또는 시장 · 군수 · 구청장**은 소독업자가 다음 각 호의 어느 하나에 해당하면 영업소의 **폐쇄**를 명하거나 **6개월** 이내의 기간을 정하여 **영업의 정지**를 명할 수 있다. 다만, **제5호에 해당하는 경우에는 영업소의 폐쇄를 명하여야 한다.** 16경북

1. 제52조제1항(보건복지부령으로 정하는 시설 · 장비 및 인력을 갖추어 특별자치도지사 또는 시장 · 군수 · 구청장에게 신고) 후단에 따른 변경 신고를 하지 아니하거나 제53조제1항 및 제2항에 따른 휴업, 폐업 또는 재개업 신고를 하지 아니한 경우
2. 제54조제1항에 따른 소독의 기준과 방법에 따르지 아니하고 소독을 실시하거나 같은 조 제2항(보건복지부령으로 정하는 바에 따라 그 소독에 관한 사항을 기록 · 보존)을 위반하여 소독실시 사항을 기록 · 보존하지 아니한 경우
3. 제57조(서류제출 및 검사)에 따른 관계 서류의 제출 요구에 따르지 아니하거나 소속 공무원의 검사 및 질문을 거부 · 방해 또는 기피한 경우
4. 제58조에 따른 시정명령에 따르지 아니한 경우
5. **영업정지기간 중에 소독업을 한 경우**

② 특별자치도지사 · 시장 · 군수 · 구청장은 제1항에 따른 영업소의 폐쇄명령을 받고도 계속하여 영업을 하거나 제52조제1항에 따른 신고를 하지 아니하고 소독업을 하는 경우에는 관계 공무원에게 해당 영업소를 폐쇄하기 위한 다음 각 호의 조치를 하게 할 수 있다.

1. 해당 영업소의 간판이나 그 밖의 영업표지 등의 제거 · 삭제
2. 해당 영업소가 적법한 영업소가 아님을 알리는 게시물 등의 부착

③ 제1항에 따른 행정처분의 기준은 그 위반행위의 종류와 위반 정도 등을 고려하여 보건복지부령으로 정한다.

제9장 | 방역관, 역학조사관, 검역위원 및 예방위원 등

제60조(방역관) 16서울, 17강원 · 인천, 21부산

① **질병관리청장 및 시 · 도지사**는 감염병 예방 및 방역에 관한 업무를 담당하는 방역관을 소속 공무원 중에서 임명한다. 다만, 감염병 예방 및 방역에 관한 업무를 처리하기 위하여 **필요한 경우**에는 **시장 · 군수 · 구청장**이 **방역관을 소속 공무원 중에서 임명**할 수 있다. 21부산

② 방역관은 제4조제2항제1호부터 제7호까지의 업무(국가 및 지방자치단체의 책무 관련 사업)를 담당한다. 다만, 질병관리청 소속 방역관은 같은 항 제8호(감염병 예방을 위한 전문인력의 양성)의 업무도 담당한다.

제4조(국가 및 지방자치단체의 책무)

② 국가 및 지방자치단체는 감염병의 예방 및 관리를 위하여 다음 각 호의 사업을 수행하여야 한다.

1. 감염병의 예방 및 방역대책
2. 감염병환자등의 진료 및 보호
3. 감염병 예방을 위한 예방접종계획의 수립 및 시행
4. 감염병에 관한 교육 및 홍보
5. 감염병에 관한 정보의 수집 · 분석 및 제공
6. 감염병에 관한 조사 · 연구
7. 감염병병원체(감염병병원체 확인을 위한 혈액, 체액 및 조직 등 검체를 포함한다) 수집 · 검사 · 보존 · 관리 및 약제내성 감시(藥劑耐性 監視)
8. 감염병 예방 및 관리 등을 위한 전문인력의 양성

③ 방역관은 감염병의 국내 유입 또는 유행이 예견되어 긴급한 대처가 필요한 경우 제4조제2항제1호 및 제2호에 따른 업무를 수행하기 위하여 **통행의 제한 및 주민의 대피, 감염병의 매개가 되는 음식물 · 물건 등의 폐기 · 소각, 의료인 등 감염병 관리인력에 대한 임무부여 및 방역물자의 배치** 등 감염병 발생지역의 현장에 대한 조치권한을 가진다. 16서울, 17강원 · 인천

④ 감염병 발생지역을 관할하는 「국가경찰과 자치경찰의 조직 및 운영에 관한 법률」 제12조 및 제13조에 따른 경찰관서 및 「소방기본법」 제3조에 따른 소방관서의 장, 「지역보건법」 제10조에 따른 보건소의 장 등 관계 공무원 및 그 지역 내의 법인 · 단체 · 개인은 정당한 사유가 없으면 제3항에 따른 방역관의 조치에 협조하여야 한다.

⑤ 제1항부터 제4항까지 규정한 사항 외에 방역관의 자격 · 직무 · 조치권한의 범위 등에 관하여 필요한 사항은 대통령령으로 정한다.

시행령 제25조(방역관의 자격 및 직무 등) 16서울, 17강원 · 인천

① 법 제60조제1항에 따른 방역관은 **감염병 관련 분야의 경험이 풍부한 4급 이상 공무원 중에서 임명**한다. 다만, **시 · 군 · 구 소속 방역관은 감염병 관련 분야의 경험이 풍부한 5급 이상 공무원 중에서 임명**할 수 있다. 16서울

② 법 제60조제3항에 따른 **조치권한 외에 방역관이 가지는 감염병 발생지역의 현장에 대한 조치권한**은 다음 각 호와 같다. 17강원 · 인천

1. 감염병의심자를 적당한 장소에 일정한 기간 입원조치 또는 격리조치
2. 감염병병원체에 오염된 장소 또는 건물에 대한 소독이나 그 밖에 필요한 조치
3. 일정한 장소에서 세탁하는 것을 막거나 오물을 일정한 장소에서 처리하도록 명하는 조치
4. 인수공통감염병 예방을 위하여 살처분에 참여한 사람 또는 인수공통감염병에 노출된 사람 등에 대한 예방조치

③ 삭제

제60조의2(역학조사관) 16부산, 20인천, 21경북 · 전북 · 부산

① 감염병 역학조사에 관한 사무를 처리하기 위하여 **질병관리청 소속 공무원으로 100명 이상, 시 · 도 소속 공무원으로 각각 2명 이상의 역학조사관을 두어야 한다.** 이 경우 시 · 도 역학조사관 중 1명 이상은 「의료법」 제2조제1항에 따른 의료인 중 의사로 임명하여야 한다. 16부산, 21부산

② 시장 · 군수 · 구청장은 역학조사에 관한 사무를 처리하기 위하여 필요한 경우 소속 공무원으로 역학조사관을 둘 수 있다. 다만, 인구수 등을 고려하여 **보건복지부령**으로 정하는 기준을 충족하는 시 · 군 · 구의 장은 소속 공무원으로 1명 이상의 역학조사관을 두어야 한다.

③ **역학조사관**은 다음 각 호의 어느 하나에 해당하는 사람으로서 제18조의3에 따른 역학조사 **교육 · 훈련 과정을 이수한 사람 중**에서 **임명**한다. 22충북

1. 방역, 역학조사 또는 예방접종 업무를 담당하는 **공무원**
2. 「의료법」 제2조제1항에 따른 **의료인**
3. 그 밖에 「약사법」 제2조제2호에 따른 **약사**, 「수의사법」 제2조제1호에 따른 **수의사** 등 **감염병 · 역학 관련 분야의 전문가**

④ **역학조사관**은 **감염병의 확산이 예견되는 긴급한 상황**으로서 **즉시 조치**를 취하지 아니하면 감염병이 확산되어 **공중위생에 심각한 위해**를 가할 것으로 우려되는 경우 일시적으로 **제47조제1호 각 목의 조치(장소의 폐쇄나 출입금지, 이동제한등)**를 할 수 있다. 20인천, 21전북

> **제47조(감염병 유행에 대한 방역 조치)**
>
> 1. 감염병환자등이 있는 장소나 감염병병원체에 오염되었다고 인정되는 장소에 대한 다음 각 목의 조치
>   가. 일시적 폐쇄
>   나. 일반 공중의 출입금지
>   다. 해당 장소 내 이동제한
>   라. 그 밖에 통행차단을 위하여 필요한 조치

⑤ 「국가경찰과 자치경찰의 조직 및 운영에 관한 법률」 제12조 및 제13조에 따른 경찰관서 및 「소방기본법」 제3조에 따른 소방관서의 장, 「지역보건법」 제10조에 따른 보건소의 장 등 관계 공무원은 정당한 사유가 없으면 제4항에 따른 역학조사관의 조치에 협조하여야 한다.

⑥ **역학조사관**은 제4항에 따른 조치를 한 경우 즉시 **질병관리청장, 시 · 도지사 또는 시장 · 군수 · 구청장**에게 보고하여야 한다.

⑦ **질병관리청장, 시 · 도지사 또는 시장 · 군수 · 구청장**은 제3항에 따라 임명된 역학조사관에게 **예산의 범위에서 직무 수행에 필요한 비용 등을 지원**할 수 있다. 21전북

⑧ 제1항부터 제7항까지 규정한 사항 외에 역학조사관의 자격 · 직무 · 권한 · 비용지원 등에

관하여 필요한 사항은 **대통령령**으로 정한다.

시행령 제26조(역학조사관의 자격 및 직무 등)

① 삭제

② 역학조사관은 다음 각 호의 업무를 담당한다.

1. 역학조사 계획 수립
2. 역학조사 수행 및 결과 분석
3. 역학조사 실시 기준 및 방법의 개발
4. 역학조사 기술지도
5. 역학조사 교육훈련
6. 감염병에 대한 역학적인 연구

③ 삭제

④ 질병관리청장, 시 · 도지사 및 시장 · 군수 · 구청장은 역학조사관에게 예산의 범위에서 연구비와 여비를 지급할 수 있다.

제60조의3(한시적 종사명령)

① 질병관리청장 또는 시 · 도지사는 감염병의 유입 또는 유행이 우려되거나 이미 발생한 경우 기간을 정하여 「의료법」 제2조제1항의 의료인에게 제36조 및 제37조에 따라 감염병관리기관으로 지정된 의료기관 또는 제8조의2에 따라 설립되거나 지정된 감염병전문병원 또는 감염병연구병원에서 방역업무에 종사하도록 명할 수 있다.

시행령 제26조의2(의료인에 대한 방역업무 종사명령)

① 질병관리청장 또는 시 · 도지사는 법 제60조의3제1항에 따라 방역업무 종사명령을 하는 경우에는 방역업무 종사명령서를 발급하여야 한다. 이 경우 해당 명령서에는 방역업무 종사기관, 종사기간 및 종사업무 등이 포함되어야 한다.

② 법 제60조의3제1항에 따른 **방역업무 종사기간은 30일 이내**로 한다. 다만, 본인이 사전에 서면으로 동의하는 경우에는 그 기간을 달리 정할 수 있다.

③ 질병관리청장 또는 시 · 도지사는 제2항에 따른 방역업무 종사기간을 연장하는 경우에는 해당 종사기간이 만료되기 전에 본인의 동의를 받아야 한다. 이 경우 그 연장기간은 **30일을 초과할 수 없되, 본인이 동의하는 경우에는 그 연장기간을 달리 정할 수 있다.**

④ 질병관리청장 또는 시 · 도지사는 제3항에 따라 방역업무 종사기간을 연장하는 경우에는 방역업무 종사명령서를 새로 발급하여야 한다.

② **질병관리청장, 시 · 도지사 또는 시장 · 군수 · 구청장**은 감염병이 유입되거나 유행하는 긴급한 경우 제60조의2제3항제2호(의료인) 또는 제3호(약사, 수의사 등 감염병 · 역학 관련 분야의 전문가)에 해당하는 자를 기간을 정하여 방역관으로 임명하여 방역업무를 수행하게 할 수 있다.

③ 질병관리청장, 시 · 도지사 또는 시장 · 군수 · 구청장은 감염병의 유입 또는 유행으로 역학조사인력이 부족한 경우 제60조의2제3항제2호 또는 제3호에 해당하는 자를 기간을 정하여 역학조사관으로 임명하여 역학조사에 관한 직무를 수행하게 할 수 있다.

시행령 **제26조의3(방역관 등의 임명)**

① **질병관리청장, 시 · 도지사 또는 시장 · 군수 · 구청장**은 법 제60조의3제2항에 따라 방역관을 임명하는 경우에는 임명장을 발급해야 한다. 이 경우 해당 임명장에는 직무수행기간이 포함되어야 한다.

② 질병관리청장, 시 · 도지사 또는 시장 · 군수 · 구청장은 법 제60조의3제3항에 따라 역학조사관을 임명하는 때에는 임명장을 발급해야 한다. 이 경우 해당 임명장에는 직무수행기간이 포함되어야 한다.

③ 방역관 또는 역학조사관의 직무수행기간, 직무수행기간 연장 및 직무수행기간 연장에 따른 임명장의 발급 등에 관하여는 제26조의2제2항부터 제4항까지의 규정을 준용한다.

④ 제2항 또는 제3항에 따라 질병관리청장, 시 · 도지사 또는 시장 · 군수 · 구청장이 임명한 방역관 또는 역학조사관은 「국가공무원법」 제26조의5에 따른 **임기제공무원**으로 임용된 것으로 본다.

⑤ 제1항에 따른 종사명령 및 제2항 · 제3항에 따른 임명의 기간 · 절차 등 필요한 사항은 **대통령령**으로 정한다.

제61조(검역위원) 11경북, 14경북, 17경북 · 부산, 18대구, 19강원, 20충북, 21경북 · 부산

① **시 · 도지사**는 **감염병을 예방하기 위하여** 필요하면 **검역위원**을 두고 **검역에 관한 사무를 담당하게 하며, 특별히 필요하면 운송수단 등을 검역하게 할 수 있다.** 21부산

② 검역위원은 제1항에 따른 사무나 **검역을 수행하기 위하여 운송수단 등에 무상으로 승선하거나 승차할 수 있다.**

③ 제1항에 따른 검역위원의 임명 및 직무 등에 관하여 필요한 사항은 보건복지부령으로 정한다.

시행규칙 **제43조(검역위원의 임명 및 직무)** 14경북, 17부산, 18대구, 20충북

① 법 제61조제1항에 따라 시 · 도지사는 보건 · 위생 분야에 종사하는 소속 공무원 중에서 검역위원을 임명할 수 있다.

② **검역위원의 직무**는 다음 각 호와 같다.

1. **역학조사에 관한 사항**
2. 감염병병원체에 오염된 장소의 소독에 관한 사항
3. **감염병환자등의 추적, 입원치료 및 감시에 관한 사항**
4. 감염병병원체에 오염되거나 오염이 의심되는 물건 및 장소에 대한 수거, 파기, 매몰 또는 폐쇄에 관한 사항
5. 검역의 공고에 관한 사항

제62조(예방위원) 11경북, 14경북, 15경북, 17부산, 18대구, 20대전 · 충북, 21경북 · 부산

① **특별자치도지사 또는 시장 · 군수 · 구청장**은 감염병이 유행하거나 유행할 우려가 있으면 특별자치도 또는 시 · 군 · 구(자치구를 말한다. 이하 같다)에 감염병 예방 사무를 담당하는 **예방위원**을 둘 수 있다. 21부산

② 제1항에 따른 **예방위원은 무보수**로 한다. **다만, 특별자치도 또는 시 · 군 · 구의 인구 2만명

당 1명의 비율로 유급위원을 둘 수 있다. 15경북

③ 제1항에 따른 예방위원의 임명 및 직무 등에 관하여 필요한 사항은 보건복지부령으로 정한다.

시행규칙 **제44조(예방위원의 임명 및 직무)** 14경북, 17부산, 18대구, 20충북

① 법 제62조제1항에 따라 특별자치도지사 또는 시장 · 군수 · 구청장은 다음 각 호의 어느 하나에 해당하는 사람 중에서 예방위원을 임명 또는 위촉할 수 있다.

1. **의사, 한의사, 수의사, 약사 또는 간호사** 17부산
2. 「고등교육법」 제2조에 따른 학교에서 공중보건 분야 학과를 졸업한 사람
3. 공중보건 분야에 근무하고 있는 소속 공무원
4. 그 밖에 공중보건 분야에 관한 학식과 경험이 풍부하다고 인정하는 사람

② **예방위원의 직무**는 다음 각 호와 같다. 18대구

1. **역학조사에 관한 사항**
2. **감염병 발생의 정보 수집 및 판단에 관한 사항**
3. **위생교육에 관한 사항** 20충북
4. 감염병환자등의 관리 및 치료에 관한 기술자문에 관한 사항
5. 그 밖에 감염병 예방을 위하여 필요한 사항

제63조(한국건강관리협회)

① 제2조제6호에 따른 **기생충감염병에 관한 조사 · 연구** 등 예방사업을 수행하기 위하여 **한국건강관리협회**(이하 "협회"라 한다)를 둔다.

② 협회는 법인으로 한다.

③ 협회에 관하여는 이 법에서 정한 사항 외에는 「민법」 중 사단법인에 관한 규정을 준용한다.

제10장 | 경비

제64조(특별자치도 · 시 · 군 · 구가 부담할 경비) 11경북 · 서울, 16대구, 17부산, 19서울 · 전남, 20서울

다음 각 호의 경비는 특별자치도와 시 · 군 · 구가 부담한다.

1. 제4조제2항제13호에 따른 **한센병의 예방 및 진료 업무를 수행하는 법인 또는 단체에 대한 지원 경비의 일부** 19서울
2. 제24조제1항(보건소를 통한 필수예방접종) 및 제25조제1항(보건소를 통한 임시예방접종)에 따른 **예방접종에 드는 경비** 11경북 · 서울, 17부산, 20서울
3. 제24조제2항(의료기관 위탁을 통한 필수예방접종) 및 제25조제2항(의료기관 위탁을 통한 임시예방접종)에 따라 의료기관이 **예방접종을 하는 데 드는 경비의 전부 또는 일부** 19전남
4. 제36조에 따라 **특별자치도지사 또는 시장 · 군수 · 구청장**이 지정한 **감염병관리기관의 감염병관리시설의 설치 · 운영에 드는 경비**

5. 제37조에 따라 **특별자치도지사 또는 시장 · 군수 · 구청장**이 설치한 **격리소 · 요양소 또는 진료소 및 같은 조에 따라 지정된 감염병관리기관의 감염병관리시설 설치 · 운영에 드는 경비**
6. 제47조(감염병 유행에 대한 방역조치)제1호 및 제3호에 따른 교통 차단 또는 입원으로 인하여 생업이 어려운 사람에 대한 「국민기초생활 보장법」 제2조제6호에 따른 최저보장수준 지원
7. 제47조, 제48조(오염장소 등에 대한 소독조치), 제49조(감염병 예방 조치)제1항제8호 · 제9호 · 제13호 및 제51조제1항에 따라 **특별자치도 · 시 · 군 · 구에서 실시하는 소독이나 그 밖의 조치에 드는 경비**
8. 제49조(감염병 예방 조치)제1항제7호 및 제12호에 따라 **특별자치도지사 또는 시장 · 군수 · 구청장이 의사를 배치하거나 의료인 · 의료업자 · 의료관계요원 등을 동원하는 데 드는 수당 · 치료비 또는 조제료**

8의2. 제49조(감염병 예방 조치)제1항제12호의2에 따라 특별자치도지사 또는 시장 · 군수 · 구청장이 동원한 의료기관 병상, 연수원 · 숙박시설 등 시설의 운영비 등 경비

9. 제49조제2항(별도의 식수공급)에 따른 **식수 공급에 드는 경비** 19전남
10. 제62조에 따른 **예방위원의 배치에 드는 경비** 16대구, 17부산, 19전남

10의2. 제70조의6(심리지원)제1항에 따라 특별자치도지사 또는 시장 · 군수 · 구청장이 실시하는 심리지원에 드는 경비

10의3. 제70조의6(심리지원)제2항에 따라 특별자치도지사 또는 시장 · 군수 · 구청장이 위탁하여 관계 전문기관이 심리지원을 실시하는 데 드는 경비

11. 그 밖에 이 법에 따라 특별자치도 · 시 · 군 · 구가 실시하는 감염병 예방 사무에 필요한 경비

제65조(시 · 도가 부담할 경비) 11서울, 16대구, 17부산, 19서울 · 전북 · 전남, 20서울, 22부산

다음 각 호의 경비는 시 · 도가 부담한다.

1. 제4조제2항제13호에 따른 **한센병의 예방 및 진료 업무를 수행하는 법인 또는 단체에 대한 지원 경비의 일부** 19서울 · 전북
2. 제36조에 따라 **시 · 도지사가 지정한 감염병관리기관의 감염병관리시설의 설치 · 운영에 드는 경비**
3. 제37조에 따른 **시 · 도지사가 설치한 격리소 · 요양소 또는 진료소 및 같은 조에 따라 지정된 감염병관리기관의감염병관리시설 설치 · 운영에 드는 경비**

3의2. 제39조의3(접촉자 격리시설 지정)에 따라 시 · 도지사가 지정한 감염병의심자 격리시설의 설치 · 운영에 드는 경비

4. 제41조(감염병환자등의 관리) 및 제42조(감염병에 관한 강제처분)에 따라 **내국인 감염병환자등의 입원치료, 조사, 진찰 등에 드는 경비** 16대구, 19전북, 20서울

5. 제46조(감염병환자등의 가족 또는 동거인, 접촉자 등에 대한 건강진단 및 예방접종 등의 조치)에 따른 **건강진단, 예방접종 등에 드는 경비** 11서울, 19서울,
6. 제49조제1항제1호에 따른 교통 차단으로 생업이 어려운 자에 대한 「국민기초생활 보장법」 제2조제6호에 따른 최저보장수준 지원

6의2. 제49조제1항제12호에 따라 **시 · 도지사**가 의료인 · 의료업자 · 의료관계요원 등을 동원하는 데 드는 수당 · 치료비 또는 조제료

6의3. 제49조제1항제12호의2에 따라 시 · 도지사가 동원한 의료기관 병상, 연수원 · 숙박시설 등 시설의 운영비 등 경비

7. 제49조제2항에 따른 **식수 공급에 드는 경비** 19전남, 20서울

7의2. 제60조의3(한시적 종사명령)제1항 및 제3항에 따라 시 · 도지사가 의료인 등을 방역업무에 종사하게 하는 데 드는 수당 등 경비

8. 제61조에 따른 **검역위원의 배치에 드는 경비** 16대구, 17부산, 19전남

8의2. 제70조의6제1항에 따라 시 · 도지사가 실시하는 심리지원에 드는 경비

8의3. 제70조의6제2항에 따라 시 · 도지사가 위탁하여 관계 전문기관이 심리지원을 실시하는 데 드는 경비

9. 그 밖에 이 법에 따라 시 · 도가 실시하는 감염병 예방 사무에 필요한 경비

제66조(시 · 도가 보조할 경비) 11경북

시 · 도(특별자치도는 제외한다)는 제64조에 따라 시 · 군 · 구가 부담할 경비에 관하여 대통령령으로 정하는 바에 따라 보조하여야 한다.

> **시행령 제27조(시 · 도의 보조 비율)** 11경북, 22광주
>
> 법 제66조에 따른 시 · 도(특별자치도는 제외한다)의 경비 보조액은 **시 · 군 · 구가 부담하는 금액의 3분의 2로 한다.**

제67조(국고 부담 경비) 11서울, 16대구, 17부산 · 전북, 19서울 · 전북, 20서울 · 인천, 22충남

다음 각 호의 경비는 국가가 부담한다.

1. 제4조제2항제2호에 따른 **감염병환자등의 진료 및 보호에 드는 경비**
2. 제4조제2항제4호에 따른 **감염병 교육 및 홍보를 위한 경비** 11서울, 16대구
3. 제4조제2항제8호에 따른 **감염병 예방을 위한 전문인력의 양성에 드는 경비** 19서울
4. 제16조제4항(표본감시기관 경비 지원)에 따른 **표본감시활동에 드는 경비** 17부산, 20서울

4의2. 제18조의3(역학조사인력의 양성)에 따른 교육 · 훈련에 드는 경비

5. 제20조(해부명령)에 따른 해부에 필요한 **시체의 운송과 해부 후 처리에 드는 경비**

5의2. 제20조의2(감염병환자등으로 사망한 시신의 장사방법 등)에 따라 시신의 장사를 치르는 데 드는 경비

6. 제33조(예방접종약품의 계획 생산)에 따른 **예방접종약품의 생산 및 연구 등에 드는 경비**

6의2. 제33조의2제1항에 따른 필수예방접종약품등의 비축에 드는 경비

6의3. 제36조제1항에 따라 보건복지부장관 또는 질병관리청장이 지정한 감염병관리기관의 감염병관리시설의 설치 · 운영에 드는 경비

7. 제37조에 따라 **보건복지부장관 및 질병관리청장이 설치**한 격리소 · 요양소 또는 진료소 및 같은 조에 따라 지정된 감염병관리기관의 감염병관리시설 설치 · 운영에 드는 경비

7의2. 제39조의3(감염병의심자 격리시설 지정)에 따라 질병관리청장이 지정한 감염병의심자 격리시설의 설치 · 운영에 드는 경비

8. 제40조(생물테러감염병 등에 대비한 의약품 및 장비의 비축)제1항에 따라 위원회의 심의를 거친 품목의 비축 또는 장기구매를 위한 계약에 드는 경비

9. 삭제

9의2. 제49조(감염병의 예방조치)제1항제12호에 따라 **국가가 의료인 · 의료업자 · 의료관계요원 등을 동원하는 데 드는 수당 · 치료비 또는 조제료**

9의3. 제49조제1항제12호의2에 따라 **국가가 동원**한 의료기관 병상, 연수원 · 숙박시설 등 시설의 운영비 등 경비

9의4. 제60조의3제1항부터 제3항까지에 따라 **국가**가 의료인 등을 방역업무에 종사하게 하는 데 드는 수당 등 경비

9의5. 제70조의6제1항에 따라 **국가**가 실시하는 심리지원에 드는 경비

9의6. 제70조의6제2항에 따라 **국가**가 위탁하여 관계 전문기관이 심리지원을 실시하는 데 드는 경비

10. 제71조(예방접종 등에 따른 피해의 국가보상)에 따른 **예방접종 등으로 인한 피해보상을 위한 경비** 11서울, 17전북

제68조(국가가 보조할 경비) 11경북

국가는 다음 각 호의 경비를 보조하여야 한다.

1. 제4조제2항제13호에 따른 **한센병의 예방 및 진료 업무를 수행하는 법인 또는 단체에 대한 지원 경비의 일부**
2. 제65조 및 제66조에 따라 **시 · 도가 부담할 경비의 2분의 1 이상** 11경북

제69조(본인으로부터 징수할 수 있는 경비) 19서울

특별자치도지사 또는 시장 · 군수 · 구청장은 보건복지부령으로 정하는 바에 따라 제41조 및 제42조에 따른 입원치료비 외에 본인의 지병이나 본인에게 새로 발병한 질환 등으로 입원, 진찰, 검사 및 치료 등에 드는 경비를 본인이나 그 보호자로부터 징수할 수 있다.

시행규칙 **제45조(본인으로부터 징수할 수 있는 경비)** 19서울

법 제69조에 따라 본인이나 그 보호자로부터 징수할 수 있는 경비는 다음 각 호와 같다.

1. 진찰비, 치료비, 검사료

2. 수술비
3. 입원료
4. 그 밖에 진료에 든 경비

제70조(손실보상)

① **보건복지부장관, 시·도지사 및 시장·군수·구청장**은 다음 각 호의 어느 하나에 해당하는 손실을 입은 자에게 제70조의2의 손실보상심의위원회의 심의·의결에 따라 그 손실을 보상하여야 한다.

1. 제36조 및 제37조에 따른 감염병관리기관의 지정 또는 격리소 등의 설치·운영으로 발생한 손실

1의2. 제39조의3(감염병의심자 격리시설 지정)에 따른 감염병의심자 격리시설의 설치·운영으로 발생한 손실

2. 이 법에 따른 조치에 따라 감염병환자, 감염병의사환자 등을 진료한 의료기관의 손실
3. 이 법에 따른 의료기관의 폐쇄 또는 업무 정지 등으로 의료기관에 발생한 손실
4. 제47조(감염병 유행에 대한 방역조치)제1호, 제4호 및 제5호, 제48조(오염장소 등의 소독 조치)제1항, 제49조(감염병의 예방 조치)제1항제4호, 제6호부터 제10호까지, 제12호 및 제13호에 따른 조치로 인하여 발생한 손실
5. 감염병환자등이 발생·경유하거나 질병관리청장, 시·도지사 또는 시장·군수·구청장이 그 사실을 공개하여 발생한 「국민건강보험법」 제42조에 따른 요양기관의 손실로서 제1호부터 제4호까지의 손실에 준하고, 제70조의2에 따른 손실보상심의위원회가 심의·의결하는 손실

시행령 제28조(손실보상의 대상 및 범위 등)

① 법 제70조제1항에 따른 손실보상의 대상 및 범위는 별표 2의2와 같다.
② 법 제70조의2제1항에 따른 손실보상심의위원회(이하 "심의위원회"라 한다)는 법 제70조제1항에 따라 손실보상액을 산정하기 위하여 필요한 경우에는 관계 분야의 전문기관이나 전문가로 하여금 손실 항목에 대한 감정, 평가 또는 조사 등을 하게 할 수 있다.
③ 심의위원회는 법 제70조제1항제1호부터 제3호까지의 손실에 대하여 보상금을 산정하는 경우에는 해당 의료기관의 연평균수입 및 영업이익 등을 고려하여야 한다.

② 제1항에 따른 손실보상금을 받으려는 자는 보건복지부령으로 정하는 바에 따라 손실보상청구서에 관련 서류를 첨부하여 **보건복지부장관, 시·도지사 또는 시장·군수·구청장에게 청구**하여야 한다.

③ 제1항에 따른 보상액을 산정함에 있어 손실을 입은 자가 이 법 또는 관련 법령에 따른 조치의무를 위반하여 그 손실을 발생시켰거나 확대시킨 경우에는 보상금을 지급하지 아니하거나 보상금을 감액하여 지급할 수 있다.

시행령 제28조의2(손실보상금의 지급제외 및 감액기준)

① 법 제70조제3항에 따라 법 또는 관련 법령에 따른 조치의무를 위반하여 손실보상금을 지급하지 않거나 손실보상금을 감액하여 지급할 수 있는 위반행위의 종류는 다음 각 호와 같다.

1. 법 제11조에 따른 보고·신고를 게을리하거나 방해한 경우 또는 거짓으로 보고·신고한 경우
2. 법 제12조에 따른 신고의무를 게을리하거나 같은 조 제1항 각 호에 따른 신고의무자의 신고를 방해한 경우
3. 법 제18조제3항에 따른 역학조사 시 금지행위를 한 경우
4. 법 제36조제3항 또는 제37조제2항에 따른 감염병관리시설을 설치하지 않은 경우
5. 법 제60조제4항에 따른 협조의무를 위반한 경우
6. 「의료법」 제59조제1항에 따른 지도와 명령을 위반한 경우
7. 그 밖에 법령상의 조치의무로서 보건복지부장관이 특히 중요하다고 인정하여 고시하는 조치의무를 위반한 경우

② 법 제70조제3항에 따라 손실보상금을 지급하지 아니하거나 감액을 하는 경우에는 제1항 각 호의 위반행위가 그 손실의 발생 또는 확대에 직접적으로 관련되는지 여부와 중대한 원인인지의 여부를 기준으로 한다.

③ 심의위원회는 제2항에 따라 제1항 각 호의 위반행위와 손실 발생 또는 손실 확대와의 인과관계를 인정하는 경우에는 해당 위반행위의 동기, 경위, 성격 및 유형 등을 종합적으로 고려하여야 한다.

④ 제2항 및 제3항에 따른 손실보상금 지급제외 및 감액기준 등에 필요한 세부사항은 보건복지부장관이 정하여 고시한다.

④ 제1항에 따른 보상의 대상·범위와 보상액의 산정, 제3항에 따른 지급 제외 및 감액의 기준 등에 관하여 필요한 사항은 **대통령령**으로 정한다.

제70조의2(손실보상심의위원회) 18부산

① 제70조에 따른 손실보상에 관한 사항을 심의·의결하기 위하여 **보건복지부 및 시·도에 손실보상심의위원회**(이하 "심의위원회"라 한다)를 둔다.

② 위원회는 **위원장 2인을 포함한 20인 이내의 위원**으로 구성하되, 보건복지부에 설치된 심의위원회의 위원장은 보건복지부차관과 민간위원이 공동으로 되며, 시·도에 설치된 심의위원회의 위원장은 부시장 또는 부지사와 민간위원이 공동으로 된다.

③ 심의위원회 위원은 관련 분야에 대한 학식과 경험이 풍부한 사람과 관계 공무원 중에서 **대통령령**으로 정하는 바에 따라 보건복지부장관 또는 시·도지사가 임명하거나 위촉한다.

④ 심의위원회는 제1항에 따른 심의·의결을 위하여 필요한 경우 **관계자에게 출석 또는 자료의 제출 등을 요구할 수 있다**.

⑤ 그 밖의 심의위원회의 구성과 운영 등에 관하여 필요한 사항은 **대통령령**으로 정한다.

시행령 제28조의3(손실보상심의위원회의 구성 및 운영)

① 보건복지부에 두는 심의위원회의 위원은 보건복지부장관이 성별을 고려하여 다음 각 호의 사람 중에서 임명하거나 위촉한다.

1. 「의료법」에 따라 설립된 의료인 단체 및 의료기관 단체와 「약사법」에 따라 설립된 대한약사회 및 대한한약사회에서 추천하는 사람
2. 「비영리민간단체 지원법」에 따른 비영리민간단체로서 보건의료분야와 밀접한 관련이 있다고 보건복지부장관이 인정하는 단체에서 추천하는 사람
3. 「국민건강보험법」에 따른 국민건강보험공단의 이사장 또는 건강보험심사평가원의 원장이 추천하는 사람
4. 「고등교육법」에 따른 대학의 보건의료 관련 학과에서 부교수 이상 또는 이에 상당하는 직위에 재직 중이거나 재직하였던 사람
5. 감염병 예방 및 관리에 관한 전문지식과 경험이 풍부한 사람
6. 손실보상에 관한 전문지식과 경험이 풍부한 사람
7. 보건의료 정책을 담당하는 고위공무원단에 속하는 공무원

② 제1항제1호부터 제6호까지의 규정에 따른 위촉위원의 임기는 3년으로 한다. 다만, 위원의 해촉(解囑) 등으로 인하여 새로 위촉된 위원의 임기는 전임 위원 임기의 남은 기간으로 한다.

③ 보건복지부장관은 제1항에 따른 심의위원회의 위촉위원이 다음 각 호의 어느 하나에 해당하는 경우에는 해당 위촉위원을 해촉할 수 있다.

1. 심신장애로 인하여 직무를 수행할 수 없게 된 경우
2. 직무와 관련된 비위사실이 있는 경우
3. 직무태만, 품위손상이나 그 밖의 사유로 인하여 위원으로 적합하지 아니하다고 인정되는 경우
4. 위원 스스로 직무를 수행하는 것이 곤란하다고 의사를 밝히는 경우

④ 제1항에 따른 심의위원회의 위원장은 심의위원회를 대표하고, 심의위원회의 업무를 총괄한다.

⑤ 제1항에 따른 심의위원회의 회의는 재적위원 과반수의 요구가 있거나 심의위원회의 위원장이 필요하다고 인정할 때에 소집하고, 심의위원회의 위원장이 그 의장이 된다.

⑥ 제1항에 따른 심의위원회의 회의는 재적위원 과반수의 출석으로 개의(開議)하고, 출석위원 과반수의 찬성으로 의결한다.

⑦ 제1항에 따른 심의위원회는 업무를 효율적으로 수행하기 위하여 심의위원회에 관계 분야의 전문가로 구성되는 전문위원회를 둘 수 있다.

⑧ 제1항부터 제7항까지에서 규정한 사항 외에 제1항에 따른 심의위원회 및 전문위원회의 구성·운영 등에 필요한 사항은 심의위원회의 의결을 거쳐 심의위원회의 위원장이 정한다.

⑨ 법 제70조의2제1항에 따라 시·도에 두는 심의위원회의 구성·운영 등에 관하여는 제1항부터 제8항까지를 준용한다. 이 경우 "보건복지부장관"은 "시·도지사"로 본다.

제70조의3(보건의료인력 등에 대한 재정적 지원)

① **질병관리청장, 시·도지사 및 시장·군수·구청장**은 이 법에 따른 감염병의 발생 감시, 예방·관리 및 역학조사업무에 조력한 **의료인 또는 의료기관 개설자 또는 약사**에 대하여 예산의 범위에서 재정적 지원을 할 수 있다.

② **질병관리청장, 시·도지사 및 시장·군수·구청장**은 감염병 확산으로 인하여 「재난 및 안전관리 기본법」 제38조제2항에 따른 **심각 단계 이상의 위기경보가 발령되는 경우** 이 법에 따른 감염병의 발생 감시, 예방·방역·검사·치료·관리 및 역학조사 업무에 조력한 보건의료인력 및 보건의료기관 종사자(「보건의료인력지원법」 제2조제3호에 따른 보건의료

인력 및 같은 조 제4호에 따른 보건의료기관 종사자를 말한다)에 대하여 **예산의 범위에서 재정적 지원을 할 수 있다**.

③ 제1항 및 제2항에 따른 지원 내용, 절차, 방법 등 지원에 필요한 사항은 **대통령령**으로 정한다.

시행령 제28조의4(보건의료인력 등에 대한 지원 등)

① 질병관리청장, 시 · 도지사 또는 시장 · 군수 · 구청장은 법 제70조의3제1항에 따라 감염병의 발생 감시, 예방 · 관리 또는 역학조사업무에 조력한 **의료인 또는 의료기관 개설자 또는 약사**에게 수당 및 여비 등의 비용을 지원할 수 있다.

② 질병관리청장, 시 · 도지사 및 시장 · 군수 · 구청장은 법 제70조의3제2항에 따라 감염병의 발생 감시, 예방 · 방역 · 검사 · 치료 · 관리 및 역학조사 업무에 조력한 보건의료인력 및 보건의료기관 종사자에게 수당 및 여비 등의 비용을 지원할 수 있다. 〈신설 2022.3.22.〉

③ 제1항 또는 제2항에 따른 지원을 받으려는 자는 감염병의 발생 감시, 예방 · 방역 · 검사 · 치료 · 관리 및 역학조사업무에 조력한 사실을 증명하는 자료를 첨부하여 질병관리청장, 시 · 도지사 또는 시장 · 군수 · 구청장에게 신청하여야 한다. 〈개정 2022. 3. 22.〉

④ 제3항에 따른 지원 신청을 받은 질병관리청장, 시 · 도지사 또는 시장 · 군수 · 구청장은 지원여부, 지원항목 및 지원금액 등을 결정하고, 그 사실을 신청인에게 알려야 한다. 〈신설 2022. 3. 22.〉

제70조의4(감염병환자등에 대한 생활지원)

① **질병관리청장, 시 · 도지사 및 시장 · 군수 · 구청장**은 이 법에 따라 입원 또는 격리된 사람에 대하여 예산의 범위에서 치료비, 생활지원 및 그 밖의 재정적 지원을 할 수 있다.

② 시 · 도지사 및 시장 · 군수 · 구청장은 제1항에 따른 사람 및 제70조의3제1항에 따른 의료인이 입원 또는 격리조치, 감염병의 발생 감시, 예방 · 관리 및 역학조사업무에 조력 등으로 자녀에 대한 돌봄 공백이 발생한 경우 「아이돌봄 지원법」에 따른 아이돌봄서비스를 제공하는 등 필요한 조치를 하여야 한다.

③ 제1항 및 제2항에 따른 지원 · 제공을 위하여 필요한 사항은 **대통령령**으로 정한다.

시행령 제28조의5(감염병환자등에 대한 생활지원 등)

질병관리청장, 시 · 도지사 또는 시장 · 군수 · 구청장은 법 제70조의4제1항에 따라 다음 각 호의 지원을 할 수 있다. 다만, 법 제41조의2제1항에 따라 유급휴가를 받은 경우에는 제2호에 따른 지원을 하지 아니한다.

1. 치료비 및 입원비: 본인이 부담하는 치료비 및 입원비. 다만, 「국민건강보험법」에 따른 요양급여의 대상에서 제외되는 비용 등 질병관리청장이 정하는 비용은 제외한다.
2. 생활지원비: **질병관리청장이 기획재정부장관과 협의하여 고시**하는 금액

제70조의5(손실보상금의 긴급지원)

보건복지부장관, 시 · 도지사 및 시장 · 군수 · 구청장은 심의위원회의 심의 · 의결에 따라 제70조제1항 각 호의 어느 하나에 해당하는 손실을 입은 자로서 경제적 어려움으로 자금의 긴급한 지원이 필요한 자에게 제70조제1항에 따른 손실보상금의 일부를 우선 지급할 수 있다.

제70조의6(심리지원)

① **보건복지부장관, 시 · 도지사 또는 시장 · 군수 · 구청장**은 감염병환자등과 그 가족, 감염병의심자, 감염병 대응 의료인, 그 밖의 현장대응인력에 대하여 「정신건강증진 및 정신질환자 복지서비스 지원에 관한 법률」 제15조의2에 따른 **심리지원**(이하 "심리지원"이라 한다)을 할 수 있다.

② 보건복지부장관, 시 · 도지사 또는 시장 · 군수 · 구청장은 심리지원을 「정신건강증진 및 정신질환자 복지서비스 지원에 관한 법률」 제15조의2에 따른 국가트라우마센터 또는 대통령령으로 정하는 관계 전문기관에 위임 또는 위탁할 수 있다.

③ 제1항에 따른 현장대응인력의 범위와 제1항 및 제2항에 따른 심리지원에 관하여 필요한 사항은 대통령령으로 정한다.

시행령 제28조의6(심리지원의 대상 등)

① 법 제70조의6제1항에 따라 「정신건강증진 및 정신질환자 복지서비스 지원에 관한 법률」 제15조의2 제1항에 따른 **심리지원**(이하 "심리지원"이라 한다)을 받을 수 있는 **현장대응인력의 범위**는 다음 각 호와 같다.

1. 법 제49조제1항제12호에 따라 감염병 유행기간 중 동원된 **의료업자** 및 **의료관계요원**
2. 법 제60조제1항 및 제60조의3제2항에 따른 **방역관**
3. 법 제60조의2제1항 · 제2항 및 제60조의3제3항에 따른 **역학조사관**
4. 그 밖에 감염병의 예방 또는 관리 업무를 담당하는 사람으로서 심리지원을 받을 필요가 있다고 보건복지부장관이 인정하는 사람

② 보건복지부장관, 시 · 도지사 또는 시장 · 군수 · 구청장은 법 제70조의6제2항에 따라 심리지원에 관한 권한 또는 업무를 다음 각 호의 기관에 위임하거나 위탁할 수 있다.

1. 「정신건강증진 및 정신질환자 복지서비스 지원에 관한 법률」 제3조제3호에 따른 **정신건강복지센터**
2. 「정신건강증진 및 정신질환자 복지서비스 지원에 관한 법률」 제3조제5호에 따른 **정신의료기관**
3. 「정신건강증진 및 정신질환자 복지서비스 지원에 관한 법률」 제15조의2에 따른 **국가트라우마센터**
4. 그 밖에 보건복지부장관이 심리지원에 관한 전문성이 있다고 인정하는 기관

③ 보건복지부장관, 시 · 도지사 또는 시장 · 군수 · 구청장은 제2항에 따라 심리지원에 관한 권한 또는 업무를 위임하거나 위탁한 경우에는 다음 각 호의 사항을 고시해야 한다.

1. 위임받거나 위탁받은 기관
2. 위임 또는 위탁한 내용.

제71조(예방접종 등에 따른 피해의 국가보상) 11충남, 13서울 · 전남, 14경북, 15대구, 16경북, 17대전 · 전북, 19경북, 21부산, 22경북

① **국가**는 제24조 및 제25조에 따라 **예방접종을 받은 사람** 또는 제40조제2항에 따라 생산된 예방 · 치료 의약품을 투여받은 사람이 그 예방접종 또는 예방 · 치료 의약품으로 인하여 질병에 걸리거나 장애인이 되거나 사망하였을 때에는 **대통령령**으로 정하는 기준과 절차

에 따라 다음 각 호의 구분에 따른 **보상을 하여야 한다.** 15대구,17전북,19경북

1. 질병으로 진료를 받은 사람: **진료비 전액 및 정액 간병비** 22강북
2. 장애인이 된 사람: **일시보상금** 11충남, 22경북
3. 사망한 사람: 대통령령으로 정하는 유족에 대한 **일시보상금 및 장제비**

② 제1항에 따라 보상받을 수 있는 질병, 장애 또는 사망은 예방접종약품의 이상이나 예방접종 행위자 및 예방·치료 의약품 투여자 등의 과실 유무에 관계없이 해당 예방접종 또는 예방·치료 의약품을 투여받은 것으로 인하여 발생한 피해로서 질병관리청장이 인정하는 경우로 한다.

③ 질병관리청장은 제1항에 따른 보상청구가 있은 날부터 **120일 이내**에 제2항에 따른 질병, 장애 또는 사망에 해당하는지를 결정하여야 한다. 이 경우 미리 **위원회의 의견을 들어야 한다**.

④ 제1항에 따른 보상의 청구, 제3항에 따른 결정의 방법과 절차 등에 관하여 필요한 사항은 대통령령으로 정한다.

시행령 제29조(예방접종 등에 따른 피해의 보상 기준) 16경북, 21부산

법 제71조제1항에 따라 보상하는 보상금의 지급 기준 및 신청기한은 다음 각 호와 같다.

1. **진료비**
   가. **지급 기준: 예방접종피해로 발생한 질병의 진료비 중 「국민건강보험법」에 따라 보험자가 부담하거나 지급한 금액을 제외한 잔액 또는 「의료급여법」에 따라 의료급여기금이 부담한 금액을 제외한 잔액. 다만, 제3호에 따른 일시보상금을 지급받은 경우에는 진료비를 지급하지 않는다.**
   나. 신청기한: 해당 예방접종피해가 발생한 날부터 **5년 이내**
2. **간병비: 입원진료의 경우에 한정하여 1일당 5만원**
3. 장애인이 된 사람에 대한 일시보상금
   가. 지급 기준
      1) 「장애인복지법」에 따른 장애인 중 장애의 정도가 심한 장애인: 사망한 사람에 대한 일시보상금의 100분의 100
      2) 「장애인복지법」에 따른 장애인 중 장애의 정도가 심하지 않은 장애인: 사망한 사람에 대한 일시보상금의 100분의 55
      3) 1) 및 2) 외의 장애인으로서 「국민연금법」, 「공무원연금법」, 「공무원 재해보상법」 및 「산업재해보상보험법」 등 질병관리청장이 정하여 고시하는 법률에서 정한 장애 등급이나 장해 등급에 해당하는 장애인: 사망한 사람에 대한 일시보상금의 100분의 20 범위에서 해당 장애 등급이나 장해 등급의 기준별로 질병관리청장이 정하여 고시하는 금액
   나. 신청기한: 장애진단을 받은 날부터 5년 이내
4. 사망한 사람에 대한 일시보상금
   가. 지급 기준: 사망 당시의 「최저임금법」에 따른 **월 최저임금액에 240을 곱한 금액에 상당하는 금액**
   나. 신청기한: 사망한 날부터 5년 이내
5. **장제비: 30만원**

시행령 제30조(예방접종 등에 따른 피해의 보상대상자)

① 법 제71조(예방접종 등에 따른 피해의 국가보상)제1항에 따라 보상을 받을 수 있는 사람은 다음 각 호의 구분에 따른다.

1. 법 제71조제1항제1호 및 제2호의 경우: 본인
2. 법 제71조제1항제3호의 경우: 유족 중 우선순위자

② 법 제71조제1항제3호에서 "대통령령으로 정하는 유족"이란 배우자(사실상 혼인관계에 있는 사람을 포함한다), 자녀, 부모, 손자 · 손녀, 조부모, 형제자매를 말한다.

③ 유족의 순위는 제2항에 열거한 순위에 따르되, 행방불명 등으로 지급이 어려운 사람은 제외하며, 우선순위의 유족이 2명 이상일 때에는 사망한 사람에 대한 일시보상금을 균등하게 배분한다.

시행령 제31조(예방접종 등에 따른 피해의 보상 절차) 14경북, 17대전 · 전북, 19경북, 22경북

① 법 제71조제1항에 따라 **보상을 받으려는 사람**은 보건복지부령으로 정하는 바에 따라 보상청구서에 피해에 관한 증명서류를 첨부하여 관할 **특별자치도지사 또는 시장 · 군수 · 구청장에게 제출**하여야 한다. 14경북, 17대전 · 전북, 19경북

② 시장 · 군수 · 구청장은 제1항에 따라 받은 서류(이하 "피해보상청구서류"라 한다)를 시 · 도지사에게 제출하고, 피해보상청구서류를 받은 시 · 도지사와 제1항에 따라 피해보상청구서류를 받은 특별자치도지사는 지체 없이 예방접종으로 인한 피해에 관한 기초조사를 한 후 피해보상청구서류에 기초조사 결과 및 의견서를 첨부하여 질병관리청장에게 제출하여야 한다.

③ 질병관리청장은 **예방접종피해보상 전문위원회**의 의견을 들어 보상 여부를 결정한 후 그 사실을 시 · 도지사에게 통보하고, 시 · 도지사(특별자치도지사는 제외한다)는 시장 · 군수 · 구청장에게 통보하여야 한다. 이 경우 **통보를 받은 특별자치도지사 또는 시장 · 군수 · 구청장은 제1항에 따라 보상을 받으려는 사람에게 결정 내용을 통보하여야 한다**.

④ **질병관리청장**은 제3항에 따라 보상을 하기로 결정한 사람에 대하여 제29조의 보상 기준에 따른 보상금을 지급한다. 17전북

⑤ 이 영에서 규정한 사항 외에 예방접종으로 인한 피해보상 심의의 절차 및 방법에 관하여 필요한 사항은 **질병관리청장**이 정한다.

시행규칙 제47조(보상의 신청 등)

① 법 제71조 제1항 및 영 제31조 제1항에 따라 진료비 및 간병비를 신청하려는 사람은 별지 제32호서식의 진료비 및 간병비 신청서에 다음 각 호의 서류를 첨부하여 관할 특별자치도지사 또는 시장 · 군수 · 구청장에게 제출하여야 한다. 이 경우 특별자치도지사 또는 시장 · 군수 · 구청장은 「전자정부법」 제36조 제1항에 따른 행정정보의 공동이용을 통하여 주민등록표 등본 또는 가족관계증명서를 확인하여야 하며, 신청인이 확인에 동의하지 않는 경우에는 이를 첨부하도록 하여야 한다.

1. 별지 제33호서식의 진료확인서 1부
2. 신청인과 본인과의 관계를 증명하는 서류 1부(주민등록표 등본 또는 가족관계증명서로 신청인과 본인의 관계를 증명할 수 없는 경우만 해당한다)

② 법 제71조 제1항 및 영 제31조 제1항에 따라 일시보상금 및 장제비를 신청하려는 사람은 별지 제34호서식의 일시보상금 및 장제비 신청서에 다음 각 호의 서류를 첨부하여 관할 특별자치도지사 또는 시장 · 군수 · 구청장에게 제출하여야 한다. 이 경우 특별자치도지사 또는 시장 · 군수 · 구청장은 「전자정부법」 제36조 제1항에 따른 행정정보의 공동이용을 통하여 주민등록표 등본 또는 가족관계증명서를 확인하여야 하며, 신청인이 확인에 동의하지 않는 경우에는 이를 첨부하도록 하여야 한다. 〈개정 2022. 2. 9.〉

1. 사망 일시보상금 및 장제비의 경우
   가. 사망진단서
   나. 부검소견서. 다만, 다음의 어느 하나에 해당하는 경우는 제외한다.
      1) 시신 화장 등으로 인하여 부검을 실시할 수 없는 경우
      2) 질병관리청장이 역학조사 등을 실시하여 예방접종으로 인한 사망임을 인정한 경우로서 특별자치도지사, 시장 · 군수 · 구청장 또는 신청인이 이에 관한 통지를 받은 경우
   다. 보상금 신청인이 유족임을 증명하는 서류(주민등록표 등본 또는 가족관계증명서로 유족임을 증명할 수 없는 경우만 해당한다)
2. 장애인 일시보상금의 경우
   가. 의료기관이 발행한 진단서
   나. 보상금 신청인과 본인의 관계를 증명하는 서류(주민등록표 등본 또는 가족관계증명서로 신청인과 본인의 관계를 증명할 수 없는 경우만 해당한다)

제72조(손해배상청구권과의 관계 등) 17전북

① 국가는 예방접종약품의 이상이나 예방접종 행위자, 예방 · 치료 의약품의 투여자 등 제3자의 고의 또는 과실로 인하여 제71조에 따른 피해보상을 하였을 때에는 보상액의 범위에서 보상을 받은 사람이 **제3자에 대하여 가지는 손해배상청구권을 대위한다**.

② 예방접종을 받은 자, 예방 · 치료 의약품을 투여받은 자 또는 제71조제1항제3호에 따른 유족이 제3자로부터 손해배상을 받았을 때에는 국가는 그 배상액의 범위에서 제71조에 따른 보상금을 지급하지 아니하며, 보상금을 잘못 지급하였을 때에는 해당 금액을 국세 징수의 예에 따라 징수할 수 있다.

제72조의2(손해배상청구권)

보건복지부장관, 질병관리청장, 시 · 도지사 및 시장 · 군수 · 구청장은 이 법을 위반하여 감염병을 확산시키거나 확산 위험성을 증대시킨 자에 대하여 입원치료비, 격리비, 진단검사비, 손실보상금 등 이 법에 따른 예방 및 관리 등을 위하여 지출된 비용에 대해 손해배상을 청구할 권리를 갖는다.

제73조(국가보상을 받을 권리의 양도 등 금지)

제70조 및 제71조에 따라 **보상받을 권리는 양도하거나 압류할 수 없다**.

제11장 | 보칙

제74조(비밀누설의 금지)

이 법에 따라 건강진단, 입원치료, 진단 등 감염병 **관련 업무에 종사하는 자 또는 종사하였던**

자는 그 업무상 알게 된 **비밀을 다른 사람에게 누설하거나 업무목적 외의 용도로 사용하여서는 아니 된다**.
→ 위반 시 3년 이하의 징역 또는 3천만원 이하의 벌금

제74조의2(자료의 제공 요청 및 검사)

① 질병관리청장, 시 · 도지사 또는 시장 · 군수 · 구청장은 감염병관리기관의 장 등에게 감염병관리시설, 제37조에 따른 격리소 · 요양소 또는 진료소, 제39조의3에 따른 감염병의심자 격리시설의 설치 및 운영에 관한 자료의 제공을 요청할 수 있으며, 소속 공무원으로 하여금 해당 시설에 출입하여 관계 서류나 시설 · 장비 등을 검사하게 하거나 관계인에게 질문을 하게 할 수 있다.
② 제1항에 따라 출입 · 검사를 행하는 공무원은 그 권한을 표시하는 증표를 지니고 이를 관계인에게 제시하여야 한다.

제75조(청문)

시 · 도지사 또는 시장 · 군수 · 구청장은 다음 각 호의 어느 하나에 해당하는 처분을 하려면 청문을 실시하여야 한다.

1. 제49조제3항에 따른 장소나 시설의 폐쇄 명령
2. 제59조제1항에 따른 영업소의 폐쇄 명령

제76조(위임 및 위탁) 14울산, 16광주

① 이 법에 따른 보건복지부장관의 권한은 대통령령으로 정하는 바에 따라 그 일부를 **질병관리청장** 또는 **시 · 도지사**에게 위임하거나 관련 기관 또는 관련 단체에 위탁할 수 있다.
② 이 법에 따른 질병관리청장의 권한 또는 업무는 대통령령으로 정하는 바에 따라 그 일부를 시 · 도지사에게 위임하거나 관련 기관 또는 관련 단체에 위탁할 수 있다.

시행령 **제32조(권한의 위임 및 업무의 위탁)** 14울산, 16광주

① **보건복지부장관**은 법 제76조(위임 및 위탁) 제1항에 따라 다음 각 호의 권한을 **질병관리청장**에게 위임한다. 〈개정 2022. 7. 26.〉

1. 법 제8조의2 제1항 · 제3항 및 이 영 제1조의3에 따른 **중앙감염병병원의 운영 및 지원**〈신설 2022. 7. 26〉
2. 법 제8조의3 및 이 영 제1조의5에 따른 **내성균 관리대책의 수립 · 추진**〈신설 2022. 7. 26〉
3. 법 제8조의4에 따른 **의견 청취 및 자료 제출 요청 등 협조 요청**〈신설 2022. 7. 26〉

② **보건복지부장관**은 법 제76조제1항에 따라 법 제70조**(손실보상)에 따른 업무**를 다음 각 호의 어느 하나에 해당하는 자에게 **위탁**할 수 있다.

1. 「고등교육법」 제2조에 따른 **학교**
2. 「공공기관의 운영에 관한 법률」 제4조에 따른 **공공기관**
3. 「민법」 또는 다른 법률에 따라 설립된 비영리법인으로서 감염병의 예방 및 관리와 관련된 업무를 수행하는 **법인**

4. 「정부출연연구기관 등의 설립 · 운영 및 육성에 관한 법률」에 따른 **정부출연연구기관**
5. 그 밖에 감염병의 예방 및 관리 업무에 전문성이 있다고 **보건복지부장관이 인정하는 기관 또는 단체**

③ 질병관리청장은 법 제76조제2항에 따라 법 제71조제2항 · 제3항 및 이 영 제31조제3항 · 제4항에 따른 보상(법 제71조제1항제1호 및 이 영 제29조제1호가목에 따라 보상금으로 지급받을 수 있는 진료비가 30만원 미만인 보상으로 한정한다)의 결정 및 지급 권한을 시 · 도지사에게 위임한다. 〈신설 2022. 1. 25.〉

④ 질병관리청장은 법 제76조제2항에 따라 법 제4조제2항제4호부터 제9호까지 · 제14호부터 제17호까지, 제16조의2제2항, 제41조제3항, 제41조의2제3항, 제70조의3제1항 · 제2항, 제70조의4제1항 및 제71조제2항 · 제3항에 따른 업무의 전부 또는 일부 다음 각 호의 어느 하나에 해당하는 자에게 위탁할 수 있다. 〈개정 2022. 3. 22.〉

1. 「고등교육법」 제2조에 따른 학교
2. 「공공기관의 운영에 관한 법률」 제4조에 따른 공공기관
3. 「민법」 또는 다른 법률에 따라 설립된 비영리법인으로서 감염병의 예방 및 관리와 관련된 업무를 수행하는 법인
4. 「정부출연연구기관 등의 설립 · 운영 및 육성에 관한 법률」에 따른 정부출연연구기관
5. 그 밖에 질병관리청장이 감염병의 예방 및 관리 업무에 전문성이 있다고 인정하는 기관 또는 단체

⑤ 보건복지부장관 및 질병관리청장은 제2항 및 제4항에 따라 업무를 위탁하는 경우 위탁받는 기관 및 위탁업무의 내용을 고시해야 한다. 〈개정 2022. 1. 25.〉

제76조의2(정보 제공 요청 및 정보 확인 등) 16대구

① **질병관리청장 또는 시 · 도지사**는 감염병 예방 및 감염 전파의 차단을 위하여 필요한 경우 관계 중앙행정기관(그 소속기관 및 책임운영기관을 포함한다)의 장, 지방자치단체의 장(「지방교육자치에 관한 법률」 제18조에 따른 교육감을 포함한다), 「공공기관의 운영에 관한 법률」 제4조에 따른 공공기관, 의료기관 및 약국, 법인 · 단체 · 개인에 대하여 감염병환자등 및 감염병의심자에 관한 다음 각 호의 정보 제공을 요청할 수 있으며, 요청을 받은 자는 이에 따라야 한다. 16대구

1. **성명**, 「주민등록법」 제7조의2제1항에 **따른 주민등록번호, 주소 및 전화번호(휴대전화번호를 포함한다) 등 인적사항**
2. 「의료법」 제17조에 따른 **처방전** 및 같은 법 제22조에 따른 **진료기록부**등
3. 질병관리청장이 정하는 기간의 **출입국관리기록**
4. 그 밖에 이동경로를 파악하기 위하여 **대통령령으로 정하는 정보**

시행령 제32조의2(제공 요청할 수 있는 정보)

법 제76조의2제1항제4호에서 "대통령령으로 정하는 정보"란 다음 각 호의 정보를 말한다.

1. 「여신전문금융업법」 제2조제3호 · 제6호 및 제8호에 따른 신용카드 · 직불카드 · 선불카드 사용명세
2. 「대중교통의 육성 및 이용촉진에 관한 법률」 제10조의2제1항에 따른 교통카드 사용명세
3. 「개인정보 보호법」 제2조제7호에 따른 영상정보처리기기를 통하여 수집된 영상정보

② **질병관리청장, 시 · 도지사 또는 시장 · 군수 · 구청장**은 감염병 예방 및 감염 전파의 차단을 위하여 필요한 경우 감염병환자등 및 감염병의심자의 위치정보를 「국가경찰과 자치경찰의 조직 및 운영에 관한 법률」에 따른 경찰청, 시 · 도경찰청 및 경찰서(이하 이 조에서 “경찰관서”라 한다)의 장에게 요청할 수 있다. 이 경우 질병관리청장, 시 · 도지사 또는 시장 · 군수 · 구청장의 요청을 받은 경찰관서의 장은 「위치정보의 보호 및 이용 등에 관한 법률」 제15조 및 「통신비밀보호법」 제3조에도 불구하고 「위치정보의 보호 및 이용 등에 관한 법률」 제5조제7항에 따른 개인위치정보사업자, 「전기통신사업법」 제2조제8호에 따른 전기통신사업자에게 감염병환자등 및 감염병의심자의 위치정보를 요청할 수 있고, 요청을 받은 위치정보사업자와 전기통신사업자는 정당한 사유가 없으면 이에 따라야 한다.

③ 질병관리청장은 제1항 및 제2항에 따라 수집한 정보를 관련 중앙행정기관의 장, 지방자치단체의 장, 국민건강보험공단 이사장, 건강보험심사평가원 원장, 「보건의료기본법」 제3조제4호의 보건의료기관(이하 “보건의료기관”이라 한다) 및 그 밖의 단체 등에게 제공할 수 있다. 이 경우 감염병 예방 및 감염 전파의 차단을 위하여 해당 기관의 업무에 관련된 정보로 한정한다.

④ 질병관리청장은 감염병 예방 및 감염 전파의 차단을 위하여 필요한 경우 제3항 전단에도 불구하고 다음 각 호의 정보시스템을 활용하여 보건의료기관에 제1항제3호에 따른 정보 및 같은 항 제4호에 따른 이동경로 정보를 제공하여야 한다. 이 경우 보건의료기관에 제공하는 정보는 해당 기관의 업무에 관련된 정보로 한정한다.

1. 국민건강보험공단의 정보시스템
2. 건강보험심사평가원의 정보시스템
3. 감염병의 국내 유입 및 확산 방지를 위하여 질병관리청장이 필요하다고 인정하여 지정하는 기관의 정보시스템

⑤ 의료인, 약사 및 보건의료기관의 장은 의료행위를 하거나 의약품을 처방 · 조제하는 경우 제4항 각 호의 어느 하나에 해당하는 정보시스템을 통하여 같은 항에 따라 제공된 정보를 확인하여야 한다.

⑥ 제3항 및 제4항에 따라 정보를 제공받은 자는 이 법에 따른 감염병 관련 업무 이외의 목적으로 정보를 사용할 수 없으며, 업무 종료 시 지체 없이 파기하고 질병관리청장에게 통보하여야 한다.

⑦ 질병관리청장, 시 · 도지사 또는 시장 · 군수 · 구청장은 제1항 및 제2항에 따라 수집된 정보의 주체에게 다음 각 호의 사실을 통지하여야 한다.

1. 감염병 예방 및 감염 전파의 차단을 위하여 필요한 정보가 수집되었다는 사실
2. 제1호의 정보가 다른 기관에 제공되었을 경우 그 사실
3. 제2호의 경우에도 이 법에 따른 감염병 관련 업무 이외의 목적으로 정보를 사용할 수 없으며, 업무 종료 시 지체 없이 파기된다는 사실

⑧ 제3항 및 제4항에 따라 정보를 제공받은 자가 이 법의 규정을 위반하여 해당 정보를 처리한 경우에는 「개인정보보호법」에 따른다.

⑨ 제3항에 따른 정보 제공의 대상 · 범위 및 제7항에 따른 통지의 방법 등에 관하여 필요한 사항은 보건복지부령으로 정한다.

시행규칙 제47조의2(감염병 차단을 위한 정보 제공 대상 등)

① 질병관리청장은 법 제76조의2제3항에 따라 다음 각 호의 대상에게 법 제76조의2제1항 및 제2항에 따라 수집한 정보를 제공할 수 있다.

1. 중앙행정기관의 장
2. 지방자치단체의 장
3. 국민건강보험공단 이사장
4. 건강보험심사평가원 원장
5. 「보건의료기본법」 제3조제4호에 따른 보건의료기관
6. 「의료법」 제28조에 따른 의료인 단체 및 「약사법」 제11조에 따른 약사회
7. 「의료법」 제52조에 따른 의료기관 단체

② 질병관리청장은 제1항에 따라 정보를 제공하는 경우에 다음 각 호의 정보시스템을 활용할 수 있다.

1. 국민건강보험공단의 정보시스템
2. 건강보험심사평가원의 정보시스템
3. 그 밖에 감염병 예방 및 감염 전파의 차단을 위하여 질병관리청장이 필요하다고 인정하여 지정하는 기관의 정보시스템

③ 법 제76조의2제6항에 따른 정보의 파기 결과 통보는 서면으로 해야 한다.

④ 법 제76조의2제7항에 따른 통지는 전자우편 · 서면 · 팩스 · 전화 또는 이와 유사한 방법 중 어느 하나의 방법으로 해야 한다.

제76조의3(준용규정)

제42조제6항은 제41조제1항, 제47조제3호, 제49조제1항제14호에 따른 입원 또는 격리에 관하여도 준용한다.

제76조의4(벌칙 적용에서 공무원 의제)

심의위원회 위원 중 공무원이 아닌 사람은 「형법」 제127조 및 제129조부터 제132조까지의 규정을 적용할 때에는 공무원으로 본다.

제12장 | 벌칙

제77조(벌칙) 15대전 · 광주, 20제주, 22광주

다음 각 호의 어느 하나에 해당하는 자는 **5년 이하의 징역 또는 5천만원 이하의 벌금**에 처한다.

1. 제22조제1항 또는 제2항을 위반하여 **고위험병원체의 반입 허가를 받지 아니하고 반입한 자**

2. 제23조의3제1항을 위반하여 보유허가를 받지 아니하고 **생물테러감염병병원체를 보유한 자**
3. 제40조의3(수출금지 등)제1항을 위반하여 **의료 · 방역 물품을 수출하거나 국외로 반출한 자**

제78조(벌칙)

다음 각 호의 어느 하나에 해당하는 자는 **3년 이하의 징역 또는 3천만원 이하의 벌금**에 처한다.

1. 제23조제2항(고위험병원체의 안전관리 등)에 따른 허가를 받지 아니하거나 같은 조 제3항 본문에 따른 변경허가를 받지 아니하고 고위험병원체 취급시설을 설치 · 운영한 자
2. 제23조의3(생물테러감염병병원체의 보유허가 등)제3항에 따른 **변경허가를 받지 아니한 자**
3. 제74조를 위반하여 **업무상 알게 된 비밀을 누설하거나 업무목적 외의 용도로 사용한 자**

제79조(벌칙) 16서울, 18충남, 22광주

다음 각 호의 어느 하나에 해당하는 자는 **2년 이하의 징역 또는 2천만원 이하의 벌금**에 처한다.

1. 제18조제3항을 위반한 자

제18조 3항

누구든지 질병관리청장, 시 · 도지사 또는 시장 · 군수 · 구청장이 실시하는 역학조사에서 다음 각 호의 행위를 하여서는 아니 된다.

1. 정당한 사유 없이 역학조사를 거부 · 방해 또는 회피하는 행위
2. 거짓으로 진술하거나 거짓 자료를 제출하는 행위
3. 고의적으로 사실을 누락 · 은폐하는 행위

2. **제21조**(고위험병원체의 분리, 분양 · 이동 및 이동신고)**제1항부터 제3항까지** 또는 제22조(고위험병원체의 반입 허가 등)제3항에 따른 신고를 하지 아니하거나 거짓으로 신고한 자

2의2. **제21조(고위험병원체의 분리, 분양 · 이동 및 이동신고)제5항에 따른 현장조사를 정당한 사유 없이 거부 · 방해 또는 기피한 자** 22광주

2의3. **제23조(고위험병원체의 안전관리 등)제2항에 따른 신고를 하지 아니하고 고위험병원체 취급시설을 설치 · 운영한 자** 22광주

3. 제23조(고위험병원체의 안전관리 등)제8항에 따른 안전관리 점검을 거부 · 방해 또는 기피한 자

3의2. 제23조의2(고위험병원체 취급시설의 허가취소 등)에 따른 고위험병원체 취급시설의 폐쇄명령 또는 운영정지명령을 위반한 자 22광주

3의3. 제49조제4항(감염병의 예방조치로 장소나 시설의 폐쇄 또는 운영 중단 명령을 받

은 관리자 · 운영자는 정당한 사유가 없으면 이에 따라야 한다.)을 위반하여 정당한 사유 없이 폐쇄 명령에 따르지 아니한 자

4. 제60조제4항(감염병 발생지역을 관할하는「국가경찰과 자치경찰의 조직 및 운영에 관한 법률」제12조 및 제13조에 따른 경찰관서 및「소방기본법」제3조에 따른 소방관서의 장,「지역보건법」제10조에 따른 보건소의 장 등 관계 공무원 및 그 지역 내의 법인 · 단체 · 개인은 정당한 사유가 없으면 제3항에 따른 방역관의 조치에 협조하여야 한다)을 위반한 자(다만, 공무원은 제외한다)
5. 제76조의2제4항(정보를 제공받은 자는 이 법에 따른 감염병 관련 업무 이외의 목적으로 정보를 사용할 수 없으며, 업무 종료 시 지체 없이 파기하고 질병관리청장에게 통보하여야 한다.)을 위반한 자

제79조의2(벌칙)

다음 각 호의 어느 하나에 해당하는 자는 **1년 이하의 징역 또는 2천만원 이하의 벌금**에 처한다.

1. **제23조의4(고위험병원체의 취급 기준)제1항을 위반하여 고위험병원체를 취급한 자**
2. **제23조의4(고위험병원체의 취급 기준)제2항을 위반하여 고위험병원체를 취급하게 한 자**
3. 제76조의2(정보 제공 요청 및 정보 확인 등)제1항을 위반하여 질병관리청장 또는 시 · 도지사의 요청을 거부하거나 거짓자료를 제공한 의료기관 및 약국, 법인 · 단체 · 개인
4. **제76조의2(정보 제공 요청 및 정보 확인 등)제2항 후단을 위반하여 경찰관서의 장의 요청을 거부한 자**

제79조의3(벌칙)

다음 각 호의 어느 하나에 해당하는 자는 **1년 이하의 징역 또는 1천만원 이하의 벌금**에 처한다.

1. 제41조(감염병환자등의 관리)제1항을 위반하여 **입원치료를 받지 아니한 자**
2. 삭제
3. 제41조(감염병환자등의 관리)제2항을 위반하여 **자가치료 또는 시설치료 및 의료기관 입원치료를 거부한 자**
4. 제42조(감염병에 관한 강제처분)제1항 · 제2항제1호 · 제3항 또는 제7항에 따른 **입원 또는 격리 조치를 거부한 자**
5. 제47조(감염병 유행에 대한 방역 조치)제3호 또는 제49조(감염병의 예방 조치)제1항제14호에 따른 입원 또는 격리 조치를 위반한 자

제79조의4(벌칙)

다음 각 호의 어느 하나에 해당하는 자는 **500만원 이하의 벌금**에 처한다.

1. **제1급감염병 및 제2급감염병**에 대하여 제11조에 따른 **보고 또는 신고 의무를 위반하거나 거짓으로 보고 또는 신고**한 의사, 치과의사, 한의사, 군의관, 의료기관의 장 또는 감염

병병원체 확인기관의 장

2. **제1급감염병 및 제2급감염병**에 대하여 제11조에 따른 의사, 치과의사, 한의사, 군의관, 의료기관의 장 또는 감염병병원체 확인기관의 장의 **보고 또는 신고를 방해한 자**

제80조(벌칙) 13전남

다음 각 호의 어느 하나에 해당하는 자는 **300만원 이하의 벌금**에 처한다.

1. **제3급감염병 및 제4급감염병**에 대하여 제11조에 따른 **보고 또는 신고 의무를 위반하거나 거짓으로 보고 또는 신고**한 의사, 치과의사, 한의사, 군의관, 의료기관의 장, 감염병병원체 확인기관의 장 또는 감염병 표본감시기관
2. **제3급감염병 및 제4급감염병**에 대하여 제11조에 따른 의사, 치과의사, 한의사, 군의관, 의료기관의 장, 감염병병원체 확인기관의 장 또는 감염병 표본감시기관의 **보고 또는 신고를 방해**한 자

2의2. 제13조제2항에 따른 감염병병원체 검사를 거부한 자

3. 제37조제4항(감염병관리기관의 장은 정당한 사유없이 보건복지부령으로 정하는 바에 따라 감염병관리시설을 설치하여야 한다)을 위반하여 감염병관리시설을 설치하지 아니한 자
4. 삭제
5. 제42조에 따른 강제처분에 따르지 아니한 자(제42조제1항 · 제2항제1호 · 제3항 및 제7항에 따른 입원 또는 격리 조치를 거부한 자는 제외한다) 13전남
6. 제45조(업무 종사의 일시 제한)를 위반하여 일반인과 접촉하는 일이 많은 직업에 종사한 자 또는 감염병환자등을 그러한 직업에 고용한 자
7. 제47조(감염병 유행에 대한 방역 조치:같은 조 제3호는 제외한다) 또는 제49조(감염병의 예방조치)제1항(같은 항 제2호의2부터 제2호의4까지 및 제3호 중 건강진단에 관한 사항과 같은 항 제14호는 제외한다)에 따른 조치에 위반한 자
8. 제52조(소독업의 신고 등)제1항에 따른 소독업 신고를 하지 아니하거나 거짓이나 그 밖의 부정한 방법으로 신고하고 소독업을 영위한 자
9. 제54조(소독의 실시 등)제1항에 따른 기준과 방법에 따라 소독하지 아니한 자

제81조(벌칙)

다음 각 호의 어느 하나에 해당하는 자는 **200만원 이하의 벌금**에 처한다.

1. 삭제
2. 삭제
3. 제12조(그밖의 신고의무자)제1항에 따른 신고를 게을리한 자
4. 세대주, 관리인 등으로 하여금 제12조제1항에 따른 신고를 하지 아니하도록 한 자
5. 삭제

6. 제20조(해부명령)에 따른 해부명령을 거부한 자
7. 제27조에 따른 예방접종증명서를 거짓으로 발급한 자
8. 제29조(예방접종에 관한 역학조사)를 위반하여 역학조사를 거부·방해 또는 기피한 자

8의2. 제32조제2항을 위반하여 거짓이나 그 밖의 부정한 방법으로 예방접종을 받은 사람

9. 제45조제2항(성매개감염병에 관한 건강진단을 받아야 할 자가 건강진단을 받지 아니한 때에는 같은 조에 따른 직업에 종사할 수 없으며 해당 영업을 영위하는 자는 건강진단을 받지 아니한 자를 그 영업에 종사하게 하여서는 아니 된다.)을 위반하여 성매개감염병에 관한 건강진단을 받지 아니한 자를 영업에 종사하게 한 자
10. 제46조(건강진단 및 예방접종 등의 조치) 또는 제49조(감염병의 예방 조치)제1항제3호에 따른 건강진단을 거부하거나 기피한 자
11. **정당한 사유 없이 제74조의2(자료의 제공 요청 및 검사)제1항에 따른 자료 제공 요청에 따르지 아니하거나 거짓 자료를 제공한 자, 검사나 질문을 거부·방해 또는 기피한 자**

제81조의2(형의 가중처벌)

① 단체나 다중(多衆)의 위력(威力)을 통하여 조직적·계획적으로 제79조제1호의 죄를 범한 경우 그 죄에서 정한 형의 2분의 1까지 가중한다.

② 제79조의3 각 호의 죄를 범하여 고의 또는 중과실로 타인에게 감염병을 전파시킨 경우 그 죄에서 정한 형의 2분의 1까지 가중한다.

제82조(양벌규정)

법인의 대표자나 법인 또는 개인의 대리인, 사용인, 그 밖의 종업원이 그 법인 또는 개인의 업무에 관하여 제77조부터 제81조까지의 어느 하나에 해당하는 위반행위를 하면 그 행위자를 벌하는 외에 그 법인 또는 개인에게도 해당 조문의 벌금형을 과(科)한다. 다만, 법인 또는 개인이 그 위반행위를 방지하기 위하여 해당 업무에 관하여 상당한 주의와 감독을 게을리하지 아니한 경우에는 그러하지 아니하다.

제83조(과태료)

① 다음 각 호의 어느 하나에 해당하는 자에게는 **1천만원 이하의 과태료**를 부과한다.

1. 제23조(고위험병원체의 안전관리 등)제3항 단서 또는 같은 조 제4항에 따른 변경신고를 하지 아니한 자
2. 제23조(고위험병원체의 안전관리 등)제5항에 따른 신고를 하지 아니한 자
3. 제23조의3(생물테러감염병병원체의 보유허가 등)제3항 단서에 따른 변경신고를 하지 아니한 자
4. 제35조의2(재난 시 의료인에 대한 거짓 진술 등의 금지)를 위반하여 거짓 진술, 거짓

자료를 제출하거나 고의적으로 사실을 누락 · 은폐한 자

② 제49조제1항제2호의2(감염병 전파의 위험성이 있는 장소 또는 시설의 관리자 · 운영자 및 이용자 등에 대하여 **출입자 명단 작성, 마스크 착용 등 방역지침의 준수를 명하는 것)의 조치를 따르지 아니한 관리자 · 운영**자에게는 **300만원 이하의 과태료**를 부과한다.

③ 다음 각 호의 어느 하나에 해당하는 자에게는 **100만원 이하의 과태료**를 부과한다.

1. 제28조(예방접종기록의 보존 및 보고 등)제2항에 따른 보고를 하지 아니하거나 거짓으로 보고한 자
2. 제33조의3(필수예방접종약품등의 생산 계획 등의 보고)에 따른 보고를 하지 아니하거나 거짓으로 보고한 자

2의2. 제41조(감염병환자등의 관리)제3항에 따른 전원등의 조치를 거부한 자

3. 제51조(소독의무)제3항에 따른 소독을 하지 아니한 자
4. 제53조(소독업의 휴업 등의 신고)제1항 및 제2항에 따른 휴업 · 폐업 또는 재개업 신고를 하지 아니한 자
5. 제54조(소독의 실시 등)제2항에 따른 소독에 관한 사항을 기록 · 보존하지 아니하거나 거짓으로 기록한 자

④ 다음 각 호의 어느 하나에 해당하는 자에게는 **10만원 이하의 과태료**를 부과한다.

1. 제49조제1항제2호의2(감염병 전파의 위험성이 있는 장소 또는 시설의 관리자 · 운영자 및 이용자 등에 대하여 **출입자 명단 작성, 마스크 착용** 등 방역지침의 준수를 명하는 것) 또는 제2호의3(버스 · 열차 · 선박 · 항공기 등 감염병 전파가 우려되는 운송수단의 이용자에 대하여 마스크 착용 등 방역지침의 준수를 명하는 것)의 조치를 따르지 아니한 이용자
2. 제49조제1항제2호의4(감염병 전파가 우려되어 지역 및 기간을 정하여 **마스크 착용 등 방역지침 준수**를 명하는 것)의 조치를 따르지 아니한 자

⑤ 제1항부터 제4항까지에 따른 과태료는 대통령령으로 정하는 바에 따라 질병관리청장, **관할 시 · 도지사 또는 시장 · 군수 · 구청장이 부과 · 징수**한다.

기출유형 점검

「감염병 예방 및 관리에 관한 법률」은 지역에 따라 1~4문제까지 다양하게 출제되는 경향성을 보인다. 주로 지정(법정) 감염병의 구분, 감염병 예방 및 관리 계획, 신고 및 보고, 역학조사, 고위험병원체의 반입 허가, 감염병 관리기관의 지정, 방역 및 소독 조치 중심으로 출제되었다. 특히, 2020년에는 지정(법정) 감염병의 구분이 전면 개정되었고 코로나19로 인해 잦은 법령 개정이 있었기에 이 부분을 주의해서 볼 필요가 있다.

1. **[22서울] 「감염병의 예방 및 관리에 관한 법률」상 고위험병원체의 안전관리에 대한 설명으로 가장 옳은 것은?**

① 고위험병원체 취급시설을 설치 · 운영하려는 자는 고위험병원체 취급시설의 안전관리 등급별로 질병관리청장의 허가를 받거나 질병관리청장에게 신고하여 한다.
② 고위험병원체를 검사, 보유, 관리 및 이동하려는 자는 필요시 그 검사, 보유, 관리 및 이동에 필요한 시설을 설치 · 운영할 수 있다.
③ 고위험병원체 취급시설 설치 · 운영의 허가를 받거나 신고한 자는 고위험 병원체 취급시설의 안전관리 등급에 따라 보건복지부령으로 정하는 안전관리 준수사항을 지켜야 한다.
④ 고위험병원체 취급시설의 안전관리 등급 설치 · 운영 허가 및 신고의 기준과 절차, 폐쇄 신고의 기준과 절차 등에 필요한 사항은 보건복지부령으로 정한다.

(해설) 제23조(고위험병원체의 안전관리 등)
② 고위험병원체 취급시설을 설치 · 운영하려는 자는 고위험병원체 취급시설의 안전관리 등급별로 질병관리청장의 허가를 받거나 질병관리청장에게 신고하여야 한다. 이 경우 고위험병원체 취급시설을 설치 · 운영하려는 자가 둘 이상인 경우에는 공동으로 허가를 받거나 신고하여야 한다.

답 ①

2. **[21서울] 「감염병의 예방 및 관리에 관한 법률」상 보건복지부 장관이 감염병을 예방하기 위해 할 수 있는 조치로 가장 옳은 것은?**

① 건강진단, 시체 검안 또는 해부를 실시하는 것
② 감염병 유행기간 중 의료기관 병상, 연수원 · 숙박시설 등 시설을 동원하는 것
③ 감염병 매개의 중간 숙주가 되는 동물류의 생식을 금지하는 것
④ 감염병 전파의 매개가 되는 물건의 소지 · 이동을 제한 · 금지하는 것

(해설) 제49조(감염병의 예방 조치)
① 질병관리청장, 시 · 도지사 또는 시장 · 군수 · 구청장은 감염병을 예방하기 위하여 다음 각 호에 해당하는 모든 조치를 하거나 그에 필요한 일부 조치를 하여야 하며, **보건복지부장관은 감염병을 예방하기 위하여 제2호, 제2호의2부터 제2호의4까지, 제12호 및 제12호의2에 해당하는 조치를 할 수 있다.**
2. 흥행, 집회, 제례 또는 그 밖의 여러 사람의 집합을 제한하거나 금지하는 것
2의2. 감염병 전파의 위험성이 있는 장소 또는 시설의 관리자 · 운영자 및 이용자 등에 대하여 출입자 명단 작성, 마스크 착용 등 방역지침의 준수를 명하는 것
2의3. 버스 · 열차 · 선박 · 항공기 등 감염병 전파가 우려되는 운송수단의 이용자에 대하여 마스크 착용 등 방역지침의 준수를 명하는 것
2의4. 감염병 전파가 우려되어 지역 및 기간을 정하여 마스크 착용 등 방역지침 준수를 명하는 것
12. 감염병 유행기간 중 의료인 · 의료업자 및 그 밖에 필요한 의료관계요원을 동원하는 것
12의2. **감염병 유행기간 중 의료기관 병상, 연수원 · 숙박시설 등 시설을 동원하는 것**

답 ②

3. **[19울산] 「감염병의 예방 및 관리에 관한 법률」상 필수예방접종으로 옳지 않은 것은?**

① 홍역
② 말라리아
③ A형간염
④ 사람유두종바이러스 감염증

해설 제24조(필수예방접종)
필수예방접종

1. 디프테리아	2. 폴리오
3. 백일해	4. **홍역**
5. 파상풍	6. 결핵
7. B형간염	8. 유행성이하선염
9. 풍진	10. 수두
11. 일본뇌염	12. b형헤모필루스인플루엔자
13. 폐렴구균	14. 인플루엔자
15. **A형간염**	16. **사람유두종바이러스 감염증**

17. 그 밖에 질병관리청장이 감염병의 예방을 위하여 필요하다고 인정하여 지정하는 감염병

답 ②

4. **[14경북,15광주,17울산] 「감염병 예방 및 관리에 관한 법률」상 감염병의 병원체를 확인할 수 있는 기관이 아닌 것은?**

① 의과대학 ② 보건진료소
③ 대한결핵협회 ④ 보건환경연구원

해설 제16조의2(**감염병병원체 확인기관)**
1. 질병관리청
2. 국립검역소
3. 「보건환경연구원법」 제2조에 따른 보건환경연구원
4. 「지역보건법」 제10조에 따른 보건소
5. 「의료법」 제3조에 따른 의료기관 중 진단검사의학과 전문의가 상근(常勤)하는 기관
6. 「고등교육법」 제4조에 따라 설립된 의과대학 중 진단검사의학과가 개설된 의과대학
7. 「결핵예방법」 제21조에 따라 설립된 대한결핵협회(결핵환자의 병원체를 확인하는 경우만 해당한다)
8. 「민법」 제32조에 따라 한센병환자 등의 치료·재활을 지원할 목적으로 설립된 기관(한센병환자의 병원체를 확인하는 경우만 해당한다)
9. 인체에서 채취한 검사물에 대한 검사를 국가, 지방자치단체, 의료기관 등으로부터 위탁받아 처리하는 기관 중 진단검사의학과 전문의가 상근하는 기관

답 ②

5. **[18강원] 「감염병 예방 및 관리에 관한 법률」상 감염병의 예방 및 관리에 관한 기본계획은 몇 년마다 수립하여야 하는가?**

① 2년 ② 3년
③ 4년 ④ 5년

해설 제7조(감염병 예방 및 관리 계획의 수립 등)
감염병의 예방 및 관리에 관한 기본계획은 보건복지부장관이 5년마다 수립한다.

답 ④

6. **[15대전, 17충남 · 대전] 「감염병 예방 및 관리에 관한 법률」에서 감염병의 예방 및 관리에 관한 기본계획의 내용이 아닌 것은?**

① 감염병 통계 및 정보통신기술 등을 활용한 감염병 정보의 관리 방안
② 예방 · 치료 의료 · 방역 물품의 사전 비축, 장기구매 및 생산에 관한 사항
③ 의료기관 종별 감염병 위기대응역량의 강화 방안
④ 주요 감염병의 예방 · 관리에 관한 사업계획 및 추진방법

해설 제7조(감염병 예방 및 관리 계획의 수립 등)
② 기본계획에는 다음 각 호의 사항이 포함되어야 한다.
1. 감염병 예방 · 관리의 기본목표 및 추진방향
2. **주요 감염병의 예방 · 관리에 관한 사업계획 및 추진방법**
2의2. 감염병 대비 의료 · 방역 물품의 비축 및 관리에 관한 사항
3. 감염병 전문인력의 양성 방안
3의2. 「의료법」 제3조제2항 각 호에 따른 **의료기관 종별 감염병 위기대응역량의 강화 방안**
4. **감염병 통계 및 정보통신기술 등을 활용한 감염병 정보의 관리 방안**
5. 감염병 관련 정보의 의료기관 간 공유 방안
6. 그 밖에 감염병의 예방 및 관리에 필요한 사항

→ 예방 · 치료 의약품 및 장비 등의 사전 비축, 장기구매 및 생산에 관한 사항은 "감염병관리위원회"의 심의사항이다.

답 ②

7. **[17울산] 감염병 관리위원회에 두는 분야별 전문위원회가 아닌 것은?**

① 결핵 전문위원회
② 인수공통감염 전문위원회
③ 감염병 위기관리 전문위원회
④ 예방접종약품 계획 생산 전문위원회

해설 시행령 제7조(전문위원회 구성)
1. 예방접종 전문위원회
2. 예방접종피해보상 전문위원회
3. 후천성면역결핍증 전문위원회
4. **결핵 전문위원회**
5. 역학조사 전문위원회
6. **인수(人獸)공통감염 전문위원회**
7. **감염병 위기관리 전문위원회**
8. **감염병 연구기획 전문위원회**
9. 항생제 내성(耐性) 전문위원회
10. 검역 전문위원회

답 ④

8. **[20서울] 「감염병의 예방 및 관리에 관한 법률」에 따른 경비 중 국고 부담 경비에 해당하는 것으로 가장 옳은 것은?**

① 식수 공급에 드는 경비
② 표본감시활동에 드는 경비
③ 관할 보건소를 통한 필수예방접종에 드는 경비
④ 내국인 감염병환자등의 입원치료, 조사, 진찰 등에 드는 경비

해설 제67조(국고부담경비)
①, ④ 시·도가 부담, ③ 특별자치도, 시·군·구가 부담
다음 각 호의 경비는 **국가가 부담**한다.
1. 제4조제2항제2호에 따른 감염병환자등의 진료 및 보호에 드는 경비
2. 제4조제2항제4호에 따른 감염병 교육 및 홍보를 위한 경비
3. 제4조제2항제8호에 따른 감염병 예방을 위한 전문인력의 양성에 드는 경비
4. 제16조제4항에 따른 **표본감시활동에 드는 경비**
4의2. 제18조의3에 따른 교육·훈련에 드는 경비
5. 제20조에 따른 해부에 필요한 시체의 운송과 해부 후 처리에 드는 경비
5의2. 제20조의2에 따라 시신의 장사를 치르는 데 드는 경비
6. 제33조에 따른 예방접종약품의 생산 및 연구 등에 드는 경비
6의2. 제33조의2제1항에 따른 필수예방접종약품등의 비축에 드는 경비
6의3. 제36조제1항에 따라 보건복지부장관 또는 질병관리청장이 지정한 감염병관리기관의 감염병관리시설의 설치·운영에 드는 경비
7. 제37조에 따라 보건복지부장관 및 질병관리청장이 설치한 격리소·요양소 또는 진료소 및 같은 조에 따라 지정된 감염병관리기관의감염병관리시설 설치·운영에 드는 경비
7의2. 제39조의3에 따라 질병관리청장이 지정한 접촉자 격리시설의 설치·운영에 드는 경비
8. 제40조제1항에 따라 위원회의 심의를 거친 품목의 비축 또는 장기구매를 위한 계약에 드는 경비
9. 삭제
9의2. 제49조제1항제12호에 따라 국가가 의료인·의료업자·의료관계요원 등을 동원하는 데 드는 수당·치료비 또는 조제료
9의3. 제49조제1항제12호의2에 따라 국가가 동원한 의료기관 병상, 연수원·숙박시설 등 시설의 운영비 등 경비
9의4. 제60조의3제1항부터 제3항까지에 따라 국가가 의료인 등을 방역업무에 종사하게 하는 데 드는 수당 등 경비
9의5. 제70조의6제1항에 따라 국가가 실시하는 심리지원에 드는 경비
9의6. 제70조의6제2항에 따라 국가가 위탁하여 관계 전문기관이 심리지원을 실시하는 데 드는 경비
10. 제71조에 따른 예방접종 등으로 인한 피해보상을 위한 경비

답 ②

Part 06

검역법

| 의료기술직 | 방역직 | 보건직 |

Part 06 검역법

검역법[시행 2022. 06. 22.], 시행령[시행 2022. 06. 22.], 시행규칙[시행 2022. 06. 22.]

제1장 | 총칙

제1조(목적) 19대전 · 제주

이 법은 **우리나라로 들어오거나 외국으로 나가는 사람, 운송수단 및 화물**을 검역(檢疫)하는 절차와 감염병을 예방하기 위한 조치에 관한 사항을 규정하여 **국내외로 감염병이 번지는 것을 방지**함으로써 국민의 건강을 유지 · 보호하는 것을 목적으로 한다.

제2조(정의) 14서울, 18경북 · 울산, 19대전 · 광주, 20충남 · 전북 · 부산, 21전북, 22부산 · 전남

이 법에서 사용하는 용어의 뜻은 다음과 같다.

1. "**검역감염병**"이란 다음 각 목의 어느 하나에 해당하는 것을 말한다.
   가. **콜레라(5일)**
   나. **페스트(6일)**
   다. **황열(6일)**
   라. **중증 급성호흡기 증후군(SARS: 10일)**
   마. **동물인플루엔자 인체감염증(10일)**
   바. **신종인플루엔자(검역전문위원회에서 정하는 최대 잠복기간)**
   사. **중동 호흡기 증후군(MERS: 14일)** 22전남
   아. 에볼라바이러스병(21일)
   자. 가목에서 아목까지의 것 외의 감염병으로서 외국에서 발생하여 국내로 들어올 우려가 있거나 우리나라에서 발생하여 외국으로 번질 우려가 있어 질병관리청장이 **긴급 검역조치가 필요하다고 인정하여 고시하는 감염병**

[보건복지부장관이 긴급검역조치가 필요하다고 인정하는 감염병]

제1조(긴급검역조치가 필요하다고 인정하는 감염병)

① 검역법 제2조제1호의 규정에 따른 질병관리청장이 긴급검역조치가 필요하다고 인정하는 감염병은 다음 호와 같다.
   1. **급성출혈열증상, 급성호흡기증상, 급성설사증상, 급성황달증상 또는 급성신경증상을 나타내는 신종감염병증후군**
   2. **세계보건기구가 공중보건위기관리 대상으로 선포한 감염병**

② 제1항에 따라 긴급검역조치가 필요하다고 인정하는 감염병의 효력발생 시점과 해제 시점은 질병관리청장이 정하여 공지한다.

2. "**운송수단**"이란 **선박, 항공기, 열차 또는 자동차**를 말한다. 19대전

2의2. "운송수단의 장"이란 운송수단을 운행·조종하는 사람이나 운행·조종의 책임자 또는

운송수단의 소유자를 말한다.

3. “검역감염병 환자”란 검역감염병 병원체가 인체에 침입하여 증상을 나타내는 사람으로서 의사, 치과의사 또는 한의사의 진단 및 검사를 통하여 확인된 사람을 말한다.
4. “검역감염병 의사환자”란 검역감염병 병원체가 인체에 침입한 것으로 의심되나 검역감염병 환자로 확인되기 전 단계에 있는 사람을 말한다.
5. “검역감염병 접촉자”란 검역감염병 환자나 검역감염병 의사환자 및 병원체 보유자(이하 “검역감염병 환자등”이라 한다)와 접촉하거나 접촉이 의심되는 사람을 말한다.
6. “**감염병 매개체**”란 **공중보건에 위해한 감염성 병원체를** 전파할 수 있는 **설치류나 해충**으로서 보건복지부령으로 정하는 것을 말한다. 19대전

시행규칙 제1조의2(감염병 매개체의 범위)

「검역법」(이하 “법”이라 한다) 제2조제6호에서 “보건복지부령으로 정하는 것”이란 쥐, 모기, 그밖에 공중보건에 위해한 감염성 병원체를 전파할 수 있는 설치류나 해충으로서 질병관리청장이 정하여 고시하는 것을 말한다.

7. “검역관리지역”이란 검역감염병이 유행하거나 유행할 우려가 있어 국내로 유입될 가능성이 있는 지역으로서 제5조에 따라 지정된 지역을 말한다.
8. “중점검역관리지역”이란 검역관리지역 중 유행하거나 유행할 우려가 있는 검역감염병이 치명적이고 감염력이 높아 집중적인 검역이 필요한 지역으로서 제5조에 따라 지정된 지역을 말한다.

제3조(국가의 책무) 22전남완도

① **국가**는 검역 업무를 수행할 때에 **검역 대상자의 인권을 보호**하여야 한다.

② 국가는 검역감염병이 국내외로 번지는 것에 신속하게 대처하기 위한 **대응 방안을 수립**하여야 한다.

③ 삭제

제3조의2(국민의 권리와 의무)

① 국민은 검역감염병 발생상황, 예방 및 관리 등에 대한 정보와 대응 방법을 알 권리가 있다.

② 국민은 검역감염병으로 격리 등을 받은 경우 이로 인한 피해를 보상받을 수 있다.

③ 국민은 검역감염병이 국내외로 번지는 것을 막기 위한 국가와 지방자치단체의 시책에 적극 협력하여야 한다.

제4조(다른 법률과의 관계)

검역 관련 업무에 관하여는 다른 법률에 특별한 규정이 있는 경우 외에는 이 법에 따른다.

제4조의2(검역관리 기본계획의 수립·시행 등)

① **질병관리청장**은 **검역전문위원회**(「감염병의 예방 및 관리에 관한 법률」 제9조 및 제10조제3항에 따라 감염병관리위원회에 설치한 검역 분야 전문위원회를 말한다. 이하 같다)의 심의를 거쳐 검역관리 기본계획(이하 "기본계획"이라 한다)을 **5년마다 수립·시행**하여야 한다.

② 기본계획은 다음 각 호의 사항을 포함하여야 한다.

1. 검역 기본목표와 추진방향
2. **검역 사업계획과 추진방법**
3. **검역 통계 및 정보의 관리 방안**
4. 제30조에 따른 **검역공무원의 교육과 역량강화 방안**
5. 그 밖에 검역관리에 필요한 사항

③ 검역소장은 제1항의 기본계획에 따라 소관별로 연도별 시행계획을 수립 · 시행하여야 한다.

④ 질병관리청장과 검역소장은 기본계획이나 시행계획의 수립 · 시행에 필요한 자료의 제공을 관계 행정기관 또는 단체에 요청할 수 있다.

⑤ 제4항에 따라 요청받은 관계 행정기관 또는 단체는 특별한 사유가 없으면 이에 따라야 한다.

제5조(검역관리지역등의 지정 및 해제) 19충북, 20서울

① **질병관리청장**은 **검역전문위원회의 심의**를 거쳐 **검역관리지역 및 중점검역관리지역**(이하 "검역관리지역등"이라 한다)을 **지정 또는 해제**할 수 있다. 19충북

② 제1항에 따른 검역관리지역등의 지정 · 해제 기준 및 절차 등에 관하여 필요한 사항은 **보건복지부령**으로 정한다.

시행규칙 **제2조(검역관리지역등의 지정 절차 등)** 19충북, 20서울

① **질병관리청장**은 법 제5조에 따라 다음 각 호의 어느 하나에 해당하는 지역을 **검역관리지역 및 중점검역관리지역(이하 "검역관리지역등"이라 한다)으로 지정**할 수 있다.

1. **세계보건기구(WHO)가 「국제보건규칙(IHR)」에 따라 검역감염병 발생 정보를 제공한 국가 또는 지역**
2. 검역감염병이 유행하거나 유행할 우려가 있어 국내로 검역감염병을 유입 · 확산시킬 가능성이 있는 국가 또는 지역
3. 치명적이고 감염력이 높은 검역감염병이 발생하거나 발생할 우려가 있어 집중적인 검역이 필요한 국가 또는 지역

② 질병관리청장은 제1항에 따라 지정한 검역관리지역등의 지정 사유가 소멸되었을 때에는 그 지정을 해제해야 한다.

③ 질병관리청장은 제1항 또는 제2항에 따라 검역관리지역등을 지정하거나 지정 해제한 경우에는 질병관리청 인터넷 홈페이지에 그 사실을 게시해야 한다.

제5조의2 삭제

제2장 | 검역조사

제6조(검역조사의 대상 등) 17충남, 21제주

① 다음 각 호의 어느 하나에 해당하는 **사람과 운송수단 및 화물**(운송수단 내의 컨테이너, 운송수단 내 비치용품, 소모용품 및 개인 소지 물품을 포함한다. 이하 같다)은 제12조에 따른 **검역조사를 받아야 한다**. 17충남

1. **우리나라로 들어오거나 외국으로 나가는 승객, 승무원 등 모든 사람**(이하 "출입국자"라 한다), **운송수단** 및 보건복지부령으로 정하는 **화물**

시행규칙 제2조의2(검역조사 대상 화물의 범위)

법 제6조제1항제1호에서 "보건복지부령으로 정하는 화물"이란 다음 각 호의 화물을 말한다. **다만, 운송수단의 탱크에 실린 기체류 및 액체류 화물은 제외**한다.

1. 감염병 매개체의 서식이 확인되거나 의심되는 운송수단 내 화물
2. 검역감염병 환자, 검역감염병 의사환자 및 병원체 보유자(이하 "검역감염병 환자등"이라 한다)로 확인되거나 의심되는 사람이 소지한 물품
3. 그 밖에 검역소장이 검역조사를 할 필요가 있다고 인정하는 화물

2. 범죄의 예방, 수사 업무나 피의자 체포 업무 수행 등 대통령령으로 정하는 사유로 제1호에 해당하는 **운송수단과 접촉한 사람과 운송수단 및 화물**

시행령 제2조(검역조사의 대상)

「검역법」(이하 "법"이라 한다) 제6조제1항제2호에서 "범죄의 예방, 수사 업무나 피의자 체포 업무 수행 등 대통령령으로 정하는 사유"란 다음 각 호의 경우를 말한다.

1. 범죄의 예방, 수사 업무나 피의자 체포 업무 수행을 위한 경우
2. 긴급 위난(危難) 시의 구조를 위한 경우

② 제1항에 따른 검역조사를 받지 아니한 운송수단과 사람 및 화물은 검역 절차가 끝나기 전에는 우리나라로 들어오거나 외국으로 나갈 수 없다.

→ 위반 시 1년 이하의 징역 또는 1천만원 이하의 벌금

③ 제1항과 제2항에도 불구하고 **검역감염병 환자등과 사망자가 없는 운송수단**으로서 다음 각 호의 어느 하나에 해당하는 운송수단은 대통령령으로 정하는 바에 따라 **검역조사의 전부 또는 일부를 생략**할 수 있다. 21제주

1. 외국으로 나가는 운송수단으로서 질병관리청장이 **우리나라에서 검역감염병이 발생하여 국외로 번질 우려가 없다고 인정하는 운송수단**(출입국자 및 화물을 포함한다)
2. **연료나 자재 및 생활필수품 등을 공급받을 목적**으로 우리나라에 **일시 머무르는 운송수**

단 중 보건복지부령으로 정하는 운송수단 17충남

시행규칙 **제3조(검역조사의 생략 등)** 17충남

① 법 제6조제3항제2호에서 "보건복지부령으로 정하는 운송수단"이란 다음 각 호의 어느 하나의 사유로 우리나라에 일시 머무르는 운송수단을 말한다.

1. **급유 또는 급수를 위한 경우**
2. **운행에 필요한 물품을 공급받기 위한 경우**
3. **도착 또는 출발 증명서를 받기 위한 경우**
4. **운송수단을 수리하기 위한 경우**
5. **태풍 등 기상악화의 경우**

② 「검역법 시행령」 제3조제3항에 따른 검역조사 생략 신청서는 별지 제1호서식과 같다. 다만, 선박의 경우에는 별지 제2호서식의 외항선 입항·출항 통보서로 갈음할 수 있다. 〈개정 2021. 3. 5.〉

③ 삭제 〈2021. 3. 5.〉

3. **군용(軍用) 운송수단**으로서 해당 운송수단의 장이 운송수단 안에 검역감염병 환자등과 감염병 매개체가 없다는 사실을 통보한 군용 운송수단
4. 「남북교류협력에 관한 법률」 제23조제2항에 따른 **통일부장관이 요청하는 운송수단**(이 경우 검역조사 또는 그 절차의 일부를 생략할 수 있다)
5. 관계 중앙행정기관의 장이 검역조사의 생략을 요청하는 운송수단으로서 질병관리청장이 인정하는 운송수단

제7조 삭제

제8조 삭제

제9조(검역 통보)

① 제6조에 따른 검역조사의 대상이 되는 **운송수단의 장**은 해당 운송수단이 검역 장소에 접근하였을 때에는 해당 검역 장소를 관할하는 **검역소장**에게 **검역감염병 환자등의 유무**와 **위생 상태** 등 보건복지부령으로 정하는 사항을 보건복지부령으로 정하는 바에 따라 통보하여야 한다. 다만, **운송수단이 긴급한 위난을 피하기 위하여** 부득이하게 **검역 장소가 아닌 곳에 도착한 경우**에는 **그 도착장소와 가장 가까운 검역구역을 관할하는 검역소장에게 통보**하여야 한다.

② 제1항 단서에 따른 통보를 받은 검역소장은 운송수단의 장에게 검역감염병 환자등에 대한 조치 등 필요한 조치를 하도록 지시할 수 있으며, 지시를 받은 운송수단의 장은 그 지시에 따라야 한다.

③ 제1항에도 불구하고 나포(拿捕), 귀순 및 조난 등으로 들어오는 경우에는 조사 관련 기관의 장이 통보할 수 있다.

④ 운송수단의 장 또는 조사 관련 기관의 장은 제1항 및 제3항에 따른 통보 이후 변경사항이 발생하면 즉시 그 내용을 검역소장에게 알려야 한다.

⑤ 제1항부터 제4항까지의 통보 방법 및 절차 등에 관하여 필요한 사항은 보건복지부령으로 정한다.

제10조(검역 장소) 17충남, 18대구, 19충북, 20부산

① **질병관리청장**은 **관계 중앙행정기관의 장**과 협의하여 **검역 장소**를 정한다. 17충남, 18대구, 19충북

② 검역을 받으려는 출입국자 및 운송수단은 검역 장소에 도착하여 검역조사를 받아야 한다. 다만, 검역 장소에서 검역조사를 받기 어렵거나 검역조사가 완료되기 어려운 경우 보건복지부령으로 정하는 검역구역에서 검역조사를 받을 수 있다.

③ 제2항에도 불구하고 다음 각 호의 어느 하나에 해당하는 경우는 **검역소장이 정하는 장소에서 검역조사를 받을 수 있다**.

1. **나포, 귀순, 조난 및 응급환자 발생 등 부득이한 경우**
2. **날씨나 그 밖의 부득이한 사유로 보건복지부령으로 정하는 경우**

④ 삭제

시행규칙 **제5조(검역 장소 등)** 18대구, 19충북

① 법 제10조제1항에 따른 검역 장소는 별표 1과 같다.

② 법 제10조제2항 단서에서 "보건복지부령으로 정하는 검역구역"이란 「질병관리청과 그 소속기관 직제 시행규칙」 제23조제5항에 따른 검역구역을 말한다. 〈신설 2021. 3. 5.〉

③ 법 제10조제3항제2호에서 "보건복지부령으로 정하는 경우"란 다음 각 호의 경우를 말한다. 〈개정 2021. 3. 5.〉

1. **날씨가 나빠 검역 장소에서 검역을 하기 어려운 경우**
2. **조수(潮水) 간만(干滿)의 차 또는 파고(波高)로 검역 장소에서 검역을 하기 어려운 경우**
3. **운송수단이 고장 등으로 검역 장소에 정박·착륙 또는 도착할 수 없는 경우**
4. **검역관이 검역 장소로 이동할 수단이 없어 검역 장소에서 검역을 하기 어려운 경우**
5. 삭제 〈2021. 3. 5.〉
6. 삭제 〈2021. 3. 5.〉
7. 화물의 **긴급 하역(荷役)** 등 선박이 도착하는 즉시 신속한 검역이 필요한 경우
8. 그 밖에 제1호부터 제7호까지의 경우에 준하는 **부득이한 사유가 있다고 검역소장이 인정하는 경우**

④ 법 제12조제2항에 따라 검역조사를 받아야 하는 장소는 「남북교류협력에 관한 법률」 제2조제1호에 따른 출입장소[군사분계선 이북지역(북한)으로 가거나 북한으로부터 들어올 수 있는 군사분계선 이남지역(남한)의 항구, 비행장, 그 밖의 장소로서 대통령령으로 정하는 곳]로 한다.

제11조(검역 시각) 18부산, 19충북 · 전남, 20부산

① 삭제

② 검역소장은 제6조에 따른 **검역조사의 대상이 검역 장소에 도착하는 즉시 검역조사를 하여야 한다.** 다만, 즉시 검역조사를 하지 못하는 보건복지부령으로 정하는 부득이한 사유가 있는 경우에는 검역 **장소에 대기하거나 격리할 것을 조건으로 승객, 승무원 및 화물을 내**

리게 할 수 있다. 19전남, 20부산

시행규칙 **제5조의2(즉시 검역조사의 예외)**

법 제11조제2항 단서에서 "보건복지부령으로 정하는 부득이한 사유"란 다음 각 호의 사유를 말한다.

1. 기상악화, 천재지변 등으로 정상적인 검역조사의 수행이 불가능한 경우
2. 운송수단의 장이 운송수단 및 승객의 안전상 이유 등으로 검역조사의 연기를 요청한 경우
3. 그 밖에 검역소장이 검역공무원의 안전상 이유 등으로 즉시 검역조사를 하기 어렵다고 인정하는 경우

③ 외국으로 나가는 운송수단의 장은 검역소장에게 **출발 예정 시각을 통보하여야 한다.**

④ 검역소장은 제3항에 따라 통보받은 **출발 예정 시각 전에 검역조사를 마쳐야 한다.**

제12조(검역조사) 18울산, 22경기 · 서울

① **검역소장**은 다음 각 호의 사항에 대하여 검역조사를 한다. **다만, 자동차의 경우에는 제2호 외의 사항을 생략할 수 있다.**

1. **운송수단 및 화물의 보건·위생 상태에 대한 경과(經過)와 현황**
2. **출입국자의 검역감염병 감염·위험요인 여부 및 예방관리에 관한 사항**
3. **운송수단의 식품 보관 상태**
4. **감염병 매개체의 서식 유무와 번식 상태**

② **육로를 통하여 들어오는 출입국자**는 출입하기 전에 검역구역이나 **보건복지부령으로 정하는 장소**에서 검역조사를 받아야 한다.

③ 검역소장은 제1항에 따른 검역조사를 하기 위하여 출입국자와 운송수단의 장에게 필요한 서류를 제출하거나 제시하도록 요구할 수 있으며, 필요한 사항을 질문하거나 검사 · 조사할 수 있다.

④ 검역소장은 검역업무를 신속하고 정확하게 수행하기 위하여 정보화기기, 영상정보처리기기, 전자감지기 등 장비를 활용할 수 있다.

⑤ 제1항부터 제4항까지의 규정에 따른 검역조사의 방법과 절차 등에 관하여 필요한 사항은 보건복지부령으로 정한다.

시행규칙 **제6조(검역조사 등)**

① 검역소장은 법 제12조제3항에 따라 검역조사를 하기 위해 출입국자에게 정보통신기기를 활용하여 필요한 서류를 제출하도록 할 수 있다.

② 검역소장은 법 제12조제3항에 따라 검역조사를 하기 위해 출입국자와 운송수단의 장에게 다음 각 호의 서류를 제시하도록 요구할 수 있다.

1. 항해일지 · 항공일지 또는 운행일지(운송수단의 장이 제시한다)
2. 「국제보건규칙」에 따라 작성된 선박위생관리 증명서 또는 선박위생관리 면제증명서(선장이 제시한다)
3. 그 밖에 여권 등 검역소장이 검역조사를 하기 위해 제시하도록 요구하는 서류

③ 검역소장은 운송수단에 탑승하여 법 제12조제1항에 따른 검역조사를 완료한 경우에는 질병관리청

장이 정하는 바에 따라 검역조사서를 작성 · 보관해야 한다.
④ 삭제 〈2021. 3. 5.〉
⑤ 삭제 〈2021. 3. 5.〉

제12조의2(신고의무 및 조치 등) 15서울 · 대전 · 대구

① 다음 각 호의 어느 하나에 해당하는 사람은 해당 검역관리지역 또는 중점검역관리지역을 출발한 후 제17조제3항에 따른 검역감염병의 최대 잠복기간이 경과하지 아니한 경우 그 사실을 보건복지부령으로 정하는 바에 따라 검역소장에게 건강 상태 등을 신고하여야 한다.

1. 검역관리지역에 체류하거나 그 지역을 경유하여 국내에 입국하는 사람 중 검역감염병을 의심할 수 있는 증상이 있는 사람
2. 중점검역관리지역에 체류하거나 그 지역을 경유하여 국내에 입국하는 사람

② **질병관리청장**은 제1항 각 호의 어느 하나에 해당하는 사람이 건강 상태 등을 신고할 수 있도록 공항, 항만 및 육로의 **입국장 등 보건복지부령으로 정하는 장소**에 **해외감염병신고센터를 설치**하여야 한다. <개정 2021. 12. 21.>

③ **검역소장**은 **검역감염병의 전파가 우려될 경우**에는 제1항에 따라 **신고하는 사람에게 다음 각 호의 조치를 할 수 있다.** 15서울 · 대전 · 대구

1. **여행지역과 시기에 관한 정보의 요구**
2. **검역감염병 관련 건강 상태에 관한 정보의 요구**
3. **예방접종을 증명할 수 있는 서류의 요구**
4. **검역감염병의 감염 여부를 파악하기 위한 검사 또는 검진**
5. **그 밖에 검역감염병의 전파를 방지하기 위하여 필요한 조치로서 보건복지부령으로 정하는 조치**

시행규칙 **제6조의3(해외감염병신고센터의 설치 · 운영 등)**

① 검역소장은 법 제12조의2제2항에 따라 해당 검역소의 규모, 검역 장소, 검역 대상 등을 고려하여 다음 각 호의 어느 하나에 해당하는 장소에 해외감염병신고센터를 설치해야 한다.〈개정 2022. 6. 15.〉

1. 공항, 항만 및 육로의 입국장 또는 출국장
2. 그 밖에 관할 검역구역의 특성 및 출입국자의 접근성 등을 고려하여 검역소장이 적절하다고 인정하는 장소

② 법 제12조의2제2항에 따른 해외감염병신고센터는 해외 감염병 발생정보 및 감염병 예방정보 제공 등의 업무를 수행할 수 있다.

③ 제1항 및 제2항에서 규정한 사항 외에 법 제12조의2제2항에 따른 해외감염병신고센터의 설치 및 운영에 필요한 사항은 질병관리청장이 정한다.

④ 법 제12조의2제3항제5호에서 "보건복지부령으로 정하는 조치"란 **검역관리지역등에서 접촉한 사람 및 동물 · 식물에 대한 정보의 요구**를 말한다.

[본조신설 2021. 3. 5.]

④ 검역감염병이 국내에서 발생하여 외국으로 전파될 위험이 있는 경우, 외국으로 나가는 사람 중 검역감염병을 의심할 수 있는 증상이 있는 사람은 제2항에 따른 **해외감염병신고센터에 건강 상태 등을 신고하여야 한다**. 이 경우, 검역소장은 건강 상태 등을 신고한 자에 대하여 제3항 각 호의 조치를 실시할 수 있다.

⑤ 제1항 및 제4항에 따른 신고 절차 · 방법 및 제2항에 따른 해외감염병신고센터 설치 · 운영 등에 필요한 사항은 보건복지부령으로 정한다.

제12조의3(항공기 검역조사) 22경기

① **항공기 검역조사**를 받으려는 운송수단의 장은 보건복지부령으로 정하는 바에 따라 검역조사에 필요한 서류를 **검역소장에게 제출**하여야 한다.

② **검역소장**은 제1항에 따라 제출한 서류를 심사하여 **검역감염병이 국내에 전파될 우려가 없다고 판단한 경우에는 서류 심사로 검역조사를 할 수 있다**. 다만, 검역감염병의 전파 위험이 큰 경우 등 보건복지부령으로 정하는 경우에는 탑승하여 검역조사를 하여야 한다.

③ 제1항에 따른 서류 제출 및 제2항 본문에 따른 서류 심사에 의한 검역조사는 전산시스템을 이용하여 처리할 수 있다.

④ 제1항에 따라 제출한 서류 정보가 사실과 다른 것으로 확인된 경우에는 보건복지부령으로 정하는 바에 따라 재검역 등 필요한 조치를 하여야 한다.

제12조의4(선박 검역조사) 17충남, 19충북, 20부산, 22경기

① **선박 검역조사**를 받으려는 운송수단의 장은 **보건복지부령**으로 정하는 바에 따라 검역조사에 필요한 서류를 **검역소장에게 제출**하여야 한다. 이 경우 **운송수단의 장은 검역 장소에 도착하여 선박에 노란색 기(旗)를 달거나 노란색 전조등을 켜는 등 검역 표시를 하여야 한다**.

17충남, 20부산

② 검역소장은 제12조제3항에 따라 운송수단의 장에게 서류의 제출을 요구할 때에는 「해운법」 제33조에 따라 등록한 해운대리점의 대표자로 하여금 운송수단이 도착하기 전까지 관련 서류를 제출하거나 제시하도록 요구할 수 있다.

③ **검역소장**은 제1항에 따라 제출한 서류를 심사하여 **검역감염병이 국내에 전파될 우려가 없다고 판단한 경우**에는 서류 **심사로 검역조사를 할 수 있다**. 다만, **검역감염병의 전파 위험이 큰 경우** 등 **보건복지부령으로 정하는 경우에는 승선하여 검역조사를 하여야 한다**. 19충북

④ 제1항에 따른 서류 제출 및 제3항 본문에 따른 서류 심사에 의한 검역조사는 전산시스템을 이용하여 처리할 수 있다.

⑤ 검역소장은 제1항에 따라 제출한 서류의 사실 확인 및 보건위생관리를 위하여 **보건복지**

부령으로 정하는 바에 따라 대상 선박을 선정하여 검역조사 이후에 보건위생조사를 실시할 수 있다.

⑥ 제1항에 따라 제출한 서류정보가 사실과 다른 것으로 확인된 경우에는 보건복지부령으로 정하는 바에 따라 재검역 등 필요한 조치를 하여야 한다.

제12조의5(육로 검역조사) 22경기

① **육로를 통하여 들어오는 출입국자 및 운송수단**은 **보건복지부령**으로 정하는 바에 따라 **검역조사**를 받아야 한다.

② **질병관리청장**은 육로를 통하여 들어오는 출입국자 및 운송수단에 대하여 **통일부장관**이 「**남북교류협력에 관한 법률**」 제23조제2항 단서에 따른 협의를 요청할 때에는 **보건복지부령**으로 정하는 바에 따라 제9조제1항에 따른 **검역통보 절차의 일부를 생략**할 수 있다.

제13조(검역 전의 승선 · 탑승) 18대구

① **검역조사를 받아야 할 운송수단**에 **검역조사가 완료되어 검역증이 발급되기 전에는** 제30조에 따른 **검역공무원이 아닌 사람은 승선하거나 탑승할 수 없다**. 다만, 미리 보건복지부령으로 정하는 바에 따라 검역소장의 허가를 받은 경우에는 그러하지 아니한다.

② **검역소장의 허가를 받지 아니하고 승선하거나 탑승한 사람**은 **검역조사**를 받아야 하며, 제1항 단서에 따라 **검역소장의 허가를 받아 승선하거나 탑승한 사람**이 **검역감염병 증상이 있거나 검역감염병 환자등과 접촉한 경우 즉시 검역소장에게 신고**를 하여야 한다.

③ 검역소장은 제2항에 따른 신고를 받은 경우 신고한 자에 대해 즉시 검역조사를 실시하여야 한다.

④ 제3항에 따른 검역조사의 방법은 보건복지부령으로 정한다.

> [시행규칙] **제7조(검역 전 승선 · 탑승의 허가)** 18대구
>
> ① 법 제13조제1항 단서에 따라 검역증이 발급되기 전에 **도선(導船) 등** 부득이한 사유로 승선 · 탑승하기 위하여 검역소장의 허가를 받으려는 사람은 별지 제11호서식에 따른 검역 전 승선 · 탑승 허가 신청서를 검역소장에게 제출하여야 한다.
>
> ② 제1항에도 불구하고 다음 각 호의 경우에는 **검역소장의 허가를 받은 것으로 본다.**
>
> 1. **긴급한 위기 · 위난으로부터 구조하기 위한 경우**
> 2. **범죄의 예방 · 수사 또는 피의자의 체포에 관한 업무를 수행하는 경우**
>
> ③ 검역소장은 법 제13조제3항에 따라 같은 조 제2항에 따른 신고를 받은 경우 신고한 자에 대해 즉시 법 제12조제1항제2호의 사항에 대한 검역조사를 실시해야 한다. 〈신설 2021. 3. 5.〉

제14조 삭제

제15조(검역조치)

① **질병관리청장**은 검역감염병 유입과 전파를 차단하기 위하여 검역감염병에 감염되었거나

감염된 것으로 의심되는 사람, 검역감염병 병원체에 오염되었거나 오염된 것으로 의심되거나 감염병 매개체가 서식하는 것으로 의심되는 운송수단이나 화물에 대하여 다음 각 호의 전부 또는 일부의 조치를 할 수 있다.

1. **검역감염병 환자 등을 감시하거나 격리시키는 것**
2. **검역감염병 접촉자 또는 보건복지부령으로 정하는 검역감염병 위험요인에 노출된 사람(이하 "검역감염병 위험요인에 노출된 사람"이라 한다)을 감시하거나 격리시키는 것**

시행규칙 제10조(검역감염병 위험요인에 노출된 사람의 범위)

법 제15조제1항제2호에서 "보건복지부령으로 정하는 검역감염병 위험요인에 노출된 사람"이란 다음 각 호의 사람을 말한다.

1. 검역감염병 환자등과 같은 운송수단에 탑승한 사람
2. 검역감염병 환자등과 같은 공간에 감염우려가 있는 시간에 있었던 사람

3. **검역감염병 병원체에 오염되었거나 오염된 것으로 의심되는 화물을 소독 또는 폐기하거나 옮기지 못하게 하는 것**
4. **검역감염병 병원체에 오염되었거나 오염된 것으로 의심되는 곳을 소독하거나 사용을 금지 또는 제한하는 것**

4의2. 검역감염병 병원체 오염 여부를 확인할 필요가 있다고 인정되는 운송수단 및 화물을 검사하는 것

5. 삭제
6. 감염병 매개체가 서식하거나 서식하는 것으로 의심되는 운송수단과 화물을 소독하고 감염병 매개체를 없애도록 운송수단의 장이나 화물의 소유자 또는 관리자에게 명하는 것
7. 검역감염병의 감염 여부를 확인할 필요가 있다고 인정되는 사람을 진찰하거나 검사하는 것
8. **검역감염병의 예방이 필요한 사람에게 예방접종을 하는 것**

② 삭제

③ 제1항제6호에 따른 명령을 받은 운송수단의 장이나 화물의 소유자 또는 관리자는 보건복지부령으로 정하는 자격이 있는 자에게 소독 등의 업무를 대신하게 하고 그 결과에 대하여 검역소장의 확인을 받아야 한다.

④ 질병관리청장이 제1항에 따른 적절한 조치를 시행할 수 없는 경우에는 운송수단의 장에게 그 이유를 알리고 **회항 또는 지정하는 장소**로 이동할 것을 지시할 수 있다. 이 경우 해당 운송수단의 장은 그 지시에 따라야 한다. <개정 2021. 12. 21.>

⑤ 질병관리청장은 제1항에 따른 검역조치를 할 때에 필요한 경우 대통령령으로 정하는 바에 따라 관계 기관에 협조를 요청할 수 있으며, 그 요청을 받은 관계 기관의 장은 부득이한 사유가 없으면 협조하여야 한다.

시행령 제4조(검역조치 시 협조의 요청)

질병관리청장은 법 제15조제5항에 따라 관계 기관에 다음 각 호의 사항에 대한 협조를 요청할 수 있다.

1. 법 제15조제1항에 따른 검역조치 시 선박에 승선하기 위한 감시정(監視艇)의 사용
2. 법 제15조제1항제1호 및 제2호에 따른 감시 또는 격리 대상자를 이송하기 위한 구급차 등 이송수단의 사용
3. 법 제16조제2항에 따른 임시 격리시설을 설치하기 위한 장소의 확보
4. 「의료법」 제2조에 따른 의료인 및 그 밖에 검역조치를 위해 필요한 인력의 지원
5. 그 밖에 질병관리청장이 법 제15조제1항에 따른 검역조치를 위해 관계 기관의 협조가 필요하다고 인정하는 사항

제16조(검역감염병 환자등의 격리) 15충북, 21서울

① **질병관리청장**은 제15조제1항제1호에 따라 검역감염병 환자등을 다음 각 호의 어느 하나에 해당하는 **시설에 격리**한다. 다만, **사람 간 전파가능성이 낮은 경우** 등 **질병관리청장이 정하는 경우**는 **격리 대상에서 제외**할 수 있다.

1. **검역소에서 관리하는 격리시설로서 질병관리청장이 지정한 시설** <개정 2021. 12. 21>
2. 「감염병의 예방 및 관리에 관한 법률」 제36조 또는 제37조에 따른 **감염병관리기관, 격리소·요양소 또는 진료소**
3. **자가(自家)**
4. 「감염병의 예방 및 관리에 관한 법률」 제8조의2에 따른 **감염병전문병원**
5. 국내에 거주지가 없는 경우 **질병관리청장이 지정하는 시설 또는 장소**

② **질병관리청장**은 검역감염병 환자등이 많이 발생하여 제1항에 따른 격리시설이나 감염병관리기관 등이 부족한 경우에는 **보건복지부령**으로 정하는 바에 따라 **임시 격리시설을 설치·운영할 수 있다**.

시행규칙 제14조(임시 격리시설의 설치·운영)

법 제16조제2항에 따라 질병대응센터장은 다음 각 호의 시설에 임시 격리시설을 설치 · 운영할 수 있다.

1. 검역소 내의 별도로 구획된 시설
2. **검역감염병 환자등이 발생한 운송수단**
3. **국제공항 및 국제여객터미널 등 검역구역 내에 관계 행정기관의 장과 협의하여 지정하는 시설**
4. **간이 진료시설 설치와 격리가 가능한 숙박시설**로서 행정기관의 장 및 특별시장 · 광역시장 · 도지사 · 특별자치도지사 또는 시장 · 군수 · 구청장(자치구의 구청장을 말한다) 등과 협의하여 지정하는 시설

③ **질병관리청장**은 제1항에 따른 격리조치(이송을 포함한다)를 할 때에 필요하면 특별시장 · 광역시장 · 도지사 · 특별자치도지사(이하 "시 · 도지사"라 한다) 또는 시장 · 군수 · 구청장(자치구의 구청장을 말한다. 이하 같다)에게 협조를 요청할 수 있다. 이 경우 시 · 도지사 또는 시장 · 군수 · 구청장은 특별한 사유가 없으면 협조하여야 한다.

④ **검역감염병 환자등의 격리 기간**은 **검역감염병 환자등의 감염력이 없어질 때까지**로 하고, 격리기간이 지나면 즉시 해제하여야 한다.

⑤ 제4항에 따른 **격리 기간 동안 격리된 사람은 검역소장의 허가를 받지 아니하고는 다른 사람과 접촉할 수 없다**.

⑥ **검역소장**은 **검역감염병 환자등을 격리하였을 때**에는 **보건복지부령**으로 정하는 바에 따라 **격리 사실을 격리 대상자 및 격리 대상자의 가족, 보호자 또는 격리 대상자가 지정한 사람에게 알려야 한다**. 21서울

제17조(검역감염병 의심자에 대한 감시 등) 11충남, 14대전 · 충남, 15충북 · 전북 · 전남, 16부산 · 충북 · 울산, 17서울 · 울산 · 강원, 18충북 · 충남, 19강원 · 충남, 20울산, 21경북, 22경북

① **질병관리청장**은 제15조제1항제2호(검역감염병 의심자를 감시하거나 격리시키는 것)에 따라 검역감염병 접촉자 또는 검역감염병 위험요인에 노출된 사람이 입국 후 거주하거나 체류하는 지역의 **특별자치도지사·시장·군수·구청장**에게 건강 상태를 감시하거나 「감염병의 예방 및 관리에 관한 법률」 제49조(감염병의 예방 조치)제1항에 따라 격리시킬 것을 요청할 수 있다.

② **특별자치도지사·시장·군수·구청장**은 제1항에 따라 감시하는 동안 검역감염병 접촉자 또는 검역감염병 위험요인에 노출된 사람이 검역감염병 환자등으로 확인된 경우에는 지체 없이 격리 등 필요한 조치를 하고 즉시 그 사실을 **해당 질병관리청장에게 보고**하여야 한다.

③ 제1항에 따른 **감시 또는 격리 기간**은 보건복지부령으로 정하는 **해당 검역감염병의 최대 잠복기간을 초과할 수 없다**.

1. 삭제
2. 삭제
3. 삭제
4. 삭제
5. 삭제
6. 삭제

시행규칙 **제14조의3(검역감염병의 최대 잠복기간)** 11충남, 14대전충남, 15충북전북전남, 16충북울산부산, 17서울강원울산, 18충북충남, 19강원대구, 20울산, 21경북, 22전북

법 제17조제3항에 따른 검역감염병의 최대 잠복기간은 다음 각 호의 구분에 따른다.

1. 콜레라: 5일
2. 페스트: 6일
3. 황열: 6일
4. 중증 급성호흡기 증후군(SARS): 10일
5. 동물인플루엔자 인체감염증: 10일
6. 중동 호흡기 증후군(MERS): 14일
7. 에볼라바이러스병: 21일

8. 법 제2조제1호바목(신종인플루엔자) 및 자목(질병관리청장이 긴급검역조치가 필요하다고 인정하는 감염병)에 해당하는 검역감염병: 법 제4조의2제1항에 따른 **검역전문위원회에서 정하는 최대 잠복기간**

제18조(격리시설 등에서 화물 반출의 금지)

제16조에 따른 격리시설과 임시 격리시설에서 사용하거나 보관 중인 물품은 **검역소장의 허락을 받지 아니하고 반출하여서는 아니 된다.**

제19조(오염운송수단 등의 이동금지 등의 조치)

① **질병관리청장**은 검역감염병에 감염되었거나 감염이 의심되는 승객, 승무원 및 도보출입자, 검역감염병 병원체에 오염되었거나 오염이 의심되는 운송수단 및 화물(이하 이 조에서 "오염운송수단등"이라 한다)에 대하여는 검역소장이 지정하는 장소에서 검역감염병 유무에 관한 검사, 소독 및 물건의 폐기 등의 조치가 끝날 때까지 **보건복지부령**으로 정하는 바에 따라 이동금지 등의 조치를 할 수 있다. 이 경우 검역소장의 허가를 받지 아니하고는 오염운송수단등에 접촉하거나 탑승할 수 없다.

② **검역소장**은 오염운송수단등에 대한 조치를 하여 검역감염병이 국내로 번질 우려가 없다고 인정되면 그 이동금지 등의 조치를 해제하여야 한다. 이 경우 이동금지 등의 조치를 해제하기 위한 인정 기준은 **보건복지부령**으로 정한다.

시행규칙 제15조(오염운송수단 등의 이동금지 등의 조치)

① 법 제19조제1항에 따라 검역소장이 이동금지 등의 조치를 할 때에는 운송수단의 장 또는 그 소유자에게 별지 제17호서식에 따른 오염운송수단 등의 이동금지 등의 통보서로 알려야 한다.

② 검역소장은 검역감염병이 국내로 번질 우려가 없다고 인정되는 다음 각 호의 경우에는 제1항에 따른 조치를 지체 없이 해제하고 이를 운송수단의 장 또는 그 소유자에게 알려야 한다.

1. 검역감염병 검사 결과 이상이 없다고 판명된 경우
2. 제12조제4항에 따라 소독 결과 보고서를 제출한 경우
3. 「폐기물관리법」 제13조에 따라 물건의 폐기를 완료한 경우
4. 그 밖에 법 제19조제1항의 조치사항을 이행하였다고 검역소장이 인정한 경우

제20조(검역감염병 외의 감염병에 대한 예방조치)

검역소장은 검역조사에서 다음 각 호를 발견한 경우에는 **보건복지부령**으로 정하는 바에 따라 진찰, 검사, 소독 및 그 밖에 필요한 예방조치를 할 수 있다.

1. 검역감염병 외의 감염병 환자
2. 검역감염병 외의 감염병 의사환자
3. 검역감염병 외의 감염병으로 죽은 사람의 시체
4. 검역감염병 외의 감염병 병원체에 오염되었거나 오염되었을 가능성이 있는 운송수단

제21조(소독이 필요한 화물의 보관)

검역소장은 운송수단의 화물선적 목록에 적힌 화물 중 소독할 필요가 있다고 인정되는 화물은 다른 화물과 접촉되지 아니하게 따로 보관할 것을 해당 세관장에게 요구할 수 있다.

제22조(검역증)

검역소장은 **검역조사 결과 출입국자, 운송수단 또는 화물에 의하여 검역감염병이 국내외로 번질 우려가 없는 등 이상이 없는 것**으로 인정되면 출입국자 또는 운송수단의 장이 요구하는 경우 보건복지부령으로 정하는 바에 따라 **검역증을 내주어야 한다**.

제23조(조건부 검역증)

① **검역소장**은 **검역조사 결과 검역소독 등을 실시할 것을 조건**으로 운송수단의 장에게 **조건부 검역증**을 내줄 수 있다.

② **검역소장**은 조건부 검역증을 받은 운송수단의 장이 **해당 조건을 이행하였을 때**에는 그 운송수단의 장에게 **검역증을 내주어야 한다**. 이 경우 운송수단의 장은 종전에 발급받은 조건부 검역증을 폐기하여야 한다.

③ 검역소장은 운송수단의 장이 제1항에 따른 조건부 검역증에 제시된 조건을 이행하지 아니하면 **이동금지 등의 조치를 할 수 있다**.

④ 검역소장은 운송수단의 장이 제1항에 따른 조건부 검역증을 받은 운송수단에 대한 조건을 이행하는 것이 곤란하다고 판단될 경우에는 운송수단의 장에게 그 이유를 밝히고 보건복지부령으로 정하는 바에 따라 검역소장이 지정하는 장소로 이동할 것을 지시할 수 있다. 이 경우 해당 운송수단의 장은 그 지시에 따라야 한다.

제24조(출입국의 금지 또는 정지 요청) 16대구

질병관리청장은 공중위생상 큰 위해를 끼칠 염려가 있다고 인정되는 다음 각 호에 해당하는 사람에 대하여는 **법무부장관**에게 출국 또는 입국의 금지 또는 정지를 요청할 수 있다. 다만, **입국의 금지 또는 정지의 요청**은 **외국인의 경우에만 해당한다**.

1. 검역감염병 환자등
2. 검역감염병 접촉자
3. 검역감염병 위험요인에 노출된 사람
4. 검역관리지역등에서 입국하거나 이 지역을 경유하여 입국하는 사람

제25조(시체 등의 반입 및 조사)

① 국내로 시체를 반입하려는 자는 검역감염병으로 인한 사망 여부를 확인하기 위하여 보건복지부령으로 정하는 바에 따라 필요한 서류를 제출하거나 제시하여야 한다.

② 검역소장은 검역감염병으로 죽은 사람의 시체, 유골 및 유물로서, 방부처리(防腐處理) 후

불침투성(不浸透性) 관(棺)에 밀봉되어 있지 아니하거나 화장조치(火葬措置)가 되어 있지 아니한 것에 대하여는 국내 반입을 허용하지 아니한다.

③ 운송수단의 운행 중 발생한 시체는 보건복지부령으로 정하는 바에 따라 검역조사를 받아야 한다.

④ 검역소장은 제1항 또는 제3항에 따른 조사 결과 해당 시체의 사인을 확인할 수 없거나 검역감염병에 감염된 것으로 의심되는 시체의 경우에는 검사를 위해 해부를 명할 수 있으며, 필요한 경우 관계기관에 협조를 요청할 수 있다. 이 경우 해부의 방법 및 절차 등에 관하여는 「감염병의 예방 및 관리에 관한 법률」 제20조를 준용하며, "질병관리청장"은 "검역소장"으로 본다.

⑤ 검역소장은 검역감염병 환자등이 사망한 경우나 사망 후 사망한 사람이 검역감염병병원체를 보유하였던 것으로 확인된 경우 검역감염병의 차단과 확산 방지 등을 위하여 필요한 범위에서 그 시신의 장사방법 등을 제한할 수 있다. 이 경우 그 방법 및 절차 등에 관하여는 「감염병의 예방 및 관리에 관한 법률」 제20조의2를 준용하며, "질병관리청장"은 "검역소장"으로 본다.

제26조 삭제

제27조(선박위생 증명서의 발급 등)

① **검역소장**은 **선장 또는 선박의 소유자**가 선박위생 증명서 발급을 신청하면 그 선박에 대하여 **검역감염병 병원체의 오염 여부**와 **감염병 매개체 유무에 관한 검사**를 하고, 그 결과 **검역감염병 병원체의 오염 의심이 없고 감염병 매개체가 서식하지 아니한 경우에는 6개월간 유효한 선박위생관리 면제증명서**를 내준다.

② **검역소장**은 제1항에 따른 **검사 결과 해당 선박에 검역감염병 병원체의 오염이 의심되거나 감염병 매개체의 서식이 의심되면** 보건복지부령으로 정하는 자격이 있는 자에게 소독을 하게 하거나 감염병 매개체를 없애도록 한 후 **6개월간 유효한 선박위생관리 증명서**를 내준다.

③ 검역소장은 제15조제1항제6호에 따른 조치명령을 받아 같은 조 제3항에 따라 소독하거나 감염병 매개체를 없앤 선장 또는 선박의 소유자가 명령 이행에 대한 증명서 발급을 신청하면 6개월간 유효한 선박위생관리 증명서를 내준다.

④ 검역소장은 선박이 선적지(船籍地)로 돌아가거나 제12조와 제15조에 따른 검역조사 및 검역조치를 이행할 수 없는 특별한 사유가 있는 경우에는 제1항에 따른 선박위생관리 **면제증명서 및 제2항·제3항에 따른 선박위생관리 증명서**의 유효기간을 **1개월**의 범위에서 연장할 수 있다. <개정 2021. 12. 21.>

⑤ 검역소장은 제1항부터 제3항까지의 규정에 따라 발급된 증명서의 유효기간이 지난 선박이나 그 증명서를 지니지 아니하고 도착한 선박 또는 그 증명서에 재검사가 필

요한 것으로 기재되어 있는 선박에 대하여는 제12조에 따른 검역조사를 하여야 한다.

⑥ 제1항에 따른 조사의 내용 및 선박위생관리 증명서와 선박위생관리 면제증명서의 신청 절차 및 발급 방법 등에 관하여 필요한 사항은 **보건복지부령**으로 정한다.

제28조(그 밖의 증명서 발급)

① **검역소장**은 운송수단의 장이 **감염병 매개체 구제증명서(驅除證明書)** 발급을 신청하면 해당 운송수단에 대하여 보건복지부령으로 정하는 바에 따라 해당 운송수단의 감염병 매개체 구제 여부를 확인하고 그 증명서를 내주어야 한다.

② **검역소장**은 물품을 수출하려는 사람이 다음 각 호에 해당하는 증명서의 발급을 신청하면 그에 해당하는 검역감염병에 대한 예방조치를 하거나 하였는지 확인하고 보건복지부령으로 정하는 바에 따라 해당 증명서를 내주어야 한다.

1. **물품에 대한 소독증명확인서**: 검역감염병의 유무에 관한 검사, 소독 및 감염병 매개체를 없애는 일
2. **물품에 대한 병원체 검사증명서**: 검역감염병 병원체의 유무에 관한 세균·바이러스검사 실시

③ **검역소장**은 **승객 및 승무원 등 외국으로 나가는 사람**이 병원체 검사증명서의 발급을 신청하면 검역감염병 감염 여부와 검역감염병 병원체의 유무에 관한 검사를 실시하고 보건복지부령으로 정하는 바에 따라 해당 증명서를 내주어야 한다.

1. 삭제
2. 삭제

④ 제1항부터 제3항까지의 규정에 따른 증명서 외의 증명서의 발급 신청 및 그에 따른 예방조치 내용과 증명서 발급 절차에 관하여 필요한 사항은 보건복지부령으로 정한다.

⑤ 제1항과 제2항에 따른 소독 및 감염병 매개체를 없애는 일은 보건복지부령으로 정하는 자격이 있는 자가 하여야 한다.

제28조의2(국제공인예방접종) 22경기·광주

① **질병관리청장**은 **외국으로 나가는 사람의 요청이 있을 경우**에는 **검역감염병의 예방접종을 실시**하고 **국제공인예방접종증명서를 내주어야 한다**.

② 질병관리청장은 검역감염병의 예방접종 후 이상반응에 대비하여 관련 응급처치 비상품을 구비하여야 한다.

③ 제28조의3의 **국제공인예방접종기관의 장**은 검역감염병의 예방접종을 수행한 경우 **예방접종증명서를 발급**하여야 하며, **검역소장**은 예방접종증명서의 사실을 확인한 후 **국제공인예방접종증명서**를 발급한다.

④ 제1항 및 제3항에 따른 국제공인예방접종증명서의 발급 절차와 제2항에 따른 이상반응 관리 등에 필요한 사항은 보건복지부령으로 정한다.

제28조의3(국제공인예방접종지정기관의 지정 등)

① **질병관리청장**은 다음 각 호의 어느 하나에 해당하는 기관 중에서 국제공인예방접종을 실시할 수 있는 기관(이하 "국제공인예방접종지정기관"이라 한다)을 지정할 수 있다. 이 경우 질병관리청장은 이를 공고하여야 한다.

1. 「의료법」 제3조에 따른 의료기관
2. 의무실이 설치되어 있고 의사가 항상 근무하는 국가 및 지방자치단체의 기관, 「공공기관의 운영에 관한 법률」에 따른 공공기관

② **질병관리청장**은 국제공인예방접종지정기관이 다음 각 호의 어느 하나에 해당하는 경우에는 그 지정을 취소할 수 있다.

1. 최근 3년간 검역감염병에 대한 예방접종 실적이 없는 경우
2. 검역감염병 예방접종과 관련하여 이 법이나 의료 관계 법령을 위반한 경우

③ 제1항 및 제2항에서 규정한 사항 외에 국제공인예방접종지정기관의 지정 및 지정취소의 기준 · 절차 등에 필요한 사항은 보건복지부령으로 정한다.

제29조(검역구역의 보건위생관리)

① **질병관리청장**은 검역감염병이나 검역감염병 외의 감염병이 유행하거나 유행할 우려가 있다고 인정하면 보건복지부령으로 정하는 바에 따라 검역구역 내 운송수단, 시설, 건물, 물품 및 그 밖의 장소와 그 관계인에 대하여 보건위생관리에 필요한 다음 각 호의 조치를 하거나 필요한 지시를 할 수 있다.

1. **검역감염병 및 검역감염병 외의 감염병에 관한 역학조사**(疫學調査)
2. 살충 · 살균을 위한 소독과 감염병 매개체를 없애는 일
3. 검역감염병 보균자 및 검역감염병 외의 감염병 보균자 색출 검사와 예방접종
4. 운송수단에 실리는 식재료, 식품 및 식수검사
5. **어패류와 식품을 다루는 사람에 대한 위생지도와 교육·홍보**
6. 검역구역 안의 감염병 매개체의 서식 분포 등에 대한 조사
7. **선박의 균형을 유지하기 위하여 선박에 실은 물에 대한 조사**
8. 그 밖에 질병관리청장이 검역감염병 및 검역감염병 외의 감염병을 예방하기 위하여 필요하다고 인정하는 사항

② **질병관리청장**은 제1항에 따른 조치와 지시를 할 때에 필요하면 관계 기관이나 관계인에게 협조를 요청할 수 있으며, 그 요청을 받은 관계 기관의 장이나 관계인은 부득이한 사유가 없으면 협조하여야 한다. <개정 2021. 12. 21.>

제29조의2(검역정보시스템의 구축 · 운영)

① **질병관리청장**은 검역감염병에 감염되었거나 감염되었을 것으로 우려되는 사람과 오염 우려가 있는 운송수단을 신속히 확인하는 등 효율적 검역업무의 수행을 위하여 검역대상

자 등의 정보를 전자적으로 처리할 수 있는 검역정보시스템을 구축 · 운영할 수 있다.

② 질병관리청장은 검역 업무를 위하여 다음 각 호의 정보시스템을 통하여 검역과 관련된 정보를 관계 기관의 장에게 요청할 수 있다. 이 경우 관계 기관의 장은 정당한 사유가 없으면 이에 따라야 한다.

1. 「약사법」 제23조의3제1항에 따른 의약품안전사용정보시스템
2. 「여권법」 제8조제2항에 따른 여권정보통합관리시스템
3. 「출입국관리법」에 따른 출입국관리정보를 처리하는 정보시스템
4. 「관세법」 제327조에 따른 국가관세종합정보망
5. 그 밖에 보건복지부령으로 정하는 정보시스템

③ 질병관리청장은 제1항에 따른 시스템을 통하여 운영하는 정보를 효율적인 검역 업무의 수행 이외의 목적에는 활용할 수 없으며, 사생활의 비밀을 침해하지 아니하도록 관리하여야 한다.

④ 제1항 및 제2항의 정보의 보호 및 관리에 관한 사항은 이 법에서 규정된 것을 제외하고는 「개인정보 보호법」의 규정을 따른다.

⑤ 제1항 및 제2항에 따른 시스템의 구축 · 운영 등에 필요한 사항은 보건복지부령으로 정한다.

제2장의2 | 자료제출 요청 등

제29조의3 삭제

제29조의4(승객예약자료의 요청)

① **질병관리청장**은 다음 각 호의 업무를 수행하기 위하여 필요한 경우에는 운송수단의 장에게 운송수단의 장이 보유하고 있는 승객예약자료를 정보통신망을 통하여 열람할 수 있도록 하거나 지체 없이 문서(전자문서를 포함한다)로 제출할 것을 요청할 수 있다.

1. 검역감염병 발생국가에서 입국하거나 검역감염병 발생국가를 경유하여 입국한 것으로 의심되는 사람에 대한 검역업무
2. 검역감염병에 감염되었거나 감염되었을 것으로 우려되는 사람이 출국 또는 입국하는 경우의 검역업무
3. 제12조에 따른 검역조사 업무
4. 제12조의2(신고의무 및 조치 등)제3항에 따른 조치 업무

② 제1항에 따른 요청을 받은 운송수단의 장은 정당한 사유가 없으면 이에 따라야 한다.

③ 제1항에 따라 **열람하거나 제출받을 수 있는 자료의 범위**는 다음 각 호로 한정한다.

1. **성명, 국적, 생년월일, 여권번호 및 예약번호**
2. **주소 및 전화번호**
3. 운송수단의 편명, 입항일시
4. 예약 및 탑승수속 시점
5. **탑승권 번호·좌석번호·발권일·발권장소**
6. 여행경로 및 여행사
7. 가족, 단체여행객 등 동반탑승자 및 동반탑승자의 좌석번호
8. 수하물에 관한 자료

④ 제1항에 따라 제공받은 승객예약자료의 보관방법, 보존기한, 파기 등에 관하여 필요한 사항은 **대통령령**으로 정한다.

시행령 제5조(승객예약자료의 관리)

① 질병관리청장은 법 제29조의4제1항에 따라 승객예약자료를 제출받은 경우에는 다음 각 호의 조치를 해야 한다.

1. 승객예약자료에 접근할 수 있는 사람 및 그 권한을 분명히 할 것
2. 승객예약자료에 대해서는 물리적 잠금장치(전자문서의 경우에는 보안프로그램을 말한다)를 설치할 것

② 질병관리청장은 법 제29조의4제1항에 따라 제출받은 승객예약자료를 그 제출받은 날부터 **2개월 동안 보관**해야 한다.

③ 질병관리청장은 제2항에 따른 승객예약자료의 보존기한이 지났을 때에는 보존기한이 지난 날부터 **7일 이내**에 다음 각 호의 구분에 따라 해당 승객예약자료를 파기해야 한다.

1. 전자문서로 되어 있는 승객예약자료: 복구 또는 재생이 불가능한 방법으로 영구 삭제할 것
2. 제1호를 제외한 승객예약자료: 파쇄 또는 소각의 방법으로 파기할 것

제29조의5(관계 기관의 협조)

질병관리청장은 검역감염병의 예방 · 관리를 위하여 검역감염병에 감염되었거나 감염되었을 것으로 우려되는 사람의 주민등록번호, 출입국관리기록, 여행자 휴대품 신고내용 및 금융정보, 그 밖의 긴급하게 필요한 자료 · 정보로서 **대통령령**으로 정하는 자료 · 정보를 다음 각 호의 어느 하나에 해당하는 관계 중앙행정기관의 장(그 소속기관 및 책임운영기관의 장을 포함한다. 이하 이 조에서 같다)에게 요청할 수 있다. 이 경우 요청을 받은 관계 중앙행정기관의 장은 정당한 사유가 없으면 이에 따라야 한다.

1. 외교부장관
2. 법무부장관
3. 행정안전부장관
4. 국토교통부장관
5. 금융위원회위원장
6. 관세청장
7. 그 밖에 **대통령령**으로 정하는 중앙행정기관의 장

시행령 제6조(관계 기관의 협조)

① 법 제29조의5 각 호 외의 부분 전단에서 "대통령령으로 정하는 자료 · 정보"란 다음 각 호의 자료 · 정보를 말한다.

1. 「관세법」 제241조제2항제1호에 따른 휴대품 또는 별송품에 관한 신고 정보
2. 「여권법」 제7조제1항에 따른 여권 수록 정보
3. 「재외동포의 출입국과 법적 지위에 관한 법률」 제6조에 따른 외국국적동포의 국내거소신고 정보
4. 「주민등록법」 제7조의2제1항에 따른 주민등록번호와 같은 법 제10조제1항 또는 제10조의2제1항에 따라 신고한 주소 정보
5. 「출입국관리법」 제12조제1항에 따른 외국인 입국심사 정보 및 같은 법 제32조에 따른 외국인등록 정보

② 법 제29조의5제7호에서 "대통령령으로 정하는 중앙행정기관의 장"이란 **해양수산부장관**을 말한다.

제29조의6(안내 · 교육)

① 「공항시설법」 제2조제3호에 따른 공항 또는 「항만법」 제2조제1호에 따른 항만 등의 시설 관리자는 보건복지부령으로 정하는 바에 따라 검역관리지역등의 위치, 그 지역에서 발생하고 있는 검역감염병의 종류 및 예방방법, 검역감염병에 감염되었거나 감염이 의심되는 경우 조치방법 등에 관하여 시설을 이용하는 자에게 안내하여야 한다.

② 검역소장은 검역관리지역등에 대한 안내와 검역감염병의 예방에 관한 교육 등이 필요한 경우 운송수단의 장에게 출입국자를 대상으로 다음 각 호의 사항에 관하여 안내 및 교육을 실시하도록 요청하여야 한다. 이 경우 검역소장은 운송수단의 장에게 실시할 안내 및 교육의 구체적인 내용을 영상물 등 시각적인 매체의 형태를 포함하여 제공하여야 하고, 요청을 받은 운송수단의 장은 정당한 사유가 없으면 이에 따라야 한다.

1. 검역관리지역등의 위치
2. 검역관리지역등에서 발생하고 있는 검역감염병의 종류, 그 위험성 및 예방방법
3. 검역감염병에 감염되었거나 감염이 의심되는 경우 조치방법
4. 건강 상태 신고 및 발열여부 검사에 관한 사항
5. 제12조의2에 따른 신고의 절차 · 방법 등에 관한 사항
6. 그 밖에 검역소장이 필요하다고 인정하여 안내 및 교육을 요청하는 사항

시행규칙 제25조의4(검역관리지역등의 안내)

① 「공항시설법」 제2조제3호에 따른 공항 또는 「항만법」 제2조제1호에 따른 항만 등의 시설관리자(이하 "시설관리자"라 한다)가 법 제29조의6제1항에 따라 검역관리지역등에 대한 검역 관련 정보를 안내하는 경우에는 다음 각 호의 방법에 따른다. 〈개정 2021. 3. 5.〉

1. 해당 시설의 이용자가 알아보기 쉬운 형태(영상물을 포함한다)로 눈에 잘 띄는 장소에 게시할 것
2. 해당 시설의 이용자가 알아듣기 용이한 방법으로 방송할 것

② 검역소장은 법 제29조의6제1항에 따른 시설관리자의 안내 업무를 위하여 필요하다고 인정하는 경우에는 해당 시설관리자에게 구체적인 검역 관련 정보를 제공할 수 있다.

제29조의7(검역소의 설치)

① 검역감염병이 국내외로 전파되는 것을 방지하고 국민의 건강을 안전하게 보호하기 위하여 **공항, 항만, 철도역 및 국경**에 **국립검역소**(이하 "검역소"라 한다)**를 설치하여 운영**한다.

② **질병관리청장**은 대통령령으로 정하는 기준에 따라 **권역별 거점검역소를 운영**할 수 있다.

제29조의8(검역소의 기능 및 업무)

검역소는 다음 각 호의 **기능 및 업무**를 수행한다.

1. 검역감염병의 국내유입 및 국외전파를 방지하기 위한 검역
2. 입국자 중 감염병 증상이 있는 자의 역학조사
3. 검역감염병 환자등 및 검역감염병 접촉자의 격리, 진단검사
4. 검역구역의 보건위생관리
5. 검역감염병의 예방교육 및 홍보
6. 그 밖에 검역과 관련하여 보건복지부령으로 정하는 업무

시행규칙 제25조의5(검역소의 업무)

법 제29조의8제6호에서 "보건복지부령으로 정하는 업무"란 다음 각 호의 업무를 말한다.

1. 검역 통계 및 검역 정보의 관리
2. 검역소 내 격리에 필요한 시설의 운영
3. 검역 업무 관계 기관과의 대내외 협력

제29조의9(검역소 시설 · 장비 등)

검역소는 보건복지부령으로 정하는 기준에 적합한 시설 · 장비 등을 갖추어야 한다.

제3장 | 검역공무원

제30조(검역공무원) 16울산

① 이 법에 규정한 직무를 수행하기 위하여 **검역소에 검역소장, 검역관 및 그 밖의 공무원(이하 "검역공무원"이라 한다)을 둔다.**

② 질병관리청장은 검역공무원에 대하여 정기적으로 업무수행에 관한 교육 · 훈련을 실시하여야 한다.

③ 검역공무원의 자격 등에 관하여 필요한 사항은 **보건복지부령**으로 정한다.

시행규칙 제26조(검역공무원의 자격 등) 16울산

① 법 제30조제1항에 따른 검역관은 **의무직 · 보건직 · 약무직 · 간호직 또는 의료기술직 공무원**으로서 **질병관리청장이 정한 검역 관련 전문교육을 이수한 사람**이어야 한다. 16울산

② 법 제30조제1항에 따른 그 밖의 공무원 중 검역관의 업무를 지원 또는 보조하는 공무원은 검역소장이 실시하는 검역 관련 기본교육을 이수한 사람이어야 한다.

제31조(검역공무원의 권한)

① 검역공무원은 이 법에 규정된 직무를 수행하기 위하여 **검역 대상이 되는 운송수단과 그 밖에 필요한 장소에 출입**할 수 있으며, **운송수단의 운행과 관련된 서류나 시설·장비 등을 검사·조사할 수 있다**.

② 검역공무원은 출입국자와 운송수단의 장에게 검역조사를 위한 질문이나 그 밖에 필요한 자료를 제출하거나 제시하도록 요구할 수 있다.

제32조(검역선 등의 운용)

① 검역소장은 검역 사무를 수행하기 위하여 검역선(檢疫船), 검역차량 등을 운용할 수 있으며, 이에 필요한 세부 사항은 보건복지부령으로 정한다.

② 검역소장은 환자가 발생한 경우 등 긴급한 검역조치가 필요한 경우에는 관계 기관의 장에게 검역 업무의 수행에 필요한 검역선 등을 제공하도록 요청할 수 있으며, 그 요청을 받은 관계 기관의 장은 부득이한 사유가 없으면 요청에 따라야 한다.

제33조(검역공무원의 제복 등)

① 검역공무원은 이 법에 규정된 직무를 수행할 때에는 제복을 입어야 하며, 권한을 표시하는 증표를 지니고 관계인이 요구하면 보여주어야 한다.

② 제1항에 따른 검역공무원의 복제(服制)에 관한 사항은 **보건복지부령**으로 정한다.

제4장 | 보칙

제34조(수수료의 징수)

질병관리청장은 다음 각 호의 조치를 한 경우에는 운송수단의 장, 화물의 소유자 또는 관리자 및 승객·승무원 등으로부터 보건복지부령으로 정하는 바에 따라 수수료를 받을 수 있다.

1. 제15조(검역조치)제1항제3호(검역감염병 병원체에 오염되었거나 오염된 것으로 의심되는 화물을 소독 또는 폐기하거나 옮기지 못하게 하는 것), 제4호(검역감염병 병원체에 오염되었거나 오염된 것으로 의심되는 곳을 소독하거나 사용을 금지 또는 제한하는 것), **제4호의2(검역관리 기본계획의 수립·시행 등),** 제7호(검역감염병의 감염 여부를 확인할 필요가 있다고 인정되는 사람을 진찰하거나 검사하는 것) 및 제8호(검역감염병의 예방이 필요한 사람에게 예방접종을 하는 것)에 따른 조치를 한 경우 <개정 2021. 12. 21>

2. 제27조(선박위생 증명서의 발급 등)및 제28조(그 밖의 증명서 발급) 및 제28조의2(국제공인예방접종)에 따른 조치를 하거나 그에 대한 증명서를 발급한 경우

제34조의2(청문)

질병관리청장은 제28조의3에 따라 **국제공인예방접종지정기관의 지정을 취소**하려는 경우에는 청문을 하여야 한다.

제35조(비용 부담)

제16조(검역감염병 환자등의 격리) 및 제17조(검역감염병 접촉자에 대한 감시 등)의 격리 및 감시에 드는 경비는 **국가가 부담**한다.

제36조(질병관리조직의 설치 · 운영)

질병관리청장은 검역 사무와 다른 법률에서 정하는 사무를 맡기기 위하여 「정부조직법」 제3조와 제4조에도 불구하고 **대통령령**으로 정하는 바에 따라 질병관리조직을 설치 · 운영할 수 있다.

제37조(권한의 위임)

이 법에 따른 질병관리청장의 권한은 대통령령으로 정하는 바에 따라 그 일부를 소속 기관의 장에게 위임할 수 있다.

시행령 제7조(권한의 위임)

① 질병관리청장은 법 제37조에 따라 다음 각 호의 권한을 질병대응센터장에게 위임한다. 〈개정 2022. 6. 7.〉

1. 법 제15조제1항제4호의2 및 제7호에 따른 검사, 같은 조 제5항에 따른 협조의 요청
2. 법 제16조제2항에 따른 임시 격리시설의 설치 · 운영
3. 법 제29조제1항제3호에 따른 보균자 색출 검사, 같은 항 제4호에 따른 식재료 · 식품 및 식수 검사, 같은 항 제6호 및 제7호에 따른 조사, 같은 조 제2항에 따른 협조의 요청
4. 법 제34조제1호에 따른 수수료의 징수(질병대응센터장에게 위임된 사무에 대한 수수료의 징수로 한정한다)

② 질병관리청장은 법 제37조에 따라 다음 각 호의 권한을 검역소장에게 위임한다. 〈개정 2022. 6. 7.〉

1. 법 제12조의2제2항에 따른 해외감염병신고센터의 설치
2. 법 제15조제1항제1호부터 제4호까지 및 제6호에 따른 검역조치, 같은 항 제7호에 따른 진찰, 같은 항 제8호에 따른 예방접종 및 같은 조 제5항에 따른 협조의 요청

2의2. 법 제15조제4항 전단에 따른 회항 또는 이동 지시

3. 법 제16조제1항에 따른 격리조치(이송을 포함한다) 및 같은 조 제3항에 따른 협조의 요청
4. 법 제17조제1항에 따른 건강 상태 감시 또는 격리의 요청
5. 법 제19조제1항에 따른 승객, 승무원, 도보출입자, 운송수단 및 화물에 대한 이동금지 등의 조치
6. 법 제28조의2제1항에 따른 검역감염병 예방접종의 실시 및 국제공인예방접종증명서의 발급,

같은 조 제2항에 따른 응급처치 비상품의 구비
7. 법 제29조제1항제1호 · 제2호 · 제5호 및 제8호에 따른 보건위생관리 조치, 같은 항 제3호에 따른 예방접종 및 같은 조 제2항에 따른 협조의 요청
8. 법 제34조에 따른 수수료의 징수(검역소장에게 위임된 사무에 대한 수수료의 징수로 한정한다)

제38조(비밀누설 금지)

검역조사 등 검역 관련 업무에 종사하거나 종사하였던 사람은 **제12조에 따른 검역조사**, **제12조의2에 따른 조치**, **제12조의3에 따른 항공기 검역조사**, **제12조의4에 따른 선박 검역조사**, **제12조의5에 따른 육로에서의 검역조사**, **제29조의2에 따른 검역정보시스템의 구축·운영**, **제29조의4에 따른 승객예약자료 제공 요청** 및 **제29조의5에 따른 협조 요청** 등에서 업무상 알게 된 다른 사람의 비밀을 누설하여서는 아니 된다.

→ 위반 시 1년 이하의 징역 또는 1천만원 이하의 벌금

제5장 | 벌칙

제39조(벌칙) 17강원

① 다음 각 호의 어느 하나에 해당하는 자는 **1년 이하의 징역 또는 1천만원 이하의 벌금**에 처한다.

1. 제6조제1항에 따른 **검역조사를 받지 아니하고 우리나라로 들어오거나 외국으로 나간 사람, 운송수단의 장, 화물의 소유자 또는 관리자** 17강원
2. 제12조(검역조사)제3항에 따른 서류의 제출 또는 제시 요구를 거부 · 방해 · 기피하거나 거짓 서류를 제출 또는 제시한 자
3. 제15조(검역조치)제1항에 따른 질병관리청장의 조치에 따르지 아니한 자
4. 제16조(검역감염병 환자등의 격리)제1항 및 제17조(검역감염병 접촉자에 대한 감시 등)제1항에 따른 격리조치에 따르지 아니한 자
5. 제38조를 위반하여 **업무상 알게 된 다른 사람의 비밀을 누설한 사람**

② 다음 각 호의 어느 하나에 해당하는 자는 **500만원 이하의 벌금**에 처한다.

1. 제15조제3항(**운송수단과 화물을 소독하고 감염병 매개체를 없애도록 운송수단의 장이나 화물의 소유자 또는 관리자에게 명하고, 자격이 있는 자에게 소독 등의 업무를 대신하게 하고 그 결과에 대하여 검역소장의 확인을 받는 것**)을 위반하여 소독 실시 등의 명령을 이행하지 아니하거나 그 실시 결과에 대하여 검역소장의 확인을 받지 아니한 자 17강원
2. 제15조(검역조치)제4항 또는 제23조(조건부 검역증)제4항에 따른 이동 지시를 거부한

운송수단의 장

3. 제18조(격리시설 등에서 물품 반출의 금지)를 위반하여 격리시설과 임시 격리시설에서 사용하거나 보관 중인 물품을 검역소장의 허락을 받지 아니하고 반출한 자
4. 제19조(오염운송수단 등의 이동금지 등의 조치)제1항에 따른 이동금지 등의 조치에 따르지 아니한 자

제40조(양벌규정)

법인의 대표자나 법인 또는 개인의 대리인, 사용인, 그 밖의 종업원이 그 법인 또는 개인의 업무에 관하여 제39조의 위반행위를 하면 그 행위자를 벌하는 외에 그 법인 또는 개인에게도 해당 조문의 벌금형을 과(科)한다. 다만, 법인 또는 개인이 그 위반행위를 방지하기 위하여 해당 업무에 관하여 상당한 주의와 감독을 게을리하지 아니한 경우에는 그러하지 아니하다.

제41조(과태료) 17강원

① 다음 각 호의 어느 하나에 해당하는 자에게는 **1천만원 이하의 과태료**를 부과한다.

1. 제12조의2제1항을 위반하여 신고를 하지 아니하거나 허위로 신고한 자
2. 제29조의4에 따른 승객예약자료 제공 요청에 불응하거나 거짓 자료를 제출한 자

② 다음 각 호의 어느 하나에 해당하는 자에게는 **500만원 이하의 과태료**를 부과한다.

1. 삭제
2. 제9조에 따른 검역 통보를 하지 아니한 운송수단의 장
3. 제13조를 위반하여 검역 전에 승선하거나 탑승한 자
4. 제16조제5항을 위반하여 격리 기간 동안 다른 사람과 접촉한 격리 대상자
5. 삭제
6. 제29조제1항(검역구역의 보건위생관리)에 따른 조치나 지시에 따르지 아니한 자
7. 제29조의6제2항(**검역소장은 검역관리지역등에 대한 안내와 검역감염병의 예방에 관한 교육 등이 필요한 경우 운송수단의 장에게 출입국자를 대상으로 다음 각 호의 사항에 관하여 안내 및 교육을 실시하도록 요청하여야 한다. 이 경우 검역소장은 운송수단의 장에게 실시할 안내 및 교육의 구체적인 내용을 영상물 등 시각적인 매체의 형태를 포함하여 제공하여야 하고, 요청을 받은 운송수단의 장은 정당한 사유가 없으면 이에 따라야 한다.**)을 위반하여 정당한 사유 없이 요청에 응하지 아니한 자

③ 제1항 및 제2항에 따른 과태료는 대통령령으로 정하는 바에 따라 검역소장이 부과 · 징수한다.

기출유형 점검

「검역법」은 지역에 따라 0~1문제가 주로 검역감염병의 종류, 검역조사, 격리 및 감시기간 중심으로 출제되었다.

1. [22경기] 「검역법」상 검역조사에 대한 내용으로 옳지 않은 것은?

① 항공기의 경우 검역감염병이 국내에 전파될 우려가 없다고 판단한 경우에는 서류 심사로 검역조사를 할 수 있다.

② 육로를 통하여 들어오는 출입국자 및 운송수단에 대하여 통일부장관이 「감염병 예방에 관한 법률」에 따라 검역조사를 할 수 있다.

③ 선박 검역조사를 받으려는 운송수단의 장은 검역 장소에 도착하여 선박에 노란색 기(旗)를 달거나 노란색 전조등을 켜는 등 검역 표시를 하여야 한다.

④ 질병관리청장은 외국으로 나가는 사람의 요청이 있을 경우에는 검역감염병의 예방접종을 실시하고 국제공인예방접종증명서를 내주어야 한다.

해설 제12조의5(육로 검역조사)
② 질병관리청장은 육로를 통하여 들어오는 출입국자 및 운송수단에 대하여 통일부장관이 「남북교류협력에 관한 법률」 제23조제2항 단서에 따른 협의를 요청할 때에는 보건복지부령으로 정하는 바에 따라 제9조제1항에 따른 검역통보 절차의 일부를 생략할 수 있다.

답 ②

2. [21서울] 「검역법」상 검역감염병 환자를 격리하였을 경우, 격리 사실을 격리 대상자가 지정한 사람에게 알려야 하는 자는?

① 검역소장

② 시 · 도지사

③ 질병관리청장

④ 시장 · 군수 · 구청장

해설 **검역소장**은 검역감염병 환자등을 격리하였을 때에는 보건복지부령으로 정하는 바에 따라 격리 사실을 격리 대상자 및 격리 대상자의 가족, 보호자 또는 격리 대상자가 지정한 사람에게 알려야 한다.

답 ①

3. [21전북] 「검역법」상 검역감염병으로 옳지 않은 것은?

① 홍역

② 콜레라

③ 신종인플루엔자

④ 중증급성호흡기 증후군

해설 검역감염병으로는 콜레라, 페스트, 황열, 중증급성호흡기 증후군(SARS), 동물인플루엔자 인체감염증, 신종인플루엔자, 중동 호흡기 증후군(MERS), 에볼라바이러스병 등이 있다.

답 ①

4. [20서울] 「검역법 시행규칙」상 세계보건기구(WHO)가 「국제보건규칙(IHR)」에 따라 검역감염병 발생 정보를 제공한 지역을 오염지역으로 지정할 수 있는 자는?

① 대통령

② 법무부장관

③ 질병관리청장

④ 보건복지부장관

해설 시행규칙 제2조)
① **질병관리청장**은 법 제5조에 따라 다음 각 호의 어느 하나에 해당하는 지역을 검역관리지역 및 중점검역관리지역(이하 "검역관리지역등"이라 한다)으로 지정할 수 있다.

1. **세계보건기구(WHO)가 「국제보건규칙(IHR)」에 따라 검역감염병 발생 정보를 제공한 국가 또는 지역**
2. 검역감염병이 유행하거나 유행할 우려가 있어 국내로 검역감염병을 유입·확산시킬 가능성이 있는 국가 또는 지역
3. 치명적이고 감염력이 높은 검역감염병이 발생하거나 발생할 우려가 있어 집중적인 검역이 필요한 국가 또는 지역

답 ③

5. **[18울산] 「검역법」상 검역소장의 검역조사 사항이 아닌 것은?**

① 승객, 승무원의 국적현황
② 감염병 매개체의 서식 유무와 번식 상태
③ 운송수단의 식품 보관 상태
④ 운송수단 및 화물의 보건·위생 상태에 대한 경과와 현황

해설 검역소장은 다음 각 호의 사항에 대하여 검역조사를 한다. 다만, 자동차의 경우에는 제2호 외의 사항을 생략할 수 있다.
1. 운송수단 및 화물의 보건·위생 상태에 대한 경과(經過)와 현황
2. 승객, 승무원 및 육로로 걸어서 출입하려는 사람에 대한 검역감염병의 예방관리에 관한 사항
3. 운송수단의 식품 보관 상태
4. 감염병 매개체의 서식 유무와 번식 상태

답 ①

6. **[15대전·대구] 검역감염병의 전파가 우려될 경우 출입국자에게 검역소장이 할 수 있는 조치로 옳지 않은 것은?**

① 여행지역과 시기에 관한 정보의 요구
② 예방접종을 증명할 수 있는 서류의 요구
③ 감염 여부를 확인하기 위한 과거 병력의 요구
④ 검역감염병 관련 건강상태에 관한 정보의 요구

해설 검역소장은 검역감염병의 전파가 우려될 경우에는 다음을 요청할 수 있다.
1. 여행지역과 시기에 관한 정보의 요구
2. 검역감염병 관련 건강 상태에 관한 정보의 요구
3. 예방접종을 증명할 수 있는 서류의 요구
4. 검역감염병의 감염 여부를 파악하기 위한 검사 또는 검진

답 ③

7. **[16울산] 「검역법」상 검역관이 될 수 없는 공무원은?**

① 간호직공무원
② 환경직공무원
③ 약무직공무원
④ 의료기술직공무원

해설 검역관은 **의무직·보건직·약무직·간호직 또는 의료기술직** 공무원으로서 질병관리청장이 정한 검역 관련 전문교육을 이수한 사람이어야 한다.

답 ②

Part 07

후천성면역결핍증 예방법

(약칭: 에이즈예방법)

| 의료기술직 | 방역직 |

Part 07 후천성면역결핍증 예방법 (약칭: 에이즈예방법)

에이즈예방법[시행 2020. 09. 12.], 시행령[시행 2020. 09. 12.], 시행규칙[시행 2020. 09. 12.]

제1장 | 총칙

제1조(목적) 18울산

이 법은 **후천성면역결핍증의 예방·관리**와 그 **감염인의 보호·지원**에 필요한 사항을 정함으로써 **국민건강의 보호에 이바지함**을 목적으로 한다.

제2조(정의) 17광주

이 법에서 사용하는 용어의 뜻은 다음과 같다.

1. "**감염인**"이란 **인체면역결핍바이러스에 감염된 사람**을 말한다.
2. "**후천성면역결핍증환자**"란 **감염인 중 대통령령으로 정하는 후천성면역결핍증 특유의 임상증상이 나타난 사람**을 말한다.

> 시행령 **제2조(임상증상)**
>
> 「후천성면역결핍증 예방법」 제2조제2호에서 "대통령령으로 정하는 후천성면역결핍증 특유의 임상증상"이란 **세포면역기능에 결함이 있고, 주폐포자충폐렴**(住肺胞子蟲肺炎)**, 결핵 등의 기회감염 또는 기회질환이 있는 경우**를 말한다.

제3조(국가 · 지방자치단체 및 국민의 의무) 21부산

① **국가와 지방자치단체**는 후천성면역결핍증의 예방 · 관리와 **감염인의 보호·지원을 위한 대책을 수립·시행**하고 **감염인에 대한 차별 및 편견의 방지**와 후천성면역결핍증의 **예방을 위한 교육과 홍보**를 하여야 한다.

② **국가와 지방자치단체**는 **국제사회와 협력**하여 후천성면역결핍증의 예방과 치료를 위한 활동에 이바지하여야 한다.

③ **국민**은 후천성면역결핍증에 관한 **올바른 지식**을 가지고 **예방을 위한 주의**를 하여야 하며, 국가나 지방자치단체가 이 법에 따라 하는 **조치에 적극 협력**하여야 한다.

④ 제1항부터 제3항까지의 경우에 국가 · 지방자치단체 및 국민은 **감염인의 인간으로서의 존엄과 가치를 존중**하고 그 **기본적 권리를 보호**하며, 이 법에서 정한 사항 외의 불이익을 주거나 차별대우를 하여서는 아니 된다.

⑤ **사용자**는 **근로자가 감염인이라는 이유로 근로관계에 있어서 법률에서 정한 사항 외의 불이익을 주거나 차별대우를 하여서는 아니 된다.** 21부산

제4조 삭제

제2장 | 신고 및 보고

제5조(의사 또는 의료기관 등의 신고) 10서울, 15서울, 16전남, 17경북, 18서울 · 부산 · 경북, 19대구 · 광주, 20경북 · 전남 · 광주 · 울산, 21서울 · 전남 · 부산, 22충북

① **감염인을 진단**하거나 **감염인의 사체를 검안한 의사 또는 의료기관**은 보건복지부령으로 정하는 바에 따라 **24시간 이내**에 진단 · 검안 사실을 **관할 보건소장에게 신고**하고, **감염인과 그 배우자(사실혼 관계에 있는 사람을 포함한다. 이하 같다) 및 성 접촉자**에게 후천성면역결핍증의 **전파 방지에 필요한 사항을 알리고 이를 준수하도록 지도**하여야 한다. 이 경우 가능하면 감염인의 의사(意思)를 참고하여야 한다. 10서울, 15서울, 17경북, 18부산 · 경북, 20광주 · 전남, 21부산

② **학술연구** 또는 제9조에 따른 **혈액 및 혈액제제(血液製劑)에 대한 검사에 의하여 감염인을 발견한 사람이나 해당 연구 또는 검사를 한 기관의 장**은 보건복지부령으로 정하는 바에 따라 **24시간 이내**에 **질병관리청장에게 신고**하여야 한다. 19대구 · 광주, 20울산

③ **감염인이 사망한 경우** 이를 **처리한 의사 또는 의료기관**은 보건복지부령으로 정하는 바에 따라 **24시간 이내**에 **관할 보건소장에게 신고**하여야 한다. 21전남

④ 제1항 및 제3항에 따라 신고를 받은 보건소장은 **특별자치시장·특별자치도지사·시장·군수 또는 구청장**(자치구의 구청장을 말한다. 이하 같다)에게 이를 보고하여야 하고, 보고를 받은 **특별자치시장·특별자치도지사는 질병관리청장에게, 시장·군수·구청장은 특별시장·광역시장 또는 도지사를 거쳐 질병관리청장에게 이를 보고**하여야 한다. 16전남

시행규칙 제2조(의사 또는 의료기관 등의 신고)

① 「후천성면역결핍증 예방법」(이하 "법"이라 한다) 제5조제1항에 따라 감염인을 진단하거나 감염인의 사체를 검안한 의사 또는 의료기관은 진단 또는 검안한 때부터 24시간 이내에 다음 각 호의 사항을 별지 제1호서식(전자문서를 포함한다)에 따라 **보건소장에게 신고**해야 한다.

1. 감염인에 대한 진단방법, 주요 증상 및 주요 감염경로
2. 감염인에 대한 진단 및 초진연월일
3. 검사물번호
4. 감염인의 사망 및 검안연월일과 검안 내용(사체를 검안한 경우로 한정한다)
5. 진단한 의사의 성명과 그가 종사하는 의료기관의 주소 및 명칭

② 법 제5조제2항에 따라 학술연구 또는 **혈액 및 혈액제제에 대한 검사에 의하여 감염인을 발견한 자나** 해당 연구 또는 검사를 실시한 기관의 장은 발견한 때부터 **24시간 이내**에 다음 각 호의 사항을 별지 제1호의2서식(전자문서를 포함한다)에 따라 **질병관리청장에게 신고**해야 한다. 22충북

1. 연구 또는 검사의 방법 및 연구 또는 검사연월일
2. 연구 또는 검사자의 성명과 그가 종사하는 기관의 주소 및 명칭

③ 법 제5조제3항에 따라 감염인이 사망한 경우 이를 처리한 의사 또는 의료기관은 처리한 때부터 24시간 이내에 다음 각 호의 사항을 별지 제1호서식(전자문서를 포함한다)에 따라 **관할 보건소장에게 신고**해야 한다.

1. 사망자의 성명 · 주민등록번호 및 주소
2. 사망연월일 및 사망 전의 주요증상
3. 사망 전 감염인을 진단한 의료기관의 명칭 및 소재지와 진단한 의사의 성명

④ 삭제

제6조

제7조(비밀 누설 금지)

다음 각 호의 어느 하나에 해당하는 사람은 **이 법 또는 이 법에 따른 명령이나 다른 법령에서 정하고 있는 경우** 또는 **본인의 동의가 있는 경우**를 제외하고는 **재직 중에는 물론 퇴직 후에도** 감염인에 대하여 **업무상 알게 된 비밀을 누설하여서는 아니 된다**.

→ 위반 시 3년 이하의 징역 또는 3천만원 이하의 벌금

1. 국가 또는 지방자치단체에서 후천성면역결핍증의 예방 · 관리와 감염인의 보호 · 지원에 관한 사무에 종사하는 사람
2. 감염인의 진단 · 검안 · 진료 및 간호에 참여한 사람
3. 감염인에 관한 기록을 유지 · 관리하는 사람

제3장 | 검진

제8조(검진) 14서울, 15서울 · 대구 · 경북 · 전북, 16광주, 19광주 · 전남, 20서울 · 강원, 21충북

① **질병관리청장, 특별시장·광역시장·특별자치시장·도지사 또는 특별자치도지사(이하 "시·도지사"라 한다), 시장·군수·구청장**은 **공중(公衆)과 접촉이 많은 업소에 종사하는 사람**으로서 제2항에 따른 검진 대상이 되는 사람에 대하여 **후천성면역결핍증에 관한 정기검진 또는 수시검진**을 하여야 한다.

시행령 **제11조(정기검진)** 14서울, 20서울, 21충북

법 제8조제1항에 따른 **정기검진은 6개월 간격으로 1년에 2회 실시**한다.

시행령 **제12조(검진통지)**

① 질병관리청장이나 특별시장 · 광역시장 · 특별자치시장 · 도지사 또는 특별자치도지사(이하 "시 · 도지사"라 한다) 또는 시장 · 군수 · 구청장(자치구의 구청장을 말한다. 이하 같다)이 법 제8조제1항에 따라 수시검진을 실시할 때와 법 제8조제2항에 따라 검진을 실시할 때에는 검진대상자에게 검진받을 것을 **검진기일 5일전까지 통지**하여야 한다.

② 제1항의 규정에 의하여 검진통지를 받은 검진대상자는 부득이한 사유로 인하여 검진을 받을 수 없는 경우에는 그 사유를 명시하여 검진통지를 한 행정기관의 장에게 검진기일의 연기를 신청할 수 있다.

③ 제2항의 규정에 의하여 검진기일의 연기신청을 받은 행정기관의 장은 이를 심사한 후 정당한 사유

가 있다고 인정될 경우에는 다시 검진기일을 정하여 검진을 받을 것을 통지하여야 한다.
④ 검진통지등 검진에 관하여 필요한 사항은 보건복지부령으로 정한다.

② **질병관리청장, 시·도지사, 시장·군수·구청장**은 후천성면역결핍증에 감염되었다고 판단되는 충분한 사유가 있는 사람 또는 후천성면역결핍증에 감염되기 쉬운 환경에 있는 사람으로서 다음 각 호의 어느 하나에 해당하는 사람에 대하여 **후천성면역결핍증에 관한 검진**을 할 수 있다. 16광주

1. **감염인의 배우자 및 성 접촉자**
2. 그 밖에 **후천성면역결핍증의 예방을 위하여 검진이 필요하다고 질병관리청장이 인정하는 사람**

③ 해외에서 입국하는 **외국인 중 대통령령으로 정하는 장기체류자**는 **입국 전 1개월 이내**에 발급받은 **후천성면역결핍증 음성확인서**를 **질병관리청장**에게 보여주어야 한다. 이를 보여주지 못하는 경우에는 **입국 후 72시간 이내에 검진**을 받아야 한다. 15서울, 19광주

시행령 제10조(검진대상자)

① 삭제
② 법 제8조제3항 전단에서 "**대통령령이 정하는 장기체류자**"란 「출입국관리법」 제16조에 따른 재난상륙허가의 대상자로서 질병관리청장이 후천성면역결핍증의 예방을 위하여 필요하다고 인정하는 사람을 말한다. 다만, 배우자를 동반하는 사람은 제외한다.
③ 법 제8조제3항에 따른 후천성면역결핍증 음성확인서(이하 "검사음성확인서"라 한다)는 각국의 공공검사기관이나 의료기관에서 영문으로 발급한 것이어야 한다.

시행령 제10조의2(관계부처의 협조)

제10조제2항에 따른 외국인의 입국시 검사음성확인서의 소지여부확인과 미소지자에 대한 검진의 원활한 수행을 위하여 법무부장관은 다음 각 호에서 정하는 바에 따라 협조하여야 한다.

1. 제10조제2항에 따른 외국인에 대하여 입국사증 발급의 결정을 통보할 때에는 검사음성확인서를 소지하고 입국하여야 하고 검사음성확인서를 소지하지 아니하고 입국하는 경우에는 입국 후 72시간이내에 검진을 받아야 함을 고지한다.
2. 제10조제2항에 따른 외국인에 대하여 입국심사를 할 때, 거류신고를 접수할 때, 체류자격을 변경할 때 또는 상륙허가를 할 때에 검사음성확인서의 소지여부를 확인하고, 이를 소지하지 아니한 자가 있을 경우에는 미소지자의 국적·성명·연령·성별·체류지등을 체류지 관할보건소장에게 통지한다. 다만, 재난상륙허가대상자의 경우에는 관할검역소장에게 통지한다.

■ 성매개감염병 및 후천성면역결핍증 건강진단규칙 15대구·경북

제3조(정기 건강진단)

「감염병의 예방 및 관리에 관한 법률」 제19조, 「후천성면역결핍증 예방법」 제8조제2항제2호 및 같은 법 시행령 제10조에 따라 성매개감염병 및 후천성면역결핍증에 관한 건강진단을 받아야 하는 직업에 종사하는 사람과 그 진단 항목 및 횟수는 별표와 같다.

성매개감염병 및 후천성면역결핍증 건강진단대상자 및 건강진단 항목 및 횟수

성매개감염병 및 후천성면역결핍증 건강진단 대상자	건강진단 항목 및 횟수		
	매독검사	HIV검사	그 밖의 성매개 감염병 검사
1. 「청소년보호법 시행령」 제6조제2항제1호에 따른 영업소의 종업원	1회/6개월	1회/6개월	1회/6개월
2. 「식품위생법 시행령」 제22조제1항에 따른 유흥접객원	1회/3개월	1회/6개월	1회/3개월
3. 「안마사에 관한 규칙」 제6조에 따른 안마시술소의 종업원	1회/3개월	1회/6개월	1회/3개월
4. 특별자치도지사 · 시장 · 군수 · 구청장이 불특정 다수를 대상으로 성매개감염병 및 후천성면역결핍증을 감염시킬 우려가 있는 행위를 한다고 인정하는 영업장에 종사하는 사람	1회/3개월	1회/6개월	1회/3개월

④ **후천성면역결핍증에 관한 검진을 하는 자**는 검진 전에 검진 대상자에게 이름 · 주민등록번호 · 주소 등을 밝히지 아니하거나 **가명을 사용하여 검진(이하 "익명검진"이라 한다)할 수 있다는 사실을 알려 주어야 하고**, 익명검진을 신청하는 경우에도 검진을 하여야 한다.

15전북, 19전남, 20서울, 21충북

⑤ 제4항에 따른 검진을 하는 자는 **검진 결과 감염인으로 밝혀진 사람이 있는 경우**에는 **보건복지부령**으로 정하는 바에 따라 **관할 보건소장에게 신고**하여야 한다. 이 경우 **감염인의 정보는 익명으로 관리**하여야 한다. 21충북

시행규칙 제7조(검진절차 및 신고 등)

① 법 제8조에 따른 검진을 목적으로 혈액검사를 실시하는 기관(이하 "검사기관"이라 한다)은 별지 제4호서식의 후천성면역결핍증 검사대장 또는 별지 제5호서식의 후천성면역결핍증 익명검사대장 및 검사결과(전자문서를 포함한다)를 작성 · 보관하여야 한다.

② 검사기관은 검사 결과 감염이 의심되는 검사물을 발견한 때에는 다음 각 호의 어느 하나에 해당하는 자(이하 "확인검사기관의 장"이라 한다)에게 검사를 의뢰하여 확인검사를 받아야 한다.

1. **질병관리청장**
2. 「보건환경연구원법」에 의한 **보건환경연구원의 장**
3. **질병관리청장이 지정 · 고시하는 확인검사기관의 장**

③ 법 제8조제4항에 따라 익명검진을 실시한 자는 검진결과 감염인으로 밝혀진 자가 있는 경우 밝혀진 때부터 24시간 이내에 다음 각 호의 사항을 별지 제5호의2서식(전자문서를 포함한다)에 따라 보건소장에게 신고해야 한다. 이 경우 감염인의 정보는 익명으로 관리해야 한다. 〈날짜 삭제〉

1. 감염인의 성별
2. 확인진단일
3. 검사물번호
4. 검진의사의 성명과 검진기관의 주소 및 명칭

④ 제3항에 따라 신고를 받은 보건소장은 별지 제5호의2서식에 따라 특별자치도지사 · 시장 · 군수 또는 구청장에게 이를 보고하여야 하고, 보고를 받은 특별자치도지사는 질병관리청장에게, 시장 · 군수 · 구청장은 특별시장 · 광역시장 또는 도지사를 경유하여 질병관리청장에게 이를 보고하여야 한다.

제8조의2(검진 결과의 통보) 15울산, 20서울 · 강원 · 광주, 21충북 · 충남 · 전남

① 후천성면역결핍증에 관한 검진을 한 자는 **검진 대상자 본인 외의 사람에게 검진 결과를 통보할 수 없다**. 다만, 검진 대상자가 **군(軍), 교정시설 등 공동생활자인 경우**에는 **해당 기관의 장에게 통보**하고, **미성년자, 심신미약자, 심신상실자인 경우**에는 그 **법정대리인에게 통보**한다. 21충북

② 제1항에 따른 검진 결과 통보의 경우 감염인으로 판정을 받은 사람에게는 면접통보 등 **검진 결과의 비밀이 유지될 수 있는 방법**으로 하여야 한다.

③ **사업주**는 **근로자에게** 후천성면역결핍증에 관한 **검진결과서를 제출하도록 요구할 수 없다**. 20강원

제9조(혈액·장기·조직 등의 검사) 15대구, 18서울 · 광주

① 「혈액관리법」 제2조제3호의 **혈액원(血液院)**과 같은 조 제8호의 혈액제제[혈액과 혈장(血漿)을 포함한다. 이하 같다]를 수입하는 자는 해당 혈액원에서 채혈된 혈액이나 수입 혈액제제에 대하여 **보건복지부령**으로 정하는 바에 따라 인체면역결핍바이러스의 감염 여부를 검사하여야 한다. 다만, 인체면역결핍바이러스에 감염되어 있지 아니하다는 해당 제품 수출국가의 증명서류가 첨부되어 있는 수입 혈액제제로서 **질병관리청장**이 그 검사가 필요 없다고 인정하는 경우에는 그러하지 아니하다.

② **의사 또는 의료기관**은 다음 각 호의 어느 하나에 해당하는 행위를 하기 전에 **보건복지부령**으로 정하는 바에 따라 인체면역결핍바이러스의 감염 여부를 검사하여야 한다.

1. **장기(인공장기를 포함한다. 이하 같다)·조직의 이식**
2. **정액의 제공**
3. 그 밖에 인체면역결핍바이러스 **감염의 위험이 있는 매개체**(이하 "매개체"라 한다)의 사용

③ 제1항과 제2항에 따른 검사를 받지 아니하거나 검사를 한 결과 인체면역결핍바이러스에 감염된 것으로 나타난 **혈액·수입 혈액제제·장기·조직·정액·매개체**는 이를 **유통 · 판매하거나 사용하여서는 아니 된다**.

시행규칙 **제8조(혈액 · 장기 · 조직등의 검사)** 18서울

① 법 제9조의 규정에 의하여 혈액원은 채혈된 모든 혈액에 대하여, 의사 또는 의료기관은 장기 · 조직 및 정액 기타 매개체에 대하여 각각 후천성면역결핍증 감염여부를 검사하고 감염이 의심되는 혈액 · 장기 · 조직 · 정액 및 매개체에 대하여는 확인검사기관의 장에게 검사를 의뢰하여 확인검사를

받아야 한다.

② **수입혈액제제 또는 원료혈액제제를 수입하는 자**가 법 제9조제1항 단서의 규정에 해당하는 서류를 첨부하지 아니하고 당해제품을 수입한 때에는 **통관 이전에 식품의약품안전처장의 검사를 받아야 한다**.

시행규칙 제9조(확인검사) 15대구

확인검사기관의 장은 제7조제2항 및 제8조제1항의 규정에 의하여 검사기관 또는 의료기관등으로부터 후천성면역결핍증 감염여부의 확인검사를 의뢰받은 때에는 지체없이 검사를 실시하고 검사결과를 의뢰기관에 통지하며, 감염 사실을 발견한 때에는 즉시 **질병관리청장에게 보고**하여야 한다.

제10조(역학조사)

질병관리청장, 시·도지사, 시장·군수·구청장은 감염인 및 감염이 의심되는 충분한 사유가 있는 사람에 대하여 후천성면역결핍증에 관한 검진이나 전파 경로의 파악 등을 위한 **역학조사를 할 수 있다**.

제11조(증표 제시)

제8조에 따른 검진 및 제10조에 따른 역학조사를 하는 사람은 그 권한을 나타내는 증표를 지니고 이를 관계인에게 보여주어야 한다.

제12조(증명서 발급)

제8조에 따른 검진 및 제10조에 따른 역학조사를 받은 사람에게는 보건복지부령으로 정하는 바에 따라 그 결과를 나타내는 증명서를 발급하여야 한다.

제4장 | 감염인의 보호 · 지원

제13조(전문진료기관 등의 설치) 11서울

① **질병관리청장**은 후천성면역결핍증의 예방 · 관리와 그 감염인의 보호 · 지원 또는 치료를 위하여 필요한 **전문진료기관 또는 연구기관을 설치·운영할 수 있다**.

② 제1항에 따른 전문진료기관 또는 연구기관의 설치 및 운영에 필요한 사항은 대통령령으로 정한다.

시행령 제13조(전문진료기관등의 시설기준)

① 법 제13조에 따른 연구기관은 후천성면역결핍증의 예방 · 관리 및 진료에 관한 연구를 수행할 수 있는 충분한 시설 · 능력을 갖추어야 한다.

② 법 제13조에 따른 전문진료기관의 시설은 「의료법」 제36조에 따른 병원의 시설기준에 적합한 시설을 갖추어야 한다. 다만, **검진만을 하는 경우에는 그러하지 아니하다**.

제14조(치료 권고)

질병관리청장, 시·도지사 또는 시장·군수·구청장은 인체면역결핍바이러스의 전염을 방지하기 위하여 감염인 중 다른 사람에게 감염시킬 우려가 있는 사람 등 다음 각 호로 정하는 감염인에게 제13조에 따른 전문진료기관 또는 제16조에 따른 요양시설에서 **치료를 받거나 요양을 하도록 권고**할 수 있다.

1. 검진 결과 감염인으로 판명된 사람으로서 **검진을 받아야 할 업소에 종사**하거나 종사할 가능성이 높은 감염인
2. **주의 능력과 주위 환경 등으로 보아 다른 사람에게 감염시킬 우려가 있다고 인정되는 감염인**
3. **생계유지 능력이 없고, 다른 사람에 의하여 부양 또는 보호를 받고 있지 아니한 감염인**

제14조의2 삭제

제15조(치료 및 보호조치 등) 11서울

① **질병관리청장, 시·도지사 또는 시장·군수·구청장**은 제14조에 따른 **치료 권고에 따르지 아니하는 감염인** 중 감염인의 주의 능력과 주위 환경 등으로 보아 다른 사람에게 감염시킬 우려가 높다고 인정되는 감염인에 대하여는 **치료 및 보호조치를 강제할 수 있다**.

② 제1항에 따라 강제할 경우 이를 집행하는 사람은 그 권한을 나타내는 증표를 지니고 이를 관계인에게 보여주어야 한다.

제16조(요양시설 등의 설치 · 운영) 11서울

① **질병관리청장 또는 시·도지사**는 감염인의 요양 및 치료 등을 위한 시설(이하 "요양시설"이라 한다)과 감염인에 대한 정보 제공, 상담 및 자활 등을 위한 시설(이하 "쉼터"라 한다)을 설치 · 운영할 수 있다.

② 요양시설 및 쉼터의 설치 · 운영에 필요한 사항은 **보건복지부령**으로 정한다.

제17조 삭제

제17조의2(예방치료기술의 확보 등) 11서울, 21부산

① **질병관리청장**은 후천성면역결핍증의 예방과 치료를 위한 의약품 및 기술을 확보하기 위하여 노력하여야 한다.

② **질병관리청장**은 제1항에 따른 의약품 및 기술 확보를 위한 연구 사업을 지원할 수 있다.

제18조(취업의 제한) 11서울

① 감염인은 제8조제1항에 따라 그 종사자가 **정기검진을 받아야 하는 업소에 종사할 수 없다**.

② 제8조제1항에 따른 업소를 경영하는 자는 감염인 또는 검진을 받지 아니한 사람을 그 업

소에 종사하게 하여서는 아니 된다.

제19조(전파매개행위의 금지)

감염인은 **혈액 또는 체액**을 통하여 다른 사람에게 전파매개행위를 하여서는 아니 된다.
→ 위반 시 3년 이하의 징역

제5장 | 보칙

제20조(부양가족의 보호)

특별자치시장·특별자치도지사·시장·군수 또는 구청장은 감염인 중 그 부양가족의 생계유지가 곤란하다고 인정할 때에는 **대통령령**으로 정하는 바에 따라 그 부양가족의 생활보호에 필요한 조치를 하여야 한다.

시행령 제24조(감염인이 속한 가구의 생활보장)

특별자치시장 · 특별자치도지사 · 시장 · 군수 또는 구청장(「국민기초생활 보장법」 제7조제1항제4호의 교육급여의 경우에는 특별시 · 광역시 · 특별자치시 · 도 · 특별자치도의 교육감을 말한다)은 법 제20조에 따라 감염인이 속한 가구의 소득인정액이 「국민기초생활 보장법」 제2조제11호에 따른 기준 **중위소득의 100분의 50 이하**인 경우에는 감염인과 그 부양가족을 같은 법 제8조의2제2항제8호에 해당하는 경우(부양의무자가 있어도 부양을 받을 수 없는 경우로 국민기초생활보장 수급권자로 인정되는 경우)로 보아 같은 법 제7조제1항 각 호에 따른 급여(국민기초생활급여)를 실시하여야 한다.

제21조(협조 의무)

① **질병관리청장**은 후천성면역결핍증의 예방 · 관리와 그 감염인의 보호 · 지원에 필요한 협조를 관계 기관의 장에게 요구할 수 있다.

② 제1항에 따른 요구를 받은 기관의 장은 적극적으로 이에 협조하여야 하며 정당한 사유 없이 그 요구를 거부할 수 없다.

제22조(비용 부담) 18전남

다음 각 호의 어느 하나에 해당하는 비용은 **대통령령**으로 정하는 바에 따라 국가 또는 지방자치단체가 부담하거나 그 전부 또는 일부를 보조한다.

1. 제8조에 따른 검진 비용
2. 제10조에 따른 역학조사 비용
3. 제13조에 따른 전문진료기관 또는 연구기관의 설치 · 운영 비용
4. 제13조에 따른 전문진료기관에서의 진료 비용
5. 제20조에 따른 생활보호 비용

6. 제23조제2항에 따라 위탁받은 단체 또는 기관의 후천성면역결핍증 예방을 위한 교육과 홍보 비용
7. 제23조제3항에 따라 위탁받은 단체 또는 기관의 요양시설 및 쉼터의 설치 · 운영 비용

시행령 제25조(비용부담) 18전남

법 제22조에 따른 비용부담은 다음과 같이 한다.

1. 법 제22조제3호의 규정에 의한 **연구기관 또는 전문진료기관의 설치 · 운영비용은 국가가 이를 부담**한다.
2. 법 제22조제1호 · 제2호 및 제4호의 규정에 의한 검진비용, 역학조사비용 및 전문진료기관에서의 진료비용은 당해업무를 국가기관이 행할 경우에는 국가에서 이를 부담하고, 지방자치단체가 행할 경우에는 국가가 당해 **지방자치단체에 그 비용의 2분의1을 보조**한다. 18전남
3. 법 제22조제5호에 따른 **생활보호비용의 부담비율은 「국민기초생활 보장법」에서 정하는 바에 의한다.**
4. 법 제22조제6호의 규정에 의한 **홍보 및 교육비용**과 동조제7호의 규정에 의한 요양시설 및 쉼터의 설치 · 운영비용은 **국가 또는 지방자치단체가 그 전부 또는 일부를 보조**한다.

제23조(권한의 위임 · 위탁)

① 이 법에 따른 **질병관리청장**의 권한은 그 일부를 **대통령령**으로 정하는 바에 따라 시 · 도지사 또는 국립검역소장에게 위임할 수 있다.

② 질병관리청장 또는 지방자치단체의 장은 **대통령령**으로 정하는 바에 따라 제3조제1항에 따른 예방을 위한 교육과 홍보를 민간단체 또는 관계 전문기관에 위탁할 수 있다.

③ 질병관리청장 또는 시 · 도지사는 **대통령령**으로 정하는 바에 따라 요양시설 및 쉼터의 설치 · 운영을 민간단체 또는 관계 전문기관에 위탁할 수 있다.

시행령 제26조(업무의 위탁)

① 질병관리청장 또는 시 · 도지사는 법 제23조제2항의 규정에 의하여 법 제3조제1항의 규정에 의한 예방을 위한 홍보 및 교육 업무를 질병관리청장 또는 시 · 도지사가 지정하는 후천성면역결핍증 관련단체 또는 종교단체에 위탁한다.

② 질병관리청장 또는 시 · 도지사는 법 제23조제3항에 따라 법 제16조제1항에 따른 요양시설과 쉼터의 설치 · 운영에 관한 업무를 질병관리청장 또는 시 · 도지사가 지정하는 후천성면역결핍증 관련단체 · 종교단체 또는 관계전문기관에 위탁한다.

③ 질병관리청장 또는 시 · 도지사는 제1항 및 제2항에 따라 지정된 단체 및 관계전문기관을 관보 또는 특별시 · 광역시 · 특별자치시 · 도 또는 특별자치도의 공보에 고시하여야 한다.

제24조 삭제

제6장 | 벌칙

제25조(벌칙) 20서울, 21부산

다음 각 호의 어느 하나에 해당하는 사람은 **3년 이하의 징역**에 처한다.

1. 제9조제3항을 위반하여 **혈액·수입 혈액제제·장기·조직·정액 또는 매개체를 유통·판매하거나 사용한 사람**
2. 제19조를 위반하여 **전파매개행위를 한 사람** 20서울, 21부산

제26조(벌칙) 16대구

다음 각 호의 어느 하나에 해당하는 자는 **3년 이하의 징역 또는 3천만원 이하의 벌금**에 처한다.

1. 제7조를 위반하여 **비밀을 누설한 사람**
2. 제9조제1항(혈액제제를 수입하는 자는 해당 혈액원에서 채혈된 혈액이나 수입 혈액제제에 대하여 보건복지부령으로 정하는 바에 따라 인체면역결핍바이러스의 감염 여부를 검사받아야 한다) 또는 제2항(의사 또는 의료기관은 인체면역결핍바이러스의 감염 위험이 있는 매개체를 사용하기 전에 감염여부를 검사하여야 한다)을 위반하여 검사를 하지 아니한 자
3. 제18조제2항을 위반하여 감염인을 해당 업소에 종사하도록 한 자

제27조(벌칙) 20서울

다음 각 호의 어느 하나에 해당하는 자는 **1년 이하의 징역 또는 1천만원 이하의 벌금**에 처한다.

1. 제5조를 위반하여 **신고를 하지 아니하거나 거짓으로 신고를 한 자**
2. 제8조에 따른 검진 또는 제10조에 따른 **역학조사에 응하지 아니한 사람**
3. 제8조의2제1항 및 제2항을 위반하여 검진 결과를 통보하거나 같은 조 제3항을 위반하여 검진결과서 제출을 요구한 자
4. 제15조제1항에 따른 치료 및 보호조치에 응하지 아니한 사람
5. 제18조제1항을 위반하여 **취업이 제한되는 업소에 종사한 사람** 또는 같은 조 제2항을 위반하여 **검진을 받지 아니한 사람을 해당 업소에 종사하도록 한 자**

제28조(양벌규정)

법인의 대표자나 법인 또는 개인의 대리인, 사용인, 그 밖의 종업원이 그 법인 또는 개인의 업무에 관하여 **제26조 또는 제27조의 위반행위**를 하면 그 행위자를 벌하는 외에 그 법인 또는 개인에게도 해당 조문의 벌금형을 과(科)하고, **제25조제1호**(혈액 · 수입 혈액제제 · 장기 ·

조직 · 정액 또는 매개체를 유통 · 판매하거나 사용한 사람)**의 위반행위**를 하면 그 행위자를 벌하는 외에 그 법인 또는 개인을 **3천만원 이하의 벌금**에 처한다. 다만, 법인 또는 개인이 그 위반행위를 방지하기 위하여 해당 업무에 관하여 상당한 주의와 감독을 게을리하지 아니한 경우에는 그러하지 아니하다.

기출유형 점검

「후천성면역결핍증 예방법」은 지역에 따라 0~1문제가 법의 목적, 신고 및 보고, 혈액·장기·조직 등의 검사, 비용 부담 중심으로 출제되었다.

1. **[22전북] 후천성면역결핍증 예방법상 후천성면역결핍증 환자를 진단한 의사 또는 의료기관은 누구에게 신고해야 하는가?**

① 즉시 관할 보건소장
② 즉시 질병관리청장
③ 24시간 이내 관할 보건소장
④ 24시간 이내 질병관리청장

해설 제5조(의사 또는 의료기관 등의 신고)
① 감염인을 진단하거나 감염인의 사체를 검안한 의사 또는 의료기관은 보건복지부령으로 정하는 바에 따라 24시간 이내에 진단·검안 사실을 관할 보건소장에게 신고하고, 감염인과 그 배우자(사실혼 관계에 있는 사람을 포함한다. 이하 같다) 및 성 접촉자에게 후천성면역결핍증의 전파 방지에 필요한 사항을 알리고 이를 준수하도록 지도하여야 한다. 이 경우 가능하면 감염인의 의사(意思)를 참고하여야 한다.

답 ③

2. **[21서울] 「후천성면역결핍증 예방법」상 의사 또는 의료기관 등의 신고에 대한 설명으로 가장 옳은 것은?**

① 의사는 감염인을 진단할 경우 질병관리청장에게 7일 이내에 신고하여야 한다.
② 혈액제제에 대한 검사에 의해 감염인을 발견한 사람은 7일 이내에 관할 보건소장에게 신고하여야 한다.
③ 감염인이 사망한 경우 이를 처리한 의료기관은 관할 보건소장에게 24시간 이내에 신고하여야 한다.
④ 학술연구에 의하여 감염인을 발견한 사람은 24시간 이내에 관할 보건소장에게 신고하여야 한다.

해설 제5조(의사 또는 의료기관 등의 신고)
① 의사는 감염인을 진단할 경우 **관할 보건소장**에게 **24시간** 이내에 신고하여야 한다.
② 혈액제제에 대한 검사에 의해 감염인을 발견한 사람은 **24시간** 이내에 **질병관리청장**에게 신고하여야 한다.
④ 학술연구에 의하여 감염인을 발견한 사람은 24시간 이내에 **질병관리청장**에게 신고하여야 한다.

답 ③

3. **[20서울] 「후천성면역결핍증 예방법」 위반 행위와 그에 따른 벌칙을 옳게 짝지은 것은?**

① 혈액 또는 체액을 통하여 다른 사람에게 전파매개 행위를 한 자－3년 이하의 징역
② 후천성면역결핍증에 관한 검진 또는 역학조사에 응하지 아니한 자－2년 이하의 징역 또는 2천만원 이하의 벌금
③ 감염인을 진단하고도 신고를 하지 아니하거나 거짓으로 신고를 한 자－2년 이하의 징역 또는 2천만원 이하의 벌금
④ 검진을 받지 아니한 사람을 취업이 제한되는 업소에 종사하도록 한 자－3년 이하의 징역 또는 3천만원 이하의 벌금

해설 제25조(벌칙)
② 후천성면역결핍증에 관한 검진 또는 역학조사에 응하지 아니한 자－**1년 이하의 징역 또는 1천만원 이하의 벌금**
③ 감염인을 진단하고도 신고를 하지 아니하거나 거짓으로 신고를 한 자－**1년 이하의 징역 또는 1천만원 이하의 벌금**
④ 검진을 받지 아니한 사람을 취업이 제한되는 업소에 종사하도록 한 자－**1년 이하의 징역 또는 1천만원 이하의 벌금**

답 ①

4. [18울산] 「후천성면역결핍증 예방법」의 목적으로 옳지 않은 것은?

① 국민건강의 보호
② 감염인의 발견·격리
③ 감염인의 보호·지원
④ 후천성면역결핍증의 예방·관리

(해설) 제1조(목적)
후천성면역결핍증의 예방·관리와 그 **감염인의 보호·지원**에 필요한 사항을 정함으로써 국민건강의 보호에 이바지함을 목적으로 한다.

답 ②

5. [16광주] 「후천성면역결핍증 예방법」상 후천성면역결핍증 감염자 주변 중 검진대상자에 해당되는 사람을 모두 고른 것은?

㉠ 감염인의 배우자
㉡ 감염인의 동거가족
㉢ 감염인의 성 접촉자
㉣ 감염인의 직장동료

① ㄱ, ㄴ, ㄷ ② ㄱ, ㄷ
③ ㄴ, ㄹ ④ ㄱ, ㄴ, ㄷ, ㄹ

(해설) 제8조(검진)
감염인의 동거가족과, 직장동료는 해당되지 않는다.

답 ②

6. [15서울] 「후천성면역결핍증 예방법」상 해외에서 입국하는 외국인 중 대통령령으로 정하는 장기체류자가 입국 전 1개월 이내에 발급받은 후천성면역결핍증 음성확인서를 보건복지부장관에게 보여주지 못한 경우 입국 후 몇 시간 이내에 검진을 받아야 하는가?

① 24시간 이내 ② 30시간 이내
③ 48시간 이내 ④ 72시간 이내

(해설) 제8조(검진)
해외에서 입국하는 외국인 중 대통령령으로 정하는 장기체류자는 입국 전 1개월 이내에 발급받은 후천성면역결핍증 음성확인서를 질병관리청장에게 보여주어야 한다. 이를 보여주지 못하는 경우에는 입국 후 **72시간 이내**에 검진을 받아야 한다.

답 ④

Part 08

결핵예방법

| 의료기술직 | 방역직 |

Part 08 결핵예방법

결핵예방법[시행 2020. 09. 12.], 시행령[시행 2020. 10. 13.], 시행규칙[시행 2022. 7. 1.]

제1조(목적)

이 법은 **결핵을 예방**하고 **결핵환자에 대한 적절한 의료를 실시**함으로써 **결핵으로 생기는 개인적 · 사회적 피해를 방지**하여 국민의 건강증진에 이바지함을 목적으로 한다.

제2조(정의) 16서울, 20부산

이 법에서 사용하는 용어의 뜻은 다음과 같다.

1. "결핵"이란 결핵균으로 인하여 발생하는 질환을 말한다.
2. "**결핵환자**"란 결핵균이 인체 내에 침입하여 **임상적 특징이 나타나는 자**로서 **결핵균검사에서 양성으로 확인된 자**를 말한다.
3. "**결핵의사(擬似)환자**"란 **임상적, 방사선학적 또는 조직학적 소견**상 결핵에 해당하지만 **결핵균검사에서 양성으로 확인되지 아니한 자**를 말한다.
4. "**전염성결핵환자**"란 결핵환자 중 **객담(喀痰)의 결핵균검사에서 양성으로 확인되어 타인에게 전염시킬 수 있는 환자**를 말한다.
5. "**잠복결핵감염자**"란 결핵에 감염되어 **결핵감염검사**에서 **양성**으로 확인되었으나 결핵에 해당하는 **임상적, 방사선학적 또는 조직학적 소견이 없으며 결핵균검사에서 음성으로 확인된 자**를 말한다. 16서울

제3조(국가 · 지방자치단체 및 의사 등의 의무)

① 국가와 지방자치단체는 결핵예방과 결핵환자의 조기발견 및 적절한 치료, 결핵퇴치를 위한 조사 · 연구 등(이하 "결핵관리업무"라 한다)을 수행하여야 한다.

② 「의료법」 제3조에 따른 의료기관(이하 "의료기관"이라 한다)의 장 및 의사와 그 밖의 의료업무 종사자는 국가와 지방자치단체가 실시하는 결핵관리업무에 협조하여야 한다.

제4조(결핵예방의 날)

① 결핵예방 및 관리의 중요성을 널리 알리고 결핵에 대한 경각심을 고취하기 위하여 매년 **3월 24일을 결핵예방의 날**로 한다.

② 국가와 지방자치단체는 결핵예방의 날 취지에 부합하는 행사와 교육 · 홍보사업을 실시할 수 있다.

제5조(결핵관리종합계획의 수립 · 시행)

① **질병관리청장**은 「감염병의 예방 및 관리에 관한 법률」 제9조에 따른 **감염병관리위원회 내 결핵전문위원회의 심의**를 거쳐 결핵관리종합계획을 **5년마다** 수립 · 시행하여야 한다.

② 결핵관리종합계획에는 다음 각 호의 사항이 포함되어야 한다.

1. 결핵예방 및 관리를 위한 기본시책
2. **결핵환자 및 결핵의사환자(이하 "결핵환자등"이라 한다)와 잠복결핵감염자의 치료 및 보호 · 관리**
3. 결핵에 관한 홍보 및 교육
4. 결핵에 관한 조사 · 연구 및 개발
5. 다제내성(多劑耐性)결핵[아이소니아지드(isoniazid) 및 리팜피신(rifampicin)을 포함하는 2개 이상의 항결핵약제에 내성을 가진 결핵균에 감염된 것을 말한다]의 예방 및 관리
6. 그 밖에 결핵관리에 필요한 사항

③ 특별시장 · 광역시장 · 특별자치시장 · 도지사 · 특별자치도지사(이하 "시 · 도지사"라 한다) 및 시장 · 군수 · 구청장(자치구의 구청장을 말한다. 이하 같다)은 각각 그 지방자치단체의 실정을 고려하여 결핵관리종합계획에 따른 시행계획을 수립 · 시행하여야 한다. 이 경우 「지역보건법」 제7조에 따른 지역보건의료계획과 연계되도록 하여야 한다.

제6조(결핵통계사업)

① **질병관리청장**은 **결핵의 발생과 관리실태에 대한 자료를 지속적이고 체계적으로 수집 · 분석하여 통계를 산출하는 사업**(이하 "결핵통계사업"이라 한다)을 실시하여야 한다. 이 경우 통계자료의 수집 및 통계의 작성 등에 관하여는 「통계법」을 준용한다.

② 질병관리청장은 결핵환자등과 잠복결핵감염자를 진단 · 치료하는 의료인 또는 의료기관, 「국민건강보험법」에 따른 국민건강보험공단과 건강보험심사평가원 및 그 밖에 결핵에 관한 사업을 하는 법인 · 기관 · 단체에 보건복지부령으로 정하는 바에 따라 결핵통계사업에 필요한 자료 제출이나 의견 진술 등을 요구할 수 있다. 이 경우 자료 제출을 요구받은 자는 특별한 사유가 없으면 이에 따라야 한다.

제7조(결핵관리사업 등)

① **질병관리청장**은 **결핵의 예방 및 퇴치**를 위한 다음 각 호의 **결핵관리사업**을 실시하여야 한다.

1. 결핵의 예방 및 관리사업
2. 결핵환자 조기발견 사업
3. 결핵환자등과 잠복결핵감염자의 진료 및 투약 등 치료와 관리사업
4. 전염성 결핵환자 접촉자 조사 및 관리사업
5. 결핵퇴치를 위한 조사 · 연구
6. 결핵의 발생과 관리실태 등에 대한 정보의 수집 · 분석 및 제공
7. 결핵예방을 위한 교육 · 홍보사업
8. 그 밖에 결핵관리에 필요하다고 인정하는 사업

② **질병관리청장**은 제1항에 따른 결핵관리사업에 필요한 각종 자료 또는 정보의 처리 · 기

록 · 관리 업무의 전자화를 위하여 전산정보시스템(이하 "결핵통합관리시스템"이라 한다)을 구축 · 운영할 수 있다.

③ **질병관리청장**은 결핵환자를 진단 · 치료하는 의료인 또는 의료기관 및 검사기관, 관계 중앙행정기관의 장, 「국민건강보험법」에 따른 국민건강보험공단과 건강보험심사평가원, 통계청 및 그 밖에 결핵에 관한 사업을 하는 법인 · 기관 · 단체의 장에게 보건복지부령으로 정하는 바에 따라 결핵관리사업에 필요한 자료의 제출을 요청할 수 있다. 이 경우 자료 제출을 요구받은 자는 정당한 사유가 없는 한 이에 따라야 한다.

④ 결핵통합관리시스템의 구축 · 운영에 필요한 사항은 대통령령으로 정한다.

시행규칙 제2조(결핵관리사업 등에 필요한 자료 등 제출 요구)

① 「결핵예방법」(이하 "법"이라 한다) 제7조제3항에 따라 질병관리청장이 제출을 요청할 수 있는 자료는 결핵환자 및 결핵의사(擬似)환자(이하 "결핵환자등"이라 한다)와 잠복결핵감염자의 **고유식별정보 등 인적사항, 영상의학정보, 진료 · 투약정보**, 그 밖에 결핵관리사업에 필요하다고 질병관리청장이 정하여 고시하는 자료로 한다.

② 질병관리청장은 법 제6조제2항 및 법 제7조제3항에 따른 자료를 요구할 때에는 자료의 사용 목적, 범위 및 제출방법 등을 명시하여 **전자문서 또는 서면으로 요구하여야 한다.**

제8조(의료기관 등의 신고의무) 17서울, 21충북

① **의사 및 그 밖의 의료기관 종사자**는 다음 각 호의 어느 하나에 해당하는 경우에는 **지체 없이** 소속된 **의료기관의 장에게 보고**하여야 한다. 다만, **의료기관에 소속되지 아니한 의사**는 그 사실을 **관할 보건소장에게 신고**하여야 한다. 21충북

1. **결핵환자등을 진단 및 치료한 경우**
2. **결핵환자등이 사망하였거나 그 사체를 검안(檢案)한 경우**

② 제1항 본문에 따른 보고를 받은 의료기관의 장은 **24시간 이내**에 **관할 보건소장에게 신고**하여야 한다.

③ 의료기관에 소속되지 아니한 의사 또는 제2항에 따른 의료기관의 장은 제1항제1호에 해당하여 신고한 결핵환자등을 **치료한 결과**를 **관할 보건소장에게 보고**하여야 한다.

④ 제1항 단서 및 제2항에 따른 신고가 관할 구역 외의 환자에 관한 것일 때에는 신고를 받은 보건소장은 해당 관할 보건소장에게 지체 없이 이를 알려야 한다.

⑤ 제1항부터 제3항까지의 규정에 따른 신고 또는 보고의 방법 및 절차 등에 필요한 사항은 보건복지부령으로 정한다. 그 밖에 신고와 보고에 관한 사항은 「감염병의 예방 및 관리에 관한 법률」 제11조부터 제13조까지 및 제15조를 준용한다. 이 경우 "감염병환자등"은 "결핵환자등"으로 본다.

시행규칙 제3조(결핵환자등의 신고 및 치료 결과 보고)

① 법 제8조제1항 각 호 외의 부분 단서 또는 같은 조 제2항에 따라 의료기관에 소속되지 아니한 의사

또는 의료기관의 장은 같은 조 제1항 각 호의 어느 하나에 해당하는 사실이 발생하거나 이러한 사실을 보고받은 경우에는 별지 제1호서식에 다음 각 호의 내용을 적어 **관할 보건소장에게 지체 없이 신고**하여야 한다.

1. 환자 또는 사망자의 인적사항
2. 검사 · 진단 · 치료 정보
3. 신고자 정보

② 법 제8조제3항에 따라 결핵환자등을 치료한 결과를 보고하려는 의료기관에 소속되지 아니한 의사 또는 의료기관의 장은 별지 제1호서식에 다음 각 호의 내용을 적어 관할 보건소장에게 제출하여야 한다.

1. 완치, 실패 등 결핵환자등의 치료 결과
2. 보고자 정보

③ **제1항에 따른 신고와 제2항에 따른 보고는 팩스 또는 법 제7조제2항에 따른 결핵통합관리시스템을 통하여 할 수 있다.**

제8조의2(요양급여비용 심사 등의 정지 요청)

① **질병관리청장**은 의사 또는 의료기관의 장이 제8조(의료기관 등의 신고의무)에 따른 신고를 하지 아니하는 경우에는 그 의사 또는 의료기관의 장이 신고할 때까지 「국민건강보험법」에 따른 건강보험심사평가원 및 국민건강보험공단에게 「국민건강보험법」 제47조에 따른 요양급여비용에 관한 심사 및 지급을 정지할 것을 요청하여 결핵환자등과 잠복결핵감염자에 대하여 제20조에 따른 결핵 치료에 드는 비용 지원을 보류할 수 있다.

② 제1항에 따른 요청을 받은 자는 정당한 사유가 없으면 이에 따라야 한다.

제9조(결핵환자등 발생 시 조치)

① **보건소장**은 제8조에 따라 **신고된 결핵환자등**에 대하여 **인적사항, 접촉자, 집단생활 여부 등 감염원을 조사하기 위하여** 보건복지부령으로 정하는 바에 따라 **사례조사를 실시하여야 한다.**

② 누구든지 보건소장이 실시하는 사례조사를 정당한 사유 없이 거부 또는 방해하거나 회피하여서는 아니 된다.

③ 보건소장은 제8조에 따라 신고된 결핵환자등에 대하여 결핵예방 및 의료상 필요하다고 인정되는 경우에는 해당 의료기관에 간호사 등을 배치하거나 방문하게 하여 환자관리 및 보건교육 등 의료에 관한 적절한 지도를 하게 하여야 한다.

시행규칙 제3조의2(결핵환자등의 사례조사)

① 법 제9조제1항에 따른 결핵환자등에 대한 사례조사(이하 "사례조사"라 한다)에 포함되어야 하는 내용은 다음 각 호와 같다.

1. 인적사항
2. 접촉자에 관한 사항
3. 주거 및 생활형태에 관한 사항

4. 검사 · 진단 및 치료에 관한 사항
5. 과거 병력 및 치료 이력에 관한 사항
6. 그 밖에 집단시설에서의 생활 여부와 정기적 활동모임 등에 관한 사항

② 보건소장은 사례조사를 위하여 필요하다고 인정하는 경우에는 보건의료 관련 기관 · 단체 또는 전문가 등에게 자료 또는 의견의 제출을 요청할 수 있다.

③ 보건소장은 사례조사를 완료한 경우에는 별지 제2호서식의 사례조사서를 법 제7조제2항에 따른 결핵통합관리시스템을 통하여 질병관리청장, 특별시장 · 광역시장 · 특별자치시장 · 도시자 · 특별자치도지사(이하 "시 · 도지사"라 한다) 및 시장 · 군수 · 구청장(자치구의 구청장을 말한다. 이하 같다)에게 제출하여야 한다.

④ 제1항부터 제3항까지에서 규정한 사항 외에 사례조사 실시방법 및 절차 등에 필요한 세부사항은 질병관리청장이 정한다.

제10조(결핵 집단발생 시의 조치) 19울산, 20전남

① **시 · 도지사 또는 시장 · 군수 · 구청장**은 **결핵이 집단적으로 발생한 것이 의심되는 경우에는 역학조사**를 실시하고, **질병관리청장이 정하는 기준**에 따라 **결핵검진과 잠복결핵검진**(이하 "결핵검진등"이라 한다)을 실시한 후 **잠복결핵감염자에 대한 치료** 등의 조치를 하여야 한다.

② **질병관리청장, 시 · 도지사 또는 시장 · 군수 · 구청장**은 역학조사를 하기 위하여 **역학조사반을 각각 설치**하여야 한다.

③ 누구든지 질병관리청장, 시 · 도지사 또는 시장 · 군수 · 구청장이 실시하는 역학조사를 정당한 사유 없이 거부 또는 방해하거나 회피하여서는 아니 된다.

④ 그 밖의 역학조사의 내용과 시기 · 방법 및 역학조사반 구성, 업무 등은 「감염병의 예방 및 관리에 관한 법률」 제18조를 준용한다.

제10조의2(결핵 집단발생에 따른 조치 명령)

① **시 · 도지사 또는 시장 · 군수 · 구청장**은 제19조제1항제2호에 따른 집단생활시설에서 결핵이 집단적으로 발생한 것이 의심되거나 발생한 것을 확인한 경우 **해당 시설의 장**에게 보건복지부령으로 정하는 바에 따라 제10조제1항에 따른 **역학조사의 협조 등 결핵의 전파 방지 및 예방에 필요한 조치**를 명할 수 있다.

② 시 · 도지사 또는 시장 · 군수 · 구청장은 제1항에 따라 결핵발생을 의심 또는 확인한 경우 해당 집단생활시설을 관할하는 기관에 결핵의 집단발생 사실을 통보하여야 하며, 결핵의 전파 방지 및 예방을 위하여 필요한 경우 해당 관할 기관에 협조를 요청할 수 있다. 이 경우 요청을 받은 기관은 특별한 사유가 없으면 이에 협조하여야 한다.

③ 제2항에 따라 결핵 발생 사실을 통보하여야 하는 기관의 범위는 대통령령으로 정한다.

제11조(결핵검진등) 15서울 · 대구, 21충북

① 다음 각 호의 어느 하나에 해당하는 기관 · 학교의 장 등은 그 기관 · 학교 등의 종사자 · 교직원에게 **결핵검진등을 실시하여야 한다**. 다만, 다른 법령에 따라 건강진단을 받은 경우에는 이 법에 따른 결핵검진등을 받은 것으로 갈음할 수 있다. 21충북

1. 「의료법」 제3조에 따른 **의료기관의 장**
2. 「모자보건법」 제15조에 따른 **산후조리업자**
3. 「초 · 중등교육법」 제2조에 따른 학교의 장
4. 「유아교육법」 제7조에 따른 유치원의 장
5. 「영유아보육법」 제10조에 따른 어린이집의 장
6. 「아동복지법」 제52조에 따른 **아동복지시설의 장**
7. 그 밖에 보건복지부령으로 정하는 기관 · 학교 등의 장

② **특별자치시장 · 특별자치도지사 또는 시장 · 군수 · 구청장**은 결핵을 조기발견하기 위하여 필요한 경우에는 결핵발생의 우려가 높은 다음 각 호의 어느 하나에 해당하는 자에 대하여 **결핵검진등을 실시할 수 있다**.

1. 「사회복지사업법」에 따른 **사회복지시설에 수용되어 있는 자** 및 그 시설의 직원
2. **부랑인, 노숙인, 미신고 시설 수용자 등 집단생활을 하는 자**
3. 결핵에 감염될 상당한 우려가 있다고 인정하여 **학교의 장이 요청하는 자**
4. 그 밖에 결핵에 감염될 상당한 우려가 있다고 특별자치시장 · 특별자치도지사 또는 시장 · 군수 · 구청장이 인정하는 자

③ 제1항 및 제2항에 따른 결핵검진등의 대상, 주기 및 실시방법 등에 관하여 필요한 사항은 **보건복지부령**으로 정한다.

시행규칙 제4조(결핵검진등의 주기 및 실시방법) 21충북

① 법 제11조제1항에 따른 결핵검진등의 실시주기는 다음 각 호의 구분에 따른다. 〈개정 2022. 7. 1.〉

1. 결핵검진: 매년 실시할 것.
2. 잠복결핵감염검진: 법 제11조제1항제1호부터 제6호까지의 **기관 · 학교 등에 소속된 기간(다른 기관 · 학교 등으로 그 소속을 변경하여 근무한 기간을 포함한다) 중 1회 실시할 것. 다만, 다음 각 목의 어느 하나에 해당하는 사람은 매년 실시**한다. 21충북
   가. 결핵환자를 검진 · 치료하는 「의료법」 제2조제1항에 따른 의료인
   나. 결핵환자를 진단하는 「의료기사 등에 관한 법률」 제2조에 따른 **의료기사**
   다. 그 밖에 호흡기를 통하여 감염이 우려되는 의료기관의 종사자로서 질병관리청장이 정하여 고시하는 사람

② 제1항에도 불구하고 **신규채용된 사람에 대해서는 신규채용을 한 날부터 1개월 이내에 최초의 결핵검진등을 실시**해야 하고, **휴직 · 파견 등의 사유로 6개월 이상 업무에 종사하지 않다가 다시 업무에 종사하게 된 사람**에 대해서는 **다시 업무에 종사하게 된 날부터 1개월 이내**에 결핵검진을 실시해야 한다. 〈신설 2022. 7. 1.〉

③ 법 제11조제1항 및 제2항에 따른 결핵검진등의 실시방법은 다음 각 호의 구분에 따른다. 〈개정 2022. 7. 1.〉

1. 결핵검진: 다음 각 목의 검사

가. **임상적, 방사선학적 또는 조직학적 검사**
나. **객담(喀痰)의 결핵균 검사**
다. 결핵감염의 위험정도를 고려하여 질병관리청장이 정하여 고시하는 검사
2. **잠복결핵감염검진: 면역학적 검사**. 다만, 결핵 또는 잠복결핵감염의 치료 이력이나 면역학적 검사에서 잠복결핵감염 양성 판정을 받은 적이 있는 경우에는 **문진과 진찰로 대체**할 수 있다.
④ 제1항부터 제3항까지에서 규정한 사항 외에 결핵검진등의 실시주기, 실시 방법 및 그 밖에 결핵검진등의 실시에 필요한 사항은 **질병관리청장**이 정한다. 〈개정 2022. 7. 1.〉

제11조의2(준수사항)

제11조제1항 각 호에 해당하는 자는 **보건복지부령**으로 정하는 절차 · 방법 등에 따라 종사자 결핵감염 예방 및 관리 기준에 관한 사항을 준수하여야 한다.

시행규칙 제4조의2(준수사항)

① 법 제11조제1항 각 호에 해당하는 자는 법 제11조의2에 따라 다음 각 호의 사항이 포함된 결핵감염 예방 및 관리 기준에 관한 사항을 작성 · 비치하여야 한다.
1. 법 제9조 또는 제10조에 따른 사례조사 또는 역학조사
2. 법 제11조제1항에 따른 결핵검진등 〈개정 2022. 7. 1〉
3. 법 제13조에 따른 업무종사의 일시 제한
4. 그 밖에 결핵감염 예방 및 관리 등을 위하여 질병관리청장이 특히 필요하다고 인정하는 사항
② 법 제11조제1항 각 호에 해당하는 자는 그 종사자 또는 교직원에 대하여 결핵감염 예방 및 관리 기준에 관한 교육을 정기적으로 실시하여야 한다.
③ 제1항 및 제2항에 따른 결핵감염 예방 및 관리 기준의 작성 · 비치 및 교육 등에 필요한 세부사항은 질병관리청장이 정하여 고시한다.

제12조(결핵예방접종)

결핵예방접종에 관한 사항은 「감염병의 예방 및 관리에 관한 법률」 제24조부터 제33조까지의 규정을 준용한다. 이 경우 "예방접종"은 "결핵예방접종"으로 본다.

제13조(업무종사의 일시 제한)

① **특별자치시장 · 특별자치도지사 또는 시장 · 군수 · 구청장**은 **전염성결핵환자**에 대하여 **접객업이나 그 밖에 사람들과 접촉이 많은 업무에 종사하거나 제19조제1항제2호에 따른 집단생활시설에서 수행하는 업무**에 종사하는 것을 **보건복지부령**으로 정하는 바에 따라 전염성 소실(消失)의 판정을 받을 때까지 정지하거나 금지하도록 명하여야 한다.
② 제1항에 따라 업무종사 정지 또는 금지 명령을 받은 환자는 **전염성 소실 판정을 받을 때까지 업무에 종사할 수 없다**.
③ 제1항에 따라 업무종사 정지 또는 금지 명령을 받은 환자의 사업주 또는 고용주는 해당 환자가 전염성 소실 판정을 받을 때까지 업무 종사를 금지하여야 한다.

④ 사업주 또는 고용주는 **비전염성결핵환자**에 대하여 결핵환자라는 이유만으로 **취업을 거부할 수 없다**.

⑤ 제1항에 따라 취업이 정지되거나 금지되는 업무에 대하여는 **보건복지부령**으로 정한다.

시행규칙 제5조(취업이 정지 또는 금지되는 업무)

법 제13조제1항에 따라 전염성결핵환자의 업무의 종사가 일정 기간 정지되거나 금지되는 업무는 다음 각 호와 같다.

1. 「의료법」 제3조에 따른 의료기관에서 근무하는 의료인의 업무 및 그 보조업무
2. 「영유아보육법」 제2조에 따른 보육교직원과 「유아교육법」 제7조에 따른 유치원 및 「초 · 중등교육법」 제2조에 따른 학교에서 근무하는 교직원의 업무 및 그 보조업무
3. 「선박안전법 시행규칙」 제15조제5항에 따른 원양구역을 항해구역으로 하는 선박의 승무 업무 및 「항공법」 제2조제5호에 따른 객실승무원의 1회 8시간 이상 비행근무 업무
4. 그 밖에 여러 사람이 모이는 장소에서 공중(公衆)과 직접 접촉하는 횟수가 잦거나, 영유아 · 임산부 · 노인 등 결핵발병 고위험군과 대면하는 빈도가 높아 호흡기를 통한 전염성결핵의 전파가 우려된다고 질병관리청장이 정하여 고시하는 업무

제14조(전염성 소실과 재취업)

① **특별자치시장 · 특별자치도지사 또는 시장 · 군수 · 구청장**은 제13조제1항에 따라 취업이 정지 또는 금지된 자가 **보건복지부령**으로 정하는 바에 따라 **전염성 소실(消失)의 판정을 받은 경우** 그 정지 또는 금지 명령을 취소하여야 한다.

② 사업주 또는 고용주는 제1항에 따라 정지 또는 금지 명령이 취소된 자를 종전의 **업무에 복직시켜야 한다**.

시행규칙 제6조(전염성 소실의 판정절차) 20울산

법 제13조제1항 및 제14조제1항에 따른 전염성 소실(消失) 여부는 **객담검사의 결과에 따라 의사가 판정**한다.

제15조(입원명령)

① **시 · 도지사 또는 시장 · 군수 · 구청장**은 결핵환자가 동거자 또는 제3자에게 결핵을 전염시킬 우려가 있다고 인정할 때에는 결핵의 예방을 위하여 결핵환자에게 일정 기간 **보건복지부령**으로 정하는 **의료기관에 입원할 것을 명할 수 있다**. 이 경우 입원명령의 통지는 결핵환자 또는 그 보호자에게 하여야 한다.

시행규칙 제7조(입원 명령 지정 의료기관)

법 제15조제1항에서 "보건복지부령으로 정하는 의료기관"이란 다음 각 호의 어느 하나에 해당하는 의료기관을 말한다.

1. 국가나 지방자치단체가 설치 또는 운영하는 병원 중 결핵치료가 가능한 병원
2. 「의료법」 제3조에 따른 종합병원 또는 병원 중 결핵치료가 가능한 의료기관
3. 「감염병의 예방 및 관리에 관한 법률」 제36조 및 제37조에 따른 감염병관리시설 · 격리소 · 요양

소 또는 진료소 중 결핵치료가 가능한 시설

② 제1항에 따른 의료기관의 장은 제1항에 따른 입원명령을 받은 자가 입원신청을 할 때에는 정당한 사유 없이 입원을 거절하지 못한다.

③ 제1항에 따른 입원 방법 및 절차 등에 관하여 필요한 세부사항은 **대통령령**으로 정한다.

④ 삭제

시행령 제4조(입원 또는 격리치료의 절차)

① 법 제15조제1항 또는 제15조의2제1항에 따라 시 · 도지사 또는 시장 · 군수 · 구청장이 입원 또는 격리치료를 명할 때에는 별지 서식에 따른 입원명령서 또는 격리치료명령서를 서면 또는 전자문서로 결핵환자 또는 그 보호자에게 통지해야 한다.

② 법 제15조제1항 또는 제15조의2제1항에 따라 입원 또는 격리치료 명령을 받은 결핵환자는 입원명령서 또는 격리치료명령서에 적힌 의료기관에 입원하여 치료를 받아야 한다.

③ 제1항 및 제2항에서 규정한 사항 외에 입원 또는 격리치료의 절차에 관하여는 「감염병의 예방 및 관리에 관한 법률 시행령」 별표 2 제1호나목을 준용한다. 이 경우 「감염병의 예방 및 관리에 관한 법률 시행령」 별표 2 제1호나목 중 "입원치료"는 "입원 또는 격리치료"로, "감염병환자등"을 "결핵환자"로 본다.

시행령 제4조의2(입원 또는 격리치료 방법)

① 법 제15조제1항 및 제15조의2제1항에 따라 결핵환자를 입원 또는 격리치료시키는 의료기관은 호흡기를 통한 감염을 차단하기 위하여 필요한 조치를 하여야 한다.

② 제1항에 따른 호흡기를 통한 감염을 차단하기 위한 조치에 관하여는 「감염병의 예방 및 관리에 관한 법률 시행령」 별표 2 제1호가목1) 및 3)부터 6)까지의 규정을 준용한다. 이 경우 「감염병의 예방 및 관리에 관한 법률 시행령」 별표 2 제1호가목1) 및 3)부터 6)까지의 규정 중 "입원치료"는 "입원 또는 격리치료"로, "호흡기를 통한 감염의 우려가 있는 감염병", "감염병" 및 "호흡기 감염병"은 "결핵"으로 본다.

제15조의2(입원명령거부자 등에 대한 조치)

① **시 · 도지사 또는 시장 · 군수 · 구청장**은 결핵환자가 다음 각 호의 어느 하나에 해당하는 경우 제15조제1항에 따른 의료기관 중 **질병관리청장**이 지정하는 의료기관에 **격리치료를 명하여야 한다.**

1. 제15조제1항에 따른 **입원명령을 거부한 경우**
2. 입원치료 중 **임의로 퇴원하거나 치료 중단 또는 무단 외출** 등으로 **공중(公衆)에 결핵을 전파시킬 우려가 있는 경우**

② 제1항에 따라 시 · 도지사 또는 시장 · 군수 · 구청장이 격리치료를 명할 경우 **관할 경찰서장**에게 이에 필요한 협조를 요청할 수 있다. 이 경우 요청을 받은 관할 경찰서장은 정당한 사유가 없으면 이에 따라야 한다.

③ 제1항에 따라 격리치료를 하는 의료기관의 지정 및 격리치료시설의 기준 등에 필요한 사항은 보건복지부령으로 정한다.

시행규칙 제7조의2(격리치료 의료기관의 지정 기준 등)

① 법 제15조의2제1항에 따라 격리치료를 하는 의료기관(이하 "격리치료기관"이라 한다)은 제7조에 따른 의료기관 중에서 환자의 거주지, 환자가 진료를 받았던 의료기관 등을 고려하여 질병관리청장이 정한다.

② 격리치료기관은 다음 각 호의 구분에 따른 시설을 갖추어야 한다.

1. 결핵환자를 1인실에 입원시키는 경우: 음압시설(陰壓施設: 방 안의 기압을 낮춰 내부 공기가 방 밖으로 나가지 못하게 만드는 설비)이 갖추어진 병실
2. 음압시설을 갖추기 곤란한 경우: 결핵환자를 입원시킬 수 있는 단독병실
3. 음압시설이 갖추어지지 아니하였거나 결핵환자를 단독시설에 입원시키기 곤란할 경우: 다른 환자에게 호흡기를 통하여 결핵을 전파하는 것을 차단하는 조치를 한 공동격리실

제15조의3(면회제한 등)

① 제15조의2제1항에 따라 격리치료를 하는 의료기관의 장은 격리치료 명령을 받은 결핵환자에게 결핵치료에 필요하다고 인정하는 경우에 한정하여 면회를 제한할 수 있다.

② 의료기관의 장이 제1항에 따라 면회를 제한하는 경우에는 최소한의 범위에서 행하여야 하며 그 이유를 진료기록부에 기재하여야 한다.

제16조(입원명령 등을 받은 결핵환자 등의 생활보호)

① **시 · 도지사 또는 시장 · 군수 · 구청장**은 제15조에 따른 입원명령 또는 제15조의2에 따른 격리치료명령을 받은 결핵환자가 의료기관에 입원 · 치료 중일 경우 본인 또는 그 부양가족의 생계유지가 곤란하다고 인정될 때에는 대통령령으로 정하는 바에 따라 본인 또는 그 부양가족에 대한 비용 지원 등 생활보호에 필요한 조치(이하 "생활보호조치"라 한다)를 하여야 한다.

시행령 제5조(결핵환자 등의 생활보호조치 신청 등)

① 법 제16조제1항에 따른 본인 또는 그 부양가족에 대한 비용 지원 등 생활보호에 필요한 조치(이하 "생활보호조치"라 한다)를 받으려는 결핵환자 또는 그 부양가족은 질병관리청장이 정하는 바에 따라 **시 · 도지사 또는 시장 · 군수 · 구청장**에게 신청하여야 한다.

② 시 · 도지사 또는 시장 · 군수 · 구청장은 제1항에 따라 생활보호조치의 신청을 받으면 법 제16조의2에 따른 조사를 실시한 후 생활보호조치의 실시 여부를 결정한다.

③ 시 · 도지사 또는 시장 · 군수 · 구청장은 제2항에 따른 결정을 한 경우에는 그 결정 내용을 서면으로 입원 · 치료 중인 결핵환자 또는 그 부양가족에게 지체 없이 통지하여야 한다.

시행령 제5조의2(결핵환자 등의 생활보호조치 실시 등)

① 법 제16조제1항에 따른 결핵환자 본인 또는 그 부양가족의 생계유지가 곤란하다고 인정되는 경우는 가계 내 주소득자인 결핵환자가 법 제15조제1항에 따라 입원하거나 법 제15조의2제1항에 따라 격리치료를 받아 법 제16조의2에 따른 조사 결과 가계 내 소득원(所得源)이 상실된 것으로 인정되는 경우로 한다. 이 경우 소득원 상실 여부 판단의 구체적인 방법은 질병관리청장이 정하여 고시한다.

② 생활보호조치는 법 제15조제1항 및 제15조의2제1항에 따라 입원 또는 격리치료 명령을 받은 기간의

범위에서 실시한다.

③ 생활보호조치로 지원하는 금액의 산정방법은 가구 구성원의 수, 소득상실액 등을 고려하여 질병관리청장이 정하여 고시한다.

② 제1항에도 불구하고 시 · 도지사 또는 시장 · 군수 · 구청장은 다른 법령에 따라 국가 또는 지방자치단체로부터 이와 유사한 보호나 지원을 받고 있는 사람에 대하여는 그 보호 또는 지원에 상당하는 생활보호조치를 제한하여야 한다.

제16조의2(생활보호조치에 관한 조사)

① **시 · 도지사 또는 시장 · 군수 · 구청장**은 제16조에 따른 생활보호조치의 대상임을 조사하기 위하여 보건복지부령으로 정하는 바에 따라 생활보호조치를 받으려는 결핵환자와 그 부양가족에게 필요한 서류나 그 밖에 소득 · 재산 등에 관한 자료의 제출을 요구할 수 있다.

② 시 · 도지사 또는 시장 · 군수 · 구청장은 제1항에 따른 조사를 하기 위하여 주민등록전산정보, 가족관계증명, 국세 · 지방세, 국민건강보험 및 고용보험 등의 자료 제공을 관계 기관의 장에게 요청할 수 있다. 이 경우 관계 기관의 장은 정당한 사유가 없으면 이에 따라야 한다.

③ 시 · 도지사 또는 시장 · 군수 · 구청장은 생활보호조치를 받으려는 결핵환자 또는 그 부양가족이 제1항에 따른 서류 또는 자료의 제출을 거부하는 경우에는 생활보호조치를 취소 · 중지 또는 변경할 수 있다.

④ 시 · 도지사 또는 시장 · 군수 · 구청장은 제1항에 따른 서류 또는 자료의 조사를 위하여 「사회복지사업법」 제6조의2제2항에 따른 정보시스템 또는 「사회보장기본법」 제37조제2항에 따른 사회보장정보시스템을 연계하여 사용할 수 있다.

제17조(재소 중인 전염성결핵환자에 대한 조치)

「형의 집행 및 수용자의 처우에 관한 법률」 제2조제4호에 따른 교정시설의 장은 수용자 중 전염성결핵환자가 있을 때에는 그에 대한 치료와 전염방지를 위하여 적절한 조치를 하여야 한다.

제18조(결핵환자등의 의료)

① **시 · 도지사 또는 시장 · 군수 · 구청장**은 관할 구역에 거주하는 결핵환자등에 대한 적절한 의료 등을 실시하기 위하여 전문 인력을 배치하고, **보건복지부령**으로 정하는 조치를 하여야 한다.

시행규칙 제8조(결핵환자등에 대한 의료 등을 실시하기 위한 조치)

법 제18조제1항에 따라 시 · 도지사 또는 시장 · 군수 · 구청장이 결핵환자등에 대한 의료 등을 실시하기 위하여 하여야 하는 조치는 다음 각 호와 같다.
1. 결핵환자등의 발견 및 신고 접수 등
2. 결핵환자등의 추적검사 및 집단유행 사례에 관한 역학조사
3. 결핵환자등의 검사 및 투약 등
4. 결핵환자등과 관련된 기록 및 통계 등의 관리
5. 그 밖에 결핵환자등에 대한 의료 등의 실시에 필요하다고 질병관리청장이 정하는 조치

② **시 · 도지사 또는 시장 · 군수 · 구청장**은 제1항에 따른 의료를 전담하는 **의사, 간호사, 임상병리사, 방사선사 및 간호조무사**에 대하여 예산의 범위에서 **임상연구에 드는 비용(의사만 해당한다)과 결핵전염위험성에 대한 보상금**을 지급할 수 있다.

③ 시 · 도지사 또는 시장 · 군수 · 구청장은 필요한 경우 제1항에 따른 의료를 받은 자로부터 수수료 또는 의료비를 징수할 수 있다. 이 경우 해당 수수료 또는 의료비는 **질병관리청장**이 정하는 기준에 따라 **지방자치단체의 조례**로 정한다.

제19조(전염성결핵환자 접촉자의 관리) 19울산, 20전남

① **특별자치시장 · 특별자치도지사 또는 시장 · 군수 · 구청장**은 전염성결핵환자와 접촉하여 결핵에 감염되기 쉬운 다음 각 호의 어느 하나에 해당하는 자에 대하여는 **보건복지부령**으로 정하는 기준에 따라 **결핵검진등을 실시**하여야 한다.
1. 전염성결핵환자의 **가족 및 최근 접촉자**
2. 전염성결핵환자가 소속한 **학교, 군부대, 사회복지시설 등의 집단생활시설에서 생활을 같이한 자**

② **특별자치시장 · 특별자치도지사 또는 시장 · 군수 · 구청장**은 제1항에 따른 검진 결과 결핵환자등이나 잠복결핵감염자를 발견하였을 때에는 질병관리청장이 정하는 바에 따라 **결핵치료 및 잠복결핵감염치료** 등 **결핵의 전파방지 및 예방**에 필요한 조치를 하여야 한다.

③ 보건소장은 제1항 및 제2항에 따라 전염성결핵환자의 접촉자 조사 및 결핵예방 조치를 시행할 때에는 보건복지부령으로 정하는 바에 따라 대상자를 기록하고 그 명부(전자문서를 포함한다)를 관리하여야 한다.

④ 제1항제2호에 해당하는 기관의 장은 제1항에 따른 결핵검진등의 조치와 제2항에 따른 결핵예방 조치에 적극 협조하여야 한다.

제20조(결핵환자등과 잠복결핵감염자에 대한 지원)

질병관리청장은 대통령령으로 정하는 바에 따라 결핵환자등과 잠복결핵감염자에 대하여 예산의 범위에서 결핵 치료에 드는 비용을 지원할 수 있다.

제21조(대한결핵협회)

① 결핵에 관한 조사 · 연구와 예방 및 퇴치사업을 수행하기 위하여 **대한결핵협회**(이하 "협회"라 한다)를 둔다.

② 협회는 법인으로 한다.

③ 제1항에 따른 대한결핵협회가 아닌 자는 대한결핵협회 또는 이와 유사한 명칭을 사용하지 못한다.

④ 협회에 관하여는 이 법에 규정된 것을 제외하고는 「민법」 중 **사단법인**에 관한 규정을 준용한다.

제22조(정관 기재사항)

협회의 정관 기재사항과 업무에 필요한 사항은 **대통령령**으로 정한다.

제23조(경비 보조)

질병관리청장은 협회에 대하여 결핵에 관한 조사 · 연구와 예방 및 퇴치사업의 수행에 필요하다고 인정하는 경우 예산의 범위에서 필요한 경비의 전부 또는 일부를 보조할 수 있다.

제24조(국유재산의 사용 · 수익)

국가는 협회가 제21조(대한결핵협회 정관)의 사업을 수행하기 위하여 필요하다고 인정하는 경우에는 국유재산을 협회에 무상으로 사용 · 수익하게 할 수 있다.

제25조(모금 등)

① 협회는 크리스마스씰 모금 및 그 밖의 모금을 하려면 모금계획을 수립하여 **질병관리청장의 허가**를 받아야 한다.

② 협회는 제1항에 따라 허가를 받은 경우에는 「기부금품의 모집 및 사용에 관한 법률」에도 불구하고 크리스마스씰 모금 및 그 밖의 모금을 할 수 있다.

③ **정부 각 기관 · 공공단체** 또는 **대통령령으로 정하는 법인**은 제2항에 따른 크리스마스씰 모금 및 그 밖의 모금에 협조하여야 한다.

시행령 제9조(모금에 협조하여야 할 법인)

제25조제3항에서 "대통령령으로 정하는 법인"이란 다음 각 호의 법인을 말한다.

1. 「사립학교법」에 따라 설립된 학교법인
2. 특별법에 따라 설립된 특수법인
3. 비영리법인으로서 질병관리청장이 지정하는 법인

④ 제2항에 따른 모금의 사용방법 및 실적보고 등에 필요한 사항은 **대통령령**으로 정한다.

시행령 제10조(모금의 사용)

모금은 법 제5조제2항 각 호에 따른 용도 외에는 사용하지 못한다. 다만, 질병관리청장이 인정하는 경우에는 **모금액의 100분의 5를 초과하지 아니하는 범위**에서 모금비용에 충당할 수 있다.

제26조(특별자치시 · 특별자치도 또는 시 · 군 · 구가 부담하는 경비)

다음 각 호의 경비는 **특별자치시 · 특별자치도 또는 시 · 군 · 구**(자치구를 말한다. 이하 같다) **가 부담**한다.

1. 제10조에 따른 **결핵 집단발생 시 조치에 드는 경비**
2. 제11조제2항에 따른 **결핵검진등에 드는 경비**
3. 제12조에 따른 **결핵예방접종과 관련된 경비**
4. 제15조제1항 및 제15조의2제1항에 따른 **결핵환자의 입원비**
5. **생활보호조치에 드는 경비**
6. 제19조에 따른 전염성결핵환자 접촉자의 관리에 드는 경비
7. 그 밖에 특별자치시장 · 특별자치도지사 또는 시장 · 군수 · 구청장이 시행하는 결핵예방 및 결핵환자 발견 등에 드는 경비

제27조(시 · 도가 부담하는 경비 및 보조금)

① 다음 각 호의 경비는 **시 · 도가 부담**한다.

1. 결핵관리업무를 수행하는 법인 또는 단체의 지부의 결핵관리에 드는 경비
2. 제10조에 따른 **결핵 집단발생 시 조치에 드는 경비**
3. 그 밖에 시 · 도지사가 시행하는 결핵예방 및 관리 등에 드는 경비

② 시 · 도(특별자치시 · 특별자치도는 제외한다)는 제26조에 따라 시 · 군 · 구가 부담하는 경비를 대통령령으로 정하는 바에 따라 보조하여야 한다.

시행령 **제12조(국가 및 시 · 도의 보조금)**

① 법 제27조제2항에 따라 특별시 · 광역시 · 도(이하 "시 · 도"라 한다)는 법 제26조에 따라 시 · 군 · 구(자치구를 말한다)가 부담하는 **경비의 3분의 2**를 보조하여야 한다. 다만, 법 제26조제1호에 따른 경비는 시 · 도가 전액을 보조하여야 한다.

② 법 제28조제2항에 따라 국가는 법 제27조에 따라 시 · 도가 부담하거나 보조하는 **경비의 2분의 1 이상**을 보조하여야 한다.

제28조(국가가 부담하는 경비 및 보조금)

① 다음 각 호의 경비는 국가가 부담한다.

1. **결핵예방에 필요한 의약품 생산 보조비**
2. **결핵진료기관의 설치와 운영에 드는 경비**
3. **결핵예방 홍보 등 경비**
4. 제6조에 따른 **결핵통계사업 경비**
5. 제7조에 따른 **결핵관리사업과 결핵통합관리시스템 운영에 드는 경비**
6. 제20조에 따른 **결핵환자등과 잠복결핵감염자에 대한 지원 경비**
7. 그 밖에 결핵관리업무에 드는 경비

② 국가는 제27조에 따라 시·도가 부담 또는 보조하는 경비를 대통령령으로 정하는 바에 따라 보조하여야 한다.

제29조(비밀누설 금지)

① 이 법에 따른 결핵관리업무에 종사하는 자 또는 종사하였던 자는 업무상 알게 된 환자의 비밀을 정당한 사유 없이 누설하여서는 아니 된다.

② 제16조에 따른 생활보호비 지원업무에 종사하거나 종사하였던 사람은 그 업무상 알게 된 정보를 이 법에서 정한 지원목적 외에 사용하거나 제공하여서는 아니 된다.

제30조(권한의 위임·위탁)

① 이 법에 따른 질병관리청장의 권한은 그 일부를 대통령령으로 정하는 바에 따라 시·도지사 또는 시장·군수·구청장에게 위임할 수 있다.

② 질병관리청장 또는 지방자치단체의 장은 결핵관리업무 중 교육·홍보·조사·연구·진단·치료 등의 일부를 대통령령으로 정하는 바에 따라 단체 또는 관계 전문기관에 위탁할 수 있다.

시행령 제13조(업무의 위탁)

① 질병관리청장 또는 지방자치단체의 장은 법 제30조제2항에 따라 협회, 「국민건강보험법」 제13조 및 제62조에 따른 국민건강보험공단 및 건강보험심사평가원 또는 그 밖에 결핵관리에 관한 전문인력과 능력을 갖춘 비영리법인에 다음 각 호의 구분에 따른 업무를 위탁할 수 있다.

1. 질병관리청장이 위탁할 수 있는 업무: 다음 각 목에 따른 업무
   가. 법 제7조제1항제2호에 따른 결핵환자 조기발견 사업
   나. 법 제7조제1항제3호에 따른 진료 및 투약 등 치료
   다. 법 제7조제1항제5호에 따른 결핵퇴치를 위한 조사·연구
   라. 법 제7조제1항제6호에 따른 결핵의 발생과 관리실태 등에 대한 정보의 수집·분석 및 제공
   마. 법 제7조제1항제7호에 따른 결핵예방을 위한 교육·홍보사업
2. 지방자치단체의 장이 위탁할 수 있는 업무: 법 제3조제1항에 따른 결핵예방과 결핵환자의 조기발견 및 적절한 치료, 결핵퇴치를 위한 조사·연구 등의 업무 중 교육·홍보·조사·연구·진단·치료 업무

② 질병관리청장 또는 지방자치단체의 장은 제1항에 따라 업무를 위탁하는 경우에는 그 수탁자 및 위탁업무 등을 고시하여야 한다.

제31조(벌칙)

① 다음 각 호의 어느 하나에 해당하는 자는 **3년 이하의 징역 또는 3천만원 이하의 벌금**에 처한다.

1. 제29조제1항을 위반하여 **환자의 비밀을 누설한 자**
2. 제29조제2항을 위반하여 정보를 지원목적 외에 사용하거나 제공한 자

② 제15조제2항을 위반하여 **정당한 사유 없이 입원을 거절한 자**는 **2년 이하의 징역 또는 2천만원 이하의 벌금**에 처한다.

제31조의2(벌칙) 21충북

다음 각 호의 어느 하나에 해당하는 자는 **2년 이하의 징역 또는 2천만원 이하의 벌금**에 처한다.

1. 제9조제2항에 따른 **사례조사를 거부 · 방해 또는 기피한 자**
2. 제10조제3항에 따른 역학조사를 거부 · 방해 또는 기피한 자

제32조(벌칙)

다음 각 호의 어느 하나에 해당하는 자는 **1천만원 이하의 벌금**에 처한다.

1. **제10조의2(결핵 집단발생에 따른 조치 명령)제1항에 따른 명령을 이행하지 아니한 자**
2. **제13조(업무종사의 일시 제한)제2항 및 제3항에 따른 업무종사 정지 또는 금지 의무를 위반한 자**
3. **제13조제4항(비전염성결핵환자의 취업거부)을 위반하여 취업을 거부한 자**
4. **제14조(전염성 소실과 재취업)제2항을 위반하여 정지 또는 금지 명령이 취소되었음에도 불구하고 복직을 허용하지 아니한 자**
5. **제15조의3제1항(격리치료 명령을 받은 결핵 환자에게 한정하여 면회 제한)에 따른 면회 제한 외에 결핵환자의 면회를 제한한 자**

제33조(벌칙)

다음 각 호의 어느 하나에 해당하는 자는 **500만원 이하의 벌금**에 처한다.

1. 제8조제1항부터 제3항에 따른 **보고 또는 신고의무를 위반한 자**
2. **제15조의2제1항에 따른 격리치료명령을 따르지 아니한 자**
3. **제15조의3제2항을 위반하여 면회제한의 이유를 진료기록부에 기재하지 아니하거나 거짓으로 기재한 자**

제34조(과태료)

① 제11조제1항에 따른 **결핵검진등을 실시하지 아니한 자**에게는 **200만원 이하의 과태료**를 부과한다.

② 제1항에 따른 과태료는 대통령령으로 정하는 바에 따라 관할 특별자치시장 · 특별자치도지사 또는 시장 · 군수 · 구청장이 부과 · 징수한다.

기출유형 점검

「결핵예방법」은 지역에 따라 0~1문제가 주로 용어의 정의, 신고 및 조치, 결핵검진 중심으로 출제되었다. 검역법 본 법령은 현재 2020년 9월 12일 시행일 기준으로 개정되어 있다.

1. **[19울산] 「결핵예방법」상 결핵 집단 발병 시 시장, 군수, 구청장이 하는 조치가 아닌 것은?**

① 결핵검진과 잠복결핵검진을 실시하여야 한다.
② 역학조사반을 설치하여 역학조사를 실시하여야 한다.
③ 감염원을 조사하기 위하여 사례조사를 실시하여야 한다.
④ 잠복결핵감염자에 대한 치료 등의 조치를 하여야 한다.

해설 제10조(결핵 집단발생 시의 조치)
①, ②, ④는 시장 · 군구 · 구청장, ③ 은 보건소장

답 ③

2. **[16서울] 「결핵예방법」상 결핵에 감염되어 결핵감염검사에서 양성으로 확인되었으나 결핵에 해당하는 임상적, 방사선학적 또는 조직학적 소견이 없고 결핵균검사에서 음성으로 확인된 자는?**

① 결핵환자
② 잠복결핵감염자
③ 결핵의사환자
④ 전염성결핵환자

해설 제2조(정의)
결핵에 감염되어 **결핵감염검사**에서 **양성**으로 확인되었으나 결핵에 해당하는 **임상적, 방사선학적 또는 조직학적 소견이 없으며 결핵균검사에서 음성으로 확인된 자를 잠복결핵감염자**라 한다.

답 ②

3. **[15서울 · 대구] 「결핵예방법」상 그 종사자, 교직원에게 결핵검진을 매년 실시하여야 하는 기관의 장이 아닌 것은?**

① "모자보건법"에 따른 산후조리업자
② "초·중등교육법"에 따른 학교의 장
③ "아동복지법"에 따른 아동복지시설의 장
④ "형의 집행 및 수용자의 처우에 관한 법률"에 따른 교정시설의 장

해설 제11조(결핵검진등)
다음 각 호의 어느 하나에 해당하는 기관·학교의 장 등은 그 기관·학교 등의 종사자·교직원에게 **결핵검진등을 실시하여야 한다**. 다만, 다른 법령에 따라 건강진단을 받은 경우에는 이 법에 따른 결핵검진등을 받은 것으로 갈음할 수 있다.
1. 「의료법」 제3조에 따른 **의료기관의 장**
2. 「모자보건법」 제15조에 따른 **산후조리업자**
3. 「초·중등교육법」 제2조에 따른 **학교의 장**
4. 「유아교육법」 제7조에 따른 **유치원의 장**
5. 「영유아보육법」 제10조에 따른 **어린이집의 장**
6. 「아동복지법」 제52조에 따른 **아동복지시설의 장**
7. 그 밖에 보건복지부령으로 정하는 기관·학교 등의 장

답 ④

Part 09

혈액관리법

| 의료기술직 | 방역직 |

Part 09 혈액관리법

혈액관리법[시행 2022. 09. 24.], 시행령[시행 2021. 06. 30.], 시행규칙[시행 2021. 12. 31.]

제1조(목적) 16전북

이 법은 혈액관리업무에 관하여 필요한 사항을 규정함으로써 **수혈자와 헌혈자(獻血者)를 보호**하고 혈액관리를 적절하게 하여 **국민보건의 향상에 이바지함**을 목적으로 한다.

제2조(정의) 10서울, 11서울, 15서울 · 울산 · 전남, 16부산, 17강원 · 경북, 18충남, 19서울 · 충북, 20서울

이 법에서 사용하는 용어의 뜻은 다음과 같다.

1. "**혈액**"이란 **인체에서 채혈(採血)한 혈구(血球) 및 혈장(血漿)**을 말한다. 19충북
2. "**혈액관리업무**"란 수혈(輸血)이나 혈액제제(血液製劑)의 제조에 필요한 혈액을 **채혈 · 검사 · 제조 · 보존 · 공급 또는 품질관리하는 업무**를 말한다.
3. "**혈액원**"이란 **혈액관리업무를 수행하기 위하여** 제6조제3항에 따라 **허가를 받은 자**를 말한다.
4. "**헌혈자**"란 **자기의 혈액을 혈액원에 무상(無償)으로 제공**하는 사람을 말한다. 19충북
5. "**부적격혈액**"이란 **채혈 시 또는 채혈 후에 이상이 발견된 혈액 또는 혈액제제**로서 보건복지부령으로 정하는 혈액 또는 혈액제제를 말한다. 19충북

■ 혈액관리법 시행규칙 [별표 1]

부적격혈액의 범위 및 혈액 · 혈액제제의 적격여부 판정기준 17강원, 19서울

1. 채혈과정에서 응고 또는 오염된 혈액 및 혈액제제
2. 다음의 혈액선별검사에서 부적격기준에 해당되는 혈액 및 혈액제제

검사항목 및 검사방법		부적격기준
비(B)형간염검사	B형간염표면항원(HBsAg) 검사	양성
	B형간염바이러스(HBV) 핵산증폭검사	양성
시(C)형간염검사	C형간염바이러스(HCV) 항체 검사	양성
	C형간염바이러스(HCV) 핵산증폭검사	양성
후천성면역결핍증검사	사람면역결핍바이러스(HIV) 항체 검사	양성
	사람면역결핍바이러스(HIV) 핵산증폭검사	양성
사람T세포림프친화 바이러스(HTLV) 검사 (혈장성분은 제외한다)	사람T세포림프친화바이러스(HTLV) Ⅰ형/Ⅱ형 항체 검사(혈장성분은 제외한다)	양성
매독검사		양성
간기능검사(ALT검사, 수혈용으로 사용되는 혈액만 해당한다)		101 IU/L 이상

검사항목 및 검사방법	부적격기준
※ B형간염표면항원(HBsAg) 검사, C형간염바이러스(HCV) 항체 검사, 사람면역결핍바이러스(HIV) 항체 검사, 사람T세포림프친화바이러스(HTLV) Ⅰ형/Ⅱ형 항체 검사의 검사방법은 효소면역측정법(EIA) 또는 이와 동등이상의 감도를 가진 시험방법에 따라야 함	

※ 비고: 위 검사항목 외에 국민보건을 위하여 긴급하게 필요하다고 판단되는 혈액검사의 부적격 기준은 보건복지부장관이 별도로 정한다.

3. 제7조에 따른 채혈금지대상자 기준 중 감염병 요인, 약물 요인 및 선별검사결과 부적격 요인에 해당하는 자로부터 채혈된 혈액 및 혈액제제
4. 심한 혼탁을 보이거나 변색 또는 용혈된 혈액 및 혈액제제
5. **혈액용기의 밀봉 또는 표지가 파손된 혈액 및 혈액제제** 19서울
6. 제12조제2호 가목에 따른 보존기간이 경과한 혈액 및 혈액제제
7. 그 밖에 안전성 등의 이유로 부적격 요인에 해당한다고 보건복지부장관이 정하는 혈액 및 혈액제제

6. "**채혈금지대상자**"란 **감염병 환자, 약물복용 환자 등 건강기준에 미달하는 사람**으로서 헌혈을 하기에 부적합하다고 보건복지부령으로 정하는 사람을 말한다.

혈액관리법 시행규칙 [별표 1의2] 10서울, 11서울, 15서울 · 울산 · 전남, 20서울, 22충북

채혈금지대상자(제2조의2 및 제7조 관련)

Ⅰ. 공통기준

1. 건강진단관련 요인 22충북
   가. **체중이 남자는 50킬로그램 미만, 여자는 45킬로그램 미만인 자**
   나. 체온이 섭씨 37.5도를 초과하는 자
   다. 수축기혈압이 90밀리미터(수은주압) 미만 또는 180밀리미터(수은주압)이상인 자
   라. 이완기혈압이 100밀리미터(수은주압) 이상인 자
   마. **맥박이 1분에 50회 미만 또는 100회를 초과하는 자**

2. 질병관련 요인
   가. 감염병
      1) 만성 B형간염, C형간염, 후천성면역결핍증, 바베스열원충증, 샤가스병 또는 크로이츠펠트-야콥병 등 「감염병의 예방 및 관리에 관한 법률」 제2조에 따른 감염병 중 보건복지부장관이 지정하는 혈액 매개 감염병의 환자, 의사환자, 병원체보유자
      2) 일정기간 채혈금지 대상자
         가) **말라리아** 병력자로 치료종료 후 **3년이 경과하지 아니한 자**
         나) 브루셀라증 병력자로 치료종료 후 2년이 경과하지 아니한 자
         다) 매독 병력자로 치료종료 후 1년이 경과하지 아니한 자
         라) **급성 B형간염 병력자로 완치 후 6개월이 경과하지 아니한 자**
         마) 그 밖에 보건복지부장관이 정하는 혈액매개 감염병환자 또는 병력자
   나. 그 밖의 질병
      1) 발열, 인후통, 설사 등 급성 감염성 질환이 의심되는 증상이 없어진지 3일이 경과하지 아니한 자

2) 암환자, 만성폐쇄성폐질환 등 호흡기질환자, 간경변 등 간질환자, 심장병환자, 당뇨병환자, 류마티즘 등 자가면역질환자, 신부전 등 신장질환자, 혈우병, 적혈구증다증 등 혈액질환자, 한센병환자, 성병환자(매독환자는 제외한다), 알콜중독자, 마약중독자 또는 경련환자. 다만, 의사가 헌혈가능하다고 판정한 경우에는 그러하지 아니하다.

3. 약물 또는 예방접종 관련 요인

가. 약물

1) 혈소판 기능에 영향을 주는 약물인 아스피린을 투여 받은 후 3일, 티클로피딘 등을 투여받은 후 2주가 경과하지 아니한 자(혈소판 헌혈의 경우에 한한다)

2) 이소트레티노인, 피나스테라이드 성분의 약물을 투여 받고 4주가 경과하지 아니한 자

3) 두타스테라이드 성분의 약물을 투여 받고 6개월이 경과하지 아니한 자

4) B형간염 면역글로불린, 태반주사제를 투여 받고 1년이 경과하지 아니한 자

5) 아시트레틴 성분의 약물을 투여 받고 3년이 경과하지 아니한 자

6) 제9조제2호마목에 따라 보건복지부장관이 인정하여 고시하는 약물의 투여자로서 해당 약물의 성격, 효과 및 유해성 등을 고려하여 보건복지부장관이 정하는 기간을 경과하지 아니한 자

7) 과거에 에트레티네이트 성분의 약물을 투여 받은 적이 있는 자, 소에서 유래한 인슐린을 투여받은 적이 있는 자, 뇌하수체 유래 성장호르몬을 투여 받은 적이 있는 자, 변종크로이츠펠트-야콥병의 위험지역에서 채혈된 혈액의 혈청으로 제조된 진단시약 등 투여자, 제9조제1호마목에 따라 보건복지부장관이 인정하여 고시하는 약물의 투여자는 영구 금지

나. 예방접종

1) 콜레라, 디프테리아, 인플루엔자, A형간염, **B형간염, 주사용 장티푸스**, 주사용 소아마비, 파상풍, 백일해, 일본뇌염, 신증후군출혈열(유행성출혈열), 탄저, 공수병 **예방접종을 받은 후 24시간이 경과하지 않은 사람**

2) 홍역, 유행성이하선염, 황열, 경구용 소아마비, **경구용 장티푸스 예방접종을 받은 날부터 2주가 경과하지 않은 사람**

3) 풍진, **수두 예방접종** 또는 BCG 접종을 받은 날부터 **4주가 경과하지 않은 사람**

4. 진료 및 처치 관련 요인

가. **임신 중인 자, 분만** 또는 **유산 후 6개월 이내인 자**. 다만, **본인이 출산한 신생아에게 수혈하고자 하는 경우에는 그러하지 아니하다.**

나. **수혈 후 1년이 경과하지 아니한 자**

다. **전혈채혈일로부터 8주**, 혈장성분채혈, 혈소판혈장성분채혈 및 두단위혈소판성분채혈일로부터 **14일**, 백혈구성분채혈 및 한단위혈소판성분채혈일로부터 **72시간**, 두단위적혈구성분채혈일로부터 **16주가 경과하지 아니한 자**

라. **과거 경막 또는 각막을 이식 받은 경험이 있는 자**

5. 선별검사결과 부적격 요인

과거 헌혈검사에서 B형간염검사, C형간염검사, 후천성면역결핍증검사, 인체(T)림프영양성바이러스검사(혈장성분헌혈의 경우는 제외한다) 및 그 밖에 보건복지부장관이 별도로 정하는 혈액검사 결과 부적격 기준에 해당되는 자

6. 그 밖의 요인

가. 제6조제2항제2호의 문진 결과 헌혈불가로 판정된 자

나. 그 밖에 의사의 진단에 의하여 건강상태가 불량하거나 채혈이 부적당하다고 인정되는 자

II. 개별기준 20전남

채혈의 종류	기준(채혈금지대상자)
320밀리리터 전혈채혈	1. **16세 미만인 자 또는 70세 이상인 자** 2. 혈액의 비중이 1.053 미만인 자, 혈액 100밀리리터당 혈색소량이 12.5그램 미만인 자 또는 적혈구용적률이 38퍼센트 미만인 자 3. 과거 1년 이내에 전혈채혈횟수가 5회 이상인 자
400밀리리터 전혈채혈	1. **17세 미만인 자 또는 70세 이상인 자** 2. 체중이 50킬로그램 미만인 자 3. 혈액의 비중이 1.053 미만인 자, 혈액 100밀리리터당 혈색소량이 12.5그램 미만인 자 또는 적혈구용적률이 38퍼센트 미만인 자 4. 과거 1년 이내에 전혈채혈횟수가 5회 이상인 자
혈장 성분채혈	1. **17세 미만인 자 또는 70세 이상인 자** 2. 혈액의 비중이 1.052 미만 또는 혈액 100밀리리터당 혈색소량이 12.0그램 미만인 자 3. 직전 헌혈혈액검사 결과 혈액 100밀리리터당 혈청단백량이 6.0그램 미만인 자
한단위 혈소판 성분채혈	1. **17세 미만인 자 또는 60세 이상인 자** 2. 혈액의 비중이 1.052 미만 또는 혈액 100밀리리터당 혈색소량이 12.0그램 미만인 자 3. 혈액 1마이크로리터당 혈소판수가 15만개 미만인 자 4. 한단위 혈소판성분채혈 72시간이 경과하지 아니한 자 5. 과거 1년 이내에 성분채혈횟수가 24회 이상인 자
두단위 혈소판 성분채혈	1. **17세 미만인 자 또는 60세 이상인 자** 2. 혈액의 비중이 1.052 미만 또는 혈액 100밀리리터당 혈색소량이 12.0그램 미만인 자 3. 혈액 1마이크로리터당 혈소판수가 25만개 미만인 자 4. 과거 1년 이내에 성분채혈횟수가 24회 이상인 자
혈소판 혈장 성분채혈	1. **17세 미만인 자 또는 60세 이상인 자** 2. 혈액의 비중이 1.052 미만 또는 혈액 100밀리리터당 혈색소량이 12.0그램 미만인 자 3. 직전 헌혈혈액검사 결과 혈액 100밀리리터당 혈청단백량이 6.0그램 미만인 자 4. 혈액 1마이크로리터당 혈소판수가 15만개 미만인 자 5. 과거 1년 이내에 성분채혈횟수가 24회 이상인 자
두단위 적혈구 성분채혈	1. **17세 미만인 자 또는 60세 이상인 자** 2. 체중이 70킬로그램 미만인자 3. 혈액 100밀리리터당 혈색소량이 14.0그램 미만인 자 4. 과거 1년 이내에 전혈채혈횟수가 4회이상 또는 성분채혈횟수가 24회 이상 또는 두단위적혈구성분채혈횟수가 2회 이상인 자

※ 비고: **65세 이상인 자의 헌혈은 60세부터 64세까지 헌혈한 경험이 있는 자에만 가능함**

7. "**특정수혈부작용**"이란 수혈한 혈액제제로 인하여 발생한 부작용으로서 보건복지부령으로 정하는 것을 말한다.

시행규칙 **제3조(특정수혈부작용)** 18충남, 20대구

법 제2조제7호에 따른 특정수혈부작용은 다음 각호의 1과 같다.

1. **사망**
2. **장애**(「장애인복지법」 제2조의 규정에 의한 장애를 말한다)
3. **입원치료를 요하는 부작용**
4. **바이러스등에 의하여 감염되는 질병**
5. 의료기관의 장이 제1호 내지 제4호의 규정에 의한 부작용과 유사하다고 판단하는 부작용

8. "**혈액제제**"란 혈액을 원료로 하여 제조한 「약사법」 제2조에 따른 의약품으로서 다음 각 목의 어느 하나에 해당하는 것을 말한다. 16부산, 17경북, 18부산, 19충북
   가. **전혈**(全血)
   나. **농축적혈구**(濃縮赤血球)
   다. **신선동결혈장**(新鮮凍結血漿)
   라. **농축혈소판**(濃縮血小板)
   마. **그 밖에 보건복지부령으로 정하는 혈액 관련 의약품**

시행예정 〈시행 2023. 6. 22.〉

제2조(정의)

8의2. "**원료혈장**" 이란 혈액제제 중 혈장분획제제(혈장을 원료로 일련의 제조과정을 거쳐 얻어진 의약품)의 제조를 위하여 혈액원이 혈장분획제제 제조업자에게 공급하는 혈장을 말한다. <신설 2021. 12. 21.>

■ 혈액관리법 시행규칙 [별표 2] 16부산, 17경북

혈액관련의약품

1. 백혈구제거적혈구	10. 동결혈장
2. 백혈구여과제거적혈구	11. 동결침전제제
3. 세척적혈구	12. 동결침전물제거혈장
4. 동결해동적혈구	13. 성분채혈적혈구
5. 농축백혈구	14. 성분채혈백혈구
6. 혈소판풍부혈장	15. 성분채혈백혈구혈소판
7. 백혈구여과제거혈소판	16. 성분채혈혈소판
8. 세척혈소판	17. 백혈구여과제거 성분채혈혈소판
9. 신선액상혈장	18. 성분채혈혈장

9. "헌혈환급예치금"이란 제14조제5항에 따라 **수혈비용을 보상하거나 헌혈사업에 사용할 목적으로 혈액원이 보건복지부장관에게 예치하는 금액**을 말한다. <개정 2021. 3. 23.> <시행 2022. 9. 24.>
10. "채혈"이란 수혈 등에 사용되는 혈액제제를 제조하기 위하여 헌혈자로부터 혈액을

채취하는 행위를 말한다.

11. “**채혈부작용**”이란 **채혈한 후에 헌혈자에게 나타날 수 있는 혈관미주신경반응 또는 피하출혈 등 미리 예상하지 못한 부작용**을 말한다.

제3조(혈액 매매행위 등의 금지)

① **누구든지 금전, 재산상의 이익 또는 그 밖의 대가적 급부(給付)를 받거나 받기로 하고** 자신의 혈액(제14조에 따른 헌혈증서를 포함한다)을 **제공하거나 제공할 것을 약속하여서는 아니 된다.** 22경기

② 누구든지 **금전, 재산상의 이익 또는 그 밖의 대가적 급부를 주거나 주기로 하고** 다른 사람의 혈액(제14조에 따른 헌혈증서를 포함한다)을 제공받거나 제공받을 것을 약속하여서는 아니 된다.

③ 누구든지 제1항 및 제2항에 위반되는 행위를 **교사(敎唆)·방조 또는 알선**하여서는 아니 된다.

④ 누구든지 제1항 및 제2항에 **위반되는 행위가 있음을 알았을 때**에는 그 행위와 관련되는 혈액을 채혈하거나 수혈하여서는 아니 된다.

→ **위반하여 혈액 매매를 한 경우 5년 이하의 징역 또는 5천만원 이하의 벌금**

제4조(국가와 지방자치단체의 책무)

국가와 지방자치단체는 **적극적인 헌혈기부문화를 조성**하고 건강한 국민의 헌혈을 장려할 수 있도록 **대국민 교육 및 홍보 등 필요한 지원책을 수립·시행**하여야 한다.

제4조의2(국가헌혈추진협의회 구성 및 운영)

① 제4조에 따른 책무를 수행하기 위하여 **보건복지부장관 소속**으로 **국가헌혈추진협의회**(이하 “국가헌혈협의회”라 한다)를 둔다.

② 국가헌혈협의회는 다음 각 호의 사항을 심의한다.

1. 헌혈기부문화 조성과 헌혈 장려를 위한 정책 방향의 설정 및 협력·조정
2. 헌혈기부문화 조성과 헌혈 장려를 위한 제도 개선 및 예산 지원에 관한 사항
3. 그 밖에 헌혈기부문화 조성과 헌혈 장려를 위하여 보건복지부장관이 필요하다고 인정하는 사항

③ 국가헌혈협의회의 구성·운영 등에 필요한 사항은 대통령령으로 정한다.

시행령 제2조(국가헌혈추진협의회의 구성)

① 「혈액관리법」(이하 “법”이라 한다) 제4조의2제1항에 따른 국가헌혈추진협의회(이하 “국가헌혈협의회”라 한다)는 **위원장 1명을 포함하여 10명 이내의 위원으로 구성**한다.

② 국가헌혈협의회의 **위원장은 보건복지부 제2차관**으로 한다.

③ 국가헌혈협의회의 위원은 다음 각 호의 중앙행정기관 소속 3급 공무원, 고위공무원단에 속하는 일

반직공무원 또는 이에 상당하는 공무원 중에서 소속 기관의 장이 지명하는 사람이 된다.
1. 기획재정부
2. 교육부
3. 국방부
4. 행정안전부
5. 국무조정실
6. 그 밖에 보건복지부장관이 필요하다고 인정하는 중앙행정기관

시행령 제2조의2(국가헌혈협의회의 운영)

① 국가헌혈협의회의 위원장은 회의를 소집하고, 그 의장이 된다.
② 국가헌혈협의회의 회의는 재적위원 과반수의 출석으로 개의하고, 출석위원 과반수의 찬성으로 의결한다.
③ 국가헌혈협의회의 사무를 처리하기 위하여 국가헌혈협의회에 간사 1명을 두며, 간사는 보건복지부장관이 그 소속 공무원 중에서 지명한다.
④ 제1항부터 제3항까지에서 규정된 사항 외에 국가헌혈협의회의 운영에 필요한 사항은 국가헌혈협의회의 의결을 거쳐 국가헌혈협의회의 위원장이 정한다.

제4조의3(헌혈 권장 등) 16전남

① 매년 **6월 14일**을 **헌혈자의 날**로 하고, **보건복지부장관**은 헌혈자의 날의 취지에 적합한 기념행사를 실시하는 등 건강한 국민에게 헌혈을 권장할 수 있다. <개정 2021. 12. 21.>
② 보건복지부장관은 혈액원에 혈액관리업무에 필요한 경비의 전부 또는 일부를 보조할 수 있다.
③ 헌혈 권장에 필요한 사항은 대통령령으로 정한다.

시행령 제2조의3(헌혈의 권장)

① 보건복지부장관은 법 제4조의3제3항에 따라 혈액의 수급조절의 적정을 기하기 위하여 매년 헌혈권장에 관한 계획을 수립 · 시행해야 한다.
② 국가 및 지방자치단체의 기관은 제1항에 따른 헌혈권장에 적극 협조해야 하며, 대한적십자사 회장은 혈액의 수급조절을 위하여 공공단체 · 민간단체 또는 혈액원에 대하여 헌혈권장 등 필요한 협력을 요청할 수 있다.
③ 보건복지부장관은 국민의 헌혈정신을 고취하고 헌혈권장을 위하여 헌혈의 날 또는 헌혈사상 고취기간을 설정할 수 있다.
④ 보건복지부장관은 헌혈에 관하여 특히 공로가 있는 자에게 훈장 또는 포장을 수여할 것을 상신하거나 표창을 행할 수 있다.

제4조의4(헌혈자 보호와 의무 등) 15경북

① 헌혈자는 **숭고한 박애정신의 실천자로서 헌혈을 하는 현장에서 존중받아야 한다**.
② 헌혈자는 **안전한 혈액의 채혈 및 공급을 위하여 신상(身上) 및 병력(病歷)에 대한 정보를 사실대로 성실하게 제공**하여야 한다.

③ 혈액원이 **헌혈자로부터 채혈할 때에는 쾌적하고 안전한 환경에서 하여야 한다**.

④ 혈액원은 헌혈자가 자유의사로 헌혈할 수 있도록 헌혈에 관한 유의 사항을 설명하여야 하며, 헌혈자로부터 채혈에 대한 동의를 받아야 한다.

⑤ **헌혈 적격 여부를 판정하기 위한 문진(問診) 사항의 기록과 면담**은 헌혈자의 **개인비밀이 보호될 수 있는 환경**에서 하여야 한다.

⑥ 혈액원은 채혈부작용의 발생 여부를 세심히 관찰하여야 하며, 채혈부작용을 예방하기 위하여 필요한 조치를 하여야 한다.

⑦ **헌혈자에게 채혈부작용이 나타나는 경우** 혈액원은 **지체 없이 적절한 조치**를 하여야 한다.

⑧ 제1항부터 제7항까지에서 규정한 사항 외에 헌혈자를 보호하기 위하여 필요한 사항은 대통령령으로 정한다.

시행령 제3조(헌혈자의 보호)

혈액원은 법 제4조의4제8항의 규정에 의하여 헌혈자에게 채혈직후 필요한 음료를 제공하는 등 헌혈자의 보호를 위한 조치를 해야 한다.

제4조의5(혈액관리기본계획의 수립) 22경기

① **보건복지부장관**은 혈액의 안정적 수급 및 관리에 관한 정책을 효율적으로 추진하기 위하여 제5조에 따른 **혈액관리위원회의 심의**를 거쳐 혈액관리에 관한 기본계획(이하 "기본계획"이라 한다)을 **5년마다** 수립하여야 한다. 22경기

② 기본계획에는 다음 각 호의 사항이 포함되어야 한다.

1. 헌혈 증진과 혈액관리의 발전 방향 및 목표
2. 혈액관리에 관한 각 부처 및 기관·단체의 협조에 관한 사항
3. 헌혈 및 수혈의 안전성 향상 방안
4. 혈액제제의 안전성 향상, 안정적 수급 및 적정한 사용 방안
5. 그 밖에 보건복지부장관이 혈액관리를 위하여 필요하다고 인정하는 사항

③ 보건복지부장관은 기본계획을 수립할 때에는 미리 관계 중앙행정기관의 장과 협의하여야 한다.

④ 보건복지부장관은 기본계획의 수립·시행을 위하여 필요한 경우에는 관계 중앙행정기관의 장, 지방자치단체의 장, 관련 기관·단체 등에 필요한 자료 및 정보의 제공을 요청할 수 있다. 이 경우 자료 및 정보의 제공을 요청받은 자는 정당한 사유가 없으면 요청에 따라야 한다.

제4조의6(헌혈추진협의회의 구성)

① 특별시장·광역시장·특별자치시장·도지사·특별자치도지사(이하 "시·도지사"라 한다) 또는 시장·군수·구청장은 헌혈 증진을 위한 홍보 및 적극적인 헌혈기부문화 조성을

위하여 지역사회의 주민·단체 또는 공공기관이 참여하는 헌혈추진협의회를 구성할 수 있다.

② 제1항에 따른 헌혈추진협의회의 구성 및 운영 등에 필요한 사항은 해당 특별시·광역시·특별자치시·도·특별자치도 또는 시·군·구의 조례로 정한다.

시행예정 〈시행 2023. 6. 22.〉

제4조의7(원료혈장 수급 관리 등)

① **보건복지부장관**은 원료혈장의 공급 가격 관리 및 배분 등 안정적 수급을 도모하기 위하여 필요한 조치를 취할 수 있다.

② 원료혈장의 안정적 수급을 위하여 필요한 사항은 **대통령령**으로 정한다.

[본조신설 2021. 12. 21.]

제4조의8(헌혈자에 대한 예우 및 지원)

① **국가 및 지방자치단체**는 헌혈기부문화 조성을 위하여 헌혈자를 위한 예우 증진 사업을 할 수 있다.

② 보건복지부장관은 헌혈에 관하여 특히 공로가 있는 자에게 훈장 또는 포장을 추천하거나 표창을 행할 수 있다.

③ 헌혈자 예우에 필요한 사항은 **대통령령**으로 정한다.

[본조신설 2021. 12. 21.]

제5조(혈액관리위원회의 설치 및 운영)

① 혈액관리에 관한 다음 각 호의 사항을 심의하기 위하여 **보건복지부장관** 소속으로 혈액관리위원회(이하 "위원회"라 한다)를 둔다.

1. 혈액관리제도의 개선 및 헌혈 추진 방안
2. 제15조제2항에 따른 헌혈환급적립금의 활용 방안
3. **혈액 수가(酬價)의 조정**
4. 혈액제제의 수급(需給) 및 안전성에 관한 사항
5. **혈액원의 개설 및 혈액관리업무의 심사평가에 관한 사항**
6. **특정수혈부작용**에 관한 사항
7. 기본계획의 수립에 관한 사항
8. 그 밖에 혈액관리에 관하여 보건복지부장관이 위원회의 회의에 부치는 사항

② 위원회는 **위원장 1명과 부위원장 1명을 포함하여 15명 이내의 위원으로 구성하고, 그 임기는 2년**으로 한다. 다만, 공무원인 위원의 임기는 그 재임기간으로 한다.

③ 위원회의 **위원장**은 혈액관리에 관한 학식과 행정 경험을 두루 갖추고 생명윤리에 대한 인식이 확고한 사람 중에서 **보건복지부장관이 위촉**한다.

④ 제1항부터 제3항까지에서 규정한 사항 외에 위원회의 구성 및 운영에 필요한 사항은 대통령령으로 정한다.

시행령 제4조(혈액관리위원회의 구성)

① 삭제

② 법 제5조의 규정에 의한 혈액관리위원회(이하 "위원회"라 한다)의 부위원장은 보건복지부의 3급 공무원, 고위공무원단에 속하는 일반직공무원 또는 이에 상당하는 공무원중에서 보건복지부장관이 임명한다.

③ 위원회의 위원은 다음 각호의 자중에서 보건복지부장관이 임명 또는 위촉한다.

1. 관계행정기관 소속 2급이나 3급 공무원 또는 이에 상당하는 공무원(고위공무원단에 속하는 공무원을 포함한다)
2. 혈액원에 종사하는 자를 대표하는 자
3. 비영리민간단체지원법 제2조의 규정에 의한 비영리민간단체의 장의 추천을 받은 자
4. 언론계를 대표하는 자
5. 변호사의 자격을 가진 자
6. 혈액관리업무에 관한 학식과 경험이 풍부한 자

제6조(혈액관리업무) 15충북, 16울산, 18충북, 19충남

① 혈액관리업무는 다음 각 호의 어느 하나에 해당하는 자만이 할 수 있다. **다만, 제3호**에 해당하는 자는 혈액관리업무 중 **채혈을 할 수 없다**.

1. 「의료법」에 따른 **의료기관**(이하 "의료기관"이라 한다)
2. 「대한적십자사 조직법」에 따른 **대한적십자사**(이하 "대한적십자사"라 한다)
3. 보건복지부령으로 정하는 **혈액제제 제조업자**

→ 위반 시 5년 이하의 징역 또는 5천만원 이하의 벌금

② 제1항제1호 및 제2호에 따라 혈액관리업무를 하는 자는 보건복지부령으로 정하는 기준에 적합한 시설 · 장비를 갖추어야 한다.

→ 위반 시 2년 이하의 징역 또는 2천만원 이하의 벌금

③ 제1항제1호 또는 제2호에 해당하는 자로서 혈액원을 개설하려는 자는 보건복지부령으로 정하는 바에 따라 **보건복지부장관의 허가**를 받아야 한다. 허가받은 사항 중 보건복지부령으로 정하는 중요한 사항을 변경하려는 경우에도 또한 같다.

→ 위반 시 5년 이하의 징역 또는 5천만원 이하의 벌금

④ 혈액관리업무를 하려는 자는 「약사법」 제31조에 따라 의약품 제조업의 허가를 받아야 하며, 품목별로 품목허가를 받거나 품목신고를 하여야 한다.

→ 위반 시 5년 이하의 징역 또는 5천만원 이하의 벌금

제6조의2(혈액관리업무의 금지 등)

① 제6조제3항에 따라 **보건복지부장관의 허가를 받지 아니한 자**는 **혈액관리업무를 하지 못한**

다. 다만, 제6조제1항제3호에 해당하는 자는 그러하지 아니하다.

→ **위반 시 5년 이하의 징역 또는 5천만원 이하의 벌금**

② 이 법에 따라 혈액원으로 허가받지 아니한 자는 혈액원 또는 이와 유사한 명칭을 사용하지 못한다.

→ **위반 시 200만원 이하의 과태료 부과**

제6조의3(혈액제제 제조관리자 등) 18충북

① 혈액원에는 **1명 이상의 의사**를 두고 혈액의 검사 · 제조 · 보존 등 혈액제제 제조업무를 관리하게 하여야 한다.

② 제1항에 따라 혈액제제의 제조업무를 관리하는 사람(이하 "제조관리자"라 한다)은 혈액제제의 제조업무에 종사하는 사람에 대한 지도 · 감독에 관한 사항과 품질관리, 제조시설의 관리 및 그 밖에 그 제조관리에 관하여 보건복지부령으로 정하는 사항을 준수하여야 한다.

→ **위반 시 100만원 이하의 벌금**

③ 혈액원의 장 등은 제조관리자의 관리업무를 방해하여서는 아니 되며, 제조관리자가 그 의무 이행을 위하여 필요한 사항을 요청하면 정당한 사유 없이 그 요청을 거부하여서는 아니 된다.

시행규칙 제5조의4(제조관리자의 준수사항)

법 제6조의3제2항의 규정에 의하여 혈액원의 제조관리자가 준수하여야 하는 사항은 다음 각호와 같다.

1. 보건위생상 위해가 없도록 혈액의 검사 · 혈액제제의 제조 · 보존 등 혈액제제의 제조업무에 필요한 시설 및 장비를 위생적으로 관리할 것
2. 혈액제제 제조업무에 종사하는 자에 대한 교육계획을 수립하고 **연 2회 이상** 교육을 실시할 것
3. 혈액제제 제조업무가 업무지침서에 맞게 수행되는지 여부를 **연 1회 이상** 점검하고 그 내용을 기록할 것
4. 혈액제제 제조과정에 대한 시험검사를 실시할 것

제6조의4(혈액원의 휴업 등의 신고) 18충북, 22충남

① 혈액원의 개설자가 그 업무를 휴업 · 폐업 또는 재개업하려는 경우에는 보건복지부령으로 정하는 바에 따라 **보건복지부장관에게 신고**하여야 한다. 이 경우 보건복지부장관은 그 내용을 검토하여 이 법에 적합하면 신고를 수리하여야 한다.

② 혈액원의 개설자는 제1항에 따라 폐업 또는 휴업의 신고를 할 때에는 제12조 또는 제12조의2에 따라 **기록 · 보존하고 있는 혈액관리업무기록** 등을 **대한적십자사 회장**에게 **이관(移管)하여야 한다**. 다만, 혈액원의 개설자가 보건복지부령으로 정하는 바에 따라 혈액관리업무기록 등의 보관계획서를 제출하여 **보건복지부장관의 허가**를 받은 경우에는 이를

직접 보관할 수 있다. 22충남

시행규칙 제5조의5(혈액원의 휴업 등의 신고 등)

① 혈액원의 개설자가 법 제6조의4제1항에 따라 휴업 · 폐업 또는 재개업하고자 하는 때에는 별지 제1호의5서식에 따른 **혈액원 휴 · 폐업 및 재개업신고서를 보건복지부장관에게 제출**해야 한다. 이 경우 휴업 또는 폐업신고시에는 혈액원개설허가증을 첨부해야 한다.

② 법 제6조의4제2항 본문에 따라 혈액원을 폐업 또는 휴업하는 자가 대한적십자사 회장에게 이관해야 하는 서류는 다음 각 호와 같다.

1. 제14조제1항 각 호의 서류(헌혈경력 및 검사결과 조회서, 부적격혈액처리현황, 헌혈자 혈액정보 통보기록, 특정수혈부작용발생신고기록)
2. 사용하지 않은 헌혈증서
3. 헌혈환급예치금 납부 관련 서류

③ 법 제6조의4제2항 단서에 따라 혈액관리업무기록 등을 자체 보관하기 위하여 허가를 받으려는 혈액원의 개설자는 별지 제1호의6서식에 따른 혈액관리업무기록보관계획서를 보건복지부장관에게 제출해야 한다.

제7조(헌혈자의 신원 확인 및 건강진단 등) 17대전, 18서울, 19전남, 20강원 · 충남 · 대구

① **혈액원**은 보건복지부령으로 정하는 바에 따라 **채혈 전**에 **헌혈자에 대하여 신원 확인** 및 **건강진단**을 하여야 한다.

→ 위반 시 2년 이하의 징역 또는 2천만원 이하의 벌금

시행규칙 제6조(헌혈자의 건강진단 등) 17대전, 19전남, 20강원 · 충남 · 대구

① 법 제7조제1항에 따라 혈액원은 헌혈자로부터 채혈하기 전에 사진이 붙어 있어 본인임을 확인할 수 있는 주민등록증, 여권, 학생증, 그 밖의 신분증명서에 따라 그 신원을 확인하여야 한다. 다만, **학생, 군인 등의 단체헌혈의 경우 그 관리 · 감독자의 확인으로 갈음할 수 있다.**

② 제1항에 따른 신원확인 후에 혈액원은 헌혈자에 대하여 채혈을 실시하기 전에 다음 각 호에 해당하는 건강진단을 실시하여야 한다. 19전남, 20강원 · 충남 · 대구

1. **과거의 헌혈경력 및 혈액검사결과와 채혈금지대상자 여부의 조회**
2. 문진 · 시진 및 촉진
3. 체온 및 **맥박 측정**
4. **체중 측정**
5. **혈압 측정**
6. 다음 각 목의 어느 하나에 따른 **빈혈검사** 20충남 · 대구
   가. **황산구리법에 따른 혈액비중검사**
   나. **혈색소검사**
   다. **적혈구용적률검사**
7. 혈소판계수검사(혈소판성분채혈의 경우에만 해당한다)

③ 혈액원은 제2항제1호에 따른 조회를 하려는 때에는 별지 제1호의7서식의 신청서(전자문서를 포함한다)를 대한적십자사 회장에게 제출해야 한다.

④ 대한적십자사 회장은 제3항에 따른 신청을 받은 때에는 제2항제1호에 따른 사항을 확인한 후 그 내용을 지체 없이 혈액원에 통지(전자문서를 포함한다)해야 한다.

⑤ 법 제7조제5항 단서에 따라 제2항제1호에 따른 **조회를 하지 않을 수 있는 경우**는 다음 각 호와 같다.
1. **헌혈자 본인에게 수혈하기 위하여 채혈하는 경우** 17대전
2. **천재지변, 재해, 그 밖에 이에 준하는 사유로 인하여 전산 또는 유선 등의 방법으로 정보조회가 불가능한 경우**
3. **긴급하게 수혈하지 아니하면 수혈자의 생명이 위태로운 경우로서 신속한 정보조회가 불가능한 경우**

⑥ 법 제7조제6항에 따른 혈액원 등이 제공받을 수 있는 정보의 범위는 다음 각 호와 같다.
1. 감염병환자 및 약물복용환자 등의 **주민등록번호 등 인적 사항**
2. 진단명 또는 처방약물명
3. 진단일 또는 처방일

② 혈액원은 **보건복지부령**으로 정하는 감염병 환자 및 건강기준에 미달하는 사람으로부터 채혈을 하여서는 아니 된다.

→ 위반 시 2년 이하의 징역 또는 2천만원 이하의 벌금

시행규칙 제7조(채혈금지대상자의 범위)

법 제7조제2항에 따른 감염병환자 및 건강기준에 미달하는 자는 별표 1의2(채혈금지대상자)와 같다. 다만, 헌혈자 본인에게 수혈하기 위하여 채혈을 하려는 때에는 별표 1의2에 따른 기준을 적용하지 아니한다.

③ **혈액원**은 **신원이 확실하지 아니하거나 신원 확인에 필요한 요구에 따르지 아니하는 사람**으로부터 **채혈을 하여서는 아니 된다**.

→ 위반 시 2년 이하의 징역 또는 2천만원 이하의 벌금

④ **보건복지부장관**은 **혈액제제의 안전성을 확보**하기 위하여 필요하다고 인정할 때에는 **관계 중앙행정기관의 장 또는 공공기관의 장**으로 하여금 **감염병 환자 또는 약물복용 환자 등의 관련 정보를 혈액원 등에 제공하도록 요청할 수 있다**. 이 경우 관계 중앙행정기관의 장 또는 공공기관의 장은 **정당한 사유가 없으면 그 요청에 따라야 한다**. 18서울

⑤ **혈액원**은 보건복지부령으로 정하는 바에 따라 **헌혈자로부터 채혈하기 전에 채혈금지대상 여부 및 과거 헌혈경력과 그 검사 결과를 조회**하여야 한다. 다만, 천재지변, 긴급 수혈 등 보건복지부령으로 정하는 경우에는 그러하지 아니하다. 17대전

→ 위반 시 2년 이하의 징역 또는 2천만원 이하의 벌금

⑥ 제4항과 제5항에 따른 정보제공의 범위 및 조회 등에 관한 구체적인 사항은 보건복지부령으로 정한다.

제7조의2(채혈금지대상자의 관리) 18서울, 20강원

① **보건복지부장관**은 보건복지부령으로 정하는 바에 따라 **채혈금지대상자의 명부를 작성·관리**할 수 있다.

시행규칙 **제7조의2(채혈금지대상자의 관리 등)** 18서울

① 법 제7조의2제1항에 따라 **대한적십자사 회장**은 별표 1의2의 채혈금지대상자를 별지 제1호의8서식의 채혈금지대상자 관리대장(전자문서를 포함한다)에 기록하고 관리해야 한다.

② 법 제7조의2제3항에 따라 혈액원은 별표 1의2 제5호에 따른 선별검사결과 부적격 요인에 해당하는 사람 중 같은 표 제2호가목2)에 따른 채혈금지기간이 지난 후 별표 4의2의 안전성 검사를 통과한 사람으로부터 채혈할 수 있다.

③ 혈액원은 제2항에 따른 안전성 검사를 실시하는 경우 검사 대상자의 명단 및 검사결과 등을 별지 제1호의9서식(전자문서를 포함한다)에 따라 대한적십자사 회장을 거쳐 보건복지부장관에게 보고해야 한다.

④ 대한적십자사 회장은 혈액원으로부터 제3항에 따른 보고를 받은 경우 채혈금지대상자 관리대장에서 안전성 검사를 통과한 사람을 제외해야 한다.

⑤ 「혈액관리법 시행령」(이하 "영"이라 한다) 제5조의5제1항에 따른 채혈금지대상자에 대한 통지는 별지 제1호의10서식에 따른다.

② **혈액원**은 **채혈금지대상자로부터 채혈을 하여서는 아니 된다**.

③ 제2항에도 불구하고 혈액원은 보건복지부령으로 정하는 **안전성검사를 통과한 채혈금지대상자에 대하여는 채혈을 할 수 있다**. 이 경우 그 결과를 보건복지부령으로 정하는 바에 따라 보건복지부장관에게 보고하여야 한다. 18서울

→ 위반 시 2년 이하의 징역 또는 2천만원 이하의 벌금

④ **보건복지부장관**은 채혈금지대상자 명부에 있는 사람에게 명부의 기재 사항 등을 **대통령령**으로 정하는 바에 따라 개별적으로 알릴 수 있다. 18서울

시행령 **제5조의5(채혈금지대상자에 대한 통지)**

① 보건복지부장관은 법 제7조의2제4항에 따라 채혈금지대상자 명부에 기재된 자의 요청이 있는 경우 보건복지부령으로 정하는 바에 따라 채혈금지 사유 및 기간 등 관련 사항을 통지할 수 있다.

② 보건복지부장관은 제1항에 따른 통지를 하는 경우 밀봉하는 등의 방법으로 채혈금지대상자 본인 외의 사람은 알 수 없도록 하여야 하며, 채혈금지기간 동안 헌혈하지 않도록 안내하여야 한다.

③ 제1항 및 제2항에서 규정한 사항 외에 채혈금지대상자에 대한 통지에 관하여 필요한 사항은 보건복지부령으로 정한다.

⑤ 제1항에 따른 **채혈금지대상자의 명부를 작성·관리하는 업무에 종사하는 사람 또는 종사하였던 사람**은 업무상 알게 된 **비밀을 정당한 사유 없이 누설하여서는 아니 된다**. 18서울

→ 위반 시 2년 이하의 징역 또는 2천만원 이하의 벌금

제8조(혈액 등의 안전성 확보) 15전남, 16서울, 19부산

① **혈액원**은 다음 각 호의 방법으로 **혈액 및 혈액제제의 적격 여부를 검사하고 그 결과를 확인**하여야 한다.

1. **헌혈자로부터 채혈**
2. 보건복지부령으로 정하는 **헌혈금지약물의 복용 여부 확인**

→ 위반 시 2년 이하의 징역 또는 2천만원 이하의 벌금

시행규칙 **제8조(혈액의 적격여부 검사등)** 15전남, 19부산

① 혈액원은 법 제8조제1항에 따라 **헌혈자로부터 혈액을 채혈한 때**에는 **지체 없이 그 혈액에 대한 간기능검사(ALT검사, 수혈용으로 사용되는 혈액만 해당한다), 비(B)형간염검사, 시(C)형간염검사, 매독검사, 후천성면역결핍증검사, 사람T세포림프친화바이러스(HTLV) 검사(혈장성분은 제외한다)**, 그 밖에 보건복지부장관이 정하는 검사를 실시하고, 혈액 및 혈액제제의 적격 여부를 확인하여야 한다. 다만, 다음 각 호의 어느 하나에 해당하는 경우로서 별표 1 제2호에 따른 **혈액선별검사 중 B형간염바이러스(HBV) · C형간염바이러스(HCV) · 사람면역결핍바이러스(HIV) 핵산증폭검사 및 사람T세포림프친화바이러스(HTLV) 검사를 하는 경우에는 그 결과를 수혈 후에 확인**할 수 있다.

1. 섬 지역에서 긴급하게 수혈하지 아니하면 생명이 위태로운 상황 또는 기상악화 등으로 적격여부가 확인된 혈액 · 혈액제제를 공급받을 수 없는 경우
2. 성분채혈백혈구 또는 성분채혈백혈구혈소판을 수혈하는 경우

② 제1항에도 불구하고 혈액원은 **헌혈자 본인에게 수혈하기 위하여 헌혈자로부터 혈액을 채혈한 때에는 제1항에 따른 검사를 실시하지 아니할 수 있다.**

③ 제1항에 따른 검사는 의사의 지도하에 「의료기사 등에 관한 법률」 제2조에 따른 **임상병리사**에 의하여 실시되어야 한다.

④ 혈액원은 제1항에 따른 검사 결과(**후천성면역결핍증 검사결과를 제외**한다)를 **헌혈자에게 통보**하여야 한다. 다만, 헌혈자가 적격으로 판정된 검사결과의 통보를 명시적으로 거부하는 경우에는 그러하지 아니하다.

시행규칙 **제9조(헌혈금지약물의 범위)**

법 제8조제1항제2호에서 "보건복지부령으로 정하는 헌혈금지약물"이란 다음 각 호의 구분에 따른 약물을 말한다.

1. 영구적 헌혈금지약물: 복용한 경우에는 영구적으로 헌혈이 금지되는 다음 각 목의 약물
   가. 에트레티네이트(Etretinate, 중증건선치료제) 성분의 약물
   나. 뇌하수체 유래 성장호르몬
   다. 소에서 유래한 인슐린
   라. 변종크로이츠펠트-야콥병(vCJD) 위험지역에서 채혈된 혈액의 혈청으로 제조된 진단시약
   마. 그 밖에 약물의 성분이나 특성 등을 고려하여 영구적 헌혈 제한이 필요하다고 보건복지부장관이 인정하여 고시하는 약물
2. 상대적 헌혈금지약물: 복용한 경우에는 일정기간 동안 헌혈이 금지되는 다음 각 목의 약물
   가. 아시트레틴 성분의 약물
   나. B형간염 면역글로불린 또는 태반주사제
   다. 두타스테라이드 성분의 약물
   라. 이소트레티노인 또는 피나스테라이드 성분의 약물
   마. 그 밖에 약물의 성분이나 특성 등을 고려하여 일정기간 헌혈 제한이 필요하다고 보건복지부장관이 인정하여 고시하는 약물

② **혈액원 등 혈액관리업무를 하는 자**(이하 "혈액원등"이라 한다)는 제1항에 따른 **검사 결과 부적격혈액을 발견하였을 때**에는 보건복지부령으로 정하는 바에 따라 이를 **폐기처분**하고 그 결과를 **보건복지부장관에게 보고**하여야 한다. 다만, **부적격혈액을 예방접종약의 원료로 사용하는 등 대통령령으로 정하는 경우에는 그러하지 아니하다.** 16서울, 19부산

→ **위반 시 2년 이하의 징역 또는 2천만원 이하의 벌금**

시행령 제6조(부적격혈액 폐기처분의 예외) 19부산

법 제8조제2항 단서에 따라 부적격혈액을 폐기처분하지 아니할 수 있는 경우는 다음 각 호와 같다.

1. **예방접종약의 원료로 사용되는 경우**
2. 의학연구 또는 의약품 · 의료기기 개발에 사용되는 경우
3. 혈액제제 등의 의약품이나 의료기기의 품질관리를 위한 시험에 사용되는 경우

③ 제1항에 따른 혈액 및 혈액제제의 적격 여부에 관한 판정기준은 보건복지부령으로 정한다.

④ 혈액원은 제1항제2호에 따른 확인 결과 부적격혈액을 발견하였으나 그 혈액이 이미 의료기관으로 출고된 경우에는 해당 의료기관에 부적격혈액에 대한 사항을 즉시 알리고, 부적격혈액을 폐기처분하도록 조치를 하여야 한다.

→ **위반 시 2년 이하의 징역 또는 2천만원 이하의 벌금**

⑤ 혈액원은 부적격혈액의 수혈 등으로 사고가 발생할 위험이 있거나 사고가 발생하였을 때에는 이를 그 혈액을 수혈받은 사람에게 알려야 한다.

→ **위반 시 2년 이하의 징역 또는 2천만원 이하의 벌금**

⑥ 혈액원은 **헌혈자 및 그의 혈액검사에 관한 정보**를 보건복지부령으로 정하는 바에 따라 **보건복지부장관에게 보고**하여야 한다.

→ **위반 시 200만원 이하의 과태료 부과**

⑦ **보건복지부장관**은 제6항에 따라 보고받은 **헌혈자 및 그의 혈액검사에 관한 정보를 적절히 유지 · 관리**하여야 한다.

시행규칙 제11조의4(헌혈자의 혈액정보 통보)

① **혈액원**은 법 제8조제6항에 따라 헌혈자에 대한 다음 각 호의 혈액정보를 채혈일부터 **3일 이내**에 별지 제4호의4서식의 통보서(전자문서를 포함한다)에 기재하여 **대한적십자사 회장에게 통보**해야 한다.

1. 헌혈자의 인적사항
2. 혈액 및 혈액제제 종류
3. 헌혈일자 및 헌혈증서번호
4. 혈액검사 결과

② **혈액원**은 제1항에 따라 혈액정보를 통보한 혈액을 공급하거나 폐기한 때에는 별지 제4호의4서식의 통보서(전자문서를 포함한다)에 다음 각 호의 어느 하나에 해당하는 사항을 기재하여 공급일 또는 폐기일부터 **7일 이내**에 **대한적십자사 회장에게 통보**해야 한다.

1. 혈액을 혈액제제로 제조하여 공급한 경우: 혈액제제의 공급일자 및 공급처(자체에서 소비할 목적으로 제조하는 경우를 포함한다)
2. 혈액이 부적격혈액으로 분류되어 폐기처분한 경우: 혈액제제의 폐기일자 및 폐기사유

⑧ 제1항에 따른 혈액 및 혈액제제의 적격 여부 검사와 그 밖에 제4항 및 제5항의 부적격혈액 발생 시의 조치에 필요한 사항은 보건복지부령으로 정한다.

제8조의2(혈액사고 발생 시의 조치 등)

① **보건복지부장관**은 부적격혈액의 수혈 등으로 사고가 발생할 위험이 있거나 사고가 발생하였을 때에는 보건복지부령으로 정하는 바에 따라 혈액원등에 대하여 관련 혈액 및 혈액제제의 폐기 등 필요한 조치를 하거나 이를 하도록 명할 수 있다.

② 보건복지부장관은 제1항에 따른 조치를 하거나 이를 하도록 명할 때 필요하다고 인정하면 식품의약품안전처장 등 유관기관에 협조를 요청할 수 있다.

③ 보건복지부장관은 제1항과 제2항의 조치 및 협조에 필요한 유관기관 임무 수행지침을 제정하여 시행할 수 있으며, 해당 기관은 정당한 사유가 없으면 이를 성실히 이행하여야 한다.

제9조(혈액의 관리 등) 11충남, 15충남, 17서울

① 혈액원등은 채혈 시의 혈액량, 혈액관리의 적정 온도 등 보건복지부령으로 정하는 기준에 따라 혈액관리업무를 하여야 한다.
→ **위반 시 2년 이하의 징역 또는 2천만원 이하의 벌금**

② 혈액원은 채혈한 혈액을 안전하고 신속하게 공급하기 위하여 혈액 공급 차량을 운영할 수 있다.

③ 제2항에 따른 혈액 공급 차량의 형태, 표시 및 내부 장치 등에 관한 구체적인 사항은 보건복지부령으로 정한다.

시행규칙 제12조(혈액관리업무) 11충남, 15충남, 17서울, 21전남

혈액원등이 법 제9조에 따른 혈액관리업무를 수행하는 때에는 다음 각 호의 구분에 따라 행하여야 한다.

1. **채혈업무**
   가. 의사 또는 간호사는 **채혈전**에 제6조에 따른 **건강진단을 실시하고 보건복지부장관이 고시하는 헌혈기록카드를 작성**하여야 한다. 21전남
   나. 채혈은 채혈에 필요한 시설을 갖춘 곳에서 **의사의 지도하에 행하여야 한다.**
   다. **1인 1회 채혈량(항응고제 및 검사용 혈액을 제외한다)은 다음 한도의 110퍼센트를 초과하여서는 아니 된다.** 다만, 희귀혈액을 채혈하는 경우에는 그러하지 아니하다. 11충남 15충남
      (1) 전혈채혈: 400밀리리터
      (2) 성분채혈: 500밀리리터
      (3) **2종류 이상**의 혈액성분을 동시에 채혈하는 다종성분채혈: **600밀리리터**
   라. **채혈은 항응고제가 포함된 혈액백 또는 성분채혈키트를 사용하여 무균적으로 하여야 한다.** 21전남
   마. 혈액제제제조를 위하여 채혈된 혈액은 제조하기까지 다음의 방법에 따라 관리하여야 한다. 17서울
      (1) **전혈채혈: 섭씨 1도이상 10도이하**에서 관리할 것. 다만, **혈소판제조용의 경우에는 섭씨 20도 이상 24도 이하**에서 관리할 것
      (2) **혈소판성분채혈: 섭씨 20도이상 24도이하에서 관리할 것**
      (3) **혈장성분채혈: 섭씨 6도 이하에서 관리할 것**
   바. 삭제
2. **혈액제제의 보존업무**
   가. 혈액제제의 보존온도 · 보존방법 및 보존기간등은 별표 2의2의 기준에 따라야 한다.

나. 보존온도를 유지하는 장치와 그 유지온도를 기록하는 장치를 갖추어야 한다.
다. 혈액제제의 부적격여부를 주기적으로 점검하여야 한다.
라. 이상이 없는 혈액제제를 보존중에 폐기하거나 변질시키지 말아야 한다.

3. **혈액제제의 공급업무**
가. 혈액제제의 운송거리 및 시간을 고려하여 제2호 가목의 규정에 의한 보존온도를 유지할 수 있는 적절한 용기에 넣어 운송·공급하여야 한다.
나. 혈액원은 혈액제제를 공급한 때에는 별지 제7호서식에 따른 혈액제제 운송 및 수령확인서를 2부 작성하여 1부는 3년간 보관하고 1부는 혈액제제를 수령한 자에게 내주며, 혈액제제를 수령한 자는 해당 확인서를 3년간 보관하여야 한다.
4. **품질관리 업무**: 혈액원등은 제1호부터 제3호까지의 혈액관리업무를 시행함에 있어 보건복지부장관이 고시하는 업무절차 및 정도관리 등에 관한 표준업무규정을 준수하여야 한다.

■ 혈액관리법 시행규칙 [별표 2의2]

혈액제제의 보존기준(제12조 관련)

제제종류	보존온도	보존기간	비고
1. **전혈**	1~6℃	**CPDA 보존액: 채혈 후 21일** **CPDA-1 보존액: 채혈 후 35일** **ADD/M(SAG/M) 보존액: 채혈 후 35일**	
2. 농축적혈구	1~6℃	전혈과 동일	
3. 신선동결혈장	-18℃ 이하	채혈 후 1년	해동 후 3시간 이내 사용. 다만, 1~6℃ 보관하는 경우 24시간까지 사용 가능
4. 농축혈소판	20~24℃	제조 후 120시간	보관시 교반 필요
5. 백혈구제거적혈구	1~6℃	제조 후 24시간 폐쇄형은 전혈과 동일	
6. 백혈구여과제거적혈구	1~6℃	폐쇄형여과는 전혈과 동일, 개방형여과는 제조 후 24시간	
7. 세척적혈구	1~6℃	제조 후 24시간	
8. 동결해동적혈구	-65℃ 이하 동결, 해동 후 1~6℃	제조 후 10년, 개방형은 세척 후 24시간, 폐쇄형은 세척 후 10일	
9. 농축백혈구	20~24℃	제조 후 24시간	
10. 혈소판풍부혈장	20~24℃	제조 후 120시간	보관시 교반 필요
11. 혈구여과제거혈소판	20~24℃	폐쇄용 여과는 농축혈소판과 동일 개방형 여과는 제조 후 24시간	보관시 교반 필요
12. 세척혈소판	20~24℃	제조 후 4시간	

제제종류	보존온도	보존기간	비고
13. 신선액상혈장	1~6℃	제조 후 12시간	
14. 동결혈장	−18℃ 이하	채혈 후 1년	해동 후 3시간 이내 사용. 다만, 1~6℃ 보관하는 경우 24시간까지 사용 가능
15. 동결침전제제	−18℃ 이하	채혈 후 1년	**해동 후 1시간 이내 사용.** 다만, **20~24℃ 보관하는 경우 6시간까지 사용 가능**
16. 동결침전물제거혈장	−18℃ 이하	채혈 후 1년	해동 후 3시간 이내 사용. 다만, 1~6℃ 보관하는 경우 24시간까지 사용 가능
17. 성분채혈적혈구	1~6℃	채혈 후 35일	혈액첨가제 사용시
18. 성분채혈백혈구	20~24℃	채혈 후 24시간	
19. 성분채혈혈소판백혈구	20~24℃	채혈 후 24시간	보관시 교반 필요
20. 성분채혈혈소판	20~24℃	제조 후 120시간	
21. 백혈구여과제거성분채혈혈소판	20~24℃	제조 후 120시간	보관시 교반 필요
22. 성분채혈혈장	−18℃ 이하	채혈 후 1년	

※ 비고: 성분채혈혈장 등을 혈장분획제제의 원료로 사용하기 위하여 보관하는 경우 그 보존기준은 식품의약품안전처장이 따로 고시하는 바에 따른다.

제9조의2(의료기관의 준수사항)

① 병상 수와 혈액 사용량을 고려하여 보건복지부령으로 정하는 의료기관의 장은 안전하고 적정한 혈액 사용을 위하여 **수혈관리위원회와 수혈관리실을 설치 · 운영하고 혈액 관련 업무를 전담하는 인력**을 두는 등 필요한 조치를 하여야 한다.

② 제1항에 따른 수혈관리위원회의 구성과 운영, 수혈관리실의 설치와 운영 및 혈액 관련 업무를 전담하는 인력의 자격요건, 인원 수, 업무내용 등에 관하여 필요한 사항은 **보건복지부령**으로 정한다.

시행규칙 제12조의3(수혈관리위원회 및 수혈관리실의 설치 등)

① 법 제9조의2제1항에서 "보건복지부령으로 정하는 의료기관"이란 다음 각 호의 구분에 따른 의료기관을 말한다.

1. 법 제9조의2제1항에 따른 수혈관리위원회(이하 "수혈관리위원회"라 한다)를 설치 · 운영해야 하는 의료기관: 다음 각 목의 구분에 따른 의료기관
   가. 2021년 6월 30일 이전: 1천개 이상의 병상을 갖춘 의료기관으로서 전년도 혈액제제 사용량이 2만단위 이상인 의료기관

나. 2021년 7월 1일 이후: 100개 이상의 병상을 갖춘 의료기관으로서 전년도 혈액제제 사용량이 1천단위 이상인 의료기관

2. 법 제9조의2제1항에 따른 수혈관리실(이하 "수혈관리실"이라 한다)을 설치·운영해야 하는 의료기관: 다음 각 목의 구분에 따른 의료기관

가. 2021년 6월 30일 이전: 1천개 이상의 병상을 갖춘 의료기관으로서 전년도 혈액제제 사용량이 2만단위 이상인 의료기관

나. **2021년 7월 1일부터 2022년 6월 30일까지의 기간**: 500개 이상의 병상을 갖춘 의료기관으로서 전년도 혈액제제 사용량이 1만단위 이상인 의료기관

다. **2022년 7월 1일 이후**: 100개 이상의 병상을 갖춘 의료기관으로서 전년도 혈액제제 사용량이 5천단위 이상인 의료기관

② 수혈관리위원회는 다음 각 호의 사항을 심의한다.

1. 수혈관리계획의 수립 및 시행
2. 안전하고 적정한 수혈관리를 위한 자체 규정
3. 수혈용 혈액의 보관량 · 사용량 · 폐기량의 적정성
4. 수혈용 혈액의 안정적인 수급 방안
5. 수혈 관련 부작용의 예방 · 대응방법
6. 수혈 관련 교육 및 홍보 방법
7. 그 밖에 안전하고 적정한 혈액 사용을 위하여 보건복지부장관이 정하는 사항

③ 수혈관리실은 다음 각 호의 업무를 수행한다.

1. 수혈용 혈액의 보관 · 사용 · 폐기 현황의 관리
2. 수혈 관련 자료의 수집 · 분석 및 평가
3. 수혈의 적정성에 대한 평가
4. 수혈 관련 부작용의 발생 감시 및 대응
5. 수혈 관련 교육 및 홍보
6. 그 밖에 수혈관리에 필요한 업무

④ 제1항부터 제3항까지에서 규정한 사항 외에 수혈관리위원회 및 수혈관리실의 설치 등에 필요한 사항은 보건복지부장관이 정한다.

시행규칙 제12조의4(수혈관리위원회의 구성 및 운영)

① 수혈관리위원회는 **위원장 1명과 부위원장 1명을 포함한 7명 이상 15명 이하의 위원**으로 구성한다.

② 수혈관리위원회의 위원장은 해당 의료기관의 장으로 하고, 부위원장은 위원 중에서 위원장이 지명한다.

③ 수혈관리위원회의 위원은 다음 각 호의 사람이 된다.

1. 진료부서의 장
2. 간호부서의 장
3. 수혈관리실의 장(수혈관리실을 설치한 경우만 해당한다)
4. 수혈관리 분야에 관한 학식과 경험이 풍부한 사람 중에서 위원장이 위촉하는 사람

④ 수혈관리위원회의 회의는 반기별로 1회 이상 개최한다. 다만, 재적위원 과반수가 요구하거나 위원장이 필요하다고 인정하는 경우에는 임시회의를 소집할 수 있다.

⑤ 수혈관리위원회의 회의는 재적위원 과반수의 출석으로 개의(開議)하고, 출석위원 과반수의 찬성으로 의결한다.

⑥ 제1항부터 제5항까지에서 규정한 사항 외에 수혈관리위원회의 구성 및 운영에 필요한 사항은 보건복지부장관이 정한다.

시행규칙 제12조의5(수혈관리실의 근무인력)

① 법 제9조의2제1항에 따라 의료기관의 장은 수혈관리실에 다음 각 호의 인력을 두어야 한다. 이 경우 **다음 각 호의 인력 중 1명 이상은 수혈관리실에서 전담 근무해야 한다.**

1. 수혈관리에 관한 경험과 지식이 있는 의사 1명 이상
2. 수혈관리에 관한 경험과 지식이 있는 간호사 1명 이상
3. 수혈관리에 관한 경험과 지식이 있는 임상병리사 1명 이상 또는 의료기관의 장이 수혈관리를 위하여 필요하다고 인정하는 사람 1명 이상

② 수혈관리실에서 근무하는 사람은 별표 5의2에서 정한 교육기준에 따라 교육을 받아야 한다.

제10조(특정수혈부작용에 대한 조치) 14서울, 21경북

① **의료기관의 장**은 특정수혈부작용이 발생한 경우에는 보건복지부령으로 정하는 바에 따라 그 사실을 **시·도지사에게 신고**하여야 한다.

→ 위반 시 200만원 이하의 과태료 부과

시행규칙 제13조(특정수혈부작용의 신고 등) 14서울

① 의료기관의 장은 법 제10조제1항의 규정에 따라 **특정수혈부작용이 발생한 사실을 확인한 날부터 15일 이내**에 해당 **의료기관 소재지의 보건소장을 거쳐 특별시장·광역시장·특별자치시장·도지사·특별자치도지사(이하 "시·도지사"라 한다)에게 특정수혈부작용이 발생한 사실을 별지 제8호서식에 따라 신고**해야 한다. **다만, 사망의 경우에는 지체 없이 신고해야 한다.**

② **시·도지사**는 매월 말일을 기준으로 별지 제9호서식의 특정수혈부작용 발생현황 보고서를 작성하여 **다음달 10일까지 보건복지부장관에게 제출**해야 한다. 다만, **사망의 경우에는 지체 없이 제출**해야 한다.

③ 법 제10조제3항에 따른 실태조사에는 다음 각 호의 내용이 포함되어야 한다.

1. 수혈자의 인적사항, 수혈기록 및 의무기록 조사
2. 헌혈자의 헌혈기록 및 과거 헌혈혈액 검사결과 조회
3. 수혈자 및 헌혈자의 특정수혈부작용 관련 진료내역 및 검사결과 확인
4. 헌혈혈액 보관검체 검사결과 확인
5. 헌혈자 채혈혈액 검사결과 확인

② **시·도지사**는 제1항에 따라 특정수혈부작용의 발생신고를 받은 때에는 이를 **보건복지부장관에게 통보**하여야 한다.

③ **보건복지부장관**은 제2항에 따라 특정수혈부작용의 발생 신고를 통보받으면 **그 발생 원인의 파악 등을 위한 실태조사**를 하여야 한다. 이 경우 특정수혈부작용과 관련된 의료기관의 장과 혈액원등은 실태조사에 협조하여야 한다.

제10조의2(특정수혈부작용 및 채혈부작용의 보상) 15대구, 18전남·울산

① **혈액원**은 다음 각 호의 어느 하나에 해당하는 사람에 대하여 **특정수혈부작용 및 채혈부작**

용에 대한 보상금(이하 "보상금"이라 한다)**을 지급**할 수 있다. 15대구

1. **헌혈이 직접적인 원인**이 되어 질병이 발생하거나 사망한 채혈부작용자
2. **혈액원이 공급한 혈액이 직접적인 원인**이 되어 질병이 발생하거나 사망한 특정수혈부작용자

② 제1항에 따른 보상금은 위원회의 심의에 따라 결정되며, 보상금이 결정된 때에는 위원장은 그 심의 결과를 지체 없이 혈액원에 통보하여야 한다.

③ 제1항에도 불구하고 다음 각 호의 **어느 하나에 해당하는 경우에는 보상금을 지급하지 아니할 수 있다**. 22경기

1. 채혈부작용이 헌혈자 본인의 고의 또는 중대한 과실로 인하여 발생한 경우
2. **채혈부작용이라고 결정된 사람 또는 그 가족이 손해배상청구소송 등을 제기한 경우 또는 소송제기 의사를 표시한 경우** 22경기

④ 제1항에 따라 지급할 수 있는 보상금의 범위는 다음 각 호와 같다. 다만, **혈액의 공급과정에서 혈액원의 과실이 없는 경우**에는 제6호의 **위자료만 지급**할 수 있다. 18전남 · 울산

1. **진료비**
2. **장애인이 된 자에 대한 일시보상금**
3. **사망한 자에 대한 일시보상금**
4. **장제비**
5. **일실(逸失)소득**
6. **위자료**

⑤ 그 밖에 보상금의 산정 및 지급 등에 필요한 사항은 보건복지부령으로 정한다.

제11조(혈액제제의 수가)

혈액원이 헌혈자로부터 채혈하여 제조한 혈액제제를 의료기관에 공급하는 가격과 혈액원으로부터 혈액제제를 공급받은 의료기관이 수혈자에게 공급하는 가격은 보건복지부장관이 정하여 고시한다.

→ 위반 시 100만원 이하의 벌금

제12조(기록의 작성 등) 18광주, 19부산

① 혈액원등은 보건복지부령으로 정하는 바에 따라 **혈액관리업무에 관한 기록을 작성하여 갖추어 두어야 한다**.

② 제1항에 따른 기록(제12조의2제1항에 따른 전자혈액관리업무기록을 포함한다)은 기록한 날부터 **보건복지부령으로 정하는 기간(10년) 동안 보존**하여야 한다. 18광주, 19부산

③ 혈액관리업무에 종사하는 자는 이 법 또는 다른 법령에 특별히 규정된 경우를 제외하고는 건강진단 · 채혈 · 검사 등 업무상 알게 된 다른 사람의 비밀을 누설하거나 발표하여서는 아니 된다.

→ 위반 시 2년 이하의 징역 또는 2천만원 이하의 벌금

[시행규칙] **제14조(서류의 작성등)** 18광주, 19부산

① 혈액원등은 법 제12조제1항에 따라 다음 각 호의 서류를 작성·비치하여야 한다.

1. 별지 제1호의7서식에 의한 헌혈경력 및 검사결과 조회서
2. 별지 제4호서식에 의한 부적격혈액처리현황

2의2. 별지 제4호의2서식의 헌혈자 혈액정보 통보기록

3. 보건복지부장관이 고시하는 헌혈기록카드
4. 삭제
5. 별지 제8호서식에 의한 특정수혈부작용발생신고기록

② 법 제12조제2항에서 "**보건복지부령이 정하는 기간**"이라 함은 **10년**을 말한다.

제12조의2(전자혈액관리업무기록 등)

① 혈액원등은 헌혈자 대장(臺帳) 등을 「전자서명법」에 따른 전자서명이 기재된 전자문서 등(이하 "전자혈액관리업무기록"이라 한다)으로 작성·보관할 수 있다.

② 혈액원등은 전자혈액관리업무기록을 안전하게 관리·보존하는 데에 필요한 시설 및 장비 등을 갖추어야 한다.

③ 누구든지 정당한 사유 없이 전자혈액관리업무기록에 저장된 개인정보를 탐지(探知)하거나 누출·변조 또는 훼손하여서는 아니 된다.

→ 위반 시 2년 이하의 징역 또는 2천만원 이하의 벌금

④ 제14조제3항에 따라 수혈을 요구받은 의료기관은 헌혈증의 유효성 여부를 확인하기 위하여 전자혈액관리업무기록을 조회할 수 있다. <신설 2021. 3. 23.>

제13조(검사 등)

① **보건복지부장관**은 혈액의 품질관리를 위하여 필요하다고 인정하면 혈액원등에 대통령령으로 정하는 바에 따라 필요한 보고를 하도록 명하거나, 관계 공무원에게 혈액원등의 사무실, 사업장, 그 밖에 필요한 장소에 출입하여 장부·서류 또는 그 밖의 물건을 검사하게 할 수 있다.

→ 위반시 200만원 이하의 과태료 부과

② 제1항에 따라 출입·검사를 하는 공무원은 그 권한을 표시하는 증표를 관계인에게 내보여야 한다.

③ **보건복지부장관**은 혈액제제의 안전성을 보장하고 효과를 높이기 위하여 대통령령으로 정하는 바에 따라 혈액원의 혈액관리업무에 대한 심사평가를 할 수 있다.

[시행령] **제7조의2(혈액관리업무 심사평가)**

① 법 제13조제3항의 규정에 의한 심사평가는 정기평가와 수시평가로 구분하여 실시한다.

② **정기평가는 2년마다 실시**하고, 수시평가는 정기평가를 받은 혈액원이 그 평가결과에 따른 평가수준을 지속적으로 유지하고 있는지를 확인할 필요가 있는 경우에 실시한다.

③ 심사평가의 기준은 다음 각호와 같다.
  1. 헌혈자 보호 등 채혈과정의 적정성에 관한 사항
  2. 혈액검사의 정확성에 관한 사항
  3. 혈액제제의 제조 · 보존 · 공급 및 품질관리의 안전성에 관한 사항
④ 보건복지부장관은 심사평가업무의 일부를 관계전문기관 또는 단체로 하여금 수행하게 할 수 있다.
⑤ 제3항의 규정에 의한 심사평가의 세부기준 그 밖에 심사평가에 관하여 필요한 사항은 보건복지부장관이 정하여 고시한다.

제13조의2(혈액원 및 의료기관의 혈액수급정보 제출)

① **혈액원**은 **혈액 공급량 · 재고량 · 폐기량 등 혈액관리에 관한 정보**를 **보건복지부장관에게 제출**하여야 한다.

② 혈액원(의료기관이 개설한 혈액원 중 혈액제제를 자체에서 소비할 목적으로 공급하는 경우는 제외한다)으로부터 혈액을 공급받은 의료기관의 장은 해당 의료기관의 혈액 사용량 · 재고량 · 폐기량 등 혈액 사용에 관한 정보를 보건복지부장관에게 제출하여야 한다.

③ 제1항 및 제2항에 따른 제출정보의 내용, 제출 시기 및 제출 방법은 보건복지부령으로 정한다.

제14조(헌혈증서의 발급 및 수혈비용의 보상 등) 19충북 · 부산

① **혈액원이 헌혈자로부터 헌혈을 받았을 때**에는 보건복지부령으로 정하는 바에 따라 **헌혈증서를 그 헌혈자에게 발급**하여야 한다. 이 경우 헌혈증서를 잃어버리거나 훼손되어 못쓰게 된 것이 확인된 경우에는 보건복지부령으로 정하는 바에 따라 **재발급** 받을 수 있다.
→ 위반 시 1년 이하의 징역 또는 1천만원 이하의 벌금

② 제1항에 따른 **헌혈증서는 휴대전화에 의한 문자메시지, 전자우편** 등의 수단으로 제공할 수 있다.

③ 제1항에 따른 **헌혈자 또는 그 헌혈자의 헌혈증서를 양도받은 사람**은 의료기관에 그 헌혈증서를 제출하면 **무상으로 혈액제제를 수혈받을 수 있다**. 다만, 재발급되어 유효하지 아니하게 된 헌혈증서를 사용한 경우 혈액제제의 수혈비용은 **수혈자가 부담**하여야 한다.

④ 제3항에 따라 **수혈을 요구받은 의료기관은 정당한 이유 없이 그 요구를 거부하지 못한다.**
→ 위반 시 1년 이하의 징역 또는 1천만원 이하의 벌금

⑤ **보건복지부장관**은 의료기관이 제3항에 따라 헌혈증서 제출자에게 수혈을 하였을 때에는 **보건복지부령**으로 정하는 바에 따라 제15조제2항에 따른 **헌혈환급적립금에서 그 비용을 해당 의료기관에 보상**하여야 한다. <개정 2021. 3. 23.>

시행규칙 제17조(수혈비용의 보상)

① 법 제14조제4항에 따른 수혈비용의 보상은 혈액원의 의료기관에 대한 혈액공급가액과 의료기관의 혈액관리료 및 수혈수수료를 합한 금액으로 한다. 다만, 수혈을 받은 사람이 다른 법령의 규정에

따라 수혈비용의 일부를 지급받은 경우에는 그 금액을 제외한 금액으로 보상할 수 있다.
② **의료기관**은 제1항에 따른 수혈비용의 보상을 받고자 할 때에는 별지 제11호서식의 수혈비용청구서에 별지 제12호서식의 수혈자내역서를 첨부하여 **대한적십자사 회장에게 청구**해야 한다.
③ 의료기관은 수혈을 받은 사람의 진료비 중 본인이 부담해야 할 비용에서 제2항에 따라 대한적십자사 회장에게 청구하는 금액을 공제해야 한다.
④ **대한적십자사 회장**은 제2항에 따른 수혈비용의 보상청구를 받은 때에는 그 청구를 받은 날부터 **1개월 이내**에 이를 **보상**해야 한다.

제15조(헌혈환급예치금 및 헌혈환급적립금) 11충남, 19대구

① 혈액원이 헌혈자로부터 헌혈을 받았을 때에는 보건복지부령으로 정하는 바에 따라 **헌혈환급예치금을 보건복지부장관에게 내야 한다**. 다만, 헌혈 혈액이 제8조제1항에 따른 검사 결과 부적격혈액으로 판정된 경우에는 헌혈환급예치금의 전부 또는 일부를 돌려주거나 면제할 수 있다.

→ **위반 시 1년 이하의 징역 또는 1천만원 이하의 벌금**

② **보건복지부장관**은 제1항에 따른 **헌혈환급예치금으로 헌혈환급적립금(이하 "적립금"이라 한다)을 조성 · 관리**한다.

③ **적립금**은 다음 각 호의 어느 하나에 **해당하는 용도에만 사용**하여야 한다. 11충남, 19대구

1. 제14조제5항에 따른 **수혈비용의 보상**
2. **헌혈의 장려**
3. **혈액관리와 관련된 연구**
4. **그 밖에 대통령령으로 정하는 용도**

시행령 제8조(헌혈환급적립금의 용도) 19대구

법 제15조제3항제4호에서 "대통령령으로 정하는 용도"란 다음 각 호의 어느 하나에 해당하는 용도를 말한다.

1. **특정수혈부작용에 대한 실태조사 및 연구**
2. **혈액원 혈액관리업무의 전산화에 대한 지원**
3. 삭제

④ 적립금의 관리 및 운영 등에 필요한 사항은 대통령령으로 정한다.

시행령 제9조(헌혈환급적립금의 관리 및 운영)

① 제10조제5호에 따라 헌혈환급적립금(이하 "적립금"이라 한다)의 조성 · 관리업무를 위탁받은 대한적십자사 회장은 적립금을 대한적십자사의 다른 회계와 구분하여 독립된 계정으로 운영해야 한다.
② 대한적십자사 회장은 적립금의 수입과 지출을 명확히 하기 위하여 「은행법」에 따른 은행에 적립금 계좌를 설정해야 한다.

제16조(군의료기관에 대한 특례)

군의료기관(軍醫療機關)에 설치하는 혈액원의 혈액관리업무에 관하여는 제4조의3(헌혈 권

장), 제6조(혈액관리업무), 제8조(혈액 등의 안전성 확보), 제8조의2(혈액사고 발생시의 조치 등), 제9조(혈액의 관리 등), 제10조(특정수혈부작용에 대한 조치), 제12조(기록의 작성 등), 제12조의2(전자혈액관리업무기록 등) 및 제13조(검사 등)부터 제15조(헌혈증서의 발급 및 수혈비용의 보상 등, 헌혈환급예치금 및 헌혈환급적립금)까지의 규정에도 불구하고 **국방부장관이 보건복지부장관과 협의**한 후 국방부령으로 정한다.

제17조(권한의 위임 · 위탁 등)

① **보건복지부장관**은 이 법에 따른 권한의 일부를 대통령령으로 정하는 바에 따라 **시 · 도지사에게 위임**할 수 있다.

② 보건복지부장관은 이 법에 따른 다음 각 호의 업무를 대통령령으로 정하는 바에 따라 **대한적십자사 회장에게 위탁**할 수 있다.

1. 제7조의2제1항 및 제4항에 따른 **채혈금지대상자 명부의 작성 · 관리 및 통지에 관한 업무**
2. 제8조제6항 및 제7항에 따른 **헌혈자의 혈액정보 관리에 관한 업무**
3. 제14조제5항에 따른 **보상업무**
4. 제15조제1항에 따른 **헌혈환급예치금의 수납업무**
5. 제15조제2항에 따른 **적립금의 조성 · 관리 업무**

시행령 제10조(업무의 위탁)

보건복지부장관은 법 제17조제2항에 따라 다음 각 호의 업무를 **대한적십자사 회장에게 위탁**한다.

1. 법 제7조의2제1항 및 제4항에 따른 채혈금지대상자 명부의 작성 · 관리 및 통지에 관한 업무
2. 법 제8조제6항 및 제7항에 따른 헌혈자 및 그의 혈액검사에 관한 정보의 보고 접수 및 유지 · 관리에 관한 업무
3. 법 제14조제4항(보건복지부장관은 의료기관이 헌혈증서 제출자에게 수혈을 하였을 때에는 보건복지부령으로 정하는 바에 따라 헌혈환급적립금에서 그 비용을 해당 의료기관에 보상하여야 한다.)에 따른 보상업무
4. 법 제15조제1항에 따른 헌혈환급예치금의 수납업무
5. 법 제15조(헌혈환급예치금 및 헌혈환급적립금)제2항에 따른 적립금의 조성 · 관리업무

③ 보건복지부장관은 제2항에 따라 대한적십자사 회장에게 위탁한 업무 및 대한적십자사 회장이 수행하는 다음 각 호의 어느 하나에 해당하는 업무에 대하여 매년 예산의 범위에서 그 수행에 필요한 경비를 보조할 수 있다.

1. 제6조의4제2항에 따라 혈액원의 개설자로부터 이관받은 혈액관리업무기록(전자혈액관리업무기록을 포함한다)의 보존업무
2. 헌혈자의 헌혈경력 조회업무
3. 헌혈자의 혈액정보 관리에 관한 업무
4. 제14조에 따른 헌혈증서의 발급 및 수혈비용의 보상 업무

제17조의2(사업계획의 제출 등)

① 제6조제3항에 따라 혈액원을 개설한 자는 혈액원의 회계를 다른 회계와 구분하여 회계처리하여야 한다.

② 혈액원의 회계연도는 정부의 회계연도에 따른다.

③ 혈액원은 매년 사업계획 및 예산안을 작성하여 해당 회계연도가 시작되기 1개월 전에 보건복지부장관에게 제출하여야 한다.

④ 혈액원은 매 회계연도 경과 후 3개월 이내에 수입 · 지출결산서에 「공인회계사법」 제7조에 따라 등록한 공인회계사 또는 같은 법 제24조에 따라 등록한 회계법인의 회계감사 보고서를 첨부하여 보건복지부장관에게 제출하여야 한다.

⑤ 대한적십자사가 「대한적십자사 조직법」 제21조제1항 및 같은 조 제3항에 따라 사업계획 · 예산안 및 결산서를 제출한 경우 이를 제3항 및 제4항에 따라 제출한 것으로 본다. 다만, 혈액원별로 혈액원의 사업계획 · 예산안 및 결산서를 제출한 경우에 한정한다.

⑥ 제3항 및 제4항에 따른 사업계획, 예산안 및 수입 · 지출결산서의 세부내용 및 제출 방법은 보건복지부령으로 정한다.

제17조의3(개설허가의 취소 등) 18대구

① **보건복지부장관**은 혈액원이 다음 각 호의 어느 하나에 해당하면 혈액원의 **개설허가를 취소**하거나 **6개월의 범위에서 업무의 정지** 또는 위반 사항에 대한 **시정을 명할 수 있다**.

1. 혈액원 개설허가를 받은 날부터 **3개월이 지나도록 정당한 사유 없이 그 업무를 시작하지 아니한 경우**
2. 개설허가를 받은 혈액원의 시설이 제6조제2항에 따른 **시설 · 장비 기준에 적합하지 아니한 경우**
3. 혈액원이 **제조관리자를 두지 아니한 경우**
4. 혈액원에 대한 제13조제1항에 따른 검사 또는 같은 조 제3항에 따른 심사평가 결과 **혈액관리업무가 부적절하였음이 발견된 경우**
5. 혈액원이 제17조의2제3항 및 제4항을 위반하여 사업계획, 예산안, 수입 · 지출결산서 또는 회계감사 보고서를 제출하지 아니한 경우
6. 그 밖에 이 법 또는 이 법에 따른 명령을 위반한 경우

② 보건복지부장관은 의료기관이 제9조의2제1항을 위반한 경우 위반 사항에 대한 시정을 명할 수 있다.

③ 제1항 및 제2항에 따른 행정처분의 세부적인 기준은 보건복지부령으로 정한다.

제17조의4(적용의 배제)

제6조제1항제1호(「의료법」에 따른 의료기관)에 해당하는 자가 개설한 혈액원 중 혈액제제를 자체에서 소비할 목적으로 공급하는 경우에는 같은 조 제4항 및 제6조의3(혈액제제 제조관

리자 등), 제13조의2(혈액원 및 의료기관의 혈액수급정보 제출)제1항 및 제17조의2(사업계획의 제출 등)를 적용하지 아니한다.

제18조(벌칙) 21부산

다음 각 호의 어느 하나에 해당하는 자는 **5년 이하의 징역 또는 5천만원 이하의 벌금**에 처한다.

1. 제3조를 위반하여 **혈액 매매행위 등을 한 자**
2. 제6조제1항을 위반하여 혈액관리업무를 할 수 있는 자가 아니면서 혈액관리업무를 한 자
3. 제6조제3항을 위반하여 허가받지 아니하고 혈액원을 개설한 자 또는 변경허가를 받지 아니하고 중요 사항을 변경한 자
4. 제6조제4항을 위반하여 의약품 제조업의 허가를 받지 아니하고 혈액관리업무를 한 자 또는 품목별로 품목허가를 받거나 품목신고를 하지 아니하고 혈액관리업무를 한 자
5. 제6조의2제1항을 위반하여 허가받지 아니하고 혈액관리업무를 한 자

제19조(벌칙)

다음 각 호의 어느 하나에 해당하는 자는 **2년 이하의 징역 또는 2천만원 이하의 벌금**에 처한다.

1. 제6조제2항을 위반하여 보건복지부령으로 정하는 기준에 적합한 시설 · 장비를 갖추지 아니한 자
2. 제7조제1항을 위반하여 채혈 전에 헌혈자에 대하여 신원 확인 및 건강진단을 하지 아니한 자
3. 제7조제2항을 위반하여 보건복지부령으로 정하는 감염병 환자 또는 건강기준에 미달하는 사람으로부터 채혈을 한 자
4. 제7조제3항을 위반하여 신원이 확실하지 아니하거나 신원 확인에 필요한 요구에 따르지 아니하는 사람으로부터 채혈을 한 자
5. 제7조제5항을 위반하여 채혈하기 전에 채혈금지대상 여부 및 과거 헌혈경력과 그 검사 결과를 조회하지 아니한 자
6. 제7조의2제2항 및 제3항을 위반하여 보건복지부령으로 정하는 안전성검사를 통과하지 못한 채혈금지대상자로부터 채혈을 하거나 안전성검사를 통과한 채혈금지대상자로부터 채혈을 한 후 그 결과를 보건복지부장관에게 보고하지 아니한 자
7. 제7조의2제5항을 위반하여 채혈금지대상자 명부의 작성 · 관리 업무상 알게 된 비밀을 정당한 사유 없이 누설한 자
8. 제8조제1항을 위반하여 보건복지부령으로 정하는 바에 따라 혈액과 혈액제제의 적격 여부를 검사하지 아니하거나 검사 결과를 확인하지 아니한 자

9. 제8조제2항을 위반하여 보건복지부령으로 정하는 바에 따라 부적격혈액을 폐기처분하지 아니하거나 폐기처분 결과를 보건복지부장관에게 보고하지 아니한 자
9의2. 제8조제4항을 위반하여 부적격혈액의 정보를 해당 의료기관에 알리지 아니하거나 폐기처분하지 아니한 자
9의3. 제8조제5항을 위반하여 부적격혈액을 수혈받은 사람에게 이를 알리지 아니한 자
10. 제9조제1항을 위반하여 채혈 시의 혈액량, 혈액관리의 적정 온도 등 보건복지부령으로 정하는 기준에 따라 혈액관리업무를 하지 아니한 자
11. 제12조제3항을 위반하여 **건강진단 · 채혈 · 검사 등 업무상 알게 된 다른 사람의 비밀을 누설하거나 발표한 자**
12. 제12조의2제3항을 위반하여 정당한 사유 없이 전자혈액관리업무기록에 저장된 개인정보를 탐지하거나 누출 · 변조 또는 훼손한 자

제20조(벌칙)

다음 각 호의 어느 하나에 해당하는 자는 **1년 이하의 징역 또는 1천만원 이하의 벌금**에 처한다. <개정 2021. 3. 23.>

1. 제14조제1항 또는 제4항을 위반하여 헌혈자에게 헌혈증서를 발급하지 아니하거나, 의료기관에 헌혈증서를 제출하면서 **무상으로 혈액제제 수혈을 요구한 사람에 대하여 정당한 이유 없이 그 요구를 거절한 자**
2. 제15조제1항을 위반하여 거짓이나 그 밖의 부정한 방법으로 헌혈환급예치금을 내지 아니한 자

제21조(벌칙)

① 제17조의3제2항에 따른 시정명령을 이행하지 아니한 자는 **500만원 이하의 벌금**에 처한다.

② 다음 각 호의 어느 하나에 해당하는 자는 **100만원 이하의 벌금**에 처한다.

1. 제6조의3제2항(혈액제제의 제조업무를 관리하는 사람은 혈액제제의 제조업무에 종사하는 사람에 대한 지도 · 감독에 관한 사항과 품질관리, 제조시설의 관리 및 그 밖에 그 제조관리에 관하여 보건복지부령으로 정하는 사항을 준수하여야 한다)을 위반한 자
2. 제11조에 따라 고시된 혈액제제의 수가를 위반하여 혈액제제를 공급한 자

제22조(양벌규정)

법인의 대표자나 법인 또는 개인의 대리인, 사용인, 그 밖의 종업원이 그 법인 또는 개인의 업무에 관하여 제18조부터 제21조까지의 어느 하나에 해당하는 위반행위를 하면 그 행위자

를 벌하는 외에 그 법인 또는 개인에게도 해당 조문의 벌금형을 과(科)한다. 다만, 법인 또는 개인이 그 위반행위를 방지하기 위하여 해당 업무에 관하여 상당한 주의와 감독을 게을리하지 아니한 경우에는 그러하지 아니하다.

제23조(과태료)

① 다음 각 호의 어느 하나에 해당하는 자에게는 **200만원 이하의 과태료**를 부과한다.

1. 제6조의2제2항을 위반하여 혈액원 또는 이와 유사한 명칭을 사용한 자
2. 제8조제6항(헌혈자 및 그의 혈액검사에 관한 정보를 보건복지부장관에게 보고)을 위반하여 보고를 하지 아니하거나 거짓으로 보고한 자
3. 제10조제1항(의료기관의 장은 특정수혈부작용이 발생한 경우에는 보건복지부령으로 정하는 바에 따라 그 사실을 보건복지부장관에게 신고)을 위반하여 신고를 하지 아니한 자
4. 제10조제3항(특정수혈부작용 관련 실태조사 협조)후단을 위반하여 실태조사에 협조하지 아니한 자
5. 제13조제1항(보건복지부장관은 혈액의 품질관리를 위하여 필요하다고 인정하면 혈액원등에 대통령령으로 정하는 바에 따라 필요한 보고를 하도록 명하거나, 관계 공무원에게 혈액원등의 사무실, 사업장, 그 밖에 필요한 장소에 출입하여 장부 · 서류 또는 그 밖의 물건을 검사하게 할 수 있다)에 따른 보고를 하지 아니하거나 거짓으로 보고한 자 또는 검사를 거부 · 기피 또는 방해한 자
6. 제13조의2(혈액원 및 의료기관의 혈액수급정보 제출)제1항 · 제2항에 따른 제출을 하지 아니하거나 거짓으로 제출한 자

② 제1항에 따른 **과태료**는 대통령령으로 정하는 바에 따라 **보건복지부장관 또는 시 · 도지사가 부과 · 징수**한다.

기출유형 점검

「혈액관리법」은 지역에 따라 1문제가 특정수혈부작용, 혈액제제의 종류, 혈액관리업무, 채혈금지 대상자의 관리, 혈액관리 업무에 관한 기록 보존 기간, 보상의 종류를 중심으로 출제되었다.

1. **[22서울] 「혈액관리법」상 혈액관리업무를 할 수 있는 자에 해당하지 않는 것은?**

① 「의료법」에 따른 의료기관
② 보건복지부령으로 정하는 혈액제제 제조업자
③ 「대한적십자사 조직법」에 따른 대한적십자사
④ 「의료법」에 따른 보건소

(해설) 제6조(혈액관리업무) 15충북, 16울산, 18충북, 19충남, 22서울
① 혈액관리업무는 다음 각 호의 어느 하나에 해당하는 자만이 할 수 있다. 다만, 제3호에 해당하는 자는 혈액관리업무 중 채혈을 할 수 없다.
1. 「의료법」에 따른 의료기관(이하 "의료기관"이라 한다)
2. 「대한적십자사 조직법」에 따른 대한적십자사(이하 "대한적십자사"라 한다)
3. 보건복지부령으로 정하는 혈액제제 제조업자

답 ④

2. **[22경기] 「혈액관리법」에 대한 내용으로 옳은 것은?**

① 보건복지부장관은 혈액의 안정적 수급 및 관리에 관한 정책을 효율적으로 추진하기 위하여 혈액관리위원회의 심의를 거쳐 혈액관리에 관한 기본계획을 5년마다 수립하여야 한다.
② 혈액관리에 관한 사항을 심의하기 위하여 보건복지부장관 소속으로 혈액관리위원회를 두고 위원장은 보건복지부장관이 한다.
③ 채혈부작용이라고 결정된 사람이 손해배상청구소송 등을 제기한 경우 혈액원은 보상금을 지급한다.
④ 금전을 받기로 하고 혈액을 제공하는 것은 안 되지만 혈액을 제공하고 금전을 대가로 받는 것은 가능하다.

(해설) 제4조의5(혈액관리기본계획의 수립)
① 보건복지부장관은 혈액의 안정적 수급 및 관리에 관한 정책을 효율적으로 추진하기 위하여 제5조에 따른 혈액관리위원회의 심의를 거쳐 혈액관리에 관한 기본계획(이하 "기본계획"이라 한다)을 5년마다 수립하여야 한다.

답 ①

3. **[20서울] 「혈액관리법 시행규칙」상 채혈이 가능한 사람은?**

① 수혈 후 3개월이 경과한 자
② 각막을 이식 받은 경험이 있는 자
③ 전혈채혈일로부터 1개월이 경과한 자
④ 분만 후 3주가 경과하여 자신이 출산한 아기에게 수혈하려는 자

(해설) 시행규칙 제2조의2(채혈금지대상자)
분만 또는 유산 후 6개월 이내인 경우는 채혈금지 대상자이나 본인이 출산한 신생아에게 수혈하고자 하는 경우에는 가능하다.
① 수혈 후 **1년**이 경과한 자
② 각막을 이식 받은 경험이 있는 자→ **채혈금지 대상자**
③ 전혈채혈일로부터 **2개월**이 경과한 자

답 ④

4. **[18충남] 「혈액관리법」상 특정수혈부작용에 해당하지 않는 것은?**

① 사망
② 장애
③ 통원치료를 요하는 부작용
④ 바이러스 등에 의하여 감염되는 질병

해설 시행규칙 제3조(특정수혈부작용)
1. 사망
2. 장애(「장애인복지법」 제2조의 규정에 의한 장애를 말한다)
3. **입원치료**를 요하는 부작용
4. 바이러스등에 의하여 감염되는 질병
5. 의료기관의 장이 제1호 내지 제4호의 규정에 의한 부작용과 유사하다고 판단하는 부작용

답 ③

5. **[16부산, 17경북, 18부산] 「혈액관리법」상 혈액제제에 해당하는 것은?**

㉠ 전혈 ㉡ 농축백혈구 ㉢ 농축적혈구 ㉣ 신선동결혈장

① ㉠, ㉢
② ㉡, ㉣
③ ㉠, ㉡, ㉢
④ ㉠, ㉡, ㉢, ㉣

해설 제2조(정의), 시행규칙[별표2]
혈액제제
가. 전혈(全血)
나. 농축적혈구(濃縮赤血球)
다. 신선동결혈장(新鮮凍結血漿)
라. 농축혈소판(濃縮血小板)
마. **그 밖에 보건복지부령으로 정하는 혈액 관련 의약품(농축백혈구 포함)**

답 ④

6. **[18충북] 「혈액관리법」상 혈액관리업무에 관한 설명으로 옳지 않은 것은?**

① 보건복지부령으로 정하는 혈액제제 제조업자는 채혈을 할 수 없다.
② 혈액원을 개설하려는 보건복지부령으로 정하는 바에 따라 시장·군수·구청장의 허가를 받아야 한다.
③ 혈액원에는 1명 이상의 의사를 두고 혈액의 검사·제조·보존 등 혈액제제 제조업무를 관리하게 하여야 한다.
④ 혈액원의 개설자가 그 업무를 휴업·폐업 또는 재개업 하려는 경우에는 보건복지부령으로 정하는 바에 따라 보건복지부장관에게 신고하여야 한다.

해설 제6조(혈액관리업무), 제6조의2(혈액관리업무의 금지 등), 제6조의3(혈액제제 제조관리자 등)
혈액원을 개설하려면 보건복지부령으로 정하는 바에 따라 **보건복지부장관의 허가**를 받아야 한다.

답 ②

7. **[21부산] 「혈액관리법」상 혈액 매매행위를 한 자에 대한 벌칙으로 옳은 것은?**

① 1년 이하의 징역 또는 1천만원 이하의 벌금
② 2년 이하의 징역 또는 2천만원 이하의 벌금
③ 3년 이하의 징역 또는 3천만원 이하의 벌금
④ 5년 이하의 징역 또는 5천만원 이하의 벌금

해설 제18조(벌칙)
혈액 매매행위 등을 한 자는 제18조(벌칙)에 따라 5년 이하의 징역 또는 5천만원 이하의 벌금에 처한다.

답 ④

Part 10

마약류 관리에 관한 법률

(약칭: 마약류관리법)

| 의료기술직 |

Part 10 마약류 관리에 관한 법률 (약칭: 마약류관리법)

마약류관리법[시행 2021. 08. 17.], 시행령[시행 2022. 03. 15.], 시행규칙[시행 2022. 01. 17.]

제1장 | 총칙

제1조(목적)

이 법은 **마약 · 향정신성의약품**(向精神性醫藥品) · **대마**(大麻) **및 원료물질의 취급 · 관리를 적정**하게 함으로써 그 **오용 또는 남용**으로 인한 **보건상의 위해**(危害)**를 방지**하여 국민보건 향상에 이바지함을 목적으로 한다.

제2조(정의) 07충북, 11서울 · 충남, 15서울 · 울산 · 충북, 16대구, 17경북, 18울산 · 부산, 21충북

이 법에서 사용하는 용어의 뜻은 다음과 같다.

1. "**마약류**"란 **마약 · 향정신성의약품 및 대마**를 말한다. 17경북
2. "**마약**"이란 다음 각 목의 어느 하나에 해당하는 것을 말한다. 11서울 · 충남, 15서울, 16대구
   가. **양귀비**: 양귀비과(科)의 파파베르 솜니페룸 엘(Papaver somniferum L.), 파파베르 세티게룸 디시(Papaver setigerum DC.) 또는 파파베르 브락테아툼(Papaver bracteatum)
   나. **아편**: **양귀비의 액즙**(液汁)**이 응결**(凝結)**된 것**과 이를 가공한 것. 다만, **의약품으로 가공한 것은 제외**한다. 21충북
   다. **코카 잎[엽]**: 코카 관목[(灌木): 에리드록시론속(屬)의 모든 식물을 말한다]의 잎. **다만, 엑고닌 · 코카인 및 엑고닌 알칼로이드 성분이 모두 제거된 잎은 제외**한다.
   라. 양귀비, 아편 또는 코카 잎에서 추출되는 모든 알카로이드 및 그와 동일한 화학적 합성품으로서 대통령령으로 정하는 것
   마. 가목부터 라목까지에 규정된 것 외에 그와 동일하게 남용되거나 해독(害毒) 작용을 일으킬 우려가 있는 화학적 합성품으로서 **대통령령**으로 정하는 것
   바. 가목부터 마목까지에 열거된 것을 함유하는 혼합물질 또는 혼합제제. 다만, 다른 약물이나 물질과 혼합되어 가목부터 마목까지에 열거된 것으로 다시 제조하거나 제제(製劑)할 수 없고, 그것에 의하여 **신체적 또는 정신적 의존성을 일으키지 아니하는 것으로서 총리령으로 정하는 것[이하 "한외마약"**(限外麻藥)**이라 한다]은 제외**한다.
3. "**향정신성의약품**"이란 인간의 **중추신경계**에 작용하는 것으로서 이를 오용하거나 남용할 경우 인체에 심각한 위해가 있다고 인정되는 다음 각 목의 어느 하나에 해당하는 것으로서 **대통령령**으로 정하는 것을 말한다. 18울산
   가. 오용하거나 남용할 우려가 심하고 의료용으로 쓰이지 아니하며 **안전성이 결여되어 있는 것**으로서 이를 오용하거나 남용할 경우 심한 **신체적 또는 정신적 의존성을**

일으키는 약물 또는 이를 함유하는 물질

나. 오용하거나 남용할 우려가 심하고 **매우 제한된 의료용으로만 쓰이는 것**으로서 이를 오용하거나 남용할 경우 심한 신체적 또는 정신적 의존성을 일으키는 약물 또는 이를 함유하는 물질

다. 가목과 나목에 규정된 것보다 오용하거나 남용할 우려가 상대적으로 적고 의료용으로 쓰이는 것으로서 이를 오용하거나 남용할 경우 그리 심하지 아니한 신체적 의존성을 일으키거나 심한 정신적 의존성을 일으키는 약물 또는 이를 함유하는 물질

라. 다목에 규정된 것보다 오용하거나 남용할 우려가 상대적으로 적고 의료용으로 쓰이는 것으로서 이를 오용하거나 남용할 경우 다목에 규정된 것보다 신체적 또는 정신적 의존성을 일으킬 우려가 적은 약물 또는 이를 함유하는 물질

마. 가목부터 라목까지에 열거된 것을 함유하는 **혼합물질 또는 혼합제제**. 다만, 다른 약물 또는 물질과 혼합되어 가목부터 라목까지에 열거된 것으로 다시 제조하거나 제제할 수 없고, 그것에 의하여 신체적 또는 정신적 의존성을 일으키지 아니하는 것으로서 총리령으로 정하는 것은 제외한다.

4. "**대마**"란 다음 각 목의 어느 하나에 해당하는 것을 말한다. 다만, **대마초[칸나비스 사티바 엘(Cannabis sativa L)을 말한다. 이하 같다]의 종자(種子)·뿌리 및 성숙한 대마초의 줄기와 그 제품은 제외**한다. 15서울, 21충북

가. 대마초와 그 수지(樹脂)

나. 대마초 또는 그 수지를 원료로 하여 제조된 모든 제품

다. 가목 또는 나목에 규정된 것과 동일한 화학적 합성품으로서 대통령령으로 정하는 것

라. 가목부터 다목까지에 규정된 것을 함유하는 혼합물질 또는 혼합제제

5. "**마약류취급자**"란 다음 가목부터 사목까지의 어느 하나에 해당하는 자로서 이 법에 따라 허가 또는 지정을 받은 자와 아목 및 자목에 해당하는 자를 말한다.

가. **마약류수출입업자**: 마약 또는 향정신성의약품의 수출입을 업(業)으로 하는 자

나. **마약류제조업자**: 마약 또는 향정신성의약품의 제조[제제 및 소분(小分)을 포함한다. 이하 같다]를 업으로 하는 자

다. **마약류원료사용자**: 한외마약 또는 의약품을 제조할 때 마약 또는 향정신성의약품을 원료로 사용하는 자

라. **대마재배자: 섬유 또는 종자를 채취할 목적으로 대마초를 재배하는 자** 21충북

마. **마약류도매업자**: 마약류소매업자, 마약류취급의료업자, 마약류관리자 또는 마약류취급학술연구자에게 마약 또는 향정신성의약품을 판매하는 것을 업으로 하는 자

바. **마약류관리자**: 「의료법」에 따른 **의료기관(이하 "의료기관"이라 한다)에 종사하는 약**

사로서 그 의료기관에서 환자에게 투약하거나 투약하기 위하여 제공하는 마약 또는 향정신성의약품을 조제 · 수수(授受)하고 관리하는 책임을 진 자 15울산 · 충북

사. **마약류취급학술연구자**: 학술연구를 위하여 마약 또는 향정신성의약품을 사용하거나, 대마초를 재배하거나 대마를 수입하여 사용하는 자

아. **마약류소매업자**: 「약사법」에 따라 등록한 **약국개설자**로서 마약류취급의료업자의 처방전에 따라 **마약 또는 향정신성의약품을 조제하여 판매**하는 것을 업으로 하는 자 15서울 · 울산

자. **마약류취급의료업자**: 의료기관에서 의료에 종사하는 **의사 · 치과의사 · 한의사** 또는 「수의사법」에 따라 동물 진료에 종사하는 **수의사**로서 의료나 동물 진료를 목적으로 마약 또는 향정신성의약품을 투약하거나 투약하기 위하여 제공하거나 마약 또는 향정신성의약품을 기재한 처방전을 발급하는 자 15서울 · 울산, 18부산, 22광주

6. "**원료물질**"이란 마약류가 아닌 물질 중 마약 또는 향정신성의약품의 제조에 사용되는 물질로서 대통령령으로 정하는 것을 말한다.
7. "**원료물질취급자**"란 원료물질의 제조 · 수출입 · 매매에 종사하거나 이를 사용하는 자를 말한다.
8. "**군수용마약류**"란 국방부 및 그 직할 기관과 육군 · 해군 · 공군에서 관리하는 마약류를 말한다.
9. "**치료보호**"란 마약류 중독자의 마약류에 대한 정신적 · 신체적 의존성을 극복시키고 재발을 예방하여 건강한 사회인으로 복귀시키기 위한 입원 치료와 통원(通院) 치료를 말한다.

시행규칙 제2조(한외마약)

「마약류 관리에 관한 법률」(이하 "법"이라 한다) 제2조제2호바목 단서에 따른 한외마약은 다음 각호의 1에 해당하는 마약의 제제(주사제의 제제를 제외한다)로 한다.

1. 100그램당 코데인, 디히드로코데인 및 그 염류는 염기로서 1그램이하(수제인 경우에는 100밀리리터당 100밀리그램 이하)이고, 1회 용량이 코데인 및 그 염류는 염기로서 20밀리그램 이하, 디히드로코데인 및 그 염류는 염기로서 10밀리그램 이하이며, 마약성분외의 유효성분이 3종 이상 배합된 제제
2. 100밀리리터당 또는 100그램당 의료용 아편이 100밀리그램 이하이고, 동일한 양의 토근이 배합된 제제
3. 디펜옥시레이트가 염기로서 1회용량이 2.5밀리그램 이하이고, 당해 디펜옥시레이트 용량의 1퍼센트 이상에 해당하는 양의 아트로핀설페이트를 함유하는 제제
4. 디펜옥신 1회 용량이 0.5밀리그램 이하이고, 당해 디펜옥신 용량의 5퍼센트이상에 해당하는 양의 아트로핀설페이트를 함유하는 제제
5. 마약류취급학술연구자가 학술연구목적에 사용하는 연구시험용 시약으로서 식품의약품안전처장이 인정한 제제

제2조의2(국가 등의 책임)

① 국가와 지방자치단체는 **국민이 마약류 등을 남용하는 것을 예방**하고, **마약류 중독자에 대한 치료보호와 사회복귀 촉진**을 위하여 **연구 · 조사 등 필요한 조치**를 하여야 한다.

② 국민은 **마약류 중독자에 대하여 치료의 대상으로 인식**하고 **건강한 사회구성원으로 자립할 수 있도록 협조**하여야 한다.

제2조의3(마약퇴치의 날) 18충남

① 마약류 등의 오남용에 대한 사회적 경각심을 높이고 마약류에 관한 범죄를 예방하기 위하여 **매년 6월 26일을 마약퇴치의 날로 정한다**.

② 국가와 지방자치단체는 마약퇴치의 날 취지에 적합한 행사와 교육 · 홍보사업을 실시할 수 있다.

③ 제2항에 따른 마약퇴치의 날 행사 및 교육 · 홍보사업에 필요한 사항은 **대통령령**으로 정한다.

시행령 제2조의2(마약퇴치의 날 행사 등)

① 국가와 지방자치단체는 법 제2조의3제2항에 따른 마약퇴치의 날 기념행사를 주간이나 월간으로 정하여 실시할 수 있다.

② 국가와 지방자치단체는 법 제2조의3제2항에 따른 마약퇴치의 날 기념행사를 실시할 경우 마약퇴치에 이바지한 공이 매우 큰 개인이나 단체를 마약퇴치유공자로 선정하여 포상할 수 있다.

제3조(일반 행위의 금지) 18충북

누구든지 다음 각 호의 어느 하나에 해당하는 행위를 하여서는 아니 된다.

1. 이 법에 따르지 아니한 마약류의 사용
2. 마약의 원료가 되는 식물을 재배하거나 그 성분을 함유하는 원료 · 종자 · 종묘(種苗)를 소지, 소유, 관리, 수출입, 수수, 매매 또는 매매의 알선을 하거나 그 성분을 추출하는 행위. 다만, 대통령령으로 정하는 바에 따라 **식품의약품안전처장의 승인을 받은 경우는 제외**한다.
3. 헤로인, 그 염류(鹽類) 또는 이를 함유하는 것을 소지, 소유, 관리, 수입, 제조, 매매, 매매의 알선, 수수, 운반, 사용, 투약하거나 투약하기 위하여 제공하는 행위. 다만, 대통령령으로 정하는 바에 따라 **식품의약품안전처장의 승인을 받은 경우는 제외**한다.
4. 마약 또는 향정신성의약품을 제조할 목적으로 원료물질을 제조, 수출입, 매매, 매매의 알선, 수수, 소지, 소유 또는 사용하는 행위. 다만, 대통령령으로 정하는 바에 따라 **식품의약품안전처장의 승인을 받은 경우는 제외**한다.
5. 제2조제3호가목의 향정신성의약품 또는 이를 함유하는 향정신성의약품을 소지, 소유, 사용, 관리, 수출입, 제조, 매매, 매매의 알선 또는 수수하는 행위. 다만, 대통령령으로 정하는 바에 따라 **식품의약품안전처장의 승인을 받은 경우는 제외**한다.

6. 제2조제3호가목의 향정신성의약품의 원료가 되는 식물 또는 버섯류에서 그 성분을 추출하거나 그 식물 또는 버섯류를 수출입, 매매, 매매의 알선, 수수, 흡연 또는 섭취하거나 흡연 또는 섭취할 목적으로 그 식물 또는 버섯류를 소지·소유하는 행위. 다만, 대통령령으로 정하는 바에 따라 **식품의약품안전처장의 승인을 받은 경우는 제외**한다.
7. 대마를 수출입·제조·매매하거나 매매를 알선하는 행위. 다만, 공무, 학술연구 또는 의료 목적을 위하여 대통령령으로 정하는 바에 따라 **식품의약품안전처장의 승인을 받은 경우는 제외**한다.
8. 삭제
9. 삭제
10. 다음 각 목의 어느 하나에 해당하는 행위 18충북
    가. **대마 또는 대마초 종자의 껍질을 흡연 또는 섭취하는 행위**(제7호 단서에 따라 의료 목적으로 섭취하는 행위는 제외한다)
    나. **가목의 행위를 할 목적으로 대마, 대마초 종자 또는 대마초 종자의 껍질을 소지하는 행위**
    다. **가목 또는 나목의 행위를 하려 한다는 정(情)을 알면서 대마초 종자나 대마초 종자의 껍질을 매매하거나 매매를 알선하는 행위**
11. 제4조제1항 또는 제1호부터 제10호까지의 규정에서 금지한 행위를 하기 위한 장소·시설·장비·자금 또는 운반 수단을 타인에게 제공하는 행위
12. 다음 각 목의 어느 하나에 해당하는 규정에서 금지하는 행위에 관한 정보를 「표시·광고의 공정화에 관한 법률」 제2조제2호에서 정하는 방법으로 타인에게 널리 알리거나 제시하는 행위
    가. 제1호부터 제11호까지의 규정
    나. 제4조제1항 또는 제3항
    다. 제5조제1항 또는 제2항
    라. 제5조의2제5항

시행령 제3조(일반 행위 금지의 예외)

① 법 제3조제2호 단서, 제3호 단서 또는 제4호 단서에 따라 식품의약품안전처장으로부터 마약 또는 원료물질 등의 취급에 관한 승인을 받을 수 있는 경우는 다음 각 호와 같다.
1. 마약류취급학술연구자가 학술연구를 위하여 필요한 양만 취급하려는 경우
2. 공무상 필요에 따라 취급하려는 경우
3. 마약류제조업자 또는 「약사법」에 따른 의약품제조업자가 향정신성의약품의 품목허가를 받기 위한 시험제품을 제조하기 위하여 원료물질을 취급하려는 경우
4. 「대외무역법」 제2조제3호에 따른 무역거래자가 물품매도확약서를 발행하여 구매의 알선행위를 하는 경우
5. 제1호부터 제4호까지에 준하는 경우로서 마약 또는 원료물질 등을 취급할 필요가 있다고 식품의약품안전처장이 인정하는 경우

② 법 제3조제5호 단서 또는 제6호 단서에 따라 식품의약품안전처장으로부터 향정신성의약품 등의 취급에 관한 승인을 받을 수 있는 경우는 다음 각 호와 같다.
1. 마약류취급학술연구자가 학술연구를 위하여 필요한 양만 취급하려는 경우
2. 공무상 필요에 따라 취급하려는 경우
3. 마약류제조업자가 시험용으로 향정신성의약품을 필요로 하는 경우
4. 「대외무역법」 제2조제3호에 따른 무역거래자가 물품매도확약서를 발행하여 구매의 알선행위를 하는 경우
5. 제1호부터 제4호까지에 준하는 경우로서 향정신성의약품 등을 취급할 필요가 있다고 식품의약품안전처장이 인정하는 경우

③ 법 제3조제7호 단서에 따라 식품의약품안전처장으로부터 대마를 수출입 · 제조[제제(製劑) 및 소분(小分)을 포함한다. 이하 같다] · 매매하거나 매매를 알선하는 행위를 승인받을 수 있는 경우는 다음 각 호와 같다.
1. 공무상 마약류를 취급하는 공무원이 공무상 필요한 경우
2. 마약류취급학술연구자가 학술연구를 위하여 필요한 경우
3. 「약사법」 제91조에 따른 한국희귀 · 필수의약품센터(이하 이 조에서 "센터"라 한다)가 다음 각 목의 어느 하나에 해당하는 대마를 수입 · 매매하는 경우
   가. 「약사법」 제91조제1항제3호에 따라 국민 보건상 긴급하게 도입할 필요가 있다고 식품의약품안전처장이 인정하는 의약품으로서의 대마
   나. 국내에 대체 가능한 의약품이 없어 환자가 센터에 수입하여 판매할 것을 요청하는 의약품으로서의 대마
4. 환자가 질병의 치료를 위하여 제3호에 따라 센터가 수입하는 의약품으로서의 대마가 필요한 경우

④ 제1항부터 제3항까지의 규정에 따른 승인신청에 필요한 사항은 총리령으로 정한다.

제4조(마약류취급자가 아닌 자의 마약류 취급 금지) 18충북

① 마약류취급자가 아니면 다음 각 호의 어느 하나에 해당하는 **행위를 하여서는 아니 된다.**
1. **마약 또는 향정신성의약품을 소지,** 소유, 사용, 운반, 관리, 수입, 수출, 제조, 조제, 투약, 수수, 매매, 매매의 알선 또는 제공하는 행위
2. **대마를 재배 · 소지 · 소유 · 수수 · 운반 · 보관 또는 사용하는 행위** 22경기
3. **마약 또는 향정신성의약품을 기재한 처방전을 발급하는 행위** 18충북, 22경기
4. **한외마약을 제조하는 행위** 18충북, 22경기

② **제1항에도 불구하고** 다음 각 호의 어느 하나에 해당하는 경우에는 **마약류취급자가 아닌 자도 마약류를 취급할 수 있다.** 22충북
1. 이 법에 따라 **마약 또는 향정신성의약품**을 **마약류취급의료업자로부터 투약받아 소지하는 경우** 18충북
2. 이 법에 따라 마약 또는 향정신성의약품을 **마약류소매업자로부터 구입하거나 양수(讓受)하여 소지하는 경우** 22경기
3. 이 법에 따라 **마약류취급자를 위하여 마약류를 운반 · 보관 · 소지 또는 관리하는 경우**

4. **공무상(公務上) 마약류를 압류 · 수거 또는 몰수하여 관리**하는 경우 18충북
5. 제13조에 따라 **마약류 취급 자격 상실자** 등이 마약류취급자에게 그 마약류를 **인계하기 전까지 소지하는 경우**
6. 제3조제7호 단서에 따라 **의료 목적으로 사용**하기 위하여 **대마를 운반 · 보관 또는 소지하는 경우**
7. 그 밖에 총리령으로 정하는 바에 따라 **식품의약품안전처장의 승인을 받은 경우**

③ 마약류취급자는 이 법에 따르지 아니하고는 마약류를 취급하여서는 아니 된다. 다만, 대통령령으로 정하는 바에 따라 식품의약품안전처장의 승인을 받은 경우에는 그러하지 아니하다.

④ 제2항제3호에 따라 대마를 운반 · 보관 또는 소지하려는 자는 특별자치시장 · 시장(「제주특별자치도 설치 및 국제자유도시 조성을 위한 특별법」에 따른 행정시장을 포함한다. 이하 같다) · 군수 또는 구청장(자치구의 구청장을 말한다. 이하 같다)에게 신고하여야 한다. 이 경우 특별자치시장 · 시장 · 군수 또는 구청장은 그 신고 받은 내용을 검토하여 이 법에 적합하면 신고를 수리하여야 한다.

⑤ 제4항 전단에 따른 신고 절차 및 대마의 운반 · 보관 또는 소지 방법에 관하여 필요한 사항은 총리령으로 정한다.

시행령 제4조(마약류취급자의 예외적인 마약류 취급)

① 법 제4조제3항 단서에 따라 마약류취급자가 식품의약품안전처장으로부터 마약류 취급에 관한 승인을 받을 수 있는 경우는 다음 각 호와 같다.

1. 마약류수출입업자 · 마약류제조업자 · 마약류원료사용자 또는 마약류취급학술연구자가 **마약류 품질관리**를 목적으로 취급하려는 경우
2. 마약류수출입업자 · 마약류제조업자 · 마약류원료사용자 또는 마약류취급학술연구자가 마약 · 향정신성의약품 또는 한외마약(限外痲藥)의 품목허가를 받기 위한 **임상연구나 시험제품(試製品)을 제조하기 위하여 취급하려는 경우**
3. 제1호 및 제2호에 준하는 경우로서 마약류를 취급할 필요가 있다고 식품의약품안전처장이 인정하는 경우

② 제1항에 따른 승인신청에 필요한 사항은 총리령으로 정한다.

시행규칙 제5조(마약류취급자가 아닌 자의 마약류 취급) 18충북

① 법 제4조제2항제7호에 따라 마약류취급자가 아닌 자가 마약류를 취급할 수 있는 경우는 다음 각 호의 어느 하나와 같다.

1. 의약품제조업자 등이 마약 · 향정신성의약품 또는 한외마약의 품목허가를 받기 위한 임상연구나 시험제품을 제조하기 위하여 취급하는 경우

1의2. 법 제2조제3호마목 단서에 해당하는 제제가 포함된 의약품의 품목허가를 받거나 품목신고를 하기 위한 임상연구나 시험제품을 제조하기 위하여 취급하는 경우

2. 의약품제조업자 등이 품질관리를 목적으로 취급하는 경우

2의2. 의약품을 분류 · 포장하는 기계 · 기구 등을 제작하는 자가 시험제품을 제작하거나 제품의 성능을 시험하기 위하여 향정신성의약품을 취급하는 경우

3. **공무수행 또는 공무수행을 보조하기 위하여 부득이 마약류 취급을 필요로 하는 경우**
4. 「대외무역법」에 의한 외국의 수출자의 위임을 받은 무역거래자가 물품매도확약서를 발행하여 마약류의 구매의 알선행위를 하는 경우
5. 도핑(doping) 검사 및 그 검사를 위한 시험을 목적으로 마약류 취급을 필요로 하는 경우
6. 자가치료를 목적으로 마약 또는 향정신성의약품을 휴대하고 출입국하는 경우

6의2. 국내에 대체치료수단이 없어 자가치료를 목적으로 한국희귀 · 필수의약품센터를 통하여 수입된 마약 또는 향정신성의약품을 취급하는 경우

7. 의료봉사 단체 또는 의료기관 등이 해외 의료봉사 · 원조 · 지원을 위하여 취급하는 경우
8. 「항공안전법」에 따른 구급의료용품 탑재 등 식품의약품안전처장이 필요하다고 인정하여 공고하는 경우

② 마약류취급자가 아닌 자가 제1항 각 호의 어느 하나에 해당되어 마약류 취급승인을 받으려는 경우에는 별지 제3호서식에 의한 신청서(전자문서로 된 신청서를 포함한다)에 다음 각 호의 구분에 따른 서류(전자문서를 포함한다)를 첨부하여 식품의약품안전처장에게 제출하여야 한다.

1. 제1항제1호, 제1호의2, 제2호, 제2호의2, 제3호부터 제5호까지 및 제8호에 해당하는 경우
   가. 해당 자격을 증명하는 서류 사본
   나. 취급계획서
2. 제1항제6호에 해당하는 경우
   가. 출입국을 증명하는 서류 사본(식품의약품안전처장이 「전자정부법」 제36조제1항에 따른 행정정보의 공동이용을 통하여 첨부서류에 대한 정보를 확인할 수 있는 경우에는 그 확인으로 첨부서류를 갈음하되, 신청인이 확인에 동의하지 않는 경우에는 이를 제출하여야 한다)
   나. 휴대약품명, 휴대약품의 수량, 체류기간, 출입국의 목적 등을 기재한 서류
   다. 국내외 의료기관의 의사가 발행한 진단서(의약품명, 1회 투약량, 1일 투약횟수, 총 투약일수, 용법 등이 명시된 것을 말한다. 이하 이 조에서 같다) 또는 입국자의 경우 반출하려는 국가의 정부에서 발행한 자가치료 목적의 마약 또는 향정신성의약품 반출승인서

2의2. 제1항제6호의2에 해당하는 경우: 국내 의료기관의 해당 질환 전문의가 발행한 다음 각 목의 서류
   가. 진단서
   나. 진료기록
   다. 국내 대체치료수단이 없다고 판단한 의학적 소견서

3. 제1항제7호에 해당하는 경우: 해외 의료봉사 · 원조 또는 지원 목적임을 증명하는 서류로서 취급하려는 마약 또는 향정신성의약품의 품명, 수량 등이 기재된 해당 국가의 정부 또는 그 밖에 권한이 있는 기관이 발행한 서류

제5조(마약류 등의 취급 제한)

① **마약류취급자**는 그 업무 외의 목적을 위하여 제4조제1항 각 호에 규정된 행위를 하여서는 아니 된다.

② 이 법에 따라 **마약류 또는 임시마약류**를 소지 · 소유 · 운반 또는 관리하는 자는 다른 목적을 위하여 이를 사용하여서는 아니 된다.

③ **식품의약품안전처장**은 **공익을 위하여** 필요하다고 인정하는 때에는 다음 각 호의 어느 하나에 해당하는 경우 마약류(대마는 제외한다) 또는 임시마약류의 수입 · 수출 · 제조 · 판

매 또는 사용을 금지 또는 제한하거나 그 밖의 필요한 조치를 할 수 있다.

1. 국내의 수요량 및 보유량을 고려하여 마약 또는 향정신성의약품을 제조·수입 또는 수출할 필요가 없다고 인정하는 경우
2. 이미 제조 또는 수입된 품종 또는 품목의 마약 또는 향정신성의약품과 동일한 품종 또는 품목의 마약 또는 향정신성의약품을 국내의 수급여건 등을 고려하여 다른 제조업자 또는 수입업자가 제조 또는 수입할 필요가 없다고 인정하는 경우
3. 마약류 품목허가증에 기재된 용량 이상의 마약 또는 향정신성의약품을 남용하였다고 인정하는 경우
4. 마약 또는 향정신성의약품에 대한 신체적·정신적 의존성을 야기하게 할 염려가 있을 정도로 마약 또는 향정신성의약품을 장기 또는 계속 투약하거나 투약하기 위하여 제공하는 경우
5. 그 밖에 대통령령으로 정하는 경우

시행령 제5조(마약류 취급의 금지 및 제한)

① 법 제5조제3항제5호에서 "대통령령으로 정하는 경우"란 마약류 품목허가증에 기재된 용법, 효능·효과, 사용상의 주의사항을 벗어나 마약 또는 향정신성의약품을 처방·투약하거나 투약하기 위하여 제공하는 경우를 말한다. 다만, 환자의 치료를 위하여 사용이 필요하거나 의학적 타당성 등이 있다고 확인된 경우는 제외한다.

② 식품의약품안전처장은 법 제5조제3항에 따른 금지 등의 조치를 하는 경우에는 그 사실을 서면으로 알려야 한다.

③ 법 제5조제3항에 따른 조치의 세부기준은 식품의약품안전처장이 정하여 고시한다.

제5조의2(임시마약류 지정 등) 15대전

① **식품의약품안전처장**은 마약류가 아닌 물질·약물·제제·제품 등(이하 이 조에서 "물질등"이라 한다) 중 오용 또는 남용으로 인한 **보건상의 위해가 우려되어 긴급히 마약류에 준하여 취급·관리할 필요가 있다고 인정하는 물질등**을 **임시마약류로 지정**할 수 있다. 이 경우 임시마약류는 다음 각 호에서 정하는 바와 같이 구분하여 지정한다.

1. 1군 임시마약류: 중추신경계에 작용하거나 마약류와 구조적·효과적 유사성을 지닌 물질로서 의존성을 유발하는 등 신체적·정신적 위해를 끼칠 가능성이 높은 물질
2. 2군 임시마약류: 의존성을 유발하는 등 신체적·정신적 위해를 끼칠 가능성이 있는 물질

② 제1항에도 불구하고 다음 각 호의 어느 하나에 해당하는 의약품은 임시마약류의 지정 대상에서 제외한다.

1. 「약사법」 제31조제2항 및 제3항에 따라 식품의약품안전처장으로부터 의약품 품목허가를 받거나 품목신고를 한 의약품
2. 「약사법」 제34조제1항에 따라 식품의약품안전처장으로부터 승인을 받은 임상시험용 의약품

③ 식품의약품안전처장이 임시마약류를 지정하려는 때에는 미리 대통령령으로 정하는 관계 기관과의 협의를 거쳐 다음 각 호의 사항을 **1개월 이상 관보 및 인터넷 홈페이지에 예고**하여야 하고, 임시마약류를 지정한 때에는 다음 **제1호부터 제3호까지** 및 **제5호의 사항**을 **관보 및 인터넷 홈페이지에 공고**하여야 한다.

1. 임시마약류의 지정 사유
2. 임시마약류의 명칭
3. 1군 임시마약류 또는 2군 임시마약류의 구분
4. 임시마약류 지정의 예고 기간 등 임시마약류의 지정 예고에 관한 사항
5. 임시마약류 지정 기간 등 임시마약류의 지정에 관한 사항

④ 제3항에 따라 지정 전에 예고한 임시마약류(이하 "예고임시마약류"라 한다)에 대한 효력은 **임시마약류로 예고한 날부터 임시마약류 지정 공고 전날까지**로 하며, **예고임시마약류**를 임시마약류로 지정하려는 때에는 **3년의 범위에서 기간을 정하여** 지정하여야 한다. 다만, 마약류 지정을 검토할 필요가 있는 임시마약류에 대하여는 그 지정기간이 끝나기 전에 제3항에 따라 예고하여 임시마약류로 다시 지정할 수 있다.

⑤ 누구든지 예고임시마약류 또는 임시마약류에 대하여 다음 각 호의 어느 하나에 해당하는 행위를 하여서는 아니 된다.

1. 재배 · 추출 · 제조 · 수출입하거나 그러할 목적으로 소지 · 소유
2. 매매 · 매매의 알선 · 수수 · 제공하거나 그러할 목적으로 소지 · 소유
3. 소지 · 소유 · 사용 · 운반 · 관리 · 투약 · 보관
4. 1군 또는 2군 임시마약류와 관련된 금지행위를 하기 위한 장소 · 시설 · 장비 · 자금 또는 운반 수단을 타인에게 제공

⑥ 제5항에도 불구하고 다음 각 호의 어느 하나에 해당하는 경우에는 예고임시마약류 또는 임시마약류를 취급할 수 있다.

1. 공무상 예고임시마약류 또는 임시마약류를 압류 · 수거 또는 몰수하여 관리하는 경우
2. 그 밖에 공무상 마약류를 취급하는 공무원 또는 마약류취급학술연구자가 대통령령으로 정하는 바에 따라 식품의약품안전처장의 승인을 받아 예고임시마약류 또는 임시마약류를 취급하는 경우

제5조의3(마약류안전관리심의위원회) 20인천 · 전남, 21대구

① 다음 각 호의 사항을 심의하기 위하여 **식품의약품안전처**에 **마약류안전관리심의위원회**(이하 "심의위원회"라 한다)를 둔다. 20인천 · 전남

1. **마약류의 오남용 방지를 위한 조치기준에 관한 사항**
2. **마약류의 안전사용 기준에 관한 사항**
3. **제11조의2제1항에 따른 마약류 통합정보의 제공 및 활용에 관한 사항**

4. **그 밖에 식품의약품안전처장이 필요하다고 인정하는 사항**

② 심의위원회는 **위원장 1명을 포함하여 30명 이내의 위원으로 구성**하며, **위원장은 식품의약품안전처 차장**이 된다.

③ 위원은 다음 각 호의 어느 하나에 해당하는 사람 중에서 **식품의약품안전처장이 임명하거나 위촉**한다.

1. 마약류의 안전관리, 범죄수사 등의 업무를 담당하는 공무원
2. 마약류의 오남용 방지 분야의 전문지식을 가진 사람
3. 「비영리민간단체 지원법」 제2조에 따른 비영리민간단체가 추천하는 사람
4. 그 밖에 마약류 안전관리 또는 관련 법률에 관한 학식과 경험이 풍부한 사람

④ 그 밖에 심의위원회의 운영 등에 필요한 사항은 **대통령령**으로 정한다.

시행령 제5조의4(마약류안전관리심의위원회의 위원 임기)

법 제5조의3제1항에 따른 마약류안전관리심의위원회(이하 "심의위원회"라 한다)의 위원 임기는 다음 각 호의 구분에 따른다.

1. 법 제5조의3제3항제1호에 따라 임명되거나 위촉된 공무원위원: 같은 호에 따른 마약류의 안전관리 등의 업무를 담당하는 직위에 재직하는 기간
2. 법 제5조의3제3항제2호부터 제4호까지의 규정에 따라 위촉된 위원: **2년**. 다만, 위원의 사임 등으로 새로 위촉된 위원의 임기는 전임위원 임기의 남은 기간으로 한다.

제1장 | 허가 등

제6조(마약류취급자의 허가 등) 16전남, 17서울, 18서울, 19대구, 20강원 · 대구 · 울산, 22전남완도

① 마약류취급자가 되려는 다음 각 호의 어느 하나에 해당하는 자로서 **총리령**으로 정하는 바에 따라 **제1호 · 제2호 및 제4호**에 해당하는 자는 **식품의약품안전처장의 허가**를 받아야 하고, **제3호**에 해당하는 자는 **특별시장 · 광역시장 · 특별자치시장 · 도지사 또는 특별자치도지사**(이하 "**시 · 도지사**"라 한다)의 허가를 받아야 하며, **제5호**에 해당하는 자는 **특별자치시장 · 시장 · 군수 또는 구청장의 허가**를 받아야 한다. 허가받은 사항을 변경할 때에도 또한 같다.

1. **마약류수출입업자**: 「약사법」에 따른 수입자로서 식품의약품안전처장에게 의약품 품목허가를 받거나 품목신고를 한 자
2. **마약류제조업자 및 마약류원료사용자**: 「약사법」에 따라 의약품제조업의 허가를 받은 자
3. **마약류도매업자**: **「약사법」에 따라 등록된 약국개설자 또는 의약품 도매상의 허가를 받은 자**
4. **마약류취급학술연구자**: 연구기관 및 학술기관 등에서 학술연구를 위하여 마약류의 사용을 필요로 하는 자

5. **대마재배자**: 「농업·농촌 및 식품산업 기본법」 제3조제2호에 따른 **농업인으로서 섬유나 종자를 채취할 목적으로 대마초를 재배하려는 자** 18서울

마약류취급자의 허가 및 지정

내용	허가 및 지정권자
• 마약류수출입업자 • 마약류제조업자 및 마약류원료사용자 • 마약류취급학술연구자	식품의약품안전처장의 허가
• 마약류도매업자	특별시장 · 광역시장 · 특별자치시장 · 도지사 또는 특별자치도지사(시 · 도지사)
• 대마재배자	특별자치시장 · 시장 · 군수 또는 구청장의 허가
• 마약류관리자	특별자치시장 · 시장 · 군수 또는 구청장의 지정
• 마약류소매업자 • 마약류취급의료업자	허가 또는 지정 불필요

② **마약류관리자**가 되려면 마약류취급의료업자가 있는 의료기관에 종사하는 약사로서 총리령으로 정하는 바에 따라 **특별자치시장 · 시장 · 군수 또는 구청장의 지정**을 받아야 한다. 지정받은 사항을 변경할 때에도 또한 같다.

③ 다음 각 호의 어느 하나에 해당하는 사람은 **마약류수출입업자, 마약류취급학술연구자 또는 대마재배자로 허가를 받을 수 없다**.

1. **피성년후견인, 피한정후견인 또는 미성년자**
2. 「정신건강증진 및 정신질환자 복지서비스 지원에 관한 법률」 제3조제1호에 따른 **정신질환자**(정신건강의학과 전문의가 마약류에 관한 업무를 담당하는 것이 적합하다고 인정한 사람은 제외한다) 또는 **마약류 중독자**
3. 「약사법」 · 「의료법」 · 「보건범죄 단속에 관한 특별조치법」 또는 그 밖에 마약류 관련 법률을 위반하거나 이 법을 위반하여 **금고 이상의 형**을 선고받고 그 집행이 끝나거나 받지 아니하기로 확정된 후 **3년이 지나지 아니한 사람**

④ 제44조에 따라 **마약류취급자의 허가 취소처분을 받고 2년이 지나지 아니한 자 또는 지정 취소처분을 받고 1년이 지나지 아니한 자**에 대하여는 제1항이나 제2항에 따른 **허가 또는 지정을 할 수 없다**. 다만, 제3항제1호에 해당하여 허가 또는 지정이 취소된 경우는 제외한다.

시행예정 〈시행 2023. 6. 11.〉

제6조(마약류취급자의 허가 등)

① 마약류취급자가 되려는 다음 각 호의 어느 하나에 해당하는 자로서 총리령으로 정하

는 바에 따라 제1호 · 제2호 및 제4호에 해당하는 자는 식품의약품안전처장의 허가를 받아야 하고, 제3호 및 제5호에 해당하는 자는 특별자치시장 · 시장 · 군수 또는 구청장의 허가를 받아야 한다. 허가받은 사항을 변경할 때에도 또한 같다. <개정 2022. 6. 10.>

1. 마약류수출입업자: 「약사법」에 따른 수입자로서 식품의약품안전처장에게 의약품 품목허가를 받거나 품목신고를 한 자
2. 마약류제조업자 및 마약류원료사용자: 「약사법」에 따라 의약품제조업의 허가를 받은 자
3. **마약류도매업자: 「약사법」에 따라 등록된 약국개설자 또는 의약품 도매상의 허가를 받은 자**
4. 마약류취급학술연구자: 연구기관 및 학술기관 등에서 학술연구를 위하여 마약류의 사용을 필요로 하는 자
5. 대마재배자: 「농업 · 농촌 및 식품산업 기본법」 제3조제2호에 따른 **농업인으로서 섬유나 종자를 채취할 목적으로 대마초를 재배하려는 자**

② 마약류관리자가 되려면 마약류취급의료업자가 있는 의료기관에 종사하는 약사로서 총리령으로 정하는 바에 따라 특별자치시장 · 시장 · 군수 또는 구청장의 지정을 받아야 한다. 지정받은 사항을 변경할 때에도 또한 같다. <개정 2022. 6. 10.>

시행규칙 제12조(허가사항 또는 지정사항의 변경)

① 법 제6조제1항 각 호 외의 부분 후단, 같은 조 제2항 후단 또는 제6조의2제1항 후단에 따라 허가사항 또는 지정사항의 변경허가(지정)를 받고자 하는 자는 별지 제10호서식에 따른 신청서(전자문서로 된 신청서를 포함한다)에 그 변경을 증명하는 서류(전자문서를 포함한다)와 허가증 또는 지정서를 첨부하여 **변경이 있는 날부터 20일 이내**에 당해 식품의약품안전처장, 시 · 도지사, 지방식품의약품안전청장 또는 시장 · 군수 · 구청장(이하 "허가관청"이라 한다)에게 제출하여야 한다.

② 삭제

제6조의2(원료물질의 수출입업 또는 제조업의 허가)

① **대통령령**으로 정하는 원료물질의 수출입 또는 제조를 업으로 하려는 자는 **총리령**으로 정하는 바에 따라 **식품의약품안전처장의 허가**를 받아야 한다. 허가받은 사항을 변경할 때에도 또한 같다.

② 제6조제3항 각 호의 어느 하나에 해당하는 사람은 원료물질의 수출입업자 또는 제조업자로 허가받을 수 없다.

③ 원료물질의 수출입 또는 제조를 업으로 하려는 자의 허가 제한에 관하여는 제6조제4항을 준용한다.

제7조(허가증 등의 발급과 등재)

① 제6조제1항 · 제2항이나 제6조의2제1항에 따라 허가 또는 지정을 하는 식품의약품안전처장, **시 · 도지사,** 시장 · 군수 또는 구청장(이하 "허가관청"이라 한다)은 총리령으로 정하는 바에 따라 마약류취급자나 원료물질의 수출입업 또는 제조업 허가를 받은 자(이하 "원료물질수출입업자등"이라 한다) 명부(名簿)에 그 내용을 기록하고 허가증 또는 지정서를 발급하여야 한다. 허가 또는 지정한 사항을 변경할 때에도 또한 같다.

② 제6조제1항 · 제2항이나 제6조의2제1항에 따라 허가 또는 지정받은 자가 그 허가증 또는 지정서를 잃어버렸거나 못쓰게 된 경우에는 총리령으로 정하는 바에 따라 재발급받아야 한다.

시행예정 〈시행 2023. 6. 11.〉

제7조(허가증 등의 발급과 등재)

① 제6조제1항 · 제2항이나 제6조의2제1항에 따라 허가 또는 지정을 하는 식품의약품안전처장, **특별자치시장** · 시장 · 군수 또는 구청장(이하 "허가관청"이라 한다)은 총리령으로 정하는 바에 따라 마약류취급자나 원료물질의 수출입업 또는 제조업 허가를 받은 자(이하 "원료물질수출입업자등"이라 한다) 명부(名簿)에 그 내용을 기록하고 허가증 또는 지정서를 발급하여야 한다. 허가 또는 지정한 사항을 변경할 때에도 또한 같다. <개정 2022. 6. 10.>

제8조(허가증 등의 양도 금지와 폐업 등의 신고 등)

① 마약류취급자는 그 허가증 또는 지정서를 타인에게 빌려주거나 양도(讓渡)하여서는 아니 된다.

② 마약류취급자나 원료물질수출입업자등이 마약류의 취급 또는 원료물질의 수출입 · 제조에 관한 업무를 폐업 또는 휴업하거나 그 휴업한 업무를 다시 시작(이하 "폐업등"이라 한다)하려는 경우에는 총리령으로 정하는 바에 따라 해당 허가관청에 그 사실을 신고하여야 한다. 다만, 다음 각 호에 따라 폐업등을 신고한 경우에는 본문에 따라 폐업등을 신고한 것으로 본다.

1. 의료기관 개설자인 마약류취급의료업자가 「의료법」 제40조에 따라 의료업의 폐업등을 신고한 경우
2. 마약류소매업자가 「약사법」 제22조에 따라 약국의 폐업등을 신고한 경우

③ **마약류취급자나 원료물질수출입업자등**이 다음 각 호의 어느 하나에 해당하게 되었을 때에는 각 호의 구분에 따른 자는 총리령으로 정하는 바에 따라 **해당 허가관청**에 **그 사실 및 소지 마약류 또는 원료물질의 품명, 수량 등 총리령으로 정하는 사항을 신고**하여야 한다.

1. **사망한 경우**: **상속인**(상속인이 분명하지 아니한 경우에는 그 상속재산의 관리인을 말한다. 이하 같다)

2. **피성년후견인 또는 피한정후견인이 된 경우: 후견인**(後見人)
3. **법인이 해산한 경우: 청산인**(清算人)
4. **학술연구를 마친 경우: 마약류취급학술연구자**

④ 허가관청의 장은 제2항 각 호 외의 부분 본문 또는 제3항에 따른 신고를 받은 경우에는 그 내용을 검토하여 이 법에 적합하면 신고를 수리하여야 한다.

⑤ 제1항을 위반하였거나 제2항에 따른 폐업신고 또는 제3항에 따른 신고를 수리한 경우에는 해당 허가 또는 지정은 그 효력을 상실한다.

⑥ 허가관청은 제5항에 따라 마약류취급자 또는 원료물질수출입업자등의 허가 또는 지정의 효력이 상실되었거나 제44조에 따라 마약류취급자 또는 원료물질수출입업자등의 허가 또는 지정의 취소처분을 하거나 업무의 정지처분을 하였을 때에는 총리령으로 정하는 바에 따라 마약류취급자 또는 원료물질수출입업자등 명부에 그 사항을 기록하여야 한다.

시행규칙 제16조(폐업 등의 신고)

① 법 제8조제2항의 규정에 따라 마약류취급자 또는 원료물질수출입업자등은 마약류 또는 원료물질의 취급에 관한 업무를 폐업 또는 휴업하거나 휴업한 업무를 재개한 때에는 **그 사실이 발생한 날부터 20일 이내**에 별지 제12호서식의 신고서(전자문서로 된 신고서를 포함한다)에 다음 각 호의 구분에 따른 서류를 첨부하여 허가관청에 제출하여야 한다.

1. 휴업 또는 업무 재개의 경우: 제9조에 따른 마약류취급자 또는 원료물질수출입업자등 허가증
2. 폐업의 경우
   가. 제9조에 따른 마약류취급자 또는 원료물질수출입업자등 허가증
   나. 제34조에 따른 수출입 · 제조 품목 허가증

② 법 제8조제3항의 규정에 따라 마약류취급자 또는 원료물질수출입업자등의 상속인(상속인이 분명하지 아니한 경우에는 그 상속재산의 관리인을 말한다), 후견인 또는 청산인은 마약류취급자 또는 원료물질수출입업자등이 사망 또는 제한능력자가 되거나 법인이 해산한 때에, 마약류취급학술연구자는 학술연구를 종료한 때에 **그 사실이 발생한 날부터 20일 이내**에 별지 제13호서식의 신고서(전자문서로 된 신고서를 포함한다)를 허가관청에 제출하여야 한다.

제3장 | 마약류의 관리

제9조(수수 등의 제한)

① 마약류취급자 또는 마약류취급승인자(제3조제2호부터 제7호까지 또는 제4조제2항제7호에 따라 마약류 취급의 승인을 받은 자를 말한다. 이하 같다)는 마약류취급자 또는 마약류취급승인자가 아닌 자로부터 마약류를 양수할 수 없다. 다만, 제13조에 따라 허가관청의 승인을 받은 경우에는 그러하지 아니하다.

② 마약류취급자 또는 마약류취급승인자는 이 법에서 정한 경우 외에는 마약류를 양도할 수 없다. 다만, 다음 각 호의 어느 하나에 해당하여 식품의약품안전처장의 승인을 받은 경

우에는 그러하지 아니하다.

1. 품목허가가 취소되어 소지 · 소유 또는 관리하는 마약 및 향정신성의약품을 다른 마약류취급자에게 양도하려는 경우
2. 마약류취급학술연구자, 마약류취급승인자 또는 제4조제3항 단서에 따라 승인을 받은 마약류취급자에게 마약류를 양도하려는 경우
3. 소유 또는 관리하던 마약 및 향정신성의약품을 사용중단 등의 사유로 원소유자 등인 마약류취급자 · 마약류취급승인자 또는 외국의 원소유자 등에게 반품하려는 경우

③ 마약류제조업자, 마약류원료사용자 또는 마약류취급학술연구자가 다른 마약류제조업자, 마약류원료사용자 또는 마약류취급학술연구자에게 마약류(제제는 제외한다)를 양도하려면 총리령으로 정하는 바에 따라 **식품의약품안전처장의 승인**을 받아야 한다.

제10조 삭제

제11조(마약류 취급의 보고)

① **마약류취급자 또는 마약류취급승인자**는 수출입 · 제조 · 판매 · 양수 · 양도 · 구입 · 사용 · 폐기 · 조제 · 투약하거나 투약하기 위하여 제공 또는 학술연구를 위하여 사용한 마약 또는 향정신성의약품의 품명 · 수량 · 취급연월일 · 구입처 · 재고량 · 일련번호와 상대방(마약 또는 향정신성의약품의 조제 또는 투약의 대상이 동물인 경우에는 그 소유자 또는 관리자를 말한다)의 성명 등에 관한 사항을 **식품의약품안전처장에게 보고**하여야 한다. 이 경우 마약류취급자 또는 마약류취급승인자가 마약류 취급의 상대방일 때에는 취급범위, 허가 · 승인번호 및 허가 · 취급승인일을 함께 보고하여야 한다.

② **마약류취급의료업자와 마약류소매업자**는 제1항에서 정한 사항 외에 다음 각 호의 사항을 **식품의약품안전처장에게 보고**하여야 한다.

1. 마약 또는 향정신성의약품을 조제 또는 투약 받거나 투약하기 위하여 제공받은 **환자의 주민등록번호**(외국인인 경우에는 여권번호 또는 외국인 등록번호를 말한다. 이하 같다) 및 「통계법」 제22조제1항 전단에 따라 작성 · 고시된 한국표준질병 · 사인분류에 따른 **질병분류기호**(마약 또는 향정신성의약품의 조제 또는 투약의 대상이 동물인 경우에는 그 종류, 질병명과 소유자 또는 관리자의 주민등록번호를 말한다)
2. 마약 또는 향정신성의약품을 투약하거나 투약하기 위하여 제공하거나 제32조제2항에 따라 이를 기재한 **처방전을 발급한 자의 업소명칭, 성명 및 면허번호**

③ **마약류관리자가 있는 의료기관의 경우** 그 의료기관에서 마약류취급의료업자 또는 마약류관리자가 투약하거나 투약하기 위하여 제공하는 마약 또는 향정신성의약품에 대하여는 제1항과 제2항에도 불구하고 해당 **마약류관리자가 식품의약품안전처장에게 보고**하여야 한다.

④ 제2항에도 불구하고 **마약류취급의료업자 또는 마약류소매업자**가 조제 · 투약보고를 하는 경우로서 다음 각 호의 어느 하나에 해당하는 경우에는 해당 정보를 **식품의약품안전처장에게 보고하지 아니할 수 있다**.

1. **처방전에 질병분류기호 또는 질병명이 기재되지 아니한 경우**: 해당 질병분류기호 또는 질병명(마약류소매업자에 한정한다)
2. **수의사가 동물진료를 목적으로 마약 또는 향정신성의약품의 투약을 동물병원 내에서 완료한 경우**: 해당 동물의 소유자 또는 관리자의 주민등록번호
3. **국가안전보장에 관련된 정보 및 보안을 위하여 처방전을 공개할 수 없는 경우**: 해당 환자 또는 처방의사의 성명이나 환자의 주민등록번호

⑤ 제1항부터 제3항까지의 규정에 따른 보고사항을 변경하고자 하는 때에는 변경보고를 하여야 한다.

⑥ 제1항부터 제3항까지의 규정에 따른 보고 대상 · 절차 · 시기 등 및 제5항에 따른 변경보고 등에 필요한 사항은 **총리령**으로 정한다.

시행규칙 제21조(마약류 취급의 보고 등)

① 마약류취급자 또는 법 제9조제1항 본문에 따른 마약류취급승인자(법 제3조제2호부터 제7호까지 또는 법 제4조제2항제7호에 따라 마약류 취급의 승인을 받은 자를 말한다. 이하 같다)는 수출입 · 제조 · 판매 · 양수 · 양도 · 구입 · 사용 · 폐기 · 조제 · 투약하거나 투약하기 위하여 제공 또는 학술연구를 위하여 사용한 마약 또는 향정신성의약품에 관한 사항을 다음 각 호의 구분에 따라 제11조의3제1항에 따른 **마약류통합관리시스템(이하 "마약류통합관리시스템"이라 한다)을 통하여 식품의약품안전처장에게 보고**하여야 한다. 보고사항을 변경할 때에도 또한 같다.

1. **마약류취급자**(마약류원료사용자 · 마약류취급학술연구자 및 법 제4조제3항 단서에 따른 승인을 받은 마약류취급자가 그 승인받은 마약 또는 향정신성의약품을 취급하는 경우는 제외한다)가 다음 각 목의 마약 또는 향정신성의약품을 취급한 경우에는 **그 취급한 날부터 7일 이내**(취급당일, 공휴일 및 토요일은 산입하지 아니한다. 이하 이 조에서 같다)에 보고할 것. 다만, 전산 장애 등 그 밖의 불가피한 사유가 있는 경우 그 사유가 해소된 날부터 3일 이내에 보고하여야 한다.
   가. 제32조제1항제1호에 따라 품목허가를 받은 마약
   나. 제32조제1항제1호에 따라 품목허가를 받은 향정신성의약품 중 식품의약품안전처장이 공고한 향정신성의약품
2. 마약류취급자(마약류원료사용자 · 마약류취급학술연구자 및 법 제4조제3항 단서에 따른 승인을 받은 마약류취급자가 그 승인받은 마약 또는 향정신성의약품을 취급하는 경우는 제외한다)가 다음 각 목의 마약 또는 향정신성의약품을 취급한 경우에는 **그 취급한 달의 다음 달 10일까지**(보고 기일이 토요일 또는 공휴일인 경우에는 다음 날을 기한으로 한다. 이하 같다) 보고할 것. **다만, 제조 · 수입 · 수출한 경우 그 취급한 날부터 10일 이내에 보고하여야 한다.**
   가. 제32조제1항제1호에 따라 품목허가를 받은 향정신성의약품. 다만, 제1호나목에 따라 식품의약품안전처장이 공고한 향정신성의약품은 제외한다.
   나. 제32조제1항제2호에 따라 품목허가를 받은 마약 또는 향정신성의약품

다. 제32조제1항에 따른 품목허가를 받지 아니한 마약 또는 향정신성의약품

3. 마약류원료사용자, 마약류취급학술연구자, 법 제4조제3항 단서에 따른 승인을 받은 마약류취급자(그 승인받은 마약 또는 향정신성의약품을 취급하는 경우만 해당한다) 및 마약류취급승인자가 마약 또는 향정신성의약품을 취급한 경우에는 **그 취급한 달의 다음 달 10일까지 보고**할 것. 다만, 다음 각 목에 따른 목적으로 사용되는 마약류에 대한 보고는 다음 각 목의 구분에 따라 **규정된 달의 다음 달 10일까지 한꺼번에 보고할 수 있다.**
   가. 해외봉사 · 원조 · 지원을 목적으로 마약 또는 향정신성의약품을 사용한 경우: 해당 해외봉사 · 원조 · 지원 등을 종료한 달
   나. 품질관리를 목적으로 마약 또는 향정신성의약품을 사용하고 그 상세사용내역을 「의약품 등의 안전에 관한 규칙」 별표 1부터 별표 3까지에 따라 기록 · 보관한 경우: 그 마약 또는 향정신성의약품의 포장단위별로 사용이 종료된 달
   다. 도핑검사 및 그 검사를 위한 시험을 목적으로 마약 또는 향정신성의약품을 사용한 경우: 포장단위별로 사용이 종료된 달

4. 제1호부터 제3호까지의 규정에도 불구하고 마약류취급의료업자, 마약류관리자, 마약류취급학술연구자, 법 제4조제3항 단서에 따라 승인을 받은 마약류취급자 및 마약류취급승인자가 「약사법」 제2조제15호에 따른 임상시험을 목적으로 마약 또는 향정신성의약품을 사용한 경우에는 해당 임상시험을 종료한 달의 다음 달 10일까지 보고할 것

② 법 제35조제2항 및 제3항에 따라 작성 · 보존하여야 하는 장부는 별지 제23호서식과 같다.

③ 영 제12조의2제2호에 따른 점검부는 별지 제24호서식과 같다.

④ 마약류취급학술연구자는 제2항에 따른 기록을 「전자서명법」에 따른 전자문서로 작성 · 보관할 수 있다.

⑤ 제1항에 따른 보고를 하려는 자는 다음 각 호의 구분에 따른 서식을 작성하여 식품의약품안전처장에게 제출해야 한다.

1. 마약류수출입업자의 수출입 보고: 별지 제19호서식
2. 마약류제조업자의 제조 보고: 별지 제19호의2서식
3. 마약류 제조 위 · 수탁자 간 입출고 상황 보고: 별지 제19호의3서식
4. 마약류취급자 · 마약류취급승인자의 구입 · 판매 · 양도 · 양수 보고: 별지 제19호의4서식
5. 마약류원료사용자의 원료사용 보고: 별지 제19호의5서식
6. 마약류취급자(마약류도매업자 · 마약류소매업자는 제외한다) · 마약류취급승인자의 마약류 사용 보고: 별지 제19호의6서식
7. 마약류소매업자 · 마약류취급의료업자 · 마약류관리자의 조제 또는 투약 보고: 별지 제19호의7서식. 다만, 마약류관리자가 조제 보고를 하고 그 마약류 투약 기록을 확인할 수 있는 때에는 투약 보고를 한 것으로 본다.
8. 마약류취급자 · 마약류취급승인자의 폐기 보고: 별지 제19호의8서식

⑥ 제1항에 따라 보고한 사항에 변경이 있을 때에는 제1항 각 호에서 정한 **보고기한 종료일부터 14일 이내**에 별지 제19호의9서식에 따라 변경 보고를 하여야 한다. 〈개정 2022. 1. 17.〉

⑦ 제1항부터 제6항까지의 마약류 취급관련 정보는 실제로 취급하거나 소지하는 제품정보와 일치하여야 하며, 마약류취급자 및 마약류취급승인자는 일치여부 확인 등 필요한 조치를 하여야 한다.

제11조의2(마약류통합정보관리센터)

① 식품의약품안전처장은 제11조에 따라 보고받거나 제13조제2항에 따라 통지받은 정보(이하 "마약류 통합정보"라 한다) 등을 효과적으로 관리하기 위하여 **대통령령**으로 정하는

바에 따라 관계 전문기관을 마약류통합정보관리센터(이하 "통합정보센터"라 한다)로 지정하여 다음 각 호의 업무를 위탁할 수 있다.

1. **마약류 통합정보의 수집 · 조사 · 이용 및 제공에 관한 사항**
2. **마약류 통합정보 관리를 위한 계획의 수립 및 시행에 관한 사항**
3. 제11조에 따른 **마약류 취급 보고에 관한 교육 및 홍보에 관한 사항**
4. **마약류 통합정보의 표준화 및 활용에 관한 연구 · 조사 및 교육에 관한 사항**
5. 제11조의3에 따른 **마약류통합관리시스템의 구축 및 운영에 관한 사항**
6. 제11조의3에 따른 **마약류통합관리시스템과의 연계 사용을 위한 외부 소프트웨어의 기능 검사 및 결과 공개에 관한 사항**
7. 그 밖에 **마약류의 통합정보 관리에 관하여 총리령으로 정하는 사항**

시행규칙 제22조의2(마약류통합정보관리센터의 업무)

법 제11조의2제1항제7호에서 "총리령으로 정하는 사항"이란 다음 각 호의 업무에 관한 사항을 말한다.

1. 마약류통합관리시스템의 관리
2. 대마의 취급 · 관리에 관하여 보고된 정보의 수집 · 조사 · 이용 및 제공
3. 그 밖에 마약류의 통합정보 관리를 위해 식품의약품안전처장이 필요하다고 인정하는 업무

② 통합정보센터의 장은 국가, 지방자치단체, 공공기관, 마약류취급자 및 마약류취급승인자 등을 대상으로 보고받은 정보의 진위 여부를 확인하는 등 제1항에 따른 업무를 수행하거나 마약류 오남용을 분석하는 데 필요한 경우에 한하여 그 업무와 관련성이 있는 「주민등록법」 제30조제1항에 따른 주민등록전산정보자료, 「가족관계의 등록 등에 관한 법률」 제11조제4항에 따른 전산정보자료, 출입국관리기록, 진료기록, 의약품공급기록 등의 자료로서 대통령령으로 정하는 자료[개인정보(「개인정보 보호법」 제2조제1호에 따른 개인정보를 말한다. 이하 같다)를 포함한다]를 제공하도록 요청할 수 있다. 이 경우 요청을 받은 자는 정당한 사유가 없으면 이에 따라야 하며, 통합정보센터의 장에게 제공하는 자료에 대하여는 사용료 또는 수수료 등을 면제한다.

③ 식품의약품안전처장과 통합정보센터의 장은 제11조에 따라 보고된 정보나 제2항에 따라 제공받은 자료와 정보를 철저히 관리하여야 한다.

④ 식품의약품안전처장은 통합정보센터의 장에게 마약 또는 향정신성의약품의 취급 및 관리 현황 등에 대하여 보고하게 할 수 있다.

⑤ 식품의약품안전처장은 통합정보센터의 운영 등에 사용되는 비용의 전부 또는 일부를 지원할 수 있다.

⑥ 제1항제6호에 따른 외부 소프트웨어의 기능 검사에 필요한 구체적인 방법 및 기준은 식품의약품안전처장이 정하여 고시한다.

⑦ 그 밖에 통합정보센터의 운영 등에 필요한 사항은 **대통령령**으로 정한다.

시행령 제8조(마약류통합정보관리센터의 지정 등)

① 식품의약품안전처장은 법 제11조의2제1항에 따라 「약사법」 제68조의3제1항에 따른 **한국의약품안전관리원**을 마약류통합정보관리센터(이하 "통합정보센터"라 한다)로 지정하고, 법 제11조의2제1항 각 호의 업무를 위탁한다.

② 통합정보관리센터의 장은 매 회계연도 시작 전까지 다음 연도의 사업계획서와 다음 각 호의 서류를 첨부한 예산서를 이사회에서 의결한 후 식품의약품안전처장의 승인을 받아야 한다. 사업계획서와 예산서를 변경하는 경우에도 또한 같다.

1. 추정재무상태표
2. 추정손익계산서
3. 자금의 수입 · 지출 계획서

제11조의3(마약류통합관리시스템의 구축 · 운영)

① 식품의약품안전처장은 마약류 통합정보 등을 효과적으로 관리하기 위하여 마약류통합관리시스템(이하 "마약류통합관리시스템"이라 한다)을 구축 · 운영하여야 한다.

② 마약류통합관리시스템의 구축 및 운영에 필요한 사항은 대통령령으로 정한다.

제11조의4(마약류 통합정보의 제공 등)

① 식품의약품안전처장 및 통합정보센터의 장은 마약류의 오남용 방지 및 안전한 취급 · 관리를 위하여 마약류 통합정보(개인정보는 제외한다)를 대통령령으로 정하는 행정기관 및 공공기관에 제공할 수 있다.

시행령 제8조의4(마약류 통합정보의 제공)

① 법 제11조의4제1항에서 "대통령령으로 정하는 행정기관 및 공공기관"이란 다음 각 호의 구분에 따른 기관을 말한다.

1. 다음 각 목의 행정기관
   - 가. 기획재정부
   - 나. 교육부
   - 다. 외교부
   - 라. 법무부
   - 마. 행정안전부
   - 바. 보건복지부
   - 사. 방송통신위원회
   - 아. 국가정보원
   - 자. 관세청
   - 차. 통계청
   - 카. 대검찰청
   - 타. 경찰청
   - 파. 해양경찰청
   - 하. 그 밖에 마약류의 취급 · 관리와 관련이 있는 중앙행정기관 또는 지방자치단체의 행정기관 중 식품의약품안전처장이 마약류 통합정보[「개인정보 보호법」 제2조제1호에 따른 개인정보(이하 "개인정보"라 한다)는 제외한다]의 제공이 필요하다고 인정하는 행정기관
2. 다음 각 목의 공공기관
   - 가. 「국민건강보험법」 제13조에 따른 국민건강보험공단
   - 나. 「국민건강보험법」 제62조에 따른 건강보험심사평가원

② 식품의약품안전처장 및 통합정보센터의 장은 법 제11조의4제2항 각 호 외의 부분 단서에 따라 마약류 통합정보를 제공하는 경우에는 다음 각 호의 기준에 따라야 한다.

1. 마약류통합관리시스템을 통해 제공할 것. 다만, 제공하는 정보의 내용·성격 또는 정보 제공의 목적·방식 등에 비추어 마약류통합관리시스템으로 제공하는 것이 적절하지 않다고 식품의약품안전처장이 인정하는 경우에는 그렇지 않다.
2. 제공되는 마약류 통합정보의 이용 또는 활용 목적을 고려하여 해당 업무 수행에 필요한 최소한의 범위에서 제공할 것
3. 제공되는 마약류 통합정보를 목적 외의 용도로 이용 또는 활용하거나 다른 제3자에게 제공해서는 안 된다는 것을 분명히 밝힐 것
4. 제공되는 마약류 통합정보에 개인정보가 포함된 경우에는 해당 개인정보에 대한 보호 대책을 요청할 것. 다만, 법 제11조의4제2항제2호에 따라 제공하거나 마약류통합관리시스템을 통해 열람의 형식으로 제공하는 경우에는 그렇지 않다.

② 식품의약품안전처장 및 통합정보센터의 장은 마약류 통합정보 및 제11조의2제2항에 따라 제공받은 자료를 제3자에게 제공해서는 아니 된다. 다만, 다음 각 호의 어느 하나에 해당하는 경우에는 대통령령으로 정하는 바에 따라 마약류 통합정보를 제공할 수 있다.

1. 시·도지사 또는 시장·군수·구청장이 제41조에 따른 마약류의 취급 감시 등 안전관리 업무 수행을 위하여 필요한 경우

시행예정 〈시행 2023. 6. 11.〉

제11조의4(마약류 통합정보의 제공 등)

1. 특별시장·광역시장·특별자치시장·도지사 또는 특별자치도지사(이하 "시·도지사"라 한다) 또는 시장·군수·구청장이 제41조에 따른 마약류의 취급 감시 등 안전관리 업무 수행을 위하여 필요한 경우 <개정 2022. 6. 10.>

2. 검찰, 경찰, 그 밖의 수사기관이 법원이 발부한 압수·수색영장에 따라 범죄수사에 관련된 자료제공을 요구하는 경우
3. 마약류취급의료업자가 마약 또는 향정신성의약품의 과다·중복 처방 등 오남용을 방지하기 위하여 투약내역(일자, 약품정보, 수량을 말한다. 이하 같다)을 요청(전자적 방법을 통한 요청을 포함한다)하는 경우. 이 경우 마약류취급의료업자는 환자에게 열람 요청 사실을 사전에 알려야 한다.
4. 그 밖에 식품의약품안전처장이 공익목적을 위하여 정보제공이 필요하다고 인정하는 경우. 이 경우 심의위원회의 심의를 거쳐야 한다.

③ 제2항에 따라 정보를 제공받은 자는 해당 정보를 요구 또는 요청한 목적이 달성된 때에는 지체 없이 파기하여야 한다.

제11조의5(마약류 통합정보의 가공 및 활용)

식품의약품안전처장 및 통합정보센터의 장은 마약류 오남용으로 인한 보건상의 위해를 방지할 목적으로 다음 각 호의 어느 하나에 해당하는 경우에 한정하여 대통령령으로 정하는 바에 따라 마약류 통합정보(개인정보는 제외한다)를 가공하여 활용할 수 있다.

1. 관련 행정기관 또는 공공기관 등에 마약류 오남용에 관한 통계 자료 등을 제공하여 관련 정책 수립 및 집행에 활용하도록 하는 경우
2. 마약류소매업자 또는 마약류취급의료업자에게 마약류 오남용 사례 및 통계 자료 등을 제공하여 과다 처방을 억제하도록 하기 위한 경우. 이 경우 자료제공의 내용 및 대상 등에 관하여는 심의위원회의 심의를 거쳐야 한다.
3. 마약류 오남용 관련 연구, 조사 및 교육 등을 위하여 마약류 오남용 관련 통계 자료 등을 제공하거나 공개하는 경우
4. 그 밖에 식품의약품안전처장이 공익목적을 위하여 가공 및 활용이 필요하다고 인정하는 경우

제11조의6(취급정보의 목적 외 이용 · 제공 제한)

식품의약품안전처 및 통합정보센터에 종사하는 사람이나 종사하였던 사람, 마약류통합관리시스템을 구축 · 운영하기 위한 용역 · 연구 · 조사를 수행하는 사람이나 수행하였던 사람, 제11조의4 또는 제11조의5에 따라 마약류 통합정보를 제공받은 사람은 업무상 알게 된 마약류 통합정보와 관련하여 다음 각 호의 행위를 하여서는 아니 된다.

1. 개인정보를 업무상 목적 외의 용도로 이용하거나 제3자에게 제공하는 행위
2. 개인정보를 제외한 정보를 업무상 목적 외의 용도로 이용하거나 제3자에게 제공하는 행위

제12조(사고 마약류 등의 처리) 14서울, 16서울, 17부산, 18경북, 19충남

① 마약류취급자 또는 마약류취급승인자는 소지하고 있는 마약류에 대하여 다음 각 호의 어느 하나에 해당하는 사유가 발생하면 총리령으로 정하는 바에 따라 **해당 허가관청(마약류취급의료업자의 경우에는 해당 의료기관의 개설허가나 신고관청을 말하며, 마약류소매업자의 경우에는 약국 개설 등록관청을 말한다. 이하 같다)에 지체 없이 그 사유를 보고**하여야 한다. 19충남

1. **재해로 인한 상실(喪失)**
2. **분실 또는 도난**
3. **변질 · 부패 또는 파손**

② 마약류취급자 또는 마약류취급승인자가 소지하고 있는 마약류를 다음 각 호의 어느 하나에 해당하는 사유로 폐기하려는 경우에는 총리령으로 정하는 바에 따라 폐기하여야 한다.

1. **제1항제3호(변질 · 부패 또는 파손)에 해당하는 사유**
2. **유효기한 또는 사용기한의 경과**
3. **유효기한 또는 사용기한이 지나지 아니하였으나 재고관리 또는 보관을 하기에 곤란한 사유**

[시행규칙] **제23조(사고마약류 등의 처리)** 14서울

① 마약류취급자 또는 마약류취급승인자가 법 제12조제1항에 따라 사고마약류의 보고를 하고자 하는 경우에는 그 **사유가 발생한 것을 안 날부터 5일 이내**에 별지 제25호서식에 따른 보고서(전자문서로 된 보고서를 포함한다)에 그 사실을 증명하는 서류(전자문서를 포함한다)를 첨부하여 **지방식품의약품안전청장, 시 · 도지사 또는 시장 · 군수 · 구청장에게 제출**하여야 한다. **다만, 법 제12조제1항제3호(변질 · 부패 또는 파손)의 사유가 발생하여 보고하는 경우에는 그 사실을 증명하는 서류를 첨부하지 아니한다.**

② 제1항의 규정에 의하여 사고마약류의 보고를 받은 지방식품의약품안전청장, 시 · 도지사 또는 시장 · 군수 · 구청장은 이를 **식품의약품안전처장에게 보고**하여야 한다.

③ 제1항의 사실을 증명하는 서류(전자문서를 포함한다)는 다음 각 호의 기관에서 발급하는 서류에 한한다.

1. **법 제12조제1항제1호(재해로 인한 상실)의 사유: 관할 시 · 도지사**
2. **법 제12조제1항제2호(분실 또는 도난)의 사유: 수사기관**

④ 마약류취급자 또는 마약류취급승인자는 법 제12조제2항 각 호에 해당하는 사고마약류 등을 폐기하려는 때에는 별지 제26호서식에 따른 신청서(전자문서로 된 신청서를 포함한다)를 지방식품의약품안전청장, 시 · 도지사 또는 시장 · 군수 · 구청장에게 제출하여야 한다.

⑤ 제4항에 따른 폐기신청을 받은 지방식품의약품안전청장, 시 · 도지사 또는 시장 · 군수 · 구청장은 해당 폐기처분대상 마약류가 법 제12조제2항 각 호에 해당하는지 여부 등을 관계 공무원 참관하에 확인한 후 이를 영 제21조 각 호의 어느 하나에 해당하는 폐기방법에 따라 폐기처분해야 한다.

⑥ 제5항에 따라 마약류를 폐기처분한 지방식품의약품안전청장, 시 · 도지사 또는 시장 · 군수 · 구청장은 별지 제27호서식에 따른 보고서(전자문서로 된 보고서를 포함한다)를 지체없이 식품의약품안전처장에게 제출해야야 한다.

사고마약류 발생의 보고 관청 16서울, 19충남

사고마약류 발생	보고 관청
병원, 치과병원, 한방병원, 요양병원, 종합병원	시 · 도지사
의원, 치과의원, 한의원	시장 · 군수 · 구청장
마약류도매업자	시 · 도지사
마약류소매업자(약국)	시장 · 군수 · 구청장
마약류제조업자, 마약류수출업자, 마약류취급학술연구자, 마약류원료사용자	지방식품의약품안전청장
대마재배업자	특별자치시장 · 시장 · 군수 · 구청장

제13조(자격 상실자의 마약류 처분)

① 마약류취급자(마약류관리자는 제외한다)가 제8조 및 제44조에 따라 마약류취급자 자격을 상실한 경우에는 해당 마약류취급자 · 상속인 · 후견인 · 청산인 및 합병 후 존속하거나 신설된 법인은 보유하고 있는 마약류를 총리령으로 정하는 바에 따라 **해당 허가관청의 승인을 받아 마약류취급자에게 양도**하여야 한다. 다만, 그 상속인이나 법인이 마약류취급

자인 경우에는 해당 허가관청의 승인을 받아 이를 양도하지 아니할 수 있으며, 대마재배자의 상속인이나 그 상속 재산의 관리인 · 후견인 또는 법인이 대마재배자가 되려고 신고하는 경우에는 해당 연도에 한정하여 제6조제1항제5호에 따른 허가를 받은 것으로 본다.

② 제1항에 따라 마약 또는 향정신성의약품의 양도 등을 승인한 허가관청은 승인에 관한 사항을 **총리령**으로 정하는 바에 따라 식품의약품안전처장에게 알려야 한다.

③ 특별자치시장 · 시장 · 군수 또는 구청장은 제1항 단서에 따른 신고를 받은 경우에는 그 내용을 검토하여 이 법에 적합하면 신고를 수리하여야 한다.

시행규칙 **제24조(자격상실자의 마약류처리)**

① 법 제13조제1항 본문에 따라 마약류취급자(마약류관리자를 제외한다)가 법 제8조 및 법 제44조의 규정에 의하여 마약류취급자의 자격을 상실한 때에 당해 마약류취급자 · 상속인 · 후견인 · 청산인 및 합병후 존속 또는 신설된 법인이 보유하고 있는 **마약류의 양도에 관한 승인을 얻고자 하는 경우**에는 별지 제14호서식에 따른 신청서(전자문서로 된 신청서를 포함한다)에 계약서를 첨부하여 해당 **허가관청에 제출**하여야 한다.

② 법 제8조 및 제44조에 따라 자격을 상실한 마약류취급자(마약류관리자는 제외한다)의 상속인이나 합병 후 존속 또는 신설된 법인이 마약류취급자에 해당하여 법 제13조제1항 단서에 따라 보유하고 있는 마약류를 양도하지 아니하기 위해서는 별지 제14호의2서식에 따른 마약류 양도 제외 승인 신청서(전자문서를 포함한다)를 작성하여 해당 허가관청에 제출하여야 한다.

③ 법 제13조제1항 단서에 따라 대마재배자의 상속인이나 그 상속재산의 관리인 · 후견인 또는 법인이 대마재배자가 되고자 하는 때에는 별지 제28호서식에 따른 신고서(전자문서로 된 신고서를 포함한다)를 관할 **특별자치시장 · 시장 · 군수 또는 구청장에게 제출**하여야 한다.

④ 제1항부터 제3항까지의 규정에 따른 신청 또는 신고는 **마약류취급자의 자격이 상실된 날부터 20일 이내**에 하여야 한다.

⑤ 법 제13조제2항에 따라 허가관청이 마약 또는 향정신성의약품의 양도 등의 승인에 관한 사항을 식품의약품안전처장에게 알리려는 경우에는 별지 제28호의2서식에 따른 보고서를 작성하여 식품의약품안전처장에게 제출하여야 한다. 보고 사항을 변경하고자 할 경우에는 별지 제28호의3서식에 따른 보고서를 작성하여 식품의약품안전처장에게 제출하여야 한다.

제14조(광고) 17울산

① 제3조제12호에도 불구하고 **마약류제조업자 · 마약류수출입업자는** 제18조 또는 제21조에 따라 품목허가를 받은 마약 또는 향정신성의약품을 **의학 · 약학 · 수의학에 관한 전문가 등을 대상으로 하는 매체 또는 수단**에 의한 경우에 한정하여 광고할 수 있다. 17울산

② 제1항에 따른 광고의 매체 또는 수단은 다음 각 호와 같다.

1. **의학 · 약학 · 수의학에 관한 사항을 전문적으로 취급하는 신문 또는 잡지**
2. 제품설명회. 이 경우 설명 내용에는 부작용 등 사용 시 주의사항에 관한 정보가 포함되어야 한다.

③ 제1항에 따른 마약 또는 향정신성의약품에 관한 광고의 기준은 **총리령**으로 정한다.

시행규칙 제25조(마약 및 향정신성의약품의 광고기준)

법 제14조제3항의 규정에 따른 마약 및 향정신성의약품의 광고기준은 다음 각 호와 같다.

1. 마약 및 향정신성의약품의 명칭, 제조방법, 효능이나 효과에 관하여 허가를 받은 사항 외의 광고를 하여서는 아니 된다.
2. 마약 및 향정신성의약품의 **효능이나 효과를 광고하는 때에는 다음 각목의 광고를 하여서는 아니 된다.**
   가. **우수한 치료효과를 나타낸다는 등으로 그 사용결과를 표시 또는 암시하는 광고**
   나. **적응증상을 서술적 또는 위협적인 표현으로 표시 또는 암시하는 광고**
   다. 마약 및 향정신성의약품의 사용을 직접 또는 간접적으로 강요하는 광고
3. 마약 및 향정신성의약품의 사용에 있어서 이를 오·남용하게 할 염려가 있는 표현의 광고를 하여서는 아니 된다.
4. 마약 및 향정신성의약품에 관하여 의사·치과의사·수의사 또는 약사나 기타의 자가 이를 지정·공인·추천·지도 또는 신용하고 있다는 등의 광고를 하여서는 아니 된다.
5. 의사·치과의사·수의사 또는 약사가 마약 및 향정신성의약품의 제조방법, 효능이나 효과 등에 관하여 연구 또는 발견한 사실에 대하여 **의학 또는 약학상 공인된 사항 이외의 광고를 하여서는 아니 된다.**
6. 마약 및 향정신성의약품에 관하여 **그 사용자의 감사장이나 체험기를 이용하거나 구입·주문쇄도 기타 이와 유사한 뜻을 표현하는 광고를 하여서는 아니 된다.**
7. 마약 및 향정신성의약품의 제조방법, 효능이나 효과 등에 관하여 광고에 문헌을 인용하는 경우에는 의학 또는 약학상 인정된 문헌에 한하여 인용하되, 인용문헌의 본뜻을 정확하게 전하여야 하며 **연구자의 성명, 문헌명과 발표연월일을 명시하여야 한다.**
8. 마약 및 향정신성의약품을 광고할 때에는 **다른 의약품·마약 또는 향정신성의약품을 비방하거나 비난한다고 의심되는 광고 또는 외국제품과 유사하다거나 보다 우수하다는 내용 등의 모호한 표현의 광고를 하여서는 아니 된다.**
9. 마약 및 향정신성의약품의 부작용을 부정하는 표현 또는 부당하게 안전성을 강조하는 표현의 광고를 하여서는 아니 된다.
10. 마약 및 향정신성의약품을 판매하는 때에는 **사은품 또는 현상품을 제공하거나 마약 및 향정신성의약품을 상품으로 제공하는 방법에 의한 광고를 하여서는 아니 된다.**

제15조(마약류의 저장) 18대구, 19서울, 21경북

마약류취급자, 마약류취급승인자 또는 제4조제2항제3호부터 제5호까지 및 제5조의2제6항 각 호에 따라 마약류나 예고임시마약류 또는 임시마약류를 취급하는 자는 그 보관·소지 또는 관리하는 마약류나 예고임시마약류 또는 임시마약류를 총리령으로 정하는 바에 따라 다른 의약품과 구별하여 저장하여야 한다. 이 경우 마약은 **잠금장치가 되어 있는 견고한 장소에 저장**하여야 한다.

시행규칙 제26조(마약류의 저장) 18대구, 19서울

법 제15조에 따른 마약류, 예고임시마약류 또는 임시마약류의 저장기준은 다음 각 호와 같다.

1. **마약류, 예고임시마약류 또는 임시마약류의 저장장소(대마의 저장장소를 제외한다)**는 마약류취급자, 마약류취급승인자 또는 법 제4조제2항제3호부터 제5호까지 및 법 제5조의2제6항

각 호에 따라 마약류, 예고임시마약류 또는 임시마약류를 취급하는 자의 업소 또는 사무소(법 제57조 및 「약사법 시행규칙」 제37조제2항에 따라 마약류의 보관·배송 등의 업무를 위탁받은 마약류도매업자의 **업소 또는 사무소**를 포함한다)**안에 있어야 하고, 마약류, 예고임시마약류 또는 임시마약류저장시설은 일반인이 쉽게 발견할 수 없는 장소에 설치하되 이동할 수 없도록 설치할 것**

2. 마약은 **이중으로 잠금장치가 설치된 철제금고**(철제와 동등 이상의 견고한 재질로 만들어진 금고를 포함한다)에 저장할 것
3. **향정신성의약품, 예고임시마약류 또는 임시마약류는 잠금장치가 설치된 장소에 저장할 것.** 다만, 마약류소매업자·마약류취급의료업자 또는 마약류관리자가 원활한 조제를 목적으로 **업무시간중 조제대에 비치하는 향정신성의약품은 제외**한다.
4. 대마의 저장장소에는 **대마를 반출·반입하는 경우를 제외하고는 잠금장치를 설치하고 다른 사람의 출입을 제한하는 조치를 취할 것**

제16조(봉함)

① 다음 각 호의 어느 하나에 해당하는 자가 마약류를 판매하거나 수출 또는 양도할 때에는 그 용기나 포장을 봉함(封緘)하여야 한다. 이 경우 봉함은 그 봉함을 뜯지 아니하고서는 용기나 포장을 개봉할 수 없고, 개봉한 후에는 쉽게 원상으로 회복시킬 수 없도록 하여야 한다.

1. 마약류수출입업자
2. 마약류제조업자
3. 마약류원료사용자
4. 마약류취급학술연구자
5. 마약류취급승인자

② 마약류취급자·마약류취급승인자는 제1항에 따라 봉함을 하지 아니한 마약류를 수수하지 못한다. 다만, 다음 각 호의 어느 하나에 해당하는 경우에는 그러하지 아니하다.

1. 마약류취급자가 제9조제2항제3호에 따라 소유 또는 관리하던 마약 또는 향정신성의약품을 원소유자 등 마약류취급자에게 반품하려는 경우
2. 제13조에 따라 보유하고 있는 마약류를 마약류취급자에게 양도하는 경우 등 **대통령령으로 정하는 사유**로 식품의약품안전처장의 승인을 받은 경우

시행령 제9조(봉함하지 아니한 마약류의 수수)

법 제16조제2항제2호에서 "제13조에 따라 보유하고 있는 마약류를 마약류취급자에게 양도하는 경우 등 대통령령으로 정하는 사유"란 다음 각 호의 사유를 말한다.

1. 법 제13조(자격 상실자의 마약류 처분)제1항에 따라 허가관청의 승인을 받아 수수하는 경우
2. 마약류취급학술연구자가 학술연구를 위하여 수수하는 경우
3. 공무상 필요에 따라 연구 및 시험용으로 제품 또는 반제품(半製品)으로 수수하려는 경우

시행규칙 **제29조(봉함하지 아니한 마약류의 수수 승인신청)**

법 제16조제2항제2호 및 영 제9조에 따라 봉함하지 아니한 마약류를 수수하고자 하는 자는 별지 제33호서식에 따른 신청서(전자문서로 된 신청서를 포함한다)에 그 사유서(전자문서를 포함한다)를 첨부하여 **식품의약품안전처장에게 제출**하여야 한다. 다만, **마약류취급학술연구자**가 봉함하지 아니한 마약류를 수수하려는 때에는 **지방식품의약품안전청장에게 제출**하여야 한다.

제17조(용기 등의 기재사항)

① 마약, 향정신성의약품 및 한외마약의 용기 · 포장 또는 첨부 문서에는 **총리령**으로 정하는 사항을 기재하여야 한다.

② 마약 및 향정신성의약품의 용기 · 포장 및 첨부 문서에는 **총리령**으로 정하는 바에 따라 붉은색으로 표시된 "마약" 또는 "향정신성"이라는 문자를 다른 문자 · 기사 · 그림 또는 도안보다 쉽게 볼 수 있는 부분에 표시하여야 한다.

시행규칙 **제30조(용기 등의 기재사항)**

① 법 제17조제1항에 따라 마약류수출입업자, 마약류제조업자 또는 마약류원료사용자가 제32조제1항에 따라 품목허가를 받은 마약 · 향정신성의약품 또는 한외마약의 용기 · 포장 또는 첨부문서에 기재하여야 하는 사항은 다음 각 호와 같다.

1. 마약류수출입업자 · 마약류제조업자 또는 마약류원료사용자의 상호 및 주소(위탁제조한 경우에는 수탁제조소의 명칭과 주소를 포함한다)
2. 제품명
3. 제조번호와 유효기한 또는 사용기한
4. 중량, 용량 또는 개수
5. 대한민국약전에서 용기 · 포장 및 첨부문서에 기재하도록 정한 사항
6. 붉은색으로 표시된 "마약" · "향정신성" 또는 "한외마약"이라는 문자
7. 저장방법
8. 품목허가증에 기재된 모든 성분의 명칭, 유효성분의 분량(유효성분이 분명하지 아니한 것은 그 본질 및 그 제조방법의 요지를 말한다) 및 보존제의 분량. 다만, 다음 각 목의 성분은 기재를 생략할 수 있다.
   가. 보존제를 제외한 소량 함유 성분
   나. 제34조에 따른 품목허가증에 기재된 성분 중 원료약품 · 원자재 및 그 분량에 기재된 원료명 이외의 성분으로서 별도 규격 등으로 정하는 성분
9. 성상(性狀)
10. 효능 · 효과
11. 용법 · 용량
12. "전문의약품"이라는 문자
13. 그 밖에 사용 또는 취급 시 필요한 주의사항

② 법 제17조제1항에 따라 마약류수출입업자 또는 마약류제조업자가 제32조제1항에 따른 품목허가를 받은 마약 · 향정신성의약품 및 자가치료 목적으로 수입하는 마약 · 향정신성의약품을 제외한 마약 · 향정신성의약품의 용기 또는 포장에 기재하여야 하는 사항은 다음 각 호와 같다.

1. 영 별표 1부터 별표 7까지에 규정된 품명에 따른 유효성분의 명칭(그 염 및 이성체 또는 이

성체의 염을 포함한다) 및 분량
2. 마약류수출입업자 또는 마약류제조업자의 상호
3. 제조번호와 유효기한 또는 사용기한
4. 중량, 용량 또는 개수
5. 저장방법
6. 붉은색으로 표시된 “마약” 또는 “향정신성”이라는 문자
7. 마약류통합관리시스템에서 부여한 품목코드

③ 법 제17조제2항 및 이 규칙 제30조제1항에 따라 표시하는 “마약” 또는 “향정신성”이라는 문자의 크기는 한국산업규격 KS A 0201 활자의 기준 치수에서 정하는 활자의 크기를 표시하는 단위(이하 “포인트”라 한다)로 12포인트 이상이어야 하고, 제품명 · 유효성분명과 중량이나 용량을 제외한 다른 문자보다 크게 기재하여야 한다.

④ 제3항에도 불구하고 마약 또는 향정신성의약품을 직접 담는 용기또는 직접 포장의 면적이 좁아 그 외부의 용기나 포장에 제3항에 따른 표시를 한 경우에는 직접 담는 용기나 직접 포장에 표시하는 “마약” 또는 “향정신성”이라는 문자의 크기는 12포인트 미만으로 할 수 있다.

제4장 | 마약류취급자

제18조(마약류 수출입의 허가 등)

① 마약류수출입업자가 아니면 마약 또는 향정신성의약품을 수출입하지 못한다.

② 마약류수출입업자가 마약 또는 향정신성의약품을 수출입하려면 **총리령**으로 정하는 바에 따라 다음 각 호의 **허가 또는 승인을 받아야 한다**.
1. 품목마다 식품의약품안전처장의 허가를 받을 것. 허가받은 사항을 변경할 때에도 같다.
2. 수출입할 때마다 식품의약품안전처장의 승인을 받을 것. 승인받은 사항을 변경할 때에도 같다.

③ 식품의약품안전처장은 제2항에 따른 허가신청에 대하여 심사 결과 적합한 것으로 인정된 경우에는 이를 허가하여야 한다.

④ 제2항의 경우 제44조에 따라 품목 허가의 취소처분을 받고 1년이 지나지 아니한 자에 대하여는 해당 품목의 허가를 하지 못한다. 다만, 제6조제3항제1호에 해당하여 품목 허가가 취소된 경우는 제외한다.

시행규칙 제32조(수출입 · 제조품목허가신청 등)

① 법 제18조제2항제1호, 법 제21조제2항 또는 법 제24조제2항에 따라 마약 · 향정신성의약품 또는 한외마약의 수입 또는 제조품목허가를 받으려는 자는 별지 제34호서식에 따른 신청서(전자문서로 된 신청서를 포함한다)에 다음 각 호의 구분에 따른 서류(전자문서로 된 서류를 포함한다)를 첨부하여 식품의약품안전처장에게 제출하여야 한다.
1. 사람에게 사용할 것을 목적으로 하는 경우: 「의약품 등의 안전에 관한 규칙」 제4조 및 제12조

에 따른 서류. 다만, 「의약품 등의 안전에 관한 규칙」 제5조제1항 각 호의 어느 하나에 해당하는 경우에는 같은 규칙 제5조제2항 · 제3항 및 제12조에 따른 서류를 제출하여야 한다.

2. 동물용으로만 사용할 것을 목적으로 하는 경우: 「동물용 의약품등 취급규칙」 제5조제3항제1호 및 제16조제1항제1호에 따른 서류. 다만, 「동물용 의약품등 취급규칙」 제5조제2항 및 제16조제2항에 해당하는 경우에는 같은 규칙 제5조제4항제1호 또는 제16조제2항제1호에 따른 서류를 제출하여야 한다.

② 법 제18조제2항제1호에 따라 마약 또는 향정신성의약품의 수출품목허가를 받으려는 자는 별지 제34호서식에 따른 신청서(전자문서로 된 신청서를 포함한다)를 식품의약품안전처장에게 제출하여야 한다. 이 경우 식품의약품안전처장은 제34조에 따른 제조품목허가증을 확인하여야 한다.

제19조 삭제

제20조(수입한 마약 등의 판매)

마약류수출입업자는 수입한 마약 또는 향정신성의약품을 **마약류제조업자, 마약류원료사용자 및 마약류도매업자** 외의 자에게 판매하지 못한다.

제21조(마약류 제조의 허가 등)

① 마약류제조업자가 아니면 마약 및 향정신성의약품을 제조하지 못한다.

② 마약류제조업자가 마약 또는 향정신성의약품을 제조하려면 총리령으로 정하는 바에 따라 품목마다 식품의약품안전처장의 허가를 받아야 한다. 허가받은 사항을 변경할 때에도 또한 같다.

③ 제2항의 경우에는 **제18조(마약류 수출입의 허가 등)제3항 및 제4항을 준용**한다.

제22조(제조한 마약 등의 판매)

① 마약류제조업자는 제조한 마약을 마약류도매업자 외의 자에게 판매하여서는 아니 된다.

② 마약류제조업자가 제조한 향정신성의약품은 마약류수출입업자, 마약류도매업자, 마약류소매업자 또는 마약류취급의료업자 외의 자에게 판매하여서는 아니 된다.

제23조 삭제

제24조(마약류 원료 사용의 허가 등)

① 마약류원료사용자가 아니면 마약 또는 향정신성의약품을 원료로 사용한 한외마약 또는 의약품을 제조하지 못한다.

② 마약류원료사용자가 한외마약을 제조하려면 총리령으로 정하는 바에 따라 **품목마다 식품의약품안전처장의 허가**를 받아야 한다. 허가받은 사항을 변경할 때에도 또한 같다.

③ 제2항의 경우에는 **제18조제3항 및 제4항을 준용**한다.

제25조 삭제

제26조(마약류의 도매)

① 마약류도매업자는 그 영업소가 있는 특별시·광역시·특별자치시·도 또는 특별자치도 내의 마약류소매업자, 마약류취급의료업자, 마약류관리자 또는 마약류취급학술연구자 외의 자에게 마약을 판매하여서는 아니 된다. 다만, 해당 허가관청의 승인을 받아 판매하는 경우에는 그러하지 아니하다.

② 마약류도매업자는 마약류취급학술연구자, 마약류도매업자, 마약류소매업자, 마약류취급의료업자 또는 마약류관리자 외의 자에게 향정신성의약품을 판매하여서는 아니 된다. 다만, 해당 허가관청의 승인을 받아 판매하는 경우에는 그러하지 아니하다.

제27조 삭제

제28조(마약류의 소매)

① **마약류소매업자**가 아니면 마약류취급의료업자가 발급한 마약 또는 향정신성의약품을 기재한 **처방전에 따라 조제한 마약 또는 향정신성의약품을 판매하지 못한다**. 다만, 마약류취급의료업자가 「약사법」에 따라 자신이 직접 조제할 수 있는 경우는 제외한다.

② 마약류소매업자는 그 조제한 **처방전을 2년간 보존**하여야 한다.

③ 마약류소매업자는 「전자문서 및 전자거래 기본법」 제2조제5호에 따른 전자거래를 통한 마약 또는 향정신성의약품의 판매를 하여서는 아니 된다.

제29조 삭제

제30조(마약류 투약 등)

① **마약류취급의료업자가 아니면** 의료나 동물 진료를 목적으로 마약 또는 향정신성의약품을 투약하거나 투약하기 위하여 제공하거나 마약 또는 향정신성의약품을 기재한 처방전을 발급하여서는 아니 된다.

> **시행령 제11조(마약의 투약)**
>
> 법 제30조에 따라 마약류취급의료업자는 의료나 동물 진료를 목적으로 마약을 투약하기 위하여 제공하려는 경우에는 마약을 조제하여 제공하여야 한다.

② 마약류취급의료업자는 제11조의4제2항제3호에 따라 투약내역을 확인한 결과 마약 또는 향정신성의약품의 과다·중복 처방 등 오남용이 우려되는 경우에는 처방 또는 투약을 하지 아니할 수 있다.

제31조 삭제

제32조(처방전의 기재) 19서울, 22서울

① **마약류취급의료업자는 처방전에 따르지 아니하고는 마약 또는 향정신성의약품을 투약하거나 투약하기 위하여 제공하여서는 아니 된다**. 다만, 다음 각 호의 어느 하나에 해당하는 경우에는 그러하지 아니하다.

1. 「약사법」에 따라 **자신이 직접 조제할 수 있는 마약류취급의료업자가 진료기록부에 그가 사용하려는 마약 또는 향정신성의약품의 품명과 수량을 적고 이를 직접 투약하거나 투약하기 위하여 제공하는 경우**
2. 「수의사법」에 따라 수의사가 진료부에 사용하려는 마약 또는 향정신성의약품의 품명과 수량을 적고 이를 동물에게 직접 투약하거나 투약하기 위하여 제공하는 경우

② 마약류취급의료업자가 마약 또는 향정신성의약품을 기재한 처방전을 발급할 때에는 그 처방전에 발급자의 업소 소재지, 상호 또는 명칭, 면허번호와 환자나 동물의 소유자·관리자의 성명 및 주민등록번호를 기입하여 서명 또는 날인하여야 한다.

③ 제1항과 제2항에 따른 **처방전 또는 진료기록부**(「전자서명법」에 따른 전자서명이 기재된 전자문서를 포함한다)는 **2년간 보존**하여야 한다.

제33조(마약류관리자) 19서울

① **4명 이상의 마약류취급의료업자**가 의료에 종사하는 **의료기관의 대표자**는 그 의료기관에 **마약류관리자를 두어야 한다**. 다만, **향정신성의약품만을 취급하는 의료기관의 경우에는 그러하지 아니하다**. 19서울

② 제1항의 마약류관리자가 다음 각 호의 어느 하나에 해당하는 경우에는 해당 의료기관의 대표자는 다른 마약류관리자(다른 마약류관리자가 없는 경우에는 후임 마약류관리자가 결정될 때까지 그 의료기관에 종사하는 마약류취급의료업자)에게 관리 중인 마약류를 인계하게 하고 그 이유를 해당 허가관청에 신고하여야 한다.

1. 제8조제5항에 따라 마약류관리자 지정의 효력이 상실된 경우
2. 제44조에 따라 마약류취급자의 지정이 취소되거나 업무정지처분을 받은 경우

> **시행령 제12조(기록의 인계)**
>
> 법 제33조제2항에 따라 의료기관의 대표자는 관리 중인 마약류를 인계하는 경우에는 해당 마약류를 취급한 기록을 함께 인계하여야 한다.

제34조(마약 등의 관리)

마약류관리자가 있는 의료기관이 마약 및 향정신성의약품을 관리할 때에는 그 마약류관리자가 해당 의료기관에서 투약하거나 투약하기 위하여 제공할 목적으로 구입 또는 관리하는 마약 및 향정신성의약품이 아니면 이를 투약하거나 투약하기 위하여 제공하지 못한다.

제35조(마약류취급학술연구자)

① 마약류취급학술연구자가 아니면 마약류를 학술연구의 목적에 사용하지 못한다.

② 마약류취급학술연구자가 대마초를 재배하거나 대마를 수입하여 학술연구에 사용하였을 때에는 **총리령**으로 정하는 바에 따라 그 사용(대마초 재배 현황을 포함한다) 및 연구에 관한 장부를 작성하고, 그 내용을 **식품의약품안전처장에게 보고**하여야 한다.

③ 마약류취급학술연구자가 마약 또는 향정신성의약품을 학술연구에 사용하였을 때에는 총리령으로 정하는 바에 따라 그 연구에 관한 장부를 작성하여야 한다.

④ 마약류취급학술연구자는 제2항과 제3항에 따라 작성한 장부를 **2년간 보존**하여야 한다.

시행규칙 제37조(마약류취급학술연구자의 보고 의무)

법 제35조제2항에 따라 대마를 취급하는 마약류취급학술연구자는 매 반기의 대마초의 사용(대마초 재배 현황을 포함한다) 및 연구에 대하여 **매 반기가 종료된 다음 달 10일까지** 별지 제43호서식에 따른 보고서(전자문서로 된 보고서를 포함한다)를 **지방식품의약품안전청장에게 제출**하여야 한다.

제36조(대마재배자의 보고)

① 대마재배자는 총리령으로 정하는 바에 따라 대마초의 재배 면적과 생산 현황 및 수량을 **특별자치시장 · 시장 · 군수 또는 구청장에게 보고**하여야 한다.

② 대마재배자는 그가 재배한 대마초 중 그 **종자 · 뿌리 및 성숙한 줄기를 제외**하고는 이를 소각(燒却) · 매몰하거나 그 밖에 그 유출을 방지할 수 있는 방법으로 폐기하고 그 결과를 **총리령**으로 정하는 바에 따라 **특별자치시장 · 시장 · 군수 또는 구청장에게 보고**하여야 한다.

시행규칙 제38조(대마재배자의 보고)

법 제36조제1항의 규정에 의하여 대마초의 재배면적 · 생산현황 및 수량을 보고하고자 하는 대마재배자는 **매년 2회(전반기에는 5월31일까지, 하반기에는 매년 11월 30일까지)** 별지 제44호서식에 따른 보고서(전자문서로 된 보고서를 포함한다)를 **특별자치시장 · 시장 · 군수 또는 구청장에게 제출**하여야 한다.

시행규칙 제39조(대마의 폐기보고)

법 제36조제2항에 따라 대마재배자는 그가 재배한 대마초중 종자 · 뿌리 및 성숙한 줄기를 제외하고는 이를 특별자치시장 · 시장 · 군수 또는 구청장이 지정하는 공무원의 참관하에 폐기해야 하며, **참관자의 확인을 받아 그 폐기한 날부터 10일 이내**에 별지 제45호서식에 따른 보고서(전자문서로 된 보고서를 포함한다)를 특별자치시장 · 시장 · 군수 또는 구청장에게 제출해야 한다.

제37조(허가 등의 제한)

허가관청은 제6조(마약류취급자의 허가 등), 제18조(마약류 수출입의 허가 등), 제21조(마약류 제조의 허가 등) 및 제24조(마약류 원료 사용의 허가 등)에 따른 허가 또는 지정을 할 때에 마약류의 오용이나 남용으로 인하여 국민보건에 위해를 끼칠 우려가 있다고 인정하는 경우에는 특정 지역 또는 특정 품목을 한정하여 허가 또는 지정을 하지 아니할 수 있다. 이 경우 특정 지역 또는 특정 품목에 관한 사항은 미리 공고하여야 한다.

제38조(마약류취급자의 관리의무)

① 마약류제조업자 또는 마약류원료사용자는 그 업무에 종사하는 종업원의 지도 · 감독과 품질관리, 그 밖에 마약 · 향정신성의약품 및 한외마약에 관한 업무에 대하여 **총리령**으로 정하는 사항을 준수하여야 한다.

② 마약류취급자는 변질 · 부패 · 오염 또는 파손되었거나 사용기간 또는 유효기간이 지난 마약류를 판매하거나 사용하여서는 아니 된다.

③ 마약류취급자가 그 업무에 종사할 때에는 의료용 마약류의 도난 및 유출을 방지하기 위하여 **대통령령**으로 정하는 사항을 준수하여야 한다.

시행령 제12조의2(마약류취급자의 준수사항)

법 제38조제3항에 따라 마약류취급자는 다음 각 호의 사항을 준수하여야 한다.

1. 마약류취급자가 보관 · 소지 또는 관리하는 **의료용 마약류의 입고 · 출고 및 사용에 대한 기록을 작성하고 2년간 보관**할 것. 다만, 법 제11조에 따라 마약류취급자가 보관 · 소지 또는 관리하는 의료용 마약류의 입고 · 출고 및 사용에 대하여 식품의약품안전처장에게 보고한 경우는 제외한다.
2. 의료용 마약류의 저장시설에는 마약류취급자 또는 마약류취급자가 지정한 종업원 외의 사람을 출입시켜서는 아니 되며, **저장시설을 주 1회 이상 점검하여 점검부를 작성 · 비치**하고 이를 **2년간 보존**할 것
3. 종업원에 대한 지도 · 감독을 철저히 하여 의료용 마약류의 도난사고가 발생하지 아니하도록 할 것

시행규칙 제40조(마약류제조업자 또는 마약류원료사용자의 준수사항)

법 제38조제1항의 규정에 의하여 마약류제조업자 또는 마약류원료사용자가 준수하여야 하는 사항은 다음 각호와 같다.

1. 보건위생상의 위해가 없도록 그 제조소 및 제조시설을 위생적으로 관리할 것
2. 종업원에 대한 지도 · 감독을 철저히 하여 보건위생상의 사고가 발생하지 아니하도록 할 것
3. 보건위생상의 위해가 발생할 염려가 있는 물건은 이를 제조소에 두지 아니할 것
4. 마약 또는 향정신성의약품의 원료와 그 제품에 대한 자가시험을 행하고 그 시험을 행한 기록을 작성 · 비치하여야 하며 그 기록을 2년간 보존할 것
5. 제조관리기준서 · 제품표준서 등에 의하여 유효성분의 함량 등을 정확하게 생산할 것
6. 마약 또는 향정신성의약품의 원료와 그 제품이 변질되거나 부패되지 아니하도록 안전하게 일반의약품과 별도로 분리하여 저장 · 관리할 것
7. 제조소의 제조업무에 관하여 필요한 기록을 작성 · 비치할 것
8. 삭제

제5장 | 마약류 중독자 등

제39조(마약 사용의 금지) 20광주

마약류취급의료업자는 **마약 중독자에게 그 중독 증상을 완화시키거나 치료하기 위하여** 다음 각 호의 어느 하나에 해당하는 행위를 하여서는 아니 된다. 다만, 제40조에 따른 치료보호기관에서 **보건복지부장관 또는 시 · 도지사의 허가를 받은 경우**에는 **그러하지 아니하다**.

1. 마약을 **투약**하는 행위
2. 마약을 **투약하기 위하여 제공**하는 행위
3. 마약을 기재한 **처방전을 발급**하는 행위

시행령 제13조(마약 중독자에 대한 마약 사용)
법 제39조 각 호 외의 부분 단서에 따른 마약의 투약은 법 제40조제1항에 따른 치료보호기관의 장이 중독자의 증상을 고려하여 특히 필요하다고 인정하는 경우로서 보건복지부령으로 정하는 바에 따라 보건복지부장관 또는 특별시장 · 광역시장 · 특별자치시장 · 도지사 또는 특별자치도지사(이하 "시 · 도지사"라 한다)의 허가를 받은 경우로 한정한다.

제40조(마약류 중독자의 치료보호) 19대구 · 울산 · 부산, 20전남, 22전남 · 경북

① **보건복지부장관 또는 시 · 도지사**는 마약류 사용자의 마약류 중독 여부를 판별하거나 마약류 중독자로 판명된 사람을 치료보호하기 위하여 **치료보호기관을 설치 · 운영하거나 지정할 수 있다.** 19대구

② **보건복지부장관 또는 시 · 도지사**는 마약류 사용자에 대하여 제1항에 따른 치료보호기관에서 마약류 중독 여부의 판별검사를 받게 하거나 마약류 중독자로 판명된 사람에 대하여 치료보호를 받게 할 수 있다. 이 경우 **판별검사 기간은 1개월 이내**로 하고, **치료보호 기간은 12개월 이내**로 한다. 19울산부산, 22전남

③ **보건복지부장관 또는 시 · 도지사**는 제2항에 따른 **판별검사 또는 치료보호**를 하려면 **치료보호심사위원회의 심의**를 거쳐야 한다.

④ 제3항에 따른 판별검사 및 치료보호에 관한 사항을 심의하기 위하여 **보건복지부, 특별시, 광역시, 특별자치시, 도 및 특별자치도에 치료보호심사위원회**를 둔다.

⑤ 제1항부터 제4항까지의 규정에 따른 치료보호기관의 설치 · 운영 및 지정, 판별검사 및 치료보호, 치료보호심사위원회의 구성 · 운영 · 직무 등에 관하여 필요한 사항은 **대통령령**으로 정한다.

제40조의2(형벌과 수강명령 등의 병과)

① 법원은 제3조, 제4조 또는 제5조를 위반하여 마약류를 투약, 흡연 또는 섭취한 사람(이하 이 조에서 "마약류사범"이라 한다)에 대하여 형의 선고를 유예하는 경우에는 1년 동안 보호관찰을 받을 것을 명할 수 있다.

② 법원은 마약류사범에 대하여 유죄판결(선고유예는 제외한다)을 선고하거나 약식명령을 고지하는 경우에는 200시간의 범위에서 재범예방에 필요한 교육의 수강명령(이하 "수강명령"이라 한다) 또는 재활교육 프로그램의 이수명령(이하 "이수명령"이라 한다)을 병과(倂科)하여야 한다. 다만, 수강명령 또는 이수명령을 부과할 수 없는 특별한 사정이 있는 경우에는 그러하지 아니하다.

③ 수강명령은 형의 집행을 유예하는 경우에 그 집행유예기간 내에서 병과하고, 이수명령은 벌금 이상의 형을 선고하거나 약식명령을 고지하는 경우에 병과한다.

④ 법원이 마약류사범에 대하여 형의 집행을 유예하는 경우에는 수강명령 외에 그 집행유예기간 내에서 보호관찰 또는 사회봉사 중 하나 이상의 처분을 병과할 수 있다.

⑤ 수강명령 또는 이수명령은 형의 집행을 유예하는 경우에는 그 집행유예기간 내에, 벌금형을 선고하거나 약식명령을 고지하는 경우에는 형 확정일부터 6개월 이내에, 징역형 이상의 실형(實刑)을 선고하는 경우에는 형기 내에 각각 집행한다.

⑥ 수강명령 또는 이수명령이 형의 집행유예 또는 벌금형과 병과된 경우에는 보호관찰소의 장이 집행하고, 징역형 이상의 실형과 병과된 경우에는 교정시설의 장이 집행한다. 다만, 징역형 이상의 실형과 병과된 이수명령을 모두 이행하기 전에 석방 또는 가석방되거나 미결구금일수 산입 등의 사유로 형을 집행할 수 없게 된 경우에는 보호관찰소의 장이 남은 이수명령을 집행한다.

⑦ 수강명령 또는 이수명령은 다음 각 호의 내용으로 한다.

1. 마약류사범 행동의 진단 · 상담
2. 마약류 폐해에 대한 이해를 위한 교육
3. 그 밖에 마약류사범의 재범예방을 위하여 필요한 사항

⑧ 보호관찰소의 장 또는 교정시설의 장은 수강명령 또는 이수명령의 집행에 관한 업무를 제51조의2에 따른 한국마약퇴치운동본부에 위탁할 수 있다.

⑨ 형벌과 병과하는 보호관찰, 사회봉사, 수강명령 및 이수명령에 관하여 이 법에서 규정한 사항 외에는 「보호관찰 등에 관한 법률」을 준용한다.

제40조의3(판결 전 조사)

① 법원은 제3조, 제4조 또는 제5조를 위반하여 마약류를 투약, 흡연 또는 섭취한 피고인에 대하여 제40조의2에 따른 보호관찰, 사회봉사, 수강명령 또는 이수명령을 부과하기 위하여 필요하다고 인정하면 그 법원의 소재지 또는 피고인의 주거지를 관할하는 보호관찰소의 장에게 피고인의 신체적 · 심리적 특성 및 상태, 성장배경, 가정환경, 직업, 생활환경, 교우관계, 범행동기, 마약류 중독여부, 병력(病歷), 재범위험성 등 피고인에 관한 사항의 조사를 요구할 수 있다.

② 제1항의 요구를 받은 보호관찰소의 장은 지체 없이 이를 조사하여 서면으로 해당 법원에

알려야 한다. 이 경우 필요하다고 인정하면 피고인이나 그 밖의 관계인을 소환하여 심문하거나 소속 보호관찰관에게 필요한 사항을 조사하게 할 수 있다.

③ 법원은 제1항의 요구를 받은 보호관찰소의 장에게 조사진행상황에 관한 보고를 요구할 수 있다.

제6장 | 감독과 단속

제41조(출입 · 검사와 수거)

① 식품의약품안전처장(대통령령으로 정하는 그 소속 기관의 장을 포함한다), 시 · 도지사 또는 시장 · 군수 · 구청장은 마약류, 임시마약류 및 원료물질의 취급을 감시하고 단속할 필요가 있다고 인정하면 관계 공무원으로 하여금 마약류취급자, 마약류취급승인자, 제5조의2제6항에 따라 임시마약류를 취급하는 자 및 원료물질취급자에 대하여 해당 업소나 공장 · 창고, 대마초 재배지, 약국, 조제 장소, 그 밖에 마약류, 임시마약류 및 원료물질에 관계 있는 장소에 출입하여 다음 각 호의 업무를 하게 할 수 있다.

1. 해당 업소 등의 구조 · 설비 · 업무현황, 기록한 서류와 의약품, 그 밖의 물건에 대한 검사
2. 관계인에 대한 질문
3. 마약류 · 임시마약류 · 원료물질 및 이와 관계가 있다고 인정되는 약품과 물건을 총리령으로 정하는 바에 따른 수거. 이 경우 시험용으로 필요한 최소 분량으로 한정한다.

② 식품의약품안전처장은 통합정보센터의 감독에 필요하다고 인정하는 경우에는 통합정보센터의 장에게 그 업무 및 재산에 관한 보고 또는 자료의 제출을 명하거나 소속 공무원으로 하여금 현장 출입 또는 서류검사를 하게 하는 등 필요한 조치를 할 수 있다.

③ 제1항 또는 제2항에 따라 출입 · 검사 또는 수거하는 공무원은 그 권한을 표시하는 증표를 지니고 이를 관계인에게 보여주어야 한다.

제42조(폐기 명령 등)

① 식품의약품안전처장, 시 · 도지사 또는 시장 · 군수 · 구청장은 제12조에 따라 보고된 마약류나 제13조에 따른 승인을 받지 못한 마약류 및 제16조, 제17조, 제18조, 제21조 또는 제24조를 위반하여 제조 · 판매 · 저장 또는 수입한 향정신성의약품이나 불량한 향정신성의약품 등을 공중위생상의 위해의 발생을 방지할 수 있는 방법으로 폐기하거나 필요한 조치를 마약류취급자 및 마약류취급승인자에게 명할 수 있다.

② 식품의약품안전처장, 시 · 도지사 또는 시장 · 군수 · 구청장은 다음 각 호의 어느 하나에 해당하는 경우에는 관계 공무원으로 하여금 해당 물품을 폐기 또는 압류하거나 그 밖에

필요한 조치를 하게 할 수 있다.

1. 제1항에 따른 명령을 받은 자가 그 명령을 이행하지 아니한 경우
2. 대마재배자가 제36조제2항에 따른 폐기를 하지 아니한 경우
3. 제3조제4호를 위반하여 원료물질이 제조, 수출입, 매매, 매매의 알선, 수수, 소지, 소유 또는 사용되거나 그러한 목적으로 저장된 원료물질이 발견된 경우

제43조(업무 보고 등)

식품의약품안전처장, 시 · 도지사 또는 시장 · 군수 · 구청장은 마약류취급자, 마약류취급승인자 및 원료물질취급자에 대하여 그 업무에 관하여 필요한 사항을 보고하게 하거나, 관계 장부 · 서류나 그 밖의 물건을 제출할 것을 명할 수 있다.

제44조(허가 등의 취소와 업무정지) 17강원

① **마약류취급자, 마약류취급승인자** 또는 **원료물질수출입업자등**이 다음 각 호의 어느 하나에 해당하는 경우에는 해당 허가관청은 이 법에 따른 허가(품목허가를 포함한다), 지정 또는 승인을 취소하거나 **1년의 범위에서 그 업무 또는 마약류 및 원료물질 취급의 전부 또는 일부의 정지를 명할 수 있다**. 다만, 국민보건에 위해를 끼쳤거나 끼칠 우려가 있는 마약, 향정신성의약품 또는 한외마약의 경우에는 그 취급자에게 책임질 사유가 없고 그 약품의 성분 · 처방 등을 변경함으로써 그 허가 목적을 달성할 수 있다고 인정되는 경우에는 그 변경만을 명할 수 있다.

1. **업무 또는 마약류 및 원료물질 취급의 전부 또는 일부의 정지를 명하는 경우**
   가. 제5조(마약류 등의 취급 제한)제1항 및 제2항에 따른 마약류 취급 제한 규정을 위반한 경우
   나. 제5조제3항의 조치를 위반한 때
   다. 제6조(마약류취급자의 허가 등)제1항 각 호 외의 부분 후단 및 같은 조 제2항 후단에 따른 변경허가 또는 변경지정을 받지 아니한 경우
   라. 제6조의2(원료물질의 수출입업 또는 제조업의 허가)제1항 후단에 따른 변경허가를 받지 아니한 경우
   마. 제7조(허가증 등의 발급과 등재)제2항에 따른 허가증 또는 지정서를 재발급받지 아니한 경우
   바. 제9조(수수 등의 제한)제2항 및 제3항을 위반하여 마약류를 양도한 경우
   사. 삭제
   아. 삭제
   자. 제11조(마약류 취급의 보고)를 위반하여 보고하지 아니하거나 거짓으로 보고한 경우
   차. 제12조(사고 마약류 등의 처리)를 위반하여 보고하지 아니하거나 사고 마약류 등

을 폐기한 경우

카. 제14조(광고)를 위반하여 마약류를 광고한 경우

타. 제15조(마약류의 저장)를 위반하여 마약류를 저장한 경우

파. 제16조(봉함)를 위반하여 마약류를 봉함하지 아니하거나 봉함하지 아니한 마약류를 수수한 경우

하. 제17조(용기 등의 기재사항)를 위반하여 기재를 하지 아니하거나 거짓으로 기재한 경우

거. 삭제

너. 제20조(수입한 마약 등의 판매) · 제22조(제조한 마약 등의 판매) 및 제26조(마약류의 도매)를 위반하여 판매한 경우

더. 제32조(처방전의 기재)를 위반하여 처방전에 따르지 아니하고 투약 등을 하거나 처방전을 거짓으로 기재한 경우 및 처방전을 작성 · 비치 · 보존하지 아니한 경우

러. 제33조(마약류관리자)를 위반하여 마약류관리자를 두지 아니한 경우

머. 제35조(마약류취급학술연구자)제2항부터 제4항까지의 규정을 위반하여 기록 · 보존을 하지 아니하거나 거짓으로 기록한 경우

버. **대마재배자가 정당한 사유 없이 2년간 계속하여 대마초를 재배하지 아니한 경우**

서. 제38조(마약류취급자의 관리의무)에 따른 **마약류취급자의 관리의무를 위반한 경우**

어. 제41조(출입 · 검사와 수거)에 따른 관계 공무원의 검사 · 질문 · 수거를 거부 · 방해하거나 기피한 경우

저. 제50조(마약류취급자와 원료물질수출입업자등의 교육)를 위반하여 마약류취급자 또는 원료물질수출입업자등이 교육을 받지 아니한 경우

처. 제51조(원료물질의 관리)제1항을 위반하여 원료물질의 수출입 승인을 받지 아니하고 수출입한 경우나 승인받은 내용과 다르게 수출입한 경우

커. 제51조제2항을 위반하여 원료물질의 제조, 수출입, 수수 또는 매매에 대한 기록을 작성 · 보존하지 아니하거나 거짓으로 기록한 경우

터. 제51조제2항에 따른 원료물질의 수출입, 수수 또는 매매에 대한 기록 작성의 의무를 회피할 목적으로 소량으로 나누어 원료물질을 거래한 경우

퍼. 제51조제3항에 따른 신고를 하지 아니한 경우

허. 제18조(마약류 수출입의 허가 등)제2항제2호에 따른 수출입 승인 또는 변경승인을 받지 아니한 경우

2. **허가(품목허가를 포함한다), 지정 또는 승인을 취소하는 경우**

가. 제6조(마약류취급자의 허가 등)제3항 각 호의 결격사유에 해당한 경우

나. 제18조제2항제1호(마약류 수출입 허가) · 제21조제2항(마약류 제조 허가) 및 제24조제2항(마약류 원료사용 허가)에 따른 허가 또는 변경허가를 받지 아니한 경우

다. 제1호가목 · 파목 · 어목 또는 제9조제2항을 **2회 이상 위반한 경우**

라. 제1호자목 · 차목 · 러목 · 허목 또는 제9조제3항을 **3회 이상 위반한 경우**

마. 마약의 유효성분 함량이나 제제할 때 발생하는 마약의 손실률(損失率) 등에 대하여 총리령으로 정하는 기준을 **3회 이상 위반한 경우**

바. 마약류취급자가 제6조제1항 또는 제2항에 따른 마약류취급자가 되기 위하여 필요한 약사 등의 자격을 상실하거나 「약사법」에 따른 의약품제조업, 의약품 도매상 등의 허가가 취소 등이 된 경우

사. 원료물질수출입업자등이 「부가가치세법」 제8조에 따라 관할 세무서장에게 폐업신고를 하거나 관할 세무서장이 사업자등록을 말소한 경우

아. 거짓이나 그 밖의 부정한 방법으로 제3조제2호부터 제7호까지의 규정, 제4조제2항제7호 또는 같은 조 제3항에 따른 승인을 받은 경우

자. 거짓이나 그 밖의 부정한 방법으로 제6조제1항 또는 제6조의2제1항에 따른 허가 또는 변경허가를 받은 경우

차. 거짓이나 그 밖의 부정한 방법으로 제18조제2항제1호, 제21조제2항 또는 제24조제2항에 따른 허가 또는 변경허가를 받은 경우

② 제1항에 따른 행정처분의 기준은 **총리령**으로 정한다.

③ **식품의약품안전처장**은 제1항제2호사목의 사유로 허가를 취소하기 위하여 필요한 경우에는 **관할 세무서장**에게 원료물질수출입업자등의 폐업 여부에 대한 **정보의 제공을 요청할 수 있다**. 이 경우 요청을 받은 관할 세무서장은 특별한 사유가 없으면 「전자정부법」 제36조제1항에 따라 영업자의 폐업 여부에 대한 정보를 제공하여야 한다.

제45조(청문)

허가관청은 제44조제1항에 따라 **마약류취급자 또는 원료물질수출입업자등의 허가 또는 지정을 취소하려면 청문을 하여야 한다**.

제46조(과징금처분)

① 허가관청은 마약류취급자 또는 원료물질수출입업자등에 대하여 제44조제1항에 따른 업무정지처분을 하게 되는 경우에는 대통령령으로 정하는 바에 따라 **업무정지처분을 갈음하여 2억원 이하의 과징금을 부과**할 수 있다. 이 경우 과징금 부과는 **업무정지처분으로 인하여 국민보건에 큰 위해를 가져오거나 가져올 우려가 있는 경우**로 한정하며, **3회를 초과하여 부과할 수 없다**.

② 제1항에 따른 과징금을 부과하는 위반행위의 종류, 위반정도 등에 따른 과징금의 금액과 그 밖에 필요한 사항은 **대통령령**으로 정한다.

③ 허가관청은 제1항에 따른 과징금을 부과하기 위하여 필요한 경우에는 다음 각 호의 사항을 적은 문서로 관할 세무관서의 장에게 과세 정보의 제공을 요청할 수 있다.

1. 납세자의 인적사항
2. 과세 정보의 사용 목적
3. 과징금 부과기준이 되는 매출금액

④ 허가관청은 제1항에 따른 과징금을 기한까지 내지 아니하면 대통령령으로 정하는 바에 따라 제1항에 따른 과징금 부과처분을 취소하고 제44조제1항에 따른 업무정지처분을 하거나 국세 체납처분의 예 또는 「지방행정제재 · 부과금의 징수 등에 관한 법률」에 따라 징수한다. 다만, 폐업 등으로 제44조제1항에 따른 업무정지처분을 할 수 없는 경우에는 국세 체납처분의 예 또는 「지방행정제재 · 부과금의 징수 등에 관한 법률」에 따라 징수한다.

⑤ 허가관청은 제4항에 따라 체납된 과징금의 징수를 위하여 필요한 경우에는 다음 각 호의 어느 하나에 해당하는 자료의 제공을 해당 각 호의 자에게 각각 요청할 수 있다. 이 경우 요청을 받은 자는 정당한 사유가 없으면 이에 따라야 한다.

1. 「건축법」 제38조에 따른 건축물대장 등본: 국토교통부장관
2. 「공간정보의 구축 및 관리 등에 관한 법률」 제71조에 따른 토지대장 등본: 국토교통부장관
3. 「자동차관리법」 제7조에 따른 자동차등록원부 등본: 시 · 도지사

시행예정 〈시행 2023. 6. 11.〉

제46조(과징금처분)

⑤ 허가관청은 제4항에 따라 체납된 과징금의 징수를 위하여 필요한 경우에는 다음 각 호의 어느 하나에 해당하는 자료의 제공을 해당 각 호의 자에게 각각 요청할 수 있다. 이 경우 요청을 받은 자는 정당한 사유가 없으면 이에 따라야 한다.

1. 「건축법」 제38조에 따른 건축물대장 등본: 특별자치시장 · 특별자치도지사 · 시장(「제주특별자치도 설치 및 국제자유도시 조성을 위한 특별법」에 따른 행정시장을 제외한다) · 군수 또는 구청장 <개정 2022. 6. 10.>

제47조(부정 마약류의 처분) 20강원

식품의약품안전처장은 이 법이나 그 밖의 **마약류에 관한 법령을 위반하여 소지, 소유, 사용, 관리, 재배, 수출입, 제조, 매매, 매매의 알선, 수수, 투약 또는 투약하기 위하여 제공하거나 조제 또는 연구에 사용하는 마약류, 예고임시마약류 및 임시마약류**에 대하여는 **압류나 그 밖에 필요한 처분을 할 수 있다**.

제48조(마약류 감시원)

① 제41조제1항 및 제42조제2항에 따른 관계 공무원의 직무와 그 밖에 마약류와 원료물질에 관한 감시 업무를 하게 하기 위하여 식품의약품안전처와 그 소속 기관, 특별시 · 광역

시 · 특별자치시 · 도 · 특별자치도 및 시 · 군 · 구(자치구만 해당한다. 이하 같다)에 마약류 감시원을 둔다.

② 마약류 감시원의 자격, 직무 범위, 그 밖에 필요한 사항은 **대통령령**으로 정한다.

시행령 제17조(마약류 감시원)

① 법 제48조에 따라 식품의약품안전처장, 시 · 도지사 또는 시장 · 군수 · 구청장(자치구의 구청장을 말한다. 이하 같다)은 다음 각 호의 어느 하나에 해당하는 소속 공무원을 마약류 감시원으로 임명한다.

1. 「고등교육법」 제2조에 따른 학교의 약학 관련 학과 또는 법학 관련 학과에서 학사 이상의 학위를 받은 사람이나 다른 법령에 따라 이와 같은 수준 이상의 학력이 있다고 인정되는 사람
2. 1년 이상 약무(藥務)에 관한 업무에 종사한 경력이 있는 사람
3. 보건행정관서에서 1년 이상 보건행정에 관한 업무에 종사한 경력이 있는 사람

② 법 제48조제2항에 따른 마약류 감시원의 직무 범위는 다음 각 호와 같다.

1. 마약류취급자, 마약류 취급의 승인을 받은 자 및 취급업소에 대한 감시 · 출입 · 검사 및 감독
2. 원료물질취급자 및 취급업소에 대한 감시 · 출입 · 검사 및 감독
3. 마약 · 향정신성의약품 또는 한외마약의 품질관리를 위한 마약 · 향정신성의약품 · 한외마약 또는 이와 관계있는 의약품의 수거
4. 마약류 중독자 치료보호의 지원

③ 제1항에 따라 식품의약품안전처장, 시 · 도지사 또는 시장 · 군수 · 구청장은 마약류 감시원을 임명하는 경우에는 이에 관한 사항을 임명에 관한 관리대장에 기록하고 마약류 감시원증을 발급하여야 한다.

제49조(마약류 명예지도원)

① 마약류의 오용 · 남용을 방지하고 홍보 · 계몽 등을 하기 위하여 식품의약품안전처, 특별시 · 광역시 · 특별자치시 · 도 · 특별자치도 및 시 · 군 · 구에 마약류 명예지도원을 둘 수 있다.

② 마약류 명예지도원의 자격, 업무 범위, 그 밖에 필요한 사항은 **대통령령**으로 정한다.

시행령 제18조(마약류 명예지도원)

① 법 제49조에 따라 식품의약품안전처장, 시 · 도지사 또는 시장 · 군수 · 구청장은 마약류 명예지도원을 두려는 경우에는 다음 각 호의 어느 하나에 해당하는 사람 중에서 위촉하여야 한다.

1. 「고등교육법」 제2조에 따른 학교에서 학사 이상의 학위를 받은 사람 또는 다른 법령에 따라 이와 같은 수준 이상의 학력이 있다고 인정되는 사람
2. 소비자 관련 단체, 청소년 관련 단체 또는 의약 관련 협회 · 단체(이하 이 조에서 "관련 단체"라 한다)의 회원 또는 직원으로서 해당 관련 단체의 장이 추천한 사람
3. 보건행정관서에서 1년 이상 보건행정에 관한 업무에 종사한 경력이 있는 사람
4. 마약류 관련 수사업무에 1년 이상 종사한 경력이 있는 사람

② 법 제49조제2항에 따른 마약류 명예지도원의 업무 범위는 다음 각 호와 같다.

1. 마약류의 오용 · 남용 방지를 위한 홍보 및 계몽
2. 법 위반행위에 대한 신고 및 자료 제공

③ 마약류 명예지도원의 임기는 2년으로 하며, 연임할 수 있다. 다만, 제1항제2호에 따라 위촉된 사람의 연임은 관련 단체의 장의 연임요청이 있어야 한다.
④ 식품의약품안전처장, 시 · 도지사 또는 시장 · 군수 · 구청장은 예산의 범위에서 마약류 명예지도원의 활동에 필요한 경비를 지원할 수 있다.
⑤ 식품의약품안전처장, 시 · 도지사 또는 시장 · 군수 · 구청장은 마약류 명예지도원이 다음 각 호의 어느 하나에 해당하는 경우에는 위촉을 해제하여야 한다.
1. 법 제3조를 위반한 경우
2. 관련 단체로부터 퇴직 또는 해임되거나 회원자격을 상실한 경우
3. 마약류 명예지도원의 업무와 관련하여 부정한 행위로 물의를 일으킨 경우
4. 질병 · 부상 등의 사유로 업무 수행이 곤란하게 된 경우
⑥ 이 영에서 규정한 사항 외에 마약류 명예지도원의 운영에 필요한 세부 사항은 식품의약품안전처장, 시 · 도지사 및 시장 · 군수 · 구청장이 따로 정한다.

제50조(마약류취급자와 원료물질수출입업자등의 교육)

① 마약류취급자(대마재배자는 제외한다) 또는 원료물질수출입업자등은 식품의약품안전처장 또는 시 · 도지사가 하는 마약류 또는 원료물질 관리에 관한 교육을 받아야 한다.
② 제1항에 따른 마약류 또는 원료물질 관리에 관한 교육의 방법 · 횟수 및 내용 등에 필요한 사항은 총리령으로 정한다.

시행규칙 제47조(마약류취급자와 원료물질수출입업자등의 교육) 21전북

① 법 제50조에 따라 **마약류수출입업자 · 마약류제조업자 · 마약류원료사용자 · 마약류취급학술연구자 및 원료물질수출입업자등**은 **지방식품의약품안전청장**이, **마약류도매업자 · 마약류소매업자 · 마약류관리자 및 마약류취급의료업자(법 제6조제2항에 따른 마약류관리자를 둔 의료기관의 마약류취급의료업자를 제외한다. 이하 이 조에서 같다)**는 **시 · 도지사**가 실시하는 **마약류 또는 원료물질 관리에 관한 교육을 받아야 한다.**
② 제1항에 따른 교육은 **1회 2시간**으로 하되, 그 교육을 받을 시기는 법 제2조제5호에 따른 **마약류취급자(대마재배자를 제외**한다. 이하 이 조에서 같다) 또는 **원료물질수출입업자등으로 허가 또는 지정(교육을 이수한 지 1년이 지나지 아니한 자가 폐업 등의 사유로 다시 허가 또는 지정을 받은 경우는 제외한다)을 받은 후 1년 이내**로 한다.
③ 지방식품의약품안전청장 또는 시 · 도지사는 마약류 또는 원료물질의 계속된 도난 · 분실로 인하여 주의를 촉구할 필요성이 있거나 마약류관련 법령의 개정 등으로 마약류 또는 원료물질 관리에 관한 교육이 필요하다고 인정되는 때에는 제2항에도 불구하고 1년에 1회에 한하여 추가로 교육을 실시할 수 있다.
④ 제1항에 따라 교육을 실시하는 지방식품의약품안전청장 및 시 · 도지사는 마약류취급자 또는 원료물질수출입업자등에 대한 교육계획을 전년도 말까지 수립하여 교육을 실시하되, 그 계획에는 교육대상자의 편의를 위하여 매년 2회 이상 교육을 실시하는 내용이 포함되어야 한다.
⑤ 마약류취급자에 대한 교육내용에 포함되어야 하는 사항은 다음 각호와 같다.
1. 마약류의 판매 및 봉함에 관한 사항, 사고의 처리 및 보고에 관한 사항, 마약류취급 관련업무의 양도 · 양수에 관한 사항, 마약류 보관 · 저장에 관한 사항 및 마약류통합관리시스템을

활용한 보고 방법에 관한 사항
2. 마약 및 향정신성의약품의 원료 및 제품에 대한 자가시험 관련기록의 작성 · 비치에 관한 사항과 용기 등에의 기재에 관한 사항(마약류취급자 중 마약류수출입업자, 마약류제조업자 및 마약류원료사용자만 해당한다)
3. 마약 및 향정신성의약품의 투약 및 처방전의 기록에 관한 사항(마약류취급자 중 마약류취급의료업자만 해당한다)
4. 마약류 사용 · 연구기록 · 기록보관에 관한 사항(마약류취급자 중 마약류취급학술연구자만 해당한다)
5. 기타 마약류 관련법령의 준수에 관한 사항 등 식품의약품안전처장 또는 시 · 도지사가 따로 정하는 사항

⑥ 원료물질수출입업자등에 대한 교육내용에 포함되어야 하는 사항은 다음 각 호와 같다.
1. 원료물질의 수출입 승인에 관한 사항
2. 원료물질의 제조 · 수출입 · 수수 또는 매매에 대한 기록정비에 관한 사항
3. 그 밖에 마약류 관련 법령의 준수에 관한 사항 등 식품의약품안전처장이나 시 · 도지사가 따로 정하는 사항

⑦ 지방식품의약품안전청장 및 시 · 도지사는 마약류취급자 또는 원료물질수출입업자등에 대한 교육을 실시한 때에는 교육을 받은 자에게 수료증을 교부하여야 하며, 그 교부대장을 관리하여야 한다.

⑧ 시 · 도지사는 「약사법」 제15조에 따른 연수교육, 「의료법」 제30조제2항에 따른 보수교육 또는 「수의사법」 제34조제1항에 따른 연수교육을 실시하는 경우에는 제1항 또는 제3항에 따른 마약류 또는 원료물질 관리에 관한 교육을 공동으로 실시할 수 있다.

제51조(원료물질의 관리)

① 원료물질을 수출입하는 자는 수출입할 때마다 식품의약품안전처장의 승인을 받아야 한다.

② 원료물질을 제조하거나 수출입 · 수수 또는 매매하는 자는 제조, 수출입 · 수수 또는 매매(이하 이 조에서 "거래"라 한다)에 대한 기록을 작성하고 이를 2년간 보존하여야 한다. 다만, 다음 각 호의 어느 하나에 해당하는 경우는 제외한다.
1. 「약사법」에 따라 제조 · 거래에 대한 기록을 작성 · 보존하고 있는 제조 · 거래의 경우
2. 「화학물질관리법」에 따라 제조 · 거래에 대한 기록을 작성 · 보존하고 있는 제조 · 거래의 경우
3. 원료물질 복합제를 제조 · 거래하는 경우
4. 통상적인 사업 수행을 위한 합법적인 거래로서 대통령령으로 정하는 거래의 경우
5. 대통령령으로 정하는 수량 이하로 거래하는 경우

③ 원료물질취급자는 다음 각 호의 어느 하나에 해당하는 경우에는 그 사실을 **법무부장관이나 식품의약품안전처장에게 지체 없이 신고**하여야 한다.
1. 원료물질의 구매 목적이 불확실하거나 마약 및 향정신성의약품의 불법 제조에 사용될 우려가 있는 거래의 경우
2. 대통령령으로 정하는 수량 이상의 원료물질의 도난 또는 소재불명, 그 밖의 사고가 발

생한 경우

④ 제3항에 따라 법무부장관이나 식품의약품안전처장에게 신고한 원료물질취급자나 신고를 받은 공무원은 그 사항에 대하여 비밀을 유지하여야 한다.

⑤ 제1항의 승인을 받아야 할 원료물질의 종류와 승인절차에 관하여 필요한 사항은 대통령령으로 정한다.

⑥ 제2항과 제3항에 따른 제조 · 거래 기록의 작성 · 보존 및 신고에 필요한 사항은 총리령으로 정한다.

⑦ 원료물질수출입업자등은 국제협력에 필요한 경우 등 총리령으로 정하는 사유가 있어 식품의약품안전처장이 요구하는 경우에는 제조 · 거래에 관한 사항을 지체 없이 보고하여야 한다.

제7장 | 보칙

제51조의2(한국마약퇴치운동본부의 설립)

① 마약류에 대한 다음 각 호의 사업을 수행하기 위하여 한국마약퇴치운동본부를 둔다.

1. 마약류의 폐해(弊害)에 대한 대국민 홍보 · 계몽 및 교육 사업
2. 마약류 중독자의 사회복귀를 위한 사회복지 사업
3. 그 밖에 식품의약품안전처장이 필요하다고 인정하는 불법 마약류 및 약물 오용 · 남용 퇴치와 관련된 사업

② 한국마약퇴치운동본부는 법인으로 한다.

③ 한국마약퇴치운동본부에 관하여 이 법에서 규정한 것을 제외하고는 「민법」 중 재단법인에 관한 규정을 준용한다.

④ 식품의약품안전처장과 지방자치단체의 장은 예산의 범위에서 한국마약퇴치운동본부에 대하여 운영과 제1항에 따른 사업에 필요한 경비를 지원할 수 있다.

⑤ 한국마약퇴치운동본부의 운영 등에 필요한 사항은 **대통령령**으로 정한다.

제51조의3(실태조사) 21전남

① **보건복지부장관**은 이 법의 적절한 시행을 위하여 마약류 중독자에 대한 실태조사를 **5년마다** 하여야 한다.

② 제1항에 따른 조사의 방법과 내용 등에 관한 사항은 보건복지부령으로 정한다.

제51조의4(벌칙 적용에서 공무원 의제)

제51조의2제1항에 따른 한국마약퇴치운동본부 임직원 중 공무원이 아닌 사람은 「형법」 제127조 및 제129조부터 제132조까지의 규정을 적용할 때에는 공무원으로 본다.

제52조(마약류 관계 자료의 수집)

보건복지부장관과 식품의약품안전처장은 정부 각 기관으로부터 이 법이나 그 밖의 마약류 관계 법령의 시행에 관한 사항을 수집하며, 마약류에 대하여 필요한 사항에 관하여 그 자료의 제출을 요구할 수 있다.

제52조의2(유해성 평가)

식품의약품안전처장은 마약류의 적정한 지정을 위하여 임시마약류 및 그 밖에 이에 준하는 것으로서 대통령령으로 정하는 물질에 대하여 신체적 또는 정신적 의존성, 독성 등 유해성 평가를 하여야 한다.

제52조의3(국제협력)

식품의약품안전처장은 마약류 · 원료물질의 안전관리 및 오남용 예방을 위하여 국제기구 및 국외 관계기관 등과 정보교환 등 국제협력에 노력하여야 한다.

제53조(몰수 마약류의 처분방법 등) 15대구, 19강원

① 이 법이나 그 밖의 법령에서 정하는 바에 따라 몰수된 마약류는 **시 · 도지사에게 인계**하여야 한다.

② 시 · 도지사는 제1항의 마약류를 인수하였을 때에는 이를 폐기하거나 그 밖에 필요한 처분을 하여야 한다.

③ 제2항의 처분에 필요한 사항은 대통령령으로 정한다.

시행령 제21조(몰수 마약류의 폐기방법) 15대구

시 · 도지사는 법 제53조제2항에 따라 몰수 마약류를 폐기하는 경우에는 다음 각 호의 방법으로 하여야 한다.

1. **가연성이 있는 마약류는 보건위생상 위해(危害)가 발생할 우려가 없는 장소에서 태워버릴 것**
2. **중화 · 가수분해 · 산화 · 환원 · 희석 또는 그 밖의 방법으로 마약류가 아닌 것으로 변화시킬 것**
3. 제1호 또는 제2호의 방법으로 마약류를 폐기할 수 없는 경우에는 **지하수를 오염시킬 우려가 없는 지하 1미터 이상의 땅속에 파묻거나, 해수면 위에 떠오를 우려가 없는 방법으로 바닷물 속에 가라앉히거나, 그 밖에 보건위생상 위해가 발생할 우려가 없는 방법으로 처리할 것**

시행령 제22조(몰수 마약류의 처분)

① 법 제53조제2항에 따른 "필요한 처분"은 다음 각 호의 어느 하나에 해당하는 경우로서 **시 · 도지사**가 몰수 마약류를 이에 제공할 필요가 있다고 인정하여 실시하는 처분으로 한다.

1. **마약류취급학술연구자가 연구용으로 필요한 양만 쓰려는 경우**
2. **공무상 시험용으로 쓰려는 경우**
3. **몰수 마약류를 법에 따라 제조 또는 수입 등이 된 마약류로 재활용하려는 경우**

② 제1항제1호 및 제2호에 따라 마약류를 제공받으려는 자는 총리령으로 정하는 바에 따라 신청서를 시 · 도지사에게 제출하여야 한다.
③ 제1항제3호에 따라 마약류를 재활용하려는 시 · 도지사는 그 양수인을 지정하여야 한다.
④ 제3항에 따라 양수인으로 지정되어 몰수 마약류를 양수하려는 자는 시 · 도지사가 정하는 가액(價額)을 해당 지방자치단체의 수입증지로 내야 한다. 다만, 시 · 도지사는 정보통신망을 이용하여 전자화폐 · 전자결제 등의 방법으로 내게 할 수 있다.

제53조의2(가정 내 의료용 마약류 수거 · 폐기 사업 실시 등)

① **식품의약품안전처장 또는 시 · 도지사**는 가정 내 의료용 마약류의 오남용을 예방하기 위하여 **가정에서 사용하고 남은 의료용 마약류의 수거 · 폐기**를 위한 사업을 실시할 수 있다.
② 식품의약품안전처장은 제1항에 따른 사업에 참여하는 개인 · 기관 · 단체 또는 법인 등에 예산의 범위에서 사업 수행에 필요한 비용을 지원할 수 있다.
③ 제1항에 따른 사업에 참여하는 개인 · 기관 · 단체 또는 법인의 선정 기준 · 절차, 사업 수행 방법, 비용 지원 등에 관하여 필요한 사항은 **대통령령**으로 정한다.

제54조(보상금)

이 법이나 그 밖의 법령에서 규정하는 마약류에 관한 범죄가 발각되기 전에 그 범죄를 수사기관에 신고 또는 고발하거나 검거한 사람에게는 대통령령으로 정하는 바에 따라 보상금을 지급한다. 다만, 공무원이 그 직무와 관련하여 신고 또는 고발하거나 검거한 경우에는 보상금을 지급하지 아니한다. <개정 2022. 6. 10.> [시행 2022. 12. 11.]

시행령 제23조(신고 · 고발)

① 법 제54조에 따른 마약류에 관한 범죄의 신고 또는 고발(이하 이 조에서 "신고 · 고발"이라 한다)은 익명 또는 가명으로 할 수 있다.
② 신고 · 고발이 말로 접수된 경우 이를 접수한 공무원은 신고조서 또는 고발조서를 작성하여야 한다.
③ 신고 · 고발에 관한 사무를 처리하는 사람은 그 신고인 또는 고발인에 대한 사항을 누설해서는 아니 된다.

시행령 제24조(보상금의 지급신청)

① 법 제54조에 따른 보상금을 받으려는 사람은 법무부령으로 정하는 바에 따라 보상금 지급신청서를 관할 지방검찰청 검사장(지청장을 포함한다. 이하 이 조에서 같다)을 거쳐 법무부장관에게 제출하여야 한다.
② 제1항에 따른 신청은 「민원 처리에 관한 법률 시행령」 제2조제1항제3호에도 불구하고 익명 또는 가명으로 할 수 있다. 이 경우 그 사유에 관한 범죄인지관서의 장의 확인을 받아야 한다.
③ 제1항에 따른 신청서를 접수한 관할 지방검찰청 검사장은 그 신청서에 법무부령으로 정하는 서류를 첨부하여 법무부장관에게 제출하여야 한다.

제55조(수수료)

다음 각 호의 어느 하나에 해당하는 자는 총리령으로 정하는 바에 따라 수수료를 내야 한다.

1. 이 법에 따른 허가 또는 지정을 받으려는 자
2. 이 법에 따른 허가 또는 지정 사항을 변경하려는 자
3. 이 법에 따른 허가증 또는 지정서를 재발급받으려는 자

제56조(권한의 위임)

이 법에 따른 식품의약품안전처장의 권한은 대통령령으로 정하는 바에 따라 그 일부를 소속 기관의 장 또는 시 · 도지사에게 위임할 수 있으며, 이 법에 따른 시 · 도지사의 권한은 대통령령으로 정하는 바에 따라 그 일부를 시장 · 군수 · 구청장에게 위임할 수 있다.

제56조의2(군수용 마약류의 취급에 관한 특례)

① 이 법의 규정에도 불구하고 군수용 마약류의 소지 · 관리, 조제 · 투약 · 수수, 학술연구를 위한 사용 또는 마약류를 기재한 처방전의 발급에 관하여는 이를 국방부장관 소관으로 한다.

② 제1항에 따른 군수용 마약류의 취급에 필요한 사항은 국방부령으로 정한다.

제57조(다른 법률의 적용)

마약 및 향정신성의약품의 제조 · 관리 등에 관하여 이 법에 규정된 것을 제외하고는 「**약사법**」을 **적용**한다.

제57조의2(적용의 일부 제외)

다음 각 호의 어느 하나에 해당하는 마약류취급승인자에 관하여는 제11조, 제15조 및 제44조를 적용하지 아니한다.

1. 자가치료를 목적으로 마약 또는 향정신성의약품을 휴대하고 출입국하기 위하여 승인을 받은 경우
2. 「약사법」 제91조에 따른 한국희귀 · 필수의약품센터를 통하여 수입된 마약류를 취급하기 위하여 승인받은 경우

제8장 | 벌칙

제58조(벌칙)

① 다음 각 호의 어느 하나에 해당하는 자는 **무기 또는 5년 이상의 징역**에 처한다.

1. 제3조제2호 · 제3호, 제4조제1항, 제18조제1항 또는 제21조제1항을 위반하여 마약

을 수출입 · 제조 · 매매하거나 매매를 알선한 자 또는 그러할 목적으로 소지 · 소유한 자

2. 제3조제4호를 위반하여 마약 또는 향정신성의약품을 제조할 목적으로 그 원료가 되는 물질을 제조 · 수출입하거나 그러할 목적으로 소지 · 소유한 자
3. 제3조제5호를 위반하여 제2조제3호가목에 해당하는 향정신성의약품 또는 그 물질을 함유하는 향정신성의약품을 제조 · 수출입 · 매매 · 매매의 알선 또는 수수하거나 그러할 목적으로 소지 · 소유한 자
4. 제3조제6호를 위반하여 제2조제3호가목에 해당하는 향정신성의약품의 원료가 되는 식물 또는 버섯류에서 그 성분을 추출한 자 또는 그 식물 또는 버섯류를 수출입하거나 수출입할 목적으로 소지 · 소유한 자
5. 제3조제7호를 위반하여 대마를 수입하거나 수출한 자 또는 그러할 목적으로 대마를 소지 · 소유한 자
6. 제4조제1항을 위반하여 제2조제3호나목에 해당하는 향정신성의약품 또는 그 물질을 함유하는 향정신성의약품을 제조 또는 수출입하거나 그러할 목적으로 소지 · 소유한 자
7. 제4조제1항 또는 제5조의2제5항을 위반하여 미성년자에게 마약을 수수 · 조제 · 투약 · 제공한 자 또는 향정신성의약품이나 임시마약류를 매매 · 수수 · 조제 · 투약 · 제공한 자
8. 1군 임시마약류에 대하여 제5조의2제5항제1호 또는 제2호를 위반한 자

② 영리를 목적으로 하거나 상습적으로 제1항의 행위를 한 자는 사형 · 무기 또는 10년 이상의 징역에 처한다.

③ 제1항과 제2항에 규정된 죄의 미수범은 처벌한다.

④ 제1항(제7호는 제외한다) 및 제2항에 규정된 죄를 범할 목적으로 예비(豫備) 또는 음모한 자는 10년 이하의 징역에 처한다.

제59조(벌칙) 21서울

① 다음 각 호의 어느 하나에 해당하는 자는 **1년 이상의 유기징역**에 처한다.

1. 제3조제2호를 위반하여 수출입 · 매매 또는 제조할 목적으로 마약의 원료가 되는 식물을 재배하거나 그 성분을 함유하는 원료 · 종자 · 종묘를 소지 · 소유한 자
2. 제3조제2호를 위반하여 마약의 성분을 함유하는 원료 · 종자 · 종묘를 관리 · 수수하거나 그 성분을 추출하는 행위를 한 자
3. 제3조제3호를 위반하여 헤로인이나 그 염류 또는 이를 함유하는 것을 소지 · 소유 · 관리 · 수수 · 운반 · 사용 또는 투약하거나 투약하기 위하여 제공하는 행위를 한 자
4. 제3조제4호를 위반하여 마약 또는 향정신성의약품을 제조할 목적으로 그 원료가 되는

물질을 매매하거나 매매를 알선하거나 수수한 자 또는 그러할 목적으로 소지 · 소유 또는 사용한 자

5. 제3조제5호를 위반하여 제2조제3호가목에 해당하는 향정신성의약품 또는 그 물질을 함유하는 향정신성의약품을 소지 · 소유 · 사용 · 관리한 자
6. 제3조제6호를 위반하여 제2조제3호가목에 해당하는 향정신성의약품의 원료가 되는 식물 또는 버섯류를 매매하거나 매매를 알선하거나 수수한 자 또는 그러할 목적으로 소지 · 소유한 자
7. 제3조제7호를 위반하여 **대마를 제조하거나 매매 · 매매의 알선을 한 자 또는 그러할 목적으로 대마를 소지 · 소유한 자**
8. 제3조제10호 또는 제4조제1항을 위반하여 **미성년자에게 대마를 수수 · 제공하거나 대마 또는 대마초 종자의 껍질을 흡연 또는 섭취하게 한 자**
9. 제4조제1항을 위반하여 마약을 소지 · 소유 · 관리 또는 수수하거나 제24조제1항을 위반하여 한외마약을 제조한 자
10. 제4조제1항을 위반하여 제2조제3호다목에 해당하는 향정신성의약품 또는 그 물질을 함유하는 향정신성의약품을 제조 또는 수출입하거나 그러할 목적으로 소지 · 소유한 자
11. 제4조제1항을 위반하여 대마의 수출 · 매매 또는 제조할 목적으로 대마초를 재배한 자
12. 제4조제3항을 위반하여 마약류(대마는 제외한다)를 취급한 자
13. 1군 임시마약류에 대하여 제5조의2제5항제3호를 위반한 자
14. 제18조제1항 · 제21조제1항 또는 제24조제1항을 위반하여 향정신성의약품을 수출입 또는 제조하거나 의약품을 제조한 자

② 상습적으로 제1항의 죄를 범한 자는 3년 이상의 유기징역에 처한다.
③ 제1항(제5호 및 제13호는 제외한다) 및 제2항에 규정된 죄의 미수범은 처벌한다.
④ 제1항제7호의 죄를 범할 목적으로 예비 또는 음모한 자는 10년 이하의 징역에 처한다.

제60조(벌칙)

① 다음 각 호의 어느 하나에 해당하는 자는 **10년 이하의 징역 또는 1억원 이하**의 벌금에 처한다.

1. 제3조제1호를 위반하여 마약 또는 제2조제3호가목에 해당하는 향정신성의약품을 사용하거나 제3조제11호를 위반하여 마약 또는 제2조제3호가목에 해당하는 향정신성의약품과 관련된 금지된 행위를 하기 위한 장소 · 시설 · 장비 · 자금 또는 운반 수단을 타인에게 제공한 자
2. 제4조제1항을 위반하여 제2조제3호나목 및 다목에 해당하는 향정신성의약품 또는 그 물질을 함유하는 향정신성의약품을 매매, 매매의 알선, 수수, 소지, 소유, 사용, 관리, 조제, 투약, 제공한 자 또는 향정신성의약품을 기재한 처방전을 발급한 자

3. 제4조제1항을 위반하여 제2조제3호라목에 해당하는 향정신성의약품 또는 그 물질을 함유하는 향정신성의약품을 제조 또는 수출입하거나 그러할 목적으로 소지 · 소유한 자
4. 제5조제1항 · 제2항, 제9조제1항, 제28조제1항, 제30조제1항, 제35조제1항 또는 제39조를 위반하여 마약을 취급하거나 그 처방전을 발급한 자
5. 1군 임시마약류에 대하여 제5조의2제5항제4호를 위반한 자
6. 2군 임시마약류에 대하여 제5조의2제5항제1호를 위반한 자

② 상습적으로 제1항의 죄를 범한 자는 그 죄에 대하여 정하는 형의 2분의 1까지 가중(加重)한다.

③ 제1항과 제2항에 규정된 죄의 미수범은 처벌한다.

제61조(벌칙)

① 다음 각 호의 어느 하나에 해당하는 자는 **5년 이하의 징역 또는 5천만원 이하의 벌금**에 처한다.

1. 제3조제1호를 위반하여 향정신성의약품(제2조제3호가목에 해당하는 향정신성의약품은 제외한다) 또는 대마를 사용하거나 제3조제11호를 위반하여 향정신성의약품(제2조제3호가목에 해당하는 향정신성의약품은 제외한다) 및 대마와 관련된 금지된 행위를 하기 위한 장소 · 시설 · 장비 · 자금 또는 운반 수단을 타인에게 제공한 자
2. 제3조제2호를 위반하여 마약의 원료가 되는 식물을 재배하거나 그 성분을 함유하는 원료 · 종자 · 종묘를 소지 · 소유한 자

2의2. 거짓이나 그 밖의 부정한 방법으로 제3조제2호부터 제7호까지의 규정, 제4조제2항제7호 또는 같은 조 제3항에 따른 승인을 받은 자

3. 제3조제6호를 위반하여 제2조제3호가목에 해당하는 향정신성의약품의 원료가 되는 식물 또는 버섯류를 흡연 · 섭취하거나 그러할 목적으로 소지 · 소유한 자 또는 다른 사람에게 흡연 · 섭취하게 할 목적으로 소지 · 소유한 자
4. 제3조제10호를 위반하여 다음 각 목의 어느 하나에 해당하는 행위를 한 자
   가. **대마 또는 대마초 종자의 껍질을 흡연하거나 섭취한 자**
   나. 가목의 행위를 할 목적으로 대마, 대마초 종자 또는 대마초 종자의 껍질을 소지하고 있는 자
   다. 가목 또는 나목의 행위를 하려 한다는 정을 알면서 대마초 종자나 대마초 종자의 껍질을 매매하거나 매매를 알선한 자
5. 제4조제1항을 위반하여 제2조제3호라목에 해당하는 향정신성의약품 또는 그 물질을 함유하는 향정신성의약품을 매매, 매매의 알선, 수수, 소지, 소유, 사용, 관리, 조제, 투약, 제공한 자 또는 향정신성의약품을 기재한 처방전을 발급한 자
6. 제4조제1항을 위반하여 대마를 재배 · 소지 · 소유 · 수수 · 운반 · 보관하거나 이를 사

용한 자

7. 제5조제1항 · 제2항, 제9조제1항 또는 제35조제1항을 위반하여 향정신성의약품, 대마 또는 임시마약류를 취급한 자
8. 2군 임시마약류에 대하여 제5조의2제5항제2호부터 제4호까지의 규정을 위반한 자

8의2. 거짓이나 그 밖의 부정한 방법으로 제6조제1항, 제6조의2제1항, 제18조제2항제1호, 제21조제2항 또는 제24조제2항에 따른 허가 또는 변경허가를 받은 자

9. 제6조의2를 위반하여 원료물질을 수출입하거나 제조한 자
10. 제11조의6제1호를 위반하여 마약류 통합정보에 포함된 개인정보를 업무상 목적 외의 용도로 이용하거나 제3자에게 제공한 자

10의2. 제18조제2항제1호를 위반하여 마약 또는 향정신성의약품을 수출입한 자

10의3. 제21조제2항을 위반하여 마약 또는 향정신성의약품을 제조한 자

10의4. 제24조제2항을 위반하여 마약을 원료로 사용한 한외마약을 제조한 자

11. 제28조제1항 또는 제30조를 위반하여 향정신성의약품을 취급하거나 그 처방전을 발급한 자
12. 제28조제3항을 위반하여 마약 또는 향정신성의약품을 전자거래를 통하여 판매한 자

② 상습적으로 제1항의 죄를 범한 자는 그 죄에 대하여 정하는 형의 2분의 1까지 가중한다.

③ 제1항(제2호 · 제3호 및 제9호는 제외한다) 및 제2항(제1항제2호 · 제3호 및 제9호를 위반한 경우는 제외한다)에 규정된 죄의 미수범은 처벌한다.

제62조(벌칙)

① 다음 각 호의 어느 하나에 해당하는 자는 **3년 이하의 징역 또는 3천만원 이하의 벌금**에 처한다.

1. 제8조제1항을 위반하여 마약의 취급에 관한 허가증 또는 지정서를 타인에게 빌려주거나 양도한 자 또는 제9조제2항 · 제3항, 제18조제2항제2호, 제20조, 제22조제1항, 제26조제1항을 위반하여 마약을 취급한 자
2. 제9조제2항, 제20조, 제22조제1항, 제26조제1항의 위반행위의 상대방이 되어 마약을 취급한 자
3. 제11조의6제2호를 위반하여 마약류 통합정보 중 개인정보 이외의 정보를 업무상 목적 외의 용도로 이용하거나 제3자에게 제공한 자
4. 제3조제12호를 위반하여 금지되는 행위에 관한 정보를 타인에게 널리 알리거나 제시한 자(예고임시마약류에 대해서는 제외한다)

② 상습적으로 제1항의 죄를 범한 자는 그 죄에 대하여 정하는 형의 2분의 1까지 가중한다.

③ 제1항과 제2항에 규정된 죄의 미수범은 처벌한다.

제63조(벌칙)

① 다음 각 호의 어느 하나에 해당하는 자는 **2년 이하의 징역 또는 2천만원 이하의 벌금**에 처한다.

1. 제51조제1항부터 제4항까지의 규정을 위반한 자
2. 제8조제1항을 위반하여 향정신성의약품의 취급에 관한 허가증 또는 지정서를 타인에게 빌려주거나 양도한 자 또는 제9조제2항 · 제3항, 제20조 · 제22조제2항 또는 제28조제2항을 위반하여 향정신성의약품을 취급한 자
3. 제8조제1항을 위반하여 대마의 취급에 관한 허가증을 타인에게 빌려주거나 양도한 자 또는 제9조제2항 · 제3항을 위반하여 대마를 취급한 자
4. 제9조제2항, 제20조 및 제22조제2항의 위반행위의 상대방이 되어 향정신성의약품을 취급한 자
5. 제9조제2항의 위반행위의 상대방이 되어 대마를 취급한 자
6. 제11조제1항부터 제3항까지 및 제5항, 제16조, 제28조제2항, 제32조제1항 및 제2항, 제33조제1항, 제34조를 위반하여 마약을 취급한 자
7. 제11조제1항부터 제3항까지 및 제5항의 규정에 따른 보고 또는 변경보고를 거짓으로 하거나 제32조제2항에 따른 처방전에 거짓으로 기재하여 마약을 취급한 자
8. 제17조를 위반하여 기재하지 아니하거나 거짓으로 기재하여 마약을 취급한 자

8의2. 제43조에 따른 명령을 위반하여 보고하지 아니하거나 거짓된 보고를 하여 마약을 취급한 자

9. 제12조제1항을 위반하여 거짓으로 보고하여 마약을 취급하거나 제12조제2항을 위반하여 마약을 폐기한 자
10. 제13조제1항, 제33조제2항을 위반하여 마약을 취급한 자(제69조제1항제8호에 해당하는 자는 제외한다)
11. 제18조제2항제2호를 위반하여 향정신성의약품을 취급한 자
12. 제40조제1항에 따른 치료보호기관을 정당한 이유 없이 이탈한 자 또는 이탈한 자를 은닉한 자
13. 제40조제2항에 따른 중독 판별검사 또는 치료보호를 정당한 이유 없이 거부 · 방해 또는 기피한 자
14. 마약을 취급하는 자로서 정당한 이유 없이 제41조제1항에 따른 출입, 검사, 수거 등을 거부 · 방해 또는 기피한 자 또는 제47조에 따른 처분을 거부 · 방해 또는 기피한 자
15. 제44조에 따른 업무정지기간에 그 업무를 하여 마약을 취급한 자
16. 제51조제2항에 따른 기록작성의 의무를 회피할 목적으로 소량으로 나누어 원료물질을 거래한 자

② 상습적으로 제1항제2호부터 제5호까지, 제11호 · 제12호의 죄를 범한 자는 그 죄에 대하여 정하는 형의 2분의 1까지 가중한다.

③ 제1항제2호부터 제5호까지, 제11호 · 제12호와 제2항에 규정된 죄의 미수범은 처벌한다.

제64조(벌칙)

다음 각 호의 어느 하나에 해당하는 자는 **1년 이하의 징역 또는 1천만원 이하의 벌금**에 처한다.

1. 제8조제2항 · 제3항에 따른 신고를 거짓으로 한 자
2. 제11조제1항부터 제3항까지 및 제5항을 위반하여 보고 또는 변경보고를 하지 아니하거나 거짓으로 보고하여 향정신성의약품을 취급한 자
3. 제12조제1항을 위반하여 거짓으로 보고하여 향정신성의약품을 취급하거나 또는 제17조에 따른 기재를 하지 아니하거나 거짓으로 기재하여 향정신성의약품을 취급한 자
4. 제36조 또는 제43조에 따른 명령을 위반하거나 보고 또는 신고를 하지 아니한 자 또는 명령을 위반하거나 거짓된 보고 또는 신고를 하여 대마를 취급한 자
5. 제12조제2항을 위반하여 향정신성의약품을 폐기한 자
6. 제12조제2항을 위반하여 대마를 폐기한 자
7. 제13조제1항을 위반하여 대마를 취급한 자
8. 제13조제1항, 제16조, 제26조제2항, 제32조제1항, 제33조제2항 또는 제34조를 위반하여 향정신성의약품을 취급한 자
9. 제13조제1항, 제33조제2항을 위반하여 마약류취급자에게 향정신성의약품을 양도 또는 인계하지 아니한 자
10. 제14조를 위반한 자
11. 제15조를 위반하여 마약류(향정신성의약품은 제외한다)를 저장한 자
12. 제26조제2항의 위반행위의 상대방이 되어 향정신성의약품을 취급한 자
13. 제35조제2항 및 제3항을 위반하여 장부를 작성하지 아니하거나 거짓으로 작성하거나 보고한 자
14. 제36조제2항 또는 제42조제2항을 위반하여 대마를 폐기하지 아니하거나 처분을 거부 · 방해 또는 기피한 자
15. 제38조제2항을 위반하여 마약류를 판매하거나 사용한 자
16. 향정신성의약품, 예고임시마약류, 임시마약류를 취급하는 자 또는 원료물질취급자로서 정당한 이유 없이 제41조제1항, 제42조, 제43조 또는 제47조에 따른 명령을 위반하거나 거짓된 보고를 하거나 검사 · 수거 · 압류 또는 처분을 거부 · 방해 또는 기피한 자
17. 대마를 취급하는 자로서 정당한 이유 없이 제41조제1항에 따른 출입 · 검사 또는 수거를 거부 · 방해 또는 기피한 자
18. 제44조에 따른 업무정지기간에 그 업무를 하여 향정신성의약품을 취급한 자
19. 제44조에 따른 업무정지기간에 그 업무를 하여 대마를 취급한 자
20. 제51조제7항에 따른 보고를 거짓으로 한 자

제65조 삭제

제65조의2(벌칙)

제40조의2제2항에 따라 이수명령을 부과받은 사람이 보호관찰소의 장 또는 교정시설의 장의 이수명령 이행에 관한 지시에 불응하여 「보호관찰 등에 관한 법률」 또는 「형의 집행 및 수용자의 처우에 관한 법률」에 따른 경고를 받은 후 재차 정당한 사유 없이 이수명령 이행에 관한 지시에 불응한 경우에는 다음 각 호에 따른다.

1. 징역형 이상의 실형과 병과된 경우에는 1년 이하의 징역 또는 1천만원 이하의 벌금에 처한다.
2. 벌금형과 병과된 경우에는 1천만원 이하의 벌금에 처한다.

제66조(자격정지 또는 벌금의 병과)

① 제58조 및 제59조에서 정한 죄에 대하여는 10년 이하의 자격정지 또는 1억원 이하의 벌금을 병과(併科)할 수 있다.

② 제60조부터 제64조까지의 규정에서 정한 죄를 범한 자에 대하여는 5년 이하의 자격정지 또는 각 해당 조문의 벌금(징역에 처하는 경우만 해당한다)을 병과할 수 있다.

제67조(몰수)

이 법에 규정된 죄에 제공한 마약류 · 임시마약류 및 시설 · 장비 · 자금 또는 운반 수단과 그로 인한 수익금은 몰수한다. 다만, 이를 몰수할 수 없는 경우에는 그 가액(價額)을 추징한다.

제68조(양벌규정)

법인의 대표자나 법인 또는 개인의 대리인, 사용인, 그 밖의 종업원이 그 법인 또는 개인의 마약류 업무에 관하여 이 법에 규정된 죄를 범하면 그 행위자를 벌하는 외에 그 법인 또는 개인에게도 1억원(대마의 경우에는 5천만원) 이하의 벌금형을 과(科)하되, 제61조부터 제64조까지의 어느 하나에 해당하는 위반행위를 하면 해당 조문의 벌금형을 과한다. 다만, 법인 또는 개인이 그 위반행위를 방지하기 위하여 해당 업무에 관하여 상당한 주의와 감독을 게을리하지 아니한 경우에는 그러하지 아니하다.

제69조(과태료)

① 다음 각 호의 어느 하나에 해당하는 자에게는 **500만원 이하의 과태료**를 부과한다.

1. 제8조제2항 및 제3항에 따른 신고를 하지 아니한 자
2. 삭제
3. 제11조제1항부터 제3항까지 및 제5항을 위반하여 마약류취급의료업자, 마약류관리자, 마약류소매업자가 의료행위 또는 동물 진료나 조제를 목적으로 가지고 있는 향정신성의약품이 보고된 재고량과 차이가 있는 경우

4. 삭제
5. 제12조제1항, 제35조제2항 또는 제51조제7항에 따른 보고를 하지 아니한 자
6. 제15조를 위반하여 향정신성의약품을 저장한 자
7. 제32조제3항을 위반하여 기록을 보존하지 아니한 자
8. 제33조제2항을 위반하여 마약류 인계 후 그 이유를 해당 관청에 신고하지 아니한 자
9. 제35조제4항을 위반하여 장부를 보존하지 아니한 자
10. 예고임시마약류에 대하여 제5조의2제5항을 위반한 자

② 제1항에 따른 과태료는 위반행위의 종류 및 그 정도 등을 고려하여 대통령령으로 정하는 바에 따라 식품의약품안전처장, 시·도지사, 시장·군수·구청장이 부과·징수한다.

기출유형 점검

「마약류관리에 관한 법률」은 지역에 따라 0~1문제가 용어의 정의, 마약류 취급자의 허가/지정/변경, 마약류의 관리, 사고마약류 등의 처리, 마약류의 저장, 마약류 중독자를 중심으로 출제되었다.

1. [22서울] 「마약류 관리에 관한 법률」상 마약류취급의료업자의 처방전 또는 진료기록부 보존 기관은?

① 1년 ② 2년
③ 3년 ④ 5년

해설 제32조(처방전의 기재) 19서울, 22서울
③ 제1항과 제2항에 따른 처방전 또는 진료기록부(「전자서명법」에 따른 전자서명이 기재된 전자문서를 포함한다)는 2년간 보존하여야 한다.

답 ②

2. [19서울] 「마약류관리에 관한 법률」상 마약류 관리에 대한 설명으로 가장 옳은 것은?

① 마약류관리자는 의사 4인 이상이 근무하는 의료기관에 지정된 의사이다.
② 향정신성의약품은 이중으로 잠금장치가 된 철제금고에 저장하여야 한다.
③ 마약은 의사가 원활한 조제를 목적으로 업무시간 중 조제대에 비치할 수 있다.
④ 의사는 진료기록부에 향정신성의약품 품명과 수량을 적고 환자에게 직접 투약할 수 있다.

해설 제2조(정의)
① 마약류관리자는 의료기관에 종사하는 **약사**이며 **4명 이상의 마약류취급의료업자**가 의료에 종사하는 의료기관의 대표자는 그 의료기관에 마약류관리자를 두어야 한다.
② **마약**은 이중으로 잠금장치가 된 철제금고에 저장하여야 하고 **향정신성의약품**, 예고임시마약류 또는 임시마약류는 **잠금장치가 설치된 장소**에 보관하여야 한다.
③ **향정신성의약품**은 의사가 원활한 조제를 목적으로 업무시간 중 조제대에 비치할 수 있다.

답 ④

3. [19울산, 부산] 「마약류관리에 관한 법률」상 다음 (㉠), (㉡)에 들어갈 내용으로 옳은 것은?

> 보건복지부장관 또는 시 · 도지사는 마약류 사용자에 대하여 제1항에 따른 치료보호기관에서 마약류 중독 여부의 판별검사를 받게 하거나 마약류 중독자로 판명된 사람에 대하여 치료보호를 받게 할 수 있다. 이 경우 판별검사 기간은 (㉠) 이내로 하고, 치료보호 기간은 (㉡) 이내로 한다.

① ㉠ 1개월 ㉡ 6개월
② ㉠ 1개월 ㉡ 12개월
③ ㉠ 3개월 ㉡ 6개월
④ ㉠ 3개월 ㉡ 12개월

해설 제40조(마약류 중독자의 치료보호)
보건복지부장관 또는 시 · 도지사는 마약류 사용자에 대하여 제1항에 따른 치료보호기관에서 마약류 중독 여부의 판별검사를 받게 하거나 마약류 중독자로 판명된 사람에 대하여 치료보호를 받게 할 수 있다. 이 경우 **판별검사 기간은 1개월 이내**로 하고, **치료보호 기간은 12개월 이내**로 한다.

답 ②

4. [18충북] 「마약류관리에 관한 법률」상 마약류취급자가 아닌 자가 마약류를 취급할 수 있는 경우는?

① 한외마약을 제조하는 행위
② 공무상 마약류를 압류 · 수거 또는 몰수하여 관리하는 경우
③ 대마 또는 대마초 종자의 껍질을 흡연 또는 섭취하는 행위

④ 마약 또는 향정신성의약품을 기재한 처방전을 발급하는 행위

(해설) 제4조(마약류취급자가 아닌 자의 마약류 취급 금지)
①, ③, ④는 마약류 취급자가 아니면 할 수 없는 행위이다.

답 ②

5. [18대전] 「마약류관리에 관한 법률」상 임시마약 지정권자는?

① 시 · 도지사
② 법무부장관
③ 보건복지부장관
④ 식품의약품안전처장

(해설) 제5조의2(임시마약류 지정 등)
식품의약품안전처장은 마약류가 아닌 물질 · 약물 · 제제 · 제품 중 오용 또는 남용으로 인한 보건상의 위해가 우려되어 긴급히 마약류에 준하여 취급 · 관리할 필요가 있다고 인정하는 물질등을 임시마약류로 지정할 수 있다.

답 ④

6. [17서울] 「마약류관리에 관한 법률」상 마약류 허가권자에 관한 설명으로 옳은 것은?

① 마약류도매업자는 시 · 도지사의 허가를 받아야 한다.
② 마약류취급의료업자는 시 · 도지사의 허가를 받아야 한다.
③ 대마재배자는 식품의약품안전처장의 허가를 받아야 한다.
④ 마약류취급학술연구자는 특별자치시장 · 시장 · 군수 · 구청장의 허가를 받아야 한다.

(해설) 제6조(마약류취급자의 허가 등)
② 마약류취급의료업자는 **허가 또는 지정이 불필요**하다.
③ 대마재배자는 **특별자치시장 · 시장 · 군수 또는 구청장의 허가**를 받아야 한다.
④ 마약류취급학술연구자는 **식품의약품안전처장의 허가**를 받아야 한다.

답 ①

Part 11

공공보건의료에 관한 법률

(약칭: 공공보건의료법)

| 의료기술직 |

Part 11 공공보건의료에 관한 법률 (약칭: 공공보건의료법)

공공보건의료법[시행 2022. 02. 08.], 시행령[시행 2021. 09. 24.], 시행규칙[시행 2022. 02. 18.]

제1장 | 총칙

제1조(목적)

이 법은 공공보건의료의 기본적인 사항을 정하여 국민에게 **양질의 공공보건의료**를 **효과적으로 제공함**으로써 **국민보건의 향상에 이바지함**을 목적으로 한다.

제2조(정의) 15서울, 16부산, 19서울 · 부산, 20부산 · 전남, 21충북

이 법에서 사용하는 용어의 뜻은 다음과 같다.

1. "**공공보건의료**"란 국가, 지방자치단체 및 보건의료기관이 **지역 · 계층 · 분야에 관계없이 국민의 보편적인 의료 이용을 보장**하고 건강을 보호 · 증진하는 모든 활동을 말한다. 19서울
2. "**공공보건의료사업**"이란 다음 각 목의 사업을 말한다. 20부산
   가. **보건의료 공급이 원활하지 못한 지역 및 분야에 대한 의료 공급에 관한 사업**
   나. **보건의료 보장이 취약한 계층에 대한 의료 공급에 관한 사업**
   다. **발생 규모, 심각성 등의 사유로 국가와 지방자치단체의 대응이 필요한 감염병과 비감염병의 예방 및 관리, 재난으로 인한 환자의 진료 등 관리, 건강 증진, 보건교육에 관한 사업**
   라. 그 밖에 국가가 관리할 필요가 있는 보건의료로서 보건복지부령으로 정하는 사업
3. "**공공보건의료기관**"이란 국가나 지방자치단체 또는 **대통령령으로 정하는 공공단체**(이하 "공공단체"라 한다)가 공공보건의료의 제공을 주요한 목적으로 하여 설립 · 운영하는 보건의료기관을 말한다. 19부산

시행령 제2조(공공단체의 범위) 15서울, 16부산, 20전남, 21충북

「공공보건의료에 관한 법률」(이하 "법"이라 한다) 제2조제3호에서 "**대통령령으로 정하는 공공단체**"란 다음 각 호의 기관 등을 말한다.

1. 「국립대학병원 설치법」에 따른 국립대학병원
2. 「국립대학치과병원 설치법」에 따른 국립대학치과병원
3. 「국립중앙의료원의 설립 및 운영에 관한 법률」에 따른 **국립중앙의료원**
4. 「국민건강보험법」 제13조에 따른 **국민건강보험공단**
5. 「대한적십자사 조직법」에 따른 대한적십자사
6. 「방사선 및 방사성동위원소 이용진흥법」 제13조의2에 따른 **한국원자력의학원**
7. 「산업재해보상보험법」 제10조에 따른 **근로복지공단**
8. 「서울대학교병원 설치법」에 따른 **서울대학교병원**
9. 「서울대학교치과병원 설치법」에 따른 서울대학교치과병원

10. 「지방의료원의 설립 및 운영에 관한 법률」에 따른 **지방의료원**
11. 「암관리법」 제27조에 따른 **국립암센터**
12. 「한국보훈복지의료공단법」에 따른 **한국보훈복지의료공단**

시행규칙 **제2조(공공보건의료기관의 개설 통보)**

특별시장 · 광역시장 · 도지사 · 특별자치도지사(이하 "시 · 도지사"라 한다)는 「의료법」 제33조제4항에 따라 개설허가한 의료기관이 「공공보건의료에 관한 법률」(이하 "법"이라 한다) 제2조제3호의 공공보건의료기관인 경우에는 개설허가를 한 날부터 **1개월 이내**에 **보건복지부장관**에게 그 사실을 통보하여야 한다.

4. "**공공보건의료 수행기관**"이란 다음 각 목의 보건의료기관을 말한다. 20전남
   가. **공공보건의료기관**
   나. 제13조에 따른 **의료취약지 거점의료기관**
   다. 제14조에 따른 **공공전문진료센터**
   라. 제16조제2항에 따라 보건복지부장관, 특별시장 · 광역시장 · 도지사 · 특별자치도지사(이하 "시 · 도지사"라 한다) 또는 시장 · 군수 · 구청장(자치구의 구청장을 말한다. 이하 같다)과 협약을 체결한 의료기관
   마. 제14조의2에 따른 책임의료기관
   바. 「심뇌혈관질환의 예방 및 관리에 관한 법률」 제9조에 따른 **심뇌혈관질환센터**
   사. 「응급의료에 관한 법률」 제2조제5호에 따른 **응급의료기관**, 제30조의2에 따른 **권역외상센터** 및 제30조의3에 따른 **지역외상센터**
   아. 「암관리법」 제19조에 따른 **지역암센터**
   자. 그 밖에 공공보건의료의 제공을 위하여 필요하다고 인정하여 보건복지부령으로 정하는 기관

시행예정 〈시행 2023. 6. 11.〉

제2조(정의)

4. "공공보건의료 수행기관"이란 다음 각 목의 보건의료기관을 말한다.
   바. 「심뇌혈관질환의 예방 및 관리에 관한 법률」 제12조에 따른 **중앙심뇌혈관질환센터**와 제13조에 따른 **권역심뇌혈관질환센터** 및 **지역심뇌혈관질환센터** <개정 2022. 6. 10.>

시행규칙 **제2조의2(공공보건의료 수행기관)**

법 제2조제4호자목에서 "보건복지부령으로 정하는 기관"이란 다음 각 호의 기관을 말한다.

1. 「감염병의 예방 및 관리에 관한 법률」 제8조의2에 따른 감염병전문병원 및 제36조에 따른 감염병관리기관
2. 「모자보건법」 제10조의2에 따른 고위험 임산부와 신생아 집중치료 시설을 갖춘 의료기관
3. 「장애인 건강권 및 의료접근성 보장에 관한 법률」 제18조에 따른 재활의료기관, 같은 법 제

18조의2에 따른 공공어린이재활병원 및 공공어린이재활의료센터, 같은 법 제19조에 따른 중앙장애인보건의료센터, 같은 법 제20조에 따른 지역장애인보건의료센터
4. 「치매관리법」 제16조의4에 따른 치매안심병원
5. 그 밖에 보건복지부장관이 공공보건의료사업을 수행하기 위하여 필요한 시설 · 인력 및 장비를 갖추었다고 인정하여 고시하는 기관

[본조신설 2022. 2. 17.]

5. "**공공보건의료 전달체계**"란 국가 또는 지방자치단체가 제7조제1항 각 호의 사항을 제공하기 위하여 다음 각 목의 보건의료기관 간의 역할 수행 체계를 구축하는 것을 말한다.
   가. 「국립중앙의료원의 설립 및 운영에 관한 법률」에 따른 **국립중앙의료원**
   나. 「서울대학교병원 설치법」에 따른 **서울대학교병원** 및 「국립대학병원 설치법」에 따른 **국립대학병원**
   다. **권역별로 설치 · 운영되며, 보건복지부장관이 지정하는 보건의료기관**
   라. 「지방의료원의 설립 및 운영에 관한 법률」에 따른 **지방의료원**
   마. 가목부터 라목까지를 제외한 보건의료기관 중 공중보건의료 수행기관

제3조(국가와 지방자치단체의 의무)

① 국가와 지방자치단체는 **공공보건의료를 강화**하기 위하여 **공공보건의료사업을 추진**하여야 한다.

② 국가와 지방자치단체는 공공보건의료사업을 원활하게 추진하기 위하여 **충분한 수의 공공보건의료 수행기관을 확보**하여야 한다.

③ 국가와 지방자치단체는 공공보건의료기관이 양질의 의료서비스를 제공할 수 있도록 「의료법」 제2조제1항에 따른 **의료인의 확보에 필요한 시책을 시행**할 수 있다.

④ 국가와 지방자치단체는 공공보건의료사업 및 공공보건의료 전달체계 구축 · 운영을 추진하기 위한 재원을 확보하여야 하며, 공공보건의료 수행기관에 대하여 **필요한 재정적 · 행정적 지원을 할 수 있다**.

제2장 | 공공보건의료 기본계획 등

제4조(공공보건의료 기본계획) 20전북

① **보건복지부장관**은 국민에게 양질의 공공보건의료를 제공하기 위하여 「보건의료기본법」 제15조에 따른 **보건의료발전계획과 연계**하여 공공보건의료 기본계획을 **5년마다** 수립하여야 하고, 이를 기초로 매년 주요 시책 추진계획을 수립 · 시행하여야 한다.

② 제1항에 따른 공공보건의료 기본계획(이하 "공공보건의료 기본계획"이라 한다)에는 다음

각 호의 사항이 포함되어야 한다.

1. 공공보건의료의 목표와 방향
2. 공공보건의료의 추진 계획 및 방법
3. 공공보건의료 확충을 위한 인력, 병상, 시설 등 보건의료자원의 조달 및 관리 방안
4. 공공보건의료 전달체계의 구축 · 관리 방안
5. 공공보건의료가 취약한 지역 · 계층 · 분야에 대한 지원 방안
6. 공중보건 위기 상황 시 대응 방안
7. 그 밖에 공공보건의료 강화를 위하여 **보건복지부령**으로 정하는 사항

시행규칙 제3조(공공보건의료 기본계획에 포함되어야 하는 사항)

법 제4조제2항제7호에서 "보건복지부령으로 정하는 사항"이란 다음 각 호의 사항을 말한다.

1. 공공보건의료의 재원(財源) 확보 계획
2. 공공보건의료 통계 및 정보의 관리 방안
3. 국가, 지방자치단체 및 보건의료기관 간 협력 및 연계 방안
4. 그 밖에 공공보건의료 정책 수행을 위해 필요한 사항

③ **보건복지부장관**은 보건의료시책상 필요한 경우 제5조에 따른 **공공보건의료정책심의위원회**의 심의를 거쳐 공공보건의료 기본계획을 변경할 수 있다.

④ **관계 중앙행정기관의 장, 공공단체의 장과 시 · 도지사**는 **매년** 공공보건의료 기본계획에 따라 공공보건의료 **시행계획**(이하 "시행계획"이라 한다)을 수립 · 시행하여야 한다. 이 경우 시 · 도지사는 제5조의2에 따른 시 · 도공공보건의료위원회의 심의를 거쳐 시행계획을 변경할 수 있다.

⑤ 관계 중앙행정기관의 장, 공공단체의 장과 시 · 도지사는 **전년도 시행계획에 따른 추진실적 및 다음 연도의 시행계획을 매년 보건복지부장관에게 제출**하여야 한다.

⑥ 제4항 및 제5항에 따른 시행계획의 수립 · 시행 및 추진실적의 평가 등에 필요한 사항은 **대통령령**으로 정한다.

시행령 제3조(공공보건의료 시행계획의 수립)

① 보건복지부장관은 법 제4조제4항에 따라 관계 중앙행정기관의 장, 공공단체의 장 및 특별시장 · 광역시장 · 도지사 · 특별자치도지사(이하 "시 · 도지사"라 한다)가 공공보건의료 시행계획(이하 "시행계획"이라 한다)을 수립하는데 필요한 지침을 작성하여 이를 전년도 12월 31일까지 관계 중앙행정기관의 장, 공공단체의 장 및 시 · 도지사에게 통보하여야 한다.

② 관계 중앙행정기관의 장, 공공단체의 장 및 시 · 도지사는 제1항의 지침에 따라 수립한 시행계획을 해당 연도 1월 31일까지 보건복지부장관에게 제출하여야 한다.

③ 시 · 도지사는 제2항에 따라 시행계획을 수립할 때에는 「지역보건법」 제7조에 따른 지역보건의료계획과 연계되도록 하여야 한다.

시행령 제4조(공공보건의료 시행계획의 평가)

① 보건복지부장관은 시행계획의 추진실적 평가를 위한 지침을 작성하여 관계 중앙행정기관의 장, 공

공단체의 장 및 시 · 도지사에게 다음 연도 2월 말까지 통보하여야 한다.
② 법 제4조제5항에 따라 관계 중앙행정기관의 장, 공공단체의 장 및 시 · 도지사는 다음 연도 3월 31일까지 보건복지부장관에게 해당 연도 시행계획의 추진 실적을 제출해야 한다.
③ 보건복지부장관은 제2항에 따라 제출된 추진 실적을 평가하고, 그 결과를 관계 중앙행정기관의 장, 공공단체의 장 및 시 · 도지사에게 통보하여야 한다.
④ 관계 중앙행정기관의 장, 공공단체의 장 및 시 · 도지사는 제3항에 따라 통보받은 평가 결과를 다음 연도 시행계획에 반영하여야 한다.

시행령 제5조(공공단체의 장의 시행계획 수립 등에 관한 특례)

제3조와 제4조에도 불구하고 관계 중앙행정기관의 장 및 시 · 도지사가 제2조에 따른 공공단체 중 소관 공공단체와 미리 협의한 후 그 공공단체와 관련된 사항을 포함하여 시행계획을 수립하고 그 시행계획의 추진 실적을 제출하여 평가받은 경우에는 해당 공공단체의 장이 직접 시행계획을 수립하고 추진 실적을 제출하여 평가받은 것으로 본다.

제5조(공공보건의료정책심의위원회)

① 공공보건의료에 관한 주요 시책을 심의하기 위하여 **보건복지부장관 소속**으로 **공공보건의료정책심의위원회**(이하 "심의위원회"라 한다)를 둔다.
② 심의위원회는 **위원장 1명을 포함한 20명 이내의 위원**으로 구성하되, 공무원이 아닌 위원이 전체 위원의 과반수 이상이 되도록 하여야 한다.
③ 위원장은 **보건복지부장관**으로 한다.
④ 위원은 다음 각 호의 사람 중에서 보건복지부장관이 임명 또는 위촉한다.
1. 대통령령으로 정하는 관계 중앙행정기관 소속 공무원
2. 공공보건의료 수요자를 대표하는 사람
3. 공공보건의료 공급자를 대표하는 사람
4. 공공보건의료에 관한 학식과 경험이 풍부한 사람

⑤ **심의위원회는 다음 각 호의 사항을 심의**한다.
1. **공공보건의료 기본계획의 수립 및 변경, 시행계획의 평가에 관한 사항**
2. 제12조에 따른 **의료취약지 지정에 관한 사항**
3. 제14조에 따른 **공공전문진료센터의 필요성 및 규모에 관한 사항**
4. 관계 중앙행정기관에서 관할하는 공공보건의료기관의 효율적 운영과 협력 및 연계에 관한 사항
5. 그 밖에 공공보건의료에 관하여 위원장이 부의하는 사항

⑥ 심의위원회는 매년 정기적으로 개최하여야 한다.
⑦ 심의위원회의 효율적인 운영을 위하여 위원회에 분야별로 분과위원회를 둘 수 있다.
⑧ 이 법에서 규정한 것 외에 심의위원회 및 분과위원회의 구성 · 운영과 그 밖에 필요한 사항은 **대통령령**으로 정한다.

시행령 제5조의2(공공보건의료정책심의위원회의 구성)

① 법 제5조제4항제1호에서 "대통령령으로 정하는 관계 중앙행정기관 소속 공무원"이란 다음 각 호의 사람을 말한다. 이 경우 복수차관이 있는 기관은 해당 기관의 장이 지명하는 차관으로 한다.

1. 기획재정부차관
2. 교육부차관
3. 과학기술정보통신부차관
4. 법무부차관
5. 국방부차관
6. 행정안전부차관
7. 고용노동부차관
8. 국가보훈처차장

② 법 제5조제4항에 따라 위촉된 위원(이하 이 조에서 "위촉위원"이라 한다)의 **임기는 2년**으로 하며, **한 차례만 연임할 수 있다**.

③ 법 제5조제1항에 따른 공공보건의료정책심의위원회(이하 "심의위원회"라 한다) 위원장은 위촉위원이 다음 각 호의 어느 하나에 해당하는 경우에는 해당 위원을 해촉(解囑)할 수 있다.

1. 심신장애로 직무를 수행할 수 없게 된 경우
2. 직무와 관련된 비위사실이 있는 경우
3. 직무태만, 품위손상이나 그 밖의 사유로 위원으로 적합하지 않다고 인정되는 경우
4. 위원 스스로 직무를 수행하기 어렵다는 의사를 밝히는 경우

④ 심의위원회 위원장은 심의위원회의 업무를 총괄하며, 위원장이 부득이한 사유로 직무를 수행할 수 없는 경우에는 위원장이 미리 지명한 위원이 그 직무를 대행한다.

[본조신설 2021. 9. 24.]

제5조의2(시 · 도공공보건의료위원회)

① 공공보건의료에 관한 중요 사항을 심의하기 위하여 특별시 · 광역시 · 도 · 특별자치도(이하 "시 · 도"라 한다)에 **시 · 도 공공보건의료위원회**(이하 "시 · 도위원회"라 한다)를 둔다.

② 시 · 도위원회는 해당 시 · 도의 공공보건의료에 관한 다음 각 호의 사항을 심의한다.

1. 시행계획의 수립 및 변경에 관한 사항
2. 제13조에 따른 **의료취약지 거점의료기관의 지정에 관한 사항**
3. 지역 내 공공보건의료 협력 및 육성에 관한 사항
4. 지역 내 공공보건의료 시책 및 사업의 조정
5. 그 밖에 공공보건의료에 관하여 시 · 도지사가 부의하는 사항

③ 시 · 도위원회의 구성 · 기능 및 운영 등에 관하여 필요한 사항은 **대통령령**으로 정하는 기준에 따라 해당 시 · 도의 **조례**로 정한다.

시행령 제5조의5(시 · 도 공공보건의료위원회의 구성 · 운영)

① 법 제5조의2제1항에 따른 **시 · 도 공공보건의료위원회**(이하 이 조에서 "시 · 도위원회"라 한다)는 **위원장 1명과 부위원장 1명을 포함하여 20명 이내의 위원**으로 구성한다.

② 시 · 도위원회 위원장과 부위원장은 위원 중에서 시 · 도지사가 각각 지명하고, 위원은 다음 각 호의

사람 중에서 시 · 도지사가 임명 또는 위촉한다. 이 경우 제2호부터 제5호까지의 규정에 해당하는 사람이 각각 2명 이상 포함되어야 한다.

1. 해당 특별시 · 광역시 · 도 · 특별자치도(이하 "시 · 도"라 한다)의 공공보건의료에 관한 업무를 담당하는 공무원
2. 해당 시 · 도에 거주하는 주민대표
3. 해당 시 · 도의 공공보건의료 수요자를 대표하는 사람
4. 해당 시 · 도의 공공보건의료 공급자를 대표하는 사람
5. 공공보건의료에 관한 학식과 경험이 풍부한 사람

③ 시 · 도지사는 시 · 도위원회 위원이 다음 각 호의 어느 하나에 해당하는 경우에는 해당 위원을 해임하거나 해촉할 수 있다.

1. 심신장애로 직무를 수행할 수 없게 된 경우
2. 직무와 관련된 비위사실이 있는 경우
3. 직무태만, 품위손상이나 그 밖의 사유로 위원으로 적합하지 않다고 인정되는 경우
4. 위원 스스로 직무를 수행하기 어렵다는 의사를 밝히는 경우

④ 시 · 도위원회는 심의를 위하여 필요한 경우에는 관계 공무원 또는 전문가를 회의에 참석하게 하여 의견을 들을 수 있다.

[본조신설 2021. 9. 24.]

제3장 | 공공보건의료 수행기관

제6조(공공보건의료기관의 설치 · 운영)

① 국가와 지방자치단체는 공공보건의료기관을 설치 · 운영하여 국민의 기본적인 보건의료 수요를 형평성 있게 충족시킬 수 있도록 노력하여야 한다.

② 국가와 지방자치단체는 공공보건의료기관의 설치 · 운영에 필요한 비용을 보조할 수 있다.

제7조(공공보건의료기관의 의무) 17서울, 20부산, 21부산, 22충남

① **공공보건의료기관**은 다음 각 호에 해당하는 **보건의료를 우선적으로 제공**하여야 한다.

1. **의료급여환자 등 취약계층에 대한 보건의료**
2. **아동과 모성, 장애인, 정신질환, 응급진료 등 수익성이 낮아 공급이 부족한 보건의료**
3. **재난 및 감염병 등 신속한 대응이 필요한 공공보건의료**
4. **질병 예방과 건강 증진에 관련된 보건의료**
5. **교육 · 훈련 및 인력 지원을 통한 지역적 균형을 확보하기 위한 보건의료**
6. 그 밖에 「보건의료기본법」 제15조에 따른 보건의료발전계획에 따라 보건복지부장관이 정하는 보건의료

② 보건복지부장관은 공공보건의료기관에 대하여 해당 공공보건의료기관의 설립 · 운영에

관한 법령에서 정한 사업 외의 다른 공공보건의료사업에 대하여도 그 수행을 요청할 수 있다.

③ 공공보건의료기관은 제2항에 따른 요청을 받은 경우에는 특별한 사유가 없으면 그 요청에 따라야 한다.

④ 국가와 지방자치단체는 제1항 · 제2항 또는 제17조제1항에 따른 공공보건의료기관 또는 공공보건의료 수행기관의 보건의료 제공 등에 필요한 비용의 전부 또는 일부를 예산의 범위에서 보조할 수 있다.

제8조(공공보건의료계획의 수립)

① **공공보건의료기관의 장**은 공공보건의료 기본계획의 시행을 위한 공공보건의료계획을 **매년** 수립하고 이를 전년도 시행결과와 함께 **보건복지부장관에게 보고**하여야 한다.

② **보건복지부장관**은 제1항에 따른 공공보건의료계획의 내용에 관하여 필요하다고 인정하는 경우에는 보건복지부령으로 정하는 바에 따라 공공보건의료기관의 장에게 그 **계획의 변경을 권고**할 수 있다.

③ 보건복지부장관 또는 시 · 도지사는 제1항에 따른 공공보건의료계획의 시행에 필요한 비용의 일부를 보조할 수 있다.

④ 제1항에 따른 공공보건의료계획의 내용 및 수립 절차 등에 관하여 필요한 사항은 **보건복지부령**으로 정한다.

제9조(공공보건의료계획의 시행결과 평가)

① 보건복지부장관은 제8조에 따른 공공보건의료계획의 시행결과를 평가하여야 한다. 이 경우 보건복지부장관은 제7조제1항 · 제2항 또는 제17조제1항에 따라 보건의료 제공 등을 한 공공보건의료기관 또는 공공보건의료 수행기관(제2조제4호라목의 경우는 제외한다. 이하 이 조에서 같다)의 이행 성과를 평가에 반영하여야 한다.

② 보건복지부장관은 공공보건의료기관 또는 공공보건의료 수행기관이 제7조제1항 · 제2항 또는 제17조제1항에 따라 보건의료를 제공할 때 발생한 경영상의 손해를 제1항에 따른 평가에 불리하게 반영하여서는 아니 된다.

③ 보건복지부장관은 제1항에 따른 평가결과를 해당 공공보건의료기관의 장과 해당 공공보건의료기관이 소속된 기관의 장에게 통보하여야 한다.

④ 보건복지부장관은 제1항에 따른 평가결과를 공표하거나 제8조에 따른 비용의 보조에 반영할 수 있다.

⑤ 제1항에 따른 공공보건의료계획 시행결과 평가의 기준, 방법, 절차 및 시기 등에 관하여 필요한 사항은 보건복지부령으로 정한다.

제10조(국유 · 공유 재산의 무상 대부)

① 국가와 지방자치단체는 공공보건의료기관의 설립 · 운영을 위하여 필요하다고 인정할 때

에는 「국유재산법」 또는 「공유재산 및 물품 관리법」에도 불구하고 국유 · 공유 재산을 공공보건의료기관에 무상으로 대부하거나 사용 · 수익하게 할 수 있다.

② 제1항에 따라 공유재산을 무상으로 대부하거나 사용 · 수익하게 하는 경우에는 「공유재산 및 물품 관리법」 제13조에도 불구하고 공유재산에 영구시설물을 축조하게 할 수 있다. 이 경우 그 시설물의 종류 등을 고려하여 그 기간이 끝나는 때에 이를 지방자치단체에 기부하거나 원상으로 회복하여 반환하는 조건을 붙여야 한다.

③ 제1항에 따른 대부와 사용 · 수익의 내용, 조건 및 절차에 관하여 필요한 사항은 대통령령으로 정한다.

제11조(일정 규모 이하의 기관에 대한 특례)

보건소 등 보건복지부령으로 정하는 일정 규모 이하의 공공보건의료기관에는 제8조(공공보건의료계획의 수립), 제9조(공공보건의료계획의 시행결과 평가), 제13조(의료취약지 거점의료기관의 지정) 및 제14조(공공전문진료센터의 지정)를 적용하지 아니한다.

시행규칙 제7조(공공보건의료계획 수립 등의 제외 대상)

법 제11조에서 "보건복지부령으로 정하는 일정 규모 이하의 공공보건의료기관"이란 다음 각 호의 기관을 말한다.

1. 「농어촌 등 보건의료를 위한 특별조치법」 제15조에 따른 **보건진료소**
2. 「의료법」 제3조제2항제1호의 **의원급 의료기관**
3. 「지역보건법」 제10조 및 제13조에 따른 **보건소와 보건지소**

제12조(의료취약지의 지정 · 고시) 19서울 · 부산, 20경북, 22경기

① **보건복지부장관**은 주기적으로 **국민의 의료 이용 실태 및 의료자원의 분포** 등에 관한 다음 각 호의 사항을 **평가 · 분석**하여야 한다. 19부산

1. 인구 수, 성별 · 연령별 인구 분포, 소득 등에 따른 지역 내 국민의 의료 이용 실태에 관한 사항
2. 의료인력 · 의료기관의 수 등 지역 내 의료공급에 관한 사항
3. 지역적 특성 등을 고려한 의료기관 접근성에 관한 사항
4. 그 밖에 의료 이용 실태 및 의료자원 공급에 관한 사항으로서 보건복지부장관이 정하는 사항을 평가 · 분석하여야 한다.

② **보건복지부장관**은 제1항에 따른 평가 · 분석 결과 의료서비스의 공급이 현저하게 부족한 지역을 **의료취약지로 지정 · 고시**할 수 있다. 19서울

③ 제2항에 따라 의료취약지를 지정할 때에는 부족한 의료서비스의 대상 및 종류에 따라 구분하여 지정할 수 있다.

④ 보건복지부장관은 제2항에 따라 지정 · 고시된 의료취약지(이하 "의료취약지"라 한다)에 대하여 보건의료 공급이 원활하게 이루어질 수 있도록 다음 각 호의 지원을 할 수 있다.

1. **보건의료 인력의 공급에 대한 지원**
2. 「의료법」 제3조에 따른 **의료기관(이하 "의료기관"이라 한다)의 설립 및 운영을 위한 비용의 보조** 등

⑤ 제2항 및 제3항에 따른 의료취약지 지정의 기준, 방법, 절차 및 기간 등에 관하여 필요한 사항은 **보건복지부령**으로 정한다.

시행규칙 **제8조(의료취약지의 지정 절차)** 19부산

① **보건복지부장관**은 법 제12조제1항 각 호의 사항을 **2년**마다 평가·분석해야 한다.
② **보건복지부장관**은 법 제12조제2항에 따라 의료취약지를 지정·고시한 경우 그 지역을 관할하는 **시·도지사에게 지체 없이 통보**해야 한다.

제13조(의료취약지 거점의료기관의 지정) 16서울, 22경기·경북·충남

① **시·도지사**는 관할 의료취약지의 주민에게 적정한 보건의료를 제공하기 위하여 필요한 시설·인력 및 장비를 갖추었거나 갖출 능력이 있다고 인정하는 의료기관 중에서 **거점의료기관**(이하 "의료취약지 거점의료기관"이라 한다)을 **지정**할 수 있다.

② 의료취약지 거점의료기관으로 지정받으려는 의료기관은 **시·도지사에게 신청**하여야 한다. 이 경우 공공보건의료기관이 신청하면 시·도지사는 그 지정을 우선적으로 고려할 수 있다.

③ 의료취약지 거점의료기관으로 지정받은 의료기관은 보건복지부령으로 정하는 바에 따라 의료취약지에서 **적정한 보건의료를 제공하기 위한 계획을 수립하고 그 시행결과를 시·도지사에게 보고**하여야 한다.

④ **보건복지부장관 또는 시·도지사 및 시장·군수·구청장**은 의료취약지 거점의료기관의 시설·장비 확충 및 운영에 드는 비용의 전부 또는 일부를 지원할 수 있다.

⑤ **보건복지부장관**은 의료취약지 거점의료기관으로 지정된 의료기관의 수가 너무 많거나 적은 경우에는 보건복지부령으로 정하는 바에 따라 **시·도지사에게 지정의 개선을 권고**할 수 있다.

⑥ 의료취약지 거점의료기관 지정의 기준, 방법 및 절차 등에 관하여 필요한 사항은 **보건복지부령**으로 정한다.

시행규칙 **제9조(의료취약지 거점의료기관의 지정)**

① 법 제13조제1항에 따라 의료취약지 거점의료기관으로 지정받으려는 의료기관은 별지 제1호서식의 의료취약지 거점의료기관 지정신청서에 사업계획서를 첨부하여 관할 시·도지사에게 신청하여야 한다.
② 제1항의 사업계획서에는 다음 각 호의 내용이 포함되어야 한다.
1. 의료취약지 지정 목적과의 부합성 검토 결과
2. 의료취약지 해소를 위한 적정 보건의료 제공 계획
3. 인력·시설·장비의 현황 및 운영계획

4. 그 밖에 의료취약지 해소를 위해 필요한 사항

③ 제1항에 따라 지정신청서를 받은 시 · 도지사는 의료취약지로 지정된 지역 내에 설립된 의료기관을 우선적으로 고려하여 지정하되, 불가피한 경우에는 의료자원의 분포, 필요한 의료서비스 및 지역주민의 생활권 등을 고려하여 해당 지역 외의 지역에 설립된 의료기관을 의료취약지 거점의료기관으로 지정할 수 있다. 〈개정 2021. 7. 7.〉

④ 시 · 도지사는 의료취약지 거점의료기관을 지정할 때 별지 제2호서식의 의료취약지 거점의료기관 지정서를 발급하고, 이를 보건복지부장관에게 보고하여야 한다.

제14조(공공전문진료센터의 지정) 18전북, 20울산

① **보건복지부장관**은 다음 각 호의 보건의료를 원활하게 제공하기 위하여 전문진료 분야별로 필요한 시설 · 인력 및 장비를 갖추었거나 갖출 능력이 있다고 인정하는 의료기관 중에서 공공전문진료센터(이하 "공공전문진료센터"라 한다)를 지정할 수 있다.

1. **수익성이 낮아 공급이 원활하지 아니한 전문진료**
2. **국민건강을 위하여 국가가 육성하여야 할 필요성이 큰 전문진료**
3. **지역별 공급의 차이가 커서 국가가 지원하여야 할 필요가 있는 전문진료**

② 공공전문진료센터로 지정받으려는 의료기관은 **보건복지부장관에게 신청**하여야 한다. 이 경우 공공보건의료기관이 신청하면 보건복지부장관은 그 지정을 우선적으로 고려할 수 있다.

③ 공공전문진료센터는 지정받은 전문진료 분야에서 양질의 보건의료서비스 제공과 인력에 대한 교육 등을 하여야 하며, 보건복지부령으로 정하는 바에 따라 이를 위한 계획을 수립하고 그 시행결과를 보건복지부장관에게 보고하여야 한다.

④ **보건복지부장관 또는 시 · 도지사**는 공공전문진료센터의 시설 · 장비 확충 및 운영에 드는 **비용의 전부 또는 일부를 지원**할 수 있다.

⑤ 공공전문진료센터 지정의 기준, 방법 및 절차 등에 관하여 필요한 사항은 **보건복지부령**으로 정한다.

제14조의2(책임의료기관의 지정)

① **보건복지부장관**은 다음 각 호의 업무를 원활하게 수행하기 위하여 필요한 시설 · 인력 및 장비를 갖추었거나 갖출 능력이 있다고 인정하는 보건의료기관 중에서 **책임의료기관을 지정할 수 있다**.

1. 공공보건의료사업의 수행, 기획 · 연구 및 조정
2. 공공보건의료 수행기관 간 협력 체계 구축 및 공공보건의료 전달체계의 조정 · 관리
3. 보건의료기관의 역량 강화를 위한 의료인력 파견 · 교육
4. 감염병 예방 및 진료, 응급의료, 모자보건사업, 환자의 지역사회 연계 등에 관한 사항
5. 그 밖에 공공보건의료 강화를 위하여 보건복지부령으로 정하는 사항

시행규칙 제13조의2(책임의료기관의 지정기준 등)

① 법 제14조의2에 따라 책임의료기관으로 지정받으려는 의료기관은 다음 각 호에 모두 해당하는 의료기관으로서 보건복지부장관이 정하여 고시하는 기준을 충족해야 한다.

1. 「의료법」 제3조제2항제3호바목의 종합병원
2. 법 제2조제4호 각 목(같은 호 마목은 제외한다)의 공공보건의료 수행기관
   (마: 제14조의2에 따른 책임의료기관은 제외)

② 책임의료기관으로 지정받으려는 의료기관은 법 제14조의2제2항 전단에 따라 별지 제5호서식의 책임의료기관 지정신청서에 사업계획서를 첨부하여 관할 시·도지사를 거쳐 보건복지부장관에게 신청해야 한다.

③ 제2항에 따른 사업계획서에는 다음 각 호의 사항이 포함되어야 한다.

1. 법 제14조의2제1항 각 호의 업무를 원활하게 수행하기 위하여 필요한 사항
2. 법 제14조의2제4항에 따른 전담조직의 설치·운영 계획

④ 제2항에 따라 신청서를 받은 시·도지사는 신청서류를 검토한 후 책임의료기관 지정에 대한 의견서 및 운영 지원 계획서를 첨부하여 보건복지부장관에게 제출해야 한다.

⑤ 보건복지부장관은 제2항 및 제4항에 따른 신청서류와 시·도지사의 의견서 및 운영 지원 계획서를 검토하여 적합하다고 인정되는 의료기관을 책임의료기관으로 지정하고, 별지 제6호서식의 책임의료기관 지정서를 발급한 후 관할 시·도지사에게 그 사실을 통보해야 한다.

⑥ 보건복지부장관은 책임의료기관으로 지정 받으려는 의료기관이 지정기준의 일부를 충족하지 못한 경우에는 일정기간 내에 그 지정기준을 충족할 것을 조건으로 하여 책임의료기관으로 지정할 수 있다.

[본조신설 2022. 2. 17.]

② **책임의료기관으로 지정받으려는 보건의료기관**은 **보건복지부장관에게 신청**하여야 한다. 이 경우 보건복지부장관은 공공보건의료기관을 우선적으로 지정할 수 있다.

③ 책임의료기관으로 지정받은 의료기관은 보건복지부령으로 정하는 바에 따라 제1항 각 호의 업무를 원활하게 수행하기 위한 계획을 수립하고 그 시행 결과를 보건복지부장관에게 보고하여야 한다.

시행규칙 제13조의3(책임의료기관의 계획 수립 등)

① 책임의료기관으로 지정받은 의료기관은 법 제14조의2제3항에 따라 그 해의 계획을 매년 1월 31일까지 시·도지사를 거쳐 보건복지부장관에게 제출해야 한다.

② 책임의료기관으로 지정받은 의료기관은 법 제14조의2제3항에 따라 전년도 시행결과를 그 다음 연도 3월 31일까지 시·도지사를 거쳐 보건복지부장관에게 제출해야 한다.

③ 제1항에 따른 계획에는 제13조의2제3항 각 호의 사항이 포함되어야 한다.

[본조신설 2022. 2. 17.]

④ **책임의료기관으로 지정받은 보건의료기관의 장**은 제1항 각 호의 업무의 원활한 수행 및 해당 **보건의료기관 내부 또는 외부와의 협력 강화를 위하여 전담조직을 설치·운영**하여야 한다.

⑤ 보건복지부장관 또는 시·도지사는 책임의료기관의 시설·장비 확충 및 운영에 드는 비용의 전부 또는 일부를 지원할 수 있다.

⑥ 그 밖에 책임의료기관의 지정 기준 · 방법 및 절차, 전담조직 등에 관하여 필요한 사항은 **보건복지부령**으로 정한다.

제15조(공공보건의료사업의 시행결과 평가)

① 보건복지부장관은 의료취약지 거점의료기관, 공공전문진료센터 및 책임의료기관에 대하여 공공보건의료사업의 시행결과를 평가할 수 있다.

② 보건복지부장관은 제1항에 따른 평가결과에 따라 해당 의료취약지 거점의료기관, 공공전문진료센터 또는 책임의료기관에 대한 재정적 · 행정적 지원을 다르게 할 수 있다.

③ 보건복지부장관은 의료취약지 거점의료기관, 공공전문진료센터 또는 책임의료기관의 효율적인 운영을 위하여 제1항에 따른 평가결과를 공표하거나 평가결과와 관련하여 시정을 요구하는 등 필요한 조치를 할 수 있다.

④ 제1항에 따른 평가의 세부 기준, 방법 등에 관하여 필요한 사항은 보건복지부령으로 정한다.

시행규칙 제14조(공공보건의료사업의 시행결과 평가)

① 보건복지부장관은 법 제15조제1항에 따라 의료취약지 거점의료기관에 대해 공공보건의료사업의 시행결과를 평가하는 경우 시 · 도지사가 제10조제3항에 따라 보고한 의료취약지 거점의료기관의 평가결과를 종합하여 **2년마다 평가**한다.

② 보건복지부장관은 법 제15조제1항에 따라 공공전문진료센터에 대하여 공공보건의료사업의 시행결과를 평가하는 경우 제13조제1항에 따라 공공전문진료센터가 제출한 시행결과를 종합하여 **매년 평가**한다.

③ 보건복지부장관은 법 제15조제1항에 따라 책임의료기관에 대하여 공공보건의료사업의 시행결과를 평가하는 경우 제13조의3제1항에 따라 책임의료기관이 제출한 시행결과를 종합하여 **매년 평가**한다. 〈신설 2022. 2. 17.〉

시행규칙 제18조(규제의 재검토)

보건복지부장관은 제13조의2에 따른 책임의료기관의 지정기준 및 지정절차, 제15조제3호에 따른 지정취소에 대하여 2022년 1월 1일을 기준으로 3년마다(매 3년이 되는 해의 1월 1일 전까지를 말한다) 그 타당성을 검토하여 개선 등의 조치를 해야 한다.
[신설 2022. 2. 17.]

제16조(의료기관과의 업무 협력 및 협약 체결)

① 국가 또는 지방자치단체는 공공보건의료와 관련한 사업 수행 및 기술 지원 등에 관한 업무를 추진할 때 의료기관과 협력할 수 있다.

② 보건복지부장관 또는 시 · 도지사 및 시장 · 군수 · 구청장은 공공보건의료사업을 추진하기 위하여 필요하면 의료기관과 협약을 체결할 수 있다.

제17조(공공보건의료 수행기관의 준수사항 등)

① 공공보건의료 수행기관은 환자에게 양질의 보건의료서비스를 제공하여야 한다.

② 공공보건의료 수행기관(제2조제4호라목의 경우는 제외한다. 이하 이 조에서 같다)은 공공보건의료사업을 수행할 때 다음 각 호의 원칙을 준수하여야 한다.

1. 지역 주민의 참여를 통한 사업계획 수립
2. 공익성에 기반한 성실한 사업 운영
3. 투명한 재정 운용과 회계 공개

③ 보건복지부장관은 대통령령으로 정하는 국민건강에 중대한 위해(危害)가 예상되는 경우에는 우선적으로 공공보건의료 수행기관에 그 위해의 발생 또는 확산을 억제하기 위하여 필요한 명령을 할 수 있다.

④ 제3항에 따른 명령을 받은 공공보건의료 수행기관의 장은 정당한 사유 없이 이를 거부하여서는 아니 된다.

제18조(의료취약지 거점의료기관 등의 지정 취소) 21전북

① **보건복지부장관 또는 시 · 도지사**는 **의료취약지 거점의료기관, 공공전문진료센터** 또는 **책임의료기관**이 다음 각 호의 어느 하나에 해당하는 경우에는 **그 지정을 취소할 수 있다**. 다만, **제1호에 해당하는 경우에는 그 지정을 취소**하여야 한다. 21전북

1. **거짓이나 그 밖의 부정한 방법으로 지정을 받은 경우**
2. **국가 또는 지방자치단체가 지원한 예산을 부당하게 집행하거나 목적과 다르게 집행한 경우**
3. 제13조제3항, 제14조제3항 또는 제14조의2제3항을 위반하여 보고의무를 이행하지 아니한 경우
4. 제13조제6항, 제14조제5항 또는 제14조의2제6항에 따른 지정기준에 미달하게 된 경우
5. 제17조제4항을 위반하여 정당한 사유 없이 명령을 이행하지 아니한 경우
6. 그 밖에 보건복지부령으로 정하는 사유에 해당하는 경우

② 제1항에 따라 지정이 취소된 의료기관은 **지정이 취소된 날부터 2년 이내**에는 의료취약지 거점의료기관, 공공전문진료센터 및 책임의료기관으로 지정받을 수 없다.

③ 보건복지부장관 또는 시 · 도지사는 제1항에 따라 지정을 취소하는 경우 해당 의료기관에 지급한 보조금의 전부 또는 일부를 환수할 수 있다. 다만, **제1항제1호 또는 제2호에 해당하는 경우에는 보조금의 전부 또는 일부를 환수하여야 한다**.

제19조(청문)

보건복지부장관 또는 시 · 도지사는 제18조에 따라 의료취약지 거점의료기관, 공공전문진료센터 또는 책임의료기관의 지정을 취소하려면 청문을 하여야 한다.

제4장 | 교육 · 훈련의 실시 등

제20조(교육 · 훈련 등)

① 보건복지부장관, 시 · 도지사 또는 시장 · 군수 · 구청장은 공공보건의료에 종사하는 사람의 자질 향상을 위하여 필요한 교육 · 훈련을 실시할 수 있다.

② **보건복지부장관 또는 시 · 도지사**는 제1항에 따른 교육 · 훈련을 위하여 **교육 · 훈련센터를 설치 · 운영할 수 있다**.

③ 보건복지부장관 또는 시 · 도지사는 제2항에 따른 교육 · 훈련센터의 운영을 공공보건의료기관에 위탁하고 그 운영에 필요한 재정적 · 행정적 지원을 할 수 있다.

④ 제1항부터 제3항까지의 규정에 따른 교육 · 훈련의 방법 · 대상 · 내용, 교육 · 훈련센터의 설치 · 운영 및 운영의 위탁 등에 필요한 사항은 보건복지부령으로 정한다.

[시행규칙] 제16조(교육 · 훈련의 실시 등)

① 법 제20조에 따라 보건복지부장관, 시 · 도지사 또는 시장 · 군수 · 구청장(자치구의 구청장을 말한다)은 공공보건의료 수행기관에서 근무하는 사람을 대상으로 다음 각 호의 사항에 대해 교육 · 훈련을 실시할 수 있다.

1. 보건의료 관련 직종별 전문 지식 및 기술에 관한 사항
2. 보건의료의 질과 성과 향상에 관한 사항
3. 공공보건의료사업 수행에 관한 사항
4. 그 밖에 공공보건의료정책에 관하여 필요한 사항

② 보건복지부장관 또는 시 · 도지사는 법 제20조제3항에 따라 교육 · 훈련센터의 운영을 「의료법」 제3조제2항제3호바목의 종합병원에 해당하는 공공보건의료기관에 위탁할 수 있다.

제21조(공공보건의료 지원센터의 설치 · 운영) 20전남

① **보건복지부장관**은 공공보건의료에 관한 업무 중 다음 각 호의 업무 수행을 지원하게 하기 위하여 **공공보건의료 지원센터를 설치 · 운영할 수 있다**.

1. **공공보건의료 수행기관에 대한 기술 및 경영개선 지원**
2. **공공의료분야 지침 개발 및 보급 지원**
3. 공공보건의료 인력에 대한 교육 · 훈련 프로그램의 개발 및 보급
4. 공공보건의료와 관련된 정보 · 통계의 수집 및 분석
5. 제9조제1항에 따른 **공공보건의료계획의 시행결과 평가**
6. 제15조제1항에 따른 공공보건의료사업의 시행결과 평가
7. 제22조제1항에 따른 공공보건의료 지원단 간의 교류 · 협력 지원
8. 그 밖에 보건복지부장관이 정하는 공공보건의료에 관한 업무

② 보건복지부장관은 제1항에 따른 공공보건의료 지원센터의 운영을 공공보건의료를 수행하는 법인 또는 단체에 위탁하고, 그 운영에 필요한 경비의 전부 또는 일부를 지원할 수 있다.

시행규칙 **제16조의2(공공보건의료 지원센터 운영의 위탁)**

① 보건복지부장관은 법 제21조 제2항에 따라 공공보건의료 지원센터의 운영을 「국립중앙의료원의 설립 및 운영에 관한 법률」에 따른 국립중앙의료원(이하 이 조에서 "국립중앙의료원"이라 한다)에 위탁한다.

② 제1항에 따라 공공보건의료 지원센터의 운영을 위탁받은 국립중앙의료원의 장은 매년 12월 31일까지 다음 연도의 운영계획을 수립하여 보건복지부장관의 승인을 받아야 한다.

③ 제1항에 따라 공공보건의료 지원센터의 운영을 위탁받은 국립중앙의료원의 장은 매년 2월 말일까지 전년도 운영실적을 보건복지부장관에게 보고해야 한다.

[본조신설 2021. 9. 24.]

③ 제1항 및 제2항에 따른 공공보건의료 지원센터의 설치, 운영 및 운영의 위탁 등에 필요한 사항은 보건복지부령으로 정한다.

제22조(공공보건의료 지원단의 설치 · 운영) 18경북, 21서울

① **시 · 도지사**는 공공보건의료에 관한 업무 수행을 지원하게 하기 위하여 **공공보건의료 지원단을 설치 · 운영할 수 있다**. 18경북, 21서울

② 시 · 도지사는 제1항에 따른 공공보건의료 지원단의 운영을 공공보건의료 수행기관이나 공공보건의료를 수행하는 법인 또는 단체, 그 밖에 공공보건의료 지원단의 원활한 운영을 위하여 보건복지부령으로 정하는 기관에 위탁할 수 있다. 이 경우 시 · 도지사는 그 운영에 필요한 경비의 전부 또는 일부를 지원할 수 있다.

③ 국가는 제1항 및 제2항에 따른 공공보건의료 지원단의 설치 · 운영에 필요한 재정적 · 행정적 지원을 할 수 있다.

④ 제1항부터 제3항까지의 규정에 따른 공공보건의료 지원단의 설치, 운영 및 운영의 위탁 등에 필요한 사항은 보건복지부령으로 정한다.

시행규칙 **제17조(공공보건의료 지원단의 운영 등)**

① 법 제22조제1항에 따른 공공보건의료 지원단의 업무는 다음 각 호와 같다.

1. 공공보건의료 시행계획의 수립과 시행에 대한 지원
2. 관할 지역 내 공공보건의료기관의 공공보건의료계획 수립과 시행에 대한 지원 및 공공보건의료기관과의 협력 사업 수행
3. 의료취약지 거점의료기관의 운영에 대한 기술 지원
4. 그 밖에 관할 지역의 공공보건의료에 관한 조사 · 연구 등 필요한 사항

② 제1항에서 정한 사항 외에 공공보건의료 지원단의 조직과 운영에 관하여 필요한 사항은 지방자치단체의 조례로 정한다.

제5장 | 보칙

제23조(자료의 제공 요청)

① 보건복지부장관, 시 · 도지사 또는 시장 · 군수 · 구청장은 공공보건의료 수행기관 및 공공단체에 공공보건의료 기본계획 및 시행계획의 수립 · 시행, 공공보건의료 사업의 관리 및 평가를 위하여 필요한 자료의 제공을 요청할 수 있다.

② 제1항에 따른 요청을 받은 공공보건의료 수행기관의 장 및 공공단체의 장은 특별한 사유가 없으면 그 요청에 따라야 한다.

제24조(조사 · 검사)

① 보건복지부장관, 시 · 도지사 또는 시장 · 군수 · 구청장은 공공보건의료 수행기관(제2조제4호라목의 경우는 제외한다. 이하 이 조에서 같다)의 공공보건의료사업에 대한 지도 · 감독이 필요하다고 인정할 때에는 소속 공무원으로 하여금 해당 공공보건의료 수행기관의 공공보건의료사업에 관한 업무 · 회계 및 재산에 관한 사항을 조사하게 하거나 관련 장부 또는 서류 등을 검사하게 할 수 있다.

② 제1항에 따라 조사 또는 검사를 하는 공무원은 그 권한을 표시하는 증표를 지니고 이를 관계인에게 보여주어야 한다.

제6장 | 벌칙

제25조(과태료)

① 제24조제1항(보건복지부장관, 시 · 도지사 또는 시장 · 군수 · 구청장은 공공보건의료 수행기관의 공공보건의료사업에 대한 지도 · 감독이 필요하다고 인정할 때에는 소속 공무원으로 하여금 해당 공공보건의료 수행기관의 공공보건의료사업에 관한 업무 · 회계 및 재산에 관한 사항을 조사하게 하거나 관련 장부 또는 서류 등을 검사하게 할 수 있다)에 따른 **조사 또는 검사를 기피하거나 거부 · 방해한 자**에게는 **300만원 이하의 과태료**를 부과한다.

② 제1항에 따른 과태료는 대통령령으로 정하는 바에 따라 **보건복지부장관 또는 지방자치단체의 장이 부과 · 징수**한다.

기출유형 점검

「공공보건의료에 관한 법률」은 지역에 따라 약1문제가 용어의 정의(공공보건의료기관), 공공보건의료 기본계획, 의료취약지 거점의료기관의 지정, 공공전문진료센터의 지정을 중심으로 출제되었다.

1. [19서울] 다음에서 설명하고 있는 용어는?

국가, 지방자치단체 및 보건의료기관이 지역 · 계층 · 분야에 관계없이 국민의 보편적인 의료 이용을 보장하고 건강을 보호 · 증진하는 모든 활동

① 공중보건업무
② 공공보건의료
③ 국민건강증진
④ 보건의료서비스

(해설) 제2조(정의)
"**공공보건의료**"란 국가, 지방자치단체 및 보건의료기관이 **지역·계층·분야에 관계없이 국민의 보편적인 의료 이용을 보장**하고 건강을 보호·증진하는 모든 활동을 말한다.

답 ②

2. [16부산] 「공공보건의료에 관한 법률」에 따르면 국가나 지방자치단체 또는 대통령령으로 정하는 공공단체는 공공보건의료기관을 설립 · 운영할 수 있다.여기서 "대통령령으로 정하는 공공단체"를 모두 고른 것은?

㉠ 국립암센터 ㉡ 국민건강보험공단 ㉢ 한국원자력의학원 ㉣ 한국보훈복지의료공단

① ㉠, ㉢
② ㉡, ㉣
③ ㉠, ㉡, ㉢
④ ㉠, ㉡, ㉢, ㉣

(해설) 시행령 제2조(공공단체의 범위)
㉠, ㉡, ㉢, ㉣이 모두 해당된다.

답 ④

3. [17서울] 「공공보건의료에 관한 법률」상 공공보건의료기관이 우선적으로 제공하여야 하는 보건의료가 아닌 것은?

① 희귀난치성질환자에 대한 보건의료
② 질병 예방과 건강 증진에 관련된 보건의료
③ 의료급여환자 등 취약계층에 대한 보건의료
④ 아동과 모성, 장애인, 정신질환, 응급진료 등 수익성이 낮아 공급이 부족한 보건의료

(해설) 제7조(공공보건의료기관의 의무)
1. 의료급여환자 등 취약계층에 대한 보건의료
2. 아동과 모성, 장애인, 정신질환, 응급진료 등 수익성이 낮아 공급이 부족한 보건의료
3. 재난 및 감염병 등 신속한 대응이 필요한 공공보건의료
4. 질병 예방과 건강 증진에 관련된 보건의료
5. 교육 · 훈련 및 인력 지원을 통한 지역적 균형을 확보하기 위한 보건의료

답 ①

Part 12

지역보건법

| 의료기술직 |

Part 12 지역보건법

지역보건법[시행 2022. 08. 18.], 시행령[시행 2022. 08. 18.], 시행규칙[시행 2019. 10. 03.]

제1장 | 총칙

제1조(목적) 16인천, 17대전, 18전북, 20부산

이 법은 **보건소 등 지역보건의료기관의 설치 · 운영에 관한 사항**과 **보건의료 관련기관 · 단체와의 연계 · 협력**을 통하여 지역보건의료기관의 기능을 효과적으로 수행하는 데 필요한 사항을 규정함으로써 **지역보건의료정책을 효율적으로 추진**하여 **지역주민의 건강 증진에 이바지함**을 목적으로 한다.

제2조(정의) 16충북, 17부산 · 충북 · 전북, 18경북, 20경북, 22경기 · 경북 · 전남완도

이 법에서 사용하는 용어의 뜻은 다음과 같다.

1. "**지역보건의료기관**"이란 지역주민의 건강을 증진하고 질병을 예방 · 관리하기 위하여 이 법에 따라 설치 · 운영하는 **보건소, 보건의료원, 보건지소 및 건강생활지원센터**를 말한다. 16충북, 17부산 · 충북 · 전북, 18경북
2. "**지역보건의료서비스**"란 지역주민의 건강을 증진하고 질병을 예방 · 관리하기 위하여 **지역보건의료기관이 직접 제공**하거나 **보건의료 관련기관 · 단체를 통하여 제공**하는 서비스로서 보건의료인(「보건의료기본법」 제3조제3호에 따른 보건의료인을 말한다. 이하 같다)이 행하는 모든 활동을 말한다.
3. "**보건의료 관련기관 · 단체**"란 지역사회 내에서 공중(公衆) 또는 특정 다수인을 위하여 지역보건의료서비스를 제공하는 **의료기관, 약국, 보건의료인 단체** 등을 말한다.

제3조(국가와 지방자치단체의 책무) 11경북, 14울산, 20충북 · 전북

① 국가 및 지방자치단체는 **지역보건의료에 관한 조사 · 연구, 정보의 수집 · 관리 · 활용 · 보호, 인력의 양성 · 확보 및 고용 안정과 자질 향상** 등을 위하여 노력하여야 한다.

② 국가 및 지방자치단체는 지역보건의료 업무의 효율적 추진을 위하여 **기술적 · 재정적 지원**을 하여야 한다.

③ 국가 및 지방자치단체는 **지역주민의 건강 상태에 격차가 발생하지 아니하도록 필요한 방안을 마련**하여야 한다.

제4조(지역사회 건강실태조사) 16인천, 17서울 · 울산, 18서울 · 제주, 19서울 · 대전 · 충남, 20경북, 21서울 · 광주

① **국가와 지방지치단체**는 지역주민의 건강 상태 및 건강 문제의 원인 등을 파악하기 위하여 **매년 지역사회 건강실태조사를 실시**하여야 한다. 18서울, 19충남, 21서울 · 광주

② 제1항에 따른 지역사회 건강실태조사의 방법, 내용 등에 관하여 필요한 사항은 **대통령령**으로 정한다.

시행령 제2조(지역사회 건강실태조사의 방법 및 내용) 16인천, 17서울 · 울산 · 광주, 19서울 · 대전 · 충남, 20경북

① **질병관리청장은 보건복지부장관과 협의하여** 「지역보건법」(이하 "법"이라 한다) 제4조제1항에 따른 지역사회 건강실태조사(이하 "지역사회 건강실태조사"라 한다)를 매년 지방자치단체의 장에게 협조를 요청하여 실시한다. 19충남

② 제1항에 따라 **협조 요청을 받은 지방자치단체의 장은 매년 보건소(보건의료원을 포함한다. 이하 같다)를 통하여** 지역 주민을 대상으로 지역사회 **건강실태조사를 실시**하여야 한다. 이 경우 **지방자치단체의 장은 지역사회 건강실태조사의 결과를 질병관리청장에게 통보**하여야 한다.

③ 지역사회 건강실태조사는 **표본조사를 원칙으로 하되, 필요한 경우에는 전수조사를 할 수 있다.** 18서울, 19대전 · 충남

④ 지역사회 건강실태조사의 내용에는 다음 각 호의 사항이 포함되어야 한다. 17광주, 19대전, 20경북

1. **흡연, 음주 등 건강 관련 생활습관**에 관한 사항
2. **건강검진 및 예방접종 등 질병 예방**에 관한 사항 18서울
3. **질병 및 보건의료서비스 이용 실태**에 관한 사항
4. **사고 및 중독**에 관한 사항 19서울
5. **활동의 제한 및 삶의 질**에 관한 사항
6. 그 밖에 지역사회 건강실태조사에 포함되어야 한다고 **질병관리청장**이 정하는 사항

제5조(지역보건의료업무의 전자화)

① **보건복지부장관**은 지역보건의료기관(「농어촌 등 보건의료를 위한 특별조치법」 제2조제4호에 따른 보건진료소를 포함한다. 이하 이 조에서 같다)의 기능을 수행하는 데 필요한 각종 자료 및 정보의 효율적 처리와 기록 · 관리 업무의 전자화를 위하여 **지역보건의료정보시스템을 구축 · 운영**할 수 있다.

② **보건복지부장관**은 제1항에 따른 지역보건의료정보시스템을 구축 · 운영하는 데 필요한 자료로서 다음 각 호의 어느 하나에 해당하는 자료를 수집 · 관리 · 보유 · 활용(실적보고 및 통계산출을 말한다)할 수 있으며, 관련 기관 및 단체에 필요한 자료의 제공을 요청할 수 있다. 이 경우 요청을 받은 기관 및 단체는 정당한 사유가 없으면 그 요청에 따라야 한다.

1. 제11조제1항제5호에 따른 **지역보건의료서비스의 제공에 관한 자료**
2. 제19조부터 제21조까지의 규정에 따른 **지역보건의료서비스 제공의 신청, 조사 및 실시에 관한 자료**
3. 그 밖에 지역보건의료기관의 기능을 수행하는 데 필요한 것으로서 **대통령령으로 정하는 자료**

③ **누구든지** 정당한 접근 권한 없이 또는 허용된 접근 권한을 넘어 지역보건의료정보시스템의 정보를 **훼손 · 멸실 · 변경 · 위조 · 유출하거나 검색 · 복제하여서는 아니 된다.**

→ **훼손 · 멸실 · 변경 · 위조 · 유출한 자 5년 이하의 징역 또는 5천만원 이하의 벌금**

→ **검색 또는 복제한 자는 3년 이하의 징역 또는 3천만원 이하의 벌금**

제6조(지역보건의료심의위원회) 16인천, 21광주, 22서울

① 지역보건의료에 관한 다음 각 호의 사항을 심의하기 위하여 특별시 · 광역시 · 도(이하 "시 · 도"라 한다) 및 특별자치시 · 특별자치도 · 시 · 군 · 구(구는 자치구를 말하며, 이하 "시 · 군 · 구"라 한다)에 **지역보건의료심의위원회**(이하 "위원회"라 한다)를 둔다.

1. 지역사회 건강실태조사 등 **지역보건의료의 실태조사**에 관한 사항
2. **지역보건의료계획 및 연차별 시행계획의 수립 · 시행 및 평가**에 관한 사항
3. 지역보건의료계획의 효율적 시행을 위하여 **보건의료 관련기관 · 단체, 학교, 직장 등과의 협력**이 필요한 사항
4. 그 밖에 지역보건의료시책의 추진을 위하여 필요한 사항

② 위원회는 **위원장 1명을 포함한 20명 이내의 위원으로 구성**하며, **위원장은 해당 지방자치단체의 부단체장**(부단체장이 2명 이상인 지방자치단체에서는 대통령령으로 정하는 부단체장을 말한다)이 된다. 다만, 제4항에 따라 다른 위원회가 위원회의 기능을 대신하는 경우 위원장은 조례로 정한다.

③ 위원회의 위원은 지역주민 대표, 학교보건 관계자, 산업안전 · 보건 관계자, 보건의료 관련기관 · 단체의 임직원 및 관계 공무원 중에서 해당 위원회가 속하는 **지방자치단체의 장이 임명하거나 위촉**한다.

④ 위원회는 그 기능을 담당하기에 적합한 다른 위원회가 있고 그 위원회의 위원이 제3항에 따른 자격을 갖춘 경우에는 **시 · 도 또는 시 · 군 · 구의 조례**에 따라 위원회의 기능을 통합하여 운영할 수 있다.

⑤ 제1항부터 제4항까지에서 규정한 사항 외에 위원회의 구성과 운영 등에 필요한 사항은 대통령령으로 정한다.

시행령 제3조(지역보건의료심의위원회의 구성과 운영)

① 법 제6조제2항 본문에서 "**대통령령으로 정하는 부단체장**"이란 「지방자치법 시행령」 제71조제2항에 따른 **행정부시장이나 행정부지사**를 말한다. 이 경우 행정부시장이나 행정부지사가 2명 있는 지방자치단체는 **행정(1)부시장이나 행정(1)부지사**를 말한다.

② 법 제6조에 따른 지역보건의료심의위원회(이하 "위원회"라 한다)에 출석한 위원에게는 예산의 범위에서 수당과 여비를 지급할 수 있다. 다만, **공무원인 위원이 그 소관 업무와 직접 관련되어 참석하는 경우에는 그러하지 아니하다.**

③ 제1항 및 제2항에서 규정한 사항 외에 **위원회의 구성과 운영**에 필요한 사항은 해당 **지방자치단체의 조례**로 정한다.

제2장 | 지역보건의료계획의 수립 · 시행

제7조(지역보건의료계획의 수립 등) 09서울, 11서울, 14경북, 15울산 · 경북, 16대구 · 충북 · 광주, 17인천 · 대전 · 경북 · 울산 · 충남 · 전남 · 강원 · 경기, 18울산 · 광주 · 충북 · 전남 · 전북, 19충북 · 경북 · 광주, 20서울 · 충남 · 전북 · 전남 · 제주 21충북 · 충남, 22전남완도

① **특별시장 · 광역시장 · 도지사**(이하 "시 · 도지사"라 한다) 또는 **특별자치시장 · 특별자치도지사 · 시장 · 군수 · 구청장**(구청장은 자치구의 구청장을 말하며, 이하 "시장 · 군수 · 구청장"이라 한다)은 지역주민의 건강 증진을 위하여 다음 각 호의 사항이 포함된 지역보건의료계획을 **4년마다** 제3항 및 제4항에 따라 **수립**하여야 한다. 22대전

1. **보건의료 수요의 측정**
2. **지역보건의료서비스에 관한 장기 · 단기 공급대책**
3. **인력 · 조직 · 재정 등 보건의료자원의 조달 및 관리**
4. **지역보건의료서비스의 제공을 위한 전달체계 구성 방안**
5. **지역보건의료에 관련된 통계의 수집 및 정리**

② **시 · 도지사 또는 시장 · 군수 · 구청장**은 **매년** 제1항에 따른 지역보건의료계획에 따라 **연차별 시행계획**을 수립하여야 한다.

③ **시장 · 군수 · 구청장**(특별자치시장 · 특별자치도지사는 제외한다. 이하 이 조에서 같다)은 해당 시 · 군 · 구(특별자치시 · 특별자치도는 제외한다. 이하 이 조에서 같다) 위원회의 심의를 거쳐 지역보건의료계획(연차별 시행계획을 포함한다. 이하 이 조에서 같다)을 수립한 후 해당 **시 · 군 · 구의회에 보고**하고 **시 · 도지사에게 제출**하여야 한다.

④ **특별자치시장 · 특별자치도지사** 및 제3항에 따라 관할 시 · 군 · 구의 지역보건의료계획을 받은 **시 · 도지사**는 해당 **위원회의 심의**를 거쳐 시 · 도(특별자치시 · 특별자치도를 포함한다. 이하 이 조에서 같다)의 지역보건의료계획을 수립한 후 해당 **시 · 도의회에 보고**하고 **보건복지부장관에게 제출**하여야 한다. 19광주

⑤ 제3항 및 제4항에 따른 **지역보건의료계획**은 「사회보장기본법」 제16조에 따른 **사회보장 기본계획**, 「사회보장급여의 이용 · 제공 및 수급권자 발굴에 관한 법률」에 따른 **지역사회보장계획** 및 「국민건강증진법」 제4조에 따른 **국민건강증진종합계획과 연계**되도록 하여야 한다.

⑥ 특별자치시장 · 특별자치도지사, 시 · 도지사 또는 시장 · 군수 · 구청장은 제3항 또는 제4항에 따라 지역보건의료계획을 수립하는 데에 필요하다고 인정하는 경우에는 보건의료 관련기관 · 단체, 학교, 직장 등에 중복 · 유사 사업의 조정 등에 관한 의견을 듣거나 자료의 제공 및 협력을 요청할 수 있다. 이 경우 요청을 받은 해당 기관은 정당한 사유가 없으면 그 요청에 협조하여야 한다.

⑦ 지역보건의료계획의 내용에 관하여 필요하다고 인정하는 경우 **보건복지부장관**은 특별자치시장 · 특별자치도지사 또는 시 · 도지사에게, **시 · 도지사**는 시장 · 군수 · 구청장에게 각

각 **보건복지부령으로 정하는 바에 따라 그 조정을 권고**할 수 있다. 19충북

⑧ 제1항부터 제7항까지에서 규정한 사항 외에 지역보건의료계획의 세부 내용, 수립 방법 · 시기 등에 관하여 필요한 사항은 **대통령령**으로 정한다.

시행령 제4조(지역보건의료계획의 세부 내용) 11서울, 14서울 · 경북, 17대전 · 경북 · 전남 · 강원 · 경기, 22경기 18전북, 20충북

① **특별시장 · 광역시장 · 도지사**(이하 "시 · 도지사"라 한다) 및 **특별자치시장 · 특별자치도지사**는 법 제7조제1항에 따라 수립하는 **지역보건의료계획**(이하 "지역보건의료계획"이라 한다)에 다음 각 호의 내용을 포함시켜야 한다.

1. **지역보건의료계획의 달성 목표**
2. **지역현황과 전망**
3. **지역보건의료기관과 보건의료 관련기관 · 단체 간의 기능 분담 및 발전 방향**
4. 법 제11조에 따른 **보건소의 기능 및 업무의 추진계획과 추진현황**
5. **지역보건의료기관의 인력 · 시설 등 자원 확충 및 정비 계획**
6. **취약계층의 건강관리 및 지역주민의 건강 상태 격차 해소를 위한 추진계획**
7. **지역보건의료와 사회복지사업 사이의 연계성 확보 계획**
8. **의료기관의 병상(病床)의 수요 · 공급**
9. **정신질환 등의 치료를 위한 전문치료시설의 수요 · 공급**
10. **특별자치시 · 특별자치도 · 시 · 군 · 구**(구는 자치구를 말하며, 이하 "시 · 군 · 구"라 한다) **지역보건의료기관의 설치 · 운영 지원**
11. **시 · 군 · 구 지역보건의료기관 인력의 교육훈련**
12. **지역보건의료기관과 보건의료 관련기관 · 단체 간의 협력 · 연계**
13. 그 밖에 시 · 도지사 및 특별자치시장 · 특별자치도지사가 지역보건의료계획을 수립함에 있어서 필요하다고 인정하는 사항

② **시장 · 군수 · 구청장**(구청장은 자치구의 구청장을 말한다. 이하 같다)은 지역보건의료계획에 다음 각 호의 내용을 포함시켜야 한다.

1. **제1항제1호부터 제7호까지의 내용**
2. 그 밖에 시장 · 군수 · 구청장이 지역보건의료계획을 수립함에 있어서 필요하다고 인정하는 사항

시행령 제5조(지역보건의료계획의 수립 방법 등) 19충북 · 경북, 20서울

① **시 · 도지사 또는 특별자치시장 · 특별자치도지사 · 시장 · 군수 · 구청장**(이하 "시장 · 군수 · 구청장"이라 한다)은 지역보건의료계획을 수립하기 전에 지역 내 보건의료실태와 지역주민의 보건의료의식 · 행동양상 등에 대하여 조사하고 자료를 수집하여야 한다.

② **시 · 도지사 또는 시장 · 군수 · 구청장**은 제1항에 따른 지역 내 보건의료실태 조사 결과에 따라 해당 지역에 필요한 사업 계획을 포함하여 지역보건의료계획을 수립하되 국가 또는 특별시 · 광역시 · 도(이하 "시 · 도"라 한다)의 보건의료시책에 맞춰 수립하여야 한다.

③ **시 · 도지사 또는 시장 · 군수 · 구청장**은 지역보건의료계획을 수립하는 경우에 그 주요 내용을 **시 · 도 또는 시 · 군 · 구의 홈페이지** 등에 **2주 이상 공고**하여 지역주민의 의견을 수렴하여야 한다. 19충북 · 경북, 20서울

시행령 제6조(지역보건의료계획의 제출 시기 등) 15경북, 16충북

① **시장 · 군수 · 구청장(특별자치시장 · 특별자치도지사는 제외**한다. 이하 이 조 및 제7조에서 같다)은 법 제7조제3항에 따라 지역보건의료계획(연차별 시행계획을 포함한다. 이하 이 조에서 같다)을 **계획 시행연도 1월 31일까지 시 · 도지사에게 제출**하여야 한다.

② **시 · 도지사**(특별자치시장 · 특별자치도지사를 포함한다)는 법 제7조제4항에 따라 지역보건의료계획을 **계획 시행연도 2월 말일까지 보건복지부장관에게 제출**하여야 한다.

③ **시장 · 군수 · 구청장**은 **지역 내 인구의 급격한 변화 등 예측하지 못한 보건의료환경 변화에 따라 지역보건의료계획을 변경할 필요가 있는 경우에는 시 · 군 · 구**(특별자치시 · 특별자치도는 제외한다. 이하 이 조 및 제7조에서 같다) **위원회의 심의를 거쳐 변경한 후 시 · 군 · 구 의회에 변경 사실 및 변경 내용을 보고**하고, **시 · 도지사에게 지체 없이 변경 사실 및 변경 내용을 제출**하여야 한다.

④ **시 · 도지사(특별자치시장 · 특별자치도지사를 포함한다)**는 **지역 내 인구의 급격한 변화 등 예측하지 못한 보건의료환경 변화에 따라 지역보건의료계획을 변경할 필요가 있는 경우**에는 **시 · 도**(특별자치시 · 특별자치도를 포함한다. 이하 이 조 및 제7조에서 같다) **위원회의 심의를 거쳐 변경**한 후 **시 · 도 의회에 변경 사실 및 변경 내용을 보고**하고, **보건복지부장관에게 지체 없이 변경 사실 및 변경 내용을 제출**하여야 한다.

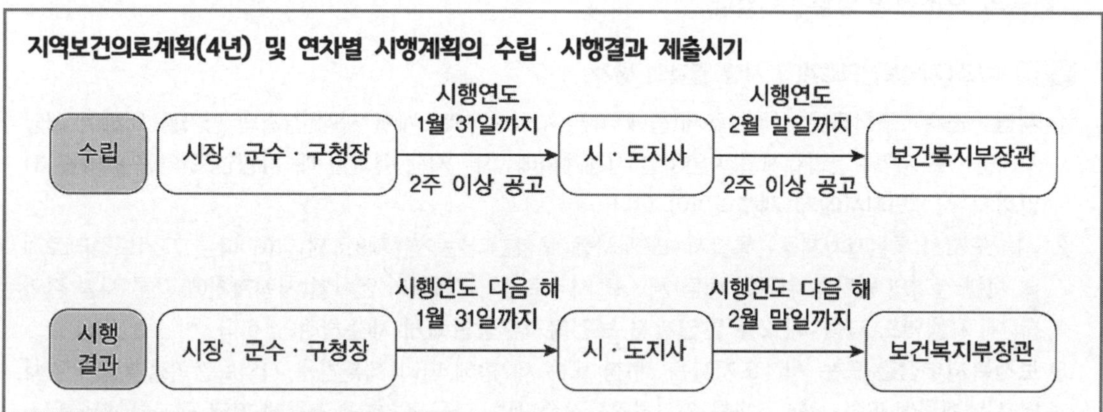

시행규칙 **제2조(지역보건의료계획의 조정 권고)** 16대구

① 「지역보건법」(이하 "법"이라 한다) 제7조제7항에 따라 같은 조 제1항에 따른 지역보건의료계획(같은 조 제2항에 따른 연차별 시행계획을 포함한다. 이하 이 조에서 같다)의 내용에 대한 **조정 권고가 필요한 경우**는 다음 각 호의 어느 하나에 해당하는 경우로 한다.

1. 지역보건의료계획의 내용이 **관계 법령을 위반한 경우**
2. 지역보건의료계획의 내용이 **국가 또는 특별시 · 광역시 · 특별자치시 · 특별자치도 · 도의 보건의료정책에 부합하지 아니하는 경우**
3. **지방자치단체의 생활권역과 행정구역이 서로 다름에도 불구하고 해당 지방자치단체에서 그 사실을 고려하지 아니한 경우**
4. **2개 이상의 지방자치단체에 걸친 광역보건의료행정에 대하여 해당 지방자치단체에서 그 사정을 고려하지 아니한 경우**
5. 지방자치단체 간 지역보건의료계획의 내용에 **현저한 불균형이 있는 경우**

② **보건복지부장관 또는 특별시장 · 광역시장 · 도지사**(이하 "시 · 도지사"라 한다)는 법 제7조제7항에 따라 지역보건의료계획의 조정 권고를 하는 경우에는 해당 지방자치단체의 장에게 관련 자료의 제출을 요구할 수 있다.

제8조(지역보건의료계획의 시행)

① 시 · 도지사 또는 시장 · 군수 · 구청장은 지역보건의료계획을 시행할 때에는 제7조제2항에 따라 수립된 연차별 시행계획에 따라 시행하여야 한다.

② 시 · 도지사 또는 시장 · 군수 · 구청장은 지역보건의료계획을 시행하는 데에 필요하다고 인정하는 경우에는 보건의료 관련기관 · 단체 등에 인력 · 기술 및 재정 지원을 할 수 있다.

제9조(지역보건의료계획 시행 결과의 평가) 16대구, 17광주

① 제8조제1항에 따라 지역보건의료계획을 시행한 때에는 보건복지부장관은 특별자치시 · 특별자치도 또는 시 · 도의 지역보건의료계획의 시행결과를, 시 · 도지사는 시 · 군 · 구(특별자치시 · 특별자치도는 제외한다)의 지역보건의료계획의 시행 결과를 대통령령으로 정하는 바에 따라 각각 평가할 수 있다.

② 보건복지부장관 또는 시 · 도지사는 **필요한 경우 제1항에 따른 평가 결과를 제24조에 따른 비용의 보조에 반영할 수 있다.**

시행령 제7조(지역보건의료계획 시행 결과의 평가) 16대구, 17광주

① **시장 · 군수 · 구청장**은 법 제9조제1항에 따른 지역보건의료계획 시행 결과의 평가를 위하여 해당 시 · 군 · 구 지역보건의료계획의 연차별 시행계획에 따른 시행 결과를 **매 시행연도 다음 해 1월 31일까지 시 · 도지사에게 제출**하여야 한다.

② **시 · 도지사**(특별자치시장 · 특별자치도지사를 포함한다)는 법 제9조제1항에 따른 지역보건의료계획 시행 결과의 평가를 위하여 해당 시 · 도 지역보건의료계획의 연차별 시행계획에 따른 시행 결과를 매 **시행연도 다음 해 2월 말일까지 보건복지부장관에게 제출**하여야 한다.

③ **보건복지부장관 또는 시 · 도지사**는 제1항 또는 제2항에 따라 제출받은 지역보건의료계획의 연차별 시행계획에 따른 시행 결과를 평가하려는 경우에는 다음 각 호의 기준에 따라 평가하여야 한다.

1. **지역보건의료계획 내용의 충실성**
2. **지역보건의료계획 시행 결과의 목표달성도**
3. **보건의료자원의 협력 정도**
4. **지역주민의 참여도와 만족도**
5. 그 밖에 지역보건의료계획의 연차별 시행계획에 따른 시행 결과를 평가하기 위하여 **보건복지부장관이 필요하다고 정하는 기준**

④ **보건복지부장관 또는 시 · 도지사**는 제3항에 따라 지역보건의료계획의 연차별 시행계획에 따른 시행 결과를 평가한 경우에는 그 평가 결과를 공표할 수 있다.

제3장 | 지역보건의료기관의 설치 · 운영

제10조(보건소의 설치) 07경기, 13전남, 14서울, 15경북, 17인천 · 광주 · 전북 · 강원, 18충북 · 충남 · 광주, 19강원 · 충남 · 경북 · 전남, 20전북 · 부산, 21경북 · 전북, 22전남완도

① **지역주민의 건강을 증진**하고 **질병을 예방 · 관리**하기 위하여 **시 · 군 · 구**에 **1개소의 보건소(보건의료원을 포함한다. 이하 같다)를 설치한다. 다만, 시 · 군 · 구의 인구가 30만 명을 초과**

하는 등 지역주민의 보건의료를 위하여 특별히 필요하다고 인정되는 경우에는 대통령령으로 정하는 기준에 따라 해당 지방자치단체의 조례로 보건소를 추가로 설치할 수 있다. <개정 2021. 8. 17.> 19강원 · 경북 · 전남, 20전북, 21전북

② 동일한 시 · 군 · 구에 2개 이상의 보건소가 설치되어 있는 경우 **해당 지방자치단체의 조례**로 정하는 바에 따라 **업무를 총괄하는 보건소를 지정하여 운영**할 수 있다. 20부산

시행령 제8조(보건소의 추가 설치) 07경기, 14서울, 17인천 · 전북 · 강원 · 광주, 19전남, 20강원 · 부산, 21경북

① 법 제10조제1항 단서에 따라 보건소를 추가로 설치할 수 있는 경우는 다음 각 호의 어느 하나에 해당하는 경우로 한다. 〈개정 2022. 8. 9.〉 20부산, 21경북

1. 해당 시 · 군 · 구의 인구가 30만명을 초과하는 경우
2. 해당 시 · 군 · 구의 「보건의료기본법」에 따른 보건의료기관 현황 등 보건의료 여건과 아동 · 여성 · 노인 · 장애인 등 보건의료 취약계층의 보건의료 수요 등을 고려하여 보건소를 추가로 설치할 필요가 있다고 인정되는 경우

② 법 제10조제1항 단서 및 이 조 제1항에 따라 보건소를 추가로 설치하려는 경우에는 「지방자치법 시행령」 제73조에 따른다. 이 경우 행정안전부장관은 보건복지부장관과 미리 협의하여야 한다. 〈개정 2022. 8. 9.〉 17광주, 19전남, 20부산

제11조(보건소의 기능 및 업무) 11서울, 13전남 · 경기, 14서울 · 울산 · 경북 · 전남, 15인천 · 울산 · 전북 · 강원, 16전북, 17인천 · 광주 · 경북, 18대구 · 강원 · 부산, 19광주 · 제주, 20서울 · 충북 · 대구 · 경북 · 전북 · 전남, 21대구 · 경북 · 전북 · 광주, 22경기

① 보건소는 해당 지방자치단체의 관할 구역에서 다음 각 호의 기능 및 업무를 수행한다.

1. **건강 친화적인 지역사회 여건의 조성**
2. **지역보건의료정책의 기획, 조사 · 연구 및 평가**

시행령 제9조(보건소의 기능 및 업무의 세부 사항) 제1항 21경북

1. 지역보건의료계획 등 보건의료 및 건강증진에 관한 중장기 계획 및 실행계획의 수립 · 시행 및 평가에 관한 사항
2. 지역사회 건강실태조사 등 **보건의료 및 건강증진에 관한 조사 · 연구에 관한 사항**
3. 보건에 관한 실험 또는 검사에 관한 사항

3. 보건의료인 및 「보건의료기본법」 제3조제4호에 따른 보건의료기관 등에 대한 지도 · 관리 · 육성과 국민보건 향상을 위한 지도 · 관리

시행령 제9조(보건소의 기능 및 업무의 세부 사항) 제2항 19광주

1. **의료인 및 의료기관에 대한 지도** 등에 관한 사항
2. **의료기사 · 보건의료정보관리사 및 안경사에 대한 지도** 등에 관한 사항
3. **응급의료**에 관한 사항
4. 「농어촌 등 보건의료를 위한 특별조치법」에 따른 공중보건의사, 보건진료 전담공무원 및 보건진료소에 대한 지도 등에 관한 사항
5. **약사에 관한 사항**과 **마약 · 향정신성의약품의 관리**에 관한 사항
6. **공중위생 및 식품위생**에 관한 사항

4. **보건의료 관련기관 · 단체, 학교, 직장 등과의 협력체계 구축**
5. **지역주민의 건강증진 및 질병예방 · 관리**를 위한 다음 각 목의 **지역보건의료서비스의 제공** 18부산, 20서울 · 충북 · 충남 · 대구 · 전남, 21광주
   가. **국민건강증진 · 구강건강 · 영양관리사업 및 보건교육**
   나. **감염병의 예방 및 관리** 20서울 · 충북 · 대구
   다. **모성과 영유아의 건강유지 · 증진** 18부산, 20충북
   라. 여성 · 노인 · 장애인 등 보건의료 취약계층의 건강유지 · 증진
   마. **정신건강증진 및 생명존중에 관한 사항** 20서울 · 충북 · 전남
   바. 지역주민에 대한 진료, 건강검진 및 만성질환 등의 질병관리에 관한 사항
   사. **가정 및 사회복지시설 등을 방문하여 행하는 보건의료 및 건강관리사업** 20대구
   아. **난임의 예방 및 관리**

② 보건복지부장관이 지정하여 고시하는 의료취약지의 보건소는 제1항제5호아목 중 **대통령령**으로 정하는 업무(난임시술 주사제 투약에 관한 지원 및 정보 제공)를 수행할 수 있다.

시행령 제9조(보건소의 기능 및 업무의 세부 사항) 19광주

① 법 제11조제1항제2호에 따른 지역보건의료정책의 기획, 조사 · 연구 및 평가의 세부 사항은 다음 각 호와 같다.
1. 지역보건의료계획 등 보건의료 및 건강증진에 관한 중장기 계획 및 실행계획의 수립 · 시행 및 평가에 관한 사항
2. 지역사회 건강실태조사 등 **보건의료 및 건강증진에 관한 조사·연구에 관한 사항**
3. 보건에 관한 실험 또는 검사에 관한 사항

② 법 제11조제1항제3호에 따른 보건의료인 및 「보건의료기본법」 제3조제4호에 따른 보건의료기관 등에 대한 지도 · 관리 · 육성과 국민보건 향상을 위한 지도 · 관리의 세부 사항은 다음 각 호와 같다.
1. **의료인 및 의료기관에 대한 지도** 등에 관한 사항
2. **의료기사·보건의료정보관리사 및 안경사에 대한 지도** 등에 관한 사항
3. **응급의료**에 관한 사항
4. 「농어촌 등 보건의료를 위한 특별조치법」에 따른 공중보건의사, 보건진료 전담공무원 및 보건진료소에 대한 지도 등에 관한 사항
5. **약사에 관한 사항**과 **마약·향정신성의약품의 관리**에 관한 사항
6. **공중위생 및 식품위생**에 관한 사항

③ 법 제11조제2항에서 "대통령령으로 정하는 업무"란 난임시술 주사제 투약에 관한 지원 및 정보 제공을 말한다.

시행령 제13조(보건소장) 13전남, 15경북, 17인천, 18충남 · 광주, 20서울 · 충북

① 보건소에 **보건소장**(보건의료원의 경우에는 원장을 말한다. 이하 같다) **1명을 두되, 의사 면허가 있는 사람 중에서 보건소장을 임용**한다. 다만, 의사 면허가 있는 사람 중에서 임용하기 어려운 경우에는 「지방공무원 임용령」 별표 1에 따른 **보건 · 식품위생 · 의료기술 · 의무 · 약무 · 간호 · 보건진료**(이하 "보건등"이라 한다) 직렬의 공무원을 보건소장으로 임용할 수 있다. 18충남

② 제1항 단서에 따라 보건등 직렬의 공무원을 보건소장으로 임용하려는 경우에 해당 보건소에서 실제로 보건등과 관련된 업무를 하는 보건등 직렬의 공무원으로서 보건소장으로 임용되기 이전 **최근 5년**

이상 보건등의 업무와 관련하여 근무한 경험이 있는 사람 중에서 임용하여야 한다. 13전남, 18광주

③ **보건소장**은 **시장 · 군수 · 구청장의 지휘 · 감독**을 받아 보건소의 업무를 관장하고 **소속 공무원을 지휘 · 감독**하며, **관할 보건지소, 건강생활지원센터** 및 「농어촌 등 보건의료를 위한 특별조치법」 제2조제4호에 따른 **보건진료소**(이하 "보건진료소"라 한다)**의 직원 및 업무에 대하여 지도 · 감독** 한다. 20서울 · 충북

■ 지역보건법 시행규칙 [별표 1]

보건소에서 수행할 수 있는 기능 및 업무의 예시(제3조 관련) 17경북, 18강원, 22경북

기능	1. 보건의료인 및 「보건의료기본법」 제3조제4호에 따른 보건의료기관 등에 대한 지도 · 관리 · 육성과 국민보건 향상을 위한 지도 · 관리
업무	**예시**
가. 의료인 및 의료기관에 대한 지도 등에 관한 사항	1) **의료기관의 개설 및 지도에 관한 사항** 가) 의원 · 치과의원 · 한의원 및 조산원의 개설신고 수리 나) 부속의료기관의 개설신고 수리 다) 의료기관의 진단용 방사선 발생장치 및 특수의료장비의 설치 · 운영 신고 수리 라) 의료기관의 폐업 · 휴업 신고 수리 및 진료기록부 등의 이관 · 보관 등에 관한 사항 마) 의료기관에서 나오는 세탁물 처리업자에 대한 신고 수리 바) 「의료법」 제28조제1항에 따른 중앙회의 지부 또는 분회 설치에 대한 신고 수리 2) **의료에 관한 지도·감독 및 행정 처분** 가) **의료기관의 업무개시 명령** 나) 의료기관 또는 의료인에 대한 보고 명령 다) 업무상황 · 시설 또는 진료기록부 · 간호기록부 등의 검사 라) 의료시설 · 장비사용의 제한 또는 금지 처분 마) 의료기관에 대한 업무정지 · 허가취소 · 폐쇄 처분 및 과징금 부과 등 바) 의료지도원의 임명
나. 의료기사 · 보건의료정보관리사 및 안경사에 대한 지도 등에 관한 사항	1) 치과기공소 및 안경업소의 개설 등록 2) 치과기공소 및 안경업소의 폐업 · 등록사항 변경 신고 수리 3) 치과기공소 및 안경업소의 개설자에 대한 시정명령 4) 치과기공소 및 안경업소의 영업정지 및 등록취소 등
다. **응급의료에 관한 사항**	1) 환자가 여러 명 발생한 경우 응급의료 및 응급환자 이송 등의 업무에 대한 종사 명령 2) 지역응급의료기관 지정 및 지정취소 3) **당직의료기관 지정** 4) 응급의료기관 외의 의료기관 내 응급의료시설 설치 · 운영신고 수리 5) 구급차 등의 운용자에 대한 운용정지 및 말소등록 요청 6) 구급차 등의 운용상황과 실태점검 · 시정 · 정지 명령

라. 「농어촌 등 보건의료를 위한 특별조치법」에 따른 공중보건의사·보건진료 전담공무원 및 보건진료소에 대한 지도 등에 관한 사항	1) 공중보건의사의 시·군·구안의 근무지역·근무기관·근무시설 변경 및 변경 결과 보고 2) 공중보건의사의 시·군·구 파견근무 명령 3) 공중보건의사에 대한 근무지역의 이탈금지 명령 4) 공중보건의사의 복무에 관한 지도·감독 5) 보건진료소의 설치·운영 6) 보건진료 전담공무원의 근무지역 지정·임용 및 징계 7) 보건진료 전담공무원의 관할구역 이탈금지 명령 8) 보건진료소의 업무에 대한 지도·감독
마. **약사에 관한 사항과 마약·향정신성의약품의 관리에 관한 사항**	1) 약국 및 의약품 관리 가) 약국 개설등록 수리 나) 약국 폐업 또는 휴업, 휴업한 약국의 재개 신고 수리 다) 약국제제 또는 조제실제제의 제조 품목 신고 수리 라) 안전상비의약품 판매자 등록 수리 마) 한약업사 및 의약품 도매상 허가 바) 약국 또는 점포 외 장소 의약품 판매 승인 사) 약국개설자, 의약품 판매업자에 대한 보고명령·시설과 서류의 검사 및 의약품의 수거 아) 약국개설자, 의약품 판매업자의 의약품 생산, 업무 개시 명령 자) 약국개설자, 의약품 판매업자의 의약품 회수·폐기 또는 조치 명령 차) 약국개설자, 의약품 판매업자의 시설 개수 명령 또는 사용 금지 명령 카) 약국개설자의 관리자 변경 명령 타) 약국개설자, 의약품 판매업자의 허가·승인·등록 취소 파) 안전상비의약품 판매자 등록 취소 하) 약사감시원 임명 2) 마약류 취급자 및 마약류 관리 가) 대마 취급자의 허가 및 허가증 교부 나) 대마 재배 면적, 생산 현황 및 수량 보고, 폐기 보고 수리 다) 마약류도매업자, 마약류소매업자, 마약류취급의료업자, 마약류관리자, 대마 재배자의 마약류 취급 감시 및 단속 라) 마약류도매업자, 마약류소매업자, 마약류취급의료업자, 마약류관리자, 대마 재배자의 마약류 폐기 및 조치 명령 마) 마약류도매업자, 마약류소매업자, 마약류취급의료업자, 마약류관리자, 대마 재배자에 대한 관리 및 업무 보고 명령 바) 마약류 감시원 및 마약류 명예지도원 운영
바. 공중위생 및 식품위생에 관한 사항	1) 공중위생영업자 및 해당 시설에 대한 지도·관리 가) 공중위생영업·폐업·승계에 대한 신고 수리 나) 이용사 및 미용사의 면허 등 교부·취소 등 다) 공중위생영업자 및 공중이용시설의 소유자 등에 대한 보고관리 및 출입·검사 라) 공중위생영업자 및 공중위생시설의 소유자 등에 대한 위생지도 및

	개선명령 마) 위생관리등급 공표 등 바) 공중위생감시원 임명 등 2) 식품접객업소 등에 관한 지도 · 관리 가) 위해평가 결과 등에 관한 보고 등 나) 식품위생 영업소 등에 대한 출입 · 검사 · 수거 등의 조치 다) 식품 등의 검사 · 재검사 수행 및 검사결과 등의 통보 라) 식품위생감시원 임명 및 소비자 식품위생감시원 위촉 마) 식품위생 영업의 허가 및 영업 승계 등에 대한 신고 수리 바) 위해식품 및 식품 등의 이물 등에 대한 신고 수리 및 회수조치 · 보고 · 품목 제조정지 등 사) 식품 등의 제조 · 가공업소, 식품접객업소 또는 집단급식소에 대한 위생등급 관리 및 모범업소 지정 등 아) 조리사의 면허 교부 및 취소 등 자) 식품위생업소 등에 대한 시정명령 및 위해식품에 대한 폐기처분 등 차) 위해식품 등의 공표에 관한 사항 카) 식품위생 영업시설 개수명령 등 타) 식품위생 영업의 허가취소 및 식품위생영업소 등의 폐쇄조치 파) 집단급식소 설치 · 운영에 대한 신고 수리 하) 어린이 기호식품 조리 · 판매업소 관리 거) 어린이 기호식품 우수판매업소 지정 너) 어린이 기호식품에 대한 안전과 영양공급 등에 대한 교육 및 홍보 더) 어린이 기호식품 조리 또는 진열 · 판매하는 자에 대한 시정명령

기능	2. 지역주민의 건강증진 및 질병예방 · 관리를 위한 지역보건의료서비스의 제공
업무	**예시**
가. 국민건강증진 · 구강건강 · 영양관리사업 및 보건교육	1) **국민건강증진** 가) 건강증진프로그램의 개발 및 실시 나) 주민건강의 증진에 관한 세부계획의 수립 및 시행 다) 담배자판기 설치 단속 등 금연을 위한 조치 라) 금연구역 관리 마) 질병의 조기발견을 위한 검진 등 2) **구강보건** 22전북 가) **구강건강에 관한 교육사업** 나) **수돗물에 대한 불소화사업** 다) **충치예방을 위한 치아홈메우기 사업** 라) **불소용액 양치사업** 3) **영양관리사업** 가) 영유아 · 임산부 · 수유부 · 노인 · 환자 및 성인 등의 영양관리사업 나) 영양 및 식생활 교육 · 홍보

	다) 집단급식시설에 대한 현황 파악 및 급식업무 지도 라) 그 밖에 영양과 식생활개선에 관한 사항 4) 개인 또는 집단에 대한 보건교육 실시 가) 금연 · 절주 · 신체활동 등 건강증진에 관한 사항 나) 구강건강에 관한 사항 다) 영양 및 식생활에 관한 사항 라) 만성질환 등 질병의 예방에 관한 사항 마) **공중위생 및 식품위생에 관한 사항** 등
나. 감염병의 예방 및 관리	1) 감염병의 예방 · 관리 가) 감염병 예방을 위한 교육 · 홍보 나) 감염병의 신고 수리 · 보고 다) 관할구역에 거주하는 감염병 환자 또는 의사 환자에 관한 환자 명부의 작성 · 관리 및 상황 보고 라) 디프테리아 · 회색질척수염(polio) · 백일해 · 홍역 · 파상풍 · 결핵 · B형간염 등 기타 보건복지부장관이 지정하는 감염병에 관한 정기 · 임시 예방접종 실시 마) 예방접종의 공고 및 완료 여부의 확인 바) 예방접종 기록의 보존 및 보고 사) 예방접종 증명서의 교부 아) 감염병관리기관의 지정 · 관리, 감염병 위기 시 감염병 관리기관의 설치 자) 감염병 환자 등의 파악 · 관리 및 입원통지 차) 감염병 유행에 대한 방역 조치 및 감염병 예방을 위한 소독 등 카) 소독업 개시 · 휴업 · 대행에 대한 신고 접수 및 시정명령 · 영업정지 등 타) 예방위원의 임명 또는 위촉 2) 후천성면역결핍증 관리 가) 후천성면역결핍증의 진단 · 검안사실 및 감염인 사망 등에 대한 신고 수리 · 보고 나) 후천성면역결핍증에 관한 정기 또는 수시검진 다) 후천성면역결핍증에 관한 역학조사 라) 감염인의 전문진료기관 또는 요양시설의 치료 및 요양 권고 마) 후천성면역결핍증검사확인서 발급 바) 감염자관리명부 작성 및 관리 3) 결핵관리 가) 결핵환자 진단 · 사망 및 시신 검안에 관한 신고 수리 나) 신고된 결핵환자에 대한 검진 및 잠복결핵감염자에 대한 치료 등의 조치 다) 결핵 집단발생이 의심되는 경우 역학조사 · 검진 · 치료 등의 조치 라) 결핵조기발견을 위한 결핵검진 마) 신생아 등에 대한 결핵예방접종 실시 바) 전염성결핵환자에 대한 접객업 등의 업무종사 정지 · 금지 명령 및

	전염성소실 시 정지 · 금지 명령 취소 사) 결핵환자에 대한 입원명령 아) 전염성결핵환자 접촉자에 대한 결핵검진 및 관리
다. 모성과 영유아의 건강 유지 · 증진	1) 임산부의 신고 접수 및 보고 2) **모자보건수첩의 발급** 3) 미숙아 등에 대한 등록카드 작성 · 관리 4) 임산부 · 영유아 · 미숙아 등의 건강관리 등 5) 피임약제 등의 보급 6) 산후조리업의 개설 · 승계 · 폐업 · 휴업 및 재개에 대한 신고 접수 7) 산후조리원의 보고 · 출입 · 검사 및 시정명령, 폐쇄 등 행정조치 등
라. 여성 · 노인 · 장애인의 건강유지 · 증진	1) 노인에 대한 건강진단 · 상담 및 보건교육 2) 홀로 사는 노인에 대한 방문요양서비스 등의 서비스와 안전 확인 등의 보호조치 3) 치매검진 및 치매관리사업 4) 치매상담센터 설치 및 운영 5) 장애인의 검진 · 재활상담 및 재활서비스 등
마. 정신건강증진 및 생명존중에 관한 사항	1) 정신건강증진 가) 정신질환자의 발견 · 상담 · 진료 및 만성 정신질환자의 관리 나) 정신보건센터 설치 다) 사회복귀시설의 설치 · 운영 라) 사회복귀시설의 폐지 · 휴지 · 재개신고 수리 마) 사회복귀시설 폐쇄 또는 정지 명령 바) 정신질환자의 입원 · 퇴원 및 통지 등에 관한 사항 사) 정신의료기관 입원환자의 퇴원 또는 처우개선 청구 수리, 기초정신보건심의위원회 회부 및 퇴원 또는 처우개선 조치 명령 2) 생명존중에 관한 사항 가) 자살예방센터 및 자살예방용 긴급전화의 설치 · 운영 나) 자살위험자 조기 발견, 상담 및 치료 등 지원에 관한 사항 다) 자살예방 상담 · 교육 · 홍보 등에 관한 사항
바. 지역주민에 대한 진료, 건강검진 및 만성질환 등의 질병관리에 관한 사항	1) 일반진료 2) 치과진료 3) 한방진료 4) 만성질환 예방 및 관리 프로그램 개발 · 운영 5) 희귀난치성질환자 의료비 지원 사업 6) 암환자 의료비 지원 사업

③ 제1항 및 제2항에 따른 보건소 기능 및 업무 등에 관하여 필요한 세부 사항은 **대통령령**으로 정한다.

제12조(보건의료원) 07경기, 16인천, 17전북 · 강원, 18강원, 19인천 · 충남 · 전북, 21경북, 22경기

보건소 중 「의료법」 **제3조제2항제3호가목에 따른 병원의 요건을 갖춘 보건소**는 **보건의료원이라는 명칭을 사용**할 수 있다.

제13조(보건지소의 설치) 10서울, 11충남, 15경북, 17전북 · 강원, 18전북, 19경북 · 전남, 21전북

지방자치단체는 보건소의 업무수행을 위하여 필요하다고 인정하는 경우에는 **대통령령으로 정하는 기준에 따라 해당 지방자치단체의 조례**로 보건소의 지소(이하 "보건지소"라 한다)를 **설치할 수 있다**.

시행령 **제10조(보건지소의 설치)** 11충남, 17전북 · 강원, 18전북, 21충남 · 경북

법 제13조에 따른 보건지소는 **읍 · 면(보건소가 설치된 읍 · 면은 제외한다)마다 1개씩 설치**할 수 있다. **다만, 지역주민의 보건의료를 위하여 특별히 필요하다고 인정되는 경우에는 필요한 지역에 보건지소를 설치 · 운영하거나 여러 개의 보건지소를 통합하여 설치 · 운영할 수 있다.**

시행령 **제14조(보건지소장)** 15경북

① 보건지소에 **보건지소장 1명**을 두되, **지방의무직공무원 또는 임기제공무원을 보건지소장으로 임용**한다.
② 보건지소장은 **보건소장의 지휘 · 감독을 받아 보건지소의 업무를 관장**하고 **소속 직원을 지휘 · 감독**하며, **보건진료소의 직원 및 업무에 대하여 지도 · 감독**한다.

제14조(건강생활지원센터의 설치) 17강원, 19서울 · 대전 · 부산, 20서울, 21충남 · 경북, 22경기 · 경북

지방자치단체는 보건소의 업무 중에서 특별히 지역주민의 **만성질환 예방** 및 **건강한 생활습관 형성**을 지원하는 **건강생활지원센터**를 **대통령령**으로 정하는 기준에 따라 해당 **지방자치단체의 조례**로 설치할 수 있다.

시행령 **제11조(건강생활지원센터의 설치)** 21충남 · 경북

법 제14조에 따른 건강생활지원센터는 **읍 · 면 · 동(보건소가 설치된 읍 · 면 · 동은 제외한다)마다 1개씩 설치**할 수 있다.

시행령 **제15조(건강생활지원센터장)** 17강원

① 건강생활지원센터에 건강생활지원센터장 1명을 두되, **보건등 직렬의 공무원** 또는 「보건의료기본법」 제3조제3호에 따른 **보건의료인을 건강생활지원센터장으로 임용**한다.
② 건강생활지원센터장은 **보건소장의 지휘 · 감독을 받아 건강생활지원센터의 업무를 관장하고 소속 직원을 지휘 · 감독**한다.

제15조(지역보건의료기관의 조직) 20부산

지역보건의료기관의 조직은 대통령령으로 정하는 사항 외에는 「**지방자치법**」 제125조에 따른다.

시행령 제12조(지역보건의료기관의 조직 기준) 20부산

① **행정안전부장관**은 법 제15조에 따라 지역보건의료기관의 조직 기준을 정하는 경우에 **미리 보건복지부장관과 협의**하여야 한다.

② **행정안전부장관**은 제1항에 따른 지역보건의료기관의 조직 기준을 정하는 경우에 해당 시 · 군 · 구의 인구 규모, 지역 특성, 보건의료 수요 등을 고려하여야 하고, 다른 지방자치단체와의 균형을 유지하도록 합리적으로 정하여야 한다.

③ **지역보건의료기관의 기능과 업무량이 변경될 경우에는 그에 따라 지역보건의료기관의 조직과 정원도 조정하여야 한다.**

제16조(전문인력의 적정 배치 등) 15대구, 17전북 · 부산 · 울산, 18전남 · 강원 · 부산, 19대전 · 경북 · 전북, 21서울 · 전남

① 지역보건의료기관에는 기관의 장과 해당 기관의 기능을 수행하는 데 필요한 면허 · 자격 또는 전문지식을 가진 인력(이하 "전문인력"이라 한다)을 두어야 한다.

② **시 · 도지사**(특별자치시장 · 특별자치도지사를 포함한다)는 지역보건의료기관의 전문인력을 적정하게 배치하기 위하여 필요한 경우 「지방공무원법」 제30조의2제2항에 따라 지역보건의료기관 간에 **전문인력의 교류를 할 수 있다**.

③ **보건복지부장관과 시 · 도지사**(특별자치시장 · 특별자치도지사를 포함한다)는 지역보건의료기관의 전문인력의 자질 향상을 위하여 필요한 교육훈련을 시행하여야 한다.

18전남 · 강원, 19대전 · 경북, 21전남

④ **보건복지부장관**은 **지역보건의료기관의 전문인력의 배치 및 운영 실태를 조사**할 수 있으며, 그 배치 및 운영이 부적절하다고 판단될 때에는 그 시정을 위하여 시 · 도지사 또는 **시장 · 군수 · 구청장에게 권고**할 수 있다. 17전북

⑤ 제1항에 따른 전문인력의 배치 및 임용자격 기준과 제3항에 따른 교육훈련의 대상 · 기간 · 평가 및 그 결과 처리 등에 필요한 사항은 **대통령령**으로 정한다.

시행령 제16조(전문인력의 배치 기준)

법 제16조제1항에 따라 지역보건의료기관에 두어야 하는 전문인력(이하 "전문인력"이라 한다)의 면허 또는 자격의 종류에 따른 최소 배치 기준은 보건복지부령으로 정한다.

시행규칙 제4조(전문인력의 배치)

① 영 제16조에 따른 전문인력의 면허 또는 자격의 종류에 따른 최소 배치 기준은 별표 2와 같다.

② 특별자치시장 · 특별자치도지사 · 시장 · 군수 · 구청장(구청장은 자치구의 구청장을 말하며, 이하 "시장 · 군수 · 구청장"이라 한다)은 제1항의 전문인력 최소 배치 기준에 따른 전문인력의 정원을 확보하기 위하여 해당 특별자치시 · 특별자치도 · 시 · 군 · 구(구는 자치구를 말한다)의 직제 및 정원에 관한 규칙에 반영하여야 한다.

③ 시장 · 군수 · 구청장은 특별한 사유가 없으면 지역보건의료기관의 전문인력을 보유 면허 또는 자격과 관련되는 직위에 보직하여야 한다.

■ 지역보건법 시행규칙 [별표 2]

전문인력의 면허 또는 자격의 종류에 따른 최소 배치 기준(제4조제1항 관련) 17부산, 19전북, 21서울, 22충남

1. 보건소 (단위: 명)

구분 직종별	특별시의 구	광역시의 구, 인구 50만명 이상인 시의 구 및 인구 30만명 이상인 시	인구 30만명 미만인 시	도농 복합 형태의 시	군	보건 의료원이 설치된 군
의사	3	3	2	2	1	6
치과의사	1	1	1	1	1	1
한의사	1	1	1	1	1	1
조산사	(1)	(1)	(1)	(1)	(1)	(1)
간호사	18	14	10	14	10	23
약사	3	2	1	1	1	2
임상병리사	4	4	3	4	2	4
방사선사	2	2	2	2	2	3
물리치료사	1	1	1	1	1	2
작업치료사	1	1	1	1	1	2
치과위생사	1	1	1	1	1	1
영양사	1	1	1	1	1	2
간호조무사	(2)	(2)	(2)	(2)	(2)	(6)
보건의료정보관리사	–	–	–	–	–	1
위생사	(3)	(3)	(2)	(2)	(2)	(2)
보건교육사	1	1	1	1	1	1
정신건강전문요원	1	1	1	1	1	1
정보처리기사 및 정보처리기능사	(1)	(1)	(1)	(1)	(1)	(1)
응급구조사	–	–	–	–	(1)	1

※ 비고

1. 이 기준은 **보건소장을 제외한 기준**이며, 해당 지방자치단체의 실정에 따라 이 기준을 초과하여 필요한 전문인력을 배치할 수 있다.
2. 의사, 치과의사, 한의사는 공중보건의사를 포함한다.
3. **조산사 및 간호조무사는 간호사 전체 인력의 범위에서 간호사에 갈음하여 배치할 수 있다.**
4. 위생사의 기준은 보건소에서 위생 업무를 관장하는 경우에 한정하여 적용한다.
5. 정보처리기사 · 정보처리기능사 및 응급구조사의 기준 중 ( )로 표시된 기준은 해당 시 · 군 · 구의 여건에 따라 조정할 수 있다.
6. 영양사는 **인구 5만명 미만의 군**(보건의료원이 설치된 군은 제외한다)의 경우에는 해당 군의 여건에 따라 이 기준을 조정하여 배치할 수 있다.

2. 보건지소 (단위: 명)

구분	의사	치과의사	한의사	간호사 또는 간호조무사	치과위생사
보건지소	1	1	1	3	1
통합 보건지소	1 × 관할 읍 · 면수	1 × 관할 읍 · 면수	1 × 관할 읍 · 면수	3 × 관할 읍 · 면수	1 × 관할 읍 · 면수

※ 비고
1. 치과의사 및 한의사는 공중보건의사로서의 치과의사 및 한의사의 인력 사정에 따라 이 기준을 조정하여 배치할 수 있다.
2. 치과위생사는 치과의사의 배치를 고려하여 이 기준을 조정하여 배치할 수 있다.

3. 건강생활지원센터 (단위: 명)

구분	의사 또는 한의사	간호사 또는 간호조무사	물리치료사 또는 체육지도자	영양사
건강생활지원센터	1	3	1	1

※ 비고
1. 의사 또는 한의사는 촉탁 등 비상근으로 배치할 수 있다.
2. 건강생활지원센터 사업 규모, 사업 내용 등에 따라 지방자치단체 여건에 맞게 기준을 조정하여 배치할 수 있다.

시행령 제17조(전문인력의 임용 자격 기준)

전문인력의 임용 자격 기준은 지역보건의료기관의 기능을 수행하는 데 필요한 면허 · 자격 또는 전문지식이 있는 사람으로 하되, 해당 분야의 업무에서 **2년 이상 종사한 사람을 우선적으로 임용**하여야 한다.

시행령 제18조(전문인력에 대한 교육훈련)

① **보건복지부장관 또는 시 · 도지사**(특별자치시장 · 특별자치도지사를 포함한다. 이하 이 조에서 같다)는 법 제16조제3항에 따라 전문인력에 대하여 **기본교육훈련과 직무분야별 전문교육훈련을 실시**하여야 한다.

② **보건복지부장관 또는 시 · 도지사**는 제1항에 따른 교육훈련을 소속 교육훈련기관에서 받게 하거나 다음 각 호의 어느 하나에 해당하는 기관에 위탁하여 받게 할 수 있다.

1. **질병관리청장**
2. **다른 행정기관 소속의 교육훈련기관**
3. **민간교육기관**

시행령 제19조(교육훈련의 대상 및 기간) 18부산, 20광주, 21전남

법 제16조제3항에 따른 **교육훈련 과정별 교육훈련의 대상 및 기간**은 다음 각 호의 구분에 따른다.

1. **기본교육훈련**: 해당 직급의 공무원으로서 필요한 능력과 자질을 배양할 수 있도록 신규로 임용되는 전문인력을 대상으로 하는 **3주 이상**의 교육훈련
2. **직무 분야별 전문교육훈련**: 보건소에서 현재 담당하고 있거나 담당할 직무 분야에 필요한 전문적인 지식과 기술을 습득할 수 있도록 재직 중인 전문인력을 대상으로 하는 **1주 이상**의 교육훈련

시행규칙 **제5조(전문인력에 대한 교육훈련)** 21전남

① **시장 · 군수 · 구청장**은 **신규로 임용되거나 5급 이상 공무원으로 승진 임용된 전문인력**에 대해서는 특별한 사유가 없으면 그 직급과 직무분야에 맞는 영 제18조제1항 및 제19조제1호에 따른 **기본교육훈련**(이하 "기본교육훈련"이라 한다)을 받게 한 후에 보직하여야 한다. 다만, 보건복지부장관이 인정하는 교육훈련기관에서 정해진 과정을 마친 사람은 보직 후에 기본교육훈련을 받게 할 수 있다.

② **시 · 도지사**(특별자치시장 · 특별자치도지사를 포함한다)는 영 제18조제2항에 따라 전문인력에 대한 교육훈련을 다른 행정기관 소속의 교육훈련기관 또는 민간교육훈련기관에 위탁하여 받게 한 경우에는 교육훈련비용의 전부 또는 일부를 해당 교육훈련기관에 보조할 수 있다.

③ **전문인력에 대한 교육훈련 과정, 교육훈련 내용, 교육훈련기관의 선정 등에 필요한 사항은 보건복지부장관이 정한다.**

시행령 **제20조(전문인력 배치 및 운영 실태 조사)** 17울산

① **보건복지부장관**은 법 제16조제4항에 따라 **지역보건의료기관의 전문인력 배치 및 운영 실태를 2년마다 조사**하여야 하며, 필요한 경우에는 **시 · 도 또는 시 · 군 · 구에 대하여 수시로 조사할 수 있다.**

② **보건복지부장관**은 제1항에 따른 실태 조사 결과 전문인력의 적절한 배치 및 운영에 필요하다고 판단하는 경우에는 시 · 도지사(특별자치시장 · 특별자치도지사를 포함한다)에게 **전문인력의 교류를 권고할 수 있다.**

시행규칙 **제6조(전문인력의 교류 권고)**

영 제20조제2항에 따라 **보건복지부장관이 시 · 도지사(특별자치시장 · 특별자치도지사를 포함한다)에게 전문인력의 적절한 배치 및 운영을 위한 전문인력의 교류를 권고할 수 있는 경우**는 다음 각 호의 어느 하나에 해당하는 경우로 한다.

1. 전문인력의 **균형 있는 배치**를 위하여 교류하는 경우
2. **보건소 간의 협조를 위하여** 인접 보건소 간에 교류하는 경우
3. **전문인력의 연고지 배치**를 위하여 필요한 경우

시행령 **제21조(전문인력의 결원 보충)**

시 · 도지사(특별자치시장 · 특별자치도지사를 포함한다) **또는 시장 · 군수 · 구청장**(특별자치시장 · 특별자치도지사는 제외한다)은 지역보건의료기관에 전문인력의 결원이 생겼을 때에는 **지체 없이** 결원 보충에 필요한 조치를 하여야 한다.

제16조의2(방문건강관리 전담공무원) 21제주

① 제11조제1항제5호사목의 방문건강관리사업을 담당하게 하기 위하여 지역보건의료기관에 **보건복지부령**으로 정하는 전문인력을 **방문건강관리 전담공무원으로 둘 수 있다.**

② 국가는 제1항에 따른 **방문건강관리 전담공무원의 배치에 필요한 비용의 전부 또는 일부를 보조할 수 있다.**

시행규칙 **제4조의2(방문건강관리 전담공무원)** 21제주, 22부산

① 법 제16조의2에 따른 방문건강관리 전담공무원은 다음 각 호의 어느 하나에 해당하는 사람으로 한다.

1. 「의료법」 제2조제1항에 따른 **의사, 치과의사, 한의사 및 간호사**
2. 「의료기사 등에 관한 법률」 제2조제2항제3호, 제4호 및 제6호에 따른 **물리치료사, 작업치료사 및 치과위생사**
3. 「국민영양관리법」 제15조에 따른 **영양사**
4. 「약사법」 제2조제2호에 따른 **약사 및 한약사**
5. 「국민체육진흥법」 제2조제6호에 따른 **체육지도자**
6. 그 밖에 법 제11조제1항제5호사목에 따른 방문건강관리사업에 관한 전문지식과 경험이 있다고 보건복지부장관이 인정하여 고시하는 사람

② 방문건강관리 전담공무원의 임용 등에 관하여는 「지방공무원 임용령」에서 정하는 바에 따른다.

③ 제1항 및 제2항에서 규정한 사항 외에 방문건강관리 전담공무원 제도 운영에 관하여 필요한 사항은 보건복지부장관이 정한다.

제17조(지역보건의료기관의 시설 · 장비 등)

① **지역보건의료기관**은 보건복지부령으로 정하는 기준에 적합한 시설 · 장비 등을 갖추어야 한다.

② **지역보건의료기관의 장**은 지역주민이 지역보건의료기관을 쉽게 알아볼 수 있고 이용하기에 편리하도록 보건복지부령으로 정하는 표시를 하여야 한다.

시행규칙 **제7조(지역보건의료기관의 시설 · 장비 및 표시)**

법 제17조에 따른 지역보건의료기관의 시설 · 장비 및 표시의 기준은 별표 3과 같다.

■ 지역보건법 시행규칙 [별표 3]

지역보건의료기관의 시설 · 장비 및 표시 기준(제7조 관련)

Ⅰ. 지역보건의료기관의 시설 · 장비 기준

1. 시설기준
   가. 진료실: 일반진료, 치과진료, 한방진료, 만성질환 상담 등 진료에 필요한 시설
   나. 진료지원실: 방사선 촬영, 임상병리검사 등 진료지원에 필요한 시설
   다. 보건사업실: 건강증진 사업, 보건교육 등 보건사업에 필요한 시설
2. 장비기준
   가. 진료실: 청진기, 진찰대, 혈압계, 체온계 등 진료에 필요한 장비
   나. 진료지원실: 방사선 촬영 장비, 임상병리검사 장비 등 진료지원에 필요한 장비
   다. 보건사업실: 건강증진 장비, 기초체력측정 장비, 교육용 모형 등 보건사업에 필요한 장비

Ⅱ. 지역보건의료기관의 표시 기준

지역보건의료기관은 다음의 표지와 함께 해당 지역 명을 표시하여야 한다.

〈지역보건의료기관 표지〉

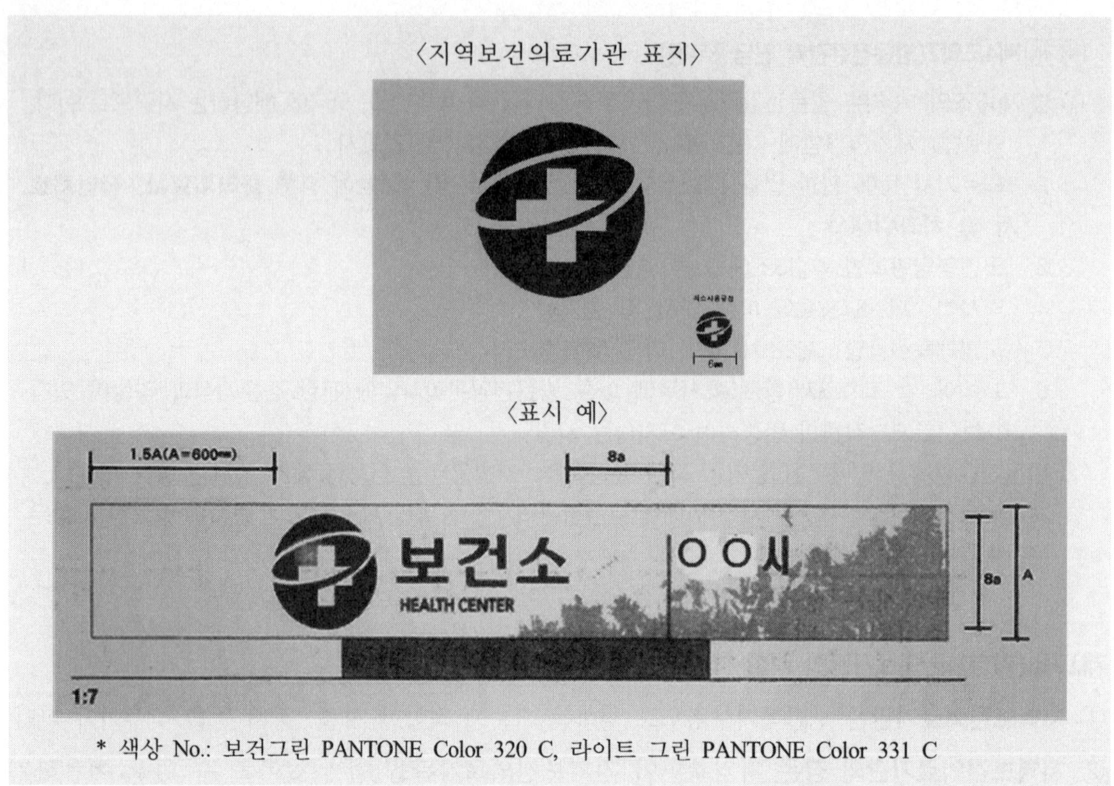

〈표시 예〉

* 색상 No.: 보건그린 PANTONE Color 320 C, 라이트 그린 PANTONE Color 331 C

제18조(시설의 이용)

지역보건의료기관은 보건의료에 관한 실험 또는 검사를 위하여 의사 · 치과의사 · 한의사 · 약사 등에게 그 시설을 이용하게 하거나, 타인의 의뢰를 받아 실험 또는 검사를 할 수 있다.

시행령 제22조(시설이용의 편의제공 등)

① **지역보건의료기관의 장**은 법 제18조에 따른 지역보건의료기관의 시설 이용, 타인이 의뢰한 실험 또는 검사를 정당한 사유 없이 거부할 수 없으며 편의를 제공하여야 한다.

② **지역보건의료기관의 장**은 제1항에 따라 타인의 의뢰를 받아 실험 또는 검사를 하였을 때에는 그 결과를 **지체 없이 의뢰인에게 통지**하여야 한다.

제4장 | 지역보건의료서비스의 실시

제19조(지역보건의료서비스의 신청) 19전북, 21전남

① **지역보건의료서비스 중 보건복지부령으로 정하는 서비스**를 필요로 하는 사람(이하 "서비스 대상자"라 한다)과 그 **친족**, 그 밖의 **관계인**은 관할 **시장 · 군수 · 구청장**에게 지역보건의료 서비스의 제공(이하 "서비스 제공"이라 한다)을 신청할 수 있다.

② **시장 · 군수 · 구청장**이 제1항에 따른 서비스 제공 신청을 받는 경우 제20조에 따라 조사하려 하거나 제출받으려는 자료 또는 정보에 관하여 **서비스대상자와 그 서비스대상자의 1촌**

직계혈족 및 그 배우자(이하 "부양의무자"라 한다)에게 다음 각 호의 사항을 알리고, 해당 자료 또는 **정보의 수집에 관한 동의**를 받아야 한다. 19전북

1. 법적 근거, 이용 목적 및 범위
2. 이용 방법
3. 보유기간 및 파기방법

③ 서비스 제공의 신청인은 서비스 제공 신청을 철회하는 경우 **시장 · 군수 · 구청장**에게 조사하거나 제출한 자료 또는 정보의 반환 또는 삭제를 요청할 수 있다. 이 경우 요청을 받은 시장 · 군수 · 구청장은 특별한 사유가 없으면 그 요청에 따라야 한다.

④ 제1항부터 제3항까지의 규정에 따른 서비스 제공의 신청 · 철회 및 고지 · 동의 방법 등에 관하여 필요한 사항은 **보건복지부령**으로 정한다.

시행규칙 **제8조(지역보건의료서비스 제공의 신청 · 철회 및 고지 · 동의)** 19전북, 21전남

① 법 제19조제1항에서 "**지역보건의료서비스 중 보건복지부령으로 정하는 서비스**"**란 소득, 재산, 건강상태 등에 따라 선별하여 제공하는 서비스**를 말한다. 21전남

② 법 제19조제1항 및 제3항에 따라 지역보건의료서비스의 제공(이하 "서비스 제공"이라 한다)을 신청하거나 철회하려는 자는 지역보건의료서비스 신청서나 철회서(전자문서를 포함한다)에 관련 서류(전자문서를 포함한다)를 첨부하여 **시장 · 군수 · 구청장에게 신청하거나 철회하여야 한다.** 다만, 첨부하여야 하는 관련 서류 중 「전자정부법」 제36조제1항에 따른 행정정보의 공동이용을 통하여 관련 서류를 확인할 수 있는 경우에는 그 확인으로 첨부서류를 갈음하되, 신청인이 확인에 동의하지 아니하는 경우에는 그 서류를 첨부하여야 한다.

③ **시장 · 군수 · 구청장**은 법 제19조제2항에 따라 알리거나 자료 또는 정보의 수집에 관한 동의를 받아야 하는 경우에는 **서면 또는 전자적인 방법**으로 하여야 한다. 다만, 서면 또는 전자적인 방법으로 알리기 곤란한 경우에는 **전화, 담당 공무원의 안내 등의 방법으로 알릴 수 있다.**

제20조(신청에 따른 조사) 16충남, 19전북, 21충북

① **시장 · 군수 · 구청장**은 제19조제1항에 따라 서비스 제공 신청을 받으면 **서비스대상자와 부양의무자의 소득 · 재산 등에 관하여 조사**하여야 한다. 19전북, 21충북

② **시장 · 군수 · 구청장**은 제1항에 따른 조사에 필요한 자료를 확보하기 위하여 서비스대상자 또는 그 부양의무자에게 필요한 자료 또는 정보의 제출을 요구할 수 있다.

③ 제1항에 따른 조사의 실시는 「사회복지사업법」 제33조의3에 따른다.

제21조(서비스 제공의 결정 및 실시) 21충북, 22서울

① **시장 · 군수 · 구청장**은 제20조에 따른 조사를 하였을 때에는 예산 상황 등을 고려하여 서비스 제공의 실시 여부를 결정한 후 이를 **서면이나 전자문서**로 신청인에게 통보하여야 한다.

② **시장 · 군수 · 구청장**은 제1항에 따른 서비스 제공의 실시 여부를 결정할 때 제20조제2항에 따라 제출된 자료 · 정보의 전부 또는 일부를 통하여 평가한 **서비스대상자와 그 부양의**

무자의 **소득 · 재산 수준**이 **보건복지부장관이 정하는 기준 이하인 경우**에는 **관련 조사의 일부를 생략**하고 **서비스 제공의 실시를 결정**할 수 있다. 22서울

③ 시장 · 군수 · 구청장은 서비스대상자에게 서비스 제공을 하기로 결정하였을 때에는 서비스 제공기간 등을 계획하여 그 계획에 따라 지역보건의료서비스를 제공하여야 한다.

제22조(정보의 파기) 21충북

① **시장 · 군수 · 구청장**은 제20조에 따라 조사하거나 제출받은 정보 중 서비스대상자가 아닌 사람의 정보는 **5년을 초과하여 보유할 수 없다**. 이 경우 시장 · 군수 · 구청장은 정보의 보유기한이 지나면 **지체 없이 이를 파기하여야 한다**.

② 시장 · 군수 · 구청장은 제1항에 따른 정보가 지역보건의료정보시스템 또는 「사회복지사업법」 제6조의2에 따른 정보시스템에 수집되어 있는 경우 **보건복지부장관**에게 해당 정보의 파기를 요청할 수 있다. 이 경우 보건복지부장관은 **지체 없이** 이를 **파기하여야 한다**.

제23조(건강검진 등의 신고) 11서울, 16광주, 17충북 · 강원, 18서울 · 강원, 19강원, 20충북, 21대구

① 「의료법」 제27조제1항 각 호의 어느 하나에 해당하는 사람이 **지역주민 다수**를 대상으로 **건강검진 또는 순회 진료** 등 주민의 건강에 영향을 미치는 행위(이하 "건강검진등"이라 한다)를 하려는 경우에는 보건복지부령으로 정하는 바에 따라 **건강검진등을 하려는 지역을 관할하는 보건소장에게 신고하여야 한다**.

의료법 제27조(무면허 의료행위 등 금지)

① 의료인이 아니면 누구든지 의료행위를 할 수 없으며 의료인도 면허된 것 이외의 의료행위를 할 수 없다. 다만, 다음 각 호의 어느 하나에 해당하는 자는 보건복지부령으로 정하는 범위에서 의료행위를 할 수 있다.

1. **외국의 의료인 면허를 가진 자로서 일정 기간 국내에 체류하는 자**
2. **의과대학, 치과대학, 한의과대학, 의학전문대학원, 치의학전문대학원, 한의학전문대학원, 종합병원 또는 외국 의료원조기관의 의료봉사 또는 연구 및 시범사업을 위하여 의료행위를 하는 자**
3. **의학 · 치과의학 · 한방의학 또는 간호학을 전공하는 학교의 학생**

② **의료기관**이 「의료법」 제33조제1항 각 호의 어느 하나에 해당하는 사유로 **의료기관 외의 장소에서 지역주민 다수를 대상으로 건강검진등을 하려는 경우**에도 제1항에 따른 **신고를 하여야 한다**.

→ **위반 시 300만원 이하의 과태료를 부과**

시행규칙 제9조(건강검진 등의 신고)

① 법 제23조에 따른 신고는 **건강검진 등을 실시하기 10일 전**까지 별지 제1호서식의 건강검진 등 신고서를 **관할 보건소장**(보건의료원장을 포함한다. 이하 같다)**에게 제출**하는 방법으로 해야 한다. 이 경우 관할 보건소장은 「전자정부법」 제36조제1항에 따른 행정정보의 공동이용을 통하여 의료기관 개설허가증 또는 의료기관 개설신고증명서(의료기관만 해당한다)와 의사 · 치과의사 또는 한의사 면

허증을 확인할 수 있는 경우에는 그 확인으로 첨부자료의 제공을 갈음할 수 있고, 신고인이 자료 확인에 동의하지 않는 경우에는 해당 자료를 첨부하도록 해야 한다.

② **보건소장**은 제1항에 따른 **건강검진 등 신고서를 제출받은 날부터 7일 이내에 신고의 수리 여부를 신고인에게 통지**해야 한다. 이 경우 신고를 수리하는 때에는 별지 제1호의2서식의 건강검진 등 신고확인서를 발급해야 한다.

③ 보건소장은 제1항 및 제2항에 따른 신고를 받은 경우에는 그 내용을 검토하여 이 법에 적합하면 신고를 수리하여야 한다.

제5장 | 보칙

제24조(비용의 보조) 11경북, 15경북, 19대구 · 울산, 22광주

① **국가와 시 · 도**는 지역보건의료기관의 설치와 운영에 필요한 비용 및 지역보건의료계획의 시행에 필요한 비용의 일부를 보조할 수 있다. 15경북

② 제1항에 따라 **보조금을 지급하는 경우 설치비와 부대비**에 있어서는 그 **3분의 2 이내**로 하고, **운영비 및 지역보건의료계획의 시행에 필요한 비용**에 있어서는 그 **2분의 1 이내**로 한다. 19대구울산

제25조(수수료 등) 17인천 · 전북, 20경북

① 지역보건의료기관은 그 시설을 이용한 자, 실험 또는 검사를 의뢰한 자 또는 진료를 받은 자로부터 수수료 또는 진료비를 징수할 수 있다.

② 제1항에 따른 수수료와 진료비는 **보건복지부령으로 정하는 기준**에 따라 **해당 지방자치단체의 조례로 정한다**.

시행규칙 **제10조(수수료 등)** 17인천, 20경북

법 제25조제2항에 따라 **지역보건의료기관에서 징수하는 수수료와 진료비**는 「국민건강보험법」 제45조제4항에 따라 **보건복지부장관이 고시하는 요양급여비용 명세의 기준에 따라 지방자치단체의 조례로 정한다**. 다만, 「전자정부법」 제9조2항 및 제3항에 따른 전자민원창구를 통하여 증명서를 발급받는 경우에는 수수료를 면제한다.

제26조(지역보건의료기관의 회계) 22부산, 22충남

지역보건의료기관의 수수료 및 진료비의 수입은 「**지방회계법**」 제26조에 따른 **수입 대체 경비로 직접 지출**할 수 있으며, **회계 사무**는 해당 **지방자치단체의 규칙**으로 정하는 바에 따라 간소화할 수 있다.

「지방회계법」 제26조(수입대체경비의 직접 사용)

① 용역이나 시설을 제공하여 발생하는 수입과 관련되는 경비로서 대통령령으로 정하는 경비(이하 "수

입대체경비"라 한다)는 제22조 및 제25조에도 불구하고 그 수입이 확보되는 범위에서 지방자치단체의 장 및 소속 행정기관이 직접 사용할 수 있다. 다만, 수입이 예산을 초과하거나 초과할 것으로 예상되는 경우에는 그 초과수입을 대통령령으로 정하는 바에 따라 그 초과수입에 직접 관련되는 경비와 이에 수반되는 경비에 초과 사용할 수 있다.

② 지방자치단체의 장은 수입대체경비의 별도 회계처리를 위하여 수입대체경비 출납원을 따로 임명할 수 있다.

제27조(보고 등)

보건복지부장관은 지방자치단체에 대하여 보건복지부령으로 정하는 바에 따라 지역보건의료기관의 설치·운영에 관한 사항을 보고하게 하거나 소속 공무원으로 하여금 지역보건의료기관에 대하여 실태조사 등 지도·감독을 할 수 있다.

시행규칙 제11조(보고 등)

① **시장·군수·구청장**(특별자치시장·특별자치도지사는 제외한다)은 법 제27조에 따라 지역보건의료기관의 설치·운영에 관하여 매년 12월 31일 기준으로 별지 제2호서식의 지역보건의료기관 설치·운영 현황을 작성하여 **다음해 3월 31일까지 시·도지사를 거쳐 보건복지부장관에게 보고**하여야 한다.

② **특별자치시장·특별자치도지사**는 법 제27조에 따라 지역보건의료기관의 설치·운영에 관하여 매년 12월 31일 기준으로 별지 제2호서식의 지역보건의료기관 설치·운영 현황을 작성하여 **다음해 3월 31일까지** 보건복지부장관에게 보고하여야 한다.

③ **보건복지부장관**은 지역보건의료기관의 설치·운영에 관한 지도·감독을 위하여 필요한 경우에는 소속 공무원으로 하여금 실태조사를 하게 할 수 있으며 실태조사 결과 부적절하다고 판단되는 경우에는 해당 지방자치단체의 장에게 시정을 요구하여야 한다.

④ 제1항 및 제2항에 따른 보고는 법 제5조에 따른 지역보건의료정보시스템에 입력 및 제출하는 방법으로 할 수 있다.

제28조(개인정보의 누설금지)

지역보건의료기관(「농어촌 등 보건의료를 위한 특별조치법」 제2조제4호에 따른 보건진료소를 포함한다)의 기능 수행과 관련한 업무에 종사하였거나 종사하고 있는 사람 또는 지역보건의료정보시스템을 구축·운영하였거나 구축·운영하고 있는 자(제30조제2항 및 제4항에 따라 위탁받거나 대행하는 업무에 종사하거나 종사하였던 자를 포함한다)는 업무상 알게 된 다음 각 호의 정보를 업무 외의 목적으로 사용하거나 다른 사람에게 제공 또는 누설하여서는 아니 된다.

1. 보건의료인이 진료과정(건강검진을 포함한다)에서 알게 된 개인 및 가족의 진료 정보
2. 제20조(서비스 신청에 따른 조사)에 따라 조사하거나 제출받은 다음 각 호의 정보
   가. 금융정보(「국민기초생활 보장법」 제21조제3항제1호의 금융정보를 말한다. 이하 같다)
   나. 신용정보 또는 보험정보(「국민기초생활 보장법」 제21조제3항제2호·제3호의

신용정보 및 보험정보를 말한다. 이하 같다)

3. 제1호 및 제2호를 제외한 개인정보(「개인정보 보호법」 제2조제1호의 개인정보를 말한다. 이하 같다)

→ **제1호, 제2호 또는 제3호에 따른 정보를 사용 · 제공 · 누설한 자 및 그 사정을 알면서도 영리 목적 또는 부정한 목적으로 해당 정보를 제공받은 자 5년 이하의 징역 또는 5천만 원 이하의 벌금**

제29조(동일 명칭 사용금지) 22경기

이 법에 따른 **보건소, 보건의료원, 보건지소 또는 건강생활지원센터가 아닌 자는 각각 보건소, 보건의료원, 보건지소 또는 건강생활지원센터라는 명칭을 사용하지 못한다.**

→ **위반 시 300만원 이하의 과태료를 부과**

제30조(권한의 위임 등) 16전남

① 이 법에 따른 보건복지부장관의 권한은 대통령령으로 정하는 바에 따라 그 일부를 시 · 도지사 또는 시장 · 군수 · 구청장에게 위임할 수 있다.

② 시 · 도지사 또는 시장 · 군수 · 구청장은 이 법에 따른 지역보건의료기관의 기능 수행에 필요한 업무의 일부를 대통령령으로 정하는 바에 따라 보건의료 관련기관 · 단체에 위탁하거나, 「의료법」 제2조에 따른 의료인에게 대행하게 할 수 있다.

③ 시 · 도지사 또는 시장 · 군수 · 구청장은 제2항에 따라 업무를 위탁한 경우에는 그 비용의 전부 또는 일부를 보조할 수 있고, 의료인에게 그 업무의 일부를 대행하게 한 경우에는 그 업무수행에 드는 실비(實費)를 보조할 수 있다.

④ 보건복지부장관은 지역보건의료정보시스템의 구축 · 운영 등에 관한 업무를 「사회복지사업법」 제6조의3에 따른 전담기구에 대행하게 할 수 있다.

⑤ 보건복지부장관은 제4항에 따라 업무를 대행하게 한 경우에는 예산의 범위에서 그에 필요한 비용을 보조할 수 있다.

시행령 제23조(업무의 위탁 및 대행) 16전남

① 법 제30조제2항에 따라 **시 · 도지사 또는 시장 · 군수 · 구청장**은 다음 각 호의 업무를 **보건의료 관련기관 · 단체에 위탁할 수 있다.**

1. 법 제4조에 따른 **지역사회 건강실태조사에 관한 업무**
2. 법 제8조에 따른 **지역보건의료계획의 시행에 관한 업무**
3. 법 제11조제1항제5호나목에 따른 **감염병의 예방 및 관리에 관한 업무**
4. 법 제11조제1항제5호바목에 따른 **지역주민에 대한 진료, 건강검진 및 만성질환 등 질병관리에 관한 사항 중 전문지식 및 기술이 필요한 진료, 실험 또는 검사 업무**
5. 법 제11조제1항제5호사목에 따른 **가정 및 사회복지시설 등을 방문하여 행하는 보건의료사업에 관한 업무**

② 법 제30조제2항에 따라 **시 · 도지사 또는 시장 · 군수 · 구청장**은 「의료법」 제2조에 따른 **의료인**에

게 법 제11조제1항제5호바목에 따른 **지역주민에 대한 진료, 건강검진 및 만성질환 등 질병관리에 관한 사항 중 전문지식 및 기술이 필요한 진료에 관한 업무를 대행하게 할 수 있다.**

③ **시 · 도지사 또는 시장 · 군수 · 구청장**은 법 제30조제2항에 따라 제1항 각 호에 따른 업무를 **위탁하는 경우 그 수탁자 및 위탁업무 등을 고시하여야 한다.**

④ 법 제30조제3항에 따른 비용보조, 실비보조, 그 밖의 업무의 위탁 또는 대행에 필요한 사항은 **해당 지방자치단체의 조례로 정한다.**

제31조(「의료법」에 대한 특례) 17전북, 18광주

제12조에 따른 **보건의료원**은 「의료법」 제3조제2항제3호가목에 따른 **병원** 또는 같은 항 제1호나목 · 다목에 따른 **치과의원 또는 한의원**으로 보고, **보건소 · 보건지소 및 건강생활지원센터**는 같은 호에 따른 **의원 · 치과의원 또는 한의원**으로 본다.

제6장 | 벌칙

제32조(벌칙) 17서울 · 부산

① 다음 각 호의 어느 하나에 해당하는 자는 **5년 이하의 징역 또는 5천만원 이하의 벌금**에 처한다.

1. 제5조제3항을 위반하여 정당한 접근 권한 없이 또는 허용된 접근 권한을 넘어 **지역보건의료정보시스템의 정보를 훼손 · 멸실 · 변경 · 위조 또는 유출한 자** 17서울
2. 제28조(개인정보의 누설금지)를 위반하여 같은 조 제1호(개인 및 가족의 진료정보), 제2호(금융정보, 신용정보 또는 보험정보) 또는 제3호(그 밖의 개인정보)에 따른 **정보를 사용 · 제공 · 누설한 자 및 그 사정을 알면서도 영리 목적 또는 부정한 목적으로 해당 정보를 제공받은 자** 17부산

② 삭제

③ 제5조제3항을 위반하여 **정당한 접근 권한 없이 또는 허용된 접근 권한을 넘어 지역보건의료정보시스템의 정보를 검색 또는 복제한 자**는 **3년 이하의 징역 또는 3천만원 이하의 벌금**에 처한다. 22부산

1. 삭제
2. 삭제

제33조(양벌규정)

법인의 대표자나 법인 또는 개인의 대리인 · 사용인, 그 밖의 종업원이 그 법인 또는 개인의 업무에 관하여 제32조의 위반행위를 하면 그 행위자를 벌하는 외에 그 법인 또는 개인에게도 해당 조문의 벌금형을 과(科)한다. 다만, 법인 또는 개인이 그 위반행위를 방지하기 위하

여 해당 업무에 관하여 상당한 주의와 감독을 게을리하지 아니한 경우에는 그러하지 아니하다.

제34조(과태료) 17서울

① 다음 각 호의 어느 하나에 해당하는 자에게는 **300만원 이하의 과태료**를 부과한다.

1. 제23조(건강검진 등의 신고)에 따른 **신고를 하지 아니하거나 거짓으로 신고하고 건강검진등을 한 자**
2. 제29조를 위반하여 **동일 명칭을 사용한 자**

② 제1항에 따른 **과태료**는 해당 지방자치단체의 조례에서 정하는 바에 따라 **해당 시장 · 군수 · 구청장이 부과 · 징수**한다.

기출유형 점검

「지역보건법」은 지역에 따라 2~3문제가 출제되고, 목적, 지역사회 건강실태조사, 지역보건의료계획, 보건소의 설치, 보건소의 기능 및 업무, 보건의료원, 건강검진 등의 신고, 보건소장의 조건을 중심으로 출제되었다.

1. **[22서울] 「지역보건법」상 지역보건의료심의위원회에서 심의하는 사항이 아닌 것은?**

① 지역보건의료기관의 설치·운영에 관한 사항의 규정
② 지역보건의료계획 및 연차별 시행계획의 수립·시행 및 평가에 관한 사항
③ 지역보건의료계획의 효율적 시행을 위하여 보건의료 관련 기관·단체·학교, 직장등과의 협력이 필요한 사항
④ 지역사회 건강실태조사 등 지역보건의료의 실태조사에 관한 사항

해설 제6조(지역보건의료심의위원회) 16인천, 21광주, 22서울
① 지역보건의료에 관한 다음 각 호의 사항을 심의하기 위하여 특별시·광역시·도(이하 "시·도"라 한다) 및 특별자치시·특별자치도·시·군·구(구는 자치구를 말하며, 이하 "시·군·구"라 한다)에 지역보건의료심의위원회(이하 "위원회"라 한다)를 둔다.
1. 지역사회 건강실태조사 등 지역보건의료의 실태조사에 관한 사항
2. 지역보건의료계획 및 연차별 시행계획의 수립·시행 및 평가에 관한 사항
3. 지역보건의료계획의 효율적 시행을 위하여 보건의료 관련기관·단체, 학교, 직장 등과의 협력이 필요한 사항
4. 그 밖에 지역보건의료시책의 추진을 위하여 필요한 사항

답 ①

2. **[22서울] 「지역보건법」상 지역보건의료서비스 제공의 실시 여부를 결정할 때, 서비스 대상자와 그 부양의무자의 소득·재산 수준이 보건복지부장관이 정하는 기준 이하인 경우에 관련 조사의 일부를 생략하고 서비스 제공의 실시를 결정할 수 있는 자는?**

① 대통령
② 보건복지부장관
③ 시·도지사
④ 시장·군수·구청장

해설 제21조(서비스 제공의 결정 및 실시) 21충북, 22서울
② 시장·군수·구청장은 제1항에 따른 서비스 제공의 실시 여부를 결정할 때 제20조제2항에 따라 제출된 자료·정보의 전부 또는 일부를 통하여 평가한 서비스대상자와 그 부양의무자의 소득·재산 수준이 보건복지부장관이 정하는 기준 이하인 경우에는 관련 조사의 일부를 생략하고 서비스 제공의 실시를 결정할 수 있다.

답 ④

3. **[22경기] 「지역보건법」상 보건소 근무자가 정당한 접근 권한 없이 또는 허용된 접근 권한을 넘어 지역보건의료정보시스템의 정보를 훼손·멸실·변경·위조 또는 유출한 경우 해당하는 처벌은?**

① 5년 이하의 징역 또는 5천만원 이하의 벌금
② 3년 이하의 징역 또는 3천만원 이하의 벌금
③ 1년 이하의 징역 또는 1천만원 이하의 벌금
④ 300만원 이하의 과태료

해설 제32조(벌칙) 17서울·부산, 22경기
① 다음 각 호의 어느 하나에 해당하는 자는 5년 이하의 징역 또는 5천만원 이하의 벌금에 처한다.

1. 제5조제3항을 위반하여 정당한 접근 권한 없이 또는 허용된 접근 권한을 넘어 지역보건의료정보시스템의 정보를 훼손 · 멸실 · 변경 · 위조 또는 유출한 자 17서울
2. 제28조(개인정보의 누설금지)를 위반하여 같은 조 제1호(개인 및 가족의 진료정보), 제2호(금융정보, 신용정보 또는 보험정보) 또는 제3호(그 밖의 개인정보)에 따른 정보를 사용 · 제공 · 누설한 자 및 그 사정을 알면서도 영리 목적 또는 부정한 목적으로 해당 정보를 제공받은 자 17부산

답 ①

4. [18전북, 20부산] 「지역보건법」의 목적으로 옳지 않은 것은?

① 지역주민의 건강증진에 기여
② 지역보건의료정책의 효율적 추진
③ 보건소 등 지역보건의료기관의 설치·운영
④ 국민에게 건강에 대한 가치와 책임의식 함양

해설 제1조(목적)
이 법은 보건소 등 **지역보건의료기관의 설치·운영**에 관한 사항과 보건의료 관련기관·단체와의 연계·협력을 통하여 지역보건의료기관의 기능을 효과적으로 수행하는 데 필요한 사항을 규정함으로써 **지역보건의료정책을 효율적으로 추진**하여 **지역주민의 건강 증진에 이바지함**을 목적으로 한다.

답 ④

5. [17전북, 20경북] 「지역보건법」상 지역보건의료기관이 아닌 것은?

① 의원
② 보건소
③ 보건의료원
④ 건강생활지원센터

해설 제2조(정의)
"지역보건의료기관"이란 지역주민의 건강을 증진하고 질병을 예방·관리하기 위하여 이 법에 따라 설치·운영하는 **보건소, 보건의료원, 보건지소 및 건강생활지원센터**를 말한다.

답 ①

6. [16인천, 17울산 · 서울] 「지역보건법」상 지역사회 건강실태조사에 관한 설명으로 옳지 않은 것은?

① 1년마다 실시하여야 한다.
② 전수조사를 원칙으로 한다.
③ 조사의 방법, 내용 등에 관하여 필요한 사항은 대통령령으로 정한다.
④ 지방자치단체의 장은 지역사회 건강실태조사의 결과를 질병관리청장에게 통보하여야 한다.

해설 제4조(지역사회 건강실태조사)
지역사회 건강실태조사는 **표본조사**를 원칙으로 하되 필요한 경우에는 전수조사를 할 수 있다.

답 ②

7. [20서울] 「지역보건법」상 지역보건의료계획의 수립시기와 주요 내용의 공고기간을 옳게 짝지은 것은?

① 4년마다 수립, 2주 이상 공고
② 5년마다 수립, 2주 이상 공고
③ 4년마다 수립, 4주 이상 공고
④ 5년마다 수립, 4주 이상 공고

해설 시행령 제6조(지역보건의료계획의 제출 시기)

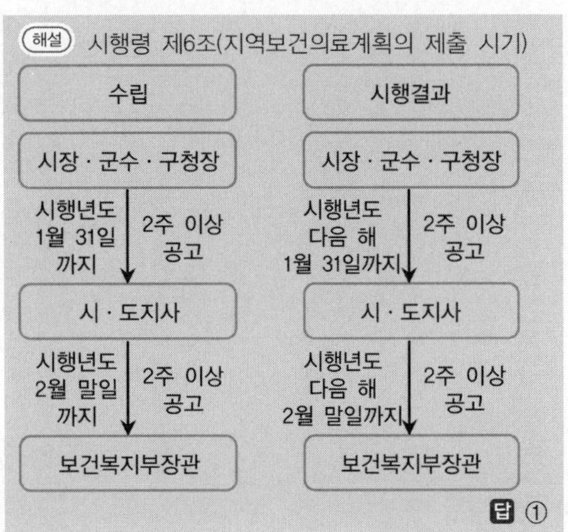

답 ①

8. [17충북] 「지역보건법」상 보건소의 설치 방법으로 옳은 것은?

① 대통령령으로 정하는 기준에 따라 행정안전부령으로 설치한다.
② 대통령령으로 정하는 기준에 따라 지방자치단체의 조례로 설치한다.
③ 행정안전부령으로 정하는 기준에 따라 지방자치단체의 조례로 설치한다.
④ 보건복지부령으로 정하는 기준에 따라 지방자치단체의 조례로 설치한다.

해설 제10조(보건소의 설치)
① 지역주민의 건강을 증진하고 질병을 예방·관리하기 위하여 시·군·구에 1개소의 보건소(보건의료원을 포함한다. 이하 같다)를 설치한다. 다만, 시·군·구의 인구가 30만 명을 초과하는 등 지역주민의 보건의료를 위하여 특별히 필요하다고 인정되는 경우에는 대통령령으로 정하는 기준에 따라 해당 지방자치단체의 조례로 보건소를 추가로 설치할 수 있다.
② 동일한 시·군·구에 2개 이상의 보건소가 설치되어 있는 경우 해당 지방자치단체의 조례로 정하는 바에 따라 업무를 총괄하는 보건소를 지정하여 운영할 수 있다.

답 ②

9. [18강원] 「지역보건법」상 보건소에서 하는 기능과 업무로 옳지 않은 것은?

① 금연지도원 위촉
② 당직의료기관 지정
③ 감염병 예방 및 관리
④ 국민건강증진, 보건교육

해설 의료지도원의 임용은 있지만 금연지도원의 위촉은 규정에 없는 사항이다.

답 ①

10. [18서울·18강원, 17충북, 16광주] 「지역보건법」상 의료기관이 부득이한 사유로 의료기관 외의 장소에서 지역주민 다수를 대상으로 건강검진 등을 하려는 경우에는 그 지역을 관할하는 (㉮)에게 신고하여야 한다. ㉮에 해당하는 기관은?

① 병원장 ② 경찰서장
③ 보건소장 ④ 소방서장

해설 제23조(건강검진의 신고)
지역주민 다수를 대상으로 건강검진 또는 순회 진료 등 주민의 건강에 영향을 미치는 행위(이하 "건강검진등"이라 한다)를 하려는 경우에는 보건복지부령으로 정하는 바에 따라 건강검진등을 하려는 지역을 관할하는 **보건소장**에게 신고하여야 한다.

답 ③

Part 13

국민건강증진법

| 의료기술직 | 보건직 |

Part 13 국민건강증진법

국민건강증진법[시행 2022. 06. 22.], 시행령[시행 2021. 12. 04.], 시행규칙[시행 2022. 06. 22.]

제1장 | 총칙

제1조(목적) 11충남, 13전남, 15서울 · 광주

이 법은 국민에게 **건강에 대한 가치와 책임의식을 함양**하도록 **건강에 관한 바른 지식을 보급**하고 **스스로 건강생활을 실천할 수 있는 여건을 조성**함으로써 **국민의 건강을 증진**함을 목적으로 한다.

제2조(정의) 14서울, 20서울, 21부산

이 법에서 사용하는 용어의 정의는 다음과 같다.

1. "**국민건강증진사업**"이라 함은 **보건교육, 질병예방, 영양개선, 건강관리 및 건강생활의 실천등**을 통하여 국민의 건강을 증진시키는 사업을 말한다.
2. "**보건교육**"이라 함은 **개인 또는 집단**으로 하여금 **건강에 유익한 행위를 자발적으로 수행하도록 하는 교육**을 말한다.
3. "**영양개선**"이라 함은 개인 또는 집단이 균형된 식생활을 통하여 건강을 개선시키는 것을 말한다.
4. "**신체활동장려**"란 개인 또는 집단이 **일상생활 중 신체의 근육을 활용하여 에너지를 소비하는 모든 활동**을 자발적으로 적극 수행하도록 장려하는 것을 말한다.
5. "**건강관리**"란 개인 또는 집단이 **건강에 유익한 행위를 지속적으로 수행**함으로써 건강한 상태를 유지하는 것을 말한다.
6. "**건강친화제도**"란 **근로자의 건강증진**을 위하여 **직장 내 문화 및 환경을 건강친화적으로 조성**하고, 근로자가 자신의 건강관리를 적극적으로 수행할 수 있도록 **교육, 상담 프로그램 등을 지원하는 것**을 말한다.

제3조(책임)

① **국가 및 지방자치단체**는 건강에 관한 국민의 관심을 높이고 국민건강을 증진할 책임을 진다.

② **모든 국민**은 자신 및 가족의 건강을 증진하도록 노력하여야 하며, **타인의 건강에 해를 끼치는 행위를 하여서는 아니된다.**

제3조의2(보건의 날) 15서울, 18경북, 20전남

① 보건에 대한 국민의 이해와 관심을 높이기 위하여 **매년 4월 7일**을 **보건의 날**로 정하며, **보건의 날부터 1주간을 건강주간으로 한다.**

② **국가와 지방자치단체**는 보건의 날의 **취지에 맞는 행사 등 사업을 시행하도록 노력**하여야 한다.

제4조(국민건강증진종합계획의 수립) 14울산, 15서울, 16대구, 17충남 · 전남, 18서울 · 전북 · 광주, 20대전 · 충남

① **보건복지부장관**은 제5조의 규정에 따른 **국민건강증진정책심의위원회의 심의를 거쳐** 국민건강증진종합계획(이하 "종합계획"이라 한다)을 **5년마다 수립**하여야 한다. 이 경우 **미리 관계중앙행정기관의 장과 협의**를 거쳐야 한다. 15서울, 18서울 · 전북, 20대전 · 충남

② **종합계획에 포함되어야 할 사항**은 다음과 같다. 17충남 · 전남, 18광주, 20충남

1. 국민건강증진의 기본목표 및 추진방향
2. 국민건강증진을 위한 주요 **추진과제 및 추진방법**
3. 국민건강증진에 관한 **인력의 관리 및 소요재원의 조달방안**
4. 제22조의 규정에 따른 **국민건강증진기금의 운용방안**

4의2. 아동 · 여성 · 노인 · 장애인 등 **건강취약 집단이나 계층에 대한 건강증진 지원방안**

5. 국민건강증진 **관련 통계 및 정보의 관리 방안**
6. 그 밖에 국민건강증진을 위하여 필요한 사항

시행령 제2조(국민건강증진종합계획의 수립 등)

① 보건복지부장관은 「국민건강증진법」(이하 "법"이라 한다) 제4조에 따른 국민건강증진종합계획(이하 "종합계획"이라 한다)의 효율적인 수립을 위하여 미리 종합계획안 작성지침을 작성하여 종합계획이 시행되는 해의 전전년도 12월말까지 관계 중앙행정기관의 장에게 통보하여야 한다.

② 관계 중앙행정기관의 장은 제1항에 따른 종합계획안 작성지침에 따라 소관별 계획안을 작성하여 종합계획이 시행되는 해의 전년도 3월말까지 보건복지부장관에게 제출하고, 보건복지부장관은 이를 종합한 종합계획안을 작성하여 법 제5조에 따른 국민건강증진정책심의위원회의 심의를 거쳐 확정한다.

③ 보건복지부장관은 확정된 종합계획을 관계 중앙행정기관의 장과 특별시장 · 광역시장 · 특별자치시장 · 도지사 · 특별자치도지사(이하 "시 · 도지사"라 한다)에게 통보해야 한다.

제4조의2(실행계획의 수립 등) 16대구, 22경기

① **보건복지부장관, 관계중앙행정기관의 장, 특별시장 · 광역시장 · 특별자치시장 · 도지사 · 특별자치도지사**(이하 "시 · 도지사"라 한다) 및 **시장 · 군수 · 구청장**(자치구의 구청장에 한한다. 이하 같다)은 종합계획을 기초로 하여 **소관 주요시책의 실행계획**(이하 "실행계획"이라 한다)을 **매년 수립 · 시행**하여야 한다.

② **국가는 실행계획의 시행에 필요한 비용의 전부 또는 일부를 지방자치단체에 보조할 수 있다.** 16대구

시행령 제3조(실행계획의 수립)

① 특별시장 · 광역시장 · 도지사는 통보된 종합계획에 따라 특별시 · 광역시 · 도의 매년도 실행계획을 수립하여 이를 시장 · 군수 · 구청장(자치구의 구청장을 말한다. 이하 같다)에게 통보하고, 시장 · 군

수 · 구청장은 통보된 실행계획에 따라 시 · 군 · 구(자치구를 말한다)의 실행계획을 수립 · 시행해야 한다.

② 특별자치시장 · 특별자치도지사는 통보된 종합계획에 따라 특별자치시 · 특별자치도의 매년도 실행계획을 수립 · 시행해야 한다.

시행규칙 제2조(실행계획의 보고)

① **시장 · 군수 · 구청장**(자치구의 구청장에 한한다. 이하 같다)은 「국민건강증진법 시행령」(이하 "영"이라 한다) 제3조에 따라 수립한 당해 시 · 군 · 구(자치구에 한한다. 이하 같다)의 실행계획을 **매년 1월 31일까지** 특별시장 · 광역시장 · 특별자치시장 · 도지사 또는 특별자치도지사(이하 "시 · 도지사"라 한다)에게 보고하여야 하며, 이를 보고받은 **시 · 도지사**는 영 제3조에 따라 수립한 당해 특별시 · 광역시 · 특별자치시 · 도 또는 특별자치도(이하 "시 · 도"라 한다)의 실행계획과 관할시 · 군 · 구의 실행계획을 종합하여 **매년 2월 10일까지 보건복지부장관에게 보고**하여야 한다.

② 시장 · 군수 · 구청장은 당해연도의 **실행계획추진실적**을 **다음해 1월 31일까지** 시 · 도지사에게 보고하여야 하며, 이를 보고받은 시 · 도지사는 당해 시 · 도의 실행계획추진실적과 관할시 · 군 · 구의 실행계획추진실적을 종합하여 **다음해 2월 10일까지** 보건복지부장관에게 보고하여야 한다.

제4조의3(계획수립의 협조)

① 보건복지부장관, 관계중앙행정기관의 장, 시 · 도지사 및 시장 · 군수 · 구청장은 종합계획과 실행계획의 수립 · 시행을 위하여 필요한 때에는 관계 기관 · 단체 등에 대하여 자료제공 등의 협조를 요청할 수 있다.

② 제1항의 규정에 따른 협조요청을 받은 관계 기관 · 단체 등은 특별한 사유가 없는 한 이에 응하여야 한다.

제5조(국민건강증진정책심의위원회) 17광주

① **국민건강증진에 관한 주요사항을 심의**하기 위하여 **보건복지부**에 **국민건강증진정책심의위원회**(이하 "위원회"라 한다)를 둔다.

② **위원회는 다음 각 호의 사항을 심의**한다.

1. **종합계획**
2. 제22조의 규정에 따른 **국민건강증진기금의 연도별 운용계획안 · 결산 및 평가**
3. **2 이상의 중앙행정기관이 관련되는** 주요 국민건강증진시책에 관한 사항으로서 **관계중앙행정기관의 장이 심의를 요청하는 사항**
4. **「국민영양관리법」 제9조에 따른 심의사항**

「국민영양관리법」 제9조(국민영양정책 등의 심의)

위원회는 국민의 영양관리를 위하여 다음 각 호의 사항을 심의한다.

1. 국민영양정책의 목표와 추진방향에 관한 사항
2. 기본계획의 수립에 관한 사항
3. 그 밖에 영양관리를 위하여 위원장이 필요하다고 인정한 사항

5. 다른 법령에서 위원회의 심의를 받도록 한 사항
6. 그 밖에 위원장이 심의에 부치는 사항

제5조의2(위원회의 구성과 운영) 17광주, 21서울, 22부산 · 대전

① 위원회는 **위원장 1인 및 부위원장 1인을 포함한 15인 이내의 위원**으로 구성한다.

② **위원장은 보건복지부차관**이 되고, **부위원장은 위원장이 공무원이 아닌 위원 중에서 지명한** 자가 된다.

③ 위원은 국민건강증진 · 질병관리에 관한 학식과 경험이 풍부한 자, 「소비자기본법」에 따른 소비자단체 및 「비영리민간단체 지원법」에 따른 비영리민간단체가 추천하는 자, 관계공무원 중에서 보건복지부장관이 위촉 또는 지명한다.

④ 그 밖에 위원회의 구성 · 운영 등에 관하여 필요한 사항은 **대통령령**으로 정한다.

시행령 제4조(국민건강증진정책심의위원회 위원의 임기 및 운영 등) 17광주, 21서울

① 법 제5조에 따른 국민건강증진정책심의위원회(이하 "위원회"라 한다) 위원의 **임기는 2년**으로 하되, **연임할 수 있다**. 다만, 공무원인 위원의 임기는 그 재직기간으로 한다.

② 위원회의 위원장은 위원회를 대표하고 위원회의 사무를 총괄한다.

③ 위원회의 회의는 재적위원 과반수의 출석으로 개의하고 출석위원 과반수의 찬성으로 의결한다.

④ 위원회는 심의사항을 전문적으로 연구 · 검토하기 위하여 분야별로 전문위원회를 둘 수 있다.

⑤ 이 영에서 정한 것 외에 위원회의 운영에 관하여 필요한 사항은 위원회의 의결을 거쳐 위원장이 정한다.

제5조의3(한국건강증진개발원의 설립 및 운영) 15서울 · 대구 · 부산 · 인천, 16서울, 17강원, 18부산

① **보건복지부장관**은 제22조에 따른 **국민건강증진기금의 효율적인 운영**과 **국민건강증진사업의 원활한 추진**을 위하여 필요한 **정책 수립의 지원과 사업평가** 등의 업무를 수행할 수 있도록 **한국건강증진개발원**(이하 이 조에서 "개발원"이라 한다)을 설립한다. 15서울 · 인천 · 부산, 16서울, 18부산

② 개발원은 다음 각 호의 업무를 수행한다. 15인천 · 대구 · 부산, 17강원

1. **국민건강증진 정책수립을 위한 자료개발 및 정책분석**
2. **종합계획 수립의 지원**
3. **위원회의 운영지원**
4. 제24조에 따른 **기금의 관리 · 운용의 지원 업무**
5. 제25조(기금의 사용)제1항제1호부터 제9호까지의 사업에 관한 업무
6. 국민건강증진사업의 관리, 기술 지원 및 평가
7. 「지역보건법」 제7조부터 제9조까지에 따른 **지역보건의료계획에 대한 기술 지원**
8. 「지역보건법」 제24조에 따른 **보건소의 설치와 운영에 필요한 비용의 보조**
9. **국민건강증진과 관련된 연구과제의 기획 및 평가**

10. 「농어촌 등 보건의료를 위한 특별조치법」 제2조의 **공중보건의사의 효율적 활용을 위한 지원**

11. 지역보건사업의 원활한 추진을 위한 지원

12. 그 밖에 국민건강증진과 관련하여 보건복지부장관이 필요하다고 인정한 업무

③ 개발원은 법인으로 하고, 주된 사무소의 소재지에 설립등기를 함으로써 성립한다.

④ 개발원은 다음 각 호를 재원으로 한다.

1. 제22조(기금의 설치 등)에 따른 기금
2. 정부출연금
3. 기부금
4. 그 밖의 수입금

⑤ 정부는 개발원의 운영에 필요한 예산을 지급할 수 있다.

⑥ 개발원에 관하여 이 법과 「공공기관의 운영에 관한 법률」에서 정한 사항 외에는 「민법」 중 **재단법인**에 관한 규정을 준용한다.

제2장 | 국민건강의 관리

제6조(건강친화 환경조성 및 건강생활의 지원등) 19대전

① **국가 및 지방자치단체**는 국민이 건강생활을 실천할 수 있도록 지원하여야 한다.

② **국가**는 혼인과 가정생활을 보호하기 위하여 혼인전에 혼인 당사자의 건강을 확인하도록 권장하여야 한다.

③ 제2항의 규정에 의한 건강확인의 내용 및 절차에 관하여 필요한 사항은 **보건복지부령**으로 정한다.

시행규칙 **제3조(건강확인의 내용 및 절차)** 19대전

① 「국민건강증진법」(이하 "법"이라 한다) 제6조제3항의 규정에 의한 건강확인의 내용은 다음 각호의 질환으로서 보건복지부장관이 정하는 질환으로 한다.

1. **자녀에게 건강상 현저한 장애를 줄 수 있는 유전성질환** 19대전
2. 혼인당사자 또는 그 가족에게 건강상 현저한 장애를 줄 수 있는 **전염성질환**

② 특별자치시장 · 특별자치도지사 · 시장 · 군수 · 구청장은 혼인하고자 하는 자가 제1항의 규정에 의한 내용을 확인하고자 할 때에는 보건소 또는 특별자치시장 · 특별자치도지사 · 시장 · 군수 · 구청장이 지정한 의료기관에서 그 내용을 확인받을 수 있도록 하여야 한다.

③ 제2항의 규정에 의하여 보건소장 또는 의료기관의 장이 혼인하고자 하는 자의 건강을 확인한 경우에는 「의료법」에 의한 진단서에 그 확인내용을 기재하여 교부하여야 한다.

제6조의2(건강친화기업 인증)

① **보건복지부장관**은 건강친화 환경의 조성을 촉진하기 위하여 건강친화제도를 모범적으로 운영하고 있는 기업에 대하여 건강친화인증(이하 "인증"이라 한다)을 할 수 있다.

② 인증을 받고자 하는 자는 **대통령령**으로 정하는 바에 따라 **보건복지부장관에게 신청**하여야 한다.

③ 인증을 받은 기업은 **보건복지부령**으로 정하는 바에 따라 인증의 표시를 할 수 있다.

④ 인증을 받지 아니한 기업은 인증표시 또는 이와 유사한 표시를 하여서는 아니 된다.

⑤ 국가 및 지방자치단체는 인증을 받은 기업에 대하여 대통령령으로 정하는 바에 따라 행정적·재정적 지원을 할 수 있다.

⑥ 인증의 기준 및 절차는 **대통령령**으로 정한다.

시행령 제7조(건강친화기업 인증의 기준)

① 보건복지부장관은 법 제6조의2제1항에 따라 건강친화인증(이하 "건강친화인증"이라 한다)을 하려는 경우 다음 각 호의 사항을 심사·평가해야 한다.

1. 건강친화 환경 조성을 위한 경영의 적극성
2. 직원의 건강증진을 위한 근로 환경 조성
3. 건강친화 프로그램의 수립 및 실시
4. 그 밖에 보건복지부장관이 건강친화 환경의 조성을 촉진하는 데 필요하다고 인정하여 고시하는 사항

② 건강친화인증의 기준 등에 관하여 필요한 세부사항은 보건복지부장관이 정하여 고시한다.

시행령 제9조(건강친화인증 기업에 대한 지원)

보건복지부장관과 지방자치단체의 장은 건강친화인증을 받은 기업에 법 제6조의2제5항에 따라 다음 각 호의 사항을 지원할 수 있다.

1. 건강친화기업 홍보
2. 건강친화 관련 시설개선 지원
3. 건강친화 프로그램의 개발 및 보급 지원
4. 건강친화 우수기업 선정 및 포상
5. 그 밖에 보건복지부장관이 건강친화 환경의 조성을 촉진하는 데 필요하다고 인정하는 지원

제6조의3(인증의 유효기간)

① 인증의 유효기간은 인증을 받은 날부터 **3년**으로 하되, 대통령령으로 정하는 바에 따라 그 기간을 연장할 수 있다.

② 제1항에 따른 인증의 연장신청에 필요한 사항은 **보건복지부령**으로 정한다.

제6조의4(인증의 취소)

① **보건복지부장관**은 인증을 받은 기업이 다음 각 호의 어느 하나에 해당하면 보건복지부령으로 정하는 바에 따라 그 인증을 취소할 수 있다. 다만, 제1호에 해당하는 경우에는 인증을 취소하여야 한다.

1. 거짓이나 그 밖의 부정한 방법으로 인증을 받은 경우
2. 제6조의2제6항에 따른 인증기준에 적합하지 아니하게 된 경우

② **보건복지부장관**은 제1항제1호에 따라 인증이 취소된 기업에 대해서는 그 취소된 날부터 3년이 지나지 아니한 경우에는 인증을 하여서는 아니 된다.

③ 보건복지부장관은 제1항에 따라 **인증을 취소하고자 하는 경우에는 청문을 실시하여야 한다.**

시행예정 〈시행 2023. 12. 22.〉

제6조의5(건강도시의 조성 등)

① 국가와 지방자치단체는 지역사회 구성원들의 건강을 실현하도록 시민의 건강을 증진하고 도시의 물리적 · 사회적 환경을 지속적으로 조성 · 개선하는 도시(이하 "건강도시"라 한다)를 이루도록 노력하여야 한다.

② 보건복지부장관은 지방자치단체가 건강도시를 구현할 수 있도록 건강도시지표를 작성하여 보급하여야 한다.

③ 보건복지부장관은 건강도시 조성 활성화를 위하여 지방자치단체에 행정적 · 재정적 지원을 할 수 있다.

④ 그 밖에 건강도시지표의 작성 및 보급 등에 관하여 필요한 사항은 보건복지부령으로 정한다.

[본조신설 2021. 12. 21.]

제7조(광고의 금지 등) 15부산

① **보건복지부장관**은 국민건강의식을 잘못 이끄는 광고를 한 자에 대하여 그 내용의 변경 등 시정을 요구하거나 금지를 명할 수 있다.

② 제1항의 규정에 따라 **보건복지부장관이 광고내용의 변경 또는 광고의 금지를 명할 수 있는 광고**는 다음 각 호와 같다.

1. 삭제
2. **의학 또는 과학적으로 검증되지 아니한 건강비법 또는 심령술의 광고**
3. 그 밖에 건강에 관한 잘못된 정보를 전하는 광고로서 대통령령이 정하는 광고

③ 삭제

④ 제1항의 규정에 의한 광고내용의 기준, 변경 또는 금지절차 기타 필요한 사항은 **대통령령**으로 정한다.

제8조(금연 및 절주운동등) 09경기, 10서울, 14서울, 15서울 · 대구

① **국가 및 지방자치단체**는 **국민에게 담배의 직접흡연** 또는 **간접흡연과 과다한 음주가 국민건강에 해롭다는 것을 교육 · 홍보하여야 한다.**

② 국가 및 지방자치단체는 **금연 및 절주에 관한 조사 · 연구**를 하는 법인 또는 단체를 지원

할 수 있다.

③ 삭제

④ 「주류 면허 등에 관한 법률」에 의하여 **주류제조의 면허를 받은 자 또는 주류를 수입하여 판매하는 자**는 **대통령령**이 정하는 주류의 **판매용 용기**에 과다한 음주는 건강에 해롭다는 내용과 임신 중 음주는 태아의 건강을 해칠 수 있다는 내용의 **경고문구를 표기**하여야 한다. 15서울

시행령 제13조(경고문구의 표기대상 주류) 10서울, 14서울, 15서울 · 대구, 22전북

법 제8조제4항에 따라 그 판매용 용기에 과다한 **음주는 건강에 해롭다는 내용의 경고문구**를 표기해야 하는 주류는 국내에 판매되는 「주세법」에 따른 주류 중 **알코올분 1도이상의 음료**를 말한다.

⑤ 삭제

⑥ 제4항에 따른 경고문구의 표시내용, 방법 등에 관하여 필요한 사항은 **보건복지부령**으로 정한다.

제8조의2(주류광고의 제한 · 금지 특례)

① 「주류 면허 등에 관한 법률」에 따라 **주류 제조면허**나 **주류 판매업면허를 받은 자** 및 **주류를 수입하는 자**를 **제외하고는 주류에 관한 광고를 하여서는 아니 된다**.

② 제1항에 따른 광고 또는 그에 사용되는 광고물은 다음 각 호의 사항을 준수하여야 한다.

1. 음주자에게 주류의 품명 · 종류 및 특징을 알리는 것 외에 주류의 판매촉진을 위하여 경품 및 금품을 제공한다는 내용을 표시하지 아니할 것
2. 직접적 또는 간접적으로 음주를 권장 또는 유도하거나 임산부 또는 미성년자의 인물, 목소리 혹은 음주하는 행위를 묘사하지 아니할 것
3. 운전이나 작업 중에 음주하는 행위를 묘사하지 아니할 것
4. 제8조제4항에 따른 경고문구를 광고와 주류의 용기에 표기하여 광고할 것. 다만, 경고문구가 표기되어 있지 아니한 부분을 이용하여 광고를 하고자 할 때에는 경고문구를 주류의 용기하단에 별도로 표기하여야 한다.
5. 음주가 체력 또는 운동 능력을 향상시킨다거나 질병의 치료 또는 정신건강에 도움이 된다는 표현 등 국민의 건강과 관련하여 검증되지 아니한 내용을 주류광고에 표시하지 아니할 것
6. 그 밖에 대통령령으로 정하는 광고의 기준에 관한 사항

③ 보건복지부장관은 「주세법」에 따른 주류의 광고가 제2항 각 호의 기준을 위반한 경우 그 내용의 변경 등 시정을 요구하거나 금지를 명할 수 있다.

■국민건강증진법 시행령 [별표 1] 〈개정 2021. 6. 15.〉

주류광고의 기준(시행령 제10조와 관련)

1. 음주행위를 지나치게 미화하는 표현을 하지 않을 것
2. **알코올분 17도 이상의 주류를 방송광고하지 않을 것**
3. 주류의 판매촉진을 위해 광고노래를 사용하지 않을 것
4. 다음 각 목의 어느 하나에 해당하는 방송광고를 하지 않을 것
   가. 「방송법」에 따른 텔레비전방송, 데이터방송, 이동멀티미디어방송 및 「인터넷 멀티미디어 방송사업법」에 따른 인터넷 멀티미디어 방송을 통한 7시부터 22시까지의 방송광고
   나. 「방송법」에 따른 라디오방송을 통한 17시부터 다음 날 8시까지의 방송광고 및 8시부터 17시까지 미성년자를 대상으로 하는 프로그램 전후의 방송광고
5. 「영화 및 비디오물의 진흥에 관한 법률」에 따른 영화상영관에서 같은 법 제29조 제2항제1호부터 제3호까지의 규정에 따른 상영등급(제1호 전체관람가, 제2호는 12세 이상 관람가, 제3호는 15세 이상 관람가, 제4호는 청소년 관람불가, 제5호는 제한상영가)으로 분류된 영화의 상영 전후에 광고를 상영하지 않을 것
6. 다음 각 목의 시설, 장소나 행사에서 광고를 하지 않을 것
   가. 「대중교통의 육성 및 이용촉진에 관한 법률」 제2조제2호에 따른 대중교통수단 또는 같은 조 제3호에 따른 대중교통시설
   나. 「택시운송사업의 발전에 관한 법률」 제2조제1호에 따른 택시운송사업에 사용되는 자동차 또는 해당 자동차에 승객을 승차 · 하차시키거나 승객을 태우기 위해 대기하는 장소 또는 구역
   다. 「청소년 보호법」 제2조제1호에 따른 청소년을 대상으로 개최하는 행사
7. 「옥외광고물 등의 관리와 옥외광고산업 진흥에 관한 법률 시행령」 제3조제1호에 따른 벽면 이용 간판 또는 같은 조 제5호에 따른 옥상간판을 이용하여 7시부터 22시까지 동영상 광고를 하지 않을 것. 다만, 「주류 면허 등에 관한 법률」 제3조에 따라 주류 제조면허를 받은 자가 주류 제조장 시설의 간판을 이용하여 자사(自社)의 주류를 광고하는 경우는 제외한다.

제8조의3(절주문화 조성 및 알코올 남용 · 의존 관리)

① **국가 및 지방자치단체**는 절주문화 조성 및 알코올 남용 · 의존의 예방 및 치료를 위하여 노력하여야 하며, 이를 위한 조사 · 연구 또는 사업을 추진할 수 있다.

② 다음 각 호의 사항에 대한 자문을 위하여 **보건복지부장관 소속**으로 **음주폐해예방위원회**를 두며, 그 구성 및 운영 등에 필요한 사항은 **보건복지부령**으로 정한다.

1. **절주문화 조성을 위한 정책 수립**
2. **주류의 광고기준 마련에 관한 사항**
3. **알코올 남용 · 의존의 예방 및 관리를 위한 사항**
4. 그 밖에 음주폐해 감소를 위하여 필요한 사항

③ **보건복지부장관**은 **5년**마다 「정신건강증진 및 정신질환자 복지서비스 지원에 관한 법률」 제10조에 따른 실태조사와 연계하여 **알코올 남용 · 의존 실태조사를 실시**하여야 한다.

시행규칙 제4조의2(음주폐해예방위원회의 구성 및 운영)

① 법 제8조의3제2항에 따른 음주폐해예방위원회(이하 이 조에서 "위원회"라 한다)는 **위원장과 부위원장 각 1명을 포함하여 15명 이내**의 위원으로 구성한다.

② **위원장은 위원 중에서 호선**하고, **부위원장은 위원장이 지명**한다.

③ 위원회의 위원은 알코올 남용 · 의존의 예방 및 치료 관련 분야에 관한 전문 지식과 경험이 풍부한 사람 중에서 성별을 고려하여 보건복지부장관이 위촉한다.

④ 위원회 위원의 **임기는 2년**으로 한다. 다만, 위원의 해촉 등으로 인하여 새로 위촉된 위원의 임기는 전임 위원 임기의 남은 기간으로 한다.

⑤ 보건복지부장관은 위원회의 위원이 다음 각 호의 어느 하나에 해당하는 경우에는 해당 위원을 해촉할 수 있다.

1. 심신장애로 인하여 직무를 수행할 수 없게 된 경우
2. 직무와 관련된 비위사실이 있는 경우
3. 직무태만, 품위손상이나 그 밖의 사유로 인하여 위원으로 적합하지 않다고 인정되는 경우
4. 위원 스스로 직무를 수행하는 것이 곤란하다고 의사를 밝히는 경우

⑥ 위원회의 회의는 위원 과반수의 출석으로 개의하고, 출석위원 과반수의 찬성으로 의결한다.

⑦ 제1항부터 제6항까지에서 규정한 사항 외에 위원회의 구성 및 운영에 관하여 필요한 사항은 위원회의 의결을 거쳐 위원장이 정한다.

제8조의4(금주구역 지정)

① **지방자치단체**는 음주폐해 예방과 주민의 건강증진을 위하여 필요하다고 인정하는 경우 조례로 다수인이 모이거나 오고가는 관할구역 안의 일정한 장소를 **금주구역**으로 지정할 수 있다.

② 제1항에 따라 지정된 금주구역에서는 음주를 하여서는 아니 된다.

③ 특별자치시장 · 특별자치도지사 · 시장 · 군수 · 구청장은 제1항에 따라 지정된 금주구역을 알리는 안내표지를 설치하여야 한다. 이 경우 금주구역 안내표지의 설치 방법 등에 필요한 사항은 보건복지부령으로 정한다.

제9조(금연을 위한 조치) 10서울, 14경북 · 울산, 15서울 · 전북 · 대구, 16대구, 17서울 · 부산 · 경북 · 강원, 19서울 · 경북, 20대전 · 충남, 21충북 · 전북 · 광주

① 삭제

② 담배사업법에 의한 **지정소매인 기타 담배를 판매하는 자**는 **대통령령이 정하는 장소외에서 담배자동판매기를 설치하여 담배를 판매하여서는 아니된다.** 15대구

시행령 제15조(담배자동판매기의 설치장소) 14경북, 17서울, 20대전

① 법 제9조제2항에 따라 담배자동판매기의 설치가 허용되는 장소는 다음 각 호와 같다.

1. 미성년자등을 보호하는 법령에서 **19세 미만**의 자의 출입이 금지되어 있는 장소
2. **지정소매인 기타 담배를 판매하는 자가 운영하는 점포 및 영업장의 내부**
3. 법 제9조제4항 각 호 외의 부분 후단에 따라 **공중이 이용하는 시설 중 흡연자를 위해 설치한 흡연실. 다만, 담배자동판매기를 설치하는 자가 19세 미만의 자에게 담배자동판매기를**

이용하지 못하게 할 수 있는 흡연실로 한정한다.

② 제1항의 규정에 불구하고 미성년자등을 보호하는 법령에서 담배자동판매기의 설치를 금지하고 있는 장소에 대하여는 담배자동판매기의 설치를 허용하지 아니한다.

③ 제2항의 규정에 따라 대통령령이 정하는 장소에 **담배자동판매기를 설치**하여 담배를 판매하는 자는 **보건복지부령**이 정하는 바에 따라 **성인인증장치를 부착하여야 한다.** 15서울, 20대전

시행규칙 **제5조의2(성인인증장치)** 17서울

법 제9조제3항의 규정에 따라 담배자동판매기에 부착하여야 하는 성인인증장치는 다음 각호의 1에 해당하는 장치로 한다.

1. 담배자동판매기 이용자의 신분증(**주민등록증 또는 운전면허증**에 한한다)을 인식하는 방법에 의하여 이용자가 성인임을 인증할 수 있는 장치
2. 담배자동판매기 이용자의 신용카드 · 직불카드 등 금융신용거래를 위한 장치를 이용하여 이용자가 성인임을 인증할 수 있는 장치
3. 그 밖에 이용자가 성인임을 인증할 수 있는 장치로서 보건복지부장관이 정하여 고시하는 장치

④ 다음 각 호의 **공중이 이용하는 시설**의 소유자 · 점유자 또는 관리자는 **해당 시설의 전체를 금연구역으로 지정**하고 금연구역을 알리는 표지를 설치하여야 한다. 이 경우 흡연자를 위한 흡연실을 설치할 수 있으며, 금연구역을 알리는 표지와 흡연실을 설치하는 기준 · 방법 등은 **보건복지부령**으로 정한다. 10서울, 14울산, 15서울 · 전북, 16대구, 17서울 · 부산 · 경북 · 강원, 19서울 · 경북, 20충남, 21충북 · 전북, 22충북 · 충남 · 부산

1. 국회의 청사
2. 정부 및 지방자치단체의 청사
3. 「법원조직법」에 따른 법원과 그 소속 기관의 청사
4. 「공공기관의 운영에 관한 법률」에 따른 공공기관의 청사
5. 「지방공기업법」에 따른 **지방공기업의 청사**
6. 「유아교육법」 · 「초 · 중등교육법」에 따른 **학교**[교사(校舍)와 운동장 등 모든 구역을 포함한다]
7. **「고등교육법」에 따른 학교의 교사**
8. 「의료법」에 따른 **의료기관**, 「지역보건법」에 따른 **보건소 · 보건의료원 · 보건지소**
9. 「영유아보육법」에 따른 **어린이집**
10. 「청소년활동 진흥법」에 따른 **청소년수련관, 청소년수련원, 청소년문화의집, 청소년특화시설, 청소년야영장, 유스호스텔, 청소년이용시설 등 청소년활동시설** 19경북
11. 「도서관법」에 따른 **도서관**
12. 「어린이놀이시설 안전관리법」에 따른 **어린이놀이시설**
13. 「학원의 설립 · 운영 및 과외교습에 관한 법률」에 따른 학원 중 **학교교과교습학원과 연면적 1천제곱미터 이상의 학원**

14. 공항 · 여객부두 · **철도역** · 여객자동차터미널 등 교통 관련 시설의 **대기실 · 승강장, 지하보도** 및 **16인승 이상의 교통수단으로서 여객 또는 화물을 유상으로 운송하는 것** 19서울, 20충남
15. 「자동차관리법」에 따른 **어린이운송용 승합자동차**
16. **연면적 1천제곱미터 이상의 사무용건축물, 공장 및 복합용도의 건축물**
17. 「공연법」에 따른 공연장으로서 **객석 수 300석 이상의 공연장** 19경북, 20충남
18. 「유통산업발전법」에 따라 개설등록된 **대규모점포**와 같은 법에 따른 상점가 중 **지하도에 있는 상점가**
19. 「관광진흥법」에 따른 **관광숙박업소**
20. 「체육시설의 설치 · 이용에 관한 법률」에 따른 체육시설로서 **1천명 이상의 관객을 수용할 수 있는 체육시설**과 같은 법 제10조에 따른 체육시설업에 해당하는 체육시설로서 실내에 설치된 체육시설 20충남
21. 「사회복지사업법」에 따른 **사회복지시설**
22. 「공중위생관리법」에 따른 **목욕장**
23. 「게임산업진흥에 관한 법률」에 따른 청소년게임제공업소, 일반게임제공업소, 인터넷컴퓨터게임시설제공업소 및 복합유통게임제공업소
24. 「식품위생법」에 따른 식품접객업 중 **영업장의 넓이가 보건복지부령으로 정하는 넓이 이상인 휴게음식점영업소, 일반음식점영업소 및 제과점영업소와 같은 법에 따른 식품소분 · 판매업 중 보건복지부령으로 정하는 넓이 이상인 실내 휴게공간을 마련하여 운영하는 식품자동판매기 영업소** 19경북
25. 「청소년보호법」에 따른 **만화대여업소**
26. 그 밖에 보건복지부령으로 정하는 시설 또는 기관

■ 국민건강증진법 시행규칙 [별표 2]

금연구역을 알리는 표지와 흡연실을 설치하는 기준 · 방법(제6조제4항 관련)

1. 금연구역을 알리는 표지 설치 방법

가. 표지 부착

1) 법 제9조제4항 각 호의 어느 하나에 해당하는 시설의 소유자 · 점유자 또는 관리자는 해당 시설 전체가 금연구역임을 나타내는 표지판 또는 스티커를 달거나 부착하여야 한다.

2) 법 제9조제6항에 따라 금연구역을 지정한 특별자치시장 · 특별자치도지사 · 시장 · 군수 · 구청장은 지정된 장소가 금연구역임을 나타내는 표지판 또는 스티커를 설치하거나 부착하여야 한다.

3) 법 제9조제4항에 따른 해당 시설의 표지판 또는 스티커는 해당 시설을 이용하는 자가 잘 볼 수 있도록 건물 출입구에 부착하여야 하며, 그 외 계단, 화장실 등 주요 위치에 부착한다.

4) 법 제9조제6항에 따른 금연구역의 표지판 또는 스티커는 해당 구역을 이용하는 일반 공중이 잘 볼 수 있도록 건물 담장, 벽면, 보도(步道) 등에 설치하거나 부착하여야 한다.

5) 표지판 또는 스티커는 법 제9조제4항에 따른 해당 시설의 소유자 · 점유자 · 관리자 또는 법

제9조제6항에 따른 특별자치시장 · 특별자치도지사 · 시장 · 군수 · 구청장이 제작하여 부착하여야 한다. 다만, 보건복지부장관, 시 · 도지사 또는 시장 · 군수 · 구청장이 표지판 또는 스티커를 제공하는 경우에는 이를 부착할 수 있다.

나. 표지 내용

1) 각 목에 따른 표지판 또는 스티커에는 다음 사항이 포함되어야 한다.

가) 금연을 상징하는 그림 또는 문자

(예시)

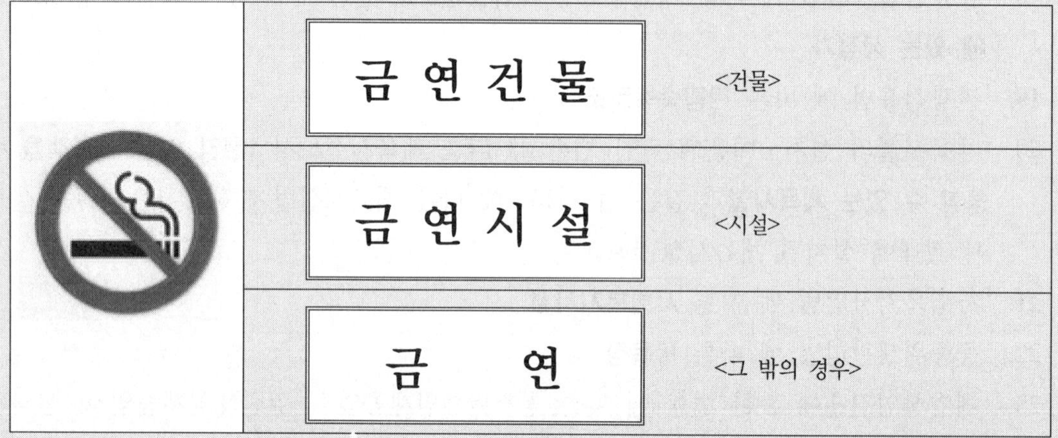

나) 위반시 조치사항

(예시) 이 건물 또는 시설은 전체가 금연구역으로, 지정된 장소 외에서는 담배를 피울 수 없습니다. 이를 위반할 경우, 「국민건강증진법」에 따라 10만원 이하의 과태료가 부과됩니다.

2) 건물 또는 시설의 규모나 구조에 따라 표지판 또는 스티커의 크기를 다르게 할 수 있으며, 바탕색 및 글씨 색상 등은 그 내용이 눈에 잘 띄도록 배색하여야 한다.

3) 표지판 또는 스티커의 글자는 한글로 표기하되, 필요한 경우에는 영어, 일본어, 중국어 등 외국어를 함께 표기할 수 있다.

4) 필요한 경우 표지판 또는 스티커 하단에 아래 사항을 추가로 표시할 수 있다.

: 위반사항을 발견하신 분은 전화번호 ○○○ - ○○○○로 신고해주시기 바랍니다.

2. 흡연실을 설치하는 기준 및 방법

가. 흡연실의 설치 위치

1) 법 제9조제4항제6호, 제8호, 제9호, 제10호, 제11호, 제12호 및 제15호에 해당하는 시설의 소유자 · 점유자 또는 관리자가 흡연실을 설치하는 경우에는 의료기관 등의 이용자 및 어린이 · 청소년의 간접흡연 피해를 예방하기 위해 **실외에 흡연실을 설치**하여야 한다. 이 경우 흡연실은 옥상에 설치하거나 각 시설의 출입구로부터 **10미터 이상의 거리**에 설치하여야 한다.

2) 법 제9조제4항 각 호의 어느 하나에 해당하는 시설 중 1)에 따른 시설 외 시설의 소유자 · 점유자 또는 관리자는 가급적 **실외에 흡연실**을 설치하되, 부득이한 경우 건물 내에 흡연실을 설치할 수 있다.

나. 흡연실의 표지 부착

1) 건물 내에 흡연실을 설치한 경우 해당 시설의 소유자 · 점유자 또는 관리자는 시설 전체가 금연구역이라는 표시와 함께 해당 시설을 이용하는 자가 잘 볼 수 있는 위치에 아래 예시와 같이 흡연실임을 나타내는 표지판을 달거나 부착하여야 한다.

흡 연 실

(예시)

2) 건물 또는 시설의 규모나 구조에 따라 표지판 또는 스티커의 크기를 다르게 할 수 있으며, 바탕색 및 글씨 색상 등은 그 내용이 눈에 잘 띄도록 배색하여야 한다.

3) 표지판 또는 스티커의 글자는 한글로 표기하되, 필요한 경우에는 영어, 일본어, 중국어 등 외국어를 함께 표기할 수 있다.

4) 실외에 흡연실을 설치하는 경우 흡연이 가능한 영역을 명확히 알 수 있도록 그 경계를 표시하거나, 표지판을 달거나 부착하여야 한다.

다. 흡연실의 설치 방법

1) 실외에 흡연실을 설치하는 경우 자연 환기가 가능하도록 하고, 부득이한 경우에는 별도로 환기시설을 설치하여야 한다. 이 경우 해당 흡연실을 덮을 수 있는 지붕 및 바람막이 등을 설치할 수 있다.

2) 건물 내에 흡연실을 설치하는 경우 해당 시설의 규모나 특성 및 이용자 중 흡연자 수 등을 고려하여 담배 연기가 실내로 유입되지 않도록 실내와 완전히 차단된 밀폐 공간으로 하여야 한다. 이 경우 공동으로 이용하는 시설인 사무실, 화장실, 복도, 계단 등의 공간을 흡연실로 사용하여서는 아니 된다.

3) 건물 내 흡연실에는 흡연실의 연기를 실외로 배출할 수 있도록 환풍기 등 환기시설을 설치하여야 한다.

4) 흡연실에 재떨이 등 흡연을 위한 시설 외에 개인용 컴퓨터 또는 탁자 등 영업에 사용되는 시설 또는 설비를 설치하여서는 아니 된다.

⑤ **특별자치시장 · 특별자치도지사 · 시장 · 군수 · 구청장**은 「주택법」 제2조제3호에 따른 공동주택의 거주 세대 중 **2분의 1 이상**이 그 공동주택의 **복도, 계단, 엘리베이터 및 지하주차장**의 전부 또는 일부를 금연구역으로 지정하여 줄 것을 신청하면 그 구역을 금연구역으로 지정하고, 금연구역임을 알리는 안내표지를 설치하여야 한다. 이 경우 금연구역 지정 절차 및 금연구역 안내표지 설치 방법 등은 **보건복지부령**으로 정한다. 17서울경북, 19서울

⑥ 특별자치시장 · 특별자치도지사 · 시장 · 군수 · 구청장은 흡연으로 인한 피해 방지와 주민의 건강 증진을 위하여 다음 각 호에 해당하는 장소를 **금연구역으로 지정하고, 금연구역임을 알리는 안내표지를 설치**하여야 한다. 이 경우 금연구역 안내표지 설치 방법 등에 필요한 사항은 **보건복지부령**으로 정한다.

1. 「유아교육법」에 따른 **유치원** 시설의 **경계선으로부터 10미터 이내**의 구역(일반 공중의 통행 · 이용 등에 제공된 구역을 말한다) 19서울
2. 「영유아보육법」에 따른 **어린이집** 시설의 **경계선으로부터 10미터 이내**의 구역(일반 공중의 통행 · 이용 등에 제공된 구역을 말한다) 21광주

⑦ **지방자치단체**는 흡연으로 인한 피해 방지와 주민의 건강 증진을 위하여 필요하다고 인정하는 경우 **조례**로 다수인이 모이거나 오고가는 관할 구역 안의 일정한 장소를 금연구역으로 지정할 수 있다. 15서울

⑧ 누구든지 제4항부터 제7항까지의 규정에 따라 **지정된 금연구역에서 흡연하여서는 아니**

된다. 15서울

⑨ **특별자치시장 · 특별자치도지사 · 시장 · 군수 · 구청장**은 제4항 각 호에 따른 시설의 소유자 · 점유자 또는 관리자가 다음 각 호의 어느 하나에 해당하면 일정한 기간을 정하여 그 시정을 명할 수 있다.

1. 제4항 전단을 위반하여 금연구역을 지정하지 아니하거나 금연구역을 알리는 표지를 설치하지 아니한 경우
2. 제4항 후단에 따른 금연구역을 알리는 표지 또는 흡연실의 설치 기준 · 방법 등을 위반한 경우

시행규칙 **제6조(금연구역 등)**

① 법 제9조제4항제24호에 따라 해당 시설의 전체를 금연구역으로 지정하여야 하는 휴게음식점영업소, 일반음식점영업소 및 제과점영업소는 다음 각 호의 구분에 따른 영업소로 한다.

1. 2013년 12월 31일까지: 150제곱미터 이상인 영업소
2. 2014년 1월 1일부터 2014년 12월 31일까지: 100제곱미터 이상인 영업소
3. 2015년 1월 1일부터: 모든 영업소

② 법 제9조제4항제24호에 따라 해당 시설의 전체를 금연구역으로 지정하여야 하는 **식품자동판매기 영업소**는 다음 각 호의 구분에 따른 영업소로 한다.

1. 2018년 12월 31일까지: 실내 휴게공간의 넓이가 75제곱미터 이상인 영업소
2. **2019년 1월 1일부터: 실내 휴게공간이 있는 모든 영업소**

③ 법 제9조제4항제26호에서 "보건복지부령으로 정하는 시설 또는 기관"이란 「도로법」 제2조제2호가목에 따른 휴게시설 중 **고속국도에 설치한 휴게시설(주유소, 충전소 및 교통 · 관광안내소를 포함한다)** 및 그 부속시설(지붕이 없는 건물 복도나 통로, 계단을 포함한다)을 말한다.

④ 법 제9조제4항 후단 및 제6항 후단에 따른 금연구역을 알리는 표지와 흡연실을 설치하는 기준 · 방법은 별표 2와 같다.

제9조의2(담배에 관한 경고문구 등 표시) 09경기, 14서울 · 대전, 15충북, 16충남 · 전남, 17경북, 19강원 · 부산, 20서울, 21서울 · 충남 · 광주

① 「담배사업법」에 따른 담배의 **제조자 또는 수입판매업자**(이하 "제조자등"이라 한다)는 **담배갑포장지 앞면 · 뒷면 · 옆면** 및 **대통령령**으로 정하는 광고(판매촉진 활동을 포함한다. 이하 같다)에 다음 각 호의 내용을 인쇄하여 표기하여야 한다. 다만, **제1호의 표기는 담배갑포장지에 한정하되 앞면과 뒷면에 하여야 한다**. 15충북, 16전남, 19강원

1. **흡연의 폐해를 나타내는 내용의 경고그림**(사진을 포함한다. 이하 같다) 21광주
2. 흡연이 폐암 등 질병의 원인이 될 수 있다는 내용 및 **다른 사람의 건강을 위협**할 수 있다는 내용의 경고문구
3. **타르 흡입량은 흡연자의 흡연습관에 따라 다르다는 내용의 경고문구**
4. **담배에 포함된 다음 각 목의 발암성물질** 16충남, 21충남, 22전남완도 · 대구

가. 나프틸아민

나. 니켈

다. 벤젠

라. 비닐 크롤라이드

마. 비소

바. 카드뮴

5. 보건복지부령으로 정하는 **금연상담전화의 전화번호(1544-9030)** 22전남완도

② 제1항에 따른 **경고그림과 경고문구**는 담배갑포장지의 경우 그 넓이의 **100분의 50 이상**에 해당하는 크기로 표기하여야 한다. 이 경우 **경고그림**은 담배갑포장지 **앞면, 뒷면** 각각의 넓이의 **100분의 30 이상**에 해당하는 크기로 하여야 한다. 17경북, 19부산, 21서울

③ 제1항 및 제2항에서 정한 사항 외의 경고그림 및 경고문구 등의 내용과 표기 방법·형태 등의 구체적인 사항은 **대통령령**으로 정한다. 다만, **경고그림은 사실적 근거를 바탕으로 하고, 지나치게 혐오감을 주지 아니하여야 한다.**

④ 제1항부터 제3항까지의 규정에도 불구하고 **전자담배 등 대통령령으로 정하는 담배**에 제조자등이 표기하여야 할 경고그림 및 경고문구 등의 내용과 그 표기 방법·형태 등은 대통령령으로 따로 정한다. 20서울

시행령 제16조(담배갑포장지에 대한 경고그림등의 표기내용 및 표기방법)

① 법 제9조의2제1항 및 제3항에 따라 다음 각 호의 담배의 담배갑포장지에 표기하는 경고그림 및 경고문구의 표기내용은 법 제9조의2제1항제1호부터 제3호까지의 내용을 명확하게 알릴 수 있어야 한다.

1. 제27조의2제1호의 궐련
2. 제27조의2제3호의 파이프담배
3. 제27조의2제4호의 엽궐련
4. 제27조의2제5호의 각련
5. 제27조의2제7호의 냄새 맡는 담배

② 제1항에 따른 경고그림 및 경고문구의 구체적 표기내용은 보건복지부장관이 정하여 고시한다. 이 경우 보건복지부장관은 그 표기내용의 사용기준 및 사용방법 등 그 사용에 필요한 세부사항을 함께 고시할 수 있다.

③ 보건복지부장관은 제2항에 따라 경고그림 및 경고문구의 구체적 표기내용을 고시하는 경우에는 다음 각 호의 구분에 따른다. 이 경우 해당 고시의 시행에 6개월 이상의 유예기간을 두어야 한다.

1. 정기 고시: 10개 이하의 경고그림 및 경고문구를 24개월 마다 고시한다.
2. 수시 고시: 경고그림 및 경고문구의 표기내용을 새로 정하거나 변경하는 경우에는 수시로 고시한다.

④ 법 제9조의2제1항 및 제3항에 따라 이 조 제1항 각 호의 담배의 담배갑포장지에 표기하는 경고그림·경고문구·발암성물질 및 금연상담전화의 전화번호(이하 "경고그림등"이라 한다)의 표기방법은 별표 1의2와 같다.

⑤ 제4항에 따른 경고그림등의 표기방법을 변경하는 경우에는 그 시행에 6개월 이상의 유예기간을 두어야 한다.

⑥ 「담배사업법」에 따른 담배(제1항 각 호의 담배를 말한다)의 제조자 또는 수입판매업자(이하 "제조자등"이라 한다)는 다음 각 호의 어느 하나에 해당하는 담배에 대해서는 제3항에 따른 고시 또는 제5

항에 따른 변경이 있는 날부터 1년까지는 종전의 내용과 방법에 따른 경고그림등을 표기하여 판매할 수 있다.

1. 고시 또는 변경 이전에 발주 · 제조 또는 수입된 담배
2. 고시 또는 변경 이후 6개월 이내에 제조되거나 수입된 담배

⑦ 제1항부터 제6항까지에서 규정한 사항 외에 경고그림등의 표기내용 및 표기방법 등에 필요한 세부사항은 보건복지부령으로 정한다.

시행령 제16조의2(전자담배 등에 대한 경고그림등의 표기내용 및 표기방법) 20서울

① 법 제9조의2제4항에서 "**전자담배 등 대통령령으로 정하는 담배**"란 다음 각 호의 담배를 말한다.

1. 제27조의2제2호의 **전자담배**
2. 제27조의2제6호의 **씹는 담배**
3. 제27조의2제8호의 **물담배**
4. 제27조의2제9호의 **머금는 담배**

② 법 제9조의2제4항에 따라 이 조 제1항 각 호에 해당하는 담배의 담배갑포장지에 표기하는 경고그림 및 경고문구의 표기내용은 흡연의 폐해, 흡연이 니코틴 의존 및 중독을 유발시킬 수 있다는 사실과 담배 특성에 따른 다음 각 호의 구분에 따른 사실 등을 명확하게 알릴 수 있어야 한다.

1. 제27조의2제2호의 **전자담배: 담배 특이 니트로사민(tobacco specific nitrosamines), 포름알데히드(formaldehyde) 등이 포함되어 있다는 내용** 20서울
2. 제27조의2제6호의 **씹는 담배** 및 제27조의2제9호의 **머금는 담배: 구강암 등 질병의 원인이 될 수 있다는 내용**
3. 제27조의2제8호의 **물담배**: 타르 검출 등 궐련과 동일한 위험성이 있다는 내용과 **사용 방법에 따라 결핵 등 호흡기 질환에 감염될 위험성이 있다는 내용**

③ 법 제9조의2제4항에 따라 이 조 제1항 각 호에 해당하는 담배의 담배갑포장지에 표기하는 경고그림등(발암성물질은 제외한다. 이하 이 조에서 같다)의 표기방법은 별표 1의2와 같다.

④ 제1항 각 호에 해당하는 담배의 담배갑포장지에 표기하는 경고그림등의 표기내용, 표기방법 및 시행유예 등에 관하여는 제16조제2항, 제3항 및 제5항부터 제7항까지의 규정을 준용한다.

시행령 제16조의3(담배광고에 대한 경고문구등의 표기내용 및 표기방법)

① 법 제9조의2제1항 각 호 외의 부분 본문에서 "대통령령으로 정하는 광고"란 다음 각 호의 광고(판매촉진 활동을 포함한다. 이하 같다)를 말한다.

1. 법 제9조의4제1항제1호에 따라 지정소매인의 영업소 내부에 전시(展示) 또는 부착하는 표시판, 포스터, 스티커(붙임딱지) 및 **보건복지부령으로 정하는 광고물에 의한 광고(표시판, 스티커 및 포스터)**
2. 법 제9조의4제1항제2호에 따라 잡지에 게재하는 광고

② 법 제9조의2제1항 각 호 외의 부분 본문 및 같은 조 제3항에 따라 담배광고에 표기하는 경고문구의 표기내용은 다음 각 호의 구분에 따른다. 이 경우 경고문구의 구체적 표기내용은 보건복지부장관이 정하여 고시한다.

1. 담배(제16조의2제1항 각 호에 해당하는 담배는 제외한다)의 경우: 흡연이 건강에 해롭다는 사실, 흡연이 다른 사람의 건강을 위협할 수 있다는 사실 및 타르 흡입량은 흡연자의 흡연습관에 따라 다르다는 사실 등을 명확하게 알릴 수 있을 것
2. 제16조의2제1항 각 호에 해당하는 담배의 경우: 흡연이 니코틴 의존 및 중독을 유발시킬 수 있다는 사실 등을 명확하게 알릴 수 있을 것

③ 보건복지부장관은 제2항 각 호 외의 부분 후단에 따라 경고문구의 구체적 표기내용을 고시하는 경

우에는 그 시행에 6개월 이상의 유예기간을 두어야 한다.

④ 법 제9조의2제1항 각 호 외의 부분 본문 및 같은 조 제3항에 따라 담배광고에 표기하는 경고문구·발암성물질 및 금연상담전화의 전화번호(이하 "경고문구등"이라 한다)의 표기방법은 별표 1의3과 같다.

⑤ 제4항에 따른 경고문구등의 표기방법을 변경하는 경우에는 그 시행에 6개월 이상의 유예기간을 두어야 한다.

제9조의3(가향물질 함유 표시 제한) 20대전

제조자등은 담배에 연초 외의 식품이나 **향기가 나는 물질**(이하 "**가향물질**"이라 한다)**을 포함하는 경우 이를 표시하는 문구나 그림·사진을 제품의 포장이나 광고에 사용하여서는 아니 된다.**

제9조의4(담배에 관한 광고의 금지 또는 제한) 17충남, 22대전

① **담배에 관한 광고는 다음 각 호의 방법에 한하여 할 수 있다.**

1. 지정소매인의 **영업소 내부**에서 **보건복지부령**으로 정하는 광고물을 전시(展示) 또는 부착하는 행위. 다만, **영업소 외부**에 그 광고내용이 보이게 전시 또는 부착하는 경우에는 그러하지 아니하다.
2. 품종군별로 **연간 10회 이내**(1회당 2쪽 이내)에서 잡지[「잡지 등 정기간행물의 진흥에 관한 법률」에 따라 **등록 또는 신고되어 주 1회 이하 정기적으로 발행**되는 제책(製冊)된 **정기간행물** 및 「신문 등의 진흥에 관한 법률」에 따라 등록된 **주 1회 이하 정기적으로 발행되는 신문**과 「출판문화산업 진흥법」에 따른 **외국간행물**로서 동일한 제호로 **연 1회 이상 정기적으로 발행**되는 것(이하 "외국정기간행물"이라 한다)을 말하며, **여성 또는 청소년을 대상으로 하는 것은 제외**한다]에 광고를 게재하는 행위. 다만, **보건복지부령으로 정하는 판매부수(1만부) 이하로 국내에서 판매되는 외국정기간행물**로서 **외국문자로만 쓰여져 있는 잡지인 경우에는 광고게재의 제한을 받지 아니한다.** 22대전
3. **사회·문화·음악·체육 등의 행사(여성 또는 청소년을 대상으로 하는 행사는 제외**한다)를 후원하는 행위. 이 경우 **후원하는 자의 명칭을 사용하는 외에 제품광고를 하여서는 아니 된다.** 22대전
4. **국제선의 항공기 및 여객선**, 그 밖에 **보건복지부령으로 정하는 장소** 안에서 하는 광고 22대전

시행규칙 **제7조(담배에 관한 광고)** 17충남

① 법 제9조의4제1항제1호 본문 및 영 제16조제1호에서 "**보건복지부령으로 정하는 광고물**"이란 **표시판, 스티커 및 포스터**를 말한다.

② 법 제9조의4제1항제2호 본문에서 "**여성 또는 청소년을 대상으로 하는 것**"이란 **잡지의 명칭, 내용, 독자, 그 밖의 그 성격을 고려할 때 여성 또는 청소년이 주로 구독하는 것**을 말한다.

③ 법 제9조의4제1항제2호 단서에서 "**보건복지부령으로 정하는 판매부수**"란 판매부수 **1만부**를 말한다.

④ 법 제9조의4제1항제3호에서 "**여성 또는 청소년을 대상으로 하는 행사**"란 **행사의 목적, 내용, 참가**

자, 관람자, 청중, 그 밖의 그 성격을 고려할 때 주로 여성 또는 청소년을 대상으로 하는 행사를 말한다.

② 제조자등은 제1항에 따른 광고를 「담배사업법」에 따른 **도매업자 또는 지정소매인으로 하여금 하게 할 수 있다**. 이 경우 도매업자 또는 지정소매인이 한 광고는 제조자등이 한 광고로 **본다**.

③ 제1항에 따른 광고 또는 그에 사용되는 광고물은 다음 각 호의 사항을 준수하여야 한다.

1. **흡연자**에게 **담배의 품명 · 종류 및 특징을 알리는 정도를 넘지 아니할 것**
2. **비흡연자**에게 **직접적 또는 간접적**으로 흡연을 권장 또는 유도하거나 **여성 또는 청소년**의 인물을 묘사하지 아니할 것
3. 제9조의2에 따라 표기하는 **흡연 경고문구**의 내용 및 취지에 반하는 내용 또는 형태가 아닐 것
4. 국민의 건강과 관련하여 **검증되지 아니한 내용**을 표시하지 아니할 것. 이 경우 광고내용의 사실 여부에 대한 검증 방법 · 절차 등 필요한 사항은 **대통령령**으로 정한다.

시행령 제16조의4(광고내용의 검증 방법 및 절차 등)

① **보건복지부장관**은 담배 광고에 국민의 건강과 관련하여 검증되지 아니한 내용이 포함되어 있다고 인정되면 해당 광고내용의 사실 여부에 대한 검증을 실시할 수 있다.

② **제조자등**은 담배 광고를 실시하기 전에 **보건복지부령**으로 정하는 바에 따라 보건복지부장관에게 해당 광고내용의 사실 여부에 대한 **검증을 신청할 수 있다**.

③ **보건복지부장관**은 제1항 또는 제2항에 따라 광고내용의 사실 여부에 대한 검증을 실시하기 위하여 필요한 경우에는 **제조자등**에게 관련 자료의 제출을 요청할 수 있고, 제출된 자료에 대하여 조사 · 확인을 할 수 있다.

④ 보건복지부장관은 제1항 또는 제2항에 따라 광고내용의 사실 여부에 대한 검증을 실시한 경우에는 그 결과를 제조자등에게 서면으로 통보하여야 한다.

④ **제조자등**은 담배에 관한 광고가 제1항 및 제3항에 위배되지 아니하도록 **자율적으로 규제하여야 한다**.

⑤ **보건복지부장관**은 **문화체육관광부장관**에게 제1항 또는 제3항을 위반한 광고가 게재된 **외국정기간행물의 수입업자**에 대하여 시정조치 등을 할 것을 **요청할 수 있다**.

제9조의5(금연지도원) 19대구

① **시 · 도지사 또는 시장 · 군수 · 구청장**은 금연을 위한 조치를 위하여 **대통령령**으로 정하는 자격이 있는 사람 중에서 금연지도원을 위촉할 수 있다.

② **금연지도원의 직무**는 다음 각 호와 같다. 19대구

1. **금연구역의 시설기준 이행 상태 점검**
2. **금연구역에서의 흡연행위 감시 및 계도**
3. **금연을 위한 조치를 위반한 경우 관할 행정관청에 신고하거나 그에 관한 자료 제공**

4. 그 밖에 금연 환경 조성에 관한 사항으로서 대통령령으로 정하는 사항

③ **금연지도원은 제2항의 직무를 단독으로 수행하려면 미리 시 · 도지사 또는 시장 · 군수 · 구청장의 승인을 받아야 하며, 시 · 도지사 또는 시장 · 군수 · 구청장은 승인서를 교부하여야 한다.**

④ 금연지도원이 제2항에 따른 직무를 단독으로 수행하는 때에는 승인서와 신분을 표시하는 증표를 지니고 이를 관계인에게 내보여야 한다.

⑤ 제1항에 따라 금연지도원을 위촉한 시 · 도지사 또는 시장 · 군수 · 구청장은 금연지도원이 그 직무를 수행하기 전에 직무 수행에 필요한 교육을 실시하여야 한다.

⑥ 금연지도원은 제2항에 따른 직무를 수행하는 경우 그 권한을 남용하여서는 아니 된다.

⑦ 시 · 도지사 또는 시장 · 군수 · 구청장은 금연지도원이 다음 각 호의 어느 하나에 해당하면 그 금연지도원을 해촉하여야 한다.

1. 제1항에 따라 대통령령으로 정한 자격을 상실한 경우
2. 제2항에 따른 직무와 관련하여 부정한 행위를 하거나 그 권한을 남용한 경우
3. 그 밖에 개인사정, 질병이나 부상 등의 사유로 직무 수행이 어렵게 된 경우

⑧ 금연지도원의 직무범위 및 교육, 그 밖에 필요한 사항은 대통령령으로 정한다.

제10조(건강생활실천협의회)

① **시 · 도지사 및 시장 · 군수 · 구청장**은 건강생활의 실천운동을 추진하기 위하여 지역사회의 주민 · 단체 또는 공공기관이 참여하는 **건강생활실천협의회**를 구성하여야 한다.

② 제1항의 규정에 의한 건강생활실천협의회의 조직 및 운영에 관하여 필요한 사항은 지방자치단체의 조례로 정한다.

제11조(보건교육의 관장)

보건복지부장관은 국민의 보건교육에 관하여 **관계중앙행정기관의 장**과 협의하여 이를 총괄한다.

제12조(보건교육의 실시 등) 10경기, 14울산, 15광주 · 대구, 16대구 · 전남, 18울산, 19충북 · 광주, 21충북

① **국가 및 지방자치단체**는 모든 국민이 **올바른 보건의료의 이용**과 **건강한 생활습관**을 실천할 수 있도록 그 대상이 되는 **개인 또는 집단의 특성 · 건강상태 · 건강의식 수준**등에 따라 적절한 보건교육을 실시한다.

② **국가 또는 지방자치단체**는 국민건강증진사업관련 법인 또는 단체등이 **보건교육을 실시할 경우** 이에 필요한 지원을 할 수 있다.

③ **보건복지부장관, 시 · 도지사 및 시장 · 군수 · 구청장**은 제2항의 규정에 의하여 **보건교육을 실시하는 국민건강증진사업관련 법인 또는 단체 등에 대하여 보건교육의 계획 및 그 결과에 관한 자료를 요청할 수 있다.**

④ 제1항의 규정에 의한 보건교육의 내용은 **대통령령**으로 정한다.

시행령 **제17조(보건교육의 내용)** 10경기, 14울산, 15광주 16대구 · 전남, 18울산, 19충북 · 광주

법 제12조에 따른 보건교육에는 다음 각 호의 사항이 포함되어야 한다.

1. 금연 · 절주등 **건강생활의 실천**에 관한 사항
2. **만성퇴행성질환등 질병의 예방**에 관한 사항
3. **영양 및 식생활**에 관한 사항
4. **구강건강**에 관한 사항
5. **공중위생**에 관한 사항
6. **건강증진을 위한 체육활동**에 관한 사항
7. 그 밖에 **건강증진사업에 관한 사항(「산업안전보건법」에 의한 산업보건에 관한 사항 기타 국민의 건강을 증진시키는 사업)**

제12조의2(보건교육사자격증의 교부 등) 17부산, 21충북

① **보건복지부장관**은 국민건강증진 및 보건교육에 관한 전문지식을 가진 자에게 **보건교육사의 자격증**을 교부할 수 있다.

② 다음 각호의 1에 해당하는 자는 **보건교육사가 될 수 없다**.

1. **피성년후견인**
2. 삭제
3. **금고 이상**의 실형의 선고를 받고 그 집행이 종료되지 아니하거나 그 집행을 받지 아니하기로 확정되지 아니한 자
4. **법률 또는 법원의 판결에 의하여 자격이 상실 또는 정지된 자**

③ 제1항의 규정에 의한 보건교육사의 등급은 **1급 내지 3급**으로 하고, 등급별 자격기준 및 자격증의 교부절차 등에 관하여 필요한 사항은 대통령령으로 정한다. 17부산, 21충북

④ **보건교육사 1급의 자격증**을 교부받고자 하는 자는 **국가시험에 합격하여야 한다**. 21충북

⑤ 보건복지부장관은 제1항의 규정에 의하여 보건교육사의 자격증을 교부하는 때에는 **보건복지부령**이 정하는 바에 의하여 수수료를 징수할 수 있다.

⑥ 제1항에 따라 **자격증을 교부받은 사람은 다른 사람에게 그 자격증을 빌려주어서는 아니 되고, 누구든지 그 자격증을 빌려서는 아니 된다.**

⑦ 누구든지 제6항에 따라 금지된 행위를 알선하여서는 아니 된다.

■국민건강증진법 시행령 [별표 2]

보건교육사의 등급별 자격기준(제18조제1항 관련)

등급	자격기준
보건교육사 1급	보건교육사 1급 시험에 합격한 자
보건교육사 2급	1. 보건교육사 2급 시험에 합격한 자 2. **보건교육사 3급 자격을 취득한 자로서 보건복지부장관이 정하여 고시하는 보건교육 업무에 3년 이상 종사한 자**

등급	자격기준
보건교육사 3급	보건교육사 3급 시험에 합격한 자

■국민건강증진법 시행령 [별표 4]

보건교육사 국가시험 응시자격(제18조의3제1항 관련)

등급	응시자격
보건교육사 1급	1. **보건교육사 2급 자격을 취득한 자로서 시험일 현재 보건복지부장관이 정하여 고시하는 보건교육 업무에 3년 이상 종사한 자** 2. 「고등교육법」에 따른 대학원 또는 이와 동등 이상의 교육과정에서 보건복지부령으로 정하는 보건교육 관련 교과목을 이수하고 석사 또는 박사학위를 취득한 자로서 시험일 현재 보건복지부장관이 정하여 고시하는 보건교육 업무에 2년 이상 종사한 자
보건교육사 2급	「고등교육법」 제2조에 따른 학교 또는 이와 동등 이상의 교육과정에서 보건복지부령으로 정하는 보건교육 관련 교과목을 이수하고 전문학사 학위 이상을 취득한 자
보건교육사 3급	1. 시험일 현재 보건복지부장관이 정하여 고시하는 보건교육 업무에 3년 이상 종사한 자 2. 2009년 1월 1일 이전에 보건복지부장관이 정하여 고시하는 민간단체의 보건교육사 양성과정을 이수한 자 3. 「고등교육법」 제2조에 따른 학교 또는 이와 동등 이상의 교육과정에서 보건복지부령으로 정하는 보건교육 관련 교과목 중 필수과목 5과목 이상, 선택과목 2과목 이상을 이수하고 전문학사 학위 이상을 취득한 자

제12조의3(국가시험) 17부산

① 제12조의2제4항의 규정에 의한 국가시험은 **보건복지부장관**이 시행한다. 다만, 보건복지부장관은 국가시험의 관리를 대통령령이 정하는 바에 의하여 **「한국보건의료인국가시험원법」에 따른 한국보건의료인국가시험원에 위탁**할 수 있다.

② 보건복지부장관은 제1항 단서의 규정에 의하여 국가시험의 관리를 위탁한 때에는 그에 소요되는 비용을 예산의 범위안에서 보조할 수 있다.

③ 보건복지부장관(제1항 단서의 규정에 의하여 국가시험의 관리를 위탁받은 기관을 포함한다)은 보건복지부령이 정하는 금액을 응시수수료로 징수할 수 있다.

④ 시험과목 · 응시자격 등 자격시험의 실시에 관하여 필요한 사항은 대통령령으로 정한다.

제12조의4(보건교육사의 채용)

국가 및 지방자치단체는 대통령령이 정하는 국민건강증진사업관련 법인 또는 단체 등에 대하여 보건교육사를 그 종사자로 채용하도록 **권장하여야 한다.**

제12조의5(보건교육사의 자격취소)

보건복지부장관은 보건교육사가 제12조의2제6항을 위반하여 다른 사람에게 **자격증을 빌려준 경우**에는 그 자격을 취소하여야 한다.

제12조의6(청문) 21충북

보건복지부장관은 제12조의5에 따라 **자격을 취소하려는 경우**에는 청문을 하여야 한다.

제13조(보건교육의 평가) 21충남

① **보건복지부장관**은 **정기적**으로 **국민의 보건교육의 성과에 관하여 평가를 하여야 한다**. 21충남

② 제1항의 규정에 의한 평가의 방법 및 내용은 **보건복지부령**으로 정한다.

> 시행규칙 **제8조(보건교육의 평가방법 및 내용)**
>
> ① 보건복지부장관이 법 제13조의 규정에 의하여 국민의 보건교육의 성과에 관한 평가를 할 때에는 세부계획 및 그 추진실적에 기초하여 평가하여야 한다.
>
> ② 보건복지부장관은 필요하다고 인정하는 경우에는 제1항의 규정에 의한 평가외에 다음 각호의 사항을 조사하여 평가할 수 있다.
>
> 1. 건강에 관한 지식 · 태도 및 실천
> 2. 주민의 질병 · 부상 유무 등 건강상태
>
> ③ 영 제17조제7호에서 "기타 건강증진사업에 관한 사항"이라 함은 **「산업안전보건법」에 의한 산업보건에 관한 사항 기타 국민의 건강을 증진시키는 사업에 관한 사항**을 말한다.

제14조(보건교육의 개발등) 20울산

보건복지부장관은 정부출연연구기관등의설립 · 운영및육성에관한법률에 의한 **한국보건사회연구원**으로 하여금 **보건교육에 관한 정보 · 자료의 수집 · 개발 및 조사, 그 교육의 평가** 기타 필요한 업무를 행하게 할 수 있다.

제15조(영양개선) 15부산

① **국가 및 지방자치단체**는 **국민의 영양상태를 조사**하여 **국민의 영양개선방안을 강구**하고 **영양에 관한 지도**를 실시하여야 한다.

② 국가 및 지방자치단체는 국민의 영양개선을 위하여 다음 각호의 사업을 행한다.

1. 영양교육사업
2. 영양개선에 관한 조사 · 연구사업
3. 기타 영양개선에 관하여 **보건복지부령**이 정하는 사업

> 시행규칙 **제9조(영양개선사업)**
>
> 법 제15조제2항제3호에서 "보건복지부령이 정하는 사업"이라 함은 다음 각호의 사업을 말한다.
>
> 1. 국민의 영양상태에 관한 평가사업
> 2. 지역사회의 영양개선사업

제16조(국민영양조사등) 11경북 · 전북, 15대구 · 울산, 16광주, 17충남 · 광주, 19충남 · 울산 · 전남, 21충남 · 전남

① **질병관리청장은 보건복지부장관과 협의하여** 국민의 **건강상태 · 식품섭취 · 식생활조사**등 국민의 영양에 관한 조사(이하 "국민영양조사"라 한다)를 **정기적으로 실시**한다. 15대구, 19전남, 21충남 · 전남

② **특별시 · 광역시 및 도**에는 **국민영양조사와 영양에 관한 지도**업무를 행하게 하기 위한 **공무원을 두어야 한다**.

③ 국민영양조사를 행하는 공무원은 그 권한을 나타내는 증표를 관계인에게 내보여야 한다.

④ 국민영양조사의 내용 및 방법 기타 국민영양조사와 영양에 관한 지도에 관하여 필요한 사항은 **대통령령**으로 정한다.

시행령 제19조(국민영양조사의 주기) 11전북, 15울산, 21충남

법 제16조제1항에 따른 국민영양조사(이하 "영양조사"라 한다)는 **매년** 실시한다.

시행령 제20조(조사대상) 11경북, 17충남

① **질병관리청장은 보건복지부장관과 협의하여 매년** 구역과 기준을 정하여 선정한 가구 및 그 가구원에 대하여 **영양조사를 실시**한다. 17충남

② **질병관리청장은 보건복지부장관과 협의하여** 노인 · 임산부등 특히 영양개선이 필요하다고 판단되는 사람에 대해서는 따로 **조사기간을 정하여 영양조사를 실시할 수 있다**.

③ 관할 시 · 도지사는 제1항에 따라 조사대상으로 선정된 가구와 제2항에 따라 조사대상이 된 사람에게 이를 통지해야 한다.

시행규칙 제11조(조사대상가구의 재선정등)

① 시 · 도지사는 영 제20조제1항에 따라 조사대상가구가 선정된 때에는 영 제20조제3항에 따라 별지 제5호서식의 국민영양조사가구선정통지서를 해당 가구주에게 송부하여야 한다.

② 영 제20조에 따라 선정된 조사가구중 전출 · 전입등의 사유로 선정된 조사가구에 변동이 있는 경우에는 같은 구역안에서 조사가구를 다시 선정하여 조사할 수 있다.

③ **질병관리청장은 보건복지부장관과 협의하여** 조사지역의 특성이 변경된 때에는 조사지역을 달리하여 조사할 수 있다.

시행령 제21조(조사항목) 15대구, 17광주, 19충남 · 울산 · 전남, 21전남

① 영양조사는 **건강상태조사 · 식품섭취조사 및 식생활조사**로 구분하여 행한다.

② **건강상태조사**는 다음 각 호의 사항에 대하여 행한다.
1. 신체상태
2. **영양관계 증후**
3. 그 밖에 건강상태에 관한 사항

③ **식품섭취조사**는 다음 각 호의 사항에 대하여 행한다.
1. **조사가구의 일반사항**
2. **일정한 기간의 식사상황**
3. **일정한 기간의 식품섭취상황**

④ **식생활조사**는 다음 각 호의 사항에 대하여 행한다.
1. **가구원의 식사 일반사항**

2. **조사가구의 조리시설과 환경**
3. 일정한 기간에 사용한 식품의 가격 및 조달방법

⑤ 제2항부터 제4항까지의 규정에 따른 조사사항의 세부내용은 보건복지부령으로 정한다.

시행규칙 **제12조(조사내용)** 16광주

영 제21조제5항의 규정에 의한 조사사항의 세부내용은 다음 각호와 같다.

1. **건강상태조사**: **급성 또는 만성질환을 앓거나 앓았는지 여부**에 관한 사항, **질병 · 사고**등으로 **인한 활동제한의 정도**에 관한 사항, **혈압등 신체계측**에 관한 사항, **흡연 · 음주등 건강과 관련된 생활태도**에 관한 사항 기타 **질병관리청장**이 정하여 고시하는 사항
2. **식품섭취조사**: **식품의 섭취횟수** 및 **섭취량**에 관한 사항, 식품의 재료에 관한 사항 기타 **질병관리청장**이 정하여 고시하는 사항
3. **식생활조사**: 규칙적인 식사여부에 관한 사항, 식품섭취의 과다여부에 관한 사항, 외식의 횟수에 관한 사항, 2세이하 영유아의 수유기간 및 이유보충식의 종류에 관한 사항 기타 **질병관리청장**이 정하여 고시하는 사항

시행령 **제22조(영양조사원 및 영양지도원)** 15울산

① 영양조사를 담당하는 자(이하 "영양조사원"이라 한다)는 **질병관리청장 또는 시 · 도지사**가 다음 각 호의 어느 하나에 해당하는 사람 중에서 임명 또는 위촉한다.

1. **의사 · 치과의사(구강상태에 대한 조사만 해당한다) · 영양사 또는 간호사의 자격을 가진 사람**
2. **전문대학이상의 학교에서 식품학 또는 영양학의 과정을 이수한 사람**

② **특별자치시장 · 특별자치도지사 · 시장 · 군수 · 구청장**은 **법 제15조 및 법 제16조의 영양개선사업**을 수행하기 위한 국민영양지도를 담당하는 사람(이하 "영양지도원"이라 한다)을 두어야 하며 그 영양지도원은 **영양사의 자격을 가진 사람으로 임명**한다. 다만, 영양사의 자격을 가진 사람이 없는 경우에는 의사 또는 간호사의 자격을 가진 사람 중에서 임명할 수 있다.

③ 영양조사원 및 영양지도원의 직무에 관하여 필요한 사항은 보건복지부령으로 정한다.

④ **질병관리청장, 시 · 도지사 또는 시장 · 군수 · 구청장은 영양조사원 또는 영양지도원의 원활한 업무 수행을 위하여 필요하다고 인정하는 경우에는 그 업무 지원을 위한 구체적 조치를 마련 · 시행할 수 있다.**

시행규칙 **제13조(영양조사원)**

① 영 제22조제1항에 따른 영양조사원(이하 "영양조사원"이라 한다)은 건강상태조사원 · 식품섭취조사원 및 식생활조사원으로 구분하되, 각 조사원의 직무는 다음 각호와 같다. 다만, **질병관리청장 또는 시 · 도지사**는 필요하다고 인정할 때에는 식품섭취조사원으로 하여금 식생활조사원의 직무를 행하게 할 수 있다.

1. 건강상태조사원: 제12조제1호의 규정에 의한 건강상태에 관한 조사사항의 조사 · 기록
2. 식품섭취조사원: 제12조제2호의 규정에 의한 식품섭취에 관한 조사사항의 조사 · 기록
3. 식생활조사원: 제12조제3호의 규정에 의한 식생활에 관한 조사사항의 조사 · 기록

② 삭제

시행규칙 **제15조(조사표 작성등)**

질병관리청장은 영양조사가 끝난 때에는 지체없이 조사표를 작성하여 분류 · 집계등 통계처리를 하고

이를 공표하여야 한다.

시행규칙 제16조(조사자료의 분석과 이용)

보건복지부장관 및 질병관리청장은 영양조사의 시기 · 대상 · 세부내용 · 결과등을 분석하여 이를 국민영양개선을 위한 자료로 활용하여야 한다.

시행규칙 제17조(영양지도원) 15울산

영 제22조제2항에 따른 영양지도원의 업무는 다음 각 호와 같다.

1. **영양지도의 기획 · 분석 및 평가**
2. 지역주민에 대한 영양상담 · 영양교육 및 영양평가
3. 지역주민의 건강상태 및 식생활 개선을 위한 세부 방안 마련
4. **집단급식시설에 대한 현황 파악 및 급식업무 지도**
5. **영양교육자료의 개발 · 보급 및 홍보**
6. 그 밖에 제1호부터 제5호까지의 규정에 준하는 업무로서 지역주민의 영양관리 및 영양개선을 위하여 특히 필요한 업무

제16조의2(신체활동장려사업의 계획 수립 · 시행)

국가 및 지방자치단체는 신체활동장려에 관한 사업 계획을 수립 · 시행하여야 한다.

제16조의3(신체활동장려사업)

① 국가 및 지방자치단체는 국민의 건강증진을 위하여 신체활동을 장려할 수 있도록 다음 각 호의 사업을 한다.

1. 신체활동장려에 관한 교육사업
2. 신체활동장려에 관한 조사 · 연구사업
3. 그 밖에 신체활동장려를 위하여 대통령령으로 정하는 사업

시행령 제22조의2(신체활동장려사업)

법 제16조의3제1항제3호에서 “대통령령으로 정하는 사업”이란 다음 각 호의 사업을 말한다.

1. 신체활동증진 프로그램의 개발 및 운영 사업
2. 체육시설이나 공원시설 등 신체활동장려를 위한 기반시설 마련 사업
3. 신체활동장려에 관한 홍보사업
4. 그 밖에 보건복지부장관이 신체활동장려를 위해 필요하다고 인정하는 사업

② 제1항 각 호의 사업 내용 · 기준 및 방법은 보건복지부령으로 정한다.

제17조(구강건강사업의 계획수립 · 시행)

국가 및 지방자치단체는 구강건강에 관한 사업의 계획을 수립 · 시행하여야 한다.

제18조(구강건강사업)

① 국가 및 지방자치단체는 국민의 구강질환의 예방과 구강건강의 증진을 위하여 다음 각 호의 사업을 행한다.

1. **구강건강에 관한 교육사업**
2. **수돗물불소농도조정사업**
3. **구강건강에 관한 조사 · 연구사업**
4. 기타 구강건강의 증진을 위하여 대통령령이 정하는 사업

시행령 제23조(구강건강사업)

법 제18조제1항제4호에서 "대통령령이 정하는 사업"이란 다음 각 호의 사업을 말한다.

1. **충치예방을 위한 치아홈메우기사업**
2. **불소용액양치사업**
3. **구강건강의 증진을 위하여 보건복지부령이 정하는 사업**

② 제1항 각호의 사업내용 · 기준 및 방법은 보건복지부령으로 정한다.

시행규칙 제18조(구강건강사업의 내용등)

① 시 · 도지사 또는 시장 · 군수 · 구청장은 법 제18조의 규정에 의하여 구강건강실태를 조사하여 지역주민의 구강건강증진을 위한 사업을 시행하여야 한다.

② 시 · 도지사 또는 시장 · 군수 · 구청장이 수돗물에 대한 불소농도조정사업을 시행하고자 할 때에는 미리 보건복지부장관과 협의하여야 한다.

③ 수돗물에 대한 불소농도조정사업 · 불소용액양치사업등 구강건강사업의 관리기준 및 운영방법은 보건복지부장관이 정한다.

제19조(건강증진사업등) 09서울, 11경북, 14대전, 15대전, 18울산, 19인천, 20서울

① 국가 및 지방자치단체는 국민건강증진사업에 필요한 요원 및 시설을 확보하고, 그 시설의 이용에 필요한 시책을 강구하여야 한다.

② **특별자치시장 · 특별자치도지사 · 시장 · 군수 · 구청장**은 지역주민의 건강증진을 위하여 보건복지부령이 정하는 바에 의하여 **보건소장으로 하여금 다음 각호의 사업을 하게 할 수 있다.**

1. **보건교육 및 건강상담**
2. **영양관리**
3. 신체활동장려
4. **구강건강의 관리**
5. 질병의 조기발견을 위한 **검진 및 처방**
6. **지역사회의 보건문제에 관한 조사 · 연구**
7. 기타 **건강교실의 운영**등 건강증진사업에 관한 사항

③ 보건소장이 제2항의 규정에 의하여 제2항제1호 내지 제4호의 업무를 행한 때에는 이용자의 **개인별 건강상태를 기록하여 유지 · 관리**하여야 한다. 19인천

④ 건강증진사업에 필요한 시설 · 운영에 관하여는 **보건복지부령**으로 정한다.

시행규칙 제19조(건강증진사업의 실시 등)

① 법 제19조에 따라 건강증진사업을 행하는 **특별자치시장 · 특별자치도지사 · 시장 · 군수 · 구청장**은 보건교육 · 영양관리 · 신체활동장려 · 구강건강관리 · 건강검진등에 필요한 인력을 확보해야 한다.

② 보건복지부장관은 법 제4조에 따른 기본시책과 건강증진사업 실시지역의 생활여건등을 감안하여 법 제19조제2항의 규정에 의하여 보건소장이 행하는 건강증진사업을 단계적으로 실시하게 할 수 있다.

③ 법 제19조제2항에 따라 건강증진사업을 행하는 보건소장은 다음 각 호의 시설 및 장비를 확보하여 지역주민에 대한 건강증진사업을 수행해야 한다.

1. 시청각교육실 및 시청각교육장비
2. 건강검진실 및 건강검진에 필요한 장비
3. 신체활동지도실 및 신체활동지도에 필요한 장비
4. 영양관리 · 구강건강사업등 건강증진사업에 필요한 시설 및 장비

④ 법 제19조제3항에 따라 보건소장이 개인별 건강상태를 기록한 때에는 보건복지부장관이 정하는 바에 따라 이를 유지 · 관리해야 한다.

제19조의2(시 · 도건강증진사업지원단 설치 및 운영 등)

① **시 · 도지사**는 실행계획의 수립 및 제19조에 따른 건강증진사업의 효율적인 업무 수행을 지원하기 위하여 **시 · 도건강증진사업지원단**(이하 "지원단"이라 한다)을 설치 · 운영할 수 있다.

② 시 · 도지사는 제1항에 따른 지원단 운영을 건강증진사업에 관한 전문성이 있다고 인정하는 법인 또는 단체에 위탁할 수 있다. 이 경우 시 · 도지사는 그 운영에 필요한 경비의 전부 또는 일부를 지원할 수 있다.

③ 제1항 및 제2항에서 규정한 사항 외에 지원단의 설치 · 운영 및 위탁 등에 관하여 필요한 사항은 보건복지부령으로 정한다.

시행규칙 제19조의2(시 · 도건강증진사업지원단의 운영 등)

① 법 제19조의2제1항에 따른 시 · 도건강증진사업지원단(이하 이 조에서 "지원단"이라 한다)의 업무는 다음 각 호와 같다.

1. 영 제3조에 따른 시 · 도 및 시 · 군 · 구 실행계획의 수립 · 시행 지원
2. 관할 지역 내 건강증진사업 수행에 대한 기술 지원
3. 관할 지역 내 민 · 관 건강증진 협력 사업 수행
4. 관할 지역 내 건강증진사업에 대한 성과 관리 지원
5. 그 밖에 관할 지역주민의 건강증진을 위하여 필요한 사항

② 시 · 도지사는 법 제19조의2제2항에 따라 지원단의 운영을 다음 각 호의 어느 하나에 해당하는 법인 또는 단체에 위탁할 수 있다.

1. 「공공기관의 운영에 관한 법률」 제4조제1항에 따른 공공기관
2. 「비영리민간단체 지원법」 제4조에 따라 등록된 비영리민간단체
3. 「고등교육법」 제2조에 따른 학교

4. 「의료법」 제3조제2항제3호에 따른 병원급 의료기관
5. 「민법」 제32조에 따라 설립된 비영리법인
6. 그 밖에 보건복지부장관이 건강증진사업에 관한 전문성이 있다고 인정하는 법인 또는 단체

③ 시 · 도지사는 지원단의 운영을 위탁하려면 미리 위탁의 절차 및 방법 등을 7일 이상 공고해야 한다.

④ 지원단의 운영을 위탁받으려는 자는 다음 각 호의 서류(전자문서를 포함한다)를 시 · 도지사에게 제출해야 한다.
1. 사업계획서 및 예산서
2. 건강증진 업무 수행 실적에 관한 자료
3. 고유번호증 사본(사업자등록증이 없는 경우에 한정한다)

⑤ 제4항에 따른 신청을 받은 시 · 도지사는 「전자정부법」 제36조제1항에 따른 행정정보의 공동이용을 통하여 다음 각 호의 서류를 확인해야 한다. 다만, 제2호의 경우 위탁을 받으려는 자가 그 확인에 동의하지 않는 경우에는 해당 서류의 사본을 첨부하도록 해야 한다.
1. 법인 등기사항증명서(법인인 경우만 해당한다)
2. 사업자등록증

⑥ 제1항부터 제5항까지에서 규정한 사항 외에 지원단의 운영 및 운영의 위탁 등에 필요한 사항은 지방자치단체의 조례로 정한다.

[본조신설 2022. 6. 22.]

제20조(검진)

국가는 **건강증진을 위하여 필요한 경우**에 **보건복지부령**이 정하는 바에 의하여 **국민**에 대하여 **건강검진을 실시할 수 있다**.

시행규칙 제20조(건강검진)

① 법 제20조의 규정에 의하여 국가가 건강검진을 실시하는 경우에는 **특별자치시장 · 특별자치도지사 · 시장 · 군수 · 구청장**으로 하여금 **보건소장이 이를 실시**하도록 하여야 한다. 다만, **필요한 경우에는 영 제32조제2항제2호(종합병원 및 병원, 치과병원, 한방병원) 또는 제3호(보건복지부장관이 정하여 고시하는 보건교육 관련 법인 또는 단체)의 기관에 위탁하여 실시하게 할 수 있다.**

② 제1항의 규정에 의한 건강검진은 연령별 · 대상별로 검진항목을 정하여 실시하여야 한다.

제21조(검진결과의 공개금지)

제20조의 규정에 의하여 건강검진을 한 자 또는 검진기관에 근무하는 자는 국민의 건강증진사업의 수행을 위하여 불가피한 경우를 제외하고는 정당한 사유없이 검진결과를 공개하여서는 아니된다.

→ 위반 시 3년 이하의 징역 또는 3천만원 이하의 벌금

제3장 | 국민건강증진기금

제22조(기금의 설치 등) 16인천, 20부산

① **보건복지부장관**은 **국민건강증진사업의 원활한 추진에 필요한 재원을 확보**하기 위하여 **국민건강증진기금**(이하 "기금"이라 한다)을 **설치**한다.

② 기금은 다음 각호의 재원으로 조성한다.

1. 제23조제1항의 규정에 의한 **부담금**
2. **기금의 운용 수익금**

> **시행령 제26조(기금계정)** 16인천
>
> 보건복지부장관은 법 제22조의 규정에 의한 국민건강증진기금(이하 "기금"이라 한다)의 수입과 지출을 명확히 하기 위하여 **한국은행**에 기금계정을 설치하여야 한다.
>
> **시행령 제27조(기금의 회계기관)** 16인천
>
> **보건복지부장관**은 기금의 수입과 지출에 관한 사무를 수행하게 하기 위하여 소속공무원중에서 **기금수입징수관 · 기금재무관 · 기금지출관 및 기금출납공무원을 임명**하여야 한다.

제23조(국민건강증진부담금의 부과 · 징수 등) 11서울 · 전북, 15서울, 18대구, 20대전 · 울산

① 보건복지부장관은 제조자등이 판매하는 「담배사업법」 제2조에 따른 **담배**(「지방세법」 제54조에 따라 담배소비세가 면제되는 것, 같은 법 제63조제1항제1호 및 제2호에 따라 담배소비세액이 공제 또는 환급되는 것은 제외한다. 이하 이 조 및 제23조의2에서 같다)에 다음 각 호의 구분에 따른 **부담금**(이하 "부담금"이라 한다)을 **부과 · 징수**한다. 15서울

1. **궐련: 20개비당 841원** 18대구
2. **전자담배**
   가. 니코틴 용액을 사용하는 경우: 1밀리리터당 525원
   나. 연초 및 연초 고형물을 사용하는 경우:
      1) **궐련형: 20개비당 750원**
      2) 기타 유형: 1그램당 73원
3. **파이프담배: 1그램당 30.2원**
4. **엽궐련(葉卷煙): 1그램당 85.8원**
5. 각련(刻煙): 1그램당 30.2원
6. **씹는 담배: 1그램당 34.4원**
7. 냄새 맡는 담배: 1그램당 21.4원
8. 물담배: 1그램당 1050.1원
9. 머금는 담배: 1그램당 534.5원

② 제1항에 따른 **제조자 및 수입판매업자**는 **매월 1일부터 말일까지** 제조장 또는 보세구역에서 반출된 담배의 수량과 산출된 부담금의 내역에 관한 자료를 **다음 달 15일까지 보건복지부장관에게 제출**하여야 한다.

③ **보건복지부장관**은 제2항에 따른 자료를 제출 받은 때에는 그 날부터 **5일 이내**에 부담금의 금액과 납부기한 등을 명시하여 **해당 제조자 및 수입판매업자에게 납부고지**를 하여야 한다.

④ 제1항에 따른 제조자 및 수입판매업자는 제3항에 따른 납부고지를 받은 때에는 **납부고지를 받은 달의 말일까지 이를 납부**하여야 한다.

⑤ 보건복지부장관은 부담금을 납부하여야 할 자가 제4항의 규정에 의한 납부기한 이내에 부담금을 내지 아니하는 경우 납부기한이 지난 후 10일 이내에 30일 이상의 기간을 정하여 독촉장을 발부하여야 하며, 체납된 부담금에 대해서는 「국세기본법」 제47조의4를 준용하여 가산금을 징수한다.

⑥ 보건복지부장관은 제5항의 규정에 의하여 독촉을 받은 자가 그 기간 이내에 부담금과 가산금을 납부하지 아니한 때에는 국세체납처분의 예에 의하여 이를 징수한다.

⑦ 제1항에 따른 담배의 구분에 관하여는 담배의 성질과 모양, 제조과정 등을 기준으로 하여 대통령령으로 정한다.

시행령 제27조의2(담배의 구분)

법 제23조제1항에 따른 담배의 구분은 다음 각 호와 같다.

1. 궐련(卷煙): 연초에 향료 등을 첨가하여 일정한 폭으로 썬 후 궐련제조기를 이용하여 궐련지로 말아서 피우기 쉽게 만들어진 담배와 이와 유사한 형태의 것으로서 흡연용으로 사용될 수 있는 담배
2. 전자담배: 니코틴 용액이나 연초 및 연초 고형물을 전자장치를 사용해 호흡기를 통해 체내에 흡입함으로써 흡연과 같은 효과를 낼 수 있도록 만든 담배와 이와 유사한 형태의 담배로서 그 구분은 다음 각 목에 따른다.
   가. 니코틴 용액을 사용하는 전자담배
   나. 연초 및 연초 고형물을 사용하는 전자담배
      1) 궐련형
      2) 기타 유형
3. 파이프담배: 고급 특수 연초를 중가향(重加香) 처리하고 압착·열처리 등 특수가공을 하여 각 폭을 비교적 넓게 썰어서 파이프를 이용하여 피울 수 있도록 만든 담배와 이와 유사한 형태의 담배
4. 엽궐련(葉卷煙): 흡연 맛의 주체가 되는 전충엽을 체제와 형태를 잡아 주는 중권엽으로 싸고 겉모습을 아름답게 하기 위하여 외권엽으로 만 잎말음 담배와 이와 유사한 형태의 담배
5. 각련(刻煙): 하급 연초를 경가향(輕加香)하거나 다소 고급인 연초를 가향하여 가늘게 썰어, 담뱃대를 이용하거나 흡연자가 직접 궐련지로 말아 피울 수 있도록 만든 담배와 이와 유사한 형태의 담배
6. 씹는 담배: 입에 넣고 씹음으로써 흡연과 같은 효과를 낼 수 있도록 가공처리된 담배와 이와 유사한 형태의 담배

7. 냄새 맡는 담배: 특수 가공된 담배 가루를 코 주위 등에 발라 냄새를 맡음으로써 흡연과 같은 효과를 낼 수 있도록 만든 가루 형태의 담배와 이와 유사한 형태의 담배
8. 물담배: 장치를 이용하여 담배연기를 물로 거른 후 흡입할 수 있도록 만든 담배와 이와 유사한 형태의 담배
9. 머금는 담배: 입에 넣고 빨거나 머금으면서 흡연과 같은 효과를 낼 수 있도록 특수가공하여 포장된 담배가루, 니코틴이 포함된 사탕 및 이와 유사한 형태로 만든 담배

제23조의2(부담금의 납부담보) 16인천

① **보건복지부장관은 부담금의 납부 보전을 위하여 대통령령이 정하는 바에 따라 제23조제1항에 따른 제조자 및 수입판매업자에게 담보의 제공을 요구할 수 있다.**

② 보건복지부장관은 제1항에 따라 담보제공의 요구를 받은 제조자 및 수입판매업자가 담보를 제공하지 아니하거나 요구분의 일부만을 제공한 경우 **특별시장 · 광역시장 · 시장 · 군수 및 세관장**에게 담배의 반출금지를 요구할 수 있다.

③ 제2항에 따라 담배의 반출금지 요구를 받은 특별시장 · 광역시장 · 시장 · 군수 및 세관장은 이에 응하여야 한다.

시행령 제27조의3(국민건강증진부담금의 납부담보)

① 법 제23조의2에 따라 담배의 제조자 또는 수입판매업자로부터 제공받을 수 있는 국민건강증진부담금(이하 "부담금"이라 한다)의 담보액은 다음 각 호에서 정한 금액의 **100분의 120(현금 또는 납부보증보험증권의 경우에는 100분의 110) 이상**으로 한다.

1. 담배제조자의 경우에는 다음 각 목의 금액을 합한 금액
   가. 법 제23조제3항에 따라 당해 제조자에게 납부고지할 예정인 부담금의 금액
   나. 납부고지한 부담금 중 납부하지 아니한 금액
2. 담배수입판매업자의 경우에는 다음 각 목의 금액을 합한 금액
   가. 법 제23조제3항에 따라 당해 수입판매업자에게 납부고지할 예정인 부담금의 금액
   나. 납부고지한 부담금 중 납부하지 아니한 금액

② 담보의 종류는 다음 각 호의 어느 하나에 해당하는 것에 한한다.

1. 금전
2. 국채 또는 지방채
3. 보건복지부장관이 정하여 고시하는 유가증권
4. 납부보증보험증권
5. 토지
6. 보험에 든 등기 또는 등록된 건물 · 공장재단 · 광업재단 · 선박 · 항공기나 건설기계

③ 담배수입판매업자가 수입한 담배를 통관하려는 때에는 보건복지부장관이 보건복지부령이 정하는 바에 따라 발행한 국민건강증진부담금 납부담보확인서(이하 "납부담보확인서"라 한다)를 통관지 세관장에게 제출하여야 하며, 세관장은 납부담보확인서에 기재된 담보의 범위 내에서 통관을 허용하여야 한다.

시행령 제27조의4(담보의 제공방법 및 평가 등)

① 부담금의 담보제공방법은 다음 각 호와 같다.

1. 부담금담보를 금전 또는 유가증권으로 제공하려는 자는 이를 공탁하고 그 공탁수령증을 보건복지부장관에게 제출하여야 한다. 다만, 등록된 국채·지방채 또는 사채의 경우에는 담보 제공의 뜻을 등록하고 그 등록필증을 제출하여야 한다.
2. 납부보증보험증권을 부담금담보로 제공하려는 자는 그 보험증권을 보건복지부장관에게 제출하여야 한다.
3. 토지·건물·공장재단·광업재단·선박·항공기 또는 건설기계를 부담금담보로 제공하려는 자는 그 등기필증 또는 등록필증을 보건복지부장관에게 제시하여야 하며, 보건복지부장관은 이에 따라 저당권의 설정을 위한 등기 또는 등록절차를 밟아야 한다.

② 납부담보 가액의 평가에 대하여는「지방세기본법」제66조를 준용한다. 이 경우 "납세보증보험증권"은 "납부보증보험증권"으로 본다.

시행령 제27조의5(담보제공요구의 제외)

보건복지부장관은 담배제조업 또는 수입판매업을 3년 이상 계속해서 영위하고 최근 3년간 부담금을 체납하거나 고의로 회피한 사실이 없는 자와 신용평가기관으로부터 보건복지부장관이 정하는 기준 이상의 평가를 받은 자에게는 부담금담보의 제공을 요구하지 아니할 수 있다.

시행령 제27조의6(담보에 의한 부담금충당)

제27조의3에 따른 담보를 제공한 자가 기한 내에 부담금을 납부하지 아니하거나 부족하게 납부한 때에는 그 담보물로 부담금·가산금 및 체납처분비에 충당할 수 있다. 이 경우 부족액이 있는 때에는 이를 징수하며, 잔액이 있는 때에는 이를 반환한다.

제23조의3(부담금 부과·징수의 협조)

① 보건복지부장관은 부담금의 부과·징수와 관련하여 필요한 경우에는 중앙행정기관·지방자치단체 그 밖의 관계 기관·단체 등에 대하여 자료제출 등의 협조를 요청할 수 있다.

② 제1항의 규정에 따른 협조요청을 받은 중앙행정기관·지방자치단체 그 밖의 관계 기관·단체 등은 특별한 사유가 없는 한 이에 응하여야 한다.

③ 제1항 및 제2항의 규정에 따라 보건복지부장관에게 제출되는 자료에 대하여는 사용료·수수료 등을 면제한다.

제24조(기금의 관리·운용) 16광주

① 기금은 **보건복지부장관**이 관리·운용한다.

② 보건복지부장관은 기금의 운용성과 및 재정상태를 명확히 하기 위하여 대통령령이 정하는 바에 의하여 회계처리하여야 한다.

③ 기금의 관리·운용 기타 필요한 사항은 **대통령령**으로 정한다.

제25조(기금의 사용등) 14경남, 15인천·전남, 16인천·부산, 17대전·울산, 19충남, 20부산

① **기금은 다음 각호의 사업에 사용**한다.

1. **금연교육 및 광고, 흡연피해 예방 및 흡연피해자 지원 등 국민건강관리사업**
2. **건강생활의 지원사업**
3. **보건교육 및 그 자료의 개발**
4. **보건통계의 작성 · 보급과 보건의료관련 조사 · 연구 및 개발에 관한 사업**
5. **질병의 예방 · 검진 · 관리 및 암의 치료를 위한 사업**
6. **국민영양관리사업**
7. 신체활동장려사업
8. **구강건강관리사업**
9. **시 · 도지사 및 시장 · 군수 · 구청장이 행하는 건강증진사업**
10. **공공보건의료 및 건강증진을 위한 시설 · 장비의 확충**
11. **기금의 관리 · 운용에 필요한 경비**
12. 그 밖에 국민건강증진사업에 소요되는 경비로서 **대통령령**이 정하는 사업

> **시행령 제30조(기금의 사용)** 15인천 · 전남
>
> 법 제25조제1항제12호에서 "**대통령령이 정하는 사업**"이란 다음 각 호의 사업을 말한다.
> 1. **만성퇴행성질환의 관리사업**
> 2. 법 제27조의 규정에 의한 지도 · 훈련사업
> 3. 건강증진을 위한 신체활동 지원사업
> 4. **금연지도원 제도 운영 등 지역사회 금연 환경 조성 사업**
> 5. **건강친화인증 기업 지원 사업**
> 6. 절주문화 조성 사업

② 보건복지부장관은 기금을 제1항 각호의 사업에 사용함에 있어서 **아동 · 청소년 · 여성 · 노인 · 장애인 등에 대하여 특별히 배려 · 지원**할 수 있다.

③ 보건복지부장관은 기금을 제1항 각호의 사업에 사용함에 있어서 필요한 경우에는 보조금으로 교부할 수 있다.

제4장 | 보칙

제26조(비용의 보조)

국가 또는 지방자치단체는 매 회계연도마다 예산의 범위안에서 건강증진사업의 수행에 필요한 비용의 일부를 부담하거나 이를 수행하는 법인 또는 단체에 보조할 수 있다.

제27조(지도 · 훈련)

① **보건복지부장관 또는 질병관리청장**은 보건교육을 담당하거나 국민영양조사 및 영양에 관한 지도를 담당하는 공무원 또는 보건복지부령이 정하는 단체 및 공공기관에 종사하는

담당자의 자질향상을 위하여 필요한 지도와 훈련을 할 수 있다.

② 제1항의 규정에 의한 훈련에 관하여 필요한 사항은 **보건복지부령**으로 정한다.

시행규칙 **제22조(훈련방법등)**

① 법 제27조의 규정에 의한 훈련은 **보건복지부장관, 질병관리청장 또는 한국보건사회연구원장**이 지정한 훈련기관이 행한다.

② 제1항의 규정에 의한 훈련기관의 장이 훈련대상자를 선발할 때에는 보건복지부장관 또는 질병관리청장이 정하는 바에 의하여 훈련을 받을 자가 공무원인 경우에는 보건복지부장관, 질병관리청장 또는 시 · 도지사, 단체 및 공공기관의 종사자인 경우에는 당해소속단체 및 공공기관의 장의 추천을 받아야 한다.

③ 기타 이 규칙에서 정한 것외에 훈련방법 · 시기등 훈련에 필요한 사항은 훈련기관의 장이 **보건복지부장관 또는 질병관리청장의 승인**을 얻어 정한다.

제28조(보고 · 검사)

① 보건복지부장관, 시 · 도지사 및 시장 · 군수 · 구청장은 필요하다고 인정하는 때에는 제7조제1항(국민건강의식을 잘못 이끄는 광고를 한 자), 제8조제4항(주류제조의 면허를 받은 자 또는 주류를 수입하여 판매하는 자), 제9조제2항부터 제4항까지(담배사업법에 의한 지정소매인 기타 담배를 판매하는 자, 담배자동판매기를 설치하여 담배를 판매하는 자, 공중이 이용하는 시설의 소유자 · 점유자 또는 관리자) 제9조의2, 제9조의4 또는 제23조제1항(담배제조자 등)의 규정에 해당하는 자에 대하여 당해업무에 관한 보고를 명하거나 관계공무원으로 하여금 그의 사업소 또는 사업장에 출입하여 장부 · 서류 기타의 물건을 검사하게 할 수 있다.

② 제1항의 규정에 의하여 검사를 하는 공무원은 그 권한을 나타내는 증표를 관계인에게 내보여야 한다.

제29조(권한의 위임 · 위탁)

① 이 법에 의한 **보건복지부장관**의 권한은 **대통령령**이 정하는 바에 의하여 그 일부를 **시 · 도지사에게 위임**할 수 있다.

② 보건복지부장관은 이 법에 의한 업무의 일부를 **대통령령**이 정하는 바에 의하여 건강증진사업을 행하는 법인 또는 단체에 위탁할 수 있다.

시행령 **제32조(업무위탁)**

① 법 제29조제2항에 따라 보건복지부장관은 다음 각 호의 업무를 제2항에 따른 법인 또는 단체에 위탁할 수 있다.

1. 법 제6조제1항에 따른 건강친화 환경 조성과 건강생활의 지원사업

1의2. 법 제6조의2 및 제6조의3에 따른 건강친화인증과 그 유효기간 연장에 관한 접수 · 심사 · 평가

2. 법 제12조제1항에 따른 보건교육의 실시

3. 법 제12조의2제1항에 따른 보건교육사 자격증 교부를 위한 업무
4. 건강증진 및 만성퇴행성질환의 예방을 위한 조사 · 연구
5. 법 제20조에 따른 건강검진
6. 건강증진을 위한 신체활동장려와 절주문화 조성에 관한 사항
7. 제16조의4제3항에 따른 담배 광고내용의 사실 여부에 대한 검증에 필요한 자료의 조사 · 확인 업무
8. 법 제34조제5항에 따른 교육 또는 금연지원 서비스를 받았는지 여부의 확인 및 과태료 감면 대상자의 정보 관리에 관한 업무

② 보건복지부장관이 법 제29조제2항에 따라 그 업무의 일부를 위탁할 수 있는 법인 또는 단체는 다음 각 호의 기관으로 한다.

1. 「국민건강보험법」에 의한 국민건강보험공단
2. 「의료법」에 의한 종합병원 및 병원(치과병원 및 한방병원을 포함한다)
3. 보건복지부장관이 정하여 고시하는 보건교육 관련 법인 또는 단체

3의2. 법 제5조의3에 따른 한국건강증진개발원

4. 기타 건강증진사업을 행하는 법인 또는 단체

③ 보건복지부장관은 제1항 각 호에 따른 업무를 위탁한 때에는 수탁기관 및 위탁업무의 내용을 고시하여야 한다.

제30조(수수료)

① 지방자치단체의 장은 건강증진사업에 소요되는 경비중 일부에 대하여 그 이용자로부터 조례가 정하는 바에 의하여 수수료를 징수할 수 있다.

② 제1항의 규정에 의하여 수수료를 징수하는 경우 지방자치단체의 장은 노인, 장애인, 생활보호법에 의한 생활보호대상자등에 대하여 수수료를 감면하여야 한다.

제5장 | 벌칙

제31조(벌칙) 19부산, 22부산

제21조를 위반하여 **정당한 사유 없이 건강검진의 결과를 공개한 자는 3년 이하의 징역 또는 3천만원 이하의 벌금**에 처한다.

제31조의2(벌칙) 16서울

다음 각 호의 어느 하나에 해당하는 자는 **1년 이하의 징역 또는 1천만원 이하의 벌금**에 처한다.

1. 정당한 사유 없이 제8조의2(**주류광고**의 제한 · 금지 특례)제3항에 따른 **광고내용의 변경 등 명령이나 광고의 금지 명령을 이행하지 아니한 자**
2. 제8조제4항을 위반하여 **경고문구를 표기하지 아니하거나 이와 다른 경고문구를 표기한 자**
3. 제9조의2를 위반하여 **경고그림 · 경고문구 · 발암성물질 · 금연상담전화번호를 표기하지 아**

니하거나 이와 다른 경고그림 · 경고문구 · 발암성물질 · 금연상담전화번호를 표기한 자

4. 제9조의4를 위반하여 **담배에 관한 광고를 한 자**
5. 제12조의2(보건교육사자격증의 교부 등)제6항을 위반하여 **다른 사람에게 자격증을 빌려주거나 빌린 자**
6. 제12조의2(보건교육사자격증의 교부 등)제7항을 위반하여 **자격증을 빌려주거나 빌리는 것을 알선한 자**

제32조(벌칙)

제7조제1항(**국민건강의식을 잘못 이끄는 광고를 한 자에 대하여 그 내용의 변경 등 시정을 요구하거나 금지를 명할 수 있다)의 규정에 위반**하여 정당한 사유없이 광고의 내용변경 또는 금지의 명령을 이행하지 아니한 자는 **100만원 이하의 벌금**에 처한다.

제33조(양벌규정)

법인의 대표자나 법인 또는 개인의 대리인, 사용인 그 밖의 종업원이 그 법인 또는 개인의 업무에 관하여 제31조, 제31조의2 또는 제32조의 위반행위를 하면 그 행위자를 벌하는 외에 그 법인 또는 개인에게도 해당 조문의 벌금형을 과(科)한다. 다만, 법인 또는 개인이 그 위반행위를 방지하기 위하여 해당 업무에 관하여 상당한 주의와 감독을 게을리하지 아니한 경우에는 그러하지 아니하다.

제34조(과태료) 18광주 · 강원

① 다음 각 호의 어느 하나에 해당하는 자에게는 **500만원 이하의 과태료**를 부과한다.

1. 거짓이나 그 밖의 부정한 방법으로 제6조의2(건강친화기업인증)제1항에 따른 인증을 받은 자

1의2. 제6조의2(건강친화기업인증)제4항을 위반하여 인증표시 또는 이와 유사한 표시를 한 자

1의3. 제9조제2항의 규정에 위반하여 **담배자동판매기를 설치하여 담배를 판매한 자**

2. 제9조(금연을 위한 조치)제9항에 따른 시정명령을 따르지 아니한 자
3. 제9조의3을 위반하여 **가향물질을 표시하는 문구나 그림 · 사진을 제품의 포장이나 광고에 사용한 자**
4. 제23조제2항(제조자등은 매월 1일부터 말일까지 제조장 또는 보세구역에서 반출된 담배의 수량과 산출된 부담금의 내역에 관한 자료를 다음 달 15일까지 보건복지부장관에게 제출하여야 한다)의 규정에 위반하여 자료를 제출하지 아니하거나 허위의 자료를 제출한 자

② 다음 각호의 1에 해당하는 자는 **300만원 이하의 과태료**에 처한다.

1. 제9조제3항의 규정에 위반하여 성인인증장치가 부착되지 아니한 담배자동판매기를 설

치하여 담배를 판매한 자

2. 삭제

3. 제28조의 규정에 의한 보고를 하지 아니하거나 허위로 보고한 자와 관계공무원의 검사를 거부·방해 또는 기피한 자

③ 다음 각 호의 어느 하나에 해당하는 자에게는 **10만원 이하의 과태료**를 부과한다.

1. 제8조의4제2항을 위반하여 금주구역에서 음주를 한 사람

2. 제9조제8항을 위반하여 **금연구역에서 흡연을 한 사람** 18광주·강원

④ 제1항부터 제3항까지의 규정에 따른 과태료는 **대통령령**으로 정하는 바에 따라 **보건복지부장관, 시·도지사 또는 시장·군수·구청장이 부과·징수**한다.

⑤ 제3항에도 불구하고 과태료 납부 대상자가 대통령령으로 정하는 바에 따라 일정 교육 또는 금연지원 서비스를 받은 경우 시·도지사 또는 시장·군수·구청장은 과태료를 감면할 수 있다.

시행령 제33조(과태료의 부과기준 등)

① 법 제34조에 따른 과태료의 부과기준은 별표 5와 같다.

② 법 제34조에 따른 과태료의 부과권자는 다음 각 호의 구분에 따른다.

1. 법 제34조제1항제1호 및 제1호의2의 경우: 보건복지부장관

1의2. 법 제34조제1항제1호의3·제2호, 같은 조 제2항제1호 및 같은 조 제3항제2호(법 제9조제4항부터 제6항까지의 규정에 따른 금연구역에서 흡연한 경우만 해당한다)의 경우: 특별자치시장·특별자치도지사·시장·군수·구청장

2. 법 제34조제1항제3호 및 제4호의 경우: 보건복지부장관

3. 법 제34조제2항제3호의 경우: 보건복지부장관, 시·도지사 또는 시장·군수·구청장

3의2. 법 제34조제3항제1호의 경우: 해당 금주구역을 지정한 시·도지사 또는 시장·군수·구청장

4. 법 제34조제3항제2호(법 제9조제7항에 따른 금연구역에서 흡연한 경우만 해당한다)의 경우: 해당 금연구역을 지정한 시·도지사 또는 시장·군수·구청장

제35조 삭제

제36조 삭제

기출유형 점검

「국민건강증진법」은 지역에 따라 2문제가 출제되고, 국민건강증진종합계획, 국민건강증진정책심의위원회, 한국건강증진개발원, 금연 및 절주 운동, 금연을 위한 조치, 보건교육, 국민영양조사, 건강증진사업, 국민건강증진기금을 중심으로 출제되었다.

1. **[22전북] 국민건강증진법상 경고문구의 표기 대상 주류의 알코올 도수는?**

① 1도 이상 ② 5도 이상
③ 10도 이상 ④ 15도 이상

해설 제8조(금연 및 절주운동 등), 시행령 제13조(경고문구의 표기대상 주류)
법 제8조제4항에 따라 그 판매용 용기에 과다한 음주는 건강에 해롭다는 내용의 경고문구를 표기해야 하는 주류는 국내에 판매되는 「주세법」에 따른 주류 중 알코올분 1도이상의 음료를 말한다.

답 ①

2. **[22대구] 국민건강증진법상 담배에 포함된 발암성물질은?**

ㄱ. 니켈	ㄴ. 비소
ㄷ. 카드뮴	ㄹ. 나프탈아민

① ㄱ, ㄴ
② ㄴ, ㄹ
③ ㄷ. ㄹ
④ ㄱ, ㄴ, ㄷ, ㄹ

해설 제9조의2(담배에 관한 경고문구 등 표시)
담배에 포함된 다음 각 목의 발암성물질

16충남, 21충남, 22대구

가. 나프틸아민	나. 니켈
다. 벤젠	라. 비닐 크롤라이드
마. 비소	바. 카드뮴

답 ④

3. **[20서울] 「국민건강증진법」 및 동법 시행령상 담배갑포장지에 담배 특이 니트로사민, 포름알데히드 등이 포함되어 있다는 내용의 경고그림 및 경고문구를 표기하여야 하는 담배로 가장 옳은 것은?**

① 물담배 ② 전자담배
③ 씹는 담배 ④ 머금는 담배

해설 시행령 제16조(담배갑포장지에 대한 경고그림 등의 표기내용 및 표기방법)
전자담배는 담배의 담배갑포장지에 표기하는 경고그림 및 경고문구의 표기내용은 흡연의 폐해, 흡연이 니코틴 의존 및 중독을 유발시킬 수 있다는 사실과 담배 특성(**담배 특이 니트로사민(tobacco specific nitrosamines), 포름알데히드(formaldehyde) 등이 포함되어 있다는 내용**)에 따른 사실 등을 명확하게 알릴 수 있어야 한다.

답 ②

4. **[17충남, 전남] 「국민건강증진법」상 국민건강증진종합계획의 내용으로 옳지 않은 것은?**

① 인력의 관리 및 소요재원의 조달 방안
② 국민건강증진의 기본 목표 및 추진 방향
③ 국민건강증진정책심의위원회의 운영 지원 방안
④ 건강취약 집단이나 계층에 대한 건강증진 지원 방안

해설 제4조(국민건강증진종합계획의 수립)
①, ②, ④ 국민건강증진종합계획의 내용
③ 한국건강증진개발원의 업무

답 ③

5. **[15부산 · 인천, 16서울, 18부산] 「국민건강증진법」에 따라 국민건강증진기금의 효율적인 운영과 국민건강증진사업의 원활한 추진을 위하여 필요한 정책 수립의 지원과 사업평가 등의 업무를 수행할 수 있도록 설립하는 기관은?**

① 국민건강협회
② 국민건강진흥원
③ 국민건강증진협회
④ 한국건강증진개발원

해설 제5조의3(한국건강증진개발원의 설립 및 운영)
보건복지부장관은 국민건강증진기금의 효율적인 운영과 국민건강증진사업의 원활한 추진을 위하여 필요한 정책 수립의 지원과 사업평가 등의 업무를 수행할 수 있도록 한국건강증진개발원을 설립한다.

답 ④

6. **[15대구] 「국민건강증진법」상 금연 및 절주운동에 관한 내용으로 옳은 것은?**

① 해외수출용 주류에도 과다한 음주는 건강에 해롭다는 경고문구를 반드시 표기해야 한다.
② 과다한 음주는 건강에 해롭다는 내용의 경고문구는 알코올분 2도 이상의 주류에 표기해야 한다.
③ 국가 및 지방자치단체는 국민에게 담배의 직접흡연 또는 간접흡연과 과다한 음주가 국민건강에 해롭다는 것을 교육 · 홍보하여야 한다.
④ 담배사업법에 의한 지정소매인 기타 담배를 판매하는 자는 대통령령이 정하는 장소에서는 담배자동판매기를 설치하여 담배를 판매하여서는 아니된다.

해설 제8조(금연 및 절주운동등), 제9조(금연을 위한 조치), 시행령 제13조(경고문구의 표기대상 주류)
① **국내판매용** 주류에도 과다한 음주는 건강에 해롭다는 경고문구를 반드시 표기해야 한다.
② 과다한 음주는 건강에 해롭다는 내용의 경고문구는 알코올분 **1도 이상**의 주류에 표기해야 한다.
④ 담배사업법에 의한 지정소매인 기타 담배를 판매하는 자는 **대통령령이 정하는 장소 외에서** 담배자동판매기를 설치하여 담배를 판매하여서는 아니된다.

답 ③

7. **[17경북] 「국민건강증진법」상 담배갑 포장지 앞면과 뒷면에 넣는 경고그림과 경고문구를 합친 크기는 담배갑포장지 전체 넓이의 얼마 이상이어야 하는가?**

① 10/100 이상
② 20/100 이상
③ 50/100 이상
④ 60/100 이상

해설 제9조의2(담배에 관한 경고문구 등 표시)
경고그림과 경고문구는 담배갑포장지의 경우 그 넓이의 100분의 50 이상에 해당하는 크기로 표기하여야 한다. 이 경우 경고그림은 담배갑포장지 앞면, 뒷면 각각의 넓이의 100분의 30 이상에 해당하는 크기로 하여야 한다.

답 ③

8. **[17부산] 「국민건강증진법」상 전체를 금연구역으로 지정하여야 하는 시설이 아닌 것은?**

① 관광숙박업소
② 지방공기업의 청사
③ 자연녹지지역의 건축물
④ 연면적 1천㎡ 이상의 공장

해설 제9조(금연을 위한 조치)
자연녹지지역은 금연구역 지정과는 관계가 없다.

답 ③

9. **[16광주] 국민영양조사의 하나인 건강상태조사의 항목에 해당하지 않는 것은?**

① 혈압 등 신체 계측
② 흡연, 음주, 비만
③ 급성 또는 만성질환 여부
④ 음식항목별 식품섭취량

해설 제16조(국민영양조사등), 제21조(조사항목)
음식항목별 식품섭취량은 식품섭취조사에 해당된다.

답 ④

10. **[11서울] 「국민건강증진법」상 국민건강증진사업 추진에 필요한 재원으로 옳은 것은?**

① 정부부담금
② 주류부담금
③ 담배부담금
④ 자동차 부담금

해설 제22조(기금의 설치 등), 제23조(국민건강증진부담금의 부과 · 징수 등)
국민건강증진부담금은 담배에 부과 · 징수한다.

답 ③

Part 14

국민건강보험법

| 의료기술직 |

Part 14 국민건강보험법

국민건강보험법[시행 2022. 12. 11.], 시행령[시행 2022. 07. 01.], 시행규칙[시행 2022. 07. 01.]

제1장 | 총칙

제1조(목적) 12서울, 13경기, 15강원, 20충북

이 법은 **국민의 질병 · 부상에 대한 예방 · 진단 · 치료 · 재활과 출산 · 사망 및 건강증진**에 대하여 **보험급여를 실시**함으로써 **국민보건 향상**과 **사회보장 증진**에 이바지함을 목적으로 한다.

제2조(관장)

이 법에 따른 건강보험사업은 **보건복지부장관**이 맡아 주관한다.

제3조(정의) 16전남

이 법에서 사용하는 용어의 뜻은 다음과 같다.

1. "**근로자**"란 직업의 종류와 관계없이 **근로의 대가로 보수를 받아 생활하는 사람**(법인의 이사와 그 밖의 임원을 포함한다)으로서 **공무원 및 교직원을 제외**한 사람을 말한다.
2. "**사용자**"란 다음 각 목의 어느 하나에 해당하는 자를 말한다.
   가. 근로자가 소속되어 있는 사업장의 **사업주**
   나. 공무원이 소속되어 있는 기관의 장으로서 **대통령령**으로 정하는 사람
   다. 교직원이 소속되어 있는 **사립학교**(「**사립학교교직원 연금법**」 제3조에 규정된 사립학교를 말한다. 이하 이 조에서 같다)를 설립 · 운영하는 자
3. "사업장"이란 사업소나 사무소를 말한다.
4. "공무원"이란 국가나 지방자치단체에서 상시 공무에 종사하는 사람을 말한다.
5. "**교직원**"이란 **사립학교**나 사립학교의 경영기관에서 근무하는 **교원과 직원**을 말한다.

제3조의2(국민건강보험종합계획의 수립 등) 17대전, 19전남

① **보건복지부장관**은 이 법에 따른 건강보험(이하 "건강보험"이라 한다)의 건전한 운영을 위하여 제4조에 따른 건강보험정책심의위원회(이하 이 조에서 "건강보험정책심의위원회"라 한다)의 심의를 거쳐 **5년마다** 국민건강보험종합계획(이하 "종합계획"이라 한다)을 수립하여야 한다. **수립된 종합계획을 변경할 때도 또한 같다.** 19전남

② **종합계획에는 다음 각 호의 사항이 포함되어야 한다.** 17대전

1. 건강보험정책의 기본목표 및 추진방향
2. **건강보험 보장성 강화의 추진계획 및 추진방법**
3. 건강보험의 중장기 재정 전망 및 운영
4. **보험료 부과체계에 관한 사항**

5. 요양급여비용에 관한 사항
6. **건강증진 사업**에 관한 사항
7. 취약계층 지원에 관한 사항
8. **건강보험에 관한 통계 및 정보의 관리**에 관한 사항
9. 그 밖에 건강보험의 개선을 위하여 필요한 사항으로 **대통령령**으로 정하는 사항

시행령 제2조의3(종합계획에 포함될 사항)

법 제3조의2제2항제9호에서 "대통령령으로 정하는 사항"이란 다음 각 호의 사항을 말한다.

1. 건강보험의 제도적 기반 조성에 관한 사항
2. 건강보험과 관련된 국제협력에 관한 사항
3. 그 밖에 건강보험의 개선을 위하여 보건복지부장관이 특히 필요하다고 인정하는 사항

③ **보건복지부장관**은 종합계획에 따라 **매년 연도별 시행계획**(이하 "시행계획"이라 한다)을 **건강보험정책심의위원회의 심의를 거쳐 수립 · 시행**하여야 한다. 19전남

④ 보건복지부장관은 **매년 시행계획에 따른 추진실적을 평가**하여야 한다. 19전남

⑤ 보건복지부장관은 다음 각 호의 사유가 발생한 경우 관련 사항에 대한 **보고서를 작성**하여 **지체 없이 국회 소관 상임위원회에 보고**하여야 한다.

1. 제1항에 따른 종합계획의 수립 및 변경
2. 제3항에 따른 시행계획의 수립
3. 제4항에 따른 시행계획에 따른 추진실적의 평가

⑥ 보건복지부장관은 종합계획의 수립, 시행계획의 수립 · 시행 및 시행계획에 따른 추진실적의 평가를 위하여 필요하다고 인정하는 경우 관계 기관의 장에게 자료의 제출을 요구할 수 있다. 이 경우 자료의 제출을 요구받은 자는 특별한 사유가 없으면 이에 따라야 한다.

⑦ 그 밖에 제1항에 따른 종합계획의 수립 및 변경, 제3항에 따른 시행계획의 수립 · 시행 및 제4항에 따른 시행계획에 따른 추진실적의 평가 등에 필요한 사항은 **대통령령**으로 정한다.

시행령 제2조의2(국민건강보험종합계획의 수립 등)

① 보건복지부장관은 법 제3조의2제1항 전단에 따른 국민건강보험종합계획(이하 "종합계획"이라 한다) 및 같은 조 제3항에 따른 연도별 시행계획(이하 "시행계획"이라 한다)을 수립하는 경우에는 다음 각 호의 구분에 따른 시기까지 수립하여야 한다.

1. 종합계획: 시행 연도 전년도의 9월 30일까지
2. 시행계획: 시행 연도 전년도의 12월 31일까지

② 보건복지부장관은 종합계획 및 시행계획을 수립하거나 변경한 경우에는 다음 각 호의 구분에 따른 방법으로 공표하여야 한다.

1. 종합계획: 관보에 고시
2. 시행계획: 보건복지부 인터넷 홈페이지에 게시

③ 보건복지부장관은 종합계획 및 시행계획을 수립하거나 변경한 경우에는 관계 중앙행정기관의 장, 공단의 이사장 및 법 제62조에 따른 건강보험심사평가원(이하 "심사평가원"이라 한다)의 원장에게 그 내용을 알려야 한다.

④ 보건복지부장관은 법 제3조의2제4항에 따라 시행계획에 따른 추진실적을 평가한 경우에는 그 평가 결과를 다음에 수립하는 종합계획 및 시행계획에 각각 반영하여야 한다.

⑤ 제1항부터 제4항까지에서 규정한 사항 외에 종합계획 또는 시행계획의 수립 · 시행 · 평가 등에 필요한 세부사항은 보건복지부장관이 정하여 고시한다.

제4조(건강보험정책심의위원회) 14서울, 16충북, 17대구 · 충남, 18경북, 19부산, 20대전 · 대구

① **건강보험정책에 관한 다음 각 호의 사항을 심의 · 의결**하기 위하여 **보건복지부장관** 소속으로 **건강보험정책심의위원회**(이하 "심의위원회"라 한다)를 둔다. 20대전 · 대구

1. 제3조의2제1항 및 제3항에 따른 **종합계획 및 시행계획에 관한 사항**(심의에 한정한다)
2. 제41조제3항에 따른 **요양급여의 기준**
3. 제45조제3항 및 제46조에 따른 **요양급여비용**에 관한 사항
4. 제73조제1항에 따른 **직장가입자의 보험료율**
5. 제73조제3항에 따른 **지역가입자의 보험료부과점수당 금액**
6. 그 밖에 건강보험에 관한 주요 사항으로서 **대통령령**으로 정하는 사항

시행령 제3조(심의위원회의 심의 · 의결사항) 16충북, 20대구

법 제4조제1항제6호에서 "대통령령으로 정하는 사항"이란 다음 각 호의 사항을 말한다.

1. 제21조제2항에 따른 요양급여 각 항목에 대한 상대가치점수
2. 제22조에 따른 약제 · 치료재료별 요양급여비용의 상한
3. 그 밖에 제23조에 따른 부가급여에 관한 사항 등 법 제5조제1항에 따른 건강보험에 관한 주요사항으로서 법 제4조에 따른 건강보험정책심의위원회(이하 "심의위원회"라 한다)의 위원장이 회의에 부치는 사항

② 심의위원회는 **위원장 1명과 부위원장 1명을 포함하여 25명의 위원으로 구성**한다. 17충남, 20대전

③ 심의위원회의 **위원장은 보건복지부차관**이 되고, **부위원장**은 제4항제4호의 **위원 중에서 위원장이 지명하는 사람**이 된다. 17충남 18경북, 19부산, 20대전

④ 심의위원회의 **위원**은 다음 각 호에 해당하는 사람을 **보건복지부장관이 임명** 또는 위촉한다. 17충남, 20대전

1. **근로자단체 및 사용자단체가 추천하는 각 2명**
2. 시민단체(「비영리민간단체지원법」 제2조에 따른 비영리민간단체를 말한다. 이하 같다), 소비자단체, 농어업인단체 및 자영업자단체가 추천하는 각 1명
3. **의료계를 대표하는 단체 및 약업계를 대표하는 단체가 추천하는 8명** 22경북
4. 다음 각 목에 해당하는 8명
   가. **대통령령**으로 정하는(기획재정부와 보건복지부 소속의 3급 공무원 또는 고위공무원단에 속하는 일반직공무원 중에서 그 소속 기관의 장이 1명씩 지명하는 사람)

중앙행정기관 소속 공무원 2명

나. 국민건강보험공단의 이사장 및 건강보험심사평가원의 원장이 추천하는 각 1명

다. 건강보험에 관한 학식과 경험이 풍부한 4명

⑤ 심의위원회 위원(제4항제4호가목에 따른 위원은 제외한다)의 **임기는 3년**으로 한다. 다만, 위원의 사임 등으로 **새로 위촉된 위원의 임기**는 **전임위원 임기의 남은 기간**으로 한다. 17충남

⑥ 심의위원회의 운영 등에 필요한 사항은 **대통령령**으로 정한다.

제2장 | 가입자

제5조(적용 대상 등) 16광주, 17광주, 17경북, 18충북, 19충남, 21대구

① **국내에 거주하는 국민**은 건강보험의 가입자(이하 "**가입자**"라 한다) 또는 **피부양자**가 된다. 다만, **다음** 각 호의 어느 하나에 해당하는 **사람은 제외**한다. 17경북, 21대구

1. **「의료급여법」에 따라 의료급여를 받는 사람**(이하 "**수급권자**"라 한다)
2. **「독립유공자예우에 관한 법률」 및 「국가유공자 등 예우 및 지원에 관한 법률」에 따라 의료보호를 받는 사람**(이하 "유공자등 의료보호대상자"라 한다). 다만, 다음 각 목의 어느 하나에 해당하는 사람은 가입자 또는 피부양자가 된다.
   가. 유공자등 의료보호대상자 중 건강보험의 적용을 보험자에게 신청한 사람
   나. 건강보험을 적용받고 있던 사람이 유공자등 의료보호대상자로 되었으나 건강보험의 적용배제신청을 보험자에게 하지 아니한 사람

② 제1항의 **피부양자**는 다음 각 호의 어느 하나에 해당하는 사람 중 **직장가입자에게 주로 생계를 의존하는 사람으로서 소득 및 재산이 보건복지부령으로 정하는 기준 이하에 해당하는 사람**을 말한다. 16광주, 17광주, 18충북, 19충남, 21대구

1. **직장가입자의 배우자**(동거유무 상관 없이 부양 인정)
2. **직장가입자의 직계존속**(배우자의 직계존속을 포함한다)
3. **직장가입자의 직계비속**(배우자의 직계비속을 포함한다)과 **그 배우자**
4. **직장가입자의 형제 · 자매**

③ 제2항에 따른 피부양자 자격의 인정 기준, 취득 · 상실시기 및 그 밖에 필요한 사항은 **보건복지부령**으로 정한다.

시행규칙 제2조(피부양자 자격의 인정기준 등)

① 「국민건강보험법」(이하 "법"이라 한다) 제5조제2항에 따른 피부양자 자격의 인정기준은 다음 각 호의 요건을 모두 충족하는 것으로 한다.

1. 별표 1에 따른 부양요건에 해당할 것
2. 별표 1의2에 따른 소득 및 재산요건에 해당할 것

② 피부양자는 다음 각 호의 어느 하나에 해당하는 날에 그 자격을 취득한다.

1. 신생아의 경우: 출생한 날
2. 직장가입자의 자격 취득일 또는 가입자의 자격 변동일부터 90일 이내에 피부양자의 자격취득 신고를 한 경우: 직장가입자의 자격 취득일 또는 해당 가입자의 자격 변동일
3. 직장가입자의 자격 취득일 또는 가입자의 자격 변동일부터 90일을 넘겨 피부양자 자격취득 신고를 한 경우: 법 제13조에 따른 국민건강보험공단(이하 "공단"이라 한다)에 별지 제1호서식의 피부양자 자격(취득 · 상실) 신고서를 제출한 날. 다만, 천재지변, 질병 · 사고 등 공단이 정하는 본인의 책임이 없는 부득이한 사유로 90일을 넘겨 피부양자 자격취득 신고를 한 경우에는 직장가입자의 자격 취득일 또는 가입자의 자격 변동일로 한다.

③ **피부양자는 다음 각 호의 어느 하나에 해당하게 된 날에 그 자격을 상실한다.**

1. **사망한 날의 다음 날**
2. **대한민국의 국적을 잃은 날의 다음 날**
3. **국내에 거주하지 아니하게 된 날의 다음 날**
4. **직장가입자가 자격을 상실한 날**
5. 법 제5조제1항제1호에 따른 **수급권자가 된 날**
6. 법 제5조제1항제2호에 따른 **유공자등 의료보호대상자인 피부양자가 공단에 건강보험의 적용배제 신청을 한 날의 다음 날**
7. **직장가입자 또는 다른 직장가입자의 피부양자 자격을 취득한 경우에는 그 자격을 취득한 날**
8. **피부양자 자격을 취득한 사람이 본인의 신고에 따라 피부양자 자격 상실 신고를 한 경우**에는 **신고한 날의 다음 날**
9. 제1항에 따른 요건을 충족하지 아니하는 경우에는 공단이 그 요건을 충족하지 아니한다고 확인한 날의 다음 날

④ 직장가입자가 피부양자 자격 취득 또는 상실 신고를 하거나 피부양자가 제3항제8호에 따른 자격상실 신고를 하려면 별지 제1호서식의 피부양자 자격(취득 · 상실) 신고서에 다음 각 호의 서류(자격취득 신고의 경우만 해당한다)를 첨부하여 공단에 제출하여야 한다. 다만, 공단이 법 제96조에 따라 국가 등으로부터 제공받은 자료로 피부양자 자격 취득 또는 상실 대상자를 확인할 수 있는 경우에는 신고서를 제출하지 아니한다.

1. 가족관계등록부의 증명서 1부(주민등록표 등본으로 제1항 각 호의 요건 충족 여부를 확인할 수 없는 경우만 해당한다)
2. 「장애인복지법」 제32조에 따라 등록된 장애인, 「국가유공자 등 예우 및 지원에 관한 법률」 제4조 · 제73조 및 제74조에 따른 국가유공자 등(법률 제11041호로 개정되기 전의 「국가유공자 등 예우 및 지원에 관한 법률」 제73조의2에 따른 국가유공자 등을 포함한다)으로서 같은 법 제6조의4에 따른 상이등급 판정을 받은 사람과 「보훈보상대상자 지원에 관한 법률」 제2조에 따른 보훈보상대상자로서 같은 법 제6조에 따른 상이등급 판정을 받은 사람임을 증명할 수 있는 서류 1부(장애인, 국가유공자 등 또는 보훈보상대상자의 경우만 해당한다)
3. 폐업 사실을 입증할 수 있는 서류, 「도시 및 주거환경정비법」에 따른 주택재건축사업의 사업자등록증 사본 등 별표 1의2 제1호다목에 해당하는 사실을 확인하기 위하여 공단이 요구하는 서류(피부양자가 별표 1의2 제1호다목에 따른 인정을 받으려는 경우만 해당한다)

⑤ 삭제

제6조(가입자의 종류) 18울산, 19충북, 20인천

① 가입자는 **직장가입자와 지역가입자로 구분**한다.

② **모든 사업장의 근로자 및 사용자와 공무원 및 교직원은 직장가입자가 된다**. 다만, 다음 각 호의 어느 하나에 해당하는 사람은 제외한다. 18울산, 19충북, 20인천

1. **고용 기간이 1개월 미만인 일용근로자**
2. 「병역법」에 따른 **현역병**(지원에 의하지 아니하고 임용된 하사를 포함한다), **전환복무된 사람 및 군간부후보생**
3. **선거에 당선되어 취임하는 공무원으로서 매월 보수 또는 보수에 준하는 급료를 받지 아니하는 사람**
4. 그 밖에 사업장의 특성, 고용 형태 및 사업의 종류 등을 고려하여 **대통령령**으로 정하는 사업장의 근로자 및 사용자와 공무원 및 교직원

시행령 제9조(직장가입자에서 제외되는 사람) 18울산, 19충북, 20인천

법 제6조제2항제4호에서 "대통령령으로 정하는 사업장의 근로자 및 사용자와 공무원 및 교직원"이란 다음 각 호의 어느 하나에 해당하는 사람을 말한다.

1. 비상근 근로자 또는 1개월 동안의 소정(所定)근로시간이 **60시간 미만인 단시간근로자**
2. 비상근 교직원 또는 1개월 동안의 소정근로시간이 **60시간 미만인 시간제공무원 및 교직원**
3. 소재지가 일정하지 아니한 사업장의 근로자 및 사용자
4. **근로자가 없거나 제1호에 해당하는 근로자만을 고용하고 있는 사업장의 사업주**

③ **지역가입자는 직장가입자와 그 피부양자를 제외한 가입자**를 말한다.

④ 삭제

제7조(사업장의 신고) 18광주

사업장의 사용자는 다음 각 호의 어느 하나에 해당하게 되면 그 때부터 **14일 이내**에 보건복지부령으로 정하는 바에 따라 보험자에게 신고하여야 한다. (위반 시 500만원 이하의 과태료를 부과) 제1호에 해당되어 보험자에게 신고한 내용이 변경된 경우에도 또한 같다.

1. 제6조제2항에 따라 직장가입자가 되는 근로자 · 공무원 및 교직원을 사용하는 사업장(이하 "적용대상사업장"이라 한다)이 된 경우
2. 휴업 · 폐업 등 보건복지부령으로 정하는 사유가 발생한 경우

제8조(자격의 취득 시기 등) 18광주, 20전남, 22전북

① 가입자는 **국내에 거주하게 된 날**에 직장가입자 또는 지역가입자의 자격을 얻는다. 다만, 다음 각 호의 어느 하나에 해당하는 사람은 그 해당되는 날에 각각 자격을 얻는다.

1. **수급권자이었던 사람은 그 대상자에서 제외된 날**
2. **직장가입자의 피부양자이었던 사람은 그 자격을 잃은 날**
3. **유공자등 의료보호대상자이었던 사람은 그 대상자에서 제외된 날**

4. 제5조제1항제2호가목에 따라 **보험자에게 건강보험의 적용을 신청한 유공자등 의료보호 대상자는 그 신청한 날**

② 제1항에 따라 자격을 얻은 경우 그 **직장가입자의 사용자** 및 **지역가입자의 세대주**는 그 명세를 보건복지부령으로 정하는 바에 따라 자격을 취득한 날부터 **14일 이내**에 보험자에게 신고하여야 한다.

제9조(자격의 변동 시기 등) 18충남 · 전북, 20전남, 21전남, 22경기 · 광주

① 가입자는 다음 각 호의 어느 하나에 해당하게 된 날에 그 자격이 변동된다. 18전북

1. **지역가입자가 적용대상사업장의 사용자로 되거나, 근로자 · 공무원 또는 교직원(이하 "근로자등"이라 한다)으로 사용된 날**
2. **직장가입자가 다른 적용대상사업장의 사용자로 되거나 근로자등으로 사용된 날** 22광주
3. **직장가입자인 근로자등이 그 사용관계가 끝난 날의 다음 날**
4. **적용대상사업장에 제7조제2호(휴업 · 폐업 등 보건복지부령으로 정하는 사유가 발생한 경우)에 따른 사유가 발생한 날의 다음 날**
5. 지역가입자가 다른 세대로 전입한 날

② 제1항에 따라 자격이 변동된 경우 **직장가입자의 사용자와 지역가입자의 세대주**는 다음 각 호의 구분에 따라 그 명세를 보건복지부령으로 정하는 바에 따라 자격이 변동된 날부터 **14일 이내에 보험자에게 신고**하여야 한다. 18충남

1. 제1항제1호 및 제2호에 따라 자격이 변동된 경우: **직장가입자의 사용자**
2. 제1항제3호부터 제5호까지의 규정에 따라 자격이 변동된 경우: 지역가입자의 세대주

③ 법무부장관 및 국방부장관은 직장가입자나 지역가입자가 제54조 제3호(현역병(지원에 의하지 아니하고 임용된 하사를 포함한다), 전환복무된 사람 및 군간부후보생) 또는 제4호(교도소, 그 밖에 이에 준하는 시설에 수용되어 있는 경우)에 해당하면 보건복지부령으로 정하는 바에 따라 그 사유에 해당된 날부터 **1개월 이내**에 보험자에게 알려야 한다.

제9조의2(자격 취득 · 변동 사항의 고지)

공단은 제96조제1항에 따라 제공받은 자료를 통하여 가입자 자격의 취득 또는 변동 여부를 확인하는 경우에는 자격 취득 또는 변동 후 최초로 제79조에 따른 납부의무자에게 보험료 납입 고지를 할 때 보건복지부령으로 정하는 바에 따라 자격 취득 또는 변동에 관한 사항을 알려야 한다.

제10조(자격의 상실 시기 등) 16부산 · 전북, 18서울, 19서울 · 충북 · 대구 · 전남, 20대전 · 경북 · 광주, 21전북, 22경기 · 전남

① 가입자는 다음 각 호의 어느 하나에 **해당하게 된 날에 그 자격을 잃는다.**

1. **사망한 날의 다음 날**
2. **국적을 잃은 날의 다음 날**

3. **국내에 거주하지 아니하게 된 날의 다음 날**
4. **직장가입자의 피부양자가 된 날**
5. **수급권자가 된 날**
6. **건강보험을 적용받고 있던 사람이 유공자등 의료보호대상자가 되어 건강보험의 적용배제 신청을 한 날**

② 제1항에 따라 **자격을 잃은 경우** 직장가입자의 사용자와 지역가입자의 세대주는 그 명세를 보건복지부령으로 정하는 바에 따라 **자격을 잃은 날부터 14일 이내**에 **보험자에게 신고하여야 한다.**

제11조(자격취득 등의 확인)

① 가입자 자격의 취득·변동 및 상실은 제8조부터 제10조까지의 규정에 따른 자격의 취득·변동 및 상실의 시기로 소급하여 효력을 발생한다. 이 경우 보험자는 그 사실을 확인할 수 있다.

② 가입자나 가입자이었던 사람 또는 피부양자나 피부양자이었던 사람은 제1항에 따른 확인을 청구할 수 있다.

제12조(건강보험증)

① **국민건강보험공단은 가입자 또는 피부양자가 신청하는 경우 건강보험증을 발급하여야 한다.**

② 가입자 또는 피부양자가 요양급여를 받을 때에는 제1항의 건강보험증을 제42조제1항에 따른 요양기관(이하 "요양기관"이라 한다)에 제출하여야 한다. 다만, 천재지변이나 그 밖의 부득이한 사유가 있으면 그러하지 아니하다.

③ 가입자 또는 피부양자는 제2항 본문에도 불구하고 주민등록증, 운전면허증, 여권, 그 밖에 보건복지부령으로 정하는 본인 여부를 확인할 수 있는 신분증명서(이하 "신분증명서"라 한다)로 요양기관이 그 자격을 확인할 수 있으면 건강보험증을 제출하지 아니할 수 있다.

④ 가입자·피부양자는 제10조제1항에 따라 자격을 잃은 후 자격을 증명하던 서류를 사용하여 보험급여를 받아서는 아니 된다.

⑤ 누구든지 건강보험증이나 신분증명서를 다른 사람에게 양도(讓渡)하거나 대여하여 보험급여를 받게 하여서는 아니 된다.

⑥ 누구든지 건강보험증이나 신분증명서를 양도 또는 대여를 받거나 그 밖에 이를 부정하게 사용하여 보험급여를 받아서는 아니 된다.

⑦ 제1항에 따른 건강보험증의 신청 절차와 방법, 서식과 그 교부 및 사용 등에 필요한 사항은 보건복지부령으로 정한다.

제3장 | 국민건강보험공단

제13조(보험자)

건강보험의 보험자는 **국민건강보험공단**(이하 "공단"이라 한다)으로 한다.

제14조(업무 등) 13서울, 14서울 · 충북, 15충북 · 대구 · 부산 · 전북 · 광주, 17부산 · 전남, 19인천 · 충남 · 전북, 20광주 · 부산, 21전남, 22전북

① **공단**은 다음 각 호의 **업무**를 관장한다.

1. **가입자 및 피부양자의 자격 관리**
2. **보험료와 그 밖에 이 법에 따른 징수금의 부과 · 징수**
3. **보험급여의 관리**
4. **가입자 및 피부양자의 질병의 조기발견** · 예방 및 건강관리를 위하여 요양급여 실시 현황과 건강검진 결과 등을 활용하여 실시하는 **예방사업**으로서 **대통령령**으로 정하는 사업

> **시행령 제9조의2(공단의 업무)**
>
> 법 제14조제1항제4호에서 "대통령령으로 정하는 사업"이란 다음 각 호의 사업을 말한다.
>
> 1. 가입자 및 피부양자의 건강관리를 위한 전자적 건강정보시스템의 구축 · 운영
> 2. 생애주기별 · 사업장별 · 직능별 건강관리 프로그램 또는 서비스의 개발 및 제공
> 3. 연령별 · 성별 · 직업별 주요 질환에 대한 정보 수집, 분석 · 연구 및 관리방안 제공
> 4. 고혈압 · 당뇨 등 주요 만성질환에 대한 정보 제공 및 건강관리 지원
> 5. 「지역보건법」 제2조제1호에 따른 지역보건의료기관과의 연계 · 협력을 통한 지역별 건강관리 사업 지원
> 6. 그 밖에 제1호부터 제5호까지에 준하는 사업으로서 가입자 및 피부양자의 건강관리를 위하여 보건복지부장관이 특히 필요하다고 인정하는 사업

5. **보험급여 비용의 지급**
6. **자산의 관리 · 운영 및 증식사업**
7. **의료시설의 운영**
8. 건강보험에 관한 교육훈련 및 홍보
9. **건강보험에 관한 조사연구** 및 국제협력
10. 이 법에서 공단의 업무로 정하고 있는 사항
11. 「국민연금법」, 「고용보험 및 산업재해보상보험의 보험료징수 등에 관한 법률」, 「임금채권보장법」 및 「석면피해구제법」(이하 "징수위탁근거법"이라 한다)에 따라 위탁받은 업무
12. 그 밖에 이 법 또는 다른 법령에 따라 위탁받은 업무
13. 그 밖에 건강보험과 관련하여 보건복지부장관이 필요하다고 인정한 업무

② 제1항제6호에 따른 **자산의 관리 · 운영 및 증식사업**은 **안정성과 수익성**을 고려하여 다음 각

호의 방법에 따라야 한다.

1. 체신관서 또는 「은행법」에 따른 은행에의 예입 또는 신탁
2. 국가 · 지방자치단체 또는 「은행법」에 따른 은행이 직접 발행하거나 채무이행을 보증하는 유가증권의 매입
3. 특별법에 따라 설립된 법인이 발행하는 유가증권의 매입
4. 「자본시장과 금융투자업에 관한 법률」에 따른 신탁업자가 발행하거나 같은 법에 따른 집합투자업자가 발행하는 수익증권의 매입
5. 공단의 업무에 사용되는 부동산의 취득 및 일부 임대
6. 그 밖에 공단 자산의 증식을 위하여 대통령령으로 정하는 사업

③ 공단은 특정인을 위하여 업무를 제공하거나 공단 시설을 이용하게 할 경우 공단의 정관으로 정하는 바에 따라 그 업무의 제공 또는 시설의 이용에 대한 수수료와 사용료를 징수할 수 있다.

④ 공단은 「공공기관의 정보공개에 관한 법률」에 따라 건강보험과 관련하여 보유 · 관리하고 있는 정보를 공개한다.

제15조(법인격 등)

① 공단은 법인으로 한다.

② 공단은 주된 사무소의 소재지에서 설립등기를 함으로써 성립한다.

제16조(사무소)

① 공단의 주된 사무소의 소재지는 정관으로 정한다.

② 공단은 필요하면 정관으로 정하는 바에 따라 분사무소를 둘 수 있다.

제17조(정관)

① 공단의 정관에는 다음 각 호의 사항을 적어야 한다.

1. 목적
2. 명칭
3. 사무소의 소재지
4. 임직원에 관한 사항
5. 이사회의 운영
6. 재정운영위원회에 관한 사항
7. 보험료 및 보험급여에 관한 사항
8. 예산 및 결산에 관한 사항
9. 자산 및 회계에 관한 사항
10. 업무와 그 집행

11. 정관의 변경에 관한 사항
12. 공고에 관한 사항

② 공단은 정관을 변경하려면 **보건복지부장관의 인가**를 받아야 한다.

제18조(등기)

공단의 설립등기에는 다음 각 호의 사항을 포함하여야 한다.

1. 목적
2. 명칭
3. 주된 사무소 및 분사무소의 소재지
4. 이사장의 성명 · 주소 및 주민등록번호

제19조(해산)

공단의 **해산**에 관하여는 **법률**로 정한다.

제20조(임원)

① 공단은 임원으로서 **이사장 1명, 이사 14명 및 감사 1명**을 둔다. 이 경우 이사장, 이사 중 5명 및 감사는 상임으로 한다.

② **이사장**은 「공공기관의 운영에 관한 법률」 제29조에 따른 임원추천위원회(이하 "임원추천위원회"라 한다)가 복수로 추천한 사람 중에서 **보건복지부장관의 제청으로 대통령이 임명**한다.

③ **상임이사**는 보건복지부령으로 정하는 추천 절차를 거쳐 **이사장이 임명**한다.

④ **비상임이사**는 다음 각 호의 사람을 **보건복지부장관이 임명**한다.

1. **노동조합 · 사용자단체 · 시민단체 · 소비자단체 · 농어업인단체 및 노인단체가 추천하는 각 1명**
2. 대통령령으로 정하는 바에 따라 추천하는 관계 공무원 3명

⑤ **감사**는 임원추천위원회가 복수로 추천한 사람 중에서 **기획재정부장관의 제청으로 대통령이 임명**한다.

⑥ 제4항에 따른 비상임이사는 정관으로 정하는 바에 따라 실비변상(實費辨償)을 받을 수 있다.

⑦ **이사장의 임기는 3년, 이사(공무원인 이사는 제외한다)와 감사의 임기는 각각 2년**으로 한다.

제21조(징수이사)

① 상임이사 중 제14조제1항제2호 및 제11호의 업무를 담당하는 이사(이하 "징수이사"라 한다)는 경영, 경제 및 사회보험에 관한 학식과 경험이 풍부한 사람으로서 보건복지부령으로 정하는 자격을 갖춘 사람 중에서 선임한다.

② 징수이사 후보를 추천하기 위하여 공단에 이사를 위원으로 하는 징수이사추천위원회(이하 "추천위원회"라 한다)를 둔다. 이 경우 추천위원회의 위원장은 이사장이 지명하는 이사로 한다.

③ 추천위원회는 주요 일간신문에 징수이사 후보의 모집 공고를 하여야 하며, 이와 별도로 적임자로 판단되는 징수이사 후보를 조사하거나 전문단체에 조사를 의뢰할 수 있다.

④ 추천위원회는 제3항에 따라 모집한 사람을 보건복지부령으로 정하는 징수이사 후보 심사기준에 따라 심사하여야 하며, 징수이사 후보로 추천될 사람과 계약 조건에 관하여 협의하여야 한다.

⑤ 이사장은 제4항에 따른 심사와 협의 결과에 따라 징수이사 후보와 계약을 체결하여야 하며, 이 경우 제20조제3항에 따른 상임이사의 임명으로 본다.

⑥ 제4항에 따른 계약 조건에 관한 협의, 제5항에 따른 계약 체결 등에 필요한 사항은 보건복지부령으로 정한다.

제22조(임원의 직무)

① 이사장은 공단을 대표하고 업무를 총괄하며, 임기 중 공단의 경영성과에 대하여 책임을 진다.

② 상임이사는 이사장의 명을 받아 공단의 업무를 집행한다.

③ 이사장이 부득이한 사유로 그 직무를 수행할 수 없을 때에는 정관으로 정하는 바에 따라 상임이사 중 1명이 그 직무를 대행하고, 상임이사가 없거나 그 직무를 대행할 수 없을 때에는 정관으로 정하는 임원이 그 직무를 대행한다.

④ 감사는 공단의 업무, 회계 및 재산 상황을 감사한다.

제23조(임원 결격사유)

다음 각 호의 어느 하나에 해당하는 사람은 공단의 임원이 될 수 없다.

1. **대한민국 국민이 아닌 사람**
2. 「공공기관의 운영에 관한 법률」 제34조제1항 각 호의 어느 하나에 해당하는 사람

「공공기관의 운영에 관한 법률」 제34조(결격사유)

① 다음 각 호의 어느 하나에 해당하는 사람은 공기업 · 준정부기관의 임원이 될 수 없다.

1. 「국가공무원법」 제33조**(결격사유) 각 호의 어느 하나에 해당하는 사람**

「국가공무원법」 제33조(결격사유)

다음 각 호의 어느 하나에 해당하는 자는 공무원으로 임용될 수 없다.

1. 피성년후견인
2. 파산선고를 받고 복권되지 아니한 자
3. 금고 이상의 실형을 선고받고 그 집행이 종료되거나 집행을 받지 아니하기로 확정된 후 5년이 지나지 아니한 자
4. 금고 이상의 형을 선고받고 그 집행유예 기간이 끝난 날부터 2년이 지나지 아니한 자
5. 금고 이상의 형의 선고유예를 받은 경우에 그 선고유예 기간 중에 있는 자
6. 법원의 판결 또는 다른 법률에 따라 자격이 상실되거나 정지된 자

6의2. 공무원으로 재직기간 중 직무와 관련하여 「형법」 제355조 및 제356조에 규정된 죄를

범한 자로서 300만원 이상의 벌금형을 선고받고 그 형이 확정된 후 2년이 지나지 아니한 자
6의3. 「성폭력범죄의 처벌 등에 관한 특례법」 제2조에 규정된 죄를 범한 사람으로서 100만원 이상의 벌금형을 선고받고 그 형이 확정된 후 3년이 지나지 아니한 사람
6의4. 미성년자에 대한 다음 각 목의 어느 하나에 해당하는 죄를 저질러 파면·해임되거나 형 또는 치료감호를 선고받아 그 형 또는 치료감호가 확정된 사람(집행유예를 선고받은 후 그 집행유예기간이 경과한 사람을 포함한다)
가. 「성폭력범죄의 처벌 등에 관한 특례법」 제2조에 따른 성폭력범죄
나. 「아동·청소년의 성보호에 관한 법률」 제2조제2호에 따른 아동·청소년대상 성범죄
7. 징계로 파면처분을 받은 때부터 5년이 지나지 아니한 자
8. 징계로 해임처분을 받은 때부터 3년이 지나지 아니한 자

2. 「공공기관의 운영에 관한 법률」에 따라 **해임된 날부터 3년이 지나지 아니한 사람**
② 임원이 다음 각 호의 어느 하나에 해당하는 경우에는 당연히 퇴직한다.
1. 「국가공무원법」 제69조제1호에 해당하게 되는 경우
2. 임명 당시 제1항 각 호의 어느 하나에 해당하는 사람이었음이 밝혀진 경우
③ 제2항의 규정에 따라 퇴직한 임원이 퇴직 전에 관여한 행위는 그 효력을 잃지 아니한다.

제24조(임원의 당연퇴임 및 해임)

① 임원이 제23조 각 호의 어느 하나에 해당하게 되거나 임명 당시 그에 해당하는 사람으로 확인되면 그 임원은 당연퇴임한다.
② 임명권자는 임원이 다음 각 호의 어느 하나에 해당하면 그 임원을 해임할 수 있다.
1. 신체장애나 정신장애로 직무를 수행할 수 없다고 인정되는 경우
2. 직무상 의무를 위반한 경우
3. 고의나 중대한 과실로 공단에 손실이 생기게 한 경우
4. 직무 여부와 관계없이 품위를 손상하는 행위를 한 경우
5. 이 법에 따른 보건복지부장관의 명령을 위반한 경우

제25조(임원의 겸직 금지 등)

① 공단의 상임임원과 직원은 그 직무 외에 영리를 목적으로 하는 사업에 종사하지 못한다.
② 공단의 상임임원이 임명권자 또는 제청권자의 허가를 받거나 공단의 직원이 이사장의 허가를 받은 경우에는 비영리 목적의 업무를 겸할 수 있다.

제26조(이사회)

① 공단의 주요 사항(「공공기관의 운영에 관한 법률」 제17조제1항 각 호의 사항을 말한다)을 심의·의결하기 위하여 공단에 이사회를 둔다.
② **이사회는 이사장과 이사로 구성**한다.
③ 감사는 이사회에 출석하여 발언할 수 있다.

④ 이사회의 의결 사항 및 운영 등에 필요한 사항은 **대통령령**으로 정한다.

제27조(직원의 임면)

이사장은 정관으로 정하는 바에 따라 직원을 임면(任免)한다.

제28조(벌칙 적용 시 공무원 의제)

공단의 임직원은「형법」 제129조부터 제132조까지의 규정을 적용할 때 **공무원으로 본다.**

제29조(규정 등)

공단의 조직 · 인사 · 보수 및 회계에 관한 규정은 **이사회의 의결을 거쳐 보건복지부장관의 승인을 받아 정한다.**

제30조(대리인의 선임)

이사장은 공단 업무에 관한 모든 재판상의 행위 또는 재판 외의 행위를 대행하게 하기 위하여 공단의 이사 또는 직원 중에서 대리인을 선임할 수 있다.

제31조(대표권의 제한)

① 이사장은 공단의 이익과 자기의 이익이 상반되는 사항에 대하여는 공단을 대표하지 못한다. 이 경우 감사가 공단을 대표한다.

② 공단과 이사장 사이의 소송은 제1항을 준용한다.

제32조(이사장 권한의 위임)

이 법에 규정된 이사장의 권한 중 급여의 제한, 보험료의 납입고지 등 대통령령으로 정하는 사항은 정관으로 정하는 바에 따라 분사무소의 장에게 위임할 수 있다.

제33조(재정운영위원회)

① 제45조제1항에 따른 요양급여비용의 계약 및 제84조에 따른 결손처분 등 보험재정에 관련된 사항을 심의 · 의결하기 위하여 공단에 재정운영위원회를 둔다.

② 재정운영위원회의 위원장은 제34조제1항제3호에 따른 위원 중에서 호선(互選)한다.

제34조(재정운영위원회의 구성 등)

① 재정운영위원회는 다음 각 호의 위원으로 구성한다.

1. 직장가입자를 대표하는 위원 **10명**
2. 지역가입자를 대표하는 위원 **10명**
3. 공익을 대표하는 위원 **10명**

② 제1항에 따른 위원은 다음 각 호의 사람을 보건복지부장관이 임명하거나 위촉한다.

1. 제1항제1호의 위원은 노동조합과 사용자단체에서 추천하는 각 5명
2. 제1항제2호의 위원은 대통령령으로 정하는 바에 따라 농어업인 단체 · 도시자영업자단체 및 시민단체에서 추천하는 사람
3. 제1항제3호의 위원은 대통령령으로 정하는 관계 공무원 및 건강보험에 관한 학식과 경험이 풍부한 사람

③ 재정운영위원회 위원(공무원인 위원은 제외한다)의 임기는 2년으로 한다. 다만, 위원의 사임 등으로 새로 위촉된 위원의 임기는 전임위원 임기의 남은 기간으로 한다.

④ 재정운영위원회의 운영 등에 필요한 사항은 대통령령으로 정한다.

제35조(회계)

① 공단의 **회계연도는 정부의 회계연도에 따른다**.

② 공단은 **직장가입자와 지역가입자의 재정을 통합하여 운영**한다.

③ 공단은 **건강보험사업 및 징수위탁근거법의 위탁에 따른 국민연금사업 · 고용보험사업 · 산업재해보상보험사업 · 임금채권보장사업에 관한 회계를 공단의 다른 회계와 구분하여 각각 회계처리**하여야 한다.

제36조(예산)

공단은 **회계연도마다 예산안을 편성**하여 **이사회의 의결**을 거친 후 **보건복지부장관의 승인**을 받아야 한다. 예산을 변경할 때에도 또한 같다.

제37조(차입금)

공단은 지출할 현금이 부족한 경우에는 차입할 수 있다. 다만, **1년 이상 장기로 차입하려면 보건복지부장관의 승인**을 받아야 한다.

제38조(준비금)

① 공단은 회계연도마다 결산상의 잉여금 중에서 그 연도의 보험급여에 든 비용의 **100분의 5 이상에 상당하는 금액**을 그 연도에 든 비용의 **100분의 50**에 이를 때까지 준비금으로 적립하여야 한다.

② 제1항에 따른 준비금은 부족한 보험급여 비용에 충당하거나 지출할 현금이 부족할 때 외에는 사용할 수 없으며, 현금 지출에 준비금을 사용한 경우에는 해당 회계연도 중에 이를 보전(補塡)하여야 한다.

③ 제1항에 따른 준비금의 관리 및 운영 방법 등에 필요한 사항은 보건복지부장관이 정한다.

제39조(결산)

① 공단은 회계연도마다 결산보고서와 사업보고서를 작성하여 **다음해 2월 말일까지 보건복지부장관에게 보고**하여야 한다.

② 공단은 제1항에 따라 결산보고서와 사업보고서를 보건복지부장관에게 보고하였을 때에는 보건복지부령으로 정하는 바에 따라 그 내용을 공고하여야 한다.

제39조의2(재난적의료비 지원사업에 대한 출연)
공단은 「재난적의료비 지원에 관한 법률」에 따른 재난적의료비 지원사업에 사용되는 비용에 충당하기 위하여 매년 예산의 범위에서 출연할 수 있다. 이 경우 출연 금액의 상한 등에 필요한 사항은 대통령령으로 정한다.

시행령 제17조의2(재난적의료비 지원사업에 대한 출연 금액의 상한)
법 제39조의2에 따라 공단이 「재난적의료비 지원에 관한 법률」에 따른 재난적의료비 지원사업에 출연하는 금액의 상한은 전전년도 보험료 수입액의 1천분의 1로 한다.
[본조신설 2021. 10. 14.]

제40조(「민법」의 준용)
공단에 관하여 이 법과 「공공기관의 운영에 관한 법률」에서 정한 사항 외에는 **「민법」 중 재단법인에 관한 규정을 준용**한다.

제4장 | 보험급여

제41조(요양급여) 10서울, 13경기, 14대전, 15울산, 16부산 · 광주, 17서울, 18대구, 20인천 · 충북 · 광주, 22전북

① 가입자와 피부양자의 **질병, 부상, 출산 등**에 대하여 다음 각 호의 **요양급여를 실시**한다.

1. **진찰 · 검사**
2. **약제(藥劑) · 치료재료의 지급**
3. **처치 · 수술 및 그 밖의 치료**
4. **예방 · 재활**
5. **입원**
6. **간호**
7. **이송(移送)**

② 제1항에 따른 요양급여(이하 "요양급여"라 한다)의 범위(이하 "요양급여대상"이라 한다)는 다음 각 호와 같다.

1. 제1항 각 호의 요양급여(제1항제2호의 약제는 제외한다): 제4항에 따라 보건복지부장관이 비급여대상으로 정한 것을 제외한 일체의 것
2. 제1항제2호의 약제: 제41조의3에 따라 요양급여대상으로 보건복지부장관이 결정하여 고시한 것

③ 요양급여의 방법 · 절차 · 범위 · 상한 등의 기준은 **보건복지부령**으로 정한다.

④ **보건복지부장관**은 제3항에 따라 **요양급여의 기준을 정할 때 업무나 일상생활에 지장이 없는 질환에 대한 치료** 등 **보건복지부령**으로 정하는 사항은 **요양급여대상에서 제외되는 사항(이하 "비급여대상"이라 한다)으로 정할 수 있다**.

제41조의2(약제에 대한 요양급여비용 상한금액의 감액 등)

① 보건복지부장관은 「약사법」 제47조제2항의 위반과 관련된 제41조제1항제2호의 약제에 대하여는 요양급여비용 상한금액(제41조제3항에 따라 약제별 요양급여비용의 상한으로 정한 금액을 말한다. 이하 같다)의 **100분의 20을 넘지 아니하는 범위**에서 **그 금액의 일부를 감액할 수 있다**.

② 보건복지부장관은 제1항에 따라 요양급여비용의 상한금액이 감액된 약제가 감액된 날부터 5년의 범위에서 대통령령으로 정하는 기간 내에 다시 제1항에 따른 감액의 대상이 된 경우에는 요양급여비용 상한금액의 **100분의 40을 넘지 아니하는 범위**에서 요양급여비용 **상한금액의 일부를 감액할 수 있다**.

③ 보건복지부장관은 제2항에 따라 요양급여비용의 상한금액이 감액된 약제가 감액된 날부터 5년의 범위에서 대통령령으로 정하는 기간 내에 다시 「약사법」 제47조제2항의 위반과 관련된 경우에는 **해당 약제에 대하여 1년의 범위에서 기간을 정하여 요양급여의 적용을 정지**할 수 있다.

④ 제1항부터 제3항까지의 규정에 따른 요양급여비용 상한금액의 감액 및 요양급여 적용 정지의 기준, 절차, 그 밖에 필요한 사항은 **대통령령**으로 정한다.

제41조의3(행위 · 치료재료 및 약제에 대한 요양급여대상 여부의 결정)

① 제42조에 따른 요양기관, 치료재료의 제조업자 · 수입업자 등 보건복지부령으로 정하는 자는 요양급여대상 또는 비급여대상으로 결정되지 아니한 제41조제1항제1호(진찰 · 검사) · 제3호(처치 · 수술 및 그 밖의 치료) · 제4호(예방 · 재활)의 요양급여에 관한 행위 및 제41조제1항제2호(약제(藥劑) · 치료재료의 지급)의 치료재료(이하 "행위 · 치료재료"라 한다)에 대하여 요양급여대상 여부의 결정을 **보건복지부장관에게 신청**하여야 한다.

② 「약사법」에 따른 약제의 제조업자 · 수입업자 등 보건복지부령으로 정하는 자는 요양급여대상에 포함되지 아니한 제41조제1항제2호(약제(藥劑) · 치료재료의 지급)의 약제(이하 이 조에서 "약제"라 한다)에 대하여 **보건복지부장관**에게 **요양급여대상 여부의 결정을 신청**할 수 있다.

③ 제1항 및 제2항에 따른 신청을 받은 보건복지부장관은 정당한 사유가 없으면 보건복지부령으로 정하는 기간(100일) 이내에 요양급여대상 또는 비급여대상의 여부를 결정하여 신청인에게 통보하여야 한다.

④ 보건복지부장관은 제1항 및 제2항에 따른 **신청이 없는 경우에도** 환자의 진료상 반드시 필

요하다고 보건복지부령으로 정하는 경우에는 **직권으로 행위 · 치료재료 및 약제의 요양급여대상의 여부를 결정할 수 있다**.

⑤ 제1항 및 제2항에 따른 요양급여대상 여부의 결정 신청의 시기, 절차, 방법 및 업무의 위탁 등에 필요한 사항과 제3항과 제4항에 따른 요양급여대상 여부의 결정 절차 및 방법 등에 관한 사항은 **보건복지부령**으로 정한다.

제41조의4(선별급여) 19대구, 20울산, 22광주

① 요양급여를 결정함에 있어 **경제성 또는 치료효과성** 등이 불확실하여 그 검증을 위하여 추가적인 근거가 필요하거나, **경제성이 낮아도** 가입자와 피부양자의 **건강회복에 잠재적 이득**이 있는 등 **대통령령**으로 정하는 경우에는 **예비적인 요양급여인 선별급여로 지정하여 실시**할 수 있다.

② 보건복지부장관은 대통령령으로 정하는 절차와 방법에 따라 제1항에 따른 선별급여(이하 "선별급여"라 한다)에 대하여 주기적으로 요양급여의 **적합성**을 평가하여 요양급여 여부를 다시 결정하고, 제41조제3항에 따른 요양급여의 기준을 조정하여야 한다.

시행령 제18조의4(선별급여) 19대구, 20울산

① 법 제41조의4제1항에 따른 선별급여(이하 "선별급여"라 한다)를 실시할 수 있는 경우는 다음 각 호와 같다.

1. **경제성 또는 치료효과성 등이 불확실**하여 그 검증을 위하여 추가적인 근거가 필요한 경우
2. **경제성이 낮아도** 가입자와 피부양자의 **건강회복에 잠재적 이득이 있는 경우**
3. 제1호 또는 제2호에 준하는 경우로서 요양급여에 대한 **사회적 요구가 있거나 국민건강 증진의 강화를 위하여 보건복지부장관이 특히 필요하다고 인정하는 경우**

② 법 제41조의4제2항에 따른 선별급여의 적합성평가(이하 "적합성평가"라 한다)는 다음 각 호의 구분에 따른다.

1. 평가주기: **선별급여를 실시한 날부터 5년마다 평가**할 것. 다만, 보건복지부장관은 해당 선별급여의 내용 · 성격 또는 효과 등을 고려하여 신속한 평가가 필요하다고 인정하는 경우에는 그 평가주기를 달리 정할 수 있다. 22광주 · 대전
2. 평가항목: 다음 각 목의 사항을 평가할 것 19대구, 20울산
   가. **치료 효과 및 치료 과정의 개선에 관한 사항**
   나. **비용 효과에 관한 사항**
   다. **다른 요양급여와의 대체가능성에 관한 사항**
   라. **국민건강에 대한 잠재적 이득에 관한 사항**
   마. 그 밖에 가목부터 라목까지의 규정에 준하는 사항으로서 보건복지부장관이 적합성평가를 위하여 특히 필요하다고 인정하는 사항
3. 평가방법: **서면평가의 방법으로 실시할 것**. 다만, 보건복지부장관이 필요하다고 인정하는 경우에는 현장조사 · 문헌조사 또는 설문조사 등의 방법을 추가하여 실시할 수 있다.

③ 보건복지부장관은 적합성평가와 관련하여 전문적 · 심층적 검토가 필요하다고 인정하는 경우에는 보건의료 관련 연구기관 · 단체 또는 전문가 등에게 그 평가를 의뢰하여 실시할 수 있다.

④ 보건복지부장관은 적합성평가를 위하여 필요하다고 인정하는 경우에는 관계 중앙행정기관, 지방자치단체, 「공공기관의 운영에 관한 법률」에 따른 공공기관 또는 보건의료 관련 법인 · 단체 · 전문가 등에게 필요한 자료 또는 의견의 제출을 요청할 수 있다.

⑤ 제2항부터 제4항까지에서 규정한 사항 외에 적합성평가의 절차 및 방법 등에 필요한 사항은 보건복지부장관이 정하여 고시한다.

제41조의5(방문요양급여)

가입자 또는 피부양자가 질병이나 부상으로 거동이 불편한 경우 등 **보건복지부령으로 정하는 사유**에 해당하는 경우에는 가입자 또는 피부양자를 **직접 방문**하여 제41조에 따른 요양급여를 실시할 수 있다.

「국민건강보험 요양급여의 기준에 관한 규칙」

제8조의3(방문요양급여 실시 사유)

법 제41조의5에서 "질병이나 부상으로 거동이 불편한 경우 등 보건복지부령으로 정하는 사유에 해당하는 경우"란 다음 각 호의 어느 하나에 해당하여 의료기관을 방문하기 어려운 경우를 말한다.

1. 「장애인 건강권 및 의료접근성 보장에 관한 법률」 제16조제1항에 따른 장애인 건강 주치의 제도의 대상이 되는 **중증장애인**
2. 「호스피스·완화의료 및 임종과정에 있는 환자의 연명의료결정에 관한 법률」 제2조제3호에 따른 **말기환자(末期患者)**
3. **가정형 인공호흡기를 사용하는 등** 일정 수준 이상의 의료적 요구가 있어 방문요양급여를 제공받을 필요가 있는 **18세 미만 환자**
4. 그 밖에 **질병, 부상, 출산 등으로 거동이 불편**하여 방문요양급여가 필요하다고 보건복지부장관이 정하여 고시하는 경우에 해당하는 사람

제42조(요양기관) 13전남, 16대구·전북, 17서울, 19인천, 경북, 울산, 20대구·부산, 21서울

① 요양급여(간호와 이송은 제외한다)는 다음 각 호의 요양기관에서 실시한다. 이 경우 보건복지부장관은 공익이나 국가정책에 비추어 요양기관으로 적합하지 아니한 **대통령령**으로 정하는 의료기관 등은 요양기관에서 제외할 수 있다.

1. 「의료법」에 따라 개설된 **의료기관**
2. 「약사법」에 따라 등록된 **약국**
3. 「약사법」 제91조에 따라 설립된 **한국희귀·필수의약품센터**
4. 「지역보건법」에 따른 **보건소·보건의료원 및 보건지소**
5. 「농어촌 등 보건의료를 위한 특별조치법」에 따라 설치된 **보건진료소**

시행령 제18조(요양기관에서 제외되는 의료기관 등) 13전남, 16대구, 19인천

① 법 제42조제1항 각 호 외의 부분 후단에서 "대통령령으로 정하는 의료기관 등"이란 다음 각 호의 의료기관 또는 약국을 말한다.

1. **「의료법」 제35조에 따라 개설된 부속 의료기관**
2. 「사회복지사업법」 제34조에 따른 **사회복지시설에 수용된 사람의 진료를 주된 목적으로 개설된 의료기관**
3. 제19조제1항에 따른 **본인일부부담금을 받지 아니하거나 경감하여 받는 등의 방법으로 가입자나 피부양자를 유인(誘引)하는 행위 또는 이와 관련하여 과잉 진료행위를 하거나 부**

당하게 많은 진료비를 요구하는 행위를 하여 다음 각 목의 어느 하나에 해당하는 업무정지 처분 등을 받은 의료기관

가. 법 제98조에 따른 업무정지 또는 법 제99조에 따른 **과징금 처분을 5년 동안 2회 이상 받은 의료기관**

나. 「의료법」 제66조에 따른 **면허자격정지 처분을 5년 동안 2회 이상 받은 의료인이 개설·운영하는 의료기관**

4. 법 제98조에 따른 **업무정지 처분 절차가 진행 중이거나 업무정지 처분을 받은 요양기관의 개설자가 개설한 의료기관 또는 약국**

② 제1항제1호 및 제2호에 따른 의료기관은 요양기관에서 제외되려면 보건복지부장관이 정하는 바에 따라 요양기관 제외신청을 하여야 한다.

③ **의료기관 등이 요양기관에서 제외되는 기간**은 **제1항제3호의 경우에는 1년 이하**로 하고, **제1항제4호의 경우에는 해당 업무정지기간이 끝나는 날까지**로 한다.

② 보건복지부장관은 효율적인 요양급여를 위하여 필요하면 **보건복지부령**으로 정하는 바에 따라 시설·장비·인력 및 진료과목 등 보건복지부령으로 정하는 기준에 해당하는 요양기관을 전문요양기관으로 인정할 수 있다. 이 경우 해당 전문요양기관에 인정서를 발급하여야 한다.

③ 보건복지부장관은 제2항에 따라 인정받은 요양기관이 다음 각 호의 어느 하나에 해당하는 경우에는 그 인정을 취소한다.

1. 제2항 전단에 따른 인정기준에 미달하게 된 경우
2. 제2항 후단에 따라 발급받은 인정서를 반납한 경우

④ 제2항에 따라 전문요양기관으로 인정된 요양기관 또는 「의료법」 제3조의4에 따른 상급종합병원에 대하여는 제41조제3항에 따른 요양급여의 절차 및 제45조에 따른 요양급여비용을 다른 요양기관과 달리 할 수 있다.

⑤ 제1항·제2항 및 제4항에 따른 **요양기관은 정당한 이유 없이 요양급여를 거부하지 못한다.**

→ 위반 시 500만원 이하의 벌금

제42조의2(요양기관의 선별급여 실시에 대한 관리)

① 제42조제1항에도 불구하고, 선별급여 중 자료의 축적 또는 의료 이용의 관리가 필요한 경우에는 보건복지부장관이 해당 선별급여의 실시 조건을 사전에 정하여 이를 충족하는 요양기관만이 해당 선별급여를 실시할 수 있다.

→ 위반 시 1년 이하의 징역 또는 1천만원 이하의 벌금

② 제1항에 따라 선별급여를 실시하는 요양기관은 제41조의4제2항에 따른 해당 선별급여의 평가를 위하여 필요한 자료를 제출하여야 한다.

③ 보건복지부장관은 요양기관이 제1항에 따른 선별급여의 실시 조건을 충족하지 못하거나 제2항에 따른 자료를 제출하지 아니할 경우에는 해당 선별급여의 실시를 제한할 수 있다.

→ 위반 시 1년 이하의 징역 또는 1천만원 이하의 벌금

④ 제1항에 따른 선별급여의 실시 조건, 제2항에 따른 자료의 제출, 제3항에 따른 선별급여의 실시 제한 등에 필요한 사항은 보건복지부령으로 정한다.

제43조(요양기관 현황에 대한 신고) 18서울 · 대구 · 부산

① **요양기관**은 제47조에 따라 **요양급여비용을 최초로 청구하는 때**에 **요양기관의 시설 · 장비 및 인력 등에 대한 현황**을 제62조에 따른 **건강보험심사평가원**(이하 "**심사평가원**"이라 한다)에 **신고**하여야 한다.

② 요양기관은 제1항에 따라 신고한 내용(제45조에 따른 요양급여비용의 증감에 관련된 사항만 해당한다)이 변경된 경우에는 그 변경된 날부터 **15일 이내**에 보건복지부령으로 정하는 바에 따라 **심사평가원에 신고**하여야 한다.

③ 제1항 및 제2항에 따른 신고의 범위, 대상, 방법 및 절차 등에 필요한 사항은 **보건복지부령**으로 정한다.

제44조(비용의 일부부담) 12경기

① 요양급여를 받는 자는 대통령령으로 정하는 바에 따라 비용의 일부(이하 "본인일부부담금"이라 한다)를 본인이 부담한다. 이 경우 선별급여에 대해서는 다른 요양급여에 비하여 본인일부부담금을 상향 조정할 수 있다.

시행령 제19조(비용의 본인부담)

① 법 제44조제1항에 따른 본인일부부담금(이하 "본인일부부담금"이라 한다)의 부담률 및 부담액은 별표 2와 같다.

② 본인일부부담금은 요양기관의 청구에 따라 요양급여를 받는 사람이 요양기관에 납부한다. 이 경우 요양기관은 법 제41조제3항 및 제4항에 따라 보건복지부령으로 정하는 요양급여사항 또는 비급여사항 외에 입원보증금 등 다른 명목으로 비용을 청구해서는 아니 된다.

③ 법 제44조제2항에 따른 본인일부부담금의 총액은 요양급여를 받는 사람이 연간 부담하는 본인일부부담금을 모두 더한 금액으로 한다. 다만, 다음 각 호의 어느 하나에 해당하는 본인일부부담금은 더하지 않는다. 〈개정 2021. 6. 29.〉

1. 별표 2 제1호가목1)에 따라 상급종합병원 · 종합병원 · 병원 · 한방병원 · 요양병원(「장애인복지법」 제58조제1항제4호에 따른 장애인 의료재활시설로서 「의료법」 제3조의2의 요건을 갖춘 의료기관인 요양병원으로 한정한다) · 정신병원 일반입원실의 2인실 · 3인실 및 정신과 입원실의 2인실 · 3인실을 이용한 경우 그 입원료로 부담한 금액
2. 별표 2 제3호라목5) · 6) · 9) 및 10)에 따라 부담한 금액
3. 별표 2 제3호사목, 거목 및 너목에 따라 부담한 금액
4. 별표 2 제4호에 따라 부담한 금액
5. 별표 2 제6호에 따라 부담한 금액

④ 법 제44조제2항에 따른 본인부담상한액(이하 "본인부담상한액"이라 한다)은 별표 3의 산정방법에 따라 산정된 금액을 말한다.

⑤ 법 제44조제2항에 따라 공단이 본인부담상한액을 넘는 금액을 지급하는 경우에는 요양급여를 받은 사람이 지정하는 예금계좌(「우체국예금 · 보험에 관한 법률」에 따른 체신관서 및 「은행법」에 따른 은행에서 개설된 예금계좌 등 보건복지부장관이 정하는 예금계좌를 말한다)로 지급해야 한다. 다만,

해당 예금계좌로 입금할 수 없는 불가피한 사유가 있는 경우에는 보건복지부장관이 정하는 방법으로 지급할 수 있다.

⑥ 제2항 및 제5항에서 정한 사항 외에 본인일부부담금의 납부방법이나 본인부담상한액을 넘는 금액의 지급방법 등에 필요한 사항은 보건복지부장관이 정하여 고시한다.

■ 국민건강보험법 시행령 [별표 2] 〈개정 2021. 11. 1.〉

본인일부부담금의 부담률 및 부담액(제19조제1항 관련)

1. 가입자 또는 피부양자는 요양급여비용 중 다음 각 목의 어느 하나에 해당하는 금액(100원 미만은 제외한다)을 부담한다. 다만, 입원진료의 경우에는 100원 미만의 금액도 부담한다.

가. 입원진료(나목의 표 중 보건복지부장관이 정하는 의료장비를 이용한 진료의 경우는 제외한다) 및 보건복지부장관이 정하는 요양급여를 받은 경우(약국 또는 한국희귀·필수의약품센터인 요양기관에서 처방전에 따라 의약품을 조제받는 경우를 포함한다)는 다음의 구분에 따라 계산한 금액

1) 요양급여비용 총액(보건복지부장관이 정하여 고시하는 식대와 장애인 치과진료에 대한 가산금액은 제외한다)의 100분의 20에 입원기간 중 식대[입원환자의 식사의 질과 서비스에 영향을 미치는 부가적 요소에 드는 비용에 해당하는 가산금액(이하 "식대가산금액"이라 한다)을 포함한다. 이하 이 호, 제2호 및 제3호가목·나목·아목에서 같다]의 100분의 50을 더한 금액. 다만, 상급종합병원에서 법 제43조에 따라 신고한 입원병실 중 일반입원실의 2인실·3인실·4인실 및 정신과 입원실의 2인실·3인실·4인실을 이용한 경우에는 그 입원료에 한정하여 각각 100분의 50·100분의 40·100분의 30으로 하고, 종합병원·병원·한방병원·요양병원(「장애인복지법」 제58조제1항제4호에 따른 장애인 의료재활시설로서 「의료법」 제3조의2의 요건을 갖춘 의료기관인 요양병원으로 한정한다)·정신병원에서 법 제43조에 따라 신고한 입원병실 중 일반입원실의 2인실·3인실 및 정신과 입원실의 2인실·3인실을 이용한 경우에는 그 입원료에 한정하여 각각 100분의 40·100분의 30으로 하며, 보건복지부장관이 정하여 고시하는 격리 입원에 대해서는 그 입원료에 한정하여 100분의 10으로 한다.

2) 「의료법」 제3조제2항제3호라목에 따른 요양병원(「장애인복지법」 제58조제1항제4호에 따른 장애인 의료재활시설로서 「의료법」 제3조의2의 요건을 갖춘 의료기관인 요양병원은 제외한다)에서 입원진료를 받는 사람 중 입원치료보다는 요양시설이나 외래진료를 받는 것이 적합한 환자로서 보건복지부장관이 정하여 고시하는 환자군에 해당하는 경우에는 요양급여비용 총액의 100분의 40에 입원기간 중 식대의 100분의 50을 더한 금액

나. 외래진료의 경우 및 보건복지부장관이 정하는 의료장비·치료재료를 이용한 진료의 경우에는 다음 표의 구분에 따라 계산한 금액

② 제1항에 따라 본인이 연간 부담하는 본인일부부담금의 총액이 **대통령령**으로 정하는 금액(이하 이 조에서 "본인부담상한액"이라 한다)을 초과한 경우에는 공단이 그 초과 금액을 부담하여야 한다.

③ 제2항에 따른 본인부담상한액은 가입자의 소득수준 등에 따라 정한다.

④ 제2항에 따른 본인일부부담금 총액 산정 방법, **본인부담상한액**을 넘는 금액의 지급 방법 및 제3항에 따른 가입자의 소득수준 등에 따른 본인부담상한액 설정 등에 필요한 사항은 **대통령령**으로 정한다.

■국민건강보험법 시행령 [별표 3] 〈개정 2021. 6. 29.〉

본인부담상한액의 산정방법 12경기

1. 본인부담상한액은 **지역가입자의 세대별 보험료 부담수준 또는 직장가입자의 개인별 보험료 부담수준(이하 "상한액기준보험료"라 한다)에 따라 그 금액을 달리한다.** 이 경우 상한액기준보험료의 구체적인 산정 기준 · 방법 등에 관하여 필요한 사항은 보건복지부장관이 정하여 고시한다.
2. 가입자 또는 피부양자의 본인부담상한액은 나목에 따른 상한액기준보험료의 구간별로 가목의 산정방법에 따라 산정한다.
   가. 본인부담상한액 산정 방법
      1) 계산식

해당 연도 본인부담상한액 = 전년도 본인부담상한액 × (1+전국소비자물가변동률)

      2) 전국소비자물가변동률은 「통계법」 제3조에 따라 통계청장이 매년 고시하는 전전년도와 대비한 전년도 전국소비자물가변동률을 적용하되, 그 **전국소비자물가변동률이 100분의 5를 넘는 경우에는 100분의 5를 적용**한다.
      3) 1)의 계산식에 따라 해당 연도 본인부담상한액을 산정한 경우에 **1만원 미만의 금액은 버린다.**

제45조(요양급여비용의 산정 등) 17충남

① 요양급여비용은 **공단의 이사장과 대통령령**으로 정하는 **의약계를 대표하는 사람들의 계약**으로 정한다. 이 경우 **계약기간은 1년**으로 한다.

② 제1항에 따라 계약이 체결되면 그 **계약은 공단과 각 요양기관 사이에 체결된 것으로 본다.**

③ 제1항에 따른 계약은 그 직전 계약기간 만료일이 속하는 연도의 **5월 31일**까지 체결하여야 하며, 그 기한까지 계약이 체결되지 아니하는 경우 보건복지부장관이 그 직전 계약기간 만료일이 속하는 연도의 **6월 30일까지** 심의위원회의 의결을 거쳐 요양급여비용을 정한다. 이 경우 보건복지부장관이 정하는 요양급여비용은 제1항 및 제2항에 따라 계약으로 정한 요양급여비용으로 본다.

④ 제1항 또는 제3항에 따라 요양급여비용이 정해지면 보건복지부장관은 그 요양급여비용의 명세를 **지체 없이** 고시하여야 한다.

⑤ 공단의 이사장은 제33조에 따른 **재정운영위원회**의 심의 · 의결을 거쳐 제1항에 따른 계약을 체결하여야 한다.

⑥ 심사평가원은 공단의 이사장이 제1항에 따른 계약을 체결하기 위하여 필요한 자료를 요청하면 그 요청에 성실히 따라야 한다.

⑦ 제1항에 따른 계약의 내용과 그 밖에 필요한 사항은 **대통령령**으로 정한다.

시행령 **제21조(계약의 내용 등)**

① 법 제45조제1항에 따른 계약은 공단의 이사장과 제20조 각 호에 따른 사람이 유형별 요양기관을 대표하여 체결하며, 계약의 내용은 요양급여의 각 항목에 대한 상대가치점수의 점수당 단가를 정하

는 것으로 한다.

② 제1항에 따른 요양급여 각 항목에 대한 상대가치점수는 요양급여에 드는 시간 · 노력 등 업무량, 인력 · 시설 · 장비 등 자원의 양, 요양급여의 위험도 및 요양급여에 따른 사회적 편익 등을 고려하여 산정한 요양급여의 가치를 각 항목 사이에 상대적인 점수로 나타낸 것으로 하며, 보건복지부장관이 심의위원회의 심의 · 의결을 거쳐 보건복지부령으로 정하는 바에 따라 고시한다.

③ 제2항에도 불구하고 다음 각 호의 경우에는 다음 각 호의 구분에 따른 방법으로 요양급여의 상대가치점수를 산정할 수 있다.

1. 「의료법」 제3조제2항제3호라목에 따른 요양병원(「장애인복지법」 제58조제1항제4호에 따른 장애인 의료재활시설로서 「의료법」 제3조의2의 요건을 갖춘 의료기관인 요양병원은 제외한다)에서 입원진료를 받는 경우: 해당 진료에 필요한 요양급여 각 항목의 점수와 약제 · 치료재료의 비용을 합산하여 증세의 경중도(輕重度)의 구분에 따른 1일당 상대가치점수로 산정
2. 「의료법」 제3조제2항제1호가목에 따른 의원, 같은 항 제3호가목 및 라목부터 바목까지의 규정에 따른 병원 · 요양병원 · 정신병원 · 종합병원, 같은 법 제3조의4에 따른 상급종합병원 또는 「지역보건법」 제12조에 따른 보건의료원에서 보건복지부장관이 정하여 고시하는 질병군[진단명, 시술명, 중증도(重症度), 나이 등을 기준으로 분류한 환자집단을 말한다]에 대하여 입원진료를 받는 경우: 해당 진료에 필요한 요양급여 각 항목의 점수와 약제 · 치료재료의 비용을 포괄하여 입원 건당 하나의 상대가치점수로 산정
3. 「호스피스 · 완화의료 및 임종과정에 있는 환자의 연명의료결정에 관한 법률」 제28조에 따라 호스피스 · 완화의료를 받는 경우: 해당 진료에 필요한 요양급여 각 항목의 점수와 약제 · 치료재료의 비용을 합산하여 1일당 상대가치점수로 산정

④ 제1항에 따라 계약을 체결할 때 상대가치점수가 고시되지 아니한 새로운 요양급여 항목의 비용에 대한 계약은 제2항에 따라 보건복지부장관이 같은 항목의 상대가치점수를 고시하는 날에 체결된 것으로 본다. 이 경우 그 계약은 그 고시일 이후 최초로 실시된 해당 항목의 요양급여부터 적용한다.

제46조(약제 · 치료재료에 대한 요양급여비용의 산정)

제41조제1항제2호의 약제 · 치료재료(이하 "약제 · 치료재료"라 한다)에 대한 요양급여비용은 제45조에도 불구하고 요양기관의 약제 · 치료재료 구입금액 등을 고려하여 대통령령으로 정하는 바에 따라 달리 산정할 수 있다.

제47조(요양급여비용의 청구와 지급 등) 15전남

① 요양기관은 **공단에 요양급여비용의 지급을 청구**할 수 있다. 이 경우 제2항에 따른 **요양급여비용에 대한 심사청구는 공단에 대한 요양급여비용의 청구로 본다**.

② 제1항에 따라 **요양급여비용을 청구하려는 요양기관**은 **심사평가원에 요양급여비용의 심사청구**를 하여야 하며, 심사청구를 받은 심사평가원은 이를 심사한 후 **지체 없이** 그 내용을 **공단과 요양기관에 알려야 한다**.

③ 제2항에 따라 심사 내용을 통보받은 공단은 **지체 없이** 그 내용에 따라 요양급여비용을 요양기관에 지급한다. 이 경우 이미 낸 본인일부부담금이 제2항에 따라 통보된 금액보다 더 많으면 요양기관에 지급할 금액에서 더 많이 낸 금액을 공제하여 해당 가입자에게 지급하여야 한다.

④ 공단은 제3항에 따라 가입자에게 지급하여야 하는 금액을 그 가입자가 내야 하는 보험료와 그 밖에 이 법에 따른 징수금(이하 "보험료등"이라 한다)과 **상계(相計일의 이모저모를 생각하여 헤아림)할 수 있다.**

⑤ 공단은 **심사평가원**이 제47조의4에 따라 요양급여의 적정성을 평가하여 공단에 통보하면 그 평가 결과에 따라 요양급여비용을 가산하거나 감액 조정하여 지급한다. 이 경우 평가 결과에 따라 요양급여비용을 가산하거나 감액하여 지급하는 기준은 보건복지부령으로 정한다. <개정 2022. 6. 10.> [시행 2022. 12. 11.]

⑥ 요양기관은 제2항에 따른 심사청구를 다음 각 호의 단체(대행청구단체)가 대행하게 할 수 있다.

1. 「의료법」 제28조제1항에 따른 의사회 · 치과의사회 · 한의사회 · 조산사회 또는 같은 조 제6항에 따라 신고한 각각의 지부 및 분회
2. 「의료법」 제52조에 따른 의료기관 단체
3. 「약사법」 제11조에 따른 약사회 또는 같은 법 제14조에 따라 신고한 지부 및 분회

→ 위반 시 1년 이하의 징역 또는 1천만원 이하의 벌금

→ 대행청구단체의 종사자로서 거짓이나 그 밖의 부정한 방법으로 요양급여비용을 청구한 자: 3년 이하의 징역 또는 3천만원 이하의 벌금

⑦ 제1항부터 제6항까지의 규정에 따른 요양급여비용의 청구 · 심사 · 지급 등의 방법과 절차에 필요한 사항은 보건복지부령으로 정한다.

제47조의2(요양급여비용의 지급 보류)

① 제47조(요양급여비용의 청구와 지급 등)제3항에도 불구하고 공단은 요양급여비용의 지급을 청구한 요양기관이 「의료법」 제4조제2항(의료인은 다른 의료인 또는 의료법인 등의 명의로 의료기관을 개설하거나 운영할 수 없다.), 제33조제2항(의사는 종합병원 · 병원 · 요양병원 · 정신병원 또는 의원을, 치과의사는 치과병원 또는 치과의원을, 한의사는 한방병원 · 요양병원 또는 한의원을, 조산사는 조산원만을 개설할 수 있다.) · 8항 또는 「약사법」 제20조제1항(약사 또는 한약사가 아니면 약국을 개설할 수 없다.), 제21조제1항(약사 또는 한약사는 하나의 약국만을 개설할 수 있다)을 위반하였다는 사실을 수사기관의 수사 결과로 확인한 경우에는 해당 요양기관이 청구한 요양급여비용의 지급을 보류할 수 있다. 이 경우 요양급여비용 지급 보류 처분의 효력은 해당 요양기관이 그 처분 이후 청구하는 요양급여비용에 대해서도 미친다.

② 공단은 제1항에 따라 요양급여비용의 지급을 보류하기 전에 해당 요양기관에 의견 제출의 기회를 주어야 한다.

③ 법원의 무죄 판결이 확정되는 등 대통령령으로 정하는 사유로 제1항에 따른 요양기관이 「의료법」 제4조제2항, 제33조제2항 · 8항 또는 「약사법」 제21조제1항을 위반한 혐의가 입증되지 아니한 경우에는 공단은 지급 보류된 요양급여비용에 지급 보류된 기간 동안의

이자를 가산하여 해당 요양기관에 지급하여야 한다.

④ 제1항 및 제2항에 따른 지급 보류 절차 및 의견 제출의 절차 등에 필요한 사항, 제3항에 따른 지급 보류된 요양급여비용 및 이자의 지급 절차와 이자의 산정 등에 필요한 사항은 대통령령으로 정한다.

제47조의3(요양급여비용의 차등 지급)

지역별 의료자원의 불균형 및 의료서비스 격차의 해소 등을 위하여 지역별로 요양급여비용을 달리 정하여 지급할 수 있다.

제47조의4(요양급여의 적정성 평가)

① **심사평가원**은 **요양급여**에 대한 의료의 질을 향상시키기 위하여 **요양급여의 적정성 평가**(이하 이 조에서 "평가"라 한다)를 **실시**할 수 있다.

② 심사평가원은 요양기관의 인력 · 시설 · 장비, 환자안전 등 요양급여와 관련된 사항을 포함하여 평가할 수 있다.

③ 심사평가원은 평가 결과를 평가대상 요양기관에 통보하여야 하며, 평가 결과에 따라 요양급여비용을 가산 또는 감산할 경우에는 그 결정사항이 포함된 평가 결과를 가감대상 요양기관 및 공단에 통보하여야 한다.

④ 제1항부터 제3항까지에 따른 평가의 기준 · 범위 · 절차 · 방법 등에 필요한 사항은 보건복지부령으로 정한다.

[본조신설 2022. 6. 10.] [시행 2022. 12. 11.]

제48조(요양급여 대상 여부의 확인 등) 20대전

① 가입자나 피부양자는 본인일부부담금 외에 자신이 부담한 비용이 제41조제4항에 따라 **요양급여 대상에서 제외되는 비용인지 여부**에 대하여 **심사평가원에 확인을 요청**할 수 있다.

② 제1항에 따른 확인 요청을 받은 심사평가원은 그 결과를 요청한 사람에게 알려야 한다. 이 경우 확인을 요청한 비용이 요양급여 대상에 해당되는 비용으로 확인되면 그 내용을 공단 및 관련 요양기관에 알려야 한다.

③ 제2항 후단에 따라 통보받은 요양기관은 받아야 할 금액보다 더 많이 징수한 금액(이하 "과다본인부담금"이라 한다)을 지체 없이 확인을 요청한 사람에게 지급하여야 한다. 다만, 공단은 해당 요양기관이 과다본인부담금을 지급하지 아니하면 해당 요양기관에 지급할 요양급여비용에서 과다본인부담금을 공제하여 확인을 요청한 사람에게 지급할 수 있다.

④ 제1항부터 제3항까지에 따른 확인 요청의 범위, 방법, 절차, 처리기간 등 필요한 사항은 보건복지부령으로 정한다. <신설 2022. 6. 10.> [시행 2022. 12. 11.]

제49조(요양비) 17울산, 19대전

① 공단은 가입자나 피부양자가 **보건복지부령**으로 정하는 **긴급하거나 그 밖의 부득이한 사유**로 요양기관과 비슷한 기능을 하는 기관으로서 **보건복지부령**으로 정하는 기관(제98조제1항에 따라 업무정지기간 중인 요양기관을 포함한다. 이하 "준요양기관"이라 한다.)에서 **질병 · 부상 · 출산 등에 대하여 요양을 받거나 요양기관이 아닌 장소에서 출산한 경우**에는 그 요양급여에 상당하는 금액을 보건복지부령으로 정하는 바에 따라 가입자나 피부양자에게 요양비로 지급(현금급여)한다.

② 준요양기관은 보건복지부장관이 정하는 요양비 명세서나 요양 명세를 적은 영수증을 요양을 받은 사람에게 내주어야 하며, 요양을 받은 사람은 그 명세서나 영수증을 공단에 제출하여야 한다.

③ 제1항 및 제2항에도 불구하고 준요양기관은 요양을 받은 가입자나 피부양자의 위임이 있는 경우 공단에 요양비의 지급을 직접 청구할 수 있다. 이 경우 공단은 지급이 청구된 내용의 적정성을 심사하여 준요양기관에 요양비를 지급할 수 있다.

④ 제3항에 따른 준요양기관의 요양비 지급 청구, 공단의 적정성 심사 등에 필요한 사항은 보건복지부령으로 정한다.

제50조(부가급여) 11서울, 14서울 · 대구, 16충남 · 전남, 19대전 · 충남, 20서울 · 광주, 21전남

공단은 이 법에서 정한 요양급여 외에 **대통령령**으로 정하는 바에 따라 **임신 · 출산 진료비, 장제비, 상병수당**, 그 밖의 급여를 실시할 수 있다.

시행령 제23조(부가급여)

① 법 제50조에 따른 **부가급여는 임신 · 출산(유산 및 사산을 포함한다. 이하 같다) 진료비로 한다.**

② 제1항에 따른 임신 · 출산 진료비 지원 대상은 다음 각 호와 같다.

1. 임신 · 출산한 가입자 또는 피부양자
2. 2세 미만인 가입자 또는 피부양자(이하 "2세 미만 영유아"라 한다)의 법정대리인(출산한 가입자 또는 피부양자가 사망한 경우에 한정한다)

③ 공단은 제2항 각 호의 어느 하나에 해당하는 사람에게 다음 각 호의 구분에 따른 비용을 결제할 수 있는 임신 · 출산 진료비 이용권(이하 "이용권"이라 한다)을 발급할 수 있다.

1. 임신 · 출산한 가입자 또는 피부양자의 진료에 드는 비용
2. 임신 · 출산한 가입자 또는 피부양자의 약제 · 치료재료의 구입에 드는 비용
3. 2세 미만 영유아의 진료에 드는 비용
4. 2세 미만 영유아에게 처방된 약제 · 치료재료의 구입에 드는 비용

④ 이용권을 발급받으려는 사람(이하 이 조에서 "신청인"이라 한다)은 보건복지부령으로 정하는 발급 신청서에 제2항 각 호의 어느 하나에 해당한다는 사실을 확인할 수 있는 증명서를 첨부해 공단에 제출해야 한다.

⑤ 제4항에 따라 이용권 발급 신청을 받은 공단은 신청인이 제2항 각 호의 어느 하나에 해당하는지를 확인한 후 신청인에게 이용권을 발급해야 한다.

⑥ 이용권을 사용할 수 있는 기간은 제5항에 따라 이용권을 발급받은 날부터 다음 각 호의 구분에 따른

날까지로 한다.

1. 임신 · 출산한 가입자 또는 피부양자: **출산일(유산 및 사산의 경우 그 해당일)부터 2년이 되는 날**
2. 2세 미만 영유아의 법정대리인: 2세 미만 영유아의 **출생일부터 2년이 되는 날**

⑦ 이용권으로 결제할 수 있는 금액의 상한은 다음 각 호의 구분에 따른다. 다만, 보건복지부장관이 필요하다고 인정하여 고시하는 경우에는 다음 각 호의 상한을 초과하여 결제할 수 있다.

1. **하나의 태아를 임신 · 출산한 경우: 100만원**
2. **둘 이상의 태아를 임신 · 출산한 경우: 140만원**

⑧ 제2항부터 제7항까지에서 규정한 사항 외에 임신 · 출산 진료비의 지급 절차와 방법, 이용권의 발급과 사용 등에 필요한 사항은 보건복지부령으로 정한다.

제51조(장애인에 대한 특례)

① 공단은 「장애인복지법」에 따라 등록한 장애인인 가입자 및 피부양자에게는 「장애인 · 노인 등을 위한 보조기기 지원 및 활용촉진에 관한 법률」 제3조제2호에 따른 보조기기(이하 이 조에서 "보조기기"라 한다)에 대하여 보험급여를 할 수 있다.

② 장애인인 가입자 또는 피부양자에게 보조기기를 판매한 자는 가입자나 피부양자의 위임이 있는 경우 공단에 보험급여를 직접 청구할 수 있다. 이 경우 공단은 지급이 청구된 내용의 적정성을 심사하여 보조기기를 판매한 자에게 보조기기에 대한 보험급여를 지급할 수 있다.

③ 제1항에 따른 보조기기에 대한 보험급여의 범위 · 방법 · 절차, 제2항에 따른 보조기기 판매업자의 보험급여 청구, 공단의 적정성 심사 및 그 밖에 필요한 사항은 보건복지부령으로 정한다.

제52조(건강검진) 10서울, 15울산, 19대전 · 광주 · 부산, 20광주

① 공단은 가입자와 피부양자에 대하여 질병의 조기 발견과 그에 따른 요양급여를 하기 위하여 건강검진을 실시한다.

② 제1항에 따른 건강검진의 종류 및 대상은 다음 각 호와 같다.

1. **일반건강검진**: 직장가입자, 세대주인 지역가입자, **20세 이상인 지역가입자 및 20세 이상인 피부양자**
2. **암검진**: 「암관리법」 제11조제2항에 따른 **암의 종류별 검진주기와 연령 기준** 등에 해당하는 사람
3. **영유아건강검진**: **6세 미만**의 가입자 및 피부양자

③ 제1항에 따른 건강검진의 검진항목은 성별, 연령 등의 특성 및 생애 주기에 맞게 설계되어야 한다.

④ 제1항에 따른 건강검진의 횟수 · 절차와 그 밖에 필요한 사항은 **대통령령**으로 정한다.

시행령 제25조(건강검진) 10서울, 15울산, 19부산

① 법 제52조에 따른 건강검진(이하 "건강검진"이라 한다)은 **2년마다 1회 이상 실시**하되, **사무직에 종사하지 않는 직장가입자에 대해서는 1년에 1회 실시**한다. 다만, 암검진은 「암관리법 시행령」에서 정한 바에 따르며, **영유아건강검진은 영유아의 나이 등을 고려**하여 보건복지부장관이 정하여 고시하는 바에 따라 **검진주기와 검진횟수를 다르게 할 수 있다.**

② 건강검진은 「건강검진기본법」 제14조에 따라 지정된 건강검진기관(이하 "검진기관"이라 한다)에서 실시해야 한다.

③ 공단은 건강검진을 실시하려면 건강검진의 실시에 관한 사항을 다음 각 호의 구분에 따라 통보해야 한다.

1. **일반건강검진 및 암검진**: 직장가입자에게 실시하는 건강검진의 경우에는 해당 사용자에게, 직장가입자의 피부양자 및 지역가입자에게 실시하는 건강검진의 경우에는 검진을 받는 사람에게 통보
2. **영유아건강검진**: 직장가입자의 피부양자인 영유아에게 실시하는 건강검진의 경우에는 그 직장가입자에게, 지역가입자인 영유아에게 실시하는 건강검진의 경우에는 해당 세대주에게 통보

※ **암 관련 건강검진연령 및 검진주기(암관리법 시행령 별표1)** 19대전, 20광주

암의 종류	검진주기	검진연령
위암	2년	만 40세 이상의 남·여
간암	6개월	만 40세 이상의 남·여 중 간암 발생 고위험군
대장암	1년	만 50세 이상의 남·여
유방암	2년	만 40세 이상의 여성
자궁경부암	2년	만 20세 이상의 여성
폐암	2년	만 54세 이상 만 74세 이하의 남·여 중 폐암 발생 고위험군

※ 비고

1. "간암 발생 고위험군"이란 간경변증, B형간염 항원 양성, C형간염 항체 양성, B형 또는 C형 간염 바이러스에 의한 만성 간질환 환자를 말한다.
2. "폐암 발생 고위험군"이란 30갑년[하루 평균 담배소비량(갑) × 흡연기간(년)] 이상의 흡연력(吸煙歷)을 가진 현재 흡연자와 폐암 검진의 필요성이높아 보건복지부장관이 정하여 고시하는 사람을 말한다.

④ 건강검진을 실시한 검진기관은 공단에 건강검진의 결과를 통보해야 하며, 공단은 이를 건강검진을 받은 사람에게 통보해야 한다. 다만, 검진기관이 건강검진을 받은 사람에게 직접 통보한 경우에는 공단은 그 통보를 생략할 수 있다.

⑤ 건강검진의 검사항목, 방법, 그에 드는 비용, 건강검진 결과 등의 통보 절차, 그 밖에 건강검진을 실시하는 데 필요한 사항은 보건복지부장관이 정하여 고시한다.

제53조(급여의 제한) 17강원, 21대구·제주

① 공단은 보험급여를 받을 수 있는 사람이 다음 각 호의 어느 하나에 해당하면 보험급여를 하지 아니한다.

1. **고의 또는 중대한 과실로 인한 범죄행위에 그 원인이 있거나 고의로 사고를 일으킨 경우**
2. **고의 또는 중대한 과실로 공단이나 요양기관의 요양에 관한 지시에 따르지 아니한 경우**

3. 고의 또는 중대한 과실로 제55조에 따른 문서와 그 밖의 물건의 **제출을 거부하거나 질문 또는 진단을 기피한 경우**
4. **업무 또는 공무로 생긴 질병 · 부상 · 재해**로 다른 법령에 따른 **보험급여나 보상(報償) 또는 보상(補償)을 받게 되는 경우**

② 공단은 보험급여를 받을 수 있는 사람이 다른 법령에 따라 국가나 지방자치단체로부터 보험급여에 상당하는 급여를 받거나 보험급여에 상당하는 비용을 지급받게 되는 경우에는 그 한도에서 보험급여를 하지 아니한다.

③ 공단은 **가입자가 대통령령으로 정하는 기간(1개월) 이상** 다음 각 호의 **보험료를 체납한 경우 그 체납한 보험료를 완납할 때까지 그 가입자 및 피부양자에 대하여 보험급여를 실시하지 아니할 수 있다.** 다만, 월별 보험료의 총체납횟수(이미 납부된 체납보험료는 총체납횟수에서 제외하며, 보험료의 체납기간은 고려하지 아니한다)가 **대통령령으로 정하는 횟수(6회)** 미만이거나 가입자 및 피부양자의 소득 · 재산 등이 대통령령으로 정하는 기준 미만인 경우에는 그러하지 아니하다.

1. 제69조제4항제2호에 따른 **소득월액보험료**
2. 제69조제5항에 따른 **세대단위의 보험료**

④ 공단은 제77조제1항제1호에 따라 납부의무를 부담하는 **사용자**가 제69조제4항제1호에 따른 **보수월액보험료를 체납한 경우**에는 그 체납에 대하여 **직장가입자 본인에게 귀책사유가 있는 경우에 한하여** 제3항의 규정을 적용한다. 이 경우 해당 직장가입자의 피부양자에게도 제3항의 규정을 적용한다.

⑤ 제3항 및 제4항에도 불구하고 제82조에 따라 공단으로부터 **분할납부 승인**을 받고 그 승인된 보험료를 1회 이상 낸 경우에는 보험급여를 할 수 있다. 다만, 제82조에 따른 분할납부 승인을 받은 사람이 정당한 사유 없이 **5회**(같은 조 제1항에 따라 승인받은 분할납부 횟수가 5회 미만인 경우에는 해당 분할납부 횟수를 말한다. 이하 이 조에서 같다) 이상 그 승인된 보험료를 내지 아니한 경우에는 그러하지 아니하다.

⑥ 제3항 및 제4항에 따라 보험급여를 하지 아니하는 기간(이하 이 항에서 "급여제한기간"이라 한다)에 받은 보험급여는 다음 각 호의 어느 하나에 해당하는 경우에만 보험급여로 인정한다.

1. 공단이 급여제한기간에 보험급여를 받은 사실이 있음을 가입자에게 통지한 날부터 **2개월이 지난 날**이 속한 달의 납부기한 이내에 체납된 보험료를 완납한 경우
2. 공단이 급여제한기간에 보험급여를 받은 사실이 있음을 가입자에게 통지한 날부터 **2개월이 지난 날**이 속한 달의 납부기한 이내에 제82조에 따라 분할납부 승인을 받은 체납보험료를 1회 이상 낸 경우. 다만, 제82조에 따른 분할납부 승인을 받은 사람이 정당한 사유 없이 **5회** 이상 그 승인된 보험료를 내지 아니한 경우에는 그러하지 아니하다.

시행령 **제26조(급여의 제한)**

① 법 제53조제3항 각 호 외의 부분 본문에서 "대통령령으로 정하는 기간"이란 1개월을 말한다.
② 법 제53조제3항 각 호 외의 부분 단서에서 "대통령령으로 정하는 횟수"란 6회를 말한다.
③ 법 제53조제3항 각 호 외의 부분 단서에서 "대통령령으로 정하는 기준 미만인 경우"란 다음 각 호의 요건을 모두 충족한 경우를 말한다. 이 경우 소득은 제41조제1항에 따른 소득을 말하고, 재산은 제42조제3항제1호에 따른 재산을 말한다. 〈개정 2021. 12. 31.〉

1. 법 제53조제3항제2호의 보험료를 체납한 가입자가 속한 세대의 소득이 100만원 미만이고, 그 세대의 재산에 대한 「지방세법」 제10조에 따른 과세표준(이하 "과세표준"이라 한다)이 100만원 미만일 것. 다만, 가입자가 미성년자, 65세 이상인 사람 또는 「장애인복지법」에 따라 등록한 장애인인 경우에는 그 소득 및 재산에 대한 과세표준이 각각 공단이 정하는 금액 미만일 것
2. 법 제53조제3항제2호의 보험료를 체납한 가입자가 「소득세법」 제168조제1항에 따른 사업자등록을 한 사업에서 발생하는 소득이 없을 것

④ 제3항에 따른 소득 및 재산의 확인 절차, 방법 및 시기 등에 관한 구체적인 사항은 공단이 정한다.

시행예정 〈시행 2023. 1. 1.〉

시행령 **제26조(급여의 제한)**

③ 법 제53조제3항 각 호 외의 부분 단서에서 "대통령령으로 정하는 기준 미만인 경우"란 다음 각 호의 요건을 모두 충족한 경우를 말한다. 이 경우 소득은 제41조제1항에 따른 소득을 말하고, 재산은 제42조제3항제1호에 따른 재산을 말한다. 〈개정 2021. 12. 31.〉

1. 법 제53조제3항제2호의 보험료를 체납한 가입자가 속한 세대의 소득이 100만원 미만이고, 그 세대의 재산에 대한 「지방세법」 제10조의2부터 제10조의6까지의 규정에 따른 과세표준(이하 "과세표준"이라 한다)이 100만원 미만일 것. 다만, 가입자가 미성년자, 65세 이상인 사람 또는 「장애인복지법」에 따라 등록한 장애인인 경우에는 그 소득 및 재산에 대한 과세표준이 각각 공단이 정하는 금액 미만일 것

제54조(급여의 정지) 16강원 · 경북, 20전남, 21대구 · 제주

보험급여를 받을 수 있는 사람이 다음 각 호의 어느 하나에 해당하면 그 기간에는 보험급여를 하지 아니한다. 다만, 제3호 및 제4호의 경우에는 제60조(현역병 등에 대한 요양급여비용 등의 지급)에 따른 요양급여를 실시한다.

1. 삭제
2. **국외에 체류하는 경우**
3. 제6조제2항제2호(**「병역법」에 따른 현역병(지원에 의하지 아니하고 임용된 하사를 포함한다), 전환복무된 사람 및 군간부후보생)에 해당하게 된 경우**
4. **교도소, 그 밖에 이에 준하는 시설에 수용되어 있는 경우**

제55조(급여의 확인)

공단은 보험급여를 할 때 필요하다고 인정되면 보험급여를 받는 사람에게 문서와 그 밖의

물건을 제출하도록 요구하거나 관계인을 시켜 질문 또는 진단하게 할 수 있다.

제56조(요양비 등의 지급)

공단은 이 법에 따라 지급의무가 있는 요양비 또는 부가급여의 청구를 받으면 지체 없이 이를 지급하여야 한다.

제56조의2(요양비등수급계좌)

① 공단은 이 법에 따른 보험급여로 지급되는 현금(이하 "요양비등"이라 한다)을 받는 수급자의 신청이 있는 경우에는 요양비등을 수급자 명의의 지정된 계좌(이하 "요양비등수급계좌"라 한다)로 입금하여야 한다. 다만, 정보통신장애나 그 밖에 대통령령으로 정하는 불가피한 사유로 요양비등수급계좌로 이체할 수 없을 때에는 직접 현금으로 지급하는 등 대통령령으로 정하는 바에 따라 요양비등을 지급할 수 있다.

② 요양비등수급계좌가 개설된 금융기관은 요양비등수급계좌에 요양비등만이 입금되도록 하고, 이를 관리하여야 한다.

③ 제1항 및 제2항에 따른 요양비등수급계좌의 신청 방법 · 절차와 관리에 필요한 사항은 대통령령으로 정한다.

제57조(부당이득의 징수)

① 공단은 속임수나 그 밖의 부당한 방법으로 보험급여를 받은 사람 · 준요양기관 및 보조기기 판매업자나 보험급여 비용을 받은 요양기관에 대하여 그 보험급여나 보험급여 비용에 상당하는 금액의 전부 또는 일부를 징수한다.

② 공단은 제1항에 따라 속임수나 그 밖의 부당한 방법으로 보험급여 비용을 받은 요양기관이 다음 각 호의 어느 하나에 해당하는 경우에는 해당 요양기관을 개설한 자에게 그 요양기관과 연대하여 같은 항에 따른 징수금을 납부하게 할 수 있다.

1. 「의료법」 제33조제2항을 위반하여 의료기관을 개설할 수 없는 자가 의료인의 면허나 의료법인 등의 명의를 대여받아 개설 · 운영하는 의료기관
2. 「약사법」 제20조제1항(약사 또는 한약사는 하나의 약국만을 개설할 수 있다.)을 위반하여 약국을 개설할 수 없는 자가 약사 등의 면허를 대여받아 개설 · 운영하는 약국
3. 「의료법」 제4조제2항(의료인은 다른 의료인 또는 의료법인 등의 명의로 의료기관을 개설하거나 운영할 수 없다.) 또는 제33조제8항(의료인은 어떠한 명목으로도 둘 이상의 의료기관을 개설 · 운영할 수 없다)을 위반하여 개설 · 운영하는 의료기관
4. 「약사법」 제21조제1항(약사 또는 한약사는 하나의 약국만을 개설할 수 있다.)을 위반하여 개설 · 운영하는 약국

③ 사용자나 가입자의 거짓 보고나 거짓 증명(제12조제5항을 위반하여 건강보험증이나 신분증명서를 양도 · 대여하여 다른 사람이 보험급여를 받게 하는 것을 포함한다) 또는 요양

기관의 거짓 진단 또는 준요양기관이나 보조기기를 판매한 자의 속임수 및 그 밖의 부당한 방법으로 보험급여가 실시된 경우 공단은 이들에게 보험급여를 받은 사람과 연대하여 제1항에 따른 징수금을 내게 할 수 있다.

④ 공단은 속임수나 그 밖의 부당한 방법으로 보험급여를 받은 사람과 같은 세대에 속한 가입자(속임수나 그 밖의 부당한 방법으로 보험급여를 받은 사람이 피부양자인 경우에는 그 직장가입자를 말한다)에게 속임수나 그 밖의 부당한 방법으로 보험급여를 받은 사람과 연대하여 제1항에 따른 징수금을 내게 할 수 있다.

⑤ 요양기관이 가입자나 피부양자로부터 속임수나 그 밖의 부당한 방법으로 요양급여비용을 받은 경우 공단은 해당 요양기관으로부터 이를 징수하여 가입자나 피부양자에게 지체 없이 지급하여야 한다. 이 경우 공단은 가입자나 피부양자에게 지급하여야 하는 금액을 그 가입자 및 피부양자가 내야 하는 보험료등과 상계할 수 있다.

제57조의2(부당이득 징수금 체납자의 인적사항등 공개)

① 공단은 제57조제2항 각 호의 어느 하나에 해당하여 같은 조 제1항 및 제2항에 따라 징수금을 납부할 의무가 있는 요양기관 또는 요양기관을 개설한 자가 제79조제1항에 따라 납입 고지 문서에 기재된 납부기한의 다음 날부터 1년이 경과한 징수금을 1억원 이상 체납한 경우 징수금 발생의 원인이 되는 위반행위, 체납자의 인적사항 및 체납액 등 대통령령으로 정하는 사항(이하 이 조에서 "인적사항등"이라 한다)을 공개할 수 있다. 다만, 체납된 징수금과 관련하여 제87조에 따른 이의신청, 제88조에 따른 심판청구가 제기되거나 행정소송이 계류 중인 경우 또는 그 밖에 체납된 금액의 일부 납부 등 대통령령으로 정하는 사유가 있는 경우에는 그러하지 아니하다.

시행령 제26조의3(부당이득 징수금 체납자의 인적사항 공개 및 공개 제외 사유 등)

① 법 제57조의2제1항 본문에서 "대통령령으로 정하는 사항"이란 징수금 발생의 원인이 되는 위반행위, 체납자의 성명(법인의 대표자 성명을 포함한다), 상호(법인의 명칭을 포함한다), 나이, 주소, 체납액(체납된 징수금, 연체금 및 체납처분비를 말한다. 이하 이 조에서 같다)의 종류 · 납부기한 · 금액 및 체납요지 등을 말한다.

② 법 제57조의2제1항 단서에서 "체납된 금액의 일부 납부 등 대통령령으로 정하는 사유가 있는 경우"란 다음 각 호의 어느 하나에 해당하는 경우를 말한다.

1. 법 제57조의2제3항에 따른 통지 당시 체납액의 100분의 10 이상을 그 통지일부터 6개월 이내에 납부한 경우
2. 「채무자 회생 및 파산에 관한 법률」 제243조에 따른 회생계획인가의 결정에 따라 체납액의 징수를 유예받고 그 유예기간 중에 있거나 체납액을 회생계획의 납부일정에 따라 납부하고 있는 경우
3. 징수금 발생의 원인이 되는 위반행위로 인하여 수사가 진행 중이거나 형사재판이 계속 중인 경우
4. 재해 등으로 재산에 심한 손실을 입은 경우 등으로서 법 제57조의2제2항에 따른 부당이득징수금체납정보공개심의위원회(이하 "부당이득징수금체납정보공개심의위원회"라 한다)가 같은 조

제1항에 따른 인적사항등을 공개할 실익이 없다고 인정하는 경우
③ 공단은 법 제57조의2제3항에 따른 통지를 할 때에는 체납액의 납부를 촉구하고, 같은 조 제1항 단서에 따른 경우에 해당하면 그에 관한 소명자료를 제출하도록 안내해야 한다.
[본조신설 2020. 6. 2.]

② 제1항에 따른 인적사항등의 공개 여부를 심의하기 위하여 공단에 **부당이득징수금체납정보공개심의위원회**를 둔다.

시행령 제26조의4(부당이득징수금체납정보공개심의위원회의 구성 및 운영)
① 부당이득징수금체납정보공개심의위원회는 위원장 1명을 포함한 9명의 위원으로 구성한다.
② 부당이득징수금체납정보공개심의위원회의 위원장은 공단의 임원 중 해당 업무를 담당하는 상임이사가 되고, 위원은 공단의 이사장이 임명하거나 위촉하는 다음 각 호의 사람으로 한다.
1. 공단 소속 직원 3명
2. 보험급여 비용의 부당이득 징수에 관한 사무를 담당하는 보건복지부 소속 4급 또는 5급 공무원 1명
3. 법률, 회계 또는 사회보험에 관한 학식과 경험이 풍부한 사람 4명
③ 제2항제3호에 따른 위원의 임기는 2년으로 하며, 한 차례만 연임할 수 있다.
④ 부당이득징수금체납정보공개심의위원회의 회의는 위원장을 포함한 재적위원 과반수의 출석으로 개의하고, 출석위원 과반수의 찬성으로 의결한다.
⑤ 제1항부터 제4항까지에서 규정한 사항 외에 부당이득징수금체납정보공개심의위원회의 구성 및 운영에 필요한 사항은 공단이 정한다.

③ 공단은 부당이득징수금체납정보공개심의위원회의 심의를 거친 인적사항등의 공개대상자에게 공개대상자임을 서면으로 통지하여 소명의 기회를 부여하여야 하며, 통지일부터 6개월이 경과한 후 체납자의 납부이행 등을 고려하여 공개대상자를 선정한다.
④ 제1항에 따른 인적사항등의 공개는 관보에 게재하거나 공단 인터넷 홈페이지에 게시하는 방법으로 한다.
⑤ 제1항부터 제4항까지에서 규정한 사항 외에 인적사항등의 공개 절차 및 부당이득징수금체납정보공개심의위원회의 구성·운영 등에 필요한 사항은 대통령령으로 정한다.

제58조(구상권)
① 공단은 제3자의 행위로 보험급여사유가 생겨 가입자 또는 피부양자에게 보험급여를 한 경우에는 그 급여에 들어간 비용 한도에서 그 제3자에게 손해배상을 청구할 권리를 얻는다.
② 제1항에 따라 보험급여를 받은 사람이 제3자로부터 이미 손해배상을 받은 경우에는 공단은 그 배상액 한도에서 보험급여를 하지 아니한다.

제59조(수급권 보호)

① **보험급여를 받을 권리는 양도하거나 압류할 수 없다.**

② 제56조의2제1항에 따라 **요양비등수급계좌에 입금된 요양비등은 압류할 수 없다.**

제60조(현역병 등에 대한 요양급여비용 등의 지급)

① 공단은 제54조제3호 및 제4호에 해당하는 사람이 요양기관에서 대통령령으로 정하는 치료 등(이하 이 조에서 "요양급여"라 한다)을 받은 경우 그에 따라 공단이 부담하는 비용(이하 이 조에서 "요양급여비용"이라 한다)과 제49조에 따른 요양비를 법무부장관 · 국방부장관 · 경찰청장 · 소방청장 또는 해양경찰청장으로부터 예탁 받아 지급할 수 있다. 이 경우 **법무부장관 · 국방부장관 · 경찰청장 · 소방청장 또는 해양경찰청장**은 예산상 불가피한 경우 외에는 연간(年間) 들어갈 것으로 예상되는 요양급여비용과 요양비를 **대통령령**으로 정하는 바에 따라 미리 공단에 예탁하여야 한다.

② 요양급여, 요양급여비용 및 요양비 등에 관한 사항은 제41조, 제41조의4, 제42조, 제42조의2, 제44조부터 제47조까지, 제47조의2, 제48조, 제49조, 제55조, 제56조, 제56조의2 및 제59조제2항을 준용한다.

제61조(요양급여비용의 정산)

공단은 「산업재해보상보험법」 제10조에 따른 근로복지공단이 이 법에 따라 요양급여를 받을 수 있는 사람에게 「산업재해보상보험법」 제40조에 따른 요양급여를 지급한 후 그 지급결정이 취소되어 해당 요양급여의 비용을 청구하는 경우에는 그 요양급여가 이 법에 따라 실시할 수 있는 요양급여에 상당한 것으로 인정되면 그 요양급여에 해당하는 금액을 지급할 수 있다.

제5장 | 국민보험심사평가원

제62조(설립)

요양급여비용을 심사하고 **요양급여의 적정성을 평가**하기 위하여 **건강보험심사평가원**을 설립한다.

제63조(업무 등) 10서울, 13서울, 14서울 · 충북, 15부산 · 전북, 16인천, 17부산 · 전남, 18서울, 19충남 · 전북, 21충남 · 부산, 22경북

① **심사평가원**은 다음 각 호의 **업무**를 관장한다.

1. **요양급여비용의 심사**
2. **요양급여의 적정성 평가**
3. **심사기준 및 평가기준의 개발**

4. 제1호부터 제3호까지의 규정에 따른 업무와 관련된 **조사연구 및 국제협력**
5. 다른 법률에 따라 지급되는 급여비용의 심사 또는 의료의 적정성 평가에 관하여 위탁받은 업무
6. 그 밖에 이 법 또는 다른 법령에 따라 위탁받은 업무 <개정 2022. 6. 10.>
7. 건강보험과 관련하여 보건복지부장관이 필요하다고 인정한 업무 <개정 2022. 6. 10.>
8. 그 밖에 보험급여 비용의 심사와 보험급여의 적정성 평가와 관련하여 대통령령으로 정하는 업무 <신설 2022. 6. 10.>

시행령 제28조(업무) 14충북

① 법 제63조제1항제7호에서 "**대통령령으로 정하는 업무**"란 다음 각 호의 업무를 말한다.
1. 법 제47조에 따른 **요양급여비용의 심사청구와 관련된 소프트웨어의 개발 · 공급 · 검사 등 전산 관리**
2. 법 제49조제1항에 따라 지급되는 요양비 중 **보건복지부령으로 정하는 기관에서 받은 요양비에 대한 심사**
3. 법 제63조제1항제2호에 따른 **요양급여의 적정성 평가 결과의 공개**
4. 법 제63조제1항제1호부터 제6호까지 및 이 항 제1호부터 제3호까지의 업무를 수행하기 위한 **환자 분류체계의 개발 · 관리**
5. 법 제63조제1항제1호부터 제6호까지 및 이 항 제1호부터 제4호까지의 업무와 관련된 **교육 · 홍보**

② 제1항제1호 · 제3호 · 제4호에 따른 전산 관리, 적정성 평가 결과의 공개 및 환자 분류체계의 개발 · 관리의 절차 · 기준 · 방법과 그 밖에 필요한 사항은 보건복지부장관이 정하여 고시한다.

② 제1항제8호에 따른 보험급여의 적정성 평가의 기준 · 절차 · 방법 등에 필요한 사항은 보건복지부장관이 정하여 고시한다. <개정 2022. 6. 10.>

[시행 2022. 12. 11.]

제64조(법인격 등)

① 심사평가원은 법인으로 한다.

② 심사평가원은 주된 사무소의 소재지에서 설립등기를 함으로써 성립한다.

제65조(임원)

① 심사평가원에 임원으로서 **원장, 이사 15명 및 감사 1명**을 둔다. 이 경우 원장, 이사 중 4명 및 감사는 상임으로 한다.

② **원장**은 임원추천위원회가 복수로 추천한 사람 중에서 **보건복지부장관의 제청으로 대통령이 임명**한다.

③ **상임이사**는 보건복지부령으로 정하는 추천 절차를 거쳐 **원장이 임명**한다.

④ **비상임이사**는 다음 각 호의 사람 중에서 10명과 대통령령으로 정하는 바에 따라 추천한 관계 공무원 1명을 **보건복지부장관이 임명**한다.

1. 공단이 추천하는 1명

2. 의약관계단체가 추천하는 5명
3. 노동조합 · 사용자단체 · 소비자단체 및 농어업인단체가 추천하는 각 1명

⑤ **감사**는 임원추천위원회가 복수로 추천한 사람 중에서 **기획재정부장관의 제청으로 대통령이 임명**한다.

⑥ 제4항에 따른 비상임이사는 정관으로 정하는 바에 따라 실비변상을 받을 수 있다.

⑦ **원장의 임기는 3년, 이사(공무원인 이사는 제외한다)와 감사의 임기는 각각 2년**으로 한다.

제66조(진료심사평가위원회)

① 심사평가원의 업무를 효율적으로 수행하기 위하여 심사평가원에 진료심사평가위원회(이하 "심사위원회"라 한다)를 둔다.

② 심사위원회는 **위원장을 포함하여 90명 이내**의 **상근 심사위원**과 **1천명 이내의 비상근 심사위원**으로 구성하며, 진료과목별 분과위원회를 둘 수 있다.

③ 제2항에 따른 상근 심사위원은 심사평가원의 원장이 보건복지부령으로 정하는 사람 중에서 임명한다.

④ 제2항에 따른 비상근 심사위원은 심사평가원의 원장이 보건복지부령으로 정하는 사람 중에서 위촉한다.

⑤ 심사평가원의 원장은 심사위원이 다음 각 호의 어느 하나에 해당하면 그 심사위원을 해임 또는 해촉할 수 있다.

1. 신체장애나 정신장애로 직무를 수행할 수 없다고 인정되는 경우
2. 직무상 의무를 위반하거나 직무를 게을리한 경우
3. 고의나 중대한 과실로 심사평가원에 손실이 생기게 한 경우
4. 직무 여부와 관계없이 품위를 손상하는 행위를 한 경우

⑥ 제1항부터 제5항까지에서 규정한 사항 외에 심사위원회 위원의 자격 · 임기 및 심사위원회의 구성 · 운영 등에 필요한 사항은 보건복지부령으로 정한다.

시행규칙 제32조(심사위원회 위원의 자격)

법 제66조제1항에 따른 진료심사평가위원회(이하 "심사위원회"라 한다)의 위원은 법 제23조 각 호에 해당하지 아니하는 사람으로서 다음 각 호의 어느 하나에 해당하는 사람이어야 한다.

1. 의사 면허를 취득한 후 10년이 지난 사람으로서 의과대학 또는 의료기관에서 종사한 사람
2. 치과의사 면허를 취득한 후 10년이 지난 사람으로서 치과대학 또는 의료기관에서 종사한 사람
3. 한의사 면허를 취득한 후 10년이 지난 사람으로서 한의과대학 또는 의료기관에서 종사한 사람
4. 약사 면허를 취득한 후 10년이 지난 사람으로서 약학대학 · 의료기관 · 약국 또는 한국희귀 · 필수의약품센터에서 종사한 사람
5. 「고등교육법」 제2조제1호부터 제3호까지의 학교에서 전임강사 이상의 경력을 가진 사람으로서 보건의약관련 분야에 10년 이상 종사한 사람

6. 보건의약 또는 건강보험과 관련된 분야에 10년 이상 종사한 사람 중 보건복지부장관이 심사위원 자격이 있다고 인정하는 사람

시행규칙 제34조(심사위원의 임기)

법 제66조제6항에 따라 심사위원의 임기는 2년으로 한다.

제67조(자금의 조달 등)

① 심사평가원은 제63조제1항에 따른 업무(같은 항 제5호에 따른 업무는 제외한다)를 하기 위하여 공단으로부터 부담금을 징수할 수 있다.

② 심사평가원은 제63조제1항제5호에 따라 급여비용의 심사 또는 의료의 적정성 평가에 관한 업무를 위탁받은 경우에는 위탁자로부터 수수료를 받을 수 있다.

③ 제1항과 제2항에 따른 부담금 및 수수료의 금액 · 징수 방법 등에 필요한 사항은 보건복지부령으로 정한다.

제68조(준용 규정)

심사평가원에 관하여 제14조제3항 · 제4항, 제16조, 제17조(같은 조 제1항제6호 및 제7호는 제외한다), 제18조, 제19조, 제22조부터 제32조까지, 제35조제1항, 제36조, 제37조, 제39조 및 제40조를 준용한다. 이 경우 "공단"은 "심사평가원"으로, "이사장"은 "원장"으로 본다.

제6장 | 보험료

제69조(보험료) 17충남, 18광주

① 공단은 건강보험사업에 드는 비용에 충당하기 위하여 제77조에 따른 보험료의 납부의무자로부터 보험료를 징수한다.

② 제1항에 따른 보험료는 가입자의 자격을 취득한 날이 속하는 달의 다음 달부터 가입자의 자격을 잃은 날의 전날이 속하는 달까지 징수한다. 다만, 가입자의 자격을 매월 1일에 취득한 경우에는 그 달부터 징수한다.

③ 제1항 및 제2항에 따라 보험료를 징수할 때 가입자의 자격이 변동된 경우에는 변동된 날이 속하는 달의 보험료는 변동되기 전의 자격을 기준으로 징수한다. 다만, 가입자의 자격이 매월 1일에 취득한 경우 또는 **제5조제1항제2호가목(유공자등 의료보호대상자 중 건강보험의 적용을 보험자에게 신청한 사람)에 따른 건강보험 적용 신청으로 가입자의 자격을 취득하는 경우에는 그 달부터 징수**한다.

④ **직장가입자의 월별 보험료액**은 다음 각 호에 따라 산정한 금액으로 한다. 18광주

1. **보수월액보험료**: 제70조에 따라 산정한 보수월액에 제73조제1항(직장가입자의 보험료

율은 1천분의 80의 범위에서 심의위원회의 의결을 거쳐 대통령령으로 정한다) 또는 제2항(국외에서 업무에 종사하고 있는 직장가입자에 대한 보험료율은 제1항에 따라 정해진 보험료율의 100분의 50으로 한다.)에 따른 **보험료율을 곱하여 얻은 금액**

2. **소득월액보험료**: 제71조에 따라 산정한 소득월액에 제73조제1항 또는 제2항에 따른 **보험료율을 곱하여 얻은 금액**

직장가입자의 월별 보험료액=(보수월액×보험료율)+(소득월액×보험료율)

⑤ **지역가입자의 월별 보험료액**은 **세대 단위로 산정**하되, **지역가입자가 속한 세대의 월별 보험료액**은 제72조에 따라 산정한 보험료부과점수에 제73조제3항(지역가입자의 보험료부과점수당 금액은 심의위원회의 의결을 거쳐 대통령령으로 정한다.)에 따른 보험료부과점수당 금액을 곱한 금액으로 한다.

지역가입자의 월별 보험료액=보험료부과점수×보험료부과점수당 금액

⑥ 제4항 및 제5항에 따른 월별 보험료액은 가입자의 보험료 평균액의 일정비율에 해당하는 금액을 고려하여 **대통령령**으로 정하는 기준에 따라 상한 및 하한을 정한다.

시행령 제32조(월별 보험료액의 상한과 하한)

법 제69조제6항에 따른 월별 보험료액의 상한 및 하한은 다음 각 호의 구분에 따른다.

1. 월별 보험료액의 상한은 다음 각 목과 같다.
   가. 직장가입자의 보수월액보험료: 보험료가 부과되는 연도의 전전년도 직장가입자 평균 보수월액보험료(이하 이 조에서 "전전년도 평균 보수월액보험료"라 한다)의 30배에 해당하는 금액을 고려하여 보건복지부장관이 정하여 고시하는 금액
   나. 직장가입자의 소득월액보험료 및 지역가입자의 월별 보험료액: 보험료가 부과되는 연도의 전전년도 평균 보수월액보험료의 15배에 해당하는 금액을 고려하여 보건복지부장관이 정하여 고시하는 금액
2. 월별 보험료액의 하한은 다음 각 목과 같다.
   가. 직장가입자의 보수월액보험료: 보험료가 부과되는 연도의 전전년도 평균 보수월액보험료의 1천분의 80 이상 1천분의 85 미만의 범위에서 보건복지부장관이 정하여 고시하는 금액
   나. 지역가입자의 월별 보험료액: 보험료가 부과되는 연도의 전전년도 평균 보수월액보험료의 1천분의 60 이상 1천분의 65 미만의 범위에서 보건복지부장관이 정하여 고시하는 금액

제70조(보수월액)

① 제69조제4항제1호에 따른 **직장가입자의 보수월액**은 **직장가입자가 지급받는 보수를 기준**으로 하여 산정한다.

② **휴직**이나 그 밖의 사유로 보수의 전부 또는 일부가 지급되지 아니하는 가입자(이하 "휴직자등"이라 한다)의 보수월액보험료는 **해당 사유가 생기기 전 달의 보수월액을 기준으로 산정**한다.

③ 제1항에 따른 보수는 근로자등이 근로를 제공하고 사용자 · 국가 또는 지방자치단체로부

터 지급받는 금품(실비변상적인 성격을 갖는 금품은 제외한다)으로서 **대통령령으로 정하는 것**을 말한다. 이 경우 보수 관련 자료가 없거나 불명확한 경우 등 대통령령으로 정하는 사유에 해당하면 보건복지부장관이 정하여 고시하는 금액을 보수로 본다.

④ 제1항에 따른 보수월액의 산정 및 보수가 지급되지 아니하는 사용자의 보수월액의 산정 등에 필요한 사항은 **대통령령**으로 정한다.

제71조(소득월액) 17충남, 18전남

① 소득월액은 제70조에 따른 보수월액의 산정에 포함된 **보수를 제외한 직장가입자의 소득**(이하 "**보수외소득**"이라 한다)이 **대통령령**으로 정하는 금액을 초과하는 경우 다음의 계산식에 따라 산정한다.

(연간 보수외 소득-대통령령으로 정하는 금액) × 1/12

② 소득월액을 산정하는 기준, 방법 등 소득월액의 산정에 필요한 사항은 대통령령으로 정한다.

시행령 **제41조(소득월액)** 18전남

① 법 제71조제1항에 따른 소득월액(이하 "소득월액"이라 한다) 산정에 포함되는 소득은 다음 각 호와 같다. 이 경우 「소득세법」에 따른 **비과세소득은 제외한다**.

1. **이자소득**: 「소득세법」 제16조에 따른 소득
2. **배당소득**: 「소득세법」 제17조에 따른 소득
3. **사업소득**: 「소득세법」 제19조에 따른 소득
4. **근로소득**: 「소득세법」 제20조에 따른 소득
5. **연금소득**: 「소득세법」 제20조의3에 따른 소득. 다만, 같은 조 제1항제1호의 공적연금소득의 경우에는 같은 조 제2항을 적용하지 않고 해당 과세기간에 발생한 연금소득 전부를 연금소득으로 한다. 〈개정 2022. 6. 30〉
6. 기타소득: 「소득세법」 제21조에 따른 소득

② 제1항 각 호의 소득의 구체적인 산정방법은 보건복지부령으로 정한다.

③ 법 제71조제1항 계산식 외의 부분 및 같은 항의 계산식에서 "대통령령으로 정하는 금액"이란 각각 연간 3,400만원을 말한다.

④ 소득월액은 법 제71조제1항의 계산식을 적용하여 산출한 금액을 보건복지부령으로 정하는 방법에 따라 평가하여 산정한다.

⑤ 제1항부터 제4항까지에서 규정한 사항 외에 소득월액의 산정에 포함되는 제1항 각 호의 소득자료의 반영 시기 등 소득월액의 산정에 필요한 세부 사항은 공단의 정관으로 정한다.

제72조(보험료부과점수) 14서울 · 대구, 15울산, 17충남

① 제69조제5항에 따른 보험료부과점수는 **지역가입자의 소득** 및 **재산**을 기준으로 **산정**한다. 다만, 대통령령으로 정하는 지역가입자가 실제 거주를 목적으로 대통령령으로 정하는 기준 이하의 주택을 구입 또는 임차하기 위하여 「금융실명거래 및 비밀보장에 관한 법률」 제2조제1호에 따른 금융회사등(이하 "금융회사등"이라 한다)으로부터 대출을 받고 그 사실을 공단에 통보하는 경우에는 해당 대출금액을 대통령령으로 정하는 바에 따라 평가

하여 보험료부과점수 산정 시 제외한다. <개정 2019. 12. 3.>

시행령 제42조의2(주택 관련 대출금액의 보험료부과점수 제외)

① 법 제72조제1항 단서에서 "대통령령으로 정하는 지역가입자"란 다음 각 호의 어느 하나에 해당하는 지역가입자를 말한다.

1. 보건복지부장관이 정하여 고시하는 1세대 1주택 세대에 속하는 지역가입자로서 다음 각 목의 요건을 모두 갖춘 지역가입자(이하 "1세대1주택자"라 한다)
   가. 해당 세대가 소유한 주택에 거주하기 위하여 소유자(소유자와 주민등록상 동일 세대를 구성하는 배우자나 직계존비속을 포함한다)가 「금융실명거래 및 비밀보장에 관한 법률」에 따른 금융회사등(이하 "금융회사등"이라 한다)으로부터 주택을 담보로 하는 대출 등 보건복지부장관이 정하여 고시하는 대출(이하 "주택담보대출등"이라 한다)을 받을 것
   나. 주택 소유권을 취득한 날과 주민등록표 등본의 전입일(외국인의 경우에는「출입국관리법」에 따른 외국인등록표의 체류지 등록일 또는 변경신고일, 「재외동포의 출입국과 법적 지위에 관한 법률」에 따른 국내거소신고일 또는 이전신고일을 말하며, 이하 "전입일등"이라 한다) 중 빠른 날부터 전후 3개월 이내에 주택담보대출등을 받을 것
2. 보건복지부장관이 정하여 고시하는 1세대 무주택 세대에 속하는 지역가입자로서 다음 각 목의 요건을 모두 갖춘 지역가입자(이하 "1세대무주택자"라 한다)
   가. 해당 세대가 임차한 주택에 거주하기 위하여 임차인(임차인과 주민등록상 동일 세대를 구성하는 배우자나 직계존비속을 포함한다)이 금융회사등으로부터 임차주택의 보증금을 담보로 하는 대출 등 보건복지부장관이 정하여 고시하는 대출(이하 "보증금담보대출등"이라 한다)을 받을 것
   나. 「주택임대차보호법」 제3조의2제2항에 따른 임대차계약증서의 입주일과 전입일등 중 빠른 날부터 전후 3개월(임대차계약을 변경 · 연장 또는 갱신하면서 대출받는 경우에는 임대차계약 변경일, 연장일 또는 갱신일부터 전후 3개월을 말한다) 이내에 보증금담보대출등을 받을 것

② 법 제72조제1항 단서에서 "대통령령으로 정하는 기준 이하의 주택"이란 다음 각 호의 구분에 따른 요건을 충족하는 주택을 말한다.

1. 1세대1주택자의 경우: 주택담보대출등을 받아 구입한 주택의 재산세 과세표준금액이 「소득세법」 제52조제5항 본문에 따른 주택 기준시가의 60퍼센트 이하일 것
2. 1세대무주택자의 경우: 보증금담보대출등을 받아 임차한 임차주택의 보증금 및 월세금액을 보건복지부령으로 정하는 기준에 따라 평가한 금액이 「소득세법」 제52조제5항 본문에 따른 주택 기준시가의 30퍼센트 이하인 주택일 것

③ 법 제72조제1항 단서에 따라 대출금액을 평가한 금액은 다음 각 호의 구분에 따른 금액으로 한다.

1. 1세대1주택자의 경우: 주택담보대출등 금액의 합산액의 60퍼센트. 이 경우 그 금액이 해당 주택의 재산세 과세표준금액보다 큰 경우에는 재산세 과세표준금액으로 하며, 그 금액이 5천만원을 넘는 경우에는 5천만원으로 한다.
2. 1세대무주택자의 경우: 보증금담보대출등 금액의 합산액의 30퍼센트. 이 경우 그 금액이 보증금의 30퍼센트에 해당하는 금액보다 큰 경우에는 보증금의 30퍼센트로 한다.

④ 법 제72조제3항에서 "대출금액 등 대통령령으로 정하는 자료 · 정보"란 다음 각 호의 자료 · 정보를 말한다.

1. 주택담보대출등 또는 보증금담보대출등을 받은 사람의 성명과 주민등록번호
2. 주택담보대출등 또는 보증금담보대출등의 종류, 기간, 금액, 담보 등 현황에 관한 정보
3. 그 밖에 보험료부과점수 산정에 필요한 자료 · 정보로서 보건복지부장관이 정하여 고시하는

자료 · 정보
⑤ 제1항부터 제4항까지에서 규정한 사항 외에 법 제72조제1항 단서에 따른 대출금액 평가에 필요한 세부 사항은 보건복지부장관이 정하여 고시한다.
[본조신설 2022. 6. 30.]

② 제1항에 따라 보험료부과점수의 산정방법과 산정기준을 정할 때 법령에 따라 재산권의 행사가 제한되는 재산에 대하여는 다른 재산과 달리 정할 수 있다.

③ 지역가입자는 제1항 단서에 따라 공단에 통보할 때 「신용정보의 이용 및 보호에 관한 법률」 제2조제1호에 따른 신용정보, 「금융실명거래 및 비밀보장에 관한 법률」 제2조제2호에 따른 금융자산, 같은 조 제3호에 따른 금융거래의 내용에 대한 자료 · 정보 중 대출금액 등 대통령령으로 정하는 자료 · 정보(이하 "금융정보등"이라 한다)를 공단에 제출하여야 하며, 제1항 단서에 따른 보험료부과점수 산정을 위하여 필요한 금융정보등을 공단에 제공하는 것에 대하여 동의한다는 서면을 함께 제출하여야 한다. <개정 2022. 6. 10.>

④ 제1항 및 제2항에 따른 보험료부과점수의 산정방법 · 산정기준 등에 필요한 사항은 대통령령으로 정한다.

시행령 제42조(보험료부과점수의 산정기준) 14대구

① 법 제72조제1항에 따른 보험료부과점수는 다음 각 호의 사항을 고려하여 산정하되, 구체적인 산정 방법은 별표 4와 같다.
1. 소득
2. 재산
3. 삭제

② 제1항제1호에 따른 소득의 구체적인 종류 및 범위에 관하여는 제41조제1항을 준용한다.

③ 제1항제2호에 따른 재산은 다음 각 호와 같다.
1. 「지방세법」 제105조에 따른 재산세의 과세대상이 되는 토지, 건축물, 주택, 선박 및 항공기. 다만, 종중재산(宗中財産), 마을 공동재산, 그 밖에 이에 준하는 공동의 목적으로 사용하는 건축물 및 토지는 제외한다.
2. 주택을 소유하지 아니한 지역가입자의 경우에는 임차주택에 대한 보증금 및 월세금액
3. 「지방세법 시행령」 제123조제1호에 따른 승용자동차 및 같은 조 제2호에 따른 그 밖의 승용자동차. 다만, 다음 각 목의 어느 하나에 해당하는 경우에는 제외한다.
   가. 사용연수가 9년 이상인 경우
   나. 배기량이 1,600시시 이하인 경우. 다만, 과세표준에 「지방세법 시행령」 제4조제1항제3호에 따른 차량의 경과연수별 잔존가치율을 고려하여 보건복지부장관이 고시한 비율을 적용하여 산정된 차량의 가액이 4천만원 이상인 경우는 제외한다.
   다. 「국가유공자 등 예우 및 지원에 관한 법률」 제4조 · 제73조 및 제74조에 따른 국가유공자 등(법률 제11041호로 개정되기 전의 「국가유공자 등 예우 및 지원에 관한 법률」 제73조의2에 따른 국가유공자 등을 포함한다)으로서 같은 법 제6조의4에 따른 상이등급 판정을 받은 사람과 「보훈보상대상자 지원에 관한 법률」 제2조에 따른 보훈보상대상자로서 같은 법 제6조에 따른 상이등급 판정을 받은 사람이 소유한 자동차
   라. 「장애인복지법」에 따라 등록한 장애인이 소유한 자동차
   마. 「지방세특례제한법」 제4조에 따라 과세하지 아니하는 자동차

바. 「지방세법 시행령」 제122조에 따른 영업용 자동차

④ 제1항부터 제3항까지에서 규정한 사항 외에 보험료부과점수의 산정에 포함되는 제1항 각 호의 사항에 관한 자료의 반영 시기 등 보험료부과점수의 산정에 필요한 세부 사항은 공단의 정관으로 정한다.

■ 국민건강보험법 시행령 [별표 4] 〈개정 2022. 6. 30.〉

보험료부과점수의 산정방법(제42조제1항 관련)

1. 제42조제1항에 따른 보험료부과점수는 지역가입자가 속한 세대의 보험료 부담능력을 표시하는 점수로서, 가목부터 다목까지의 규정에 따른 소득 · 재산 및 자동차에 부과하는 점수를 합하여 산정한다. 다만, 가목에 따른 소득금액이 연 100만원 이하인 경우에는 가목에 따른 소득에 부과하는 점수가 아닌 제32조제2호나목에 따른 지역가입자의 월별 보험료액의 하한액을 제44조제2항에 따른 보험료부과점수당 금액으로 나누어 얻은 값에 나목 및 다목의 규정에 따른 재산 및 자동차에 부과하는 점수를 합하여 산정한다.

가. 소득에 부과하는 점수는 제42조제2항에 따른 소득을 보건복지부령으로 정하는 바에 따라 평가하여 합산한 소득금액을 등급별로 구분하여 산정한다. 이 경우 소득의 등급별 점수는 제2호의 표와 같다.

나. 재산(자동차는 제외한다. 이하 이 표에서 같다)에 부과하는 점수는 다음의 금액을 합산한 금액에서 다음 표에 따른 기본공제액 및 제42조의2제3항 각 호의 구분에 따른 금액을 뺀 금액을 등급별로 구분하여 산정한다. 이 경우 재산의 등급별 점수는 제3호의 표와 같다.

1) 제42조제3항제1호에 따른 토지, 건축물, 주택, 선박 및 항공기의 재산세 과세표준금액

2) 제42조제3항제2호에 따른 임차주택에 대한 보증금 및 월세금액을 보건복지부령으로 정하는 기준에 따라 평가한 금액

1), 2)의 합산액	2,700만원 이하	2,700만원 초과 5,000만원 이하	5,000만원 초과
기본공제액	1,350만원	1,000만원	다음의 구분에 따른 금액 가) 1)에 따른 금액만 있는 세대: 500만원 나) 2)에 따른 금액만 있는 세대:1,000만원 다) 1)과 2)에 따른 금액이 모두 있는 세대: 다음의 구분에 따른 금액. 다만, 그 금액이 1,000만원을 넘는 경우에는 1,000만원으로 한다. (1) 1)에 따른 금액이 500만원 미만인 경우: 1)과 2)에 따른 금액의 합 (2) 1)에 따른 금액이 500만원 이상인 경우: 500만원과 2)에 따른 금액의 합

다. 자동차에 부과하는 점수는 제42조제3항제3호에 따른 자동차에 사용연수에 따른 감액률을 반영하여 자동차 종류별 배기량에 따라 등급별로 구분하여 산정한다. 이 경우 자동차의 등급별 점수는 제4호의 표와 같으며, 자동차가 2대 이상인 세대는 각각의 자동차에 대한 등급별 점수를 합산한다.

2. 소득등급별 점수
3. 재산등급별 점수
4. 자동차등급별 점수

제72조의2(보험료부과제도개선위원회)

① 보험료부과와 관련된 제도 개선을 위하여 **보건복지부장관 소속**으로 관계 중앙행정기관 소속 공무원 및 민간전문가로 구성된 보험료부과제도개선위원회(이하 "제도개선위원회"라 한다)를 둔다.

② 제도개선위원회는 다음 각 호의 사항을 심의한다.

1. 가입자의 소득 파악 실태에 관한 조사 및 연구에 관한 사항
2. **가입자의 소득 파악 및 소득에 대한 보험료 부과 강화를 위한 개선 방안에 관한 사항**
3. 그 밖에 보험료부과와 관련된 제도 개선 사항으로서 위원장이 회의에 부치는 사항

③ 보건복지부장관은 제1항에 따른 제도개선위원회 운영 결과를 **국회에 보고하여야 한다.**

④ 제도개선위원회의 구성 · 운영 등에 관하여 필요한 사항은 **대통령령**으로 정한다.

시행령 제42조의3(보험료부과제도개선위원회의 구성 등)

① 법 제72조의2에 따른 보험료부과제도개선위원회(이하 "제도개선위원회"라 한다)는 성별을 고려하여 위원장 1명과 부위원장 1명을 포함하여 19명 이내의 위원으로 구성한다.

② 제도개선위원회 위원장은 보건복지부차관이 되고, 부위원장은 위원 중에서 위원장이 지명하는 사람이 된다.

③ 제도개선위원회 위원장은 제도개선위원회를 대표하며, 그 업무를 총괄한다.

④ 제도개선위원회 부위원장은 위원장을 보좌하며, 위원장이 부득이한 사유로 직무를 수행할 수 없을 때에는 그 직무를 대행한다.

⑤ 제도개선위원회 위원은 다음 각 호의 구분에 따라 보건복지부장관이 임명 또는 위촉한다.

1. 기획재정부, 보건복지부, 고용노동부, 국토교통부, 국무조정실, 인사혁신처, 금융위원회 및 국세청 소속의 3급 공무원 또는 고위공무원단에 속하는 일반직공무원 중에서 그 소속 기관의 장이 1명씩 지명하는 사람
2. 보험료 부과체계, 조세, 주택, 금융 또는 연금제도 등에 관한 학식과 경험이 풍부한 사람 9명 이내
3. 공단의 이사장이 추천하는 사람 1명

⑥ 제도개선위원회 위원(제5항제1호에 따른 위원은 제외한다)의 임기는 2년으로 하며, 두 차례만 연임할 수 있다.

⑦ 제도개선위원회 위원(제5항제1호에 따른 위원은 제외한다)의 사임 등으로 새로 위촉된 제도개선위원회 위원의 임기는 전임위원 임기의 남은 기간으로 한다.

제72조의3(보험료 부과제도에 대한 적정성 평가)

① 보건복지부장관은 제5조에 따른 피부양자 인정기준(이하 이 조에서 "인정기준"이라 한다)과 제69조부터 제72조까지의 규정에 따른 보험료, 보수월액, 소득월액 및 보험료부과점수의 산정 기준 및 방법 등(이하 이 조에서 "산정기준"이라 한다)에 대하여 적정성을 평가하고, 이 법 시행일로부터 4년이 경과한 때 이를 조정하여야 한다.

② 보건복지부장관은 제1항에 따른 적정성 평가를 하는 경우에는 다음 각 호를 종합적으로 고려하여야 한다.

1. 제72조의2제2항제2호에 따라 제도개선위원회가 심의한 가입자의 소득 파악 현황 및

개선방안
2. 공단의 소득 관련 자료 보유 현황
3. 「소득세법」 제4조에 따른 종합소득(종합과세되는 종합소득과 분리과세되는 종합소득을 포함한다) 과세 현황
4. 직장가입자에게 부과되는 보험료와 지역가입자에게 부과되는 보험료 간 형평성
5. 제1항에 따른 인정기준 및 산정기준의 조정으로 인한 보험료 변동
6. 그 밖에 적정성 평가 대상이 될 수 있는 사항으로서 보건복지부장관이 정하는 사항

③ 제1항에 따른 적정성 평가의 절차, 방법 및 그 밖에 적정성 평가를 위하여 필요한 사항은 대통령령으로 정한다.

시행령 제42조의7(보험료 부과제도에 대한 적정성 평가)

① 보건복지부장관은 법 제72조의3제1항에 따른 적정성 평가(이하 "적정성 평가"라 한다)를 위한 조사 및 연구를 실시할 수 있다.
② 보건복지부장관은 제1항에 따라 실시하는 조사 및 연구를 보험료 부과제도에 관한 전문성을 갖춘 연구기관, 대학, 비영리법인 또는 단체 등에 의뢰하여 실시할 수 있다.
③ 보건복지부장관은 관계 중앙행정기관, 지방자치단체 및 「공공기관의 운영에 관한 법률」에 따른 공공기관 등에 대하여 적정성 평가에 관한 의견 또는 자료의 제출을 요청할 수 있다.
④ 보건복지부장관은 제1항에 따른 적정성 평가를 실시한 경우 그 결과를 제도개선위원회에 알려야 한다.

제73조(보험료율 등)

① 직장가입자의 보험료율은 **1천분의 80의 범위**에서 **심의위원회의 의결**을 거쳐 대통령령으로 정한다.

② **국외에서 업무에 종사하고 있는 직장가입자에 대한 보험료율**은 제1항에 따라 정해진 **보험료율의 100분의 50**으로 한다.

③ 지역가입자의 보험료부과점수당 금액은 **심의위원회의 의결**을 거쳐 대통령령으로 정한다.

제74조(보험료의 면제)

① 공단은 직장가입자가 제54조제2호부터 제4호까지의 어느 하나에 해당하는 경우(같은 조 제2호에 해당하는 경우에는 **1개월 이상의 기간**으로서 대통령령으로 정하는 기간 이상 국외에 체류하는 경우에 한정한다. 이하 이 조에서 같다) 그 가입자의 보험료를 면제한다. 다만, 제54조제2호(국외에 체류하는 경우)에 해당하는 직장가입자의 경우에는 **국내에 거주하는 피부양자가 없을 때에만 보험료를 면제**한다.

시행령 제44조의2(보험료가 면제되는 국외 체류기간)

법 제74조제1항 본문에서 "대통령령으로 정하는 기간"이란 **3개월**을 말한다. **다만, 업무에 종사하기 위해 국외에 체류하는 경우라고 공단이 인정하는 경우에는 1개월**을 말한다.〈개정 2021. 10. 14.〉

② 지역가입자가 제54조제2호부터 제4호까지의 어느 하나에 해당하면 그 가입자가 속한 세

대의 보험료를 산정할 때 그 가입자의 제72조에 따른 보험료부과점수를 제외한다.

제54조(급여의 정지) 제2호부터 제4호

2. 국외에 체류하는 경우
3. 제6조제2항제2호(「병역법」에 따른 현역병(지원에 의하지 아니하고 임용된 하사를 포함한다), 전환복무된 사람 및 군간부후보생)에 해당하게 된 경우
4. 교도소, 그 밖에 이에 준하는 시설에 수용되어 있는 경우

③ 제1항에 따른 보험료의 면제나 제2항에 따라 보험료의 산정에서 제외되는 보험료부과점수에 대하여는 제54조제2호부터 제4호까지의 어느 하나에 해당하는 급여정지 사유가 생긴 날이 속하는 달의 다음 달부터 사유가 없어진 날이 속하는 달까지 적용한다. 다만, 다음 각 호의 어느 하나에 해당하는 경우에는 그 달의 보험료를 면제하지 아니하거나 보험료의 산정에서 보험료부과점수를 제외하지 아니한다.

1. 급여정지 사유가 매월 1일에 없어진 경우
2. 제54조제2호에 해당하는 가입자 또는 그 피부양자가 국내에 입국하여 입국일이 속하는 달에 보험급여를 받고 그 달에 출국하는 경우

제75조(보험료의 경감 등) 16대구 · 울산 · 전북

① 다음 각 호의 어느 하나에 해당하는 가입자 중 보건복지부령으로 정하는 가입자에 대하여는 그 가입자 또는 그 가입자가 속한 세대의 **보험료의 일부를 경감**할 수 있다.

1. **섬 · 벽지(僻地) · 농어촌 등 대통령령으로 정하는 지역에 거주하는 사람**
2. **65세 이상인 사람**
3. 「장애인복지법」에 따라 등록한 **장애인**
4. 「국가유공자 등 예우 및 지원에 관한 법률」 제4조제1항제4호, 제6호, 제12호, 제15호 및 제17호에 따른 **국가유공자**
5. **휴직자**
6. 그 밖에 **생활이 어렵거나 천재지변 등의 사유**로 보험료를 경감할 필요가 있다고 보건복지부장관이 정하여 고시하는 사람

시행령 제45조(보험료 경감 대상지역)

법 제75조 제1항 제1호에서 "섬 · 벽지(僻地) · 농어촌 등 대통령령으로 정하는 지역"이란 다음 각 호의 어느 하나에 해당하는 지역을 말한다.

1. 요양기관까지의 거리가 멀거나 대중교통으로 이동하는 시간이 오래 걸리는 지역으로서 보건복지부장관이 정하여 고시하는 섬 · 벽지 지역
2. 다음 각 목의 어느 하나에 해당하는 농어촌지역
   가. 군 및 도농복합 형태 시의 읍 · 면 지역
   나. 「지방자치법」 제2조 제1항 제2호에 따른 시와 군의 지역 중 동(洞) 지역으로서 「국토의 계획 및 이용에 관한 법률」 제36조 제1항 제1호에 따라 지정된 주거지역 · 상업지역 및

공업지역을 제외한 지역
다. 「농어촌주민의 보건복지 증진을 위한 특별법」 제33조에 해당하는 지역
3. 요양기관의 이용이 제한되는 근무지의 특성을 고려하여 보건복지부장관이 인정하는 지역

시행규칙 제46조(보험료 경감 대상자)

법 제75조 제1항 각 호 외의 부분에서 "보건복지부령으로 정하는 가입자"란 다음 각 호의 어느 하나에 해당하는 사람을 말한다.

1. 영 제45조 제1호에 해당하는 지역에 거주하는 가입자
2. 영 제45조 제2호에 해당하는 지역에 거주하는 지역가입자로서 다음 각 목의 어느 하나에 해당하는 사람. 다만, 영 제45조 제2호 나목 및 다목에 해당하는 지역의 경우 라목에 해당하는 사람은 제외한다.
   가. 「농어업·농어촌 및 식품산업 기본법」 제3조 제2호에 따른 농어업인
   나. 「수산업법」 제2조 제12호에 따른 어업인
   다. 「광업법」 제3조 제2호에 따른 광업에 종사하는 사람
   라. 「소득세법」 제19조에 따른 사업소득이 연간 500만원 이하인 사람
3. 영 제45조 제3호에 해당하는 지역에 거주하는 직장가입자로서 보건복지부장관이 정하여 고시하는 사람
4. 법 제75조 제1항 제2호부터 제4호까지에 해당하는 지역가입자
5. 법 제75조 제1항 제5호에 해당하는 직장가입자 중 휴직기간이 1개월 이상인 사람
6. 법 제75조 제1항 제6호에 해당하는 가입자

② 제77조에 따른 보험료 납부의무자가 다음 각 호의 어느 하나에 해당하는 경우에는 대통령령으로 정하는 바에 따라 보험료를 감액하는 등 재산상의 이익을 제공할 수 있다.
1. 제79조제2항에 따라 보험료의 납입 고지를 전자문서로 받는 경우
2. 보험료를 계좌 또는 신용카드 자동이체의 방법으로 내는 경우

③ 제1항에 따른 보험료 경감의 방법·절차 등에 필요한 사항은 보건복지부장관이 정하여 고시한다.

제76조(보험료의 부담) 18울산·광주, 20충남, 22전북

① **직장가입자의 보수월액보험료**는 직장가입자와 다음 각 호의 구분에 따른 자가 각각 보험료액의 **100분의 50씩 부담**한다. 다만, 직장가입자가 **교직원으로서 사립학교에 근무하는 교원**이면 보험료액은 그 **직장가입자가 100분의 50**을, 제3조제2호다목(사립학교)에 해당하는 **사용자가 100분의 30**을, **국가가 100분의 20**을 각각 부담한다. 18울산, 22전북
1. 직장가입자가 근로자인 경우에는 제3조제2호가목에 해당하는 사업주
2. 직장가입자가 공무원인 경우에는 그 공무원이 소속되어 있는 국가 또는 지방자치단체
3. 직장가입자가 교직원(사립학교에 근무하는 교원은 제외한다)인 경우에는 제3조제2호 다목에 해당하는 사용자

② **직장가입자의 소득월액보험료**는 **직장가입자가 부담**한다.

③ **지역가입자의 보험료**는 그 가입자가 속한 세대의 **지역가입자 전원이 연대하여 부담**한다. 18광주

시행령 제43조(지역가입자의 세대 분리)

공단은 지역가입자가 다음 각 호의 어느 하나의 사람에 해당하는 경우에는 그 가입자를 해당 세대에서 분리하여 별도 세대로 구성할 수 있다.

1. **해당 세대와 가계단위 및 생계를 달리하여 공단에 세대 분리를 신청한 사람**
2. 별표 2 제3호라목에 따른 **희귀난치성질환자등으로서 본인부담액을 경감받는 사람**
3. 「병역법」 제21조 또는 제26조에 따라 소집되어 **상근예비역 또는 사회복무요원으로 복무하는 사람**
4. 「대체역의 편입 및 복무 등에 관한 법률」 제17조에 따라 소집되어 **대체복무요원으로 복무하는 사람**

④ **직장가입자가 교직원인 경우** 제3조제2호다목에 해당하는 사용자가 부담액 전부를 부담할 수 없으면 그 **부족액을 학교에 속하는 회계에서 부담**하게 할 수 있다. 18광주

제77조(보험료 납부의무)

① **직장가입자의 보험료**는 다음 각 호의 구분에 따라 그 각 호에서 정한 자가 납부한다.

1. **보수월액보험료: 사용자**. 이 경우 사업장의 사용자가 2명 이상인 때에는 그 사업장의 사용자는 해당 직장가입자의 보험료를 연대하여 납부한다.
2. **소득월액보험료: 직장가입자**

② **지역가입자의 보험료**는 그 가입자가 속한 세대의 **지역가입자 전원이 연대하여 납부**한다. 다만, 소득 및 재산이 없는 미성년자와 소득 및 재산 등을 고려하여 대통령령으로 정하는 기준에 해당하는 **미성년자는 납부의무를 부담하지 아니한다.**

③ 사용자는 보수월액보험료 중 직장가입자가 부담하여야 하는 그 달의 보험료액을 그 보수에서 공제하여 납부하여야 한다. 이 경우 직장가입자에게 공제액을 알려야 한다.

시행령 제46조(지역가입자의 보험료 연대납부의무 면제 대상 미성년자)

법 제77조제2항 단서에서 "대통령령으로 정하는 기준에 해당하는 미성년자"란 다음 각 호의 어느 하나에 해당하는 미성년자를 말한다. 다만, 제41조제1항제2호의 배당소득 또는 같은 항 제3호의 사업소득으로서 「소득세법」 제168조제1항에 따른 사업자등록을 한 사업에서 발생하는 소득이 있는 미성년자는 제외한다.

1. 다음 각 목의 요건을 모두 갖춘 미성년자
   가. 제42조제1항제1호에 따른 소득의 합이 연간 100만원 이하일 것
   나. 제42조제1항제2호에 따른 재산 중 같은 조 제3항제1호 및 제3호에 해당하는 재산이 없을 것
2. 부모가 모두 사망한 미성년자로서 제1호가목의 요건을 갖춘 미성년자

제77조의2(제2차 납부의무)

① 법인의 재산으로 그 법인이 납부하여야 하는 보험료, 연체금 및 체납처분비를 충당하여도 부족한 경우에는 해당 법인에게 보험료의 납부의무가 부과된 날 현재의 무한책임사원 또는 과점주주(「국세기본법」 제39조 각 호의 어느 하나에 해당하는 자를 말한다-발행

주식의 과반수를 소유하고 기업경영을 지배하는 주주)가 그 부족한 금액에 대하여 **제2차 납부의무**를 진다. 다만, 과점주주의 경우에는 그 부족한 금액을 그 법인의 발행주식 총수(의결권이 없는 주식은 제외한다) 또는 출자총액으로 나눈 금액에 해당 **과점주주가 실질적으로 권리를 행사하는 주식 수(의결권이 없는 주식은 제외한다) 또는 출자액을 곱하여 산출한 금액을 한도로 한다.**

② **사업이 양도 · 양수된 경우**에 양도일 이전에 양도인에게 납부의무가 부과된 보험료, 연체금 및 체납처분비를 양도인의 재산으로 충당하여도 부족한 경우에는 사업의 양수인이 그 부족한 금액에 대하여 **양수한 재산의 가액을 한도로 제2차 납부의무를 진다. 이 경우 양수인의 범위 및 양수한 재산의 가액은 대통령령으로 정한다.**

시행령 제46조의2(사업의 양도 · 양수에 따른 제2차 납부의무)

① 법 제77조의2제2항 후단에 따라 제2차 납부의무를 지는 사업의 양수인은 사업장별로 그 사업에 관한 모든 권리(미수금에 관한 것은 제외한다)와 모든 의무(미지급금에 관한 것은 제외한다)를 포괄적으로 승계한 자로 한다.

② 법 제77조의2제2항 후단에 따라 제2차 납부의무의 한도가 되는 사업양수 재산의 가액은 다음 각 호의 금액으로 한다. 다만, 제2호에 따른 금액은 제1호에 따른 금액이 없거나 불분명한 경우에 한정하여 적용한다.

1. 양수인이 양도인에게 지급하였거나 지급하여야 할 금액이 있는 경우에는 그 금액
2. 양수한 자산 및 부채를 공단이 「상속세 및 증여세법」 제60조부터 제66조까지의 규정을 준용하여 평가한 후 그 자산총액에서 부채총액을 뺀 가액

③ 제2항에도 불구하고 다음 각 호의 어느 하나에 해당하는 경우에 사업양수 재산의 가액은 같은 항 제1호의 방법에 따라 산정한 금액과 제2호의 방법에 따라 산정한 금액 중 큰 금액으로 한다.

1. 제2항제1호에 따른 금액과 「상속세 및 증여세법」 제60조에 따른 시가의 차액이 3억원 이상인 경우
2. 제2항제1호에 따른 금액과 「상속세 및 증여세법」 제60조에 따른 시가의 차액이 그 시가의 100분의 30에 상당하는 금액 이상인 경우

제78조(보험료의 납부기한)

① 제77조제1항 및 제2항에 따라 보험료 납부의무가 있는 자는 가입자에 대한 그 달의 보험료를 그 **다음 달 10일까지 납부**하여야 한다. 다만, 직장가입자의 소득월액보험료 및 지역가입자의 보험료는 보건복지부령으로 정하는 바에 따라 분기별로 납부할 수 있다.

② 공단은 제1항에도 불구하고 납입 고지의 송달 지연 등 보건복지부령으로 정하는 사유가 있는 경우 납부의무자의 신청에 따라 제1항에 따른 납부기한부터 1개월의 범위에서 납부기한을 연장할 수 있다. 이 경우 납부기한 연장을 신청하는 방법, 절차 등에 필요한 사항은 보건복지부령으로 정한다.

제78조의2(가산금)

① 사업장의 사용자가 대통령령으로 정하는 사유에 해당되어 직장가입자가 될 수 없는 자를

제8조제2항 또는 제9조제2항을 위반하여 거짓으로 보험자에게 직장가입자로 신고한 경우 공단은 제1호의 금액에서 제2호의 금액을 뺀 금액의 100분의 10에 상당하는 가산금을 그 사용자에게 부과하여 징수한다.

1. 사용자가 직장가입자로 신고한 사람이 직장가입자로 처리된 기간 동안 그 가입자가 제69조제5항에 따라 부담하여야 하는 보험료의 총액
2. 제1호의 기간 동안 공단이 해당 가입자에 대하여 제69조제4항에 따라 산정하여 부과한 보험료의 총액

② 제1항에도 불구하고, 공단은 가산금이 소액이거나 그 밖에 가산금을 징수하는 것이 적절하지 아니하다고 인정되는 등 대통령령으로 정하는 경우에는 징수하지 아니할 수 있다.

제79조(보험료등의 납입 고지)

① 공단은 보험료등을 징수하려면 그 금액을 결정하여 납부의무자에게 다음 각 호의 사항을 적은 문서로 납입 고지를 하여야 한다.

1. 징수하려는 보험료등의 종류
2. 납부해야 하는 금액
3. 납부기한 및 장소

② 공단은 제1항에 따른 납입 고지를 할 때 **납부의무자의 신청이 있으면 전자문서교환방식 등에 의하여 전자문서로 고지할 수 있다**. 이 경우 전자문서 고지에 대한 신청 방법·절차 등에 필요한 사항은 **보건복지부령**으로 정한다.

③ 공단이 제2항에 따라 전자문서로 고지하는 경우에는 전자문서가 보건복지부령으로 정하는 정보통신망에 저장되거나 납부의무자가 지정한 전자우편주소에 입력된 때에 납입 고지가 그 납부의무자에게 도달된 것으로 본다.

④ 직장가입자의 사용자가 2명 이상인 경우 또는 지역가입자의 세대가 2명 이상으로 구성된 경우 그 중 1명에게 한 고지는 해당 사업장의 다른 사용자 또는 세대 구성원인 다른 지역가입자 모두에게 효력이 있는 것으로 본다.

⑤ 휴직자등의 보험료는 휴직 등의 사유가 끝날 때까지 보건복지부령으로 정하는 바에 따라 납입 고지를 유예할 수 있다.

⑥ 공단은 제77조의2에 따른 제2차 납부의무자에게 납입의 고지를 한 경우에는 해당 법인인 사용자 및 사업 양도인에게 그 사실을 통지하여야 한다.

제79조의2(신용카드등으로 하는 보험료등의 납부)

① 공단이 납입 고지한 보험료등을 납부하는 자는 보험료등의 납부를 대행할 수 있도록 대통령령으로 정하는 기관 등(이하 이 조에서 "보험료등납부대행기관"이라 한다)을 통하여 신용카드, 직불카드 등(이하 이 조에서 "신용카드등"이라 한다)으로 납부할 수 있다.

② 제1항에 따라 신용카드등으로 보험료등을 납부하는 경우에는 보험료등납부대행기관의

승인일을 납부일로 본다.

③ 보험료등납부대행기관은 보험료등의 납부자로부터 보험료등의 납부를 대행하는 대가로 수수료를 받을 수 있다.

④ 보험료등납부대행기관의 지정 및 운영, 수수료 등에 필요한 사항은 대통령령으로 정한다.

제80조(연체금)

① **공단**은 보험료등의 납부의무자가 납부기한까지 보험료등을 내지 아니하면 그 납부기한이 지난 날부터 매 1일이 경과할 때마다 다음 각 호에 해당하는 연체금을 징수한다.

1. 제69조에 따른 보험료 또는 제53조제3항에 따른 보험급여 제한 기간 중 받은 보험급여에 대한 징수금을 체납한 경우: 해당 체납금액의 1천500분의 1에 해당하는 금액. 이 경우 연체금은 해당 체납금액의 **1천분의 20**을 넘지 못한다.
2. 제1호 외에 이 법에 따른 징수금을 체납한 경우: 해당 체납금액의 1천분의 1에 해당하는 금액. 이 경우 연체금은 해당 체납금액의 **1천분의 30**을 넘지 못한다.

② 공단은 보험료등의 **납부의무자가 체납된 보험료등을 내지 아니하면 납부기한 후 30일이 지난 날부터 매 1일이 경과할 때마다** 다음 각 호에 해당하는 연체금을 제1항에 따른 **연체금에 더하여 징수**한다.

1. 제69조에 따른 보험료 또는 제53조제3항에 따른 보험급여 제한 기간 중 받은 보험급여에 대한 징수금을 체납한 경우: 해당 체납금액의 6천분의 1에 해당하는 금액. 이 경우 연체금은 해당 체납금액의 1천분의 50을 넘지 못한다.
2. 제1호 외에 이 법에 따른 징수금을 체납한 경우: 해당 체납금액의 3천분의 1에 해당하는 금액. 이 경우 연체금은 해당 체납금액의 1천분의 90을 넘지 못한다.

③ 공단은 제1항 및 제2항에도 불구하고 천재지변이나 그 밖에 보건복지부령으로 정하는 부득이한 사유가 있으면 제1항 및 제2항에 따른 연체금을 징수하지 아니할 수 있다.

제81조(보험료등의 독촉 및 체납처분)

① 공단은 제57조, 제77조, 제77조의2, 제78조의2 및 제101조에 따라 보험료등을 내야 하는 자가 보험료등을 내지 아니하면 기한을 정하여 독촉할 수 있다. 이 경우 직장가입자의 사용자가 2명 이상인 경우 또는 지역가입자의 세대가 2명 이상으로 구성된 경우에는 그 중 1명에게 한 독촉은 해당 사업장의 다른 사용자 또는 세대 구성원인 다른 지역가입자 모두에게 효력이 있는 것으로 본다.

② 제1항에 따라 독촉할 때에는 10일 이상 15일 이내의 납부기한을 정하여 독촉장을 발부하여야 한다.

③ 공단은 제1항에 따른 독촉을 받은 자가 그 납부기한까지 보험료등을 내지 아니하면 보건복지부장관의 승인을 받아 국세 체납처분의 예에 따라 이를 징수할 수 있다.

④ 공단은 제3항에 따라 체납처분을 하기 전에 보험료등의 체납 내역, 압류 가능한 재산의

종류, 압류 예정 사실 및 「국세징수법」 제41조제18호에 따른 소액금융재산에 대한 압류 금지 사실 등이 포함된 통보서를 발송하여야 한다. 다만, 법인 해산 등 긴급히 체납처분을 할 필요가 있는 경우로서 **대통령령**으로 정하는 경우에는 그러하지 아니하다.

⑤ 공단은 제3항에 따른 국세 체납처분의 예에 따라 압류한 재산의 공매에 대하여 전문지식이 필요하거나 그 밖에 특수한 사정으로 직접 공매하는 것이 적당하지 아니하다고 인정하는 경우에는 「한국자산관리공사 설립 등에 관한 법률」에 따라 설립된 한국자산관리공사(이하 "한국자산관리공사"라 한다)에 공매를 대행하게 할 수 있다. 이 경우 공매는 공단이 한 것으로 본다.

⑥ 공단은 제5항에 따라 한국자산관리공사가 공매를 대행하면 보건복지부령으로 정하는 바에 따라 수수료를 지급할 수 있다.

제81조의2(체납 또는 결손처분 자료의 제공)

① 공단은 보험료 징수 또는 공익목적을 위하여 필요한 경우에 「신용정보의 이용 및 보호에 관한 법률」 제25조제2항제1호의 종합신용정보집중기관이 다음 각 호의 어느 하나에 해당하는 체납자 또는 결손처분자의 인적사항·체납액 또는 결손처분액에 관한 자료(이하 이 조에서 "체납등 자료"라 한다)를 요구할 때에는 그 자료를 제공할 수 있다. 다만, 체납된 보험료나 이 법에 따른 그 밖의 징수금과 관련하여 행정심판 또는 행정소송이 계류 중인 경우, 그 밖에 대통령령으로 정하는 사유가 있을 때에는 그러하지 아니하다.

1. 이 법에 따른 납부기한의 다음 날부터 1년이 지난 보험료, 이 법에 따른 그 밖의 징수금과 **체납처분비의 총액이 500만원 이상**인 자
2. 제84조에 따라 **결손처분한 금액의 총액이 500만원 이상**인 자

② 체납등 자료의 제공절차에 필요한 사항은 대통령령으로 정한다.

③ 제1항에 따라 체납등 자료를 제공받은 자는 이를 업무 외의 목적으로 누설하거나 이용하여서는 아니 된다.

제81조의3(보험료의 납부증명)

① 제77조에 따른 보험료의 납부의무자(이하 이 조에서 "납부의무자"라 한다)는 국가, 지방자치단체 또는 「공공기관의 운영에 관한 법률」 제4조에 따른 공공기관(이하 이 조에서 "공공기관"이라 한다)으로부터 공사·제조·구매·용역 등 대통령령으로 정하는 계약의 대가를 지급받는 경우에는 보험료와 그에 따른 연체금 및 체납처분비의 납부사실을 증명하여야 한다. 다만, 납부의무자가 계약대금의 전부 또는 일부를 체납한 보험료로 납부하려는 경우 등 대통령령으로 정하는 경우에는 그러하지 아니하다.

② 납부의무자가 제1항에 따라 납부사실을 증명하여야 할 경우 제1항의 계약을 담당하는 주무관서 또는 공공기관은 납부의무자의 동의를 받아 공단에 조회하여 보험료와 그에 따른 연체금 및 체납처분비의 납부여부를 확인하는 것으로 제1항에 따른 납부증명을 갈음

할 수 있다.

제81조의4(서류의 송달)

제79조 및 제81조에 관한 서류의 송달에 관하여는 「국세기본법」 제8조(같은 조 제2항 단서는 제외한다)부터 제12조까지의 규정을 준용한다. 다만, 우편송달에 의하는 경우 그 방법은 대통령령으로 정하는 바에 따른다.

제82조(체납보험료의 분할납부)

① 공단은 **보험료를 3회 이상 체납한 자**가 신청하는 경우 보건복지부령으로 정하는 바에 따라 분할납부를 승인할 수 있다.

② 공단은 보험료를 3회 이상 체납한 자에 대하여 제81조제3항에 따른 체납처분을 하기 전에 제1항에 따른 분할납부를 신청할 수 있음을 알리고, 보건복지부령으로 정하는 바에 따라 분할납부 신청의 절차 · 방법 등에 관한 사항을 안내하여야 한다.

③ 공단은 제1항에 따라 분할납부 승인을 받은 자가 정당한 사유 없이 **5회**(제1항에 따라 승인받은 분할납부 횟수가 5회 미만인 경우에는 해당 분할납부 횟수를 말한다) 이상 그 승인된 보험료를 납부하지 아니하면 그 분할납부의 승인을 취소한다.

④ 분할납부의 승인과 취소에 관한 절차 · 방법 · 기준 등에 필요한 사항은 보건복지부령으로 정한다.

제83조(고액 · 상습체납자의 인적사항 공개)

① 공단은 이 법에 따른 납부기한의 다음 날부터 **1년이 경과한 보험료, 연체금과 체납처분비**(제84조에 따라 결손처분한 보험료, 연체금과 체납처분비로서 징수권 소멸시효가 완성되지 아니한 것을 포함한다)의 **총액이 1천만원 이상인 체납자**가 **납부능력이 있음에도 불구하고 체납한 경우** 그 인적사항 · 체납액 등(이하 이 조에서 "인적사항등"이라 한다)을 **공개**할 수 있다. 다만, 체납된 보험료, 연체금과 체납처분비와 관련하여 제87조에 따른 이의신청, 제88조에 따른 심판청구가 제기되거나 행정소송이 계류 중인 경우 또는 그 밖에 체납된 금액의 일부 납부 등 대통령령으로 정하는 사유가 있는 경우에는 그러하지 아니하다.

② 제1항에 따른 체납자의 인적사항등에 대한 공개 여부를 심의하기 위하여 공단에 **보험료정보공개심의위원회**를 둔다.

③ 공단은 보험료정보공개심의위원회의 심의를 거친 인적사항등의 공개대상자에게 공개대상자임을 서면으로 통지하여 소명의 기회를 부여하여야 하며, 통지일부터 6개월이 경과한 후 체납액의 납부이행 등을 감안하여 공개대상자를 선정한다.

④ 제1항에 따른 체납자 인적사항등의 공개는 관보에 게재하거나 공단 인터넷 홈페이지에 게시하는 방법에 따른다.

⑤ 제1항부터 제4항까지의 규정에 따른 체납자 인적사항등의 공개와 관련한 납부능력의 기준, 공개절차 및 위원회의 구성·운영 등에 필요한 사항은 **대통령령**으로 정한다.

시행령 제49조(보험료정보공개심의위원회의 구성 및 운영)

① 위원회는 위원장 1명을 포함한 11명의 위원으로 구성한다.

② 보험료정보공개심의위원회의 위원장은 공단의 임원 중 해당 업무를 담당하는 상임이사가 되고, 위원은 공단의 이사장이 임명하거나 위촉하는 다음 각 호의 사람으로 한다.

1. 공단 소속 직원 4명
2. 보험료 징수에 관한 사무를 담당하는 보건복지부 소속 3급 또는 4급 공무원 1명
3. 국세청의 3급 또는 4급 공무원 1명
4. 법률, 회계 또는 사회보험에 관한 학식과 경험이 풍부한 사람 4명

③ 제2항제4호에 따른 위원의 임기는 2년으로 한다.

④ 보험료정보공개심의위원회의 회의는 재적위원 과반수의 출석으로 개의하고, 출석위원 과반수의 찬성으로 의결한다.

⑤ 제1항부터 제4항까지에서 규정한 사항 외에 보험료정보공개심의위원회의 구성 및 운영에 필요한 사항은 공단이 정한다.

제84조(결손처분)

① 공단은 다음 각 호의 어느 하나에 해당하는 사유가 있으면 재정운영위원회의 의결을 받아 보험료등을 결손처분할 수 있다.

1. 체납처분이 끝나고 체납액에 충당될 배분금액이 그 체납액에 미치지 못하는 경우
2. 해당 권리에 대한 소멸시효가 완성된 경우
3. 그 밖에 징수할 가능성이 없다고 인정되는 경우로서 대통령령으로 정하는 경우

② 공단은 제1항제3호에 따라 결손처분을 한 후 압류할 수 있는 다른 재산이 있는 것을 발견한 때에는 지체 없이 그 처분을 취소하고 체납처분을 하여야 한다.

제85조(보험료등의 징수 순위)

보험료등은 **국세와 지방세를 제외한 다른 채권에 우선하여 징수**한다. 다만, 보험료등의 납부기한 전에 전세권·질권·저당권 또는 「동산·채권 등의 담보에 관한 법률」에 따른 담보권의 설정을 등기 또는 등록한 사실이 증명되는 재산을 매각할 때에 그 매각대금 중에서 보험료등을 징수하는 경우 그 전세권·질권·저당권 또는 「동산·채권 등의 담보에 관한 법률」에 따른 담보권으로 담보된 채권에 대하여는 그러하지 아니하다.

제86조(보험료등의 충당과 환급)

① 공단은 납부의무자가 보험료등·연체금 또는 체납처분비로 낸 금액 중 과오납부(過誤納付)한 금액이 있으면 **대통령령으로 정하는 바에 따라 그 과오납금을 보험료등·연체금 또는 체납처분비에 우선 충당하여야 한다.**

② 공단은 제1항에 따라 충당하고 남은 금액이 있는 경우 대통령령으로 정하는 바에 따라

납부의무자에게 환급하여야 한다.

③ 제1항 및 제2항의 경우 과오납금에 대통령령으로 정하는 이자를 가산하여야 한다.

제7장 | 이의신청 및 심판청구 등

제87조(이의신청) 15부산

① **가입자 및 피부양자의 자격, 보험료등, 보험급여, 보험급여 비용**에 관한 공단의 처분에 이의가 있는 자는 **공단에 이의신청**을 할 수 있다.

② **요양급여비용 및 요양급여의 적정성 평가** 등에 관한 심사평가원의 처분에 이의가 있는 공단, 요양기관 또는 그 밖의 자는 **심사평가원에 이의신청**을 할 수 있다.

③ 제1항 및 제2항에 따른 이의신청(이하 "이의신청"이라 한다)은 **처분이 있음을 안 날부터 90일 이내**에 문서(전자문서를 포함한다)로 하여야 하며 **처분이 있은 날부터 180일**을 지나면 제기하지 못한다. 다만, 정당한 사유로 그 기간에 이의신청을 할 수 없었음을 소명한 경우에는 그러하지 아니하다.

④ 제3항 본문에도 불구하고 요양기관이 제48조에 따른 **심사평가원의 확인에 대하여** 이의신청을 하려면 같은 조 제2항에 따라 **통보받은 날부터 30일 이내**에 하여야 한다.

⑤ 제1항부터 제4항까지에서 규정한 사항 외에 이의신청의 방법 · 결정 및 그 결정의 통지 등에 필요한 사항은 대통령령으로 정한다.

제88조(심판청구)

① **이의신청에 대한 결정에 불복하는 자**는 제89조에 따른 **건강보험분쟁조정위원회에 심판청구를 할 수 있다**. 이 경우 심판청구의 제기기간 및 제기방법에 관하여는 제87조제3항을 준용한다.

② 제1항에 따라 심판청구를 하려는 자는 대통령령으로 정하는 심판청구서를 제87조제1항 또는 제2항에 따른 처분을 한 공단 또는 심사평가원에 제출하거나 제89조에 따른 건강보험분쟁조정위원회에 제출하여야 한다.

③ 제1항 및 제2항에서 규정한 사항 외에 심판청구의 절차 · 방법 · 결정 및 그 결정의 통지 등에 필요한 사항은 대통령령으로 정한다.

제89조(건강보험분쟁조정위원회)

① 제88조에 따른 심판청구를 심리 · 의결하기 위하여 **보건복지부**에 건강보험분쟁조정위원회(이하 "분쟁조정위원회"라 한다)를 둔다.

② 분쟁조정위원회는 **위원장을 포함하여 60명 이내의 위원으로 구성**하고, **위원장을 제외한 위원 중 1명은 당연직위원으로 한다**. 이 경우 공무원이 아닌 위원이 전체 위원의 과반수가

되도록 하여야 한다.

③ **분쟁조정위원회의 회의**는 위원장, 당연직위원 및 위원장이 매 회의마다 지정하는 **7명의 위원을 포함하여 총 9명으로 구성**하되, 공무원이 아닌 위원이 과반수가 되도록 하여야 한다.

④ 분쟁조정위원회는 제3항에 따른 구성원 과반수의 출석과 출석위원 과반수의 찬성으로 의결한다.

⑤ 분쟁조정위원회를 실무적으로 지원하기 위하여 분쟁조정위원회에 사무국을 둔다.

⑥ 제1항부터 제5항까지에서 규정한 사항 외에 분쟁조정위원회 및 사무국의 구성 및 운영 등에 필요한 사항은 대통령령으로 정한다.

⑦ 분쟁조정위원회의 위원 중 공무원이 아닌 사람은 「형법」 제129조부터 제132조까지의 규정을 적용할 때 공무원으로 본다.

시행령 제62조(분쟁조정위원회의 구성 등)

① 분쟁조정위원회의 위원장은 **보건복지부장관의 제청으로 대통령이 임명**하고, 위원은 다음 각 호의 사람 중에서 **보건복지부장관이 임명하거나 위촉**한다.

1. 4급 이상 공무원 또는 고위공무원단에 속하는 일반직공무원으로 재직 중이거나 재직하였던 사람
2. 판사·검사 또는 변호사 자격이 있는 사람
3. 「고등교육법」 제2조제1호부터 제3호까지의 규정에 따른 학교에서 사회보험 또는 의료와 관련된 분야에 부교수 이상으로 재직하고 있는 사람
4. 사회보험 또는 의료에 관한 학식과 경험이 풍부한 사람

② 법 제89조제2항에 따른 당연직위원은 제1항제1호의 위원 중 법 제88조에 따른 심판청구에 관한 업무를 담당하는 공무원으로 한다.

시행령 제64조(분쟁조정위원회 위원의 임기)

분쟁조정위원회 위원의 **임기는 3년**으로 한다. 다만, 제62조제1항제1호에 따른 위원 중 공무원인 위원의 임기는 그 직위에 재임하는 기간으로 한다.

제90조(행정소송)

공단 또는 심사평가원의 처분에 이의가 있는 자와 제87조에 따른 **이의신청** 또는 제88조에 따른 **심판청구에 대한 결정에 불복하는 자**는 「행정소송법」에서 정하는 바에 따라 **행정소송을 제기할 수 있다**.

제8장 | 보칙

제91조(시효) 16전남, 17충북

① 다음 각 호의 권리는 **3년 동안 행사하지 아니하면 소멸시효가 완성**된다.

1. **보험료, 연체금 및 가산금을 징수할 권리**

2. 보험료, 연체금 및 가산금으로 **과오납부한 금액을 환급받을 권리**
3. **보험급여를 받을 권리**
4. **보험급여 비용을 받을 권리**
5. 제47조제3항 후단에 따라 **과다납부된 본인일부부담금을 돌려받을 권리**
6. 제61조에 따른 **근로복지공단의 권리**

② 제1항에 따른 시효는 다음 각 호의 어느 하나의 사유로 **중단**된다.

1. **보험료의 고지 또는 독촉**
2. **보험급여 또는 보험급여 비용의 청구**

③ **휴직자등의 보수월액보험료를 징수할 권리의 소멸시효**는 제79조제5항에 따라 고지가 유예된 경우 **휴직 등의 사유가 끝날 때까지 진행하지 아니한다**.

④ 제1항에 따른 소멸시효기간, 제2항에 따른 시효 중단 및 제3항에 따른 시효 정지에 관하여 이 법에서 정한 사항 외에는 「민법」에 따른다.

제92조(기간 계산)

이 법이나 이 법에 따른 명령에 규정된 기간의 계산에 관하여 이 법에서 정한 사항 외에는 「민법」의 기간에 관한 규정을 준용한다.

제93조(근로자의 권익 보호)

제6조제2항 각 호의 어느 하나에 해당하지 아니하는 모든 사업장의 근로자를 고용하는 사용자는 그가 고용한 근로자가 이 법에 따른 직장가입자가 되는 것을 방해하거나 자신이 부담하는 부담금이 증가되는 것을 피할 목적으로 정당한 사유 없이 근로자의 승급 또는 임금 인상을 하지 아니하거나 해고나 그 밖의 불리한 조치를 할 수 없다.

→ 위반 시 1년 이하의 징역 또는 1천만원 이하의 벌금

제94조(신고 등)

① 공단은 사용자, 직장가입자 및 세대주에게 다음 각 호의 사항을 신고하게 하거나 관계 서류(전자적 방법으로 기록된 것을 포함한다. 이하 같다)를 제출하게 할 수 있다.

→ 위반 시 500만원 이하의 과태료를 부과

1. 가입자의 거주지 변경
2. 가입자의 보수 · 소득
3. 그 밖에 건강보험사업을 위하여 필요한 사항

② 공단은 제1항에 따라 신고한 사항이나 제출받은 자료에 대하여 사실 여부를 확인할 필요가 있으면 소속 직원이 해당 사항에 관하여 조사하게 할 수 있다.

③ 제2항에 따라 조사를 하는 소속 직원은 그 권한을 표시하는 증표를 지니고 관계인에게 보여주어야 한다.

제95조(소득 축소 · 탈루 자료의 송부 등)

① 공단은 제94조제1항에 따라 신고한 보수 또는 소득 등에 축소 또는 탈루(脫漏)가 있다고 인정하는 경우에는 보건복지부장관을 거쳐 소득의 축소 또는 탈루에 관한 사항을 문서로 국세청장에게 송부할 수 있다.

② 국세청장은 제1항에 따라 송부받은 사항에 대하여 「국세기본법」 등 관련 법률에 따른 세무조사를 하면 그 조사 결과 중 보수 · 소득에 관한 사항을 공단에 송부하여야 한다.

③ 제1항 및 제2항에 따른 송부 절차 등에 필요한 사항은 대통령령으로 정한다.

제96조(자료의 제공)

① 공단은 국가, 지방자치단체, 요양기관, 「보험업법」에 따른 보험회사 및 보험료율 산출 기관, 「공공기관의 운영에 관한 법률」에 따른 공공기관, 그 밖의 공공단체 등에 대하여 다음 각 호의 업무를 수행하기 위하여 주민등록 · 가족관계등록 · 국세 · 지방세 · 토지 · 건물 · 출입국관리 등의 자료로서 대통령령으로 정하는 자료를 제공하도록 요청할 수 있다.

1. 가입자 및 피부양자의 자격 관리, 보험료의 부과 · 징수, 보험급여의 관리 등 건강보험사업의 수행
2. 제14조제1항제11호에 따른 업무의 수행

② 심사평가원은 국가, 지방자치단체, 요양기관, 「보험업법」에 따른 보험회사 및 보험료율 산출 기관, 「공공기관의 운영에 관한 법률」에 따른 공공기관, 그 밖의 공공단체 등에 대하여 요양급여비용을 심사하고 요양급여의 적정성을 평가하기 위하여 주민등록 · 출입국관리 · 진료기록 · 의약품공급 등의 자료로서 대통령령으로 정하는 자료를 제공하도록 요청할 수 있다.

③ 보건복지부장관은 관계 행정기관의 장에게 제41조의2에 따른 약제에 대한 요양급여비용 상한금액의 감액 및 요양급여의 적용 정지를 위하여 필요한 자료를 제공하도록 요청할 수 있다.

④ 제1항부터 제3항까지의 규정에 따라 자료 제공을 요청받은 자는 성실히 이에 따라야 한다.

⑤ 공단 또는 심사평가원은 요양기관, 「보험업법」에 따른 보험회사 및 보험료율 산출 기관에 제1항 또는 제2항에 따른 자료의 제공을 요청하는 경우 자료 제공 요청 근거 및 사유, 자료 제공 대상자, 대상기간, 자료 제공 기한, 제출 자료 등이 기재된 자료제공요청서를 발송하여야 한다.

⑥ 제1항 및 제2항에 따른 국가, 지방자치단체, 요양기관, 「보험업법」에 따른 보험료율 산출 기관 그 밖의 공공기관 및 공공단체가 공단 또는 심사평가원에 제공하는 자료에 대하여는 사용료와 수수료 등을 면제한다.

제96조의2(금융정보등의 제공 등)

① 공단은 제72조제1항 단서에 따른 지역가입자의 보험료부과점수 산정을 위하여 필요한 경우 「신용정보의 이용 및 보호에 관한 법률」 제32조 및 「금융실명거래 및 비밀보장에 관한 법률」 제4조제1항에도 불구하고 지역가입자가 제72조제3항에 따라 제출한 동의 서면을 전자적 형태로 바꾼 문서에 의하여 「신용정보의 이용 및 보호에 관한 법률」 제2조제6호에 따른 신용정보집중기관 또는 금융회사등(이하 이 조에서 "금융기관등"이라 한다)의 장에게 금융정보등을 제공하도록 요청할 수 있다. <개정 2022. 6. 10.>

② 제1항에 따라 금융정보등의 제공을 요청받은 금융기관등의 장은 「신용정보의 이용 및 보호에 관한 법률」 제32조 및 「금융실명거래 및 비밀보장에 관한 법률」 제4조에도 불구하고 명의인의 금융정보등을 제공하여야 한다. <개정 2022. 6. 10.>

③ 제2항에 따라 금융정보등을 제공한 금융기관등의 장은 금융정보등의 제공 사실을 명의인에게 통보하여야 한다. 다만, 명의인이 동의한 경우에는 「신용정보의 이용 및 보호에 관한 법률」 제32조제7항, 제35조제2항 및 「금융실명거래 및 비밀보장에 관한 법률」 제4조의2제1항에도 불구하고 통보하지 아니할 수 있다. <개정 2022. 6. 10.>

④ 제1항부터 제3항까지에서 규정한 사항 외에 금융정보등의 제공 요청 및 제공 절차 등에 필요한 사항은 대통령령으로 정한다. <개정 2022. 6. 10.>

제96조의3(서류의 보존) 18부산

① **요양기관**은 **요양급여가 끝난 날부터 5년간** 보건복지부령으로 정하는 바에 따라 제47조에 따른 **요양급여비용의 청구에 관한 서류를 보존**하여야 한다. 다만, 약국 등 보건복지부령으로 정하는 요양기관은 처방전을 요양급여비용을 청구한 날부터 **3년간 보존**하여야 한다.

② **사용자**는 **3년**간 보건복지부령으로 정하는 바에 따라 **자격 관리 및 보험료 산정 등 건강보험에 관한 서류를 보존**하여야 한다.

③ 제49조제3항에 따라 요양비를 청구한 준요양기관은 요양비를 지급받은 날부터 **3년**간 보건복지부령으로 정하는 바에 따라 요양비 청구에 관한 서류를 보존하여야 한다.

④ 제51조제2항에 따라 보조기기에 대한 보험급여를 청구한 자는 보험급여를 지급받은 날부터 **3년**간 보건복지부령으로 정하는 바에 따라 보험급여 청구에 관한 서류를 보존하여야 한다.

제97조(보고와 검사)

① 보건복지부장관은 사용자, 직장가입자 또는 세대주에게 가입자의 이동·보수·소득이나 그 밖에 필요한 사항에 관한 보고 또는 서류 제출을 명하거나, 소속 공무원이 관계인에게 질문하게 하거나 관계 서류를 검사하게 할 수 있다.

→ 위반 시 500만원 이하의 과태료를 부과

② 보건복지부장관은 요양기관(제49조에 따라 요양을 실시한 기관을 포함한다)에 대하여 요

양 · 약제의 지급 등 보험급여에 관한 보고 또는 서류 제출을 명하거나, 소속 공무원이 관계인에게 질문하게 하거나 관계 서류를 검사하게 할 수 있다.

→ 위반 시 1천만원 이하의 벌금

③ 보건복지부장관은 보험급여를 받은 자에게 해당 보험급여의 내용에 관하여 보고하게 하거나, 소속 공무원이 질문하게 할 수 있다.

→ 위반 시 500만원 이하의 과태료를 부과

④ 보건복지부장관은 제47조제6항에 따라 요양급여비용의 심사청구를 대행하는 단체(이하 "대행청구단체"라 한다)에 필요한 자료의 제출을 명하거나, 소속 공무원이 대행청구에 관한 자료 등을 조사 · 확인하게 할 수 있다.

→ 위반 시 500만원 이하의 과태료를 부과

⑤ 보건복지부장관은 제41조의2에 따른 약제에 대한 요양급여비용 상한금액의 감액 및 요양급여의 적용 정지를 위하여 필요한 경우에는 「약사법」 제47조제2항에 따른 의약품공급자에 대하여 금전, 물품, 편익, 노무, 향응, 그 밖의 경제적 이익등 제공으로 인한 의약품 판매 질서 위반 행위에 관한 보고 또는 서류 제출을 명하거나, 소속 공무원이 관계인에게 질문하게 하거나 관계 서류를 검사하게 할 수 있다.

⑥ 제1항부터 제5항까지의 규정에 따라 질문 · 검사 · 조사 또는 확인을 하는 소속 공무원은 그 권한을 표시하는 증표를 지니고 관계인에게 보여주어야 한다.

제98조(업무정지)

① 보건복지부장관은 요양기관이 다음 각 호의 어느 하나에 해당하면 그 요양기관에 대하여 1년의 범위에서 기간을 정하여 업무정지를 명할 수 있다.

1. 속임수나 그 밖의 부당한 방법으로 보험자 · 가입자 및 피부양자에게 요양급여비용을 부담하게 한 경우
2. 제97조제2항에 따른 명령에 위반하거나 거짓 보고를 하거나 거짓 서류를 제출하거나, 소속 공무원의 검사 또는 질문을 거부 · 방해 또는 기피한 경우
3. 정당한 사유 없이 요양기관이 제41조의3제1항에 따른 결정을 신청하지 아니하고 속임수나 그 밖의 부당한 방법으로 행위 · 치료재료를 가입자 또는 피부양자에게 실시 또는 사용하고 비용을 부담시킨 경우

② 제1항에 따라 업무정지 처분을 받은 자는 해당 업무정지기간 중에는 요양급여를 하지 못한다.

→ 위반 시 1년 이하의 징역 또는 1천만원 이하의 벌금

③ 제1항에 따른 업무정지 처분의 효과는 그 처분이 확정된 요양기관을 양수한 자 또는 합병 후 존속하는 법인이나 합병으로 설립되는 법인에 승계되고, 업무정지 처분의 절차가 진행 중인 때에는 양수인 또는 합병 후 존속하는 법인이나 합병으로 설립되는 법인에 대

하여 그 절차를 계속 진행할 수 있다. 다만, 양수인 또는 합병 후 존속하는 법인이나 합병으로 설립되는 법인이 그 처분 또는 위반사실을 알지 못하였음을 증명하는 경우에는 그러하지 아니하다.

④ 제1항에 따른 업무정지 처분을 받았거나 업무정지 처분의 절차가 진행 중인 자는 행정처분을 받은 사실 또는 행정처분절차가 진행 중인 사실을 보건복지부령으로 정하는 바에 따라 양수인 또는 합병 후 존속하는 법인이나 합병으로 설립되는 법인에 지체 없이 알려야 한다.

→ 위반 시 500만원 이하의 과태료를 부과

⑤ 제1항에 따른 업무정지를 부과하는 위반행위의 종류, 위반 정도 등에 따른 행정처분기준이나 그 밖에 필요한 사항은 대통령령으로 정한다.

제99조(과징금)

① 보건복지부장관은 요양기관이 제98조제1항제1호 또는 제3호에 해당하여 업무정지 처분을 하여야 하는 경우로서 그 업무정지 처분이 **해당 요양기관을 이용하는 사람에게 심한 불편을 주거나 보건복지부장관이 정하는 특별한 사유가 있다고 인정되면 업무정지 처분을 갈음**하여 속임수나 그 밖의 부당한 방법으로 **부담하게 한 금액의 5배 이하의 금액을 과징금으로 부과 · 징수할 수 있다**. 이 경우 보건복지부장관은 12개월의 범위에서 분할납부를 하게 할 수 있다.

② 보건복지부장관은 제41조의2제3항에 따라 약제를 요양급여에서 적용 정지하는 경우 다음 각 호의 어느 하나에 해당하는 때에는 요양급여의 적용 정지에 갈음하여 대통령령으로 정하는 바에 따라 다음 각 호의 구분에 따른 범위에서 과징금을 부과 · 징수할 수 있다. 이 경우 보건복지부장관은 12개월의 범위에서 분할납부를 하게 할 수 있다.

1. 환자 진료에 불편을 초래하는 등 공공복리에 지장을 줄 것으로 예상되는 때: 해당 약제에 대한 요양급여비용 총액의 100분의 200을 넘지 아니하는 범위
2. 국민 건강에 심각한 위험을 초래할 것이 예상되는 등 특별한 사유가 있다고 인정되는 때: 해당 약제에 대한 요양급여비용 총액의 100분의 60을 넘지 아니하는 범위

③ 보건복지부장관은 제2항 전단에 따라 과징금 부과 대상이 된 약제가 과징금이 부과된 날부터 5년의 범위에서 대통령령으로 정하는 기간 내에 다시 제2항 전단에 따른 과징금 부과 대상이 되는 경우에는 대통령령으로 정하는 바에 따라 다음 각 호의 구분에 따른 범위에서 과징금을 부과 · 징수할 수 있다.

1. 제2항제1호에서 정하는 사유로 과징금 부과대상이 되는 경우: 해당 약제에 대한 요양급여비용 총액의 100분의 350을 넘지 아니하는 범위
2. 제2항제2호에서 정하는 사유로 과징금 부과대상이 되는 경우: 해당 약제에 대한 요양급여비용 총액의 100분의 100을 넘지 아니하는 범위

④ 제2항 및 제3항에 따라 대통령령으로 해당 약제에 대한 요양급여비용 총액을 정할 때에는 그 약제의 과거 요양급여 실적 등을 고려하여 1년간의 요양급여 총액을 넘지 않는 범위에서 정하여야 한다.

⑤ 보건복지부장관은 제1항에 따른 과징금을 납부하여야 할 자가 납부기한까지 이를 내지 아니하면 대통령령으로 정하는 절차에 따라 그 과징금 부과 처분을 취소하고 제98조제1항에 따른 업무정지 처분을 하거나 국세 체납처분의 예에 따라 이를 징수한다. 다만, 요양기관의 폐업 등으로 제98조제1항에 따른 업무정지 처분을 할 수 없으면 국세 체납처분의 예에 따라 징수한다.

⑥ 보건복지부장관은 제2항 또는 제3항에 따른 과징금을 납부하여야 할 자가 납부기한까지 이를 내지 아니하면 국세 체납처분의 예에 따라 징수한다.

⑦ 보건복지부장관은 과징금을 징수하기 위하여 필요하면 다음 각 호의 사항을 적은 문서로 관할 세무관서의 장 또는 지방자치단체의 장에게 과세정보의 제공을 요청할 수 있다.

1. 납세자의 인적사항
2. 사용 목적
3. 과징금 부과 사유 및 부과 기준

⑧ 제1항부터 제3항까지의 규정에 따라 징수한 과징금은 다음 각 호 외의 용도로는 사용할 수 없다. 이 경우 제2항제1호 및 제3항제1호에 따라 징수한 과징금은 제3호의 용도로 사용하여야 한다.

1. 제47조제3항에 따라 공단이 요양급여비용으로 지급하는 자금
2. 「응급의료에 관한 법률」에 따른 응급의료기금의 지원
3. 「재난적의료비 지원에 관한 법률」에 따른 재난적의료비 지원사업에 대한 지원

⑨ 제1항부터 제3항까지의 규정에 따른 과징금의 금액과 그 납부에 필요한 사항 및 제8항에 따른 과징금의 용도별 지원 규모, 사용 절차 등에 필요한 사항은 대통령령으로 정한다.

제100조(위반사실의 공표)

① 보건복지부장관은 관련 **서류의 위조·변조로 요양급여비용을 거짓으로 청구**하여 제98조 또는 제99조에 따른 행정처분을 받은 요양기관이 다음 각 호의 어느 하나에 해당하면 그 위반 행위, 처분 내용, 해당 요양기관의 명칭·주소 및 대표자 성명, 그 밖에 다른 요양기관과의 구별에 필요한 사항으로서 대통령령으로 정하는 사항을 공표할 수 있다. 이 경우 공표 여부를 결정할 때에는 그 위반행위의 동기, 정도, 횟수 및 결과 등을 고려하여야 한다.

1. **거짓으로 청구한 금액이 1천 500만원 이상인 경우**
2. **요양급여비용 총액 중 거짓으로 청구한 금액의 비율이 100분의 20 이상인 경우**

② 보건복지부장관은 제1항에 따른 공표 여부 등을 심의하기 위하여 **건강보험공표심의위원회**(이하 이 조에서 "공표심의위원회"라 한다)를 설치·운영한다.

③ 보건복지부장관은 공표심의위원회의 심의를 거친 공표대상자에게 공표대상자인 사실을 알려 소명자료를 제출하거나 출석하여 의견을 진술할 기회를 주어야 한다.

④ 보건복지부장관은 공표심의위원회가 제3항에 따라 제출된 소명자료 또는 진술된 의견을 고려하여 공표대상자를 재심의한 후 공표대상자를 선정한다.

⑤ 제1항부터 제4항까지에서 규정한 사항 외에 공표의 절차·방법, 공표심의위원회의 구성·운영 등에 필요한 사항은 대통령령으로 정한다.

시행령 제73조(공표심의위원회의 구성 · 운영 등)

① 공표심의위원회는 위원장 1명을 포함한 9명의 위원으로 구성한다.

② 공표심의위원회의 위원장은 제1호부터 제4호까지의 위원 중에서 호선(互選)하고, 위원은 보건복지부장관이 임명하거나 위촉하는 다음 각 호의 사람으로 한다.

1. 소비자단체가 추천하는 사람 1명
2. 언론인 1명
3. 변호사 등 법률 전문가 1명
4. 건강보험에 관한 학식과 경험이 풍부한 사람으로서 의약계를 대표하는 단체가 추천하는 사람 3명
5. 보건복지부의 고위공무원단에 속하는 일반직공무원 1명
6. 공단의 이사장 및 심사평가원의 원장이 각각 1명씩 추천하는 사람 2명

③ 공표심의위원회 위원(제2항제5호의 위원은 제외한다)의 임기는 2년으로 한다.

④ 공표심의위원회의 위원장은 공표심의위원회를 대표하고, 공표심의위원회의 업무를 총괄한다.

⑤ 공표심의위원회의 위원장이 부득이한 사유로 직무를 수행할 수 없을 때에는 위원장이 지명하는 위원이 그 직무를 대행한다.

⑥ 공표심의위원회의 회의는 재적위원 과반수의 출석으로 개의하고, 출석위원 과반수의 찬성으로 의결한다.

⑦ 제1항부터 제6항까지에서 규정한 사항 외에 공표심의위원회의 구성 · 운영 등에 필요한 사항은 공표심의위원회의 의결을 거쳐 위원장이 정한다.

제101조(제조업자 등의 금지행위 등)

① 「약사법」에 따른 의약품의 제조업자·위탁제조판매업자·수입자·판매업자 및 「의료기기법」에 따른 의료기기 제조업자·수입업자·수리업자·판매업자·임대업자(이하 "제조업자등"이라 한다)는 약제·치료재료와 관련하여 제41조의3에 따라 요양급여대상 여부를 결정하거나 제46조에 따라 요양급여비용을 산정할 때에 다음 각 호의 행위를 하여 보험자·가입자 및 피부양자에게 손실을 주어서는 아니 된다.

1. 제98조제1항제1호에 해당하는 요양기관의 행위에 개입
2. 보건복지부, 공단 또는 심사평가원에 거짓 자료의 제출
3. 그 밖에 속임수나 보건복지부령으로 정하는 부당한 방법으로 요양급여대상 여부의 결정과 요양급여비용의 산정에 영향을 미치는 행위

② 보건복지부장관은 제조업자등이 제1항에 위반한 사실이 있는지 여부를 확인하기 위하여

그 제조업자등에게 관련 서류의 제출을 명하거나, 소속 공무원이 관계인에게 질문을 하게 하거나 관계 서류를 검사하게 하는 등 필요한 조사를 할 수 있다. 이 경우 소속 공무원은 그 권한을 표시하는 증표를 지니고 이를 관계인에게 보여주어야 한다.

→ 위반 시 500만원 이하의 과태료를 부과

③ 공단은 제1항을 위반하여 보험자 · 가입자 및 피부양자에게 손실을 주는 행위를 한 제조업자등에 대하여 손실에 상당하는 금액(이하 이 조에서 "손실 상당액"이라 한다)을 징수한다.

④ 공단은 제3항에 따라 징수한 손실 상당액 중 가입자 및 피부양자의 손실에 해당되는 금액을 그 가입자나 피부양자에게 지급하여야 한다. 이 경우 공단은 가입자나 피부양자에게 지급하여야 하는 금액을 그 가입자 및 피부양자가 내야하는 보험료등과 상계할 수 있다.

⑤ 제3항에 따른 손실 상당액의 산정, 부과 · 징수절차 및 납부방법 등에 관하여 필요한 사항은 대통령령으로 정한다.

제102조(정보의 유지 등)

공단, 심사평가원 및 대행청구단체에 종사하였던 사람 또는 종사하는 사람은 다음 각 호의 행위를 하여서는 아니 된다.

1. 가입자 및 피부양자의 개인정보(「개인정보 보호법」 제2조제1호의 개인정보를 말한다. 이하 "개인정보"라 한다)를 누설하거나 직무상 목적 외의 용도로 이용 또는 정당한 사유 없이 제3자에게 제공하는 행위

   → 위반 시 5년 이하의 징역 또는 5천만원 이하의 벌금

2. 업무를 수행하면서 알게 된 정보(제1호의 개인정보는 제외한다)를 누설하거나 직무상 목적 외의 용도로 이용 또는 제3자에게 제공하는 행위

   → 3년 이하의 징역 또는 3천만원 이하의 벌금

제103조(공단 등에 대한 감독 등)

① 보건복지부장관은 공단과 심사평가원의 경영목표를 달성하기 위하여 다음 각 호의 사업이나 업무에 대하여 보고를 명하거나 그 사업이나 업무 또는 재산상황을 검사하는 등 감독을 할 수 있다.

1. 제14조제1항제1호부터 제13호까지의 규정에 따른 공단의 업무 및 제63조제1항제1호부터 제8호까지의 규정에 따른 심사평가원의 업무 <개정 2022. 6. 10.>
2. 「공공기관의 운영에 관한 법률」 제50조에 따른 경영지침의 이행과 관련된 사업
3. 이 법 또는 다른 법령에서 공단과 심사평가원이 위탁받은 업무
4. 그 밖에 관계 법령에서 정하는 사항과 관련된 사업

② 보건복지부장관은 제1항에 따른 감독상 필요한 경우에는 정관이나 규정의 변경 또는 그

밖에 필요한 처분을 명할 수 있다.

→ 위반 시 100만원 이하의 과태료를 부과

제104조(포상금 등의 지급)

① 공단은 다음 각 호의 어느 하나에 해당하는 자를 신고한 사람에 대하여 포상금을 지급할 수 있다.

1. 속임수나 그 밖의 부당한 방법으로 보험급여를 받은 사람
2. 속임수나 그 밖의 부당한 방법으로 다른 사람이 보험급여를 받도록 한 자
3. 속임수나 그 밖의 부당한 방법으로 보험급여 비용을 받은 요양기관 또는 보험급여를 받은 준요양기관 및 보조기기 판매업자

② 공단은 건강보험 재정을 효율적으로 운영하는 데에 이바지한 요양기관에 대하여 장려금을 지급할 수 있다.

③ 제1항 및 제2항에 따른 포상금 및 장려금의 지급 기준과 범위, 절차 및 방법 등에 필요한 사항은 대통령령으로 정한다.

제105조(유사명칭의 사용금지)

① 공단이나 심사평가원이 아닌 자는 국민건강보험공단, 건강보험심사평가원 또는 이와 유사한 명칭을 사용하지 못한다.

② 이 법으로 정하는 건강보험사업을 수행하는 자가 아닌 자는 보험계약 또는 보험계약의 명칭에 국민건강보험이라는 용어를 사용하지 못한다.

→ 위반 시 100만원 이하의 과태료를 부과

제106조(소액 처리)

공단은 징수하여야 할 금액이나 반환하여야 할 금액이 **1건당 2천원 미만**인 경우(제47조제4항, 제57조제5항 후단 및 제101조제4항 후단에 따라 각각 상계 처리할 수 있는 본인일부부담금 환급금 및 가입자나 피부양자에게 지급하여야 하는 금액은 제외한다)에는 징수 또는 반환하지 아니한다.

제107조(끝수 처리)

보험료등과 보험급여에 관한 비용을 계산할 때 「국고금관리법」 제47조에 따른 끝수는 계산하지 아니한다.

제108조(보험재정에 대한 정부지원)

① 국가는 매년 예산의 범위에서 해당 연도 보험료 예상 수입액의 **100분의 14**에 상당하는 금액을 국고에서 공단에 지원한다.

② 공단은 「국민건강증진법」에서 정하는 바에 따라 같은 법에 따른 국민건강증진기금에서 자금을 지원받을 수 있다.

③ 공단은 제1항에 따라 지원된 재원을 다음 각 호의 사업에 사용한다.

1. 가입자 및 피부양자에 대한 보험급여
2. 건강보험사업에 대한 운영비
3. 제75조 및 제110조제4항에 따른 보험료 경감에 대한 지원

④ 공단은 제2항에 따라 지원된 재원을 다음 각 호의 사업에 사용한다.

1. 건강검진 등 건강증진에 관한 사업
2. 가입자와 피부양자의 흡연으로 인한 질병에 대한 보험급여
3. 가입자와 피부양자 중 65세 이상 노인에 대한 보험급여

제109조(외국인 등에 대한 특례)

① 정부는 외국 정부가 사용자인 사업장의 근로자의 건강보험에 관하여는 외국 정부와 한 합의에 따라 이를 따로 정할 수 있다.

② 국내에 체류하는 재외국민 또는 외국인(이하 "국내체류 외국인등"이라 한다)이 적용대상사업장의 근로자, 공무원 또는 교직원이고 제6조제2항 각 호의 어느 하나에 해당하지 아니하면서 다음 각 호의 어느 하나에 해당하는 경우에는 **제5조**에도 불구하고 **직장가입자가 된다**.

1. 「주민등록법」 제6조제1항제3호에 따라 등록한 사람
2. 「재외동포의 출입국과 법적 지위에 관한 법률」 제6조에 따라 국내거소신고를 한 사람
3. 「출입국관리법」 제31조에 따라 외국인등록을 한 사람

③ 제2항에 따른 직장가입자에 해당하지 아니하는 국내체류 외국인등이 다음 각 호의 요건을 모두 갖춘 경우에는 제5조에도 불구하고 지역가입자가 된다.

1. 보건복지부령으로 정하는 기간 동안 국내에 거주하였거나 해당 기간 동안 국내에 지속적으로 거주할 것으로 예상할 수 있는 사유로서 보건복지부령으로 정하는 사유에 해당될 것
2. 다음 각 목의 어느 하나에 해당할 것
   가. 제2항제1호 또는 제2호에 해당하는 사람
   나. 「출입국관리법」 제31조에 따라 외국인등록을 한 사람으로서 보건복지부령으로 정하는 체류자격이 있는 사람

④ 제2항 각 호의 어느 하나에 해당하는 국내체류 외국인등이 다음 각 호의 요건을 모두 갖춘 경우에는 제5조에도 불구하고 공단에 신청하면 피부양자가 될 수 있다.

1. 직장가입자와의 관계가 제5조제2항 각 호의 어느 하나에 해당할 것
2. 제5조제3항에 따른 피부양자 자격의 인정 기준에 해당할 것

⑤ 제2항부터 제4항까지의 규정에도 불구하고 다음 각 호에 해당되는 경우에는 가입자 및 피부양자가 될 수 없다.

1. 국내체류가 법률에 위반되는 경우로서 대통령령으로 정하는 사유가 있는 경우
2. 국내체류 외국인등이 외국의 법령, 외국의 보험 또는 사용자와의 계약 등에 따라 제41조에 따른 요양급여에 상당하는 의료보장을 받을 수 있어 사용자 또는 가입자가 보건복지부령으로 정하는 바에 따라 가입 제외를 신청한 경우

⑥ 제2항부터 제5항까지의 규정에서 정한 사항 외에 국내체류 외국인등의 가입자 또는 피부양자 자격의 취득 및 상실에 관한 시기 · 절차 등에 필요한 사항은 제5조부터 제11조까지의 규정을 준용한다. 다만, 국내체류 외국인등의 특성을 고려하여 특별히 규정해야 할 사항은 대통령령으로 다르게 정할 수 있다.

⑦ 가입자인 국내체류 외국인등이 매월 2일 이후 지역가입자의 자격을 취득하고 그 자격을 취득한 날이 속하는 달에 보건복지부장관이 고시하는 사유로 해당 자격을 상실한 경우에는 제69조제2항 본문에도 불구하고 그 자격을 취득한 날이 속하는 달의 보험료를 부과하여 징수한다.

⑧ 국내체류 외국인등(제9항 단서의 적용을 받는 사람에 한정한다)에 해당하는 지역가입자의 보험료는 제78조제1항 본문에도 불구하고 그 직전 월 25일까지 납부하여야 한다. 다만, 다음 각 호에 해당되는 경우에는 공단이 정하는 바에 따라 납부하여야 한다.

1. 자격을 취득한 날이 속하는 달의 보험료를 징수하는 경우
2. 매월 26일 이후부터 말일까지의 기간에 자격을 취득한 경우

⑨ 제7항과 제8항에서 정한 사항 외에 가입자인 국내체류 외국인등의 보험료 부과 · 징수에 관한 사항은 제69조부터 제86조까지의 규정을 준용한다. 다만, 대통령령으로 정하는 국내체류 외국인등의 보험료 부과 · 징수에 관한 사항은 그 특성을 고려하여 보건복지부장관이 다르게 정하여 고시할 수 있다.

⑩ 공단은 지역가입자인 국내체류 외국인등(제9항 단서의 적용을 받는 사람에 한정한다)이 보험료를 체납한 경우에는 제53조제3항에도 불구하고 체납일부터 체납한 보험료를 완납할 때까지 보험급여를 하지 아니한다. 이 경우 제53조제3항 각 호 외의 부분 단서 및 같은 조 제5항 · 제6항은 적용하지 아니한다.

제110조(실업자에 대한 특례)

① 사용관계가 끝난 사람 중 직장가입자로서의 자격을 유지한 기간이 보건복지부령으로 정하는 기간 동안 통산 1년 이상인 사람은 지역가입자가 된 이후 최초로 제79조에 따라 지역가입자 보험료를 고지받은 날부터 그 납부기한에서 **2개월이 지나기 이전까지 공단에 직장가입자로서의 자격을 유지할 것을 신청할 수 있다**.

② 제1항에 따라 공단에 신청한 가입자(이하 "임의계속가입자"라 한다)는 제9조에도 불구하고 **대통령령**으로 정하는 기간 동안 직장가입자의 자격을 유지한다. 다만, 제1항에 따른

신청 후 최초로 내야 할 직장가입자 보험료를 그 납부기한부터 2개월이 지난 날까지 내지 아니한 경우에는 그 자격을 유지할 수 없다.

③ 임의계속가입자의 보수월액은 보수월액보험료가 산정된 **최근 12개월간의 보수월액을 평균한 금액**으로 한다.

④ 임의계속가입자의 보험료는 보건복지부장관이 정하여 고시하는 바에 따라 그 일부를 경감할 수 있다.

⑤ 임의계속가입자의 보수월액보험료는 제76조제1항 및 제77조제1항제1호에도 불구하고 그 임의계속가입자가 전액을 부담하고 납부한다.

⑥ 임의계속가입자가 보험료를 납부기한까지 내지 아니하는 경우 그 급여제한에 관하여는 제53조제3항 · 제5항 및 제6항을 준용한다. 이 경우 "제69조제5항에 따른 세대단위의 보험료"는 "제110조제5항에 따른 보험료"로 본다.

⑦ 임의계속가입자의 신청 방법 · 절차 등에 필요한 사항은 **보건복지부령**으로 정한다.

제111조(권한의 위임 및 위탁)

① 이 법에 따른 보건복지부장관의 권한은 대통령령으로 정하는 바에 따라 그 일부를 특별시장 · 광역시장 · 도지사 또는 특별자치도지사에게 위임할 수 있다.

② 제97조제2항에 따른 보건복지부장관의 권한은 대통령령으로 정하는 바에 따라 공단이나 심사평가원에 위탁할 수 있다.

제112조(업무의 위탁)

① 공단은 대통령령으로 정하는 바에 따라 다음 각 호의 업무를 체신관서, 금융기관 또는 그 밖의 자에게 위탁할 수 있다.

1. 보험료의 수납 또는 보험료납부의 확인에 관한 업무
2. 보험급여비용의 지급에 관한 업무
3. 징수위탁근거법의 위탁에 따라 징수하는 연금보험료, 고용보험료, 산업재해보상보험료, 부담금 및 분담금 등(이하 "징수위탁보험료등"이라 한다)의 수납 또는 그 납부의 확인에 관한 업무

② 공단은 그 업무의 일부를 국가기관, 지방자치단체 또는 다른 법령에 따른 사회보험 업무를 수행하는 법인이나 그 밖의 자에게 위탁할 수 있다. 다만, 보험료와 징수위탁보험료등의 징수 업무는 그러하지 아니하다.

③ 제2항에 따라 공단이 위탁할 수 있는 업무 및 위탁받을 수 있는 자의 범위는 보건복지부령으로 정한다.

제113조(징수위탁보험료등의 배분 및 납입 등)

① 공단은 자신이 징수한 보험료와 그에 따른 징수금 또는 징수위탁보험료등의 금액이 징수하여야 할 총액에 부족한 경우에는 대통령령으로 정하는 기준, 방법에 따라 이를 배분하

여 납부 처리하여야 한다. 다만, 납부의무자가 다른 의사를 표시한 때에는 그에 따른다.
② 공단은 징수위탁보험료등을 징수한 때에는 이를 지체 없이 해당 보험별 기금에 납입하여야 한다.

제114조(출연금의 용도 등)

① 공단은 「국민연금법」, 「산업재해보상보험법」, 「고용보험법」 및 「임금채권보장법」에 따라 국민연금기금, 산업재해보상보험및예방기금, 고용보험기금 및 임금채권보장기금으로부터 각각 지급받은 출연금을 제14조제1항제11호에 따른 업무에 소요되는 비용에 사용하여야 한다.
② 제1항에 따라 지급받은 출연금의 관리 및 운용 등에 필요한 사항은 대통령령으로 정한다.

제114조의2(벌칙 적용에서 공무원 의제)

제4조제1항에 따른 심의위원회 및 제100조제2항에 따른 건강보험공표심의위원회 위원 중 공무원이 아닌 사람은 「형법」 제127조(공무상 비밀의 누설) 및 제129조부터 제132조(수뢰, 사전의뢰/제삼자뇌물제공/수뢰후부정처사, 사후수뢰/알선수뢰)까지의 규정을 적용할 때에는 공무원으로 본다.

제9장 | 벌칙

제115조(벌칙)

① 제102조제1호를 위반하여 **가입자 및 피부양자의 개인정보를 누설하거나 직무상 목적 외의 용도로 이용 또는 정당한 사유 없이 제3자에게 제공한 자**는 **5년 이하의 징역 또는 5천만원 이하의 벌금**에 처한다.
② 다음 각 호의 어느 하나에 해당하는 자는 **3년 이하의 징역 또는 3천만원 이하의 벌금**에 처한다.
  1. 대행청구단체의 종사자로서 거짓이나 그 밖의 부정한 방법으로 요양급여비용을 청구한 자
  2. 제102조(정보의 유지 등)제2호를 위반하여 업무를 수행하면서 알게 된 정보를 누설하거나 직무상 목적 외의 용도로 이용 또는 제3자에게 제공한 자

③ 제96조의3제3항을 위반하여 **공동이용하는 전산정보자료를 같은 조 제1항에 따른 목적 외의 용도로 이용하거나 활용한 자**는 **3년 이하의 징역 또는 1천만원 이하의 벌금**에 처한다.
④ 거짓이나 그 밖의 부정한 방법으로 보험급여를 받거나 타인으로 하여금 보험급여를 받게 한 사람은 **2년 이하의 징역 또는 2천만원 이하의 벌금**에 처한다.

⑤ 다음 각 호의 어느 하나에 해당하는 자는 **1년 이하의 징역 또는 1천만원 이하의 벌금**에 처한다.

1. 제42조의2제1항 및 제3항을 **위반하여 선별급여를 제공한 요양기관의 개설자** 22부산
2. 제47조제6항을 위반하여 대행청구단체가 아닌 자로 하여금 대행하게 한 자
3. 제93조를 위반한 사용자
4. 제98조제2항을 위반한 요양기관의 개설자
5. 삭제

제116조(벌칙)

제97조제2항(보건복지부장관은 요양 · 약제의 지급 등 보험급여에 관한 보고 또는 서류 제출을 명하거나, 소속 공무원이 관계인에게 질문하게 하거나 관계 서류를 검사하게 할 수 있다)을 위반하여 보고 또는 서류 제출을 하지 아니한 자, 거짓으로 보고하거나 거짓 서류를 제출한 자, 검사나 질문을 거부 · 방해 또는 기피한 자는 **1천만원 이하의 벌금**에 처한다.

제117조(벌칙)

제42조제5항(정당한 사유없이 요양급여를 거부한 요양기관)을 위반한 자 또는 제49조제2항을 위반하여 **요양비 명세서나 요양 명세를 적은 영수증을 내주지 아니한 자**는 **500만원 이하의 벌금**에 처한다.

제118조(양벌 규정)

① 법인의 대표자나 법인 또는 개인의 대리인, 사용인, 그 밖의 종사자가 그 법인 또는 개인의 업무에 관하여 제115조부터 제117조까지의 규정 중 어느 하나에 해당하는 위반행위를 하면 그 행위자를 벌하는 외에 그 법인 또는 개인에게도 해당 조문의 벌금형을 과(科)한다. 다만, 법인 또는 개인이 그 위반행위를 방지하기 위하여 해당 업무에 관하여 상당한 주의와 감독을 게을리하지 아니한 경우에는 그러하지 아니하다.

제119조(과태료)

① 삭제

② 삭제

③ 다음 각 호의 어느 하나에 해당하는 자에게는 **500만원 이하의 과태료**를 부과한다.

1. 제7조를 위반하여 신고를 하지 아니하거나 거짓으로 신고한 사용자
2. 정당한 사유 없이 제94조제1항을 위반하여 신고 · 서류제출을 하지 아니하거나 거짓으로 신고 · 서류제출을 한 자
3. 정당한 사유 없이 제97조제1항, 제3항, 제4항, 제5항을 위반하여 보고 · 서류제출을 하지 아니하거나 거짓으로 보고 · 서류제출을 한 자

4. 제98조제4항을 위반하여 행정처분을 받은 사실 또는 행정처분절차가 진행 중인 사실을 지체 없이 알리지 아니한 자
5. 정당한 사유 없이 제101조제2항을 위반하여 서류를 제출하지 아니하거나 거짓으로 제출한 자

④ 다음 각 호의 어느 하나에 해당하는 자에게는 **100만원 이하의 과태료**를 부과한다.

1. 삭제
2. 삭제
3. 삭제
4. 제96조의3(요양기관과 사용자의 서류보존)을 위반하여 서류를 보존하지 아니한 자
5. 제103조(공단 등에 대한 감독 등)에 따른 명령을 위반한 자
6. 제105조(유사명칭의 사용금지)를 위반한 자

⑤ 제3항 및 제4항에 따른 과태료는 대통령령으로 정하는 바에 따라 **보건복지부장관이 부과 · 징수**한다.

기출유형 점검

「국민건강보험법」은 지역에 따라 약 2문제가 출제되고, 목적, 건강보험정책심의위원회, 적용대상, 가입자의 종류, 국민건강보험공단의 업무, 요양급여, 요양기관, 건강검진, 급여의 제한과 정지, 건강보험심사평가원의 업무, 보험료부과점수, 보험료 경감과 부담을 중심으로 출제되었다.

1. **[22전북] 국민건강보험법상 국가가 부담하는 사립학교 교원의 보험료액의 비율은?**

① 10% ② 20%
③ 30% ④ 50%

해설 제76조(보험료의 부담)
① 직장가입자의 보수월액보험료는 직장가입자와 다음 각 호의 구분에 따른 자가 각각 보험료액의 100분의 50씩 부담한다. 다만, 직장가입자가 교직원으로서 사립학교에 근무하는 교원이면 보험료액은 그 직장가입자가 100분의 50을, 제3조제2호 다목에 해당하는 사용자가 100분의 30을, 국가가 100분의 20을 각각 부담한다.

답 ②

2. **[22서울] 「국민건강보험법 시행령」상 읍 · 면 지역에 소재하는 정신병원의 일반 환자 외래 진료의 본인일부부담금은?**

① 요양급여비용 총액 × 25/100
② 요양급여비용 총액 × 30/100
③ 요양급여비용 총액 × 35/100
④ 요양급여비용 총액 × 40/100

해설 국민건강보험법 시행령 [별표 2], 본인일부부담금의 부담률 및 부담액(시행령 제19조제1항 관련)
읍 · 면 지역에 소재하는 병원, 치과병원, 한방병원, 요양병원, 정신병원의 일반환자 외래 진료의 본인일부담금: 요양급여비용 총액 × 35/100

답 ③

3. **[15강원] 「국민건강보험법」의 목적에 대한 설명으로 옳지 않은 것은?**

① 임산부의 출산에 대한 보험급여를 실시한다.
② 질병의 예방과 건강증진에 대한 보험급여를 실시한다.
③ 부상에 대한 치료와 재활에 대한 보험급여를 실시한다.
④ 업무상 부상으로 인한 재해보상에 대한 보험급여를 실시한다.

해설 제1조(목적)
이 법은 국민의 **질병 · 부상에 대한 예방 · 진단 · 치료 · 재활과 출산 · 사망 및 건강증진에 대하여 보험급여를 실시**함으로써 국민보건 향상과 사회보장 증진에 이바지함을 목적으로 한다.

답 ④

4. **[17충남 · 대구] 「국민건강보험법」상 건강보험정책심의위원회에 대한 설명으로 옳지 않은 것은?**

① 건강보험정책에 관한 사항을 심의 · 의결하기 위하여 건강보험심사평가원에 설치한다.
② 심의위원회는 위원장 1명과 부위원장 1명을 보험하여 25명의 위원으로 구성한다.
③ 심의위원회 위원은 보건복지부장관이 임명 또는 위촉하고, 임기는 3년으로 한다.
④ 심의위원회의 위원장은 보건복지부차관이 되고, 부위원장은 위원 중에서 위원장이 지명하는 사람이 된다.

해설 제4조(건강보험정책심의위원회)
건강보험정책에 관한 사항을 심의·의결하기 위하여 **보건복지부장관 소속**으로 건강보험정책심의위원회를 둔다.

답 ①

5. [19충남] 「국민건강보험법」상 직장가입자의 피부양자가 될 수 없는 사람은?

① 직장가입자의 삼촌
② 직장가입자의 며느리
③ 직장가입자의 형제·자매
④ 직장가입자의 장인장모

해설 제5조(적용 대상 등)
직장가입자의 직계존속에 삼촌은 포함될 수 없다.
제5조(적용 대상 등)
② 다음 각 호의 어느 하나에 해당하는 사람 중 직장가입자에게 주로 생계를 의존하는 사람으로서 소득 및 재산이 보건복지부령으로 정하는 기준 이하에 해당하는 사람을 말한다.
1. 직장가입자의 배우자
2. **직장가입자의 직계존속(배우자의 직계존속을 포함한다)**
3. **직장가입자의 직계비속(배우자의 직계비속을 포함한다)과 그 배우자**
4. **직장가입자의 형제·자매**

답 ①

6. [16전북] 건강보험 가입자가 그 자격을 상실하는 시기로 옳지 않은 것은?

① 사망한 날의 다음 날
② 의료급여 수급권자가 된 날
③ 직장가입자의 피부양자가 된 날
④ 해외로 이주한 지 7일이 지난 날

해설 제10조(자격의 상실 시기 등)
해외로 이주하는 경우, 국내에 거주하지 아니하게 된 날의 다음 날 자격이 상실된다.

답 ④

7. [19인천] 「국민건강보험법」상 국민건강보험공단의 업무로 옳은 것은?

① 요양급여비용의 심사
② 보험급여 비용의 지급
③ 요양급여의 적정성 평가
④ 심사기준 및 평가기준의 개발

해설 제14조(국민건강보험공단 업무 등), 제63조(건강보험심사평가원 업무 등)
①, ③, ④는 건강보험심사평가원의 업무/ ②는 국민건강보험공단의 업무

답 ②

8. [15부산·대구] 「국민건강보험법」상 요양기관이 요양급여비용을 최초로 청구하는 때에 요양기관의 시설·장비 및 인력 등에 대한 현황을 누구에게 신고하여야 하는가?

① 보건소장
② 대행청구단체
③ 국민건강보험공단
④ 건강보험심사평가원

해설 제43조(요양기관 현황에 대한 신고), 제47조(요양급여비용의 청구와 지급 등)
요양기관은 법 제47조에 따라 요양급여비용을 최초로 청구하는 때에 요양기관의 시설·장비 및 인력 등에 대한 현황을 제62조에 따른 건강보험심사평가원에 신고하여야 한다.

답 ④

9. [20서울] 「국민건강보험법」 및 동법 시행령에 따른 부가급여에 해당하는 것은?

① 요양비
② 건강검진
③ 장애인 보조기기
④ 임신·출산 진료비

해설 제50조(부가급여)
공단은 요양급여 외에 대통령령으로 정하는 바에 따라 **임신·출산 진료비**, 장제비, 상병수당, 그 밖의 급여를 실시할 수 있다.

답 ④

10. **[18전북] 「국민건강보험법」상 건강검진의 내용으로 옳은 것은?**

① 영유아 건강검진: 5세 미만 영유아

② 암 검진: 암관리법에 따른 검진주기와 연령 기준에 따름

③ 일반건강검진: 직장가입자, 세대주인 지역가입자, 45세 이상 지역가입자, 45세 이상 피부양자

④ 일반건강검진: 직장가입자, 세대주인 지역가입자, 50세 이상 지역가입자, 50세 이상 피부양자

(해설) 제52조(건강검진)
① 영유아 건강검진: **6세** 미만 영유아
③,④ 일반건강검진: 직장가입자, 세대주인 지역가입자, **20세** 이상 지역가입자, **20세** 이상 피부양자

답 ②

Part 15

암관리법

| 의료기술직 |

Part 15 암관리법

암관리법[시행 2022. 01. 01.], 시행령[시행 2021. 07. 01.], 시행규칙[시행 2021. 04. 08.]

제1조(목적)

이 법은 국가가 **암의 예방과 진료 및 연구 등에 관한 정책을 종합적으로 수립 · 시행**함으로써 **암으로 인한 개인적 고통과 피해 및 사회적 부담을 줄이고** 국민건강증진에 이바지함을 목적으로 한다.

> 시행예정 〈시행 2023. 6. 11.〉
>
> **제1조(목적)**
>
> 이 법은 국가가 암의 예방, 진료, 연구 및 암 치료 후 사후관리 등에 관한 정책을 종합적으로 수립 · 시행함으로써 암으로 인한 개인적 고통과 피해 및 사회적 부담을 줄이고 국민건강증진에 이바지함을 목적으로 한다. <개정 2022. 6. 10.>

제2조 삭제

제4조(암 예방의 날 및 홍보 등)

① 암에 대한 국민의 이해를 높이고 암의 예방 · 치료 및 관리 의욕을 고취시키기 위하여 매년 **3월 21일**을 **암 예방의 날**로 정하고, 이에 적합한 행사를 하여야 한다. 22부산

② 국가와 지방자치단체는 암의 발생을 예방하고, 암의 조기 발견 등 암관리에 대한 범국민적인 관심을 높이기 위한 교육 · 홍보 사업을 시행하여야 한다.

> 시행예정 〈시행 2023. 6. 11.〉
>
> **제4조(암 예방의 날 및 홍보 등)**
>
> ② 국가와 지방자치단체는 암의 발생을 예방하고, 암의 조기 발견 및 암에 대한 인식 개선 등 암관리에 대한 범국민적인 관심을 높이기 위한 교육 · 홍보 사업을 시행하여야 한다. <개정 2022. 6. 10.>

제5조(암관리종합계획의 수립) 18울산

① 보건복지부장관은 제6조에 따른 **국가암관리위원회의 심의**를 거쳐 암관리종합계획(이하 "종합계획"이라 한다)을 **5년마다 세워야 한다**. 18울산

② **종합계획**에는 다음 각 호의 사항이 포함되어야 한다.

1. 암관리사업의 기본목표와 추진방향
2. 암관리사업의 계획 및 추진 방법
3. 암관리에 필요한 전문 인력의 육성에 관한 사항
4. 그 밖에 암관리에 필요한 사항

시행예정 〈시행 2023. 6. 11.〉

제5조(암관리종합계획의 수립)

② 종합계획에는 다음 각 호의 사항이 포함되어야 한다.

1. 암관리사업의 기본목표와 추진방향
2. 암관리사업의 계획 및 추진 방법
3. 암관리에 필요한 전문 인력의 육성에 관한 사항
4. 암 치료 후 사후관리에 관한 사항 <개정 2022. 6. 10.>
5. 그 밖에 암관리에 필요한 사항 <신설 2022. 6. 10.>

시행령 제1조의2(암관리종합계획의 수립 · 시행 등)

① 보건복지부장관은 「암관리법」(이하 "법"이라 한다) 제5조제1항에 따른 암관리종합계획을 수립했을 때에는 그 내용을 보건복지부의 인터넷 홈페이지에 공고하고, 특별시장 · 광역시장 · 특별자치시장 · 도지사 · 특별자치도지사(이하 "시 · 도지사"라 한다) 및 시장 · 군수 · 구청장(자치구의 구청장을 말한다)에게 알려야 한다.

② 보건복지부장관은 제1항에 따른 암관리종합계획의 시행을 위해 연차별 시행계획을 수립해야 한다.

③ 특별시장 · 광역시장 · 특별자치시장 · 도지사 · 특별자치도지사(이하 "시 · 도지사"라 한다) 및 시장 · 군수 · 구청장(자치구의 구청장을 말한다. 이하 같다)은 그 지방자치단체의 실정을 고려하여 종합계획에 따른 세부집행계획을 각각 세워야 한다.

④ 제3항에 따른 **세부집행계획**은 「지역보건법」 제7조에 따른 **지역보건의료계획**에 포함하여 수립한다.

⑤ 그 밖에 종합계획 및 제3항에 따른 세부집행계획의 수립 · 시행에 필요한 사항은 대통령령으로 정한다.

제6조(국가암관리위원회) 21광주

종합계획의 수립 등 암관리에 관한 중요사항을 심의하기 위하여 **보건복지부장관 소속**으로 **국가암관리위원회**(이하 "위원회"라 한다)를 둔다.

시행령 제2조(국가암관리위원회 위원의 임기 등)

① 법 제6조에 따른 국가암관리위원회(이하 "위원회"라 한다) 위원의 임기는 **3년**으로 하며, **한 차례만 연임**할 수 있다.

② 위원의 사임 등으로 인하여 새로 위촉된 위원의 임기는 전임 위원 임기의 남은 기간으로 한다.

③ 보건복지부장관은 위원의 과반수를 암 관련 전문 단체의 추천을 받아 임명하거나 위촉하여야 한다.

제7조(위원회의 구성) 21광주

① 위원회는 **위원장 1인을 포함한 15인 이내의 위원으로 구성**한다.

② **위원장은 보건복지부차관**이 되고, 위원은 다음 각 호의 어느 하나에 해당하는 사람 중에서 보건복지부장관이 임명 또는 위촉한다.

1. 암의 예방 및 관리 업무를 담당하는 공무원
2. 암에 관한 학식과 경험이 풍부한 사람

③ 위원회는 업무를 효율적으로 수행하기 위하여 **위원회의 위원과 외부 전문가로 구성**되는 **분야별 전문위원회를 둘 수 있다.**

④ 그 밖에 위원회 및 전문위원회의 구성 · 운영 등에 필요한 사항은 대통령령으로 정한다.

시행령 제4조의2(전문위원회의 구성 및 운영)

① 법 제7조제3항에 따라 위원회에 다음 각 호의 **전문위원회**를 둔다.
1. **암 예방 전문위원회**
2. **암 검진 전문위원회**
3. **암환자 관리 전문위원회**
4. **암데이터 관리 전문위원회**

② 각 전문위원회는 **위원장 1명을 포함하여 10명 이내의 위원으로 성별을 고려하여 구성**한다.

③ 각 전문위원회 위원장은 해당 전문위원회 위원 중에서 호선(互選)하며, 각 전문위원회 위원은 다음 각 호의 사람 중에서 위원회 위원장이 임명하거나 위촉한다.
1. 위원회 위원
2. 암 예방 및 관리 업무를 담당하는 공무원
3. 암 관련 분야의 전문지식과 경험이 풍부한 사람으로서 관련 학회나 단체 또는 위원회 위원의 추천을 받은 사람

④ 위원회 위원장이 위촉한 전문위원회 위원의 임기는 3년으로 하며, 한 차례만 연임할 수 있다.

⑤ 전문위원회 회의는 다음 각 호의 어느 하나에 해당할 때에 해당 전문위원회 위원장이 소집한다.
1. 위원회 위원장이 소집을 요구할 때
2. 해당 전문위원회 재적위원 2분의 1 이상이 소집을 요구할 때
3. 해당 전문위원회 위원장이 필요하다고 인정할 때

⑥ 제1항부터 제5항까지에서 규정한 사항 외에 전문위원회의 구성 및 운영에 필요한 사항은 위원회 의결을 거쳐 위원회 위원장이 정한다.

[본조신설 2021. 4. 6.]

제8조(위원회의 기능) 17충북

위원회는 다음 각 호의 사항을 심의한다.
1. **국가암관리체계 및 제도의 발전에 관한 사항**
2. **종합계획의 수립 및 평가에 관한 사항**
3. **연도별 암관리사업 시행계획에 관한 사항**
4. **암관리사업의 예산에 관한 중요 사항**
5. 그 밖에 위원장이 심의에 부치는 사항

제9조(암연구사업)

① **보건복지부장관**은 암의 예방과 진료기술의 발전을 위하여 **암 연구 · 개발**사업(이하 "암연구사업"이라 한다)을 시행한다.

② 보건복지부장관은 암연구사업을 추진할 때 학계·연구기관 및 산업체 간의 공동연구사업을 우선 지원하여야 한다.

③ 보건복지부장관은 암연구사업에 관한 국제협력의 증진을 위하여 노력하고 선진기술의 도입을 위한 전문 인력의 국외 파견 및 국내 유치 등의 방안을 마련하여야 한다.

④ **보건복지부장관**은 암연구사업의 구체적이고 세부적인 사항에 대한 기획·관리 및 평가 등의 업무를 효율적으로 수행하기 위하여 제27조에 따라 설립된 국립암센터(이하 "국립암센터"라 한다)로 하여금 다음 각 호의 업무를 수행하게 할 수 있다.

1. 암연구사업의 국내외 추세 및 암연구사업에 대한 수요 예측
2. 암연구사업 계획의 작성
3. 연도별 암연구사업 과제의 공모·심의 및 선정
4. 암연구사업 결과의 평가 및 활용
5. 그 밖에 암연구사업에 필요한 사항

⑤ 제4항에 따라 국립암센터가 업무를 수행할 때에 지켜야 하는 사항은 보건복지부령으로 정한다.

시행규칙 제2조(암정복추진기획단) 19전남

① 보건복지부장관은 「암관리법」(이하 "법"이라 한다) 제9조제1항에 따른 **암 연구·개발사업(이하 "암연구사업"이라 한다)에 대하여 지원하거나 자문하게 하기 위하여 보건복지부**에 **암정복추진기획단**(이하 "추진기획단"이라 한다)을 둘 수 있다.

② 추진기획단은 **단장 1명을 포함한 30명 이내의 위원으로 구성**하며, 위원은 암 연구에 관한 학식과 경험이 풍부한 사람 중에서 보건복지부장관이 임명하거나 위촉한다.

③ **위원의 임기는 2년**으로 한다.

④ 그 밖에 추진기획단의 구성 및 운영 등에 필요한 사항은 보건복지부장관이 정한다.

제9조의2(암데이터사업)

① 보건복지부장관은 공익적 목적으로 다음 각 호의 사업을 수행하기 위하여 필요한 데이터를 수집, 처리, 분석 및 제공하는 사업(이하 "암데이터사업"이라 한다)을 수행할 수 있다.

1. 암관리를 위한 정책 수립 및 평가
2. 암관리를 위한 연구·개발

② 보건복지부장관은 암데이터사업을 수행하기 위하여 중앙행정기관, 지방자치단체, 국립암센터, 「국민건강보험법」에 따른 국민건강보험공단 및 건강보험심사평가원과 그 밖에 대통령령으로 정하는 공공기관(이하 "자료제공기관"이라 한다)에 필요한 자료의 제공을 요청할 수 있다. 이 경우 요청을 받은 자료제공기관은 특별한 사유가 없으면 그 요청에 따라야 한다.

시행령 제5조의2(암데이터사업 관련 자료제공기관)

법 제9조의2제2항 전단에서 "대통령령으로 정하는 공공기관"이란 다음 각 호의 기관을 말한다.

1. 「공공보건의료에 관한 법률」에 따른 공공보건의료기관
2. 「과학기술분야 정부출연연구기관 등의 설립 · 운영 및 육성에 관한 법률」에 따라 설립된 과학기술분야 정부출연연구기관 및 국가과학기술연구회
3. 「국립대학병원 설치법」에 따른 국립대학병원
4. 「국립대학치과병원 설치법」에 따른 국립대학치과병원
5. 「국립중앙의료원의 설립 및 운영에 관한 법률」에 따른 국립중앙의료원
6. 「방사선 및 방사성동위원소 이용진흥법」 제13조의2에 따른 한국원자력의학원
7. 「보건의료기술 진흥법」 제19조에 따른 한국보건의료연구원
8. 「서울대학교병원 설치법」에 따른 서울대학교병원
9. 「서울대학교치과병원 설치법」에 따른 서울대학교치과병원
10. 「정부출연연구기관 등의 설립 · 운영 및 육성에 관한 법률」에 따라 설립된 정부출연연구기관 및 경제 · 인문사회연구회
11. 「지방의료원의 설립 및 운영에 관한 법률」에 따른 지방의료원
12. 「한국보건산업진흥원법」에 따른 한국보건산업진흥원
13. 「한국산업안전보건공단법」에 따른 한국산업안전보건공단
14. 「한국환경공단법」에 따른 한국환경공단
15. 그 밖에 보건복지부장관이 암데이터사업을 위해 필요하다고 인정하는 기관

③ 보건복지부장관은 제2항에 따라 필요한 자료를 요청할 경우 「개인정보 보호법」에 따른 개인정보가 포함된 자료의 제공을 요청할 수 있다. 이 경우 자료제공기관은 개인정보를 「개인정보 보호법」에 따라 가명처리한 후 제공하여야 한다.

④ 보건복지부장관은 제2항 및 제3항에 따라 제공받은 가명정보 중 두 개 이상의 정보를 결합하여 분석할 필요가 있는 경우 「개인정보 보호법」에 따라 가명정보를 결합하여 처리할 수 있다.

⑤ 보건복지부장관은 제1항부터 제4항까지의 규정에 따라 처리하는 가명정보를 암데이터사업의 목적을 위하여 「개인정보 보호법」에 따라 제3자에게 제공할 수 있다. 이 경우 특정 개인을 알아보기 위하여 사용될 수 있는 정보를 포함하여서는 아니 된다.

⑥ 제3항에 따른 가명처리의 방법 · 절차, 제4항에 따른 가명정보 결합의 방법 · 절차 및 제5항에 따른 자료 제공의 절차 등에 관하여 필요한 사항은 대통령령으로 정한다.

⑦ 개인정보 보호에 관하여는 이 법에서 정하는 사항을 제외하고는 「개인정보 보호법」에 따른다.

제10조의2(암예방사업) 22광주

보건복지부장관은 **암 발생 위험을 낮추거나 암 발생을 감소**시키기 위하여 다음 각 호의 예방사업(이하 "암예방사업"이라 한다)을 시행하여야 한다.

1. **국민 암 예방수칙 및 실천지침의 개발과 보급**

2. **암 위험요인에 대한 인식과 암 예방 실천에 대한 모니터링**
3. **효과적인 암 예방을 위한 사업 개발**
4. **대국민 암 예방 교육 · 홍보사업**
5. 그 밖에 암 예방을 위하여 **보건복지부장관**이 필요하다고 인정하는 사업

제10조의3(발암요인관리사업)

① **보건복지부장관**은 **발암요인을 관리하기 위하여** 다음 각 호의 사업을 시행할 수 있다.

1. 발암요인의 목록 작성 및 보급
2. **발암요인 및 그 위해성에 대한 정보 제공** 22광주
3. 발암요인의 위해성 평가와 관리를 위한 국제협력사업
4. 그 밖에 발암요인의 관리와 관련하여 **보건복지부령**으로 정하는 사업

> 시행예정 〈시행 2023. 6. 11.〉 〈개정 2022. 6. 10.〉
>
> **제10조의3(발암요인관리사업)**
>
> 보건복지부장관은 발암요인을 관리하기 위하여 다음 각 호의 사업을 시행할 수 있다.
>
> 1. 발암요인의 목록 작성 및 보급
> 2. 발암요인 및 그 위해성에 대한 정보 제공
> 3. 발암요인의 위해성 평가와 관리를 위한 국제협력사업
> 4. 그 밖에 발암요인의 관리와 관련하여 보건복지부령으로 정하는 사업

제11조(암검진사업) 18전남

① **보건복지부장관**은 **암의 치료율을 높이고 암으로 인한 사망률을 줄이기 위하여 암을 조기에 발견하는 검진사업(이하 "암검진사업"이라 한다)을 시행**하여야 한다.

② **암검진사업의 범위, 대상자, 암의 종류 · 검진주기, 연령 기준 등에 관하여 필요한 사항**은 **대통령령**으로 정한다. 이 경우 보건복지부장관은 암의 발생률, 생존율, 사망률 등 암 통계 및 치료에 관한 자료를 고려하여 암검진사업의 대상자, 암의 종류 · 검진주기 등을 정하여야 한다.

③ **암의 검진 방법 및 절차 등에 관하여 필요한 사항**은 **보건복지부령**으로 정한다.

④ 보건복지부장관은 암검진을 받는 사람 중 「의료급여법」에 따른 의료급여수급자 및 대통령령으로 정하는 건강보험가입자에 대하여는 **예산** 또는 「국민건강증진법」에 따른 **국민건강증진기금**(이하 "국민건강증진기금"이라 한다)에서 그 비용의 전부 또는 일부를 지원할 수 있다.

■암관리법 시행령 [별표 1] 18전남, 19대전, 20광주

암의 종류별 검진주기와 연령 기준 등 18전남, 22전북

암의 종류	검진주기	연령 기준 등
위암	2년	40세 이상의 남·여
간암	6개월	40세 이상의 남·여 중 간암 발생 고위험군
대장암	1년	50세 이상의 남·여
유방암	2년	40세 이상의 여성
자궁경부암	2년	20세 이상의 여성
폐암	2년	54세 이상 74세 이하의 남·여 중 폐암 발생 고위험군

[비고]

1. "간암 발생 고위험군"이란 간경변증, B형간염 항원 양성, C형간염 항체 양성, B형 또는 C형 간염 바이러스에 의한 만성 간질환 환자를 말한다.
2. "폐암 발생 고위험군"이란 30갑년[하루 평균 담배소비량(갑) × 흡연기간(년)] 이상의 흡연력(吸煙歷)을 가진 현재 흡연자와 폐암 검진의 필요성이 높아 보건복지부장관이 정하여 고시하는 사람을 말한다.

제12조의2(암생존자통합지지사업)

① **보건복지부장관**은 암생존자(암환자 중 「호스피스·완화의료 및 임종과정에 있는 환자의 연명의료결정에 관한 법률」 제2조제3호에 따른 말기환자에 해당하지 아니하는 사람을 말한다. 이하 같다)의 건강증진과 사회복귀를 지원하기 위하여 다음 각 호의 지지(支持) 사업(이하 "암생존자통합지지사업"이라 한다)을 시행하여야 한다.

1. **암생존자에 대한 상담·교육**
2. **암생존자 관리 프로그램 개발 및 보급**
3. 그 밖에 **암생존자의 건강증진 및 사회복귀와 관련하여 보건복지부령으로 정하는 사업**

시행예정 〈시행 2023. 6. 11.〉

제12조의2(암생존자통합지지사업)

① 보건복지부장관은 암생존자(암환자 중 「호스피스·완화의료 및 임종과정에 있는 환자의 연명의료결정에 관한 법률」 제2조제3호에 따른 말기환자에 해당하지 아니하는 사람을 말한다. 이하 같다)의 건강증진과 사회복귀를 지원하기 위하여 다음 각 호의 지지(支持) 사업(이하 "암생존자통합지지사업"이라 한다)을 시행하여야 한다. <개정 2022. 6. 10.>

1. 암생존자의 건강관리와 학교복귀 및 직업복귀에 대한 상담·교육
2. 암생존자 관리 프로그램 개발 및 보급

3. 그 밖에 암생존자의 건강증진 및 사회복귀와 관련하여 보건복지부령으로 정하는 사업

② 보건복지부장관은 암생존자통합지지사업을 효율적으로 추진하기 위하여 국립암센터와 지역암센터를 중앙암생존자통합지지센터와 권역암생존자통합지지센터로 각각 지정할 수 있다.

③ 보건복지부장관은 중앙암생존자통합지지센터 또는 권역암생존자통합지지센터가 다음 각 호의 어느 하나에 해당하는 경우에는 그 지정을 취소할 수 있다. 다만, 제1호에 해당하는 경우에는 그 지정을 취소하여야 한다.

1. 거짓이나 그 밖의 부정한 방법으로 지정을 받은 경우
2. 정당한 사유 없이 암생존자통합지지사업을 수행하지 아니한 경우

④ 중앙암생존자통합지지센터와 권역암생존자통합지지센터의 지정, 운영 및 지정취소 등에 필요한 사항은 보건복지부령으로 정한다.

제13조(암환자의 의료비 지원사업 등) 19충남 · 전북, 21대구 · 광주

① **국가와 지방자치단체**는 암환자의 암 종류별 경제적 부담능력 등을 고려하여 **암 치료에 드는 비용**을 예산 또는 **국민건강증진기금에서 지원**할 수 있다.

② 제1항에 따라 **의료비를 지원받으려는 사람** 또는 그를 대리하는 사람(이하 "암환자등"이라 한다)은 **관할 보건소장에게 지원 신청**을 하여야 한다. 19충남

③ 관할 보건소장은 소속 공무원으로 하여금 암환자등의 동의를 받아 제2항에 따른 의료비 지원의 신청을 대리하게 할 수 있다.

④ 제2항에 따라 신청을 할 때에는 다음 각 호의 자료 또는 정보의 제공에 대한 암환자와 그 가구원(「국민기초생활 보장법」 제2조제8호에 따른 개별가구의 가구원을 말한다. 이하 같다)의 동의 서면을 제출하여야 한다.

1. 「금융실명거래 및 비밀보장에 관한 법률」 제2조제2호 및 제3호에 따른 금융자산 및 금융거래의 내용에 대한 자료 또는 정보 중 예금의 평균잔액과 그 밖에 대통령령으로 정하는 자료 또는 정보(이하 "금융정보"라 한다)
2. 「신용정보의 이용 및 보호에 관한 법률」 제2조제1호에 따른 신용정보 중 채무액과 그 밖에 대통령령으로 정하는 자료 또는 정보(이하 "신용정보"라 한다)
3. 「보험업법」 제4조제1항 각 호에 따른 보험에 가입하여 납부한 보험료와 그 밖에 대통령령으로 정하는 자료 또는 정보(이하 "보험정보"라 한다)

⑤ 보건소장이 지정한 법인 · 단체 · 시설 · 기관 등은 암환자등의 요청에 따라 제2항에 따른 의료비 지원 신청을 지원할 수 있다. <신설 2021. 3. 23.>

⑥ 제1항에 따른 의료비 지원의 대상 · 기준 · 방법, 제3항에 따른 대리 신청 및 제4항에 따른 동의의 방법 · 절차 등 의료비 지원을 위하여 필요한 사항은 대통령령으로 정한다.

시행령 제9조(암환자의 의료비 지원사업의 범위) 21대구

법 제13조에 따른 암환자의 의료비 지원사업에는 다음 각 호의 사업이 포함되어야 한다.

1. **의료비 지원사업 대상자에 대한 재산 및 소득에 관한 자료조사**
2. **의료비 지원사업 대상자의 선정 및 통보**
3. **의료비 지원사업 대상자에 대한 의료비 지급**
4. 의료비 지원사업에 관한 홍보
5. 의료비 지원사업 정보시스템의 개발 및 관리

시행령 제10조(암환자의 의료비 지원 대상 · 기준 및 방법 등) 21광주

① 법 제13조제1항에 따라 의료비를 지원받을 수 있는 사람은 다음 각 호의 어느 하나에 해당하는 사람 중 **소득과 재산 등이 보건복지부장관이 매년 정하여 고시하는 기준 이하인 사람**(제1호의 경우에는 **그 부양의무자를 포함**한다)으로 한다. 〈개정 2021. 4. 6.〉

1. 「**아동복지법**」**에 따른 아동 중 암환자**. 다만, 의료비를 지원받는 아동이 18세가 된 경우에는 보건복지부장관이 정하여 고시하는 바에 따라 의료비 지원을 연장할 수 있다.
2. 「**국민건강보험법**」 **제5조에 따른 건강보험가입자 및 피부양자 중 암환자**
3. 「**의료급여법**」**에 따른 의료급여수급자 중 암환자**
4. 삭제

② 삭제

③ 법 제13조제2항에 따른 의료비 지원 신청을 받은 보건소장은 관계 기관에 의료비 지원 대상자(제1항제1호의 경우에는 그 부양의무자를 포함한다)의 소득 · 재산 등에 관한 자료조사를 요청할 수 있다.

④ 법 제13조제3항에 따라 관할 보건소 소속 공무원이 의료비 지원의 신청을 대리하려는 경우에는 암환자 또는 그를 대리하는 사람으로부터 의료비 지원의 대리 신청에 필요한 자필서명 또는 기명날인이 있는 동의 서면을 제출받아야 한다. 〈개정 2021. 4. 6.〉

⑤ 의료비의 지원한도액, 지원기간 및 지급 절차 등 세부적인 사항은 보건복지부장관이 정하여 고시한다. 〈신설 2021. 4. 6.〉

제14조(암등록통계사업) 22광주

① **보건복지부장관**은 암 발생 위험 요인과 암의 발생 및 치료에 관한 자료를 지속적이고 체계적으로 수집 · 분석하여 **암 발생률, 생존율 등의 통계를 산출하기 위한 등록 · 관리 · 조사사업**(이하 "**암등록통계사업**"이라 한다)을 시행하여야 한다. 이 경우 **통계자료의 수집 및 통계의 작성 등**에 관하여는 「**통계법**」을 준용하며, **통계의 산출을 위하여 처리되는 개인정보는** 「**개인정보 보호법**」 제58조(적용의 일부 제외)제1항에 따라 같은 **법이 적용되지 아니하는 개인정보로 본다**.

② **보건복지부장관**은 암환자를 진단 · 치료하는 **의료인 또는 의료기관**, 「국민건강보험법」에 따른 **국민건강보험공단 및 건강보험심사평가원**, **행정안전부**, **통계청**, 「통계법」에 따른 통계작성기관, 그 밖에 암에 관한 사업을 하는 **법인 · 기관 · 단체**에 대하여 보건복지부령으로 정하는 바에 따라 **암등록통계사업에 필요한 자료의 제출이나 의견의 진술 등을 요구**할 수 있다. 이 경우 자료의 제출을 요구받은 자는 특별한 사유가 없으면 요구에 따라야 한다.

③ 보건복지부장관은 암등록통계사업과 관련하여 고유식별정보를 처리하는 경우에는 개인정보 보호를 위하여 보건복지부령으로 정하는 바에 따라 암호화 등 안전성 확보에 필요한 조치를 하여야 한다.

제15조(암정보사업)

① 보건복지부장관은 암에 관한 정보를 지속적이고 체계적으로 구축하여 효율적으로 국민에게 제공하는 사업(이하 "암정보사업"이라 한다)을 시행하여야 한다.

② 암정보사업을 효율적으로 추진하기 위하여 국립암센터로 하여금 암정보사업을 수행하게 할 수 있다.

③ 제1항에 따른 **암정보사업**은 다음 각 호와 같다.

1. 암에 관한 각종 정보의 생산, 수집 및 관리
2. 국민에 대한 암 정보 제공 및 상담
3. 암에 관한 교육자료 개발 및 교육 · 홍보
4. 그 밖에 암정보사업의 수행을 위하여 보건복지부장관이 필요하다고 인정하는 업무

제16조(역학조사)

① **질병관리청장 또는 시 · 도지사**는 **암 발생의 원인 규명** 등을 위하여 필요하다고 인정하면 **역학조사를 할 수 있다.**

시행령 제11조(역학조사반의 구성 · 운영 및 임무)

① 법 제16조제1항에 따른 역학조사를 하기 위하여 질병관리청에 중앙역학조사반을 두고, 특별시 · 광역시 · 특별자치시 · 도 · 특별자치도(이하 "시 · 도"라 한다)에 지역역학조사반을 둔다.

② 중앙역학조사반은 30명 이내의 반원으로 구성하고, 지역역학조사반은 20명 이내의 반원으로 구성한다.

③ 중앙역학조사반 및 지역역학조사반(이하 "역학조사반"이라 한다)의 반원은 중앙역학조사반의 경우 질병관리청장이, 지역역학조사반의 경우 시 · 도지사가 다음 각 호의 어느 하나에 해당하는 사람 중에서 임명하거나 위촉한다. 〈개정 2021. 4. 6.〉

1. 암관리사업 또는 역학조사 업무를 담당하는 4급 또는 5급 공무원
2. 역학조사 분야의 전문가
3. 암에 관한 의학적 전문지식이 있는 사람
4. 환경 및 직업성 질환 관련 전문가
5. 영양학 분야의 전문가
6. 보건통계 분야의 전문가
7. 그 밖에 의학 또는 과학 분야의 전문가

④ 역학조사반의 임무는 다음 각 호와 같다.

1. 역학조사 계획의 수립
2. 역학조사 실시 기준 및 방법의 개발
3. 역학조사의 시행 및 평가
4. 역학조사 능력 개발을 위한 교육 · 훈련

5. 암의 발병 사례 수집 · 분석 및 제공
6. 암 발생 위험 요인의 위험도 평가

⑤ 역학조사를 하는 반원은 보건복지부령으로 정하는 증표를 지니고 관계인이 요청할 때에는 이를 보여주어야 한다.

⑥ 질병관리청장 및 시 · 도지사는 반원으로 임명되거나 위촉되어 활동하는 사람에게 예산의 범위에서 수당 · 여비와 역학조사 활동에 필요한 경비를 지급할 수 있다. 다만, 공무원인 반원이 그 소관업무와 직접 관련하여 활동하는 경우에는 그러하지 아니하다.

⑦ 제1항부터 제6항까지에서 규정한 사항 외에 역학조사반의 운영 등에 필요한 사항은 질병관리청장이 정한다.

시행령 제12조(역학조사의 시기 · 방법 및 내용 등)

① 법 제16조 제1항에 따른 역학조사는 다음 각 호의 구분에 따라 실시한다.

1. 중앙역학조사반이 역학조사를 하는 경우
   가. 둘 이상의 시 · 도에서 역학조사가 동시에 필요한 경우
   나. 시 · 도지사의 역학조사가 불충분하거나 인력 · 장비의 부족으로 역학조사가 곤란한 경우
   다. 특정 지역의 암 발생과 그로 인한 사망이 증가하여 전국적인 조사가 긴급히 필요한 경우
   라. 그 밖에 국가암관리사업 및 연구에 대한 지원과 정책 근거자료의 제시를 위하여 질병관리청장이 필요하다고 인정하는 경우
2. 지역역학조사반이 역학조사를 하는 경우
   가. 법 제14조에 따른 암등록통계 및 「통계법」에 따른 사망원인 통계, 그 밖의 의학적인 전문자료에 근거하여 관할 지역의 암 발생률 및 그에 따른 사망률이 증가할 우려가 있거나 관할 지역의 암 발생률 및 그에 따른 사망률이 다른 지역에 비하여 높은 경우
   나. 관할 지역에서 암을 발생시킬 수 있는 특정 위험물질 및 위험 요인(이하 "특정위험물질등"이라 한다)으로 인한 암 발생률의 증가가 우려되는 경우
   다. 그 밖에 관할 지역의 암 관리에 필요한 연구를 지원하기 위하여 시 · 도지사가 필요하다고 인정하는 경우

② 제1항에 따른 역학조사를 할 때에는 다음 각 호의 사항을 조사하여야 한다.

1. 암환자의 발생 일시 · 장소, 성별, 연령 및 증상
2. 특정위험물질등에의 노출 여부 및 노출 경로
3. 연령별 암 발생 현황
4. 그 밖에 조사 대상의 인구학적 · 경제학적 · 사회학적 특성에 관한 사항

② **질병관리청장 또는 시 · 도지사**는 역학조사를 수행하기 위하여 **역학조사반을 각각 설치**하여야 한다.

③ 질병관리청장 또는 시 · 도지사는 제1항에 따른 역학조사를 효율적으로 시행하기 위하여 관계 행정기관의 장, 대통령령으로 정하는 기관 · 단체 등의 장에게 역학조사에 필요한 자료의 제출을 요청할 수 있다. 이 경우 자료의 제출을 요청받은 기관의 장은 특별한 사정이 없으면 이에 따라야 한다.

④ 누구든지 질병관리청장 또는 시 · 도지사가 실시하는 역학조사에서 다음 각 호의 행위를 하여서는 아니 된다.

1. 정당한 사유 없이 역학조사를 거부 · 방해 또는 회피하는 행위

2. 거짓으로 진술하거나 거짓 자료를 제출하는 행위
3. 고의적으로 사실을 누락 · 은폐하는 행위

⑤ 제1항에 따른 역학조사의 내용 · 시기 및 방법과 제2항에 따른 역학조사반의 구성 · 임무 등에 관하여 필요한 사항은 대통령령으로 정한다.

제17조(중앙암등록본부 및 지역암등록본부의 지정 등) 17충북

① **보건복지부장관**은 다음 각 호의 업무를 수행하기 위하여 **국립암센터** 또는 보건복지부령으로 정하는 시설 · 인력 · 장비 등의 기준을 충족하는 **암 전문 연구기관 중 1개 기관을 중앙암등록본부로 지정**할 수 있다.

1. 암 발생률 및 생존율 등 암 통계 산출을 위한 자료의 수집 · 분석 · 관리
2. **암등록통계사업과 관련한 조사 · 연구**
3. **암등록통계사업과 관련한 교육훈련 · 국제협력**
4. 지역별 암 등록자료 수집 · 분석 및 지역암등록본부 지원
5. 그 밖에 암등록통계사업과 관련하여 보건복지부장관이 필요하다고 인정하는 사업

② **보건복지부장관**은 다음 각 호의 업무를 수행하기 위하여 제19조에 따른 **지역암센터** 또는 보건복지부령으로 정하는 시설 · 인력 · 장비 등의 기준을 충족하는 관련 전문기관 중 1개 기관을 특별시 · 광역시 · 특별자치시 · 도 · 특별자치도(이하 "시 · 도"라 한다)별 **지역암등록본부로 지정**할 수 있다.

1. 해당 지역의 암 발생률 및 생존율 등 암 통계 산출을 위한 자료의 수집 · 분석 · 관리
2. 해당 지역의 암등록통계사업과 관련한 조사 · 연구
3. 그 밖에 암등록통계사업과 관련하여 보건복지부장관 또는 중앙암등록본부의 장이 필요하다고 인정하는 사업

③ 보건복지부장관은 중앙암등록본부 및 지역암등록본부가 다음 각 호의 어느 하나에 해당하는 경우에는 그 지정을 취소할 수 있다.

1. 제1항 또는 제2항에 따른 업무를 수행하지 아니하거나 제18조에 따른 지도 · 감독을 따르지 아니한 경우
2. 제1항 또는 제2항에 따른 지정 기준에 미달한 경우
3. 그 밖에 대통령령으로 정하는 사유에 해당한 경우

④ 중앙암등록본부 및 지역암등록본부의 지정 절차 등에 관하여 필요한 사항은 보건복지부령으로 정한다.

제19조(지역암센터의 지정 등)

① **보건복지부장관**은 「의료법」 제3조제2항제3호마목에 따른 **종합병원** 중 보건복지부령으로 정하는 기준을 충족하는 종합병원을 **시 · 도별 지역암센터로 지정**할 수 있다.

② **지역암센터는 다음 각 호의 사업을 수행**한다.

1. 암의 발생 · 예방 · 진단 · 치료 및 관리 등에 관한 조사 · 연구
2. 암검진, 암환자의 진료 및 재활 등의 의료서비스 제공
3. 암의 예방과 관리에 관한 홍보 및 교육 · 훈련
4. 종합계획 관련 사업 수행
5. 그 밖에 암관리에 필요한 사업으로서 보건복지부령으로 정하는 사업

③ 보건복지부장관은 지역암센터가 제2항 각 호의 사업을 하지 아니하거나 잘못 수행한 경우에는 시정을 명할 수 있다.

④ 보건복지부장관은 지역암센터가 수행하는 사업을 정기적으로 평가하고 그 결과를 지원에 반영할 수 있다.

⑤ 보건복지부장관은 지역암센터가 다음 각 호의 어느 하나에 해당하는 경우에는 그 지정을 취소할 수 있다. 다만, 제1호에 해당하는 경우에는 그 지정을 취소하여야 한다.

1. 거짓이나 그 밖의 부정한 방법으로 지정을 받은 경우
2. 제1항에 따른 지정 기준에 미달한 경우
3. 제2항 각 호의 사업을 하지 아니하거나 잘못 수행한 경우
4. 제3항에 따른 시정명령을 따르지 아니한 경우

⑥ 제1항에 따른 지역암센터의 지정 기준 · 절차 및 제4항에 따른 평가 등에 필요한 사항은 보건복지부령으로 정한다.

제27조(국립암센터 설립 등)

① **암에 관한 전문적인 연구**와 **암환자의 진료** 등을 위하여 **국립암센터**를 설립 · 운영한다.

② 국립암센터는 법인으로 한다.

③ 국립암센터는 주된 사무소의 소재지에서 설립등기를 함으로써 성립한다.

④ 제3항에 따른 설립등기 사항은 다음 각 호와 같다.

1. 목적
2. 명칭
3. 주된 사무소 및 부속기관
4. 임원의 성명 및 주소
5. 공고의 방법

제28조(정관) 19전북

① 국립암센터의 정관에는 다음 각 호의 사항을 기재하여야 한다.

1. 목적
2. 명칭
3. 주된 사무소 및 부속기관의 소재지
4. 사업 및 재정에 관한 사항

5. 이사회에 관한 사항
6. 기구와 직원의 정원에 관한 사항
7. 정관의 변경에 관한 사항
8. 해산에 관한 사항
9. 공고의 방법에 관한 사항
10. 인력 및 기술의 지원에 관한 협약 체결에 관한 사항

② 국립암센터는 **정관을 변경하려는 경우**에는 **보건복지부장관의 인가**를 받아야 한다.

제29조(부속기관의 설치) 19전북

① 국립암센터에 **연구소, 부속병원, 국가암관리사업본부** 및 그 밖에 필요한 기구를 둔다.

② 국립암센터는 교육부장관의 인가를 받아 「고등교육법」 제30조에 따른 **대학원대학(이하 "대학원대학"이라 한다)을 설치할 수 있다.**

③ 대학원대학의 조직, 교원, 학위 과정 운영 등에 관하여 필요한 사항은 **대통령령**으로 정한다.

제30조(사업)

국립암센터는 다음 각 호의 **사업**을 한다.

1. **암의 발생 · 예방 · 진단 · 치료 및 관리 및 안관리 정책 등에 관한 연구**
2. **암환자의 진료**
3. 제12조에 따른 **재가암환자 관리사업에 관련된 교육 · 훈련 및 지원 업무**
4. **암의 예방 및 관리에 관한 교육 및 홍보**
5. **암과 관련된 정보 · 통계의 수집 · 분석 및 제공**
6. **암과 관련된 국내외 협력**
7. **암의 예방 · 진단 및 치료 등에 관한 신기술의 개발 및 보급**
8. 제29조제2항에 따라 설치된 대학원대학을 통한 국내외 암전문인력 양성 및 훈련
9. 암 통합 데이터 구축
10. 제50조제2항에 따라 암에 관한 각종 사업을 위탁받은 경우 그 사업
11. 제1호부터 제10호까지의 사업에 부대되는 사업

제31조(임원) 19전북, 22부산

① 국립암센터에 **임원으로 이사장 · 원장을 포함한 9명 이내의 이사와 감사 1명을 둔다.**

② **이사장, 이사**(대통령령으로 정하는 5명 이내의 당연직 이사는 제외한다. 이하 제4항 및 제32조제1항제2호에서 같다) **및 감사는 이사회에서 선임**하되, **보건복지부장관의 승인**을 받아야 한다.

③ 원장을 제외한 임원은 비상근으로 한다.

④ **이사장 및 이사의 임기는 3년으로 하되, 1차에 한하여 연임할 수 있다.**

⑤ **감사의 임기는 2년으로 하되, 1차에 한하여 연임**할 수 있다.

⑥ 임원이 임기 중 결원이 된 경우 당연직 이사를 제외한 후임 임원의 임기는 전임자 임기의 남은 기간으로 한다.

⑦ 감사는 국립암센터의 업무 및 회계를 감사한다.

⑧ 「국가공무원법」 제33조 각 호의 어느 하나에 해당하는 사람은 임원이 될 수 없다.

제33조(원장) 19전북

① 국립암센터에 원장 1명을 둔다.

② 원장은 국립암센터를 대표하며, 국립암센터의 업무를 총괄하고 소속 직원을 지휘·감독한다.

③ **원장은 이사회의 추천을 받아 보건복지부장관이 임명**한다.

④ **원장의 임기는 3년**으로 하되, **1차에 한하여 연임**할 수 있다.

⑤ 원장이 부득이한 사유로 직무를 수행할 수 없을 때에는 정관으로 정하는 사람이 그 직무를 대행한다.

기출유형 점검

「암관리법」은 의료기술직 관련 공무원 시험에서 주요 출제 법령은 아니지만 출제자가 난이도 조율을 위해 출제한 적이 있는 법령으로, 최근 강조 이슈를 중심으로 출제되었다.

1. **[22전북] 「암관리법」상 암의 종류별 검진주기와 연령기준이 옳은 것은? 2**

① 간암 : 1년, 50세 이상의 남·여
② 대장암 : 1년, 50세 이상의 남·여
③ 위암 : 6개월, 40세 이상의 남·여
④ 자궁경부암 : 1년, 30세 이상의 여성

해설 제11조(암검진사업), 암관리법 시행령 [별표 1]

암의 종류	검진주기	연령 기준 등
위암	2년	40세 이상의 남·여
간암	6개월	40세 이상의 남·여 중 간암 발생 고위험군
대장암	1년	50세 이상의 남·여
유방암	2년	40세 이상의 여성
자궁경부암	2년	20세 이상의 여성
폐암	2년	54세 이상 74세 이하의 남·여 중 폐암 발생 고위험군

답 ②

2. **[22광주] 「암관리법」상 암예방사업 시행 내용으로 옳지 않은 것은?**

① 국민 암 예방수칙 및 실천지침의 개발과 보급
② 암 위험요인에 대한 인식과 암 예방 실천에 대한 모니터링
③ 효과적인 암 예방을 위한 사업개발
④ 발암요인 및 그 위해성에 대한 정보제공

해설 제10조의2(암예방사업)
보건복지부장관은 암 발생 위험을 낮추거나 암 발생을 감소시키기 위하여 다음 각 호의 예방사업(이하 "암예방사업"이라 한다)을 시행하여야 한다.
1. 국민 암 예방수칙 및 실천지침의 개발과 보급
2. 암 위험요인에 대한 인식과 암 예방 실천에 대한 모니터링
3. 효과적인 암 예방을 위한 사업 개발
4. 대국민 암 예방 교육·홍보사업
5. 그 밖에 암 예방을 위하여 보건복지부장관이 필요하다고 인정하는 사업

답 ④

3. **[22광주] 「암관리법」상 암등록통계사업 설명으로 옳지 않은 것은?**

① 보건복지부장관은 국민건강보험공단에 암등록통계사업에 필요한 자료의 제출 등을 요구할 수 있다.
② 암 발생률, 생존율 등의 통계를 산출하기 위한 암등록통계사업을 시행하여야 한다.
③ 「통계법」에 따른 통계작성기관, 그 밖에 암에 관한 사업을 하는 법인·기관·단체에 대하여 필요한 자료의 제출을 요구할 수 있다.
④ 통계의 산출을 위하여 처리되는 개인정보는 「개인정보 보호법」에 따라 적용된다.

해설 제14조(암등록통계사업)
① 보건복지부장관은 암 발생 위험 요인과 암의 발생 및 치료에 관한 자료를 지속적이고 체계적으로 수집·분석하여 암 발생률, 생존율 등의 통계를 산출하기 위한 등록·관리·조사사업(이하 "암등록통계사업"이라 한다)을 시행하여야 한다. 이 경우 통계자료의 수집 및 통계의 작성 등에 관하여는 「통계법」을 준용하며, 통계의 산출을 위하여 처리되는 개인정보는 「개인정보 보호법」 제58조제1항에 따라 같은 법이 적용되지 아니하는 개인정보로 본다.
② 보건복지부장관은 암환자를 진단·치료하는 의료인 또는 의료기관, 「국민건강보험법」에 따른 국민

건강보험공단 및 건강보험심사평가원, 행정안전부, 통계청, 「통계법」에 따른 통계작성기관, 그 밖에 암에 관한 사업을 하는 법인·기관·단체에 대하여 보건복지부령으로 정하는 바에 따라 암등록통계사업에 필요한 자료의 제출이나 의견의 진술 등을 요구할 수 있다. 이 경우 자료의 제출을 요구받은 자는 특별한 사유가 없으면 요구에 따라야 한다.

답 ④

Part 16

노인장기요양보험법

| 의료기술직 |

Part 16 노인장기요양보험법

노인장기요양보험법[시행 2022. 06. 22.], 시행령[시행 2022. 06. 22.], 시행규칙[시행 2022. 06. 23.]

제1조(목적)

이 법은 **고령이나 노인성 질병** 등의 사유로 **일상생활을 혼자서 수행하기 어려운 노인**등에게 제공하는 **신체활동 또는 가사활동 지원** 등의 장기요양급여에 관한 사항을 규정하여 **노후의 건강증진 및 생활안정을 도모**하고 **그 가족의 부담을 덜어줌**으로써 **국민의 삶의 질을 향상**하도록 함을 목적으로 한다.

제2조(정의) 20전북, 22경기

이 법에서 사용하는 용어의 정의는 다음과 같다.

1. "**노인등**"이란 **65세 이상의 노인** 또는 **65세 미만의 자로서 치매 · 뇌혈관성질환 등 대통령령으로 정하는 노인성 질병을 가진 자**를 말한다.
2. "**장기요양급여**"란 제15조제2항에 따라 **6개월 이상 동안 혼자서 일상생활을 수행하기 어렵다고 인정되는 자**에게 **신체활동 · 가사활동의 지원 또는 간병 등의 서비스**나 이에 갈음하여 지급하는 현금 등을 말한다. 22충남
3. "장기요양사업"이란 장기요양보험료, 국가 및 지방자치단체의 부담금 등을 재원으로 하여 노인등에게 장기요양급여를 제공하는 사업을 말한다.
4. "**장기요양기관**"이란 제31조에 따른 지정을 받은 기관으로서 장기요양급여를 제공하는 기관을 말한다.
5. "장기요양요원"이란 장기요양기관에 소속되어 노인등의 신체활동 또는 가사활동 지원 등의 업무를 수행하는 자를 말한다.

제3조(장기요양급여 제공의 기본원칙) 19경북, 22서울 · 충남

① **장기요양급여**는 노인등이 자신의 의사와 능력에 따라 **최대한 자립적으로 일상생활**을 수행할 수 있도록 제공하여야 한다.

② **장기요양급여**는 노인등의 심신상태 · 생활환경과 노인등 및 그 가족의 욕구 · 선택을 종합적으로 고려하여 필요한 범위 안에서 이를 **적정하게 제공**하여야 한다.

③ **장기요양급여**는 **노인등이 가족과 함께 생활하면서 가정에서 장기요양을 받는 재가급여를 우선적으로 제공**하여야 한다.

④ **장기요양급여**는 노인등의 심신상태나 건강 등이 악화되지 아니하도록 **의료서비스와 연계하여** 이를 제공하여야 한다.

제4조(국가 및 지방자치단체의 책무 등)

① 국가 및 지방자치단체는 노인이 일상생활을 혼자서 수행할 수 있는 온전한 심신상태를

유지하는데 필요한 사업(이하 "노인성질환예방사업"이라 한다)을 실시하여야 한다.

② 국가는 노인성질환예방사업을 수행하는 지방자치단체 또는 「국민건강보험법」에 따른 국민건강보험공단(이하 "공단"이라 한다)에 대하여 이에 소요되는 비용을 지원할 수 있다.

③ 국가 및 지방자치단체는 노인인구 및 지역특성 등을 고려하여 장기요양급여가 원활하게 제공될 수 있도록 적정한 수의 장기요양기관을 확충하고 장기요양기관의 설립을 지원하여야 한다.

④ 국가 및 지방자치단체는 장기요양급여가 원활히 제공될 수 있도록 공단에 필요한 행정적 또는 재정적 지원을 할 수 있다.

⑤ 국가 및 지방자치단체는 장기요양요원의 처우를 개선하고 복지를 증진하며 지위를 향상시키기 위하여 적극적으로 노력하여야 한다.

⑥ 국가 및 지방자치단체는 지역의 특성에 맞는 장기요양사업의 표준을 개발·보급할 수 있다.

제6조(장기요양기본계획)

① **보건복지부장관**은 노인등에 대한 장기요양급여를 원활하게 제공하기 위하여 **5년 단위**로 다음 각 호의 사항이 포함된 **장기요양기본계획을 수립·시행**하여야 한다.

1. 연도별 장기요양급여 대상인원 및 재원조달 계획
2. 연도별 장기요양기관 및 장기요양전문인력 관리 방안
3. 장기요양요원의 처우에 관한 사항
4. 그 밖에 노인등의 장기요양에 관한 사항으로서 대통령령으로 정하는 사항

② 지방자치단체의 장은 제1항에 따른 장기요양기본계획에 따라 세부시행계획을 수립·시행하여야 한다.

시행령 제3조(장기요양기본계획)

법 제6조제1항제4호에 따라 장기요양기본계획에 포함되는 사항은 다음 각 호와 같다.

1. 장기요양급여의 수준 향상 방안
2. 노인성질환예방사업 추진계획
3. 그 밖에 노인등의 장기요양급여의 실시에 필요한 사항

제6조의2(실태조사)

① **보건복지부장관**은 **장기요양사업의 실태를 파악**하기 위하여 **3년**마다 다음 각 호의 사항에 관한 조사를 정기적으로 실시하고 그 결과를 공표하여야 한다.

1. 장기요양인정에 관한 사항
2. 제52조에 따른 장기요양등급판정위원회(이하 "등급판정위원회"라 한다)의 판정에 따라 장기요양급여를 받을 사람(이하 "수급자"라 한다)의 규모, 그 급여의 수준 및 만족도에 관한 사항

3. 장기요양기관에 관한 사항
4. 장기요양요원의 근로조건, 처우 및 규모에 관한 사항
5. 그 밖에 장기요양사업에 관한 사항으로서 보건복지부령으로 정하는 사항

② 제1항에 따른 실태조사의 방법과 내용 등에 필요한 사항은 보건복지부령으로 정한다.

제7조(장기요양보험) 21서울

① 장기요양보험사업은 **보건복지부장관이 관장**한다.

② 장기요양보험사업의 **보험자는 공단**으로 한다.

③ 장기요양보험의 가입자(이하 "장기요양보험가입자"라 한다)는 「국민건강보험법」 제5조 및 제109조에 따른 가입자로 한다.

④ **공단**은 제3항에도 불구하고 「외국인근로자의 고용 등에 관한 법률」에 따른 **외국인근로자** 등 대통령령으로 정하는 외국인이 신청하는 경우 보건복지부령으로 정하는 바에 따라 **장기요양보험가입자에서 제외할 수 있다**.

제8조(장기요양보험료의 징수)

① 공단은 장기요양사업에 사용되는 비용에 충당하기 위하여 장기요양보험료를 징수한다.

② 제1항에 따른 **장기요양보험료**는 「국민건강보험법」 제69조에 따른 보험료(이하 이 조에서 "건강보험료"라 한다)와 통합하여 징수한다. 이 경우 **공단은 장기요양보험료와 건강보험료를 구분하여 고지하여야 한다**.

③ 공단은 제2항에 따라 통합 징수한 **장기요양보험료와 건강보험료**를 각각의 **독립회계로 관리**하여야 한다.

제9조(장기요양보험료의 산정)

① **장기요양보험료**는 「국민건강보험법」 제69조 제4항 · 제5항 및 제109조 제9항 단서에 따라 산정한 보험료액에서 같은 법 제74조 또는 제75조에 따라 경감 또는 면제되는 비용을 공제한 금액에 같은 법 제73조 제1항에 따른 **건강보험료율 대비 장기요양보험료율의 비율을 곱하여 산정한 금액**으로 한다. <개정 2021. 12. 21.>

시행령 제4조(장기요양보험료율)

법 제9조 제1항에 따른 장기요양보험료율은 1만분의 1,227로 한다. 〈개정 2021. 12. 21.〉

② 제1항에 따른 장기요양보험료율은 제45조에 따른 장기요양위원회의 심의를 거쳐 **대통령령**으로 정한다.

③ 제1항에도 불구하고 장기요양보험의 특성을 고려하여 「국민건강보험법」 제74조 또는 제75조에 따라 경감 또는 면제되는 비용을 달리 적용할 필요가 있는 경우에는 대통령령으로 정하는 바에 따라 경감 또는 면제되는 비용의 공제 수준을 달리 정할 수 있다. <신설 2021. 12. 21.>

제10조(장애인 등에 대한 장기요양보험료의 감면)

공단은 「장애인복지법」에 따른 장애인 또는 이와 유사한 자로서 대통령령으로 정하는 자가 장기요양보험가입자 또는 그 피부양자인 경우 제15조 제2항에 따른 수급자로 결정되지 못한 때 대통령령으로 정하는 바에 따라 장기요양보험료의 전부 또는 일부를 감면할 수 있다.

제12조(장기요양인정의 신청자격)

장기요양인정을 신청할 수 있는 자는 노인등으로서 다음 각 호의 어느 하나에 해당하는 자격을 갖추어야 한다.

1. 장기요양보험가입자 또는 그 피부양자
2. 「의료급여법」 제3조제1항에 따른 수급권자(이하 "의료급여수급권자"라 한다)

제13조(장기요양인정의 신청) 19전북, 22경기

① 장기요양인정을 신청하는 자(이하 "신청인"이라 한다)는 **공단**에 보건복지부령으로 정하는 바에 따라 **장기요양인정신청서**(이하 "신청서"라 한다)에 **의사 또는 한의사가 발급하는 소견서**(이하 "의사소견서"라 한다)를 첨부하여 제출하여야 한다. 다만, 의사소견서는 공단이 제15조제1항에 따라 등급판정위원회에 자료를 제출하기 전까지 제출할 수 있다. 19전북

② 제1항에도 불구하고 거동이 현저하게 불편하거나 도서·벽지 지역에 거주하여 의료기관을 방문하기 어려운 자 등 대통령령으로 정하는 자는 의사소견서를 제출하지 아니할 수 있다.

③ 의사소견서의 발급비용·비용부담방법·발급자의 범위, 그 밖에 필요한 사항은 보건복지부령으로 정한다.

시행규칙 **제4조(의사소견서 발급비용 등)**

① 법 제13조 제3항에 따른 의사소견서의 발급비용은 의료기관의 종류에 따라 보건복지부장관이 정하여 고시하는 금액으로 한다.

② 신청인이 제2조 제4항에 따라 발급의뢰서를 통하여 **의사소견서를 발급받는 경우 그 발급비용**은 다음 각 호와 같이 부담한다.

1. 65세 이상의 노인이나 65세 미만의 자로서 노인성 질병을 가진 자 : 100분의 20은 본인이, 100분의 80은 공단이 부담한다.
2. **「의료급여법」 제3조 제1항 제1호에 따른 의료급여를 받는 사람: 지방자치단체가 부담**한다.
3. 「의료급여법」 제3조 제1항 제1호(**「국민기초생활 보장법」에 따른 의료급여 수급자)**외의 규정에 따른 의료급여를 받는 사람: **100분의 10은 본인이, 100분의 90은 국가와 지방자치단체가 각각 부담**한다.
4. 소득·재산 등이 보건복지부장관이 고시하는 일정 금액 이하인 자와 제34조에 따른 생계곤란자 : 100분의 10은 본인이, 100분의 90은 공단이 부담한다.

③ 신청인이 제2조 제4항의 절차에 의하지 아니하고 의사소견서를 발급받은 경우 그 발급비용은 전액 본인이 부담한다. 다만, 신청인이 다음 각 호의 어느 하나에 해당하는 경우에는 제2항 각 호에 따라

본인이 부담하는 금액을 제외한 나머지 금액을 공단에 청구할 수 있다.
1. 장기요양급여를 받을 자(이하 "수급자"라 한다)로 결정되거나 장기요양등급이 변경된 경우
2. 최초로 장기요양인정을 신청하거나 법 제20조에 따라 장기요양인정의 갱신을 신청한 경우

④ 제2조 제4항에 따라 의사소견서를 발급한 자는 제1항의 의사소견서 발급비용 중 본인 부담 비용을 제외한 나머지 비용을 별지 제4호서식의 의사소견서 발급비용 청구서에 따라 공단에 청구하여야 하며, 공단은 청구를 받은 날부터 30일 이내에 이를 심사한 후 지체 없이 그 비용을 지급하여야 한다.

제14조(장기요양인정 신청의 조사)

① 공단은 제13조 제1항에 따라 신청서를 접수한 때 보건복지부령으로 정하는 바에 따라 소속 직원으로 하여금 다음 각 호의 사항을 조사하게 하여야 한다. 다만, 지리적 사정 등으로 직접 조사하기 어려운 경우 또는 조사에 필요하다고 인정하는 경우 특별자치시 · 특별자치도 · 시 · 군 · 구(자치구를 말한다. 이하 같다)에 대하여 조사를 의뢰하거나 공동으로 조사할 것을 요청할 수 있다.

1. 신청인의 심신상태
2. 신청인에게 필요한 장기요양급여의 종류 및 내용
3. 그 밖에 장기요양에 관하여 필요한 사항으로서 보건복지부령으로 정하는 사항

② 공단은 제1항 각 호의 사항을 조사하는 경우 2명 이상의 소속 직원이 조사할 수 있도록 노력하여야 한다.

③ 제1항에 따라 조사를 하는 자는 조사일시, 장소 및 조사를 담당하는 자의 인적사항 등을 미리 신청인에게 통보하여야 한다.

④ 공단 또는 제1항 단서에 따른 조사를 의뢰받은 특별자치시 · 특별자치도 · 시 · 군 · 구는 조사를 완료한 때 조사결과서를 작성하여야 한다. 조사를 의뢰받은 특별자치시 · 특별자치도 · 시 · 군 · 구는 지체 없이 공단에 조사결과서를 송부하여야 한다.

제15조(등급판정 등) 22경기

① 공단은 제14조에 따른 조사가 완료된 때 조사결과서, 신청서, 의사소견서, 그 밖에 심의에 필요한 자료를 등급판정위원회에 제출하여야 한다.

② 등급판정위원회는 신청인이 제12조의 신청자격요건을 충족하고 6개월 이상 동안 혼자서 일상생활을 수행하기 어렵다고 인정하는 경우 심신상태 및 장기요양이 필요한 정도 등 **대통령령으로 정하는 등급판정기준**에 따라 수급자로 판정한다.

시행령 제7조(등급판정기준 등)

① 법 제15조제2항에 따른 등급판정기준은 다음 각 호와 같다.
1. **장기요양 1등급**: 심신의 기능상태 장애로 일상생활에서 전적으로 다른 사람의 도움이 필요한 자로서 장기요양인정 점수가 95점 이상인 자

2. 장기요양 2등급: 심신의 기능상태 장애로 일상생활에서 상당 부분 다른 사람의 도움이 필요한 자로서 장기요양인정 점수가 75점 이상 95점 미만인 자
3. 장기요양 3등급: 심신의 기능상태 장애로 일상생활에서 부분적으로 다른 사람의 도움이 필요한 자로서 장기요양인정 점수가 60점 이상 75점 미만인 자
4. 장기요양 **4등급**: 심신의 기능상태 장애로 일상생활에서 일정부분 다른 사람의 도움이 필요한 자로서 장기요양인정 점수가 51점 이상 60점 미만인 자
5. 장기요양 **5등급**: **치매**(제2조에 따른 노인성 질병에 해당하는 치매로 한정한다)환자로서 장기요양인정 점수가 45점 이상 51점 미만인 자
6. 장기요양 **인지지원등급**: 치매(제2조에 따른 노인성 질병에 해당하는 치매로 한정한다)환자로서 장기요양인정 점수가 45점 미만인 자

② 제1항에 따른 장기요양인정 점수는 장기요양이 필요한 정도를 나타내는 점수로서 보건복지부장관이 정하여 고시하는 심신의 기능 저하 상태를 측정하는 방법에 따라 산정한다.

③ 등급판정위원회는 제2항에 따라 심의 · 판정을 하는 때 신청인과 그 가족, 의사소견서를 발급한 의사 등 관계인의 의견을 들을 수 있다.

④ 공단은 장기요양급여를 받고 있거나 받을 수 있는 자가 다음 각 호의 어느 하나에 해당하는 것으로 의심되는 경우에는 제14조제1항 각 호의 사항을 조사하여 그 결과를 등급판정위원회에 제출하여야 한다.

1. 거짓이나 그 밖의 부정한 방법으로 장기요양인정을 받은 경우
2. 고의로 사고를 발생하도록 하거나 본인의 위법행위에 기인하여 장기요양인정을 받은 경우

⑤ 등급판정위원회는 제4항에 따라 제출된 조사 결과를 토대로 제2항에 따라 다시 수급자 등급을 조정하고 수급자 여부를 판정할 수 있다.

제16조(장기요양등급판정기간) 19전북, 21충북

① 등급판정위원회는 신청인이 **신청서를 제출한 날부터 30일 이내**에 제15조에 따른 **장기요양등급판정을 완료**하여야 한다. 다만, 신청인에 대한 정밀조사가 필요한 경우 등 기간 이내에 등급판정을 완료할 수 없는 부득이한 사유가 있는 경우 30일 이내의 범위에서 이를 연장할 수 있다. 19전북, 21충북

② 공단은 등급판정위원회가 제1항 단서에 따라 장기요양인정심의 및 등급판정기간을 연장하고자 하는 경우 신청인 및 대리인에게 그 내용 · 사유 및 기간을 통보하여야 한다.

제17조(장기요양인정서)

① 공단은 등급판정위원회가 장기요양인정 및 등급판정의 심의를 완료한 경우 지체 없이 다음 각 호의 사항이 포함된 장기요양인정서를 작성하여 수급자에게 송부하여야 한다.

1. 장기요양등급
2. 장기요양급여의 종류 및 내용
3. 그 밖에 장기요양급여에 관한 사항으로서 보건복지부령으로 정하는 사항

② 공단은 등급판정위원회가 장기요양인정 및 등급판정의 심의를 완료한 경우 수급자로 판정받지 못한 신청인에게 그 내용 및 사유를 통보하여야 한다. 이 경우 특별자치시장 · 특별자치도지사 · 시장 · 군수 · 구청장(자치구의 구청장을 말한다. 이하 같다)은 공단에 대하여 이를 통보하도록 요청할 수 있고, 요청을 받은 공단은 이에 응하여야 한다.

③ 공단은 제1항에 따라 장기요양인정서를 송부하는 때 장기요양급여를 원활히 이용할 수 있도록 제28조에 따른 월 한도액 범위 안에서 개인별장기요양이용계획서를 작성하여 이를 함께 송부하여야 한다.

④ 제1항 및 제3항에 따른 장기요양인정서 및 개인별장기요양이용계획서의 작성방법에 관하여 필요한 사항은 보건복지부령으로 정한다.

제18조(장기요양인정서를 작성할 경우 고려사항)

공단은 장기요양인정서를 작성할 경우 제17조 제1항 제2호에 따른 장기요양급여의 종류 및 내용을 정하는 때 다음 각 호의 사항을 고려하여 정하여야 한다.

1. 수급자의 장기요양등급 및 생활환경
2. 수급자와 그 가족의 욕구 및 선택
3. 시설급여를 제공하는 경우 장기요양기관이 운영하는 시설 현황

제19조(장기요양인정의 유효기간) 19서울 · 전북, 20울산, 21충북

① 제15조에 따른 **장기요양인정의 유효기간**은 **최소 1년 이상**으로서 **대통령령**으로 정한다.

시행령 제8조(장기요양인정 유효기간) 19서울 · 전북, 20울산, 21충북

① 법 제19조제1항에 따른 **장기요양인정 유효기간은 2년으로 한다.** 다만, 법 제20조에 따른 장기요양인정의 갱신 결과 직전 등급과 같은 등급으로 판정된 경우에는 그 갱신된 장기요양인정의 유효기간은 다음 각 호의 구분에 따른다.

1. **장기요양 1등급의 경우: 4년**
2. **장기요양 2등급부터 4등급까지의 경우: 3년**
3. **장기요양 5등급 및 인지지원등급의 경우: 2년**

② 법 제52조에 따른 장기요양등급판정위원회(이하 "등급판정위원회"라 한다)는 제1항에도 불구하고 **장기요양 신청인의 심신상태 등을 고려하여 장기요양인정 유효기간을 6개월의 범위에서 늘리거나 줄일 수 있다.**

시행규칙 제7조(장기요양인정의 유효기간 산정방법) 19전북

법 제19조제2항에 따라 장기요양인정의 유효기간은 **장기요양인정서가 수급자에게 도달한 날부터 산정**한다. 다만, 법 제27조제2항(수급자는 돌볼 가족이 없는 경우 등 대통령령으로 정하는 사유가 있는 경우 신청서를 제출한 날부터 장기요양인정서가 도달되는 날까지의 기간 중에도 장기요양급여를 받을 수 있다)에 해당하는 수급자의 경우에는 장기요양인정신청서 제출일부터 산정한다.

② 제1항의 유효기간의 산정방법과 그 밖에 필요한 사항은 보건복지부령으로 정한다.

제20조(장기요양인정의 갱신) 22경기

① **수급자**는 제19조에 따른 **장기요양인정의 유효기간이 만료된 후** 장기요양급여를 계속하여 받고자 하는 경우 **공단**에 **장기요양인정의 갱신을 신청**하여야 한다.

② 제1항에 따른 장기요양인정의 갱신 신청은 **유효기간이 만료되기 전 30일까지** 이를 완료하여야 한다.

③ 제12조부터 제19조까지의 규정은 장기요양인정의 갱신절차에 관하여 준용한다.

제21조(장기요양등급 등의 변경)

① 장기요양급여를 받고 있는 수급자는 장기요양등급, 장기요양급여의 종류 또는 내용을 변경하여 장기요양급여를 받고자 하는 경우 공단에 변경신청을 하여야 한다.

② 제12조부터 제19조까지의 규정은 장기요양등급의 변경절차에 관하여 준용한다

제23조(장기요양급여의 종류) 21광주, 22충남

① 이 법에 따른 장기요양급여의 종류는 다음 각 호와 같다.

1. **재가급여**

   가. **방문요양**: 장기요양요원이 수급자의 가정 등을 방문하여 신체활동 및 가사활동 등을 지원하는 장기요양급여

   나. **방문목욕**: 장기요양요원이 목욕설비를 갖춘 장비를 이용하여 수급자의 가정 등을 방문하여 목욕을 제공하는 장기요양급여

   다. **방문간호**: 장기요양요원인 간호사 등이 의사, 한의사 또는 치과의사의 지시서(이하 "방문간호지시서"라 한다)에 따라 수급자의 가정 등을 방문하여 간호, 진료의 보조, 요양에 관한 상담 또는 구강위생 등을 제공하는 장기요양급여

   라. **주 · 야간보호**: 수급자를 하루 중 일정한 시간 동안 장기요양기관에 보호하여 신체활동 지원 및 심신기능의 유지 · 향상을 위한 교육 · 훈련 등을 제공하는 장기요양급여

   마. **단기보호**: 수급자를 보건복지부령으로 정하는 범위 안에서 일정 기간 동안 장기요양기관에 보호하여 신체활동 지원 및 심신기능의 유지 · 향상을 위한 교육 · 훈련 등을 제공하는 장기요양급여

   바. **기타재가급여**: 수급자의 일상생활 · 신체활동 지원 및 인지기능의 유지 · 향상에 필요한 용구를 제공하거나 가정을 방문하여 재활에 관한 지원 등을 제공하는 장기요양급여로서 대통령령으로 정하는 것

2. **시설급여**: 장기요양기관에 장기간 입소한 수급자에게 신체활동 지원 및 심신기능의 유지 · 향상을 위한 교육 · 훈련 등을 제공하는 장기요양급여

3. **특별현금급여** 21광주

   가. **가족요양비**: 제24조에 따라 지급하는 가족장기요양급여

나. **특례요양비**: 제25조에 따라 지급하는 특례장기요양급여

다. **요양병원간병비**: 제26조에 따라 지급하는 요양병원장기요양급여

② 제1항제1호 및 제2호에 따라 장기요양급여를 제공할 수 있는 장기요양기관의 종류 및 기준과 장기요양급여 종류별 장기요양요원의 범위 · 업무 · 보수교육 등에 관하여 필요한 사항은 대통령령으로 정한다.

③ 장기요양급여의 제공 기준 · 절차 · 방법 · 범위, 그 밖에 필요한 사항은 보건복지부령으로 정한다.

제24조(가족요양비)

① 공단은 다음 각 호의 어느 하나에 해당하는 수급자가 가족 등으로부터 제23조제1항제1호 가목에 따른 방문요양에 상당한 장기요양급여를 받은 때 대통령령으로 정하는 기준에 따라 해당 수급자에게 가족요양비를 지급할 수 있다.

1. 도서 · 벽지 등 장기요양기관이 현저히 부족한 지역으로서 보건복지부장관이 정하여 고시하는 지역에 거주하는 자
2. 천재지변이나 그 밖에 이와 유사한 사유로 인하여 장기요양기관이 제공하는 장기요양급여를 이용하기가 어렵다고 보건복지부장관이 인정하는 자
3. 신체 · 정신 또는 성격 등 대통령령으로 정하는 사유로 인하여 가족 등으로부터 장기요양을 받아야 하는 자

② 제1항에 따른 가족요양비의 지급절차와 그 밖에 필요한 사항은 보건복지부령으로 정한다.

제25조(특례요양비)

① 공단은 수급자가 장기요양기관이 아닌 노인요양시설 등의 기관 또는 시설에서 재가급여 또는 시설급여에 상당한 장기요양급여를 받은 경우 대통령령으로 정하는 기준에 따라 해당 장기요양급여비용의 일부를 해당 수급자에게 특례요양비로 지급할 수 있다.

② 제1항에 따라 장기요양급여가 인정되는 기관 또는 시설의 범위, 특례요양비의 지급절차, 그 밖에 필요한 사항은 보건복지부령으로 정한다.

제26조(요양병원간병비)

① 공단은 수급자가 「의료법」 제3조제2항제3호라목에 따른 요양병원에 입원한 때 대통령령으로 정하는 기준에 따라 장기요양에 사용되는 비용의 일부를 요양병원간병비로 지급할 수 있다.

② 제1항에 따른 요양병원간병비의 지급절차와 그 밖에 필요한 사항은 보건복지부령으로 정한다.

제27조(장기요양급여의 제공)

① 수급자는 제17조제1항에 따른 **장기요양인정서**와 같은 조 제3항에 따른 **개인별장기요양이용계획서가 도달한 날부터 장기요양급여를 받을 수 있다.**

② 제1항에도 불구하고 수급자는 돌볼 가족이 없는 경우 등 대통령령으로 정하는 사유가 있는 경우 **신청서를 제출한 날부터 장기요양인정서가 도달되는 날까지의 기간 중에도 장기요양급여를 받을 수 있다.**

시행령 제13조(장기요양급여의 제공)

① 법 제27조 제2항에서 "돌볼 가족이 없는 경우 등 대통령령으로 정하는 사유가 있는 경우"란 다음 각 호의 어느 하나에 해당하는 경우를 말한다.

1. 주거를 같이하는 가족이 없는 경우
2. 주거를 같이하는 가족이 미성년자 또는 65세 이상의 노인 외에는 없는 경우

② 법 제27조 제2항에 따라 장기요양급여가 인정되는 범위는 재가급여 및 시설급여로 한정한다.

③ 제1항의 사유로 장기요양인정신청서를 제출한 날부터 장기요양급여를 받으려는 수급자는 증명서류를 첨부하여 공단에 신청하여야 하며, 공단은 이를 확인하고 그 결정사항을 수급자에게 지체 없이 통보하여야 한다.

④ 장기요양기관은 장기요양급여의 제공을 시작하기 전에 법 제27조 제4항에 따른 장기요양급여 제공 계획서를 작성해야 한다.

⑤ 장기요양기관은 장기요양급여의 제공 중 수급자 심신의 기능상태, 수급자의 욕구 및 장기요양등급 등이 변경된 경우에는 지체 없이 이를 반영하여 장기요양급여 제공 계획서를 다시 작성하고, 수급자의 동의를 받아 그 내용을 공단에 통보해야 한다.

⑥ 제3항에 따른 장기요양급여의 신청 및 제4항에 따른 장기요양급여 제공 계획서의 작성 절차에 관한 구체적인 사항은 보건복지부령으로 정한다.

③ 수급자는 장기요양급여를 받으려면 장기요양기관에 장기요양인정서와 개인별장기요양이용계획서를 제시하여야 한다. 다만, 수급자가 장기요양인정서 및 개인별장기요양이용계획서를 제시하지 못하는 경우 장기요양기관은 공단에 전화나 인터넷 등을 통하여 그 자격 등을 확인할 수 있다.

④ 장기요양기관은 제3항에 따라 수급자가 제시한 장기요양인정서와 개인별장기요양이용계획서를 바탕으로 장기요양급여 제공 계획서를 작성하고 수급자의 동의를 받아 그 내용을 공단에 통보하여야 한다.

⑤ 제2항에 따른 장기요양급여 인정 범위와 절차, 제4항에 따른 장기요양급여 제공 계획서 작성 절차에 관한 구체적인 사항 등은 대통령령으로 정한다.

제31조(장기요양기관의 지정)

① 제23조 제1항 제1호에 따른 재가급여 또는 같은 항 제2호에 따른 시설급여를 제공하는 장기요양기관을 운영하려는 자는 보건복지부령으로 정하는 장기요양에 필요한 시설 및 인력을 갖추어 소재지를 관할 구역으로 하는 특별자치시장·특별자치도지사·시장·군수·구청장으로부터 지정을 받아야 한다.

② 제1항에 따라 장기요양기관으로 지정을 받을 수 있는 시설은 「**노인복지법**」 제31조에 따른 **노인복지시설 중 대통령령**으로 정하는 시설로 한다.

「노인복지법」 제31조(노인복지시설의 종류)

노인복지시설의 종류는 다음 각호와 같다.

1. 제32조(**노인주거복지시설**)
   1. 양로시설
   2. 노인공동생활가정
   3. 노인복지주택
2. 제34조(**노인의료복지시설**)
   1. 노인요양시설 : 치매 · 중풍 등 노인성질환 등으로 심신에 상당한 장애가 발생하여 도움을 필요로 하는 노인을 입소시켜 급식 · 요양과 그 밖에 일상생활에 필요한 편의를 제공함을 목적으로 하는 시설
   2. 노인요양공동생활가정 : 치매 · 중풍 등 노인성질환 등으로 심신에 상당한 장애가 발생하여 도움을 필요로 하는 노인에게 가정과 같은 주거여건과 급식 · 요양, 그 밖에 일상생활에 필요한 편의를 제공함을 목적으로 하는 시설
3. 제36조(**노인여가복지시설**)
   1. 노인복지관
   2. 경로당
   3. 노인교실
4. 제38조(**재가노인복지시설**)
   1. 방문요양서비스
   2. 주 · 야간보호서비스
   3. 단기보호서비스
   4. 방문 목욕서비스
   5. 그 밖의 서비스 : 그 밖에 재가노인에게 제공하는 서비스로서 보건복지부령이 정하는 서비스
5. **노인보호전문기관**
6. 제23조의2 제1항 제2호의 노인일자리지원기관
7. 제39조의19에 따른 학대피해노인 전용쉼터

③ 특별자치시장 · 특별자치도지사 · 시장 · 군수 · 구청장이 제1항에 따른 지정을 하려는 경우에는 다음 각 호의 사항을 검토하여 장기요양기관을 지정하여야 한다. 이 경우 특별자치시장 · 특별자치도지사 · 시장 · 군수 · 구청장은 공단에 관련 자료의 제출을 요청하거나 그 의견을 들을 수 있다.

1. 장기요양기관을 운영하려는 자의 장기요양급여 제공 이력
2. 장기요양기관을 운영하려는 자 및 그 기관에 종사하려는 자가 이 법, 「사회복지사업법」 또는 「노인복지법」 등 장기요양기관의 운영과 관련된 법에 따라 받은 행정처분의 내용
3. 장기요양기관의 운영 계획
4. 해당 지역의 노인인구 수 및 장기요양급여 수요 등 지역 특성
5. 그 밖에 특별자치시장 · 특별자치도지사 · 시장 · 군수 · 구청장이 장기요양기관으로 지

정하는 데 필요하다고 인정하여 정하는 사항

④ 특별자치시장·특별자치도지사·시장·군수·구청장은 제1항에 따라 장기요양기관을 지정한 때 지체 없이 지정 명세를 공단에 통보하여야 한다.

⑤ 제23조 제1항 제1호에 따른 재가급여를 제공하는 장기요양기관 중 의료기관이 아닌 자가 설치·운영하는 장기요양기관이 방문간호를 제공하는 경우에는 방문간호의 관리책임자로서 간호사를 둔다.

⑥ 장기요양기관의 지정절차와 그 밖에 필요한 사항은 보건복지부령으로 정한다.

제32조의3(장기요양기관 지정의 유효기간)

제31조에 따른 장기요양기관 지정의 유효기간은 지정을 받은 날부터 6년으로 한다.

제40조(본인부담금) 16서울

① 제23조에 따른 장기요양급여(특별현금급여는 제외한다. 이하 이 조에서 같다)를 받는 자는 대통령령으로 정하는 바에 따라 비용의 일부를 본인이 부담한다. 이 경우 장기요양급여를 받는 수급자의 장기요양등급, 이용하는 장기요양급여의 종류 및 수준 등에 따라 본인부담의 수준을 달리 정할 수 있다. <개정 2021. 12. 21.>

② 제1항에도 불구하고 수급자 중 「의료급여법」 제3조제1항제1호에 따른 수급자는 본인부담금을 부담하지 아니한다. <신설 2021. 12. 21.>

③ 다음 각 호의 장기요양급여에 대한 비용은 수급자 본인이 전부 부담한다. <개정 2021. 12. 21.>

1. 이 법의 규정에 따른 급여의 범위 및 대상에 포함되지 아니하는 장기요양급여
2. 수급자가 제17조제1항제2호에 따른 장기요양인정서에 기재된 장기요양급여의 종류 및 내용과 다르게 선택하여 장기요양급여를 받은 경우 그 차액
3. 제28조에 따른 장기요양급여의 월 한도액을 초과하는 장기요양급여

④ 다음 각 호의 어느 하나에 해당하는 자에 대해서는 본인부담금의 100분의 60의 범위에서 보건복지부장관이 정하는 바에 따라 차등하여 감경할 수 있다. <개정 2021. 12. 21.>

1. 「의료급여법」 제3조제1항제2호부터 제9호까지의 규정에 따른 수급권자
2. 소득·재산 등이 보건복지부장관이 정하여 고시하는 일정 금액 이하인 자. 다만, 도서·벽지·농어촌 등의 지역에 거주하는 자에 대하여 따로 금액을 정할 수 있다.
3. 천재지변 등 보건복지부령으로 정하는 사유로 인하여 생계가 곤란한 자

⑤ 제1항부터 제4항까지의 규정에 따른 본인부담금의 산정방법, 감경절차 및 감경방법 등에 관하여 필요한 사항은 보건복지부령으로 정한다. <개정 2021. 12. 21.>

시행령 **제15조의8(본인부담금)**

법 제40조제1항에 따라 **장기요양급여를 받는 자가 부담**해야 하는 비용은 다음 각 호와 같다.

1. **재가급여**: 해당 장기요양급여비용의 **100분의 15**
2. **시설급여**: 해당 장기요양급여비용의 **100분의 20**

[본조신설 2022. 6. 21.]

제58조(국가의 부담)

① **국가**는 매년 예산의 범위 안에서 해당 연도 장기요양보험료 예상수입액의 **100분의 20에 상당하는 금액을 공단에 지원**한다.

② 국가와 지방자치단체는 대통령령으로 정하는 바에 따라 의료급여수급권자의 장기요양급여비용, 의사소견서 발급비용, 방문간호지시서 발급비용 중 공단이 부담하여야 할 비용(제40조 제2항 및 제4항제1호에 따라 면제 및 감경됨으로 인하여 공단이 부담하게 되는 비용을 포함한다) 및 관리운영비의 전액을 부담한다.

③ 제2항에 따라 지방자치단체가 부담하는 금액은 보건복지부령으로 정하는 바에 따라 특별시 · 광역시 · 특별자치시 · 도 · 특별자치도와 시 · 군 · 구가 분담한다.

④ 제2항 및 제3항에 따른 지방자치단체의 부담액 부과, 징수 및 재원관리, 그 밖에 필요한 사항은 대통령령으로 정한다.

제61조(보고 및 검사)

① 보건복지부장관, 특별시장 · 광역시장 · 도지사 또는 특별자치시장 · 특별자치도지사 · 시장 · 군수 · 구청장은 다음 각 호의 어느 하나에 해당하는 자에게 보수 · 소득이나 그 밖에 보건복지부령으로 정하는 사항의 보고 또는 자료의 제출을 명하거나 소속 공무원으로 하여금 관계인에게 질문을 하게 하거나 관계 서류를 검사하게 할 수 있다.

1. 장기요양보험가입자
2. 피부양자
3. 의료급여수급권자

② 보건복지부장관, 특별시장 · 광역시장 · 도지사 또는 특별자치시장 · 특별자치도지사 · 시장 · 군수 · 구청장은 다음 각 호의 어느 하나에 해당하는 자에게 장기요양급여의 제공명세, 재무 · 회계에 관한 사항 등 장기요양급여에 관련된 자료의 제출을 명하거나 소속 공무원으로 하여금 관계인에게 질문을 하게 하거나 관계 서류를 검사하게 할 수 있다.

1. 장기요양기관 및 의료기관
2. 장기요양급여를 받은 자

③ 보건복지부장관, 특별시장 · 광역시장 · 도지사 또는 특별자치시장 · 특별자치도지사 · 시장 · 군수 · 구청장은 제1항 및 제2항에 따른 보고 또는 자료제출 명령이나 질문 또는 검사 업무를 효율적으로 수행하기 위하여 필요한 경우에는 공단에 행정응원(行政應援)을

요청할 수 있다. 이 경우 공단은 특별한 사유가 없으면 이에 따라야 한다.

④ 제1항 및 제2항의 경우에 소속 공무원은 그 권한을 표시하는 증표 및 조사기간, 조사범위, 조사담당자, 관계 법령 등 보건복지부령으로 정하는 사항이 기재된 서류를 지니고 이를 관계인에게 내보여야 한다.

⑤ 제1항 및 제2항에 따른 질문 또는 검사의 절차·방법 등에 관하여는 이 법에서 정하는 사항을 제외하고는 「행정조사기본법」에서 정하는 바에 따른다.

⑥ 제3항에 따른 행정응원의 절차·방법 등에 관하여 필요한 사항은 대통령령으로 정한다.

제67조(벌칙)

① 거짓이나 그 밖의 부정한 방법으로 장기요양급여비용을 청구한 자는 3년 이하의 징역 또는 3천만원 이하의 벌금에 처한다.

② 다음 각 호의 어느 하나에 해당하는 자는 2년 이하의 징역 또는 2천만원 이하의 벌금에 처한다.

1. 제31조를 위반하여 지정받지 아니하고 장기요양기관을 운영하거나 거짓이나 그 밖의 부정한 방법으로 지정받은 자
2. 삭제
3. 제35조제5항을 위반하여 본인부담금을 면제 또는 감경하는 행위를 한 자
4. 제35조제6항을 위반하여 수급자를 소개, 알선 또는 유인하는 행위를 하거나 이를 조장한 자
5. 제62조를 위반하여 업무수행 중 알게 된 비밀을 누설한 자

③ 다음 각 호의 어느 하나에 해당하는 자는 1년 이하의 징역 또는 1천만원 이하의 벌금에 처한다.

1. 제35조제1항을 위반하여 정당한 사유 없이 장기요양급여의 제공을 거부한 자
2. 거짓이나 그 밖의 부정한 방법으로 장기요양급여를 받거나 다른 사람으로 하여금 장기요양급여를 받게 한 자
3. 정당한 사유 없이 제36조제3항 각 호에 따른 권익보호조치를 하지 아니한 사람
4. 제37조제7항을 위반하여 수급자가 부담한 비용을 정산하지 아니한 자

④ 제61조제2항에 따른 자료제출 명령에 따르지 아니하거나 거짓으로 자료제출을 한 장기요양기관 또는 의료기관이나 질문 또는 검사를 거부·방해 또는 기피하거나 거짓으로 답변한 장기요양기관 또는 의료기관은 1천만원 이하의 벌금에 처한다. <개정 2021. 12. 21.>

시행예정 〈시행 2023. 6. 22.〉

제67조(벌칙)

① 다음 각 호의 어느 하나에 해당하는 자는 3년 이하의 징역 또는 3천만원 이하의 벌금에 처한다. <신설 2021. 12. 21.>

1. 거짓이나 그 밖의 부정한 방법으로 장기요양급여비용을 청구한 자

2. 제33조의3제2항제1호를 위반하여 폐쇄회로 텔레비전의 설치 목적과 다른 목적으로 폐쇄회로 텔레비전을 임의로 조작하거나 다른 곳을 비추는 행위를 한 자

3. 제33조의3제2항제2호를 위반하여 녹음기능을 사용하거나 보건복지부령으로 정하는 저장장치 이외의 장치 또는 기기에 영상정보를 저장한 자

② 다음 각 호의 어느 하나에 해당하는 자는 2년 이하의 징역 또는 2천만원 이하의 벌금에 처한다. <개정 2021. 12. 21.>

1. 제31조를 위반하여 지정받지 아니하고 장기요양기관을 운영하거나 거짓이나 그 밖의 부정한 방법으로 지정받은 자

2. 제33조의3제3항에 따른 안전성 확보에 필요한 조치를 하지 아니하여 영상정보를 분실 · 도난 · 유출 · 변조 또는 훼손당한 자

3. 제35조제5항을 위반하여 본인부담금을 면제 또는 감경하는 행위를 한 자

4. 제35조제6항을 위반하여 수급자를 소개, 알선 또는 유인하는 행위를 하거나 이를 조장한 자

5. 제62조를 위반하여 업무수행 중 알게 된 비밀을 누설한 자

제69조(과태료)

① 정당한 사유 없이 다음 각 호의 어느 하나에 해당하는 자에게는 500만원 이하의 과태료를 부과한다.

1. 삭제

2. 제33조를 위반하여 변경지정을 받지 아니하거나 변경신고를 하지 아니한 자 또는 거짓이나 그 밖의 부정한 방법으로 변경지정을 받거나 변경신고를 한 자

2의2. 제34조를 위반하여 장기요양기관에 관한 정보를 게시하지 아니하거나 거짓으로 게시한 자

2의3. 제35조제3항을 위반하여 수급자에게 장기요양급여비용에 대한 명세서를 교부하지 아니하거나 거짓으로 교부한 자

3. 제35조제4항을 위반하여 장기요양급여 제공 자료를 기록 · 관리하지 아니하거나 거짓으로 작성한 사람

3의2. 제35조의4제2항 각 호의 어느 하나를 위반한 자

4. 제36조제1항 또는 제6항을 위반하여 폐업 · 휴업 신고 또는 자료이관을 하지 아니하거나 거짓이나 그 밖의 부정한 방법으로 신고한 자

4의2. 제37조의4제4항을 위반하여 행정제재처분을 받았거나 그 절차가 진행 중인 사실을 양수인등에게 지체 없이 알리지 아니한 자

5. 삭제

6. 거짓이나 그 밖의 부정한 방법으로 수급자에게 장기요양급여비용을 부담하게 한 자
7. 제60조, 제61조제1항 또는 제2항(같은 항 제1호에 해당하는 자는 제외한다)에 따른 보고 또는 자료제출 요구 · 명령에 따르지 아니하거나 거짓으로 보고 또는 자료제출을 한 자나 질문 또는 검사를 거부 · 방해 또는 기피하거나 거짓으로 답변한 자
8. 거짓이나 그 밖의 부정한 방법으로 장기요양급여비용 청구에 가담한 사람
9. 제62조의2를 위반하여 노인장기요양보험 또는 이와 유사한 용어를 사용한 자

② 제1항에 따른 과태료는 대통령령으로 정하는 바에 따라 관할 특별자치시장 · 특별자치도지사 · 시장 · 군수 · 구청장이 부과 · 징수한다.

시행예정 〈시행 2023. 6. 22.〉

제69조(과태료)

② 다음 각 호의 어느 하나에 해당하는 자에게는 300만원 이하의 과태료를 부과한다. <신설 2021. 12. 21.>

1. 제33조의2에 따른 폐쇄회로 텔레비전을 설치하지 아니하거나 설치 · 관리의무를 위반한 자
2. 제33조의3제1항 각 호에 따른 열람 요청에 응하지 아니한 자

③ 제1항 및 제2항에 따른 과태료는 대통령령으로 정하는 바에 따라 관할 특별자치시장 · 특별자치도지사 · 시장 · 군수 · 구청장이 부과 · 징수한다. <개정 2021. 12. 21.>

기출유형 점검

「노인장기요양보험법」은 의료기술직 관련 공무원 시험에서 주요 출제 법령은 아니지만 출제자가 난이도 조율을 위해 출제한 적이 있는 법령으로, 최근 강조 이슈를 중심으로 계속 출제되고 있다.

1. **[22서울] 「노인장기요양보험법」상 노인등에 대한 장기요양급여제공의 기본원칙에 대한 설명으로 가장 옳지 않은 것은?**

① 장기요양급여는 노인등이 자신의 의사와 능력에 따라 최대한 자립적으로 일상생활을 수행할 수 있도록 제공하여야 한다.

② 장기요양급여는 노인등의 심신상태 · 생활환경과 노인등 및 그 가족의 욕구·선택을 종합적으로 고려하여 제공하여야 한다.

③ 장기요양급여는 노인등이 요양기관에 입소하여 신체활동 지원 및 심심기능의 유지·향상을 위한 교육을 받는 시설급여를 우선적으로 제공하여야 한다.

④ 장기요양급여는 노인등의 심신상태나 건강 증이 악화되지 아니하도록 의료서비스와 연계하여 이를 제공하여야 한다.

(해설) 제3조(장기요양급여 제공의 기본원칙)

19경북, 22서울

① 장기요양급여는 노인등이 자신의 의사와 능력에 따라 최대한 자립적으로 일상생활을 수행할 수 있도록 제공하여야 한다.

② 장기요양급여는 노인등의 심신상태 · 생활환경과 노인등 및 그 가족의 욕구 · 선택을 종합적으로 고려하여 필요한 범위 안에서 이를 적정하게 제공하여야 한다.

③ 장기요양급여는 노인등이 가족과 함께 생활하면서 가정에서 장기요양을 받는 재가급여를 우선적으로 제공하여야 한다.

④ 장기요양급여는 노인등의 심신상태나 건강 등이 악화되지 아니하도록 의료서비스와 연계하여 이를 제공하여야 한다.

답 ③

2. **[19서울] 「노인장기요양보험법」에 의하면 장기요양인정의 갱신 결과 직전 등급과 같은 등급으로 판정된 경우 등급과 유효기간이 옳게 짝지은 것은?**

① 장기요양 1등급의 경우: 5년

② 장기요양 2등급의 경우: 4년

③ 장기요양 3등급의 경우: 3년

④ 장기요양 4등급의 경우: 2년

(해설) 시행령 제8조(**장기요양인정 유효기간**)

19경북, 22서울

① 법 제19조제1항에 따른 **장기요양인정 유효기간은 2년으로 한다.** 다만, 법 제20조에 따른 장기요양인정의 갱신 결과 직전 등급과 같은 등급으로 판정된 경우에는 그 갱신된 장기요양인정의 유효기간은 다음 각 호의 구분에 따른다.

1. **장기요양 1등급의 경우: 4년**
2. **장기요양 2등급부터 4등급까지의 경우: 3년**
3. **장기요양 5등급 및 인지지원등급의 경우: 2년**

답 ③

Part 17

정신건강증진 및 정신질환자 복지서비스 지원에 관한 법률

(약칭: 정신건강복지법)

| 의료기술직 |

Part 17 정신건강증진 및 정신질환자 복지서비스 지원에 관한 법률 (약칭: 정신건강복지법)

정신건강복지법[시행 2022. 04. 08.], 시행령[시행 2022. 04. 08.], 시행규칙[시행 2022. 04. 08.]

제1조(목적)

이 법은 **정신질환의 예방 · 치료, 정신질환자의 재활 · 복지 · 권리보장**과 **정신건강 친화적인 환경 조성에 필요한 사항을 규정**함으로써 **국민의 정신건강증진** 및 **정신질환자의 인간다운 삶을 영위하는 데 이바지**함을 목적으로 한다.

제2조(기본이념)

① 모든 국민은 정신질환으로부터 보호받을 권리를 가진다.

② 모든 정신질환자는 인간으로서의 존엄과 가치를 보장받고, 최적의 치료를 받을 권리를 가진다.

③ 모든 정신질환자는 정신질환이 있다는 이유로 부당한 차별대우를 받지 아니한다.

④ **미성년자인 정신질환자는 특별히 치료, 보호 및 교육을 받을 권리를 가진다**.

⑤ 정신질환자에 대해서는 입원 또는 입소(이하 "입원등"이라 한다)가 최소화되도록 **지역사회 중심의 치료가 우선적으로 고려**되어야 하며, 정신건강증진시설에 **자신의 의지에 따른 입원 또는 입소**(이하 "자의입원등"이라 한다)**가 권장**되어야 한다.

⑥ 정신건강증진시설에 입원등을 하고 있는 모든 사람은 **가능한 한 자유로운 환경을 누릴 권리와 다른 사람들과 자유로이 의견교환을 할 수 있는 권리를 가진다**.

⑦ 정신질환자는 원칙적으로 자신의 신체와 재산에 관한 사항에 대하여 스스로 판단하고 결정할 권리를 가진다. 특히 주거지, 의료행위에 대한 동의나 거부, 타인과의 교류, 복지서비스의 이용 여부와 복지서비스 종류의 선택 등을 스스로 결정할 수 있도록 자기결정권을 존중받는다.

⑧ 정신질환자는 자신에게 법률적 · 사실적 영향을 미치는 사안에 대하여 스스로 이해하여 자신의 자유로운 의사를 표현할 수 있도록 필요한 도움을 받을 권리를 가진다.

⑨ 정신질환자는 자신과 관련된 정책의 결정과정에 참여할 권리를 가진다.

제3조(정의)

이 법에서 사용하는 용어의 뜻은 다음과 같다.

1. "**정신질환자**"란 망상, 환각, 사고(思考)나 기분의 장애 등으로 인하여 독립적으로 일상생활을 영위하는 데 중대한 제약이 있는 사람을 말한다.
2. "**정신건강증진사업**"이란 정신건강 관련 교육 · 상담, 정신질환의 예방 · 치료, 정신질환자의 재활, 정신건강에 영향을 미치는 사회복지 · 교육 · 주거 · 근로 환경의 개선 등을 통하여 국민의 정신건강을 증진시키는 사업을 말한다.
3. "**정신건강복지센터**"란 정신건강증진시설, 「사회복지사업법」에 따른 사회복지시설(이하

"사회복지시설"이라 한다), 학교 및 사업장과 연계체계를 구축하여 지역사회에서의 정신건강증진사업 및 제33조부터 제38조까지의 규정에 따른 정신질환자 복지서비스 지원사업(이하 "정신건강증진사업등"이라 한다)을 하는 다음 각 목의 기관 또는 단체를 말한다.

가. 제15조제1항부터 제3항까지의 규정에 따라 **국가 또는 지방자치단체가 설치·운영하는 기관**

나. 제15조제6항에 따라 **국가 또는 지방자치단체로부터 위탁받아 정신건강증진사업등을 수행하는 기관 또는 단체**

4. "정신건강증진시설"이란 **정신의료기관, 정신요양시설 및 정신재활시설**을 말한다.
5. "**정신의료기관**"이란 다음 각 목의 어느 하나에 해당하는 기관을 말한다.

가. 「의료법」에 따른 **정신병원**

나. 「의료법」에 따른 의료기관 중 제19조제1항 후단에 따른 기준에 적합하게 설치된 **의원**

다. 「의료법」에 따른 **병원급 의료기관에 설치된 정신건강의학과**로서 제19조제1항 후단에 따른 기준에 적합한 기관

6. "**정신요양시설**"이란 제22조에 따라 설치된 시설로서 정신질환자를 입소시켜 요양 서비스를 제공하는 시설을 말한다.
7. "**정신재활시설**"이란 제26조에 따라 설치된 시설로서 정신질환자 또는 정신건강상 문제가 있는 사람 중 대통령령으로 정하는 사람(이하 "정신질환자등"이라 한다)의 사회적응을 위한 각종 훈련과 생활지도를 하는 시설을 말한다.

제4조(국가와 지방자치단체의 책무)

① 국가와 지방자치단체는 국민의 정신건강을 증진시키고, 정신질환을 예방·치료하며, 정신질환자의 재활 및 장애극복과 사회적응 촉진을 위한 연구·조사와 지도·상담 등 필요한 조치를 하여야 한다.

② 국가와 지방자치단체는 정신질환의 예방·치료와 정신질환자의 재활을 위하여 정신건강복지센터와 정신건강증진시설, 사회복지시설, 학교 및 사업장 등을 연계하는 정신건강서비스 전달체계를 확립하여야 한다.

③ 국가와 지방자치단체는 정신질환자등과 그 가족에 대한 권익향상, 인권보호 및 지원 서비스 등에 관한 종합적인 시책을 수립하고 그 추진을 위하여 노력하여야 한다.

④ 국가와 지방자치단체는 정신질환자등과 그 가족에 대한 모든 차별 및 편견을 해소하고 차별받은 정신질환자등과 그 가족의 권리를 구제할 책임이 있으며, 정신질환자등과 그 가족에 대한 차별 및 편견을 해소하기 위하여 적극적인 조치를 하여야 한다.

⑤ 국가와 지방자치단체는 정신질환자등의 적절한 치료 및 재활과 자립을 지원하기 위하여

정신질환자등과 그 가족에 대하여 정신건강증진사업등에 관한 정보를 제공하는 등 필요한 시책을 강구하여야 한다.

제6조(정신건강증진시설의 장의 의무)

① 정신건강증진시설의 장은 정신질환자등이 입원등을 하거나 사회적응을 위한 훈련을 받으려고 하는 때에는 지체 없이 정신질환자등과 그 보호의무자에게 이 법 및 다른 법률에 따른 권리 및 권리행사 방법을 알리고, 그 권리행사에 필요한 각종 서류를 정신건강증진시설에 갖추어 두어야 한다.

② 정신건강증진시설의 장은 정신질환자등이 퇴원 및 퇴소(이하 "퇴원등"이라 한다)를 하려는 때에는 정신질환자등과 그 보호의무자에게 정신건강복지센터의 기능 · 역할 및 이용절차 등을 알리고, 지역사회 거주 및 치료에 필요한 정보를 제공하는 정신보건수첩 등 각종 서류를 정신건강증진시설에 갖추어 두어야 한다.

③ 정신건강증진시설의 장은 정신질환자등의 치료, 보호 및 재활과정에서 정신질환자등의 의견을 존중하여야 한다.

④ 정신건강증진시설의 장은 입원등 또는 거주 중인 정신질환자등이 인간으로서의 존엄과 가치를 보장받으며 자유롭게 생활할 수 있도록 노력하여야 한다.

⑤ 제1항 및 제2항에 따라 정신질환자등과 그 보호의무자에게 알릴 권리의 종류 · 내용, 고지방법 및 서류비치 등에 관하여 필요한 사항은 보건복지부령으로 정한다.

제7조(국가계획의 수립 등)

① 보건복지부장관은 관계 행정기관의 장과 협의하여 5년마다 정신건강증진 및 정신질환자 복지서비스 지원에 관한 국가의 기본계획(이하 "국가계획"이라 한다)을 수립하여야 한다.

② 특별시장 · 광역시장 · 특별자치시장 · 도지사 · 특별자치도지사(이하 "시 · 도지사"라 한다)는 국가계획에 따라 각각 특별시 · 광역시 · 특별자치시 · 도 · 특별자치도(이하 "시 · 도"라 한다) 단위의 정신건강증진 및 정신질환자 복지서비스 지원에 관한 계획(이하 "지역계획"이라 한다)을 수립하여야 한다. 이 경우 해당 지역계획은 「지역보건법」 제7조에 따른 지역보건의료계획과 연계되도록 하여야 한다.

③ 국가계획 또는 지역계획에는 다음 각 호의 사항이 포함되어야 한다.

1. 정신질환의 예방, 상담, 조기발견, 치료 및 재활을 위한 활동과 각 활동 상호 간 연계
2. 영 · 유아, 아동, 청소년, 중 · 장년, 노인 등 생애주기(이하 "생애주기"라 한다) 및 성별에 따른 정신건강증진사업
3. 정신질환자의 조기퇴원 및 사회적응
4. 적정한 정신건강증진시설의 확보 및 운영
5. 정신질환에 대한 인식개선을 위한 교육 · 홍보, 정신질환자의 법적 권리보장 및 인권

보호 방안

6. 전문인력의 양성 및 관리
7. 정신건강증진을 위한 교육, 주거, 근로환경 등의 개선 및 이와 관련된 부처 또는 기관과의 협력 방안
8. 정신건강 관련 정보체계 구축 및 활용
9. 정신질환자와 그 가족의 지원
10. 정신질환자의 건강, 취업, 교육 및 주거 등 지역사회 재활과 사회참여
11. 정신질환자에 대한 복지서비스의 연구 · 개발 및 평가에 관한 사항
12. 정신질환자에 대한 복지서비스 제공에 필요한 재원의 조달 및 운용에 관한 사항
13. 그 밖에 보건복지부장관 또는 시 · 도지사가 정신건강증진을 위하여 필요하다고 인정하는 사항

④ 보건복지부장관과 시 · 도지사는 국가계획 및 지역계획의 수립 · 시행에 필요한 자료의 제공 및 협조를 관계 행정기관, 정신건강증진시설 및 관련 기관 · 단체 등에 요청할 수 있다. 이 경우 요청받은 기관 · 시설 · 단체 등은 자료의 제공이 법령에 위반되거나 정상적인 업무수행에 뚜렷한 지장을 초래하는 등의 정당한 사유가 없으면 그 요청에 따라야 한다.

⑤ 국가계획 및 지역계획을 수립할 때에는 「장애인복지법」 제10조의2에 따른 장애인정책종합계획과 연계되도록 하여야 한다.

⑥ 보건복지부장관은 5년마다 정신질환자의 인권과 복지증진 추진사항에 관한 백서를 발간하여 공표하여야 한다.

⑦ 국가계획 및 지역계획의 수립 절차 등에 관하여 필요한 사항은 보건복지부령으로 정한다.

제10조(실태조사)

① **보건복지부장관**은 **5년마다** 다음 각 호의 사항에 관한 실태조사를 하여야 한다. 다만, 정신건강증진 정책을 수립하는 데 필요한 경우 수시로 실태조사를 할 수 있다.

1. 정신질환의 인구학적 분포, 유병률(有病率) 및 유병요인
2. 성별, 연령 등 인구학적 특성에 따른 정신질환의 치료 이력, 정신건강증진시설 이용 현황
3. 정신질환으로 인한 사회적 · 경제적 손실
4. 정신질환자의 취업 · 직업훈련 · 소득 · 주거 · 경제상태 및 정신질환자에 대한 복지서비스
5. 정신질환자 가족의 사회 · 경제적 상황
6. 그 밖에 정신건강증진에 필요한 사항으로서 보건복지부령으로 정하는 사항

② 제1항에 따른 실태조사(이하 "실태조사"라 한다)와 정신건강증진 관련 지도업무를 수행

하기 위하여 시 · 도에 담당 공무원을 둘 수 있다.

③ 보건복지부장관은 실태조사를 하는 데 필요한 자료를 제공하도록 정신건강증진시설 및 대통령령으로 정하는 관련 기관 · 단체 등에 요청할 수 있다. 이 경우 요청받은 정신건강증진시설 및 관련 기관 · 단체 등은 자료의 제공이 법령에 위반되거나 정상적인 업무수행에 뚜렷한 지장을 초래하는 등의 정당한 사유가 없으면 그 요청에 따라야 한다.

④ 실태조사는 필요한 경우 「장애인복지법」 제31조에 따른 장애 실태조사와 함께 실시할 수 있다.

⑤ 실태조사를 실시하면 그 결과를 공표하여야 한다.

⑥ 실태조사의 시기, 방법, 절차 및 공표 등에 관하여 필요한 사항은 보건복지부령으로 정한다.

제11조(정신건강상 문제의 조기발견 등)

① 보건복지부장관, 시 · 도지사 및 시장 · 군수 · 구청장은 정신질환의 원활한 치료와 만성화 방지를 위하여 정신건강복지센터, 정신건강증진시설 및 의료기관을 연계한 정신건강상 문제의 조기발견 체계를 구축하여야 한다.

② 보건복지부장관, 시 · 도지사 및 시장 · 군수 · 구청장은 생애주기 및 성별 정신건강상 문제의 조기발견 · 치료를 위한 교육 · 상담 등의 정신건강증진사업을 시행한다.

③ 국가와 지방자치단체는 조기치료가 필요한 정신건강상 문제가 있는 사람에 대하여 예산의 범위에서 치료비를 지원할 수 있다.

시행령 제5조의2(정신건강상 문제의 조기치료를 위한 지원)

① 법 제11조 제3항에 따라 조기치료비 지원을 받을 수 있는 사람은 정신건강의학과전문의가 정신건강상 문제가 있다고 진단을 한 사람으로서 소득이나 재산 등이 보건복지부장관이 정하여 고시하는 기준 이하인 사람으로 한다.

② 법 제11조 제3항에 따라 지원하는 조기치료비는 「국민건강보험법」 제44조에 따라 본인이 부담하는 요양급여비용과 「의료급여법」 제10조에 따라 본인이 부담하는 의료급여비용(이하 제37조에서 "본인부담금"이라 한다)으로 한다.

③ 제2항에도 불구하고 제1항에 따라 조기치료비 지원을 받을 수 있는 사람이 다음 각 호에 해당하는 경우에는 「국민건강보험법」 제41조 제4항에 따라 요양급여의 대상에서 제외되거나 「의료급여법」 제7조 제3항에 따라 의료급여의 대상에서 제외되는 사항에 대한 비용(이하 제37조에서 "비급여비용"이라 한다)을 **추가로 지원**할 수 있다.

1. 「국민기초생활 보장법」에 따른 수급권자
2. 「국민기초생활 보장법」에 따른 차상위계층
3. 「의료급여법」 제3조에 따른 수급권자

④ 제2항 및 제3항에 따른 조기치료비 지원 기간은 정신건강의학과전문의가 정신건강상 문제가 있다고 진단을 한 날부터 5년까지로 한다.

⑤ 제1항부터 제4항까지에서 규정한 사항 외에 조기치료비 지원에 필요한 세부사항은 보건복지부장관이 정하여 고시한다.

[본조신설 2021. 12. 7.]

④ 제2항에 따른 생애주기 및 성별 정신건강상 문제의 조기발견 · 치료를 위한 정신건강증진사업의 범위, 대상 및 내용 등과 제3항에 따른 조기치료비 지원의 대상 및 내용 등은 대통령령으로 정한다.

제13조(학교 등에서의 정신건강증진사업 실시)

① 다음 각 호에 해당하는 **기관 · 단체 · 학교의 장 및 사업장**의 사용자는 구성원의 정신건강에 관한 교육 · 상담과 정신질환 치료와의 연계 등의 정신건강증진사업을 실시하도록 노력하여야 한다.

1. 국가 및 지방자치단체의 기관 중 업무의 성질상 정신건강을 해칠 가능성이 높아 정신건강증진사업을 실시할 필요가 있는 기관으로서 대통령령으로 정하는 **기관**
2. 「초 · 중등교육법」 및 「고등교육법」에 따른 학교 중 대통령령으로 정하는 **학교**
3. 「근로기준법」에 따른 근로자 **300명 이상을 사용하는 사업장**
4. 그 밖에 업무의 성질이나 근무자 수 등을 고려하여 정신건강증진사업을 실시할 필요가 있는 기관 · 단체로서 **대통령령으로 정하는 기관 · 단체**

② 보건복지부장관은 제1항에 따른 정신건강증진사업의 효율적인 시행을 위하여 그 구체적 내용 및 방법 등에 관한 지침 시행, 정보 제공, 그 밖의 필요한 사항의 권고를 할 수 있다.

③ 보건복지부장관은 제1항 각 호의 기관 · 단체 · 학교 및 사업장 중 구성원의 정신건강 증진을 위하여 적극적으로 노력한 기관 등을 선정 · 공표할 수 있으며, 해당 기관 · 단체 · 학교 및 사업장에 대하여 지원을 할 수 있다.

제14조(정신건강의 날)

① 정신건강의 중요성을 환기하고 정신질환에 대한 편견을 해소하기 위하여 **매년 10월 10일**을 정신건강의 날로 하고, 정신건강의 날이 포함된 주(週)를 정신건강주간으로 한다.

② 국가와 지방자치단체는 정신건강의 날 취지에 적합한 행사와 교육 · 홍보사업을 실시할 수 있다.

③ 제2항에 따른 정신건강의 날 행사 등에 관하여 필요한 사항은 보건복지부령으로 정한다.

제15조의2(국가트라우마센터의 설치 · 운영)

① **보건복지부장관**은 다음 각 호의 어느 하나에 해당하는 사람의 심리적 안정과 사회 적응을 지원(이하 이 조에서 "심리지원"이라 한다)하기 위하여 **국가트라우마센터**를 설치 · 운영할 수 있다.

1. 재난이나 그 밖의 사고로 정신적 피해를 입은 사람과 그 가족

2. 재난이나 사고 상황에서 구조, 복구, 치료 등 현장대응업무에 참여한 사람으로서 정신적 피해를 입은 사람

② 국가트라우마센터는 다음 각 호의 업무를 수행한다.

1. 심리지원을 위한 지침의 개발 · 보급
2. 제1항 각 호의 어느 하나에 해당하는 사람에 대한 심리평가, 심리상담, 심리치료
3. 트라우마에 관한 조사 · 연구
4. 심리지원 관련 기관 간 협력체계의 구축
5. 그 밖에 심리지원을 위하여 보건복지부장관이 정하는 업무

③ 보건복지부장관은 국가트라우마센터의 업무를 지원하기 위하여 권역별 트라우마센터를 설치 · 지정 및 운영할 수 있다.

④ 보건복지부장관은 대통령령으로 정하는 바에 따라 국가트라우마센터 및 권역별 트라우마센터의 설치 · 지정 및 운영을 그 업무에 필요한 전문인력과 시설을 갖춘 기관에 위임 또는 위탁할 수 있다.

⑤ 제1항부터 제4항까지에서 규정한 사항 외에 국가트라우마센터 및 권역별 트라우마센터의 설치 · 지정 및 운영에 필요한 사항은 대통령령으로 정한다.

시행령 제10조의3(국가트라우마센터의 설치 · 운영)

① 보건복지부장관은 법 제15조의2 제1항에 따른 국가트라우마센터(이하 "국가트라우마센터"라 한다)의 설치 · 운영을 같은 조 제4항에 따라 국립정신건강센터의 장에게 위임한다.

② 국립정신건강센터의 장은 법 제15조의2 제2항 각 호의 업무를 효율적으로 수행하기 위해 필요한 경우에는 관계 행정기관, 정신건강복지센터, 정신건강증진시설, 제4조 각 호에 따른 기관 또는 관련 기관 · 단체 등에 자료 제공 등 협조를 요청할 수 있다.

③ 제1항 및 제2항에서 규정한 사항 외에 국가트라우마센터의 설치 · 운영 등에 필요한 사항은 보건복지부장관이 정한다.

시행령 제10조의4(권역별 트라우마센터의 설치 · 지정 및 운영)

① 보건복지부장관은 법 제15조의2 제3항 및 제4항에 따라 권역별 트라우마센터(이하 "권역별트라우마센터"라 한다)의 설치 · 운영 업무를 법 제21조 제1항에 따라 국가가 설치한 정신병원(이하 "국립정신병원"이라 한다)의 장에게 위임한다.

② 보건복지부장관은 법 제15조의2 제3항에 따라 다음 각 호의 어느 하나에 해당하는 기관을 권역별트라우마센터로 지정할 수 있다.

1. 「4 · 16세월호참사 피해구제 및 지원 등을 위한 특별법」 제35조에 따른 안산트라우마센터
2. 「포항지진의 진상조사 및 피해구제 등을 위한 특별법」 제22조에 따른 포항트라우마센터
3. 법 제21조 제1항에 따라 지방자치단체가 설치한 정신병원

③ 권역별트라우마센터의 장은 법 제15조의2 제2항 각 호의 업무를 효율적으로 지원하기 위해 필요한 경우에는 권역 내 지방자치단체, 정신건강복지센터, 정신건강증진시설, 제4조 각 호에 따른 기관 또는 관련 단체에 자료 제공 등 협조를 요청할 수 있다.

④ 제1항부터 제3항까지에서 규정한 사항 외에 권역별트라우마센터의 설치 · 지정 및 운영에 필요한 사항은 보건복지부장관이 정한다.

제17조(정신건강전문요원의 자격 등) 16서울, 18경북 · 전북, 20충북

① 보건복지부장관은 정신건강 분야에 관한 전문지식과 기술을 갖추고 보건복지부령으

로 정하는 수련기관에서 수련을 받은 사람에게 정신건강전문요원의 자격을 줄 수 있다.

② 제1항에 따른 **정신건강전문요원**(이하 "정신건강전문요원"이라 한다)은 그 전문분야에 따라 **정신건강임상심리사, 정신건강간호사, 정신건강사회복지사 및 정신건강작업치료사로 구분**한다.

③ 보건복지부장관은 정신건강전문요원의 자질을 향상시키기 위하여 보수교육을 실시할 수 있다.

④ 보건복지부장관은 제3항에 따른 보수교육을 국립정신병원, 「고등교육법」 제2조에 따른 학교 또는 대통령령으로 정하는 전문기관에 위탁할 수 있다.

⑤ 정신건강전문요원은 다른 사람에게 자기의 명의를 사용하여 정신건강전문요원의 업무를 수행하게 하거나 정신건강전문요원 자격증을 빌려주어서는 아니 된다.

⑥ 누구든지 정신건강전문요원 자격을 취득하지 아니하고 그 명의를 사용하거나 자격증을 대여받아서는 아니 되며, 명의의 사용이나 자격증의 대여를 알선하여서도 아니 된다.

⑦ 보건복지부장관은 정신건강전문요원이 다음 각 호의 어느 하나에 해당하는 경우에는 그 자격을 취소하거나 6개월 이내의 기간을 정하여 자격의 정지를 명할 수 있다. 다만, 제1호 또는 제2호에 해당하면 그 자격을 취소하여야 한다.

1. 자격을 받은 후 제18조 각 호의 어느 하나에 해당하게 된 경우
2. 거짓이나 그 밖의 부정한 방법으로 자격을 받은 경우
3. 제5항을 위반하여 다른 사람에게 자기의 명의를 사용하여 정신건강전문요원의 업무를 수행하게 하거나 정신건강전문요원 자격증을 빌려준 경우
4. 고의 또는 중대한 과실로 제8항에 따라 대통령령으로 정하는 업무의 수행에 중대한 지장이 발생하게 된 경우

⑧ 제1항부터 제3항까지의 규정에 따른 정신건강전문요원 업무의 범위, 자격·등급에 관하여 필요한 사항은 대통령령으로 정하고, 수련과정 및 보수교육과 정신건강전문요원에 대한 자격증의 발급 등에 관하여 필요한 사항은 **보건복지부령**으로 정한다.

제18조(정신건강전문요원의 결격사유)

다음 각 호의 어느 하나에 해당하는 사람은 정신건강전문요원이 될 수 없다.

1. 피성년후견인
2. 이 법이나 다음 각 목의 어느 하나에 해당하는 법을 위반하여 금고 이상의 형을 선고받고 그 집행이 끝나지 아니하거나 집행을 받지 아니하기로 확정되지 아니한 사람
   가. 「농어촌 등 보건의료를 위한 특별조치법」
   나. 「마약류 관리에 관한 법률」
   다. 「모자보건법」

라. 「보건범죄 단속에 관한 특별조치법」
마. 「사회보장급여의 이용 · 제공 및 수급권자 발굴에 관한 법률」
바. 「사회복지사업법」
사. 「시체 해부 및 보존 등에 관한 법률」
아. 「약사법」
자. 「응급의료에 관한 법률」
차. 「의료기사 등에 관한 법률」
카. 「의료법」
타. 「지역보건법」
파. 「혈액관리법」
하. 「후천성면역결핍증 예방법」
거. 「형법」 중 제233조, 제234조(제233조의 죄에 의하여 작성된 허위진단서등을 행사한 사람「만 해당한다. 이하 같다), 제235조(제233조 및 제234조의 미수범만 해당한다), 제269조, 제270조제2항 · 제3항, 제317조제1항 및 제347조(거짓으로 진료비를 청구하여 환자나 진료비를 지급하는 기관 · 단체를 속인 경우만 해당한다)

3. 「성폭력범죄의 처벌 등에 관한 특례법」 제2조에 따른 성폭력범죄 또는 「아동 · 청소년의 성보호에 관한 법률」 제2조제2호에 따른 아동 · 청소년대상 성범죄를 저질러 금고 이상의 형 또는 치료감호를 선고받고 그 집행이 끝나지 아니하거나 집행을 받지 아니하기로 확정되지 아니한 사람

제41조(자의입원등)

① 정신질환자나 그 밖에 정신건강상 문제가 있는 사람은 보건복지부령으로 정하는 입원등 신청서를 정신의료기관등의 장에게 제출함으로써 그 정신의료기관등에 자의입원등을 할 수 있다.

② 정신의료기관등의 장은 자의입원등을 한 사람이 퇴원등을 신청한 경우에는 지체 없이 퇴원등을 시켜야 한다.

③ 정신의료기관등의 장은 자의입원등을 한 사람에 대하여 입원등을 한 날부터 2개월마다 퇴원등을 할 의사가 있는지를 확인하여야 한다.

제42조(동의입원등)

① 정신질환자는 보호의무자의 동의를 받아 보건복지부령으로 정하는 입원등 신청서를 정신의료기관등의 장에게 제출함으로써 그 정신의료기관등에 입원등을 할 수 있다.

② 정신의료기관등의 장은 제1항에 따라 입원등을 한 정신질환자가 퇴원등을 신청한 경우에는 지체 없이 퇴원등을 시켜야 한다. 다만, 정신질환자가 보호의무자의 동의를 받지 아

니하고 퇴원등을 신청한 경우에는 정신건강의학과전문의 진단 결과 환자의 치료와 보호 필요성이 있다고 인정되는 경우에 한정하여 정신의료기관등의 장은 퇴원등의 신청을 받은 때부터 72시간까지 퇴원등을 거부할 수 있고, 퇴원등을 거부하는 기간 동안 제43조 또는 제44조에 따른 입원등으로 전환할 수 있다.

③ 정신의료기관등의 장은 제2항 단서에 따라 퇴원등을 거부하는 경우에는 지체 없이 환자 및 보호의무자에게 그 거부 사유 및 제55조에 따라 퇴원등의 심사를 청구할 수 있음을 서면 또는 전자문서로 통지하여야 한다.

④ 정신의료기관등의 장은 제1항에 따라 입원등을 한 정신질환자에 대하여 입원등을 한 날부터 2개월마다 퇴원등을 할 의사가 있는지를 확인하여야 한다.

제43조(보호의무자에 의한 입원등)

① 정신의료기관등의 장은 정신질환자의 보호의무자 2명 이상(보호의무자 간 입원등에 관하여 다툼이 있는 경우에는 제39조 제2항의 순위에 따른 선순위자 2명 이상을 말하며, 보호의무자가 1명만 있는 경우에는 1명으로 한다)이 신청한 경우로서 정신건강의학과전문의가 입원등이 필요하다고 진단한 경우에만 해당 정신질환자를 입원등을 시킬 수 있다. 이 경우 정신의료기관등의 장은 입원등을 할 때 보호의무자로부터 보건복지부령으로 정하는 바에 따라 입원등 신청서와 보호의무자임을 확인할 수 있는 서류를 받아야 한다.

② 제1항 전단에 따른 정신건강의학과전문의의 입원등 필요성에 관한 진단은 해당 정신질환자가 다음 각 호의 모두에 해당하는 경우 그 각각에 관한 진단을 적은 입원등 권고서를 제1항에 따른 입원등 신청서에 첨부하는 방법으로 하여야 한다.

1. 정신질환자가 정신의료기관등에서 입원치료 또는 요양을 받을 만한 정도 또는 성질의 정신질환을 앓고 있는 경우
2. 정신질환자 자신의 건강 또는 안전이나 다른 사람에게 해를 끼칠 위험(보건복지부령으로 정하는 기준에 해당하는 위험을 말한다. 이하 같다)이 있어 입원등을 할 필요가 있는 경우

③ 정신의료기관등의 장은 정신건강의학과전문의 진단 결과 정신질환자가 제2항 각 호에 모두 해당하여 입원등이 필요하다고 진단한 경우 그 증상의 정확한 진단을 위하여 2주의 범위에서 기간을 정하여 입원하게 할 수 있다.

④ 정신의료기관등의 장은 제3항에 따른 진단 결과 해당 정신질환자에 대하여 계속 입원등이 필요하다는 서로 다른 정신의료기관등에 소속된 2명 이상의 정신건강의학과전문의(제21조 또는 제22조에 따른 국립·공립의 정신의료기관등 또는 보건복지부장관이 지정하는 정신의료기관등에 소속된 정신건강의학과전문의가 1명 이상 포함되어야 한다)의 일치된 소견이 있는 경우에만 해당 정신질환자에 대하여 치료를 위한 입원등을 하게 할 수 있다.

⑤ 제4항에 따른 입원등의 기간은 최초로 입원등을 한 날부터 3개월 이내로 한다. 다만, 다음 각 호의 구분에 따라 입원등의 기간을 연장할 수 있다.

1. 3개월 이후의 1차 입원등 기간 연장: 3개월 이내
2. 제1호에 따른 1차 입원등 기간 연장 이후의 입원등 기간 연장: 매 입원등 기간 연장 시마다 6개월 이내

⑥ 정신의료기관등의 장은 다음 각 호의 모두에 해당하는 경우에만 제5항 각 호에 따른 입원등 기간의 연장을 할 수 있다. 이 경우 정신의료기관등의 장은 입원등 기간을 연장할 때마다 관할 특별자치시장 · 특별자치도지사 · 시장 · 군수 · 구청장에게 대통령령으로 정하는 기간 이내에 그 연장에 대한 심사를 청구하여야 한다.

1. 서로 다른 정신의료기관등에 소속된 2명 이상의 정신건강의학과전문의(제21조 또는 제22조에 따른 국립 · 공립의 정신의료기관등 또는 보건복지부장관이 지정하는 정신의료기관등에 소속된 정신건강의학과전문의가 1명 이상 포함되어야 한다)가 입원등 기간을 연장하여 치료할 필요가 있다고 일치된 진단을 하는 경우
2. 제1항에 따른 보호의무자(이하 "신청 보호의무자"라 한다) 2명 이상(제1항에 따른 입원등 신청 시 신청 보호의무자가 1명만 있었던 경우에는 1명으로 한다)이 제5항에 따른 입원등의 기간 연장에 대한 동의서를 제출한 경우

⑦ 정신의료기관등의 장은 제6항에 따른 입원등 기간 연장의 심사 청구에 대하여 특별자치시장 · 특별자치도지사 · 시장 · 군수 · 구청장으로부터 제59조(제61조 제2항에서 준용하는 경우를 포함한다)에 따라 퇴원등 또는 임시 퇴원등(일시적으로 퇴원등을 시킨 후 일정 기간이 지난 후 다시 입원등 여부를 결정하는 조치를 말한다. 이하 같다) 명령의 통지를 받은 경우에는 해당 정신질환자를 지체 없이 퇴원등 또는 임시 퇴원등을 시켜야 한다.

⑧ 정신의료기관등의 장은 제1항이나 제3항부터 제5항까지의 규정에 따라 입원등을 시키거나 입원등의 기간을 연장하였을 때에는 지체 없이 입원등을 한 사람 및 보호의무자에게 그 사실 및 사유를 서면으로 통지하여야 한다.

⑨ 정신의료기관등의 장은 입원등을 한 사람 또는 보호의무자가 퇴원등을 신청한 경우에는 지체 없이 그 사람을 퇴원등을 시켜야 한다. 다만, 정신의료기관등의 장은 그 입원등을 한 사람이 제2항 각 호에 모두 해당하는 경우에는 퇴원등을 거부할 수 있다.

⑩ 정신의료기관등의 장은 제9항 본문에 따라 입원등을 한 사람을 퇴원등을 시켰을 때에는 지체 없이 보호의무자에게 그 사실을 서면으로 통지하여야 하고, 제9항 단서에 따라 퇴원등을 거부하는 경우에는 지체 없이 정신질환자 본인과 퇴원등을 신청한 보호의무자에게 그 거부사실 및 사유와 제55조에 따라 퇴원등의 심사를 청구할 수 있다는 사실 및 그 청구 절차를 서면으로 통지하여야 한다.

⑪ 제4항 및 제6항제1호에 따른 서로 다른 정신의료기관등에 소속된 2명 이상의 정신건강의학과전문의의 진단은 해당 지역의 정신의료기관등 또는 정신건강의학과전문의가 부족한

사정이 있는 경우에는 보건복지부령으로 정하는 바에 따라 구체적인 시행방안을 달리 정하여 진단하도록 할 수 있다.

제44조(특별자치시장 · 특별자치도지사 · 시장 · 군수 · 구청장에 의한 입원)

① 정신건강의학과전문의 또는 정신건강전문요원은 정신질환으로 자신의 건강 또는 안전이나 다른 사람에게 해를 끼칠 위험이 있다고 의심되는 사람을 발견하였을 때에는 특별자치시장 · 특별자치도지사 · 시장 · 군수 · 구청장에게 대통령령으로 정하는 바에 따라 그 사람에 대한 진단과 보호를 신청할 수 있다.

② 경찰관(「국가공무원법」 제2조 제2항 제2호에 따른 경찰공무원과 「지방공무원법」 제2조 제2항 제2호에 따른 자치경찰공무원을 말한다. 이하 같다)은 정신질환으로 자신의 건강 또는 안전이나 다른 사람에게 해를 끼칠 위험이 있다고 의심되는 사람을 발견한 경우 정신건강의학과전문의 또는 정신건강전문요원에게 그 사람에 대한 진단과 보호의 신청을 요청할 수 있다.

③ 제1항에 따라 신청을 받은 특별자치시장 · 특별자치도지사 · 시장 · 군수 · 구청장은 즉시 그 정신질환자로 의심되는 사람에 대한 진단을 정신건강의학과전문의에게 의뢰하여야 한다.

④ 정신건강의학과전문의가 제3항의 정신질환자로 의심되는 사람에 대하여 자신의 건강 또는 안전이나 다른 사람에게 해를 끼칠 위험이 있어 그 증상의 정확한 진단이 필요하다고 인정한 경우에 특별자치시장 · 특별자치도지사 · 시장 · 군수 · 구청장은 그 사람을 보건복지부장관이나 지방자치단체의 장이 지정한 정신의료기관(이하 "지정정신의료기관"이라 한다)에 2주의 범위에서 기간을 정하여 입원하게 할 수 있다.

⑤ 특별자치시장 · 특별자치도지사 · 시장 · 군수 · 구청장은 제4항에 따른 입원을 시켰을 때에는 그 사람의 보호의무자 또는 보호를 하고 있는 사람에게 지체 없이 입원 사유 · 기간 및 장소를 서면으로 통지하여야 한다.

⑥ 제4항에 따라 정신질환자로 의심되는 사람을 입원시킨 정신의료기관의 장은 지체 없이 2명 이상의 정신건강의학과전문의에게 그 사람의 증상을 진단하게 하고 그 결과를 특별자치시장 · 특별자치도지사 · 시장 · 군수 · 구청장에게 서면으로 통지하여야 한다.

⑦ 특별자치시장 · 특별자치도지사 · 시장 · 군수 · 구청장은 제6항에 따른 진단 결과 그 정신질환자가 계속 입원할 필요가 있다는 2명 이상의 정신건강의학과전문의의 일치된 소견이 있는 경우에만 그 정신질환자에 대하여 지정정신의료기관에 치료를 위한 입원을 의뢰할 수 있다.

⑧ 특별자치시장 · 특별자치도지사 · 시장 · 군수 · 구청장은 제7항에 따른 입원 의뢰를 한 때에는 보건복지부령으로 정하는 바에 따라 그 정신질환자와 보호의무자 또는 보호를 하고 있는 사람에게 계속하여 입원이 필요한 사유 및 기간, 제55조에 따라 퇴원등 또는 처

우개선의 심사를 청구할 수 있다는 사실 및 그 청구 절차를 지체 없이 서면으로 통지하여야 한다.

⑨ 특별자치시장 · 특별자치도지사 · 시장 · 군수 · 구청장은 제3항과 제4항에 따라 정신질환자로 의심되는 사람을 진단하거나 입원을 시키는 과정에서 그 사람이 자신의 건강 또는 안전이나 다른 사람에게 해를 끼칠 위험한 행동을 할 때에는 「119구조 · 구급에 관한 법률」 제2조에 따른 119구급대의 구급대원(이하 "구급대원"이라 한다)에게 호송을 위한 도움을 요청할 수 있다.

⑩ 지정정신의료기관의 지정기준, 지정취소 및 지정취소 기준, 지정 및 지정취소 절차 등에 관하여 필요한 사항은 보건복지부령으로 정한다.

제50조(응급입원) 22경기

① **정신질환자로 추정되는 사람**으로서 자신의 건강 또는 안전이나 **다른 사람에게 해를 끼칠 위험이 큰 사람**을 발견한 사람은 그 상황이 매우 급박하여 제41조부터 제44조까지의 규정에 따른 **입원등을 시킬 시간적 여유가 없을 때**에는 **의사와 경찰관의 동의**를 받아 정신의료기관에 그 사람에 대한 **응급입원을 의뢰**할 수 있다.

② 제1항에 따라 입원을 의뢰할 때에는 이에 동의한 경찰관 또는 구급대원은 정신의료기관까지 그 사람을 호송한다.

③ 정신의료기관의 장은 제1항에 따라 응급입원이 의뢰된 사람을 3일(공휴일은 제외한다) 이내의 기간 동안 응급입원을 시킬 수 있다.

④ 제3항에 따라 응급입원을 시킨 정신의료기관의 장은 지체 없이 정신건강의학과전문의에게 그 응급입원한 사람의 증상을 진단하게 하여야 한다.

⑤ 정신의료기관의 장은 제4항에 따른 정신건강의학과전문의의 진단 결과 그 사람이 자신의 건강 또는 안전이나 다른 사람에게 해를 끼칠 위험이 있는 정신질환자로서 계속하여 입원할 필요가 있다고 인정된 경우에는 제41조부터 제44조까지의 규정에 따라 입원을 할 수 있도록 필요한 조치를 하고, 계속하여 입원할 필요가 없다고 인정된 경우에는 즉시 퇴원시켜야 한다.

⑥ 정신의료기관의 장은 제3항에 따른 응급입원을 시켰을 때에는 그 사람의 보호의무자 또는 보호를 하고 있는 사람에게 입원이 필요한 사유 · 기간 및 장소를 지체 없이 서면으로 통지하여야 한다.

제59조(퇴원등 명령의 통지 등)

① 제57조 제1항에 따라 정신건강심의위원회로부터 보고를 받은 특별자치시장 · 특별자치도지사 · 시장 · 군수 · 구청장은 심사 청구를 접수한 날부터 15일 이내에 다음 각 호의 어느 하나에 해당하는 명령 또는 결정을 하여야 한다. 이 경우 제4호 또는 제5호의 명령 또는 결정은 심사 대상자인 입원등을 하고 있는 사람의 청구 또는 동의가 있는 경우에

한정하여 할 수 있다.

1. 퇴원등 또는 임시 퇴원등 명령
2. 처우개선을 위하여 필요한 조치 명령
3. 3개월 이내 재심사
4. 다른 정신의료기관등으로의 이송
5. 제41조의 자의입원등 또는 제42조의 동의입원등으로의 전환
6. 제64조에 따른 외래치료 지원
7. 입원등 기간 연장 결정
8. 계속 입원등 결정

② 제1항 각 호 외의 부분 후단에 따른 입원등을 하고 있는 사람의 청구 또는 동의는 정신건강의학과전문의가 그 사람의 의사능력이 미흡하다고 판단하는 경우에는 보호의무자의 청구 또는 동의로 갈음할 수 있다.

③ 특별자치시장 · 특별자치도지사 · 시장 · 군수 · 구청장은 제1항에도 불구하고 부득이한 사유로 같은 항 각 호 외의 부분 전단에 따른 기간 내에 명령 또는 결정을 하지 못할 때에는 10일의 범위에서 그 기간을 연장할 수 있다.

④ 특별자치시장 · 특별자치도지사 · 시장 · 군수 · 구청장은 제43조 제6항 및 제55조 제1항에 따른 심사 청구를 한 사람, 해당 정신질환자 및 해당 정신의료기관등의 장에게 지체 없이 제1항에 따른 명령 또는 결정의 내용을 서면으로 통지하여야 한다. 다만, 제3항에 해당하는 경우에는 기간 연장의 사유와 그 기간을 통지하여야 한다.

제63조(임시 퇴원등)

① 제43조 또는 제44조에 따라 정신질환자를 입원등을 시키고 있는 정신의료기관등의 장은 2명 이상의 정신건강의학과전문의가 진단한 결과 정신질환자의 증상에 비추어 일시적으로 퇴원등을 시켜 그 회복 경과를 관찰하는 것이 필요하다고 인정되는 경우에는 3개월의 범위에서 해당 정신질환자를 임시 퇴원등을 시키고 그 사실을 보호의무자 또는 특별자치시장 · 특별자치도지사 · 시장 · 군수 · 구청장에게 통보하여야 한다.

② 특별자치시장 · 특별자치도지사 · 시장 · 군수 · 구청장은 제1항의 경우 또는 제59조(제61조 제2항에서 준용하는 경우를 포함한다)에 따라 임시 퇴원등 명령의 통지를 한 경우에는 그 정신질환자가 임시 퇴원등을 한 후의 경과를 관찰할 수 있다.

③ 특별자치시장 · 특별자치도지사 · 시장 · 군수 · 구청장은 제2항에 따라 관찰한 결과 증상의 변화 등으로 인하여 다시 입원등을 시킬 필요가 있다고 인정되는 경우에는 2명의 정신건강의학과전문의의 의견을 들어 임시 퇴원등을 한 정신질환자를 재입원 또는 재입소(이하 "재입원등"이라 한다)를 시킬 수 있다. 이 경우 재입원등의 기간은 재입원등을 한 날부터 3개월을 초과할 수 없다.

제84조(벌칙)

다음 각 호의 어느 하나에 해당하는 자는 5년 이하의 징역 또는 5천만원 이하의 벌금에 처한다.

1. 제40조 제4항을 위반하여 정신질환자를 유기한 자
2. 제41조 제2항, 제42조 제2항, 제43조 제9항 또는 제47조 제4항을 위반하여 정신질환자를 퇴원등을 시키지 아니한 자
3. 제43조 제7항을 위반하여 퇴원등의 명령 또는 임시 퇴원등의 명령에 따르지 아니한 자
4. 제45조 제2항을 위반하여 입원적합성심사위원회에 신고하지 아니한 자
5. 제59조 제1항 제1호(제61조 제2항에서 준용하는 경우를 포함한다) 에 따른 퇴원등의 명령 또는 임시 퇴원등의 명령에 따르지 아니한자
6. 제62조 제1항 후단을 위반하여 정신질환자를 퇴원시키지 아니한 자
7. 제66조 제4항에 따른 퇴원등의 명령에 따르지 아니한 자
8. 제67조 제3항을 위반하여 정보를 처리한 자
9. 제68조 제1항을 위반하여 정신건강의학과전문의의 대면 진단에 의하지 아니하고 정신질환자를 입원등을 시키거나 입원등의 기간을 연장한 자
10. 제72조 제1항을 위반하여 정신질환자를 이 법 또는 다른 법령에 따라 정신질환자를 보호할 수 있는 시설 외의 장소에 수용한 자
11. 제72조 제2항을 위반하여 정신건강증진시설의 장 또는 그 종사자로서 정신건강증진시설에 입원등을 하거나 시설을 이용하는 사람에게 폭행을 하거나 가혹행위를 한 사람
12. 제73조 제1항을 위반하여 협의체의 결정 없이 특수치료를 하거나 정신의료기관에 입원을 한 사람 또는 보호의무자의 동의 없이 특수치료를 한 자

제85조(벌칙)

다음 각 호의 어느 하나에 해당하는 자는 3년 이하의 징역 또는 3천만원 이하의 벌금에 처한다.

1. 제19조 제5항 또는 제29조 제2항에 따른 사업의 정지명령 또는 시설의 폐쇄명령을 위반한 자
2. 제25조 제2항에 따른 사업의 정지명령 또는 정신요양시설의 장의 교체명령을 위반한 자
3. 제26조 제2항 전단을 위반하여 신고를 하지 아니하고 정신재활시설을 설치 · 운영한 자
4. 제67조 제4항을 위반하여 기록을 삭제하지 아니한 자
5. 제69조 제3항을 위반하여 입원등을 하거나 정신건강증진시설을 이용하는 정신질환자에게 노동을 강요한 자

6. 제71조를 위반하여 직무수행과 관련하여 알게 된 다른 사람의 비밀을 누설하거나 공표한 사람
7. 제74조 제1항을 위반하여 입원등을 한 사람의 통신과 면회의 자유를 제한한 자

제86조(벌칙)

다음 각 호의 어느 하나에 해당하는 자는 1년 이하의 징역 또는 1천만원 이하의 벌금에 처한다.

1. 제17조 제5항을 위반하여 다른 사람에게 자기의 명의를 사용하여 정신건강전문요원의 업무를 수행하게 하거나 정신건강전문요원 자격증을 빌려준 사람

1의2. 제17조 제6항을 위반하여 정신건강전문요원의 명의를 사용하거나 그 자격증을 대여받은 사람

1의3. 제17조 제6항을 위반하여 정신건강전문요원의 명의의 사용이나 자격증의 대여를 알선한 사람

1의4. 제30조를 위반하여 기록을 작성·보존하지 아니하거나 그 내용확인을 거부한 자

2. 제41조 제3항 또는 제42조 제4항을 위반하여 퇴원등을 할 의사가 있는지 여부를 확인하지 아니한 자
3. 제43조 제1항 후단을 위반하여 입원등 신청서나 보호의무자임을 확인할 수 있는 서류를 받지 아니한 자
4. 제43조 제6항을 위반하여 입원등 기간 연장에 대한 심사 청구기간을 지나서 심사 청구를 하거나, 심사 청구를 하지 아니하고 입원등 기간을 연장하여 입원등을 시킨 자
5. 제50조 제5항을 위반하여 즉시 퇴원시키지 아니한 자
6. 제51조 제1항을 위반하여 신상정보의 확인이나 조회 요청을 하지 아니한 자
7. 제59조 제1항 제2호부터 제6호까지(제61조 제2항에서 준용하는 경우를 포함한다)에 따른 결정·명령을 따르지 아니한 자 또는 제66조 제4항에 따른 처우개선을 위하여 필요한 조치 명령을 따르지 아니한 자
8. 제67조 제2항을 위반하여 입·퇴원등관리시스템에 제45조 제2항에 따른 신고 내용 및 퇴원등의 사항을 등록하지 아니한 자
9. 제69조 제2항을 위반하여 동의를 받지 아니하고 정신질환자에 대하여 녹음·녹화 또는 촬영을 한 자
10. 제75조 제1항을 위반하여 정신건강의학과전문의의 지시에 따르지 아니하고 신체적 제한을 한 자
11. 제76조 제2항을 위반하여 입원등을 한 사람의 신청 또는 동의 없이 작업을 시키거나 정신건강의학과전문의나 정신건강전문요원이 지시한 방법과 다르게 작업을 시킨 자

제87조(벌칙)

제22조 제6항 후단을 위반하여 정당한 사유 없이 시설 개방 요구에 따르지 아니한 자는 500만원 이하의 벌금에 처한다.

제89조(과태료)

① 다음 각 호의 어느 하나에 해당하는 자에게는 100만원 이하의 과태료를 부과한다.

1. 제6조 제1항을 위반하여 권리 및 권리행사방법을 알리지 아니하거나 권리행사에 필요한 서류를 정신건강증진시설에 갖추어 두지 아니한 자

1의2. 제6조 제2항을 위반하여 정신건강복지센터의 기능 · 역할 및 이용 절차 등을 알리지 아니하거나 정신보건수첩 등의 서류를 정신건강증진시설에 갖추어 두지 아니한 자

2. 제24조에 따른 신고를 하지 아니하거나 거짓으로 신고를 한 자
3. 제28조에 따른 신고를 하지 아니하거나 거짓으로 신고를 한 자
4. 제42조 제3항을 위반하여 퇴원등 거부사유 및 퇴원등 심사를 청구할 수 있음을 통지하지 아니한 자
5. 제43조 제8항을 위반하여 입원등 또는 입원등 기간 연장의 사실 및 사유를 통지하지 아니한 자
6. 제43조 제10항을 위반하여 퇴원등 거부 사실 및 사유나 퇴원등 심사를 청구할 수 있다는 사실 및 그 청구절차를 통지하지 아니한 자
7. 제48조 제2항 후단을 위반하여 입원적합성심사위원회의 조사에 협조하지 아니한 자
8. 제63조 제1항을 위반하여 임시 퇴원등 사실을 통보하지 아니한 자
9. 제66조 제1항 및 제2항을 위반하여 보고를 하지 아니하거나 거짓으로 보고를 한 자, 관계 서류를 제출하지 아니하거나 거짓 서류를 제출한 자 또는 관계 공무원이나 정신건강심의위원회 위원의 검사 · 심사를 거부 · 방해 또는 기피한 자
10. 제69조 제1항을 위반하여 교육, 고용, 시설이용의 기회를 제한 또는 박탈하거나 그 밖의 불공평한 대우를 한 자

② 제1항에 따른 과태료는 대통령령으로 정하는 바에 따라 보건복지부장관, 시 · 도지사 또는 시장 · 군수 · 구청장이 부과 · 징수한다.

기출유형 점검

「정신건강증진 및 정신질환자 복지서비스 지원에 관한 법률」은 의료기술직 관련 공무원 시험에서 주요 출제 법령은 아니지만 출제자가 난이도 조율을 위해 출제한 적이 있는 법령으로, 최근 강조 이슈를 중심으로 출제되었다.

1. **[22경기] 「정신건강증진 및 정신질환자 복지 서비스 지원에 관한 법률」에 따라 다음 ( )에 해당하는 사람은?**

> 정신질환자로 추정되는 사람으로서 자신의 건강 또는 안전이나 다른 사람에게 해를 끼칠 위험이 큰 사람을 발견한 사람은 그 상황이 매우 급박하여 입원등을 시킬 시간적 여유가 없을 때에는 ( )의 동의를 받아 정신의료기관에 그 사람에 대한 응급입원을 의뢰할 수 있다.

① 보호의무자
② 의사와 경찰관
③ 의사와 보건소장
④ 시장·군수 · 구청장

해설 제50조(응급입원)
① 정신질환자로 추정되는 사람으로서 자신의 건강 또는 안전이나 다른 사람에게 해를 끼칠 위험이 큰 사람을 발견한 사람은 그 상황이 매우 급박하여 제41조부터 제44조까지의 규정에 따른 입원등을 시킬 시간적 여유가 없을 때에는 의사와 경찰관의 동의를 받아 정신의료기관에 그 사람에 대한 응급입원을 의뢰할 수 있다.
② 제1항에 따라 입원을 의뢰할 때에는 이에 동의한 경찰관 또는 구급대원은 정신의료기관까지 그 사람을 호송한다.

답 ②

Part 18

모자보건법

| 의료기술직 |

Part 18 모자보건법

모자보건법[시행 2022. 06. 22.], 시행령[시행 2022. 06. 22.], 시행규칙[시행 2021. 01. 01.]

제1조(목적)

이 법은 **모성**(母性) **및 영유아의 생명과 건강을 보호**하고 **건전한 자녀의 출산과 양육을 도모**함으로써 **국민보건 향상에 이바지**함을 목적으로 한다.

제2조(정의) 19서울·대구, 20부산, 22전남

이 법에서 사용하는 용어의 뜻은 다음과 같다.

1. "**임산부**"란 **임신 중이거나 분만 후 6개월 미만인 여성**을 말한다.
2. "**모성**"이란 **임산부와 가임기(**可妊期**) 여성**을 말한다. 22전남
3. "**영유아**"란 **출생 후 6년 미만인 사람**을 말한다.
4. "**신생아**"란 **출생 후 28일 이내의 영유아**를 말한다.
5. "**미숙아**(未熟兒)"란 **신체의 발육이 미숙한 채로 출생한 영유아로서 대통령령으로 정하는 기준에 해당하는 영유아**를 말한다.
6. "선천성이상아(先天性異常兒)"란 **선천성 기형**(奇形) **또는 변형**(變形)**이 있거나 염색체에 이상이 있는 영유아**로서 대통령령으로 정하는 기준에 해당하는 영유아를 말한다.

시행령 제1조의2(미숙아 및 선천성이상아의 기준)

「모자보건법」(이하 "법"이라 한다) 제2조제5호 및 제6호에 따른 미숙아 및 선천성이상아(이하 "미숙아 등"이라 한다)의 기준은 다음 각 호와 같다.

1. 미숙아: **임신 37주 미만의 출생아 또는 출생 시 체중이 2천500그램 미만**인 영유아로서 보건소장 또는 의료기관의 장이 임신 37주 이상의 출생아 등과는 다른 특별한 의료적 관리와 보호가 필요하다고 인정하는 영유아
2. 선천성이상아: 보건복지부장관이 선천성이상의 정도·발생빈도 또는 치료에 드는 비용을 고려하여 정하는 선천성이상에 관한 질환이 있는 영유아로서 다음 각 목의 어느 하나에 해당하는 영유아
   가. 선천성이상으로 사망할 우려가 있는 영유아
   나. 선천성이상으로 기능적 장애가 현저한 영유아
   다. 선천성이상으로 기능의 회복이 어려운 영유아

7. "인공임신중절수술"이란 태아가 모체 밖에서는 생명을 유지할 수 없는 시기에 태아와 그 부속물을 인공적으로 모체 밖으로 배출시키는 수술을 말한다.
8. "**모자보건사업**"이란 **모성과 영유아에게 전문적인 보건의료서비스 및 그와 관련된 정보를 제공하고, 모성의 생식건강(**生殖健康**) 관리와 임신·출산·양육 지원을 통하여 이들이 신체적·정신적·사회적으로 건강을 유지하게 하는 사업**을 말한다.
9. 삭제
10. "**산후조리업**(産後調理業)"이란 **산후조리 및 요양 등에 필요한 인력과 시설을 갖춘 곳(이하 "산후조리원"이라 한다)에서 분만 직후의 임산부나 출생 직후의 영유아에게 급**

식 · 요양과 그 밖에 일상생활에 필요한 편의를 제공하는 업(業)을 말한다.

11. "**난임**(難姙)"이란 **부부(사실상의 혼인관계에 있는 경우를 포함한다. 이하 이 호에서 같다)가 피임을 하지 아니한 상태에서 부부간 정상적인 성생활을 하고 있음에도 불구하고 1년이 지나도 임신이 되지 아니하는 상태**를 말한다. 19서울
12. "**보조생식술**"이란 임신을 목적으로 자연적인 생식과정에 인위적으로 개입하는 의료행위로서 인간의 정자와 난자의 채취 등 보건복지부령으로 정하는 시술을 말한다.

제3조(국가와 지방자치단체의 책임)

① 국가와 지방자치단체는 모성과 영유아의 건강을 유지 · 증진하기 위한 조사 · 연구와 그 밖에 필요한 조치를 하여야 한다.

② 국가와 지방자치단체는 모자보건사업에 관한 시책을 마련하고 모성과 영유아의 보호자에게 적극적으로 홍보하여 국민보건 향상에 이바지하도록 노력하여야 한다. <개정 2021. 12. 21.>

제3조의2(임산부의 날) 22부산

임신과 출산의 중요성을 북돋우기 위하여 **10월 10일**을 **임산부의 날**로 정한다.

제5조(사업계획의 수립 및 조정)

① 보건복지부장관은 대통령령으로 정하는 바에 따라 모자보건사업에 관한 시책을 종합 · 조정하고 그에 관한 기본계획을 세워야 한다.

② 관계 중앙행정기관의 장과 지방자치단체의 장은 제1항의 기본계획을 시행하는 데에 필요한 세부계획을 수립 · 시행하여야 한다.

시행령 제2조(모자보건사업에 관한 기본계획의 수립)

법 제5조제1항에 따라 보건복지부장관이 수립하는 모자보건사업에 관한 기본계획에는 다음 각 호의 사항이 포함되어야 한다.

1. 임산부 · 영유아 및 미숙아등에 대한 보건관리와 보건지도
2. 인구조절에 관한 지원 및 규제
3. 모자보건에 관한 교육 · 홍보 및 연구
4. 모자보건에 관한 정보의 수집 및 관리

제7조(모자보건기구의 설치) 19충남

① 국가와 지방자치단체는 모자보건사업에 관한 다음 각 호의 사항을 관장하기 위하여 모자보건기구를 설치 · 운영할 수 있다. 이 경우 **지방자치단체가 모자보건기구를 설치할 때에는 그 지방자치단체가 설치한 보건소에 설치**함을 원칙으로 한다. 19충남

1. 임산부의 산전(産前) · 산후(産後)관리 및 분만관리와 응급처치에 관한 사항
2. 영유아의 건강관리와 예방접종 등에 관한 사항

3. 모성의 생식건강 관리와 건강 증진 프로그램 개발 등에 관한 사항
4. 부인과(婦人科) 질병 및 그에 관련되는 질병의 예방에 관한 사항
5. 심신장애아의 발생 예방과 건강관리에 관한 사항
6. 성교육 · 성상담 및 보건에 관한 지도 · 교육 · 연구 · 홍보 및 통계관리 등에 관한 사항

② 제1항에 따른 모자보건기구의 설치기준과 운영에 필요한 사항은 대통령령으로 정한다.

③ 국가와 지방자치단체는 제1항 각 호의 사항을 대통령령으로 정하는 바에 따라 의료법인이나 비영리법인에 위탁하여 수행할 수 있다.

시행령 제11조(모자보건기구의 운영 등)

① 법 제7조제1항제1호부터 제5호까지의 사항에 관하여 모자보건센터는 1차 진료수준의 모자보건서비스를, 모자보건종합센터는 2차 진료수준의 모자보건서비스를 제공함을 원칙으로 한다.

② 모자보건종합센터는 모자보건센터 및 그 밖에 모자보건사업을 하는 기관이 모자보건사업을 효율적으로 행할 수 있도록 다음 각 호의 업무를 수행한다.

1. 의료요원의 기술훈련 및 정보교환
2. 전문의료기술 인력의 순회파견
3. 모자보건 홍보사업의 지원
4. 모자보건사업 수행에 필요한 조사 · 연구
5. 영유아 병력(病歷)카드의 전산처리 및 관리
6. 통계자료의 집계

③ 제1항에 따른 1차 및 2차 진료수준의 구분은 보건복지부장관이 정한다.

제9조(모자보건수첩의 발급)

① **특별자치시장 · 특별자치도지사 또는 시장 · 군수 · 구청장**은 제8조제1항에 따라 신고된 임산부나 영유아에 대하여 **모자보건수첩을 발급**하여야 한다.

② 제1항에 따른 모자보건수첩의 발급 절차 등에 필요한 사항은 **보건복지부령**으로 정한다.

제10조(임산부 · 영유아 · 미숙아등의 건강관리 등)

① 특별자치시장 · 특별자치도지사 또는 시장 · 군수 · 구청장은 임산부 · 영유아 · 미숙아등에 대하여 대통령령으로 정하는 바에 따라 정기적으로 건강진단 · 예방접종을 실시하거나 모자보건전문가(의사 · 한의사 · 조산사 · 간호사의 면허를 받은 사람 또는 간호조무사의 자격을 인정받은 사람으로서 모자보건사업에 종사하는 사람을 말한다)에게 그 가정을 방문하여 보건진료를 하게 하는 등 보건관리에 필요한 조치를 하여야 한다.

시행령 제13조(임산부 · 영유아 및 미숙아등의 건강관리 등)

① 특별자치시장 · 특별자치도지사 또는 시장 · 군수 · 구청장(자치구의 구청장을 말한다. 이하 같다)은 임산부 · 영유아 및 미숙아등에게 법 제10조제1항에 따라 다음 각 호의 건강진단 및 예방접종을 하여야 한다.

1. 임산부의 진단과 종합검진 및 산전(産前) · 분만 · 산후(産後)관리

2. 영유아 및 미숙아등에 대한 건강관리 및 건강진단
3. 임산부 · 영유아 및 미숙아등의 건강상의 위해요인 발견
4. 「감염병의 예방 및 관리에 관한 법률」 제24조제1항 각 호의 질병 및 그 밖에 보건복지부장관이 정하는 질병의 예방접종

② 제1항에 따른 건강진단 및 예방접종의 실시에 필요한 사항은 보건복지부령으로 정한다.

② 특별자치시장 · 특별자치도지사 또는 시장 · 군수 · 구청장은 임산부 · 영유아 · 미숙아등 중 입원진료가 필요한 사람에게 다음 각 호의 의료 지원을 할 수 있다.

1. 진찰
2. 약제나 치료재료의 지급
3. 처치(處置), 수술, 그 밖의 치료
4. 의료시설에의 수용
5. 간호
6. 이송

제10조의6(중앙모자의료센터)

① 보건복지부장관은 고위험 임산부 및 미숙아등의 의료지원에 필요한 다음 각 호의 업무를 수행하게 하기 위하여 「공공보건의료에 관한 법률」 제2조제3호에 따른 공공보건의료기관 중에서 중앙모자의료센터를 지정할 수 있다.

1. 고위험 임산부 및 신생아 집중치료 시설에 대한 지원 및 평가
2. 고위험 임산부 및 신생아 집중치료 시설 간의 연계 및 업무조정
3. 고위험 임산부 및 신생아 집중치료 시설 종사자에 대한 교육훈련
4. 고위험 임산부 및 미숙아등 관련 사례 분석 및 통계 작성
5. 그 밖에 고위험 임산부 및 신생아 집중치료 시설의 지원에 관하여 보건복지부장관이 정하는 업무

② 보건복지부장관은 중앙모자의료센터로 지정받은 의료기관이 다음 각 호의 어느 하나에 해당하는 경우에는 그 지정을 취소할 수 있다. 다만, 제1호에 해당하는 경우에는 지정을 취소하여야 한다.

1. 거짓이나 그 밖의 부정한 방법으로 지정을 받은 경우
2. 제3항에 따른 지정 기준에 미치지 못하게 된 경우
3. 지정받은 사항을 위반하여 업무를 수행한 경우

시행규칙 제7조의3(중앙모자의료센터의 지정 기준 · 절차 및 취소)

① 법 제10조의6제1항에 따른 중앙모자의료센터의 지정 기준은 다음 각 호와 같다.

1. 고위험 임산부 및 신생아 집중치료 시설 관리 · 지원에 적합한 전문가 1명을 중앙모자의료센터의 장으로 둘 것

2. 중앙모자의료센터의 업무를 담당하는 실무자를 5명 이상 둘 것

② 법 제10조의6제1항에 따라 중앙모자의료센터로 지정받으려는 「공공보건의료에 관한 법률」 제2조제3호에 따른 공공보건의료기관의 장은 별지 제8호의5서식의 중앙모자의료센터 지정 신청서(전자문서로 된 신청서를 포함한다)에 다음 각 호의 서류(전자문서를 포함한다)를 첨부하여 보건복지부장관에게 제출하여야 한다.

1. 중앙모자의료센터의 운영을 위한 시설 · 인력 등의 현황
2. 중앙모자의료센터의 운영계획서

③ 보건복지부장관은 법 제10조의6제1항에 따라 중앙모자의료센터를 지정하면 별지 제8호의6서식의 중앙모자의료센터 지정서를 발급하여야 한다.

④ 중앙모자의료센터의 장은 법 제10조의6제2항에 따라 그 지정이 취소된 경우에는 중앙모자의료센터 지정서를 보건복지부장관에게 반납하여야 한다.

③ 중앙모자의료센터의 지정 기준 및 절차, 지정 취소 등에 필요한 사항은 보건복지부령으로 정한다.

제11조(난임극복 지원사업)

① 국가와 지방자치단체는 난임 등 생식건강 문제를 극복하기 위한 지원을 할 수 있다.

② 난임극복 지원에는 다음 각 호의 내용이 포함되어야 한다.

1. **난임치료를 위한 시술비 지원**
2. **난임 관련 상담 및 교육**
3. **난임 예방 및 관련 정보 제공**
4. 그 밖에 보건복지부장관이 필요하다고 인정하는 사업

제11조의3(난임시술 의료기관의 지정 등)

① 보건복지부장관은 「의료법」 제3조제2항제1호가목 · 다목 및 같은 항 제3호가목 · 다목 · 마목에 따른 의료기관 중 보조생식술 등 난임시술이 가능한 의료기관을 난임시술 의료기관으로 지정할 수 있다.

시행규칙 제8조(난임시술 의료기관의 지정)

① 보건복지부장관은 법 제11조의3제1항에 따른 난임시술 의료기관(이하 "난임시술 의료기관"이라 한다)을 다음 각 호의 구분에 따라 지정할 수 있다.

1. 자궁내 정자주입 시술 의료기관
2. 체외수정 시술 의료기관

② 법 제11조의3제2항에서 "보건복지부령으로 정하는 시설 · 장비 및 전문인력"이란 별표 2에 따른 시설 · 장비 및 전문인력을 말한다.

③ 제1항제1호에 따른 자궁내 정자주입 시술 의료기관으로 지정받으려는 의료기관은 별지 제9호서식의 자궁내 정자주입 시술 의료기관 지정신청서(전자문서로 된 신청서를 포함한다)에 다음 각 호의 서류(전자문서를 포함한다)를 첨부하여 보건복지부장관에게 제출하여야 한다.

1. 「의료법 시행규칙」 제25조제3항에 따른 의료기관 개설신고증명서 사본 또는 같은 법 시행규

칙 제27조제3항에 따른 의료기관 개설허가증 사본
2. 시설 · 장비 및 전문인력의 명세서
3. 관할 보건소가 발급한 현지확인 의견서

④ 관할 보건소는 제3항제3호에 따른 현지확인 의견서의 발급 신청이 있는 경우 현지확인 후 별지 제9호의2서식의 현지확인 의견서를 작성하여 신청인에게 발급하여야 한다.

⑤ 제1항제2호에 따른 체외수정 시술 의료기관으로 지정받으려는 의료기관은 별지 제9호의3서식의 체외수정 시술 의료기관 지정신청서(전자문서로 된 신청서를 포함한다)에 「생명윤리 및 안전에 관한 법률 시행규칙」 제17조제4항에 따른 배아생성의료기관 지정서 사본(전자문서를 포함한다)을 첨부하여 보건복지부장관에게 제출하여야 한다.

⑥ 보건복지부장관은 제5항에 따라 체외수정 시술 의료기관으로 지정받는 의료기관에 대해서는 해당 의료기관의 신청에 따라 동시에 제1항제1호에 따른 자궁내 정자주입 시술 의료기관으로 지정할 수 있다.

⑦ 보건복지부장관은 제5항에 따라 체외수정 시술 의료기관으로 지정받은 의료기관의 시설 · 장비 및 전문인력 현황을 확인하기 위하여 「생명윤리 및 안전에 관한 법률 시행령」 제24조제1항제2호에 따라 배아생성의료기관의 지정 권한을 위임받은 질병관리청장에게 관련 자료의 제출을 요청할 수 있다.

⑧ 보건복지부장관은 난임시술 의료기관을 지정하는 경우에는 별지 제9호의4서식의 난임시술 의료기관 지정서를 발급하여야 한다.

⑨ 보건복지부장관은 제3항 및 제5항에 따라 신청서를 제출받은 경우에는 「전자정부법」 제36조제1항에 따른 행정정보의 공동이용을 통하여 의사 면허증을 확인하여야 한다. 다만, 신청인이 확인에 동의하지 아니하는 경우에는 이를 첨부하도록 하여야 한다.

② 제1항에 따른 난임시술 의료기관은 보건복지부령으로 정하는 시설 · 장비 및 전문인력 등을 갖추어야 한다.

③ 보건복지부장관은 제1항에 따라 지정된 난임시술 의료기관(이하 "지정의료기관"이라 한다)에 대하여 3년마다 제2항의 기준 및 실적 등에 대한 평가를 실시하고 평가 결과에 따라 그 지정을 취소할 수 있다.

시행규칙 제10조(난임시술 의료기관의 평가)

① 법 제11조의3제3항에 따른 난임시술 의료기관에 대한 평가는 다음 각 호의 기준에 따라 실시한다.
1. 시설 · 장비 및 전문인력의 질
2. 난임시술의 실적
3. 난임시술의 질 관리 현황
4. 그 밖에 난임시술 의료기관의 업무수행에 필요하다고 보건복지부장관이 인정하는 사항

② 제1항에 따른 난임시술 의료기관의 평가 방법 및 절차 등에 관한 세부사항은 보건복지부장관이 정하여 고시한다.

④ 보건복지부장관은 제3항에 따른 평가업무를 관계 전문기관 또는 단체에 위탁할 수 있다.

시행규칙 제12조(난임시술 의료기관 평가업무의 위탁)

보건복지부장관은 법 제11조의3제4항에 따라 난임시술 의료기관의 평가에 관한 업무를 다음 각 호의 기관 또는 단체에 위탁할 수 있다.

1. 「국민건강보험법」 제62조에 따른 건강보험심사평가원
2. 정부가 설립하거나 운영비용의 전부 또는 일부를 지원하는 법인 중 의료기관의 평가와 관련된 업무를 담당하는 비영리법인
3. 그 밖에 의료기관 평가업무를 수행할 수 있는 인적·물적 자원을 갖추고 있다고 보건복지부장관이 인정하는 비영리법인

⑤ 보건복지부장관은 제3항에 따른 평가결과를 공개하여야 한다.

⑥ 제1항 및 제3항에 따른 난임시술 의료기관 지정 및 지정취소의 기준·절차, 제4항에 따른 위탁, 제5항에 따른 평가결과의 공개방법 등에 필요한 사항은 보건복지부령으로 정한다.

제11조의4(난임전문상담센터의 설치·운영 등)

① 보건복지부장관은 난임 극복을 위한 다음 각 호의 업무를 전문적이고 체계적으로 수행하기 위하여 중앙난임전문상담센터(이하 "중앙난임전문상담센터"라 한다)를 설치·운영할 수 있다.

1. 난임 관련 상담 및 교육
2. 제2항에 따른 권역별 난임전문상담센터 종사자에 대한 교육
3. 제2항에 따른 권역별 난임전문상담센터와의 정보 교류 및 협력
4. 난임 극복을 위한 조사 및 연구
5. 그 밖에 난임 극복을 위하여 보건복지부장관이 정하는 업무

② 특별시장·광역시장·특별자치시장·도지사 또는 특별자치도지사(이하 "시·도지사"라 한다)는 난임 관련 상담 및 교육 등의 업무를 전문적으로 수행하기 위하여 권역별로 난임전문상담센터(이하 "권역별 난임전문상담센터"라 한다)를 설치·운영할 수 있다.

③ 보건복지부장관과 시·도지사는 제1항 및 제2항에 따른 난임전문상담센터의 설치·운영을 보건복지부령으로 정하는 전문인력과 시설을 갖춘 기관에 위탁할 수 있다.

④ 그 밖에 제1항 및 제2항에 따른 난임전문상담센터의 설치·운영과 제3항에 따른 위탁에 필요한 사항은 보건복지부령으로 정한다.

제11조의6(통계관리 등)

① 보건복지부장관은 난임극복 지원을 효율적으로 하기 위하여 보조생식술 등 난임시술현황 및 그에 따른 임신·출산 등에 대한 통계 및 정보 등의 자료를 수집·분석하고 관리(이하 "통계관리"라 한다)하여야 한다.

② 제1항에 따른 자료는 다음 각 호의 내용을 포함하여야 한다.

1. 인구통계학적 특성
2. 산과 및 의학적 과거력
3. 난임의 원인

4. 난임시술의 과정 및 임신 · 출산 등 난임시술의 결과
5. 난임시술로 태어난 출생아의 건강 정보
6. 난임시술 의료기관의 정보
7. 그 밖에 난임시술의 통계관리에 필요한 자료로서 보건복지부령으로 정하는 사항

시행규칙 제12조의5(통계관리)

법 제11조의6제2항제7호에서 "보건복지부령으로 정하는 사항"이란 다음 각 호의 사항을 말한다.

1. 난임시술에 소요되는 의료비 정보
2. 제8조제1항제2호에 따른 체외수정 시술 의료기관의 배아 관리에 관한 정보

③ 보건복지부장관은 통계관리를 보건복지부령으로 정하는 기관에 위탁 · 운영할 수 있다.

④ 보건복지부장관은 통계관리에 필요한 경우 난임환자를 진단 · 치료하는 의료인 또는 의료기관, 「국민건강보험법」에 따른 국민건강보험공단 및 건강보험심사평가원, 그 밖에 난임극복에 관한 사업을 하는 법인 · 기관 · 단체 등에 자료를 요청할 수 있다. 이 경우 자료요청을 받은 자는 특별한 사유가 없으면 요구에 따라야 한다.

⑤ 제3항에 따른 위탁 등에 필요한 사항은 보건복지부령으로 정한다.

제12조(인공임신중절 예방 등의 사업)

① 국가와 지방자치단체는 여성의 건강보호 및 생명존중 분위기를 조성하기 위하여 인공임신중절의 예방 등 필요한 사업을 실시할 수 있다.

② 특별자치시장 · 특별자치도지사 또는 시장 · 군수 · 구청장은 보건복지부령으로 정하는 바에 따라 원하는 사람에게 피임약제나 피임용구를 보급할 수 있다.

제14조(인공임신중절수술의 허용한계) 16전북, 22대전

① 의사는 다음 각 호의 어느 하나에 해당되는 경우에만 본인과 배우자(사실상의 혼인관계에 있는 사람을 포함한다. 이하 같다)의 동의를 받아 인공임신중절수술을 할 수 있다.

1. **본인이나 배우자가 대통령령으로 정하는 우생학적(優生學的) 또는 유전학적 정신장애나 신체질환이 있는 경우**
2. **본인이나 배우자가 대통령령으로 정하는 전염성 질환이 있는 경우**
3. **강간 또는 준강간(準强姦)에 의하여 임신된 경우**
4. **법률상 혼인할 수 없는 혈족 또는 인척 간에 임신된 경우**
5. **임신의 지속이 보건의학적 이유로 모체의 건강을 심각하게 해치고 있거나 해칠 우려가 있는 경우**

시행령 제15조(인공임신중절수술의 허용한계)

① 법 제14조에 따른 인공임신중절수술은 **임신 24주일 이내**인 사람만 할 수 있다.

② 법 제14조제1항제1호에 따라 인공임신중절수술을 할 수 있는 우생학적 또는 유전학적 정신장애나

신체질환은 **연골무형성증, 낭성섬유증 및 그 밖의 유전성 질환으로서 그 질환이 태아에 미치는 위험성이 높은 질환**으로 한다.
③ 법 제14조제1항제2호에 따라 인공임신중절수술을 할 수 있는 전염성 질환은 **풍진, 톡소플라즈마증 및 그 밖에 의학적으로 태아에 미치는 위험성이 높은 전염성 질환**으로 한다.

② 제1항의 경우에 배우자의 사망 · 실종 · 행방불명, 그 밖에 부득이한 사유로 동의를 받을 수 없으면 본인의 동의만으로 그 수술을 할 수 있다.
③ 제1항의 경우 본인이나 배우자가 심신장애로 의사표시를 할 수 없을 때에는 그 친권자나 후견인의 동의로, 친권자나 후견인이 없을 때에는 부양의무자의 동의로 각각 그 동의를 갈음할 수 있다.

제15조(산후조리업의 신고)

① 산후조리업을 하려는 자는 산후조리원 운영에 필요한 간호사 또는 간호조무사 등의 인력과 시설을 갖추고 책임보험에 가입하여 **특별자치시장 · 특별자치도지사 또는 시장 · 군수 · 구청장에게 신고**하여야 한다. 신고한 사항 중 보건복지부령으로 정하는 중요 사항을 변경하려는 경우에도 또한 같다.
② 제1항에 따른 인력 · 시설의 기준, 신고의 방법 및 절차는 보건복지부령으로 정한다.

제15조의4(산후조리업자의 준수사항)

산후조리업자는 임산부 및 영유아의 건강 · 위생 관리와 위해(危害) 방지 등을 위하여 다음 각 호에서 정하는 사항을 지켜야 한다.

1. 보건복지부령으로 정하는 바에 따라 건강기록부를 갖추어 임산부와 영유아의 건강 상태를 기록하고 관리할 것
2. 감염이나 질병을 예방하기 위하여 다음 각 목의 사항에 관하여 보건복지부령으로 정하는 조치를 할 것
   가. **소독 등의 환경관리**
   나. **임산부 · 영유아의 건강관리**
   다. **종사자 · 방문객의 위생관리**
3. 임산부나 영유아에게 감염 또는 질병이 의심되거나 발생한 경우 또는 화재 · 누전 등의 안전사고로 인한 인적 피해가 발생한 경우에는 즉시 의료기관으로 이송하는 등 필요한 조치를 할 것
4. 제3호에 따라 감염 또는 질병이 의심되거나 발생하여 이송한 경우 임산부 또는 보호자로부터 그 감염 또는 질병의 종류를 통보받아 확인하고 확산을 방지하기 위하여 소독 및 격리 등 필요한 조치를 할 것
5. 제3호에 따라 이송한 경우 그 이송 사실 및 제4호에 따른 조치내역을 지체 없이 산후조리원의 소재지를 관할하는 보건소장에게 보고할 것

시행규칙 제16조(산후조리업자의 준수사항)

① 법 제15조의4제1호에 따라 산후조리업자는 별지 제16호서식의 임산부 건강기록부와 별지 제17호서식의 영유아 건강기록부를 갖추어 임산부와 영유아의 건강상태 등을 기록하고 관리해야 한다.
② 법 제15조의4제2호에서 "보건복지부령으로 정하는 조치"란 별표 4에 따른 조치를 말한다.
③ 법 제15조의4제5호에 따라 이송 사실 및 조치내역을 보고하려는 산후조리업자는 별지 제18호서식의 의료기관 이송 보고서 및 별지 제19호서식의 감염병 확산 방지 조치 보고서를 보건소장에게 제출해야 한다.
④ 제1항부터 제3항까지의 규정에 따른 건강기록부, 감염 · 질병 예방 조치 결과, 의료기관 이송 보고서 및 감염병 확산 방지 조치 보고서는 1년간 보관 · 관리해야 한다.
⑤ 산후조리업자가 법 제15조의10에 따라 산후조리업의 폐업신고를 하는 경우에는 제1항 및 제4항에 따라 기록 · 보존하고 있는 건강기록부 등을 관할 특별자치시장 · 특별자치도지사 또는 시장 · 군수 · 구청장에게 이관해야 한다.

■ 모자보건법 시행규칙 [별표 4]

감염 · 질병 예방 조치(제16조제2항 관련)

1. 소독 등의 환경관리

1) 영유아실의 벽면 및 바닥 등을 항상 청결하게 유지한다.
2) 사용 중인 영유아 요람은 매일 깨끗한 물걸레로 닦고, 퇴원한 영유아 또는 감염 또는 질병이 의심되어 의료기관으로 이송된 영유아의 요람은 국내외에서 그 효과성을 인증 받은 소독제로 소독한다.
3) 기저귀, 물티슈, 비누 및 보습제 등 영유아 용품은 영유아별로 보관 · 사용하고, 공동으로 사용하는 목욕용 대야는 사용 후 소독하여 보관한다.
4) 세탁 · 소독된 영유아 의류와 침구류는 청결한 곳에 보관 · 관리하고, 필요할 때 즉시 교환할 수 있도록 충분히 갖추어 두어야 한다.
5) 젖병, 젖꼭지, 유축기, 수유쿠션 및 수유쿠션 덮개 등 수유물품은 공동으로 사용하지 않고, 끓는 물이나 소독제로 소독한 후 건조하여 전용함에 보관한다.
6) 공동으로 사용하는 임산부 좌욕기의 본체는 100∼500배로 희석한 염소계 소독제 또는 4급 암모늄 소독제에 3분간 담그는 방법 등으로 매일 1회 이상 소독한다.
7) 세탁물 수집 장소 및 용기는 매주 1회 이상 소독하고, 세탁물 수집 장소는 항상 청결하게 유지한다.
8) 조리장의 식기 및 조리기구 등 주방용품은 소독한 후 건조하여 전용함에 보관한다.
9) 에어컨, 히터 및 공기 청정기의 여과지는 제조사의 권고에 따라 교환하고, 항상 청결하게 유지한다.

2. 임산부 · 영유아의 건강관리

1) 임산부와 보호자가 새로 입원한 경우 임산부와 보호자가 지켜야 할 위생수칙, 소방안전 · 대피계획, 방문객 관리, 감염 예방, 감염 또는 질병이 의심되거나 발생할 경우 의료기관으로의 이송에 관한 계획(이송여부 결정기준, 이송절차 등)을 교육하고 관련 자료를 제공한 후 이에 대한 확인을 받는다.
2) 영유아가 새로 입원한 경우 감염 또는 질병이 의심되는지 「모자보건법 시행규칙」 별표 3 제2호다목3)에 따른 사전관찰실에서 관찰하고, 새로 입원한 날에는 모자동실할 것을 권장한다.
3) 유축한 모유는 냉장 보관하고, 유축 후 72시간 이내에 수유하며, 분유는 유통기한이 지나지 않은 것이어야 하고, 수유 중 영유아 혼자 젖병을 문 채로 있게 해서는 안 된다.
4) 산후조리원 종사자에게 근무 시작 전 손 위생에 관한 교육을 실시한다.

5) 입원 중인 임산부에게 감염 또는 질병이 의심되거나 발생할 경우 의료기관으로 이송하기 전까지 별도의 분리된 공간에 격리한다.
6) 입원 중인 영유아에게 감염 또는 질병이 의심되거나 발생할 경우 의료기관으로 이송하기 전까지 임산부실에서 모자동실하거나 별도의 분리된 공간에 격리한다.

3. 종사자 위생관리
1) 일상적인 활동, 임산부 · 영유아의 간호 · 돌봄 전후 손을 깨끗이 하고, 영유아를 돌보는 중에는 손톱을 짧게 유지하며 인조손톱 등을 부착하지 않는다.
2) 영유아실 근무 중에는 전용 근무복을 착용하고, 반지, 팔찌 및 시계 등 장신구를 착용하지 않는다.
3) 취사 중에는 위생복, 위생모 및 위생화를 착용하고, 급식 준비 및 급식 중에는 반지, 팔찌 및 시계 등 장신구를 착용하지 않는다.
4) 근무 전 설사, 고열, 호흡기 질환 및 피부 질환 등이 있는지 확인한다.

4. 방문객 위생관리
1) 감염이나 질병을 예방하기 위하여 방문객이 취해야 할 조치를 방문객에게 안내한다.
2) 영유아를 만지기 전에는 반드시 손을 씻고, 손을 씻은 후에는 물건이나 기구를 만지지 않도록 방문객에게 안내한다.
3) 산후조리원 내에 감염병이 유행 중이거나 방문객이 다음 중 어느 하나에 해당하는 경우에는 산후조리원 방문을 제한한다.
가) 감기 등 호흡기 질환, 상기도(上氣道) 감염을 포함한 급성 열성 질환, 활동성 결핵 및 B형 간염, 설사 등의 증세를 동반한 위장 관계 질환, 개방성 상처, 전파될 우려가 있는 피부 질환이 있는 사람
나) 「감염병의 예방 및 관리에 관한 법률」에 따른 감염병환자 또는 감염병의사환자
다) 감염병환자와 접촉한 적이 있는 등 감염병을 전파할 우려가 있는 경우
라) 최근 1개월 이내 홍역(紅疫) · 유행성이하선염(流行性耳下腺炎) · 풍진(風疹) 예방접종, 수두(水痘) 예방접종 및 폴리오 예방접종 등을 받은 아동을 동반하는 경우
4) 방문객이 만 6세 이하인 경우에는 산후조리원 방문을 제한할 수 있다.
5) 1)부터 4)까지의 사항을 방문객이 인지할 수 있도록 안내 · 게시한다.

제15조의5(건강진단 등) 16대구, 19서울

① 다음 각 호의 어느 하나에 해당하는 사람은 **건강진단 및 예방접종**(이하 "건강진단 등"이라 한다)을 받아야 한다. 다만, 다른 법령에 따라 같은 내용의 건강진단 등을 받은 경우에는 이 법에 따른 건강진단 등을 받은 것으로 갈음할 수 있다.

1. **산후조리업자**
2. 제15조제1항에 따라 **산후조리업의 신고를 하려는 자**
3. **산후조리업에 종사하는 사람**

② 산후조리업자는 제1항에 따른 **건강진단 등을 받지 아니한 사람과 다른 사람에게 위해를 끼칠 우려가 있는 질병이 있거나 질병이 있는 것으로 의심되는 사람에게 격리 등 근무제한** 조치를 하여야 한다.

③ 산후조리업에 종사하는 사람은 제2항에 따른 질병과 관련하여 「의료법」 제3조에 따른 의

료기관 및 「지역보건법」 제2조제1호에 따른 지역보건의료기관에서 「감염병의 예방 및 관리에 관한 법률」 제2조제13호에 따른 감염병환자 또는 같은 조 제14호에 따른 감염병의사환자라는 진단을 받은 경우에는 그 사실을 지체 없이 산후조리업자에게 알려야 한다.

④ 제1항에 따른 산후조리업에 종사하는 사람의 범위, 건강진단 등의 실시방법 및 제2항에 따른 질병의 종류, 의심되는 사람의 범위는 각각 **대통령령**으로 정한다.

시행령 제16조(건강진단 및 예방접종 등) 16대구, 19서울

① 법 제15조의5제1항에 따른 건강진단(이하 "건강진단"이라 한다)을 받아야 하는 사람으로서 같은 항 제3호에 해당하는 사람은 산후조리원에 근무하는 사람 또는 근무하려는 사람으로 한다.

② 건강진단은 「의료법」 제3조에 따른 의료기관 및 「지역보건법」 제2조제1호에 따른 지역보건의료기관에서 다음 각 호의 구분에 따라 실시한다. 이 경우 건강진단 항목에는 **한센병 등 전염성 피부질환, 장티푸스, 폐결핵 및 잠복결핵이 포함되어야 한다.**

1. 산후조리업자 또는 산후조리원에 근무하는 사람: **연 1회 이상 실시**. 다만, 잠복결핵에 대한 건강진단은 산후조리업을 하는 기간 또는 산후조리원에 근무하는 기간 동안 한 번만 받으면 그 기준을 충족한 것으로 본다.
2. 산후조리업 신고를 하려는 자 또는 산후조리원에 근무하려는 사람: 신고 또는 **근무하기 전 1개월 이내에 실시**

③ 법 제15조의5제1항에 따른 예방접종(이하 "예방접종"이라 한다)을 받아야 하는 사람으로서 같은 항 제3호에 해당하는 사람은 산후조리원에 근무하거나 근무하려는 「의료법」 제2조에 따른 의료인 또는 같은 법 제80조에 따른 간호조무사로 한다.

④ **예방접종**은 다음 각 호의 구분에 따라 실시한다. 16대구, 19서울

1. **인플루엔자 예방접종: 연 1회 실시**
2. **백일해(百日咳) 예방접종: 산후조리원에 근무하기 2주 전까지 실시**

⑤ 법 제15조의5제2항에 따른 다른 사람에게 위해를 끼칠 우려가 있는 질병이 있는 사람은 다음 각 호의 사람으로 한다.

1. 「감염병의 예방 및 관리에 관한 법률」 제2조제13호에 따른 감염병환자로서 다른 사람에게 전파될 수 있는 감염병병원체가 인체에 침입하여 증상을 나타내는 사람
2. 다음 각 목의 어느 하나에 해당하는 질환으로서 다른 사람에게 전파될 수 있는 질환이 있는 사람
   가. 설사 등의 증세가 있는 위장 관계 질환
   나. 감기 등 호흡 관계 질환
   다. 유행성 결막염 및 각막염 등 안과 질환
   라. 화농성(化膿性) 질환 등 피부 질환

⑥ 법 제15조의5제2항에 따른 다른 사람에게 위해를 끼칠 우려가 있는 질병이 있는 것으로 의심되는 사람은 「감염병의 예방 및 관리에 관한 법률」 제2조제14호에 따른 감염병의사환자로서 다른 사람에게 전파될 수 있는 감염병병원체가 인체에 침입한 것으로 의심되는 감염병의사환자라는 진단을 받은 사람으로 한다.

⑦ 산후조리업자는 제5항제1호 및 제6항에 해당하는 사람이 그 증상 및 전파가능성이 없어졌다는 진단을 받은 날까지 격리 등 근무제한 조치를 해야 한다.

⑧ 산후조리업자는 제5항제2호에 해당하는 사람이 그 질환의 치료기간 동안 임산부나 영유아를 접촉하

는 업무에 종사하게 해서는 안 된다.

제15조의6(감염 예방 등에 관한 교육)

① 산후조리업자와 산후조리업에 종사하는 사람은 보건복지부령으로 정하는 바에 따라 감염 예방 등에 관한 교육을 정기적으로 받아야 한다.

② 제15조제1항에 따라 산후조리업의 신고를 하려는 자는 미리 제1항에 따른 교육을 받아야 한다. 다만, 질병이나 부상으로 입원 중인 경우 등 부득이한 사유로 신고 전에 교육을 받을 수 없는 경우에는 보건복지부령으로 정하는 바에 따라 그 산후조리업을 시작한 후 교육을 받아야 한다.

시행규칙 제17조(감염 예방 등에 관한 교육)

① 법 제15조의6제1항에 따른 감염 예방 등에 관한 교육(이하 이 조에서 "교육"이라 한다)은 다음 각 호의 구분에 따라 실시한다.

1. 산후조리업자 및 산후조리업의 신고를 하려는 자: 1년마다 1회 이상 영 제20조제1항에 따라 교육의 실시에 관한 업무를 위탁받은 기관(이하 이 조에서 "교육기관"이라 한다)이 실시하는 교육을 8시간 이상 받을 것
2. 별표 3 제1호가목의 건강관리 인력: 1년마다 1회 이상 교육기관이 실시하는 교육을 4시간 이상 받을 것
3. 별표 3 제1호나목의 그 밖의 인력: 1년마다 1회 이상 산후조리업자가 실시하는 교육을 1시간 이상 받을 것. 이 경우 산후조리업자는 별지 제20호서식의 산후조리원 자체 교육 보고서를 교육기관의 장에게 제출해야 한다.

② 교육의 주요내용은 감염 예방, 감염 · 안전 관리 등 임산부 및 영유아의 건강과 안전에 관한 사항으로 한다.

③ 법 제15조의6제2항 단서에 따라 신고 전에 교육을 받지 못한 사람은 해당 산후조리업 신고를 한 날부터 3개월 이내에 받아야 한다.

④ 교육기관은 교육을 수료한 사람에게 수료증을 발급하고, 교육 실시에 관한 기록을 2년간 보관 · 관리해야 한다.

⑤ 교육기관은 교육 실시의 결과를 교육 후 1개월 이내에 산후조리업자의 주소지를 관할하는 특별자치시장 · 특별자치도지사 또는 시장 · 군수 · 구청장에게 보고하고, 매년 1월 31일까지 전년도 교육 실시 결과 및 제1항제3호 후단에 따라 제출받은 산후조리원 자체 교육 보고서를 보건복지부장관에게 제출해야 한다.

⑥ 제1항부터 제5항까지에서 규정한 사항 외에 교육의 실시에 관한 세부사항은 보건복지부장관이 정하여 고시한다.

③ 제1항과 제2항에도 불구하고 산후조리업자와 산후조리업의 신고를 하려는 자 중 산후조리업에 직접 종사하지 아니하거나 둘 이상의 장소에서 산후조리업을 하려는 자는 종사자 중 임산부와 영유아의 건강관리를 위한 책임자(「의료법」 제2조제1항에 따른 의료인으로 한정한다)를 지정한 경우 그 책임자에게 해당 교육을 받게 할 수 있다.

④ 산후조리업자는 산후조리업에 종사하는 사람이 제1항에 따른 교육을 받도록 하여야 한다.

제15조의8(시정명령)

특별자치시장 · 특별자치도지사 또는 시장 · 군수 · 구청장은 산후조리업자가 다음 각 호의 어느 하나에 해당하면 보건복지부령으로 정하는 바에 따라 산후조리업자에게 3개월 이내의 기간을 정하여 시정을 명할 수 있다.

1. 제15조에 따른 인력과 시설을 갖추지 아니한 경우
2. 제15조의2를 위반하여 결격사유가 있는 사람을 종사하게 한 경우
3. 제15조의4 제1호부터 제3호까지의 규정에 따른 준수사항을 지키지 아니한 경우
4. 제15조의5 제2항을 위반하여 건강진단 등을 받지 아니한 사람과 다른 사람에게 위해를 끼칠 우려가 있는 질병이 있거나 질병이 있는 것으로 의심되는 사람에게 격리 등 근무제한 조치를 하지 아니한 경우
5. 제15조의14 제1항을 위반하여 "산후조리원"이라는 글자를 사용하지 아니한 경우
6. 제15조의15 제2항을 위반하여 책임보험에 가입하지 아니한 경우
7. 제15조의16 제1항을 위반하여 서비스의 내용과 요금체계 및 중도해약 시 환불기준을 게시하지 아니하거나 거짓으로 게시한 경우

제15조의9(산후조리원의 폐쇄 등)

① 특별자치시장 · 특별자치도지사 또는 시장 · 군수 · 구청장은 산후조리업자가 다음 각 호의 어느 하나에 해당하는 경우에는 6개월 이내의 기간을 정하여 산후조리업의 정지를 명하거나 산후조리원의 폐쇄를 명할 수 있다.

1. 제15조의8에 따른 시정명령을 위반한 경우
2. 산후조리원을 이용하는 임산부나 영유아를 사망하게 하거나 임산부나 영유아의 신체에 보건복지부령으로 정하는 중대한 피해를 입힌 경우
3. 제15조의4 제4호에 따른 소독 및 격리 등 필요한 조치를 하지 아니한 경우

② 특별자치시장 · 특별자치도지사 또는 시장 · 군수 · 구청장은 산후조리업자가 다음 각 호의 어느 하나에 해당하면 산후조리원의 폐쇄를 명하여야 한다.

1. 제1항에 따른 정지기간 중에 산후조리업을 계속한 경우
2. 제15조의2 각 호의 어느 하나에 해당하는 경우. 다만, 제15조의2 제7호에 해당하게 된 법인이 3개월 이내에 그 대표자를 변경하는 경우에는 그러하지 아니하다.

③ 특별자치시장 · 특별자치도지사 또는 시장 · 군수 · 구청장은 산후조리업자가 제1항과 제2항에 따라 폐쇄명령을 받은 후 계속하여 산후조리업을 할 때에는 그 업소를 폐쇄하기 위하여 관계 공무원에게 다음 각 호의 조치를 하도록 할 수 있다.

1. 해당 산후조리원의 간판이나 그 밖의 업소표지물의 제거
2. 해당 산후조리원이 위법한 업소임을 알리는 게시물 등의 부착

3. 해당 산후조리업을 하기 위하여 필수불가결한 기구나 시설물을 사용할 수 없게 하는 봉인

④ 제1항과 제2항에 따라 산후조리원의 폐쇄명령을 받은 후 6개월이 지나지 아니한 경우에는 누구든지 같은 장소에서 산후조리업을 할 수 없다.

⑤ 제1항과 제2항에 따른 산후조리업 정지명령과 산후조리원 폐쇄명령의 세부적인 기준은 그 위반행위의 종류와 위반 정도 등을 고려하여 대통령령으로 정한다.

제15조의17(지방자치단체의 산후조리원 설치)

① 시 · 도지사 또는 시장 · 군수 · 구청장은 관할 구역 내 산후조리원의 수요와 공급실태 등을 고려하여 임산부의 산후조리를 위한 산후조리원(이하 이 조에서 "공공산후조리원"이라 한다)을 설치 · 운영할 수 있다.

② 공공산후조리원 설치 · 운영 시 감염 및 안전관리 대책 마련, 모자동실 설치 · 운영, 이용자 부담 및 저소득 취약계층 우선이용 여부 등 설치기준과 운영에 필요한 사항은 대통령령으로 정한다.

시행령 제17조의6(지방자치단체의 산후조리원 설치기준 등)

법 제15조의17 제1항에 따라 특별시장 · 광역시장 · 특별자치시장 · 도지사 · 특별자치도지사(이하 "시 · 도지사"라 한다) 또는 시장 · 군수 · 구청장이 설치 · 운영하는 산후조리원(이하 "공공산후조리원"이라 한다)의 설치기준과 운영에 필요한 사항은 별표 2의2와 같다.

■ 모자보건법 시행령 [별표 2의2] 〈개정 2022. 6. 14.〉

공공산후조리원의 설치기준 등(제17조의6 관련)

1. 설치기준

가. 임산부실은 2층 이하에 설치하여야 하며, 영유아 침대, 영유아 목욕설비 등 임산부와 영유아가 함께 생활하는 데 필요한 시설을 갖추어 모자동실(母子同室)의 형태로 운영되어야 한다.

나. 영유아실은 2층 이하에 설치하여야 하며, 영유아실 정원은 임산부실 정원의 100분의 30 이내로 하여야 한다. 다만, 해당 지방자치단체의 장이 정당한 사유가 있다고 인정하는 경우에는 영유아실을 설치하지 않을 수 있다.

다. 그 밖에 공공산후조리원의 인력 및 시설기준에 관하여는 보건복지부령으로 정하는 바에 따른다.

2. 운영기준

시 · 도지사 또는 시장 · 군수 · 구청장은 공공산후조리원을 운영할 때 다음 각 호의 사항을 준수하여야 한다.

가. 감염 및 안전관리

1) 감염의 위험으로부터 임산부와 영유아를 보호하기 위하여 다음의 감염관리 활동을 수행하여야 한다.

가) 감염 예방, 감염 발생 시 대응, 교육 · 훈련 등이 포함된 감염관리계획 수립

나) 공공산후조리원 내 감염 전파의 위험요인에 대한 점검 · 평가 및 개선활동

다) 공공산후조리원 종사자에 대하여 감염 발생 상황별 조치요령에 관한 교육 · 훈련을 매년 1회 이상 실시

2) 화재의 위험으로부터 임산부와 영유아를 보호하기 위하여 다음의 안전관리활동을 수행하여야 한다.

가) 화재 예방, 화재 발생 시 대응, 안전교육 · 훈련 등이 포함된 안전관리계획 수립

나) 소화시설, 대피로, 비상구 등 안전시설에 대한 점검 · 평가 및 개선활동

다) 공공산후조리원 종사자와 임산부에 대하여 화재발생 시의 대응 및 행동요령에 관한 교육 · 훈련을 매년 1회 이상 실시

나. 모자동실 운영 등

1) 임산부실은 임산부와 영유아가 함께 생활할 수 있도록 모자동실의 형태로 운영하여야 한다.

2) 공공산후조리원 입소 전 임산부에게 임산부실을 모자동실의 형태로 운영하는 것을 미리 알리고, 모자동실 사용에 대한 준수사항 등을 교육하여야 한다.

3) 영유아실은 신규로 입원하는 영유아의 감염 여부 등 건강상태를 확인하는 용도로 운영하여야 한다.

다. 이용자 부담 및 저소득 취약계층의 우선이용

1) 시 · 도지사 또는 시장 · 군수 · 구청장은 공공산후조리원 설치 및 운영 비용 등을 고려하여 공공산후조리원 이용자에게 이용요금을 부과할 수 있다.

2) 다음 각 호의 어느 하나에 해당하는 사람에게는 공공산후조리원을 우선이용하게 하거나, 산후조리도우미의 이용 지원 범위에서 이용요금의 전부 또는 일부를 감면할 수 있다.

가) 「5 · 18민주유공자예우 및 단체설립에 관한 법률」에 따른 5 · 18민주유공자, 그 유족 또는 가족

나) 「국가유공자 등 예우 및 지원에 관한 법률」에 따른 국가유공자, 그 유족 또는 가족

다) 「국민기초생활 보장법」에 따른 수급자 및 차상위계층

라) 「다문화가족지원법」에 따른 다문화가족의 산모

마) 「북한이탈주민의 보호 및 정착지원에 관한 법률」에 따른 보호대상자 또는 그 배우자

바) 「의료급여법 시행령」 에 따라 보건복지부장관이 정하여 고시하는 희귀난치성질환을 앓고 있는 산모

사) 「장애인복지법」에 따른 장애인 또는 그 배우자

아) 「한부모가족지원법」에 따른 한부모가족의 산모

자) 다태아 또는 셋째 자녀 이상을 출산한 산모

라. 행정적 · 재정적 지원

조례 · 규칙의 제정, 관할 보건소 · 의료기관과의 연계 등 공공산후조리원의 운영에 필요한 행정적 · 재정적 지원 방안을 마련하여야 한다.

마. 실태조사 및 평가

공공산후조리원 서비스의 질적 수준을 향상시키기 위하여 공공산후조리원에 대한 실태조사와 평가 등을 실시하여야 한다.

3. 공공산후조리원 폐쇄 및 중단에 따른 사후관리 등

가. 시 · 도지사 또는 시장 · 군수 · 구청장은 설치한 공공산후조리원을 폐쇄하거나 운영을 중단하는 경우에는 입소 중인 임산부와 영유아가 다른 공공산후조리원을 이용하도록 하는 등 필요한 조치를 하여야 한다.

나. 보건복지부장관 또는 특별시장 · 광역시장 · 도지사는 시 · 도지사 또는 시장 · 군수 · 구청장이

공공산후조리원의 설치기준 또는 운영기준을 위반하여 공공산후조리원을 설치하거나 운영하는 경우에는 그 시정을 명할 수 있다.

제15조의20(산후조리원 평가)

① 보건복지부장관은 산후조리 서비스의 질적 수준을 향상시키기 위하여 산후조리원의 시설·서비스 수준 및 종사자의 전문성 등을 평가할 수 있다.

② 보건복지부장관은 제1항에 따른 평가 업무를 대통령령으로 정하는 기관 또는 단체에 위탁할 수 있다.

시행령 제17조의8(산후조리원 평가 업무의 위탁)

① 보건복지부장관은 법 제15조의20제2항에 따라 산후조리원 평가에 관한 업무를 다음 각 호의 기관 또는 단체에 위탁할 수 있다. 〈개정 2022. 6. 14.〉

1. 법 제16조에 따른 인구보건복지협회
2. 그 밖에 산후조리원 평가에 관한 업무를 수행할 수 있는 인적·물적 자원을 갖추고 있다고 보건복지부장관이 인정하는 비영리법인

② 보건복지부장관은 제1항에 따라 산후조리원 평가에 관한 업무를 위탁하는 경우에는 그 수탁자 및 위탁업무의 내용을 고시하여야 한다.

③ 보건복지부장관은 제1항에 따른 산후조리원 평가의 결과를 보건복지부령으로 정하는 바에 따라 공표할 수 있다.

④ 제1항에 따른 산후조리원 평가의 실시 등에 필요한 사항은 보건복지부령으로 정한다.

시행규칙 제19조의2(산후조리원의 평가)

① 법 제15조의19에 따른 산후조리원 평가(이하 "평가"라 한다)의 주기는 매 3년으로 한다.

② 보건복지부장관은 평가지표 등 평가에 필요한 사항을 정하여 고시하여야 한다. 이 경우 평가지표에는 산후조리인력의 적정성 및 전문성, 시설의 적정성, 모자동실(母子同室)의 비율, 산후조리서비스의 질 관리 및 의료기관과의 연계 등이 포함되어야 한다.

③ 보건복지부장관은 평가를 실시한 후 해당 산후조리원에 평가결과통보서 및 평가서를 송부하여야 한다.

④ 그 밖에 평가의 절차 및 서식 등에 관한 세부사항은 보건복지부장관이 정하여 고시한다.

제15조의21(산후조리 관련 실태조사)

① 국가와 지방자치단체는 임산부와 신생아의 건강과 안전을 위하여 **3년마다** 산후조리와 관련된 **실태조사를 실시**하여야 한다.

② 국가 및 지방자치단체는 제1항에 따른 실태조사를 위하여 필요한 경우에는 관계 중앙행정기관의 장, 지방자치단체의 장, 「공공기관 운영에 관한 법률」에 따른 공공기관의 장 및 관계 기관·법인의 장에게 관련 자료의 제출 등 협조를 요청할 수 있다. 이 경우 자료의 제출 등 협조를 요청받은 자는 특별한 사유가 없으면 이에 따라야 한다. <신설 2021. 12. 21.>

③ 제1항에 따른 실태조사의 내용·방법 등에 필요한 사항은 대통령령으로 정한다. <개정 2021. 12. 21.>

시행령 제17조의9(실태조사의 내용·방법)

① 법 제15조의21제1항에 따른 실태조사(이하 "실태조사"라 한다)의 내용은 다음 각 호와 같다.

1. 임산부의 연령, 학력, 경제상태, 건강상태 등 일반적 특성에 관한 사항
2. 산후조리 현황 및 산후조리 만족도에 관한 사항
3. 신체회복, 모유수유 등 임산부 및 영유아의 건강관리에 관한 사항
4. 임산부 및 영유아의 산후조리 안전사고에 관한 사항
5. 그 밖에 산후조리와 관련된 임산부 및 영유아의 건강과 안전에 관한 사항

② 보건복지부장관은 실태조사를 전문적인 연구기관·단체 또는 관계 전문가에게 의뢰하여 실시할 수 있다.

제15조의22(모자동실 운영)

산후조리업자는 임산부와 영유아의 정서안정을 도모하고, 감염이나 질병을 예방하기 위하여 임산부와 영유아가 같은 공간에서 함께 지낼 수 있는 모자동실을 적정하게 제공할 수 있도록 노력하여야 한다.

제21조(경비의 보조)

① 국가는 예산의 범위에서 다음 각 호의 경비를 보조할 수 있다.

1. 모자보건기구(국가가 설치하는 경우는 제외한다. 이하 같다)의 **설치비용 및 부대비용의 3분의 2 이내**
2. 모자보건기구 **운영비의 2분의 1 이내**
3. 제7조 제3항에 따라 업무를 위탁받은 자의 위탁받은 업무수행 경비
4. 제10조 제1항에 따른 건강진단 등의 경비
5. 제10조의2에 따른 신생아 집중치료 시설 및 장비 지원 경비
6. 제10조의3에 따른 모유수유시설 및 수유시설 설치 지원 경비
7. 제11조의3 제4항에 따라 평가업무를 위탁받은 자의 위탁받은 업무수행 경비
8. 제11조의4 제3항에 따라 중앙난임전문상담센터 및 권역별 난임전문상담센터의 업무를 위탁받은 자의 위탁받은 업무수행 경비
9. 제11조의6 제3항에 따라 통계관리업무를 위탁받은 자의 운영에 필요한 경비

② 지방자치단체는 예산의 범위에서 제1항제4호부터 제6호까지 및 제8호의 경비 중 국가에서 보조하는 부분 외의 경비를 보조한다.

제26조(벌칙)

① 다음 각 호의 어느 하나에 해당하는 자는 1년 이하의 징역 또는 1천만원 이하의 벌금에 처한다.

1. 제15조 제1항을 위반하여 신고 또는 변경신고를 하지 아니하고 산후조리업을 한 자
2. 삭제
3. 제15조의9 제1항 또는 제2항에 따른 산후조리업 정지명령 또는 산후조리원 폐쇄명령을 받고도 계속하여 산후조리업을 한 자
4. 제24조를 위반하여 비밀을 누설하거나 공표한 자

② 제15조의4 제3호를 위반하여 필요한 조치를 하지 아니한 자는 500만원 이하의 벌금에 처한다.

③ 다음 각 호의 어느 하나에 해당하는 자는 300만원 이하의 벌금에 처한다.

1. 제15조의3 제2항을 위반하여 승계 사실을 신고하지 아니한 자
2. 제15조의4 제4호를 위반하여 필요한 조치를 하지 아니한 자

제27조(과태료)

① 다음 각 호의 어느 하나에 해당하는 자에게는 200만원 이하의 과태료를 부과한다.

1. 제15조의4 제1호 또는 제2호를 위반한 자

1의2. 제15조의4 제5호를 위반하여 의료기관으로 이송한 사실 및 조치내역을 지체 없이 보고하지 아니한 자

2. 제15조의5 제1항을 위반하여 건강진단 등을 받지 아니한 산후조리업자 및 같은 조 제2항을 위반하여 건강진단 등을 받지 아니한 사람에게 격리 등 근무제한 조치를 하지 아니한 산후조리업자

2의2. 제15조의5 제2항을 위반하여 질병이 있거나 질병이 있는 것으로 의심되는 사람에게 격리 등 근무제한 조치를 하지 아니한 산후조리업자

3. 제15조의6 제1항 또는 제2항을 위반하여 감염 예방 등에 관한 교육을 받지 아니한 자

3의2. 제15조의6 제4항을 위반하여 산후조리업에 종사하는 사람을 교육받도록 하지 아니한 산후조리업자

4. 제15조의7 제1항에 따른 보고를 하지 아니하거나 거짓으로 보고한 자 또는 공무원의 출입·검사 또는 열람을 거부·방해 또는 기피한 자
5. 제15조의16에 따른 서비스의 내용과 요금체계 및 중도해약 시 환불기준을 게시하지 아니하거나 거짓으로 게시한 자

② 다음 각 호의 어느 하나에 해당하는 자에게는 100만원 이하의 과태료를 부과한다.

1. 제8조 제3항을 위반하여 임산부의 사망·사산 또는 신생아의 사망 사실을 보고하지 아니한 의료기관의 장 또는 보건소장
2. 제15조의5 제3항을 위반하여 해당 사실을 지체 없이 산후조리업자에게 알리지 아니하거나 거짓으로 알린 자
3. 제15조의10을 위반하여 산후조리업의 폐업·휴업 또는 재개를 신고하지 아니한 산후

조리업자

4. 제15조의14에 따른 명칭 사용에 관한 규정을 위반한 자
5. 제15조의15를 위반하여 책임보험에 가입하지 아니한 자
6. 제20조를 위반하여 인구보건복지협회와 같은 명칭을 사용한 자

③ 제1항과 제2항에 따른 과태료는 다음 각 호의 구분에 따라 부과 · 징수하되 대통령령으로 정하는 바에 따른다.

1. 제1항 및 제2항제1호부터 제5호까지의 규정에 해당하는 경우: 특별자치시장 · 특별자치도지사 또는 시장 · 군수 · 구청장이 부과 · 징수한다.
2. 제2항제6호에 해당하는 경우: 보건복지부장관이 부과 · 징수한다.

기출유형 점검

「모자보건법」은 의료기술직 관련 공무원 시험에서 주요 출제 법령은 아니지만 출제자가 난이도 조율을 위해 출제한 적이 있는 법령으로, 최근 강조 이슈를 중심으로 계속 출제되고 있다.

1. **[22충남] 「모자보건법」상 인공임신중절수술의 허용한계의 조건이 아닌 경우는?**

① 태아가 이상인 경우
② 강간 또는 준강간에 의하여 임신된 경우
③ 법률상 혼인할 수 없는 혈족 또는 인척간에 임신된 경우
④ 배우자가 대통령령으로 정하는 전염성 질환이 있는 경우

(해설) 제14조(인공임신중절수술의 허용한계)
① 의사는 다음 각 호의 어느 하나에 해당되는 경우에만 본인과 배우자(사실상의 혼인관계에 있는 사람을 포함한다. 이하 같다)의 동의를 받아 인공임신중절수술을 할 수 있다.
1. 본인이나 배우자가 대통령령으로 정하는 우생학적(優生學的) 또는 유전학적 정신장애나 신체질환이 있는 경우
2. 본인이나 배우자가 대통령령으로 정하는 전염성 질환이 있는 경우
3. 강간 또는 준강간(準强姦)에 의하여 임신된 경우
4. 법률상 혼인할 수 없는 혈족 또는 인척 간에 임신된 경우
5. 임신의 지속이 보건의학적 이유로 모체의 건강을 심각하게 해치고 있거나 해칠 우려가 있는 경우

답 ①

2. **[19충남, 21부산] 「모자보건법」상 지방자치단체가 임산부를 위한 모자보건기구를 설치하여야 하는 곳은?**

① 보건지소
② 보건소
③ 보건진료소
④ 건강생활지원센터

(해설) 제7조(모자보건의 설치)
① 국가와 지방자치단체는 모자보건사업에 관한 사항을 관장하기 위하여 모자보건기구를 설치·운영할 수 있다. 이 경우 **지방자치단체가 모자보건기구를 설치할 때에는 그 지방자치단체가 설치한 보건소에 설치**함을 원칙으로 한다.

답 ②

3. **[20부산] 「모자보건법」상 용어 정의로 옳지 않은 것은?**

① 모성은 임산부와 가임기 여성을 말한다.
② 신생아는 출생 후 7일 이내의 영유아를 말한다.
③ 임산부는 임신 중이거나 분만 후 6개월 미만인 여성을 말한다.
④ 미숙아는 신체의 발육이 미숙한채 출생한 영유아로서 대통령령으로 정하는 기준에 해당하는 영유아를 말한다.

(해설) 제2조(정의)
이 법에서 사용하는 용어의 뜻은 다음과 같다.
1. **"임산부"**란 **임신 중이거나 분만 후 6개월 미만인 여성**을 말한다.
2. **"모성"**이란 **임산부와 가임기(可姙期) 여성**을 말한다.
3. **"영유아"**란 **출생 후 6년 미만인 사람**을 말한다.
4. **"신생아"**란 **출생 후 28일 이내의 영유아**를 말한다.
5. **"미숙아(未熟兒)"**란 **신체의 발육이 미숙한 채로 출생한 영유아로서 대통령령으로 정하는 기준에 해당하는 영유아**를 말한다.
6. "선천성이상아(先天性異常兒)"란 **선천성 기형(奇形) 또는 변형(變形)이 있거나 염색체에 이상이 있는 영유아**로서 대통령령으로 정하는 기준에 해당하는 영유아를 말한다.

답 ②

Part 19

호스피스·완화의료 및 임종과정에 있는 환자의 연명의료결정에 관한 법률

(약칭: 연명의료결정법)

| 의료기술직 |

Part 17 호스피스·완화의료 및 임종과정에 있는 환자의 연명의료결정에 관한 법률 (약칭: 연명의료결정법)

연명의료결정법[시행 2022. 03. 22.], 시행령[시행 2022. 03. 08.], 시행규칙[시행 2022. 04. 14.]

제1조(목적)

이 법은 호스피스·완화의료와 임종과정에 있는 환자의 연명의료와 연명의료중단등결정 및 그 이행에 필요한 사항을 규정함으로써 **환자의 최선의 이익을 보장**하고 **자기결정을 존중**하여 **인간으로서의 존엄과 가치를 보호**하는 것을 목적으로 한다.

제2조(정의) 20경북

이 법에서 사용하는 용어의 뜻은 다음과 같다.

1. "임종과정"이란 회생의 가능성이 없고, 치료에도 불구하고 회복되지 아니하며, 급속도로 증상이 악화되어 사망에 임박한 상태를 말한다.
2. "임종과정에 있는 환자"란 제16조에 따라 담당의사와 해당 분야의 전문의 1명으로부터 임종과정에 있다는 의학적 판단을 받은 자를 말한다.
3. "말기환자(末期患者)"란 적극적인 치료에도 불구하고 근원적인 회복의 가능성이 없고 점차 증상이 악화되어 보건복지부령으로 정하는 절차와 기준에 따라 담당의사와 해당 분야의 전문의 1명으로부터 수개월 이내에 사망할 것으로 예상되는 진단을 받은 환자를 말한다.
   가. 삭제
   나. 삭제
   다. 삭제
   라. 삭제
   마. 삭제
4. "**연명의료**"란 임종과정에 있는 환자에게 하는 심폐소생술, 혈액 투석, 항암제 투여, 인공호흡기 착용 및 그 밖에 대통령령으로 정하는 의학적 시술로서 치료효과 없이 임종과정의 기간만을 연장하는 것을 말한다.

시행령 **제2조(연명의료)**

「호스피스·완화의료 및 임종과정에 있는 환자의 연명의료결정에 관한 법률」(이하 "법"이라 한다) 제2조제4호에서 "대통령령으로 정하는 의학적 시술"이란 다음 각 호의 시술을 말한다.

1. 체외생명유지술(ECLS)
2. 수혈
3. 혈압상승제 투여
4. 그 밖에 담당의사가 환자의 최선의 이익을 보장하기 위해 시행하지 않거나 중단할 필요가 있다고 의학적으로 판단하는 시술

5. "연명의료중단등결정"이란 임종과정에 있는 환자에 대한 연명의료를 시행하지 아니하거나 중단하기로 하는 결정을 말한다.

6. **"호스피스 · 완화의료"(이하 "호스피스"라 한다)란 다음 각 목의 어느 하나에 해당하는 질환**으로 말기환자로 진단을 받은 환자 또는 임종과정에 있는 환자(이하 "호스피스대상환자"라 한다)와 그 가족에게 통증과 증상의 완화 등을 포함한 신체적, 심리사회적, 영적 영역에 대한 종합적인 평가와 치료를 목적으로 하는 의료를 말한다. 20경북
   가. 암
   나. 후천성면역결핍증
   다. 만성 폐쇄성 호흡기질환
   라. 만성 간경화
   마. 그 밖에 보건복지부령으로 정하는 질환
7. "담당의사"란 「의료법」에 따른 의사로서 말기환자 또는 임종과정에 있는 환자(이하 "말기환자등"이라 한다)를 직접 진료하는 의사를 말한다.
8. "**연명의료계획서**"란 말기환자등의 의사에 따라 담당의사가 환자에 대한 연명의료중단등결정 및 호스피스에 관한 사항을 계획하여 문서(전자문서를 포함한다)로 작성한 것을 말한다.
9. "**사전연명의료의향서**"란 **19세 이상**인 사람이 자신의 연명의료중단등결정 및 호스피스에 관한 의사를 직접 문서(전자문서를 포함한다)로 작성한 것을 말한다.

제3조(기본 원칙)

① 호스피스와 연명의료 및 연명의료중단등결정에 관한 모든 행위는 환자의 인간으로서의 존엄과 가치를 침해하여서는 아니 된다.
② 모든 환자는 최선의 치료를 받으며, 자신이 앓고 있는 상병(傷病)의 상태와 예후 및 향후 본인에게 시행될 의료행위에 대하여 분명히 알고 스스로 결정할 권리가 있다.
③ 「의료법」에 따른 의료인(이하 "의료인"이라 한다)은 환자에게 최선의 치료를 제공하고, 호스피스와 연명의료 및 연명의료중단등결정에 관하여 정확하고 자세하게 설명하며, 그에 따른 환자의 결정을 존중하여야 한다.

제6조(호스피스의 날 지정)

① 삶과 죽음의 의미와 가치를 널리 알리고 범국민적 공감대를 형성하며 호스피스를 적극적으로 이용하고 연명의료에 관한 환자의 의사를 존중하는 사회 분위기를 조성하기 위하여 매년 **10월 둘째 주 토요일을 "호스피스의 날"**로 한다.
② 국가와 지방자치단체는 호스피스의 날의 취지에 부합하는 행사와 교육 · 홍보를 실시하도록 노력하여야 한다.

제7조(종합계획의 시행 · 수립)

① **보건복지부장관**은 호스피스와 연명의료 및 연명의료중단등결정의 제도적 확립을 위하여

관계 중앙행정기관의 장과 협의하고, 제8조에 따른 국가호스피스연명의료위원회의 심의를 거쳐 호스피스와 연명의료 및 연명의료중단등결정에 관한 종합계획(이하 "종합계획"이라 한다)을 **5년**마다 수립 · 추진하여야 한다.

② 종합계획에는 다음 각 호의 사항이 포함되어야 한다.

1. 호스피스와 연명의료 및 연명의료중단등결정의 제도적 확립을 위한 추진방향 및 기반 조성
2. 호스피스와 연명의료 및 연명의료중단등결정 관련 정보제공 및 교육의 시행 · 지원
3. 제14조에 따른 의료기관윤리위원회의 설치 · 운영에 필요한 지원
4. 말기환자등과 그 가족의 삶의 질 향상을 위한 교육프로그램 및 지침의 개발 · 보급
5. 제25조에 따른 호스피스전문기관의 육성 및 전문 인력의 양성
6. 다양한 호스피스 사업의 개발
7. 호스피스와 연명의료 및 연명의료중단등결정에 관한 조사 · 연구에 관한 사항
8. 그 밖에 호스피스와 연명의료 및 연명의료중단등결정의 제도적 확립을 위하여 필요한 사항

③ 보건복지부장관은 종합계획을 수립할 때 생명윤리 및 안전에 관하여 사회적으로 심각한 영향을 미칠 수 있는 사항에 대하여는 미리 「생명윤리 및 안전에 관한 법률」 제7조에 따른 국가생명윤리심의위원회와 협의하여야 한다.

④ 보건복지부장관은 종합계획에 따라 매년 시행계획을 수립 · 시행하고 그 추진실적을 평가하여야 한다.

⑤ 보건복지부장관은 종합계획을 수립하거나 주요 사항을 변경한 경우 지체 없이 국회에 보고하여야 한다.

제8조(국가호스피스연명의료위원회)

① 보건복지부는 종합계획 및 시행계획을 심의하기 위하여 보건복지부장관 소속으로 국가호스피스연명의료위원회(이하 "위원회"라 한다)를 둔다.

② 위원회는 위원장을 포함한 15인 이내의 위원으로 구성한다.

③ 위원장은 보건복지부차관이 된다.

④ 위원은 말기환자 진료, 호스피스 및 임종과정에 관한 학식과 경험이 풍부한 다양한 분야의 전문가들 중에서 보건복지부장관이 임명 또는 위촉한다.

⑤ 그 밖에 위원회의 조직 및 운영에 필요한 사항은 대통령령으로 정한다.

제11조(사전연명의료의향서 등록기관)

① 보건복지부장관은 대통령령으로 정하는 시설 · 인력 등 요건을 갖춘 다음 각 호의 기관 중에서 사전연명의료의향서 등록기관(이하 "등록기관"이라 한다)을 지정할 수 있다. <개정 2021. 12. 21.>

1. 「지역보건법」 제2조에 따른 지역보건의료기관
2. 의료기관
3. 사전연명의료의향서에 관한 사업을 수행하는 비영리법인 또는 비영리단체(「비영리민간단체 지원법」 제4조에 따라 등록된 비영리민간단체를 말한다)
4. 「공공기관의 운영에 관한 법률」 제4조에 따른 공공기관
5. 「노인복지법」 제36조 제1항 제1호에 따른 노인복지관

② 등록기관의 업무는 다음 각 호와 같다.
1. 사전연명의료의향서 등록에 관한 업무
2. 사전연명의료의향서에 관한 설명 및 작성 지원
3. 사전연명의료의향서에 관한 상담, 정보제공 및 홍보
4. 관리기관에 대한 사전연명의료의향서의 등록 · 변경 · 철회 등의 결과 통보
5. 그 밖에 사전연명의료의향서에 관하여 보건복지부령으로 정하는 업무

③ 등록기관의 장은 제2항에 따른 업무 수행의 결과를 기록 · 보관하고, 관리기관의 장에게 보고하여야 한다.

④ 국가와 지방자치단체는 등록기관의 운영 및 업무 수행에 필요한 행정적 · 재정적 지원을 할 수 있다.

⑤ 등록기관의 장은 등록기관의 업무를 폐업 또는 1개월 이상 휴업하거나 운영을 재개하는 경우 보건복지부장관에게 신고하여야 한다.

⑥ 등록기관의 장은 등록기관의 업무를 폐업 또는 1개월 이상 휴업하는 경우 보건복지부령으로 정하는 바에 따라 관련 기록을 관리기관의 장에게 이관하여야 한다. 다만, 휴업하려는 등록기관의 장이 휴업 예정일 전일까지 관리기관의 장의 허가를 받은 경우에는 관련 기록을 직접 보관할 수 있다.

⑦ 등록기관의 지정 절차, 업무 수행 결과 기록 · 보관 및 보고, 폐업 등의 신고절차에 관하여 필요한 사항은 보건복지부령으로 정한다.

제12조(사전연명의료의향서의 작성 · 등록 등)

① 사전연명의료의향서를 작성하고자 하는 사람(이하 "작성자"라 한다)은 이 조에 따라서 직접 작성하여야 한다.

② 등록기관은 작성자에게 그 작성 전에 다음 각 호의 사항을 충분히 설명하고, 작성자로부터 내용을 이해하였음을 확인받아야 한다.
1. 연명의료의 시행방법 및 연명의료중단등결정에 대한 사항
2. 호스피스의 선택 및 이용에 관한 사항
3. 사전연명의료의향서의 효력 및 효력 상실에 관한 사항
4. 사전연명의료의향서의 작성 · 등록 · 보관 및 통보에 관한 사항

5. 사전연명의료의향서의 변경 · 철회 및 그에 따른 조치에 관한 사항
6. 그 밖에 보건복지부령으로 정하는 사항

③ **사전연명의료의향서**는 다음 각 호의 사항을 포함하여야 한다.
1. 연명의료중단등결정
2. 호스피스의 이용
3. 작성 연월일
4. 그 밖에 보건복지부령으로 정하는 사항

④ 등록기관의 장은 사전연명의료의향서를 제출받을 때 본인의 작성 여부를 확인한 후 작성된 사전연명의료의향서를 등록 · 보관하여야 한다.

⑤ 등록기관의 장은 제4항에 따른 등록 결과를 관리기관의 장에게 통보하여야 한다.

⑥ 사전연명의료의향서를 작성한 사람은 언제든지 그 의사를 변경하거나 철회할 수 있다. 이 경우 등록기관의 장은 지체 없이 사전연명의료의향서를 변경하거나 등록을 말소하여야 한다.

⑦ 등록기관의 장은 제6항에 따라 사전연명의료의향서가 변경 또는 철회된 경우 그 결과를 관리기관의 장에게 통보하여야 한다.

⑧ 사전연명의료의향서는 다음 각 호의 어느 하나에 해당하는 경우 그 효력이 없다. 다만, 제4호의 경우에는 그 때부터 효력을 잃는다.
1. 본인이 직접 작성하지 아니한 경우
2. 본인의 자발적 의사에 따라 작성되지 아니한 경우
3. 제2항 각 호의 사항에 관한 설명이 제공되지 아니하거나 작성자의 확인을 받지 아니한 경우
4. 사전연명의료의향서 작성 · 등록 후에 연명의료계획서가 다시 작성된 경우

⑨ 사전연명의료의향서의 서식 및 사전연명의료의향서의 작성 · 등록 · 보관 · 통보 등에 필요한 사항은 보건복지부령으로 정한다.

시행규칙 제8조(사전연명의료의향서)

① 법 제12조 제1항에 따른 사전연명의료의향서는 별지 제6호서식과 같다.

② 법 제12조 제2항 제6호에서 "보건복지부령으로 정하는 사항"이란 법 제11조 제6항 및 제13조 제3항에 따른 기록의 이관에 관한 사항을 말한다.

③ 법 제12조 제3항 제4호에서 "보건복지부령으로 정하는 사항"이란 다음 각 호의 사항을 말한다.
1. 작성자의 성명 및 주민등록번호
2. 작성자가 법 제12조 제2항 각 호의 사항에 대한 설명을 이해하였다는 확인
3. 사전연명의료의향서의 열람허용 여부
4. 등록기관 및 상담자에 관한 사항

④ 법 제12조 제5항 및 제7항에 따라 등록기관의 장이 관리기관의 장에게 사전연명의료의향서의 등록 · 변경 또는 철회 결과를 통보하는 경우에는 영 제6조 제5항 제1호에 따른 정보처리시스템을 통

하여 할 수 있다.

제14조(의료기관윤리위원회의 설치 및 운영 등)

① 연명의료중단등결정 및 그 이행에 관한 업무를 수행하려는 의료기관은 보건복지부령으로 정하는 바에 따라 해당 의료기관에 의료기관윤리위원회(이하 "윤리위원회"라 한다)를 설치하고 이를 보건복지부장관에게 등록하여야 한다.

② 윤리위원회는 다음 각 호의 활동을 수행한다.

1. 연명의료중단등결정 및 그 이행에 관하여 임종과정에 있는 환자와 그 환자가족 또는 의료인이 요청한 사항에 관한 심의
2. 제19조 제3항에 따른 담당의사의 교체에 관한 심의
3. 환자와 환자가족에 대한 연명의료중단등결정 관련 상담
4. 해당 의료기관의 의료인에 대한 의료윤리교육
5. 그 밖에 보건복지부령으로 정하는 사항

③ 윤리위원회의 위원은 위원장 1명을 포함하여 5명 이상으로 구성하되, 해당 의료기관에 종사하는 사람으로만 구성할 수 없으며, 의료인이 아닌 사람으로서 종교계 · 법조계 · 윤리학계 · 시민단체 등의 추천을 받은 사람 2명 이상을 포함하여야 한다.

④ 윤리위원회 위원은 해당 의료기관의 장이 위촉하고, 위원장은 위원 중에서 호선한다.

⑤ 제1항에도 불구하고 보건복지부령으로 정하는 바에 따라 다른 의료기관의 윤리위원회 또는 제6항에 따른 공용윤리위원회와 제2항 각 호의 업무의 수행을 위탁하기로 협약을 맺은 의료기관은 윤리위원회를 설치한 것으로 본다.

⑥ 보건복지부장관은 의료기관이 제2항 각 호의 업무의 수행을 위탁할 수 있도록 공용윤리위원회를 지정할 수 있다.

⑦ 그 밖에 윤리위원회 및 공용윤리위원회의 구성 및 운영 등에 필요한 사항은 보건복지부령으로 정한다.

제17조(환자의 의사 확인)

① 연명의료중단등결정을 원하는 환자의 의사는 다음 각 호의 어느 하나의 방법으로 확인한다.

1. 의료기관에서 작성된 연명의료계획서가 있는 경우 이를 환자의 의사로 본다.
2. 담당의사가 사전연명의료의향서의 내용을 환자에게 확인하는 경우 이를 환자의 의사로 본다. 담당의사 및 해당 분야의 전문의 1명이 다음 각 목을 모두 확인한 경우에도 같다.
   가. 환자가 사전연명의료의향서의 내용을 확인하기에 충분한 의사능력이 없다는 의학적 판단

나. 사전연명의료의향서가 제2조 제4호의 범위에서 제12조에 따라 작성되었다는 사실

3. 제1호 또는 제2호에 해당하지 아니하고 19세 이상의 환자가 의사를 표현할 수 없는 의학적 상태인 경우 환자의 연명의료중단등결정에 관한 의사로 보기에 충분한 기간 동안 일관하여 표시된 연명의료중단등에 관한 의사에 대하여 환자가족(19세 이상인 자로서 다음 각 목의 어느 하나에 해당하는 사람을 말한다) 2명 이상의 일치하는 진술(환자가족이 1명인 경우에는 그 1명의 진술을 말한다)이 있으면 담당의사와 해당 분야의 전문의 1명의 확인을 거쳐 이를 환자의 의사로 본다. 다만, 그 진술과 배치되는 내용의 다른 환자가족의 진술 또는 보건복지부령으로 정하는 객관적인 증거가 있는 경우에는 그러하지 아니하다.

가. 배우자

나. 직계비속

다. 직계존속

라. 가목부터 다목까지에 해당하는 사람이 없는 경우 형제자매

② 담당의사는 제1항제1호 및 제2호에 따른 연명의료계획서 또는 사전연명의료의향서 확인을 위하여 관리기관에 등록 조회를 요청할 수 있다.

③ 제1항제2호나 제3호에 따라 환자의 의사를 확인한 담당의사 및 해당 분야의 전문의는 보건복지부령으로 정하는 바에 따라 확인 결과를 기록(전자문서로 된 기록을 포함한다)하여야 한다.

제18조(환자의 의사를 확인할 수 없는 경우의 연명의료중단등결정)

① 제17조에 해당하지 아니하여 환자의 의사를 확인할 수 없고 환자가 의사표현을 할 수 없는 의학적 상태인 경우 다음 각 호의 어느 하나에 해당할 때에는 해당 환자를 위한 연명의료중단등결정이 있는 것으로 본다. 다만, 담당의사 또는 해당 분야 전문의 1명이 환자가 연명의료중단등결정을 원하지 아니하였다는 사실을 확인한 경우는 제외한다.

1. 미성년자인 환자의 법정대리인(친권자에 한정한다)이 연명의료중단등결정의 의사표시를 하고 담당의사와 해당 분야 전문의 1명이 확인한 경우

2. 환자가족 중 다음 각 목에 해당하는 사람(19세 이상인 사람에 한정하며, 행방불명자 등 대통령령으로 정하는 사유에 해당하는 사람은 제외한다) 전원의 합의로 연명의료중단등결정의 의사표시를 하고 담당의사와 해당 분야 전문의 1명이 확인한 경우

가. 배우자

나. 1촌 이내의 직계 존속 · 비속

다. 가목 및 나목에 해당하는 사람이 없는 경우 2촌 이내의 직계 존속 · 비속

라. 가목부터 다목까지에 해당하는 사람이 없는 경우 형제자매

② 제1항제1호 · 제2호에 따라 연명의료중단등결정을 확인한 담당의사 및 해당 분야의 전문의는 보건복지부령으로 정하는 바에 따라 확인 결과를 기록(전자문서로 된 기록을 포함한다)하여야 한다.

시행령 제10조(환자의 의사를 확인할 수 없는 경우의 연명의료중단등결정)

① 법 제18조 제1항 제2호에서 "행방불명자 등 대통령령으로 정하는 사유에 해당하는 사람"이란 다음 각 호의 어느 하나에 해당하는 사람을 말한다.

1. 경찰관서에 행방불명 사실이 신고된 날부터 1년 이상 경과한 사람
2. 실종선고를 받은 사람
3. 의식불명 또는 이에 준하는 사유로 자신의 의사를 표명할 수 없는 의학적 상태에 있는 사람으로서 해당 의학적 상태에 대하여 전문의 1명 이상의 진단 · 확인을 받은 사람

② 환자가족이 법 제18조 제1항 제2호에 따라 연명의료중단등결정의 의사표시를 하는 경우 그 가족 중에 제1항 각 호의 어느 하나에 해당하는 사람이 있는 경우에는 해당 사실을 증명할 수 있는 서류를 담당의사에게 제출하여야 한다.

제19조(연명의료중단등결정의 이행 등)

① 담당의사는 제15조 각 호의 어느 하나에 해당하는 환자에 대하여 즉시 연명의료중단등결정을 이행하여야 한다.

② 연명의료중단등결정 이행 시 통증 완화를 위한 의료행위와 영양분 공급, 물 공급, 산소의 단순 공급은 시행하지 아니하거나 중단되어서는 아니 된다.

③ 담당의사가 연명의료중단등결정의 이행을 거부할 때에는 해당 의료기관의 장은 윤리위원회의 심의를 거쳐 담당의사를 교체하여야 한다. 이 경우 의료기관의 장은 연명의료중단등결정의 이행 거부를 이유로 담당의사에게 해고나 그 밖에 불리한 처우를 하여서는 아니 된다.

④ 담당의사는 연명의료중단등결정을 이행하는 경우 그 과정 및 결과를 기록(전자문서로 된 기록을 포함한다)하여야 한다.

⑤ 의료기관의 장은 제1항에 따라 연명의료중단등결정을 이행하는 경우 그 결과를 지체 없이 보건복지부령으로 정하는 바에 따라 관리기관의 장에게 통보하여야 한다.

제20조(기록의 보존)

의료기관의 장은 연명의료중단등결정 및 그 이행에 관한 다음 각 호의 기록을 연명의료중단등결정 이행 후 **10년** 동안 보존하여야 한다.

1. 제10조에 따라 작성된 연명의료계획서
2. 제16조에 따라 기록된 임종과정에 있는 환자 여부에 대한 담당의사와 해당 분야 전문의 1명의 판단 결과
3. 제17조 제1항 제1호 및 제2호에 따른 연명의료계획서 또는 사전연명의료의향서에 대한 담당의사 및 해당 분야 전문의의 확인 결과

4. 제17조 제1항 제3호에 따른 환자가족의 진술에 대한 자료 · 문서 및 그에 대한 담당의사와 해당 분야 전문의의 확인 결과
5. 제18조 제1항 제1호 · 제2호에 따른 의사표시에 대한 자료 · 문서 및 그에 대한 담당의사와 해당 분야 전문의의 확인 결과
6. 제19조 제4항에 따라 기록된 연명의료중단등결정 이행의 결과
7. 그 밖에 연명의료중단등결정 및 그 이행에 관한 중요한 기록으로서 대통령령으로 정하는 사항

시행령 제11조(연명의료중단등결정 관련 기록의 보존)

법 제20조 제7호에서 "대통령령으로 정하는 사항"이란 법 제14조 제2항 제1호 또는 제2호에 따른 의료기관윤리위원회의 심의에 관련된 기록을 말한다

제25조(호스피스전문기관의 지정 등)

① 보건복지부장관은 호스피스대상환자를 대상으로 호스피스전문기관을 설치 · 운영하려는 의료기관 중 보건복지부령으로 정하는 시설 · 인력 · 장비 등의 기준을 충족하는 의료기관을 입원형, 자문형, 가정형으로 구분하여 호스피스전문기관으로 지정할 수 있다.

② 제1항에 따라 지정을 받으려는 의료기관은 보건복지부령으로 정하는 바에 따라 보건복지부장관에게 신청하여야 한다.

③ 보건복지부장관은 제1항에 따라 지정받은 호스피스전문기관(이하 "호스피스전문기관"이라 한다)에 대하여 제29조에 따른 평가결과를 반영하여 호스피스사업에 드는 비용의 전부 또는 일부를 차등 지원할 수 있다.

④ 제1항 및 제2항에서 규정한 사항 외에 호스피스전문기관의 지정에 필요한 사항은 보건복지부령으로 정한다.

시행규칙 제20조(호스피스전문기관의 지정)

① 법 제25조 제1항에 따른 호스피스전문기관의 지정기준은 별표 2와 같다. 〈개정 2022. 4. 14.〉

② 법 제25조 제2항에 따라 호스피스전문기관으로 지정받으려는 자는 별지 제16호서식의 호스피스전문기관 지정신청서(전자문서로 된 신청서를 포함한다)에 다음 각 호의 서류(전자문서를 포함한다)를 첨부하여 보건복지부장관에게 신청하여야 한다. 〈개정2022. 4. 14.〉

1. 의료기관 개설신고증명서 또는 개설허가증 사본
2. 별표 2에 따른 지정기준에 적합함을 증명하는 서류
3. 사업운영계획서
4. 최근 6개월 간 호스피스 진료실적보고서
5. 「의료법 시행규칙」 제64조의5에 따른 의료기관 인증서 사본(인증을 받은 경우만 해당한다)

③ 보건복지부장관은 제1항에 따른 지정 신청의 검토를 위하여 필요하다고 인정하는 경우에는 현지 확인을 할 수 있고, 지방자치단체의 장에게 필요한 협조를 요청할 수 있다.

④ 보건복지부장관은 법 제25조 제1항에 따라 호스피스전문기관을 지정한 경우에는 별지 제17호서식의 호스피스전문기관 지정서를 발급하고 그 지정 사실을 보건복지부 인터넷 홈페이지에 게재하여야

한다.

⑤ 제1항부터 제4항까지에서 규정한 사항 외에 호스피스전문기관의 지정절차 및 지정방법 등에 필요한 세부 사항은 보건복지부장관이 정하여 고시한다.

■ 호스피스 · 완화의료 및 임종과정에 있는 환자의 연명의료결정에 관한 법률 시행규칙 [별표 2] 〈개정 2022. 4. 14.〉

호스피스전문기관의 지정기준(제20조제1항 관련)

1. 인력 기준

가. 입원형 호스피스전문기관

1) 의사 또는 한의사: 호스피스 병동의 병상 20개당 전문의 1명 이상. 다만, 병상 20개당 기준으로 계산한 후 남은 병상이 20개 미만인 경우에는 1명을 추가로 두어야 한다.

2) 간호사: 호스피스 병동의 병상 10개당 간호사 1명 이상. 다만, 병상 10개당 병상 수를 계산한 후 남은 병상이 10개 미만인 경우에는 1명을 추가로 두어야 한다.

3) 사회복지사: 호스피스 병동 당 1급 사회복지사(「사회복지사업법」 제11조에 따른 사회복지사를 말한다. 이하 같다) 1명 이상

나. 가정형 호스피스전문기관

1) 의사 또는 한의사: 전문의 1명 이상

2) 간호사: 호스피스전문간호사, 가정전문간호사 또는 호스피스전문기관에서 2년 이상 호스피스 업무에 종사한 경력이 있는 간호사를 1명 이상 둘 것

3) 사회복지사: 1급 사회복지사 1명 이상

다. 자문형 호스피스전문기관

1) 의사 또는 한의사: 전문의 1명 이상

2) 간호사: 호스피스전문간호사, 종양전문간호사 또는 호스피스전문기관에서 2년 이상 호스피스 업무에 종사한 경력이 있는 간호사를 1명이상 둘 것

3) 사회복지사: 1급 사회복지사 1명 이상

2. 교육이수 기준

가. 제1호가목에 따른 인력(호스피스전문간호사를 제외한다)은 보건복지부장관이 인정하는 60시간 이상의 호스피스 교육을 이수하였을 것

나. 제1호나목 및 다목에 따른 인력(호스피스전문간호사를 제외한다)은 보건복지부장관이 인정하는 76시간 이상의 호스피스 교육을 이수하고, 호스피스전문간호사는 보건복지부장관이 인정하는 16시간의 호스피스 교육을 이수하였을 것

4. 운영 기준

가. 제1호에 따른 인력 중 간호사 및 사회복지사는 호스피스 업무에만 전담할 것. 다만, 자문형 호스피스전문기관에 배치되는 사회복지사는 그러하지 아니한다.

나. 입원형 호스피스전문기관의 경우에는 당직의사 근무 체계와 간호사의 24시간 근무 체계를 갖추어 운영할 것

다. 별지 제20호서식에 따른 호스피스 · 완화의료 이용동의서를 상담실에 비치할 것

라. 제1호에 따른 인력은 보건복지부장관이 인정하는 연간 4시간 이상의 호스피스 보수교육을 받을 것

제28조(호스피스의 신청)

① 호스피스대상환자가 호스피스전문기관에서 호스피스를 이용하려는 경우에는 호스피스 이용동의서(전자문서로 된 동의서를 포함한다)와 의사가 발급하는 호스피스대상환자임을 나타내는 의사소견서(전자문서로 된 소견서를 포함한다)를 첨부하여 호스피스전문기관에 신청하여야 한다.

② 호스피스대상환자가 의사결정능력이 없을 때에는 미리 지정한 지정대리인이 신청할 수 있고 지정대리인이 없을 때에는 제17조 제1항 제3호 각 목의 순서대로 신청할 수 있다.

③ 호스피스대상환자는 언제든지 직접 또는 대리인을 통하여 호스피스의 신청을 철회할 수 있다.

④ 호스피스의 신청 및 철회 등에 필요한 사항은 보건복지부령으로 정한다.

제39조(벌칙)

다음 각 호의 어느 하나에 해당하는 자는 3년 이하의 징역 또는 3천만원 이하의 벌금에 처한다.

1. 삭제
2. 제20조 각 호에 따른 기록을 허위로 기록한 자
3. 제32조를 위반하여 정보를 유출한 자

제40조(벌칙)

① 다음 각 호의 어느 하나에 해당하는 자는 1년 이하의 징역 또는 1천만원 이하의 벌금에 처한다.

1. 제11조 제1항을 위반하여 보건복지부장관으로부터 지정받지 아니하고 사전연명의료의향서의 등록에 관한 업무를 한 자
2. 임종과정에 있는 환자에 대하여 제17조에 따른 환자의 의사 또는 제18조에 따른 연명의료중단등결정에 반하여 연명의료를 시행하지 아니하거나 중단한 자

② 제20조 각 호에 따른 기록을 보존하지 아니한 자는 300만원 이하의 벌금에 처한다.

제43조(과태료)

① 다음 각 호의 어느 하나에 해당하는 자에게는 500만원 이하의 과태료를 부과한다.

1. 제14조 제1항을 위반하여 윤리위원회를 설치하지 아니한 자
2. 제19조 제5항을 위반하여 연명의료중단등결정의 이행 결과를 관리기관의 장에게 알리지 아니한 자

② 다음 각 호의 어느 하나에 해당하는 자에게는 300만원 이하의 과태료를 부과한다.

1. 제11조 제3항을 위반하여 업무 수행 결과를 기록·보관 또는 보고하지 아니한 자
2. 제34조 제3항에 따른 명령에 정당한 사유 없이 응하지 아니한 자

③ 다음 각 호의 어느 하나에 해당하는 자에게는 200만원 이하의 과태료를 부과한다. <

1. 제11조 제5항 및 제26조를 위반하여 폐업 또는 휴업 등의 변경 사항을 신고하지 아니한 자
2. 제11조 제6항 및 제13조 제3항에 따른 기록이관 의무를 하지 아니한 자
3. 제36조를 위반하여 국립연명의료관리기관, 사전연명의료의향서 등록기관, 중앙호스피스센터, 권역별호스피스센터, 호스피스전문기관 또는 이와 유사한 명칭을 사용한 자

④ 제1항부터 제3항까지의 규정에 따른 과태료는 대통령령으로 정하는 바에 따라 보건복지부장관이 부과 · 징수한다.

Part 20

의료급여법

| 의료기술직 |

Part 20 의료급여법

의료급여법[시행 2022. 06. 22.], 시행령[시행 2022. 06. 22.], 시행규칙[시행 2021. 01. 01.]

제1조(목적)

이 법은 **생활이 어려운 사람에게 의료급여를 함**으로써 **국민보건의 향상**과 **사회복지의 증진에 이바지함**을 목적으로 한다.

제2조(정의)

이 법에서 사용하는 용어의 뜻은 다음과 같다.

1. "**수급권자**"란 이 법에 따라 **의료급여를 받을 수 있는 자격을 가진 사람**을 말한다.
2. "**의료급여기관**"이란 **수급권자에 대한 진료 · 조제 또는 투약 등을 담당하는 의료기관 및 약국** 등을 말한다.
3. "**부양의무자**"란 **수급권자를 부양할 책임이 있는 사람**으로서 **수급권자의 1촌 직계혈족 및 그 배우자**를 말한다.

제3조(수급권자) 17서울, 19서울

① 이 법에 따른 수급권자는 다음 각 호와 같다.

1. **「국민기초생활 보장법」에 따른 의료급여 수급자** 17서울
2. 「재해구호법」에 따른 이재민으로서 보건복지부장관이 의료급여가 필요하다고 인정한 사람
3. 「의사상자 등 예우 및 지원에 관한 법률」에 따라 의료급여를 받는 사람
4. **「입양특례법」에 따라 국내에 입양된 18세 미만의 아동** 19서울
5. 「독립유공자예우에 관한 법률」, 「국가유공자 등 예우 및 지원에 관한 법률」 및 「보훈보상대상자 지원에 관한 법률」의 적용을 받고 있는 사람과 그 가족으로서 국가보훈처장이 의료급여가 필요하다고 추천한 사람 중에서 보건복지부장관이 의료급여가 필요하다고 인정한 사람
6. 「무형문화재 보전 및 진흥에 관한 법률」에 따라 지정된 국가무형문화재의 보유자(명예보유자를 포함한다)와 그 가족으로서 문화재청장이 의료급여가 필요하다고 추천한 사람 중에서 보건복지부장관이 의료급여가 필요하다고 인정한 사람
7. 「북한이탈주민의 보호 및 정착지원에 관한 법률」의 적용을 받고 있는 사람과 그 가족으로서 보건복지부장관이 의료급여가 필요하다고 인정한 사람

「북한이탈주민의 보호 및 정착지원에 관한 법률(약칭: 북한이탈주민법)」

제25조(의료급여 등)

① 통일부장관은 보호대상자와 그 가족에게 「의료급여법」에서 정하는 바에 따라 의료급여를 실시할

수 있다.

② 통일부장관은 「국민건강보험법」의 적용대상인 보호대상자의 경제적 능력 등을 고려하여 「국민건강보험법」 제69조에 따라 부담하여야 하는 보험료의 일부를 지원할 수 있다.

③ 제2항에 따른 보호대상자의 범위와 보험료의 지원범위에 관해서는 대통령령으로 정한다.

8. 「5 · 18민주화운동 관련자 보상 등에 관한 법률」 제8조에 따라 보상금등을 받은 사람과 그 가족으로서 보건복지부장관이 의료급여가 필요하다고 인정한 사람
9. 「노숙인 등의 복지 및 자립지원에 관한 법률」에 따른 노숙인 등으로서 보건복지부장관이 의료급여가 필요하다고 인정한 사람
10. 그 밖에 생활유지 능력이 없거나 생활이 어려운 사람으로서 **대통령령으로 정하는 사람**

시행령 제2조(수급권자)

「의료급여법」(이하 "법"이라 한다) 제3조제1항제10호에서 "대통령령으로 정하는 사람"이란 법 제3조제1항제1호부터 제9호까지의 규정에 해당하는 사람과 유사한 사람으로서 다음 각 호의 어느 하나에 해당하는 사람 중 보건복지부장관이 의료급여가 필요하다고 인정하는 사람을 말한다.

1. **일정한 거소가 없는 사람으로서 경찰관서에서 무연고자로 확인된 사람**
2. 그 밖에 보건복지부령으로 정하는 사람

시행령 제3조(수급권자의 구분) 17서울

① 수급권자는 법 제3조제3항에 따라 **1종수급권자와 2종수급권자**로 구분한다.

② **1종수급권자**는 다음 각 호의 어느 하나에 해당하는 자로 한다.

1. 법 제3조제1항제1호에 따른 「국민기초생활 보장법」에 의한 수급자중 다음 각 목의 어느 하나에 해당하는 자
   가. 다음 각 항목의 어느 하나에 해당하는 자 또는 **근로능력이 없거나 근로가 곤란하다고 인정하여 보건복지부장관이 정하는 자**만으로 구성된 세대의 구성원
      (1) **18세 미만인 자**
      (2) **65세 이상인 자**
      (3) 「장애인고용촉진 및 직업재활법」 제2조제2호에 해당하는 **중증장애인**
      (4) 「국민기초생활 보장법 시행령」 제7조제1항제2호에 해당하는 자
      (5) **임신 중에 있거나 분만 후 6개월 미만의 여자**
      (6) 「병역법」에 의한 **병역의무를 이행중인 자**
   나. 「국민기초생활 보장법」 제32조에 따른 보장시설에서 급여를 받고 있는 자
   다. 삭제
   라. 보건복지부장관이 정하여 고시하는 결핵질환, 희귀난치성질환 또는 중증질환을 가진 사람
2. 법 제3조제1항제2호부터 제9호까지의 규정에 해당하는 자
3. 제2조제1호에 해당하는 수급권자
4. 제2조제2호에 해당하는 자로서 보건복지부장관이 1종의료급여가 필요하다고 인정하는 자

③ 2종수급권자는 다음 각 호의 어느 하나에 해당하는 자로 한다.

1. 법 제3조제1항제1호의 규정에 해당하는 자중 제2항제1호에 해당하지 아니하는 자
2. 삭제
3. 제2조제2호에 해당하는 자로서 보건복지부장관이 2종의료급여가 필요하다고 인정하는 자

시행령 제6조(의료급여의 개시일)

수급권자에 대한 의료급여는 법 제3조 제1항 제1호의 「국민기초생활 보장법」에 따른 수급자가 되거나 법 제3조의3 제5항에 따라 수급권자로 인정된 날부터 개시한다. 다만, 제2조 제1호의 규정에 해당하는 무연고자는 행정기관이 응급진료를 받게 한 날부터, 법 제3조 제1항 제3호의 규정에 해당하는 의상자 또는 의사자의 유족은 의상자 또는 의사자가 다른 사람의 생명·신체 또는 재산을 구하다가 신체의 부상을 입거나 사망한 날부터 개시한다.

② 제1항제2호 및 제5호부터 제9호까지의 규정에 따른 수급권자의 인정 기준 등에 관한 사항은 보건복지부장관이 정하는 바에 따른다.

③ 제1항에 따른 수급권자에 대한 의료급여의 내용과 기준은 대통령령으로 정하는 바에 따라 구분하여 달리 정할 수 있다.

④ 제1항에 따른 수급권자에 대한 의료급여의 개시일 등에 관하여 필요한 사항은 대통령령으로 정한다.

시행예정 〈시행 2023. 1. 1.〉

시행령 제3조(수급권자의 구분)

① 수급권자는 법 제3조제3항에 따라 **1종수급권자와 2종수급권자**로 구분한다.

② **1종수급권자**는 다음 각 호의 어느 하나에 해당하는 사람으로 한다. 〈개정 2022. 8. 9.〉

1. 법 제3조제1항제1호 및 제3호부터 제8호까지의 규정에 해당하는 사람 중 다음 각 목의 어느 하나에 해당하는 사람
   가. 다음의 어느 하나에 해당하는 사람만으로 구성된 세대의 구성원
      1) 18세 미만인 사람
      2) 65세 이상인 사람
      3) 「장애인고용촉진 및 직업재활법」에 따른 중증장애인
      4) 질병, 부상 또는 그 후유증으로 치료나 요양이 필요한 사람 중에서 근로능력평가를 통하여 특별자치시장·특별자치도지사·시장(특별자치도의 행정시장은 제외한다)·군수·구청장(구청장은 자치구의 구청장을 말하며, 이하 "시장·군수·구청장"이라 한다)이 근로능력이 없다고 판정한 사람
      5) 세대의 구성원을 양육·간병하는 사람 등 근로가 곤란하다고 보건복지부장관이 정하는 사람
      6) 임신 중에 있거나 분만 후 6개월 미만의 여자
      7) 「병역법」에 의한 병역의무를 이행중인 사람
   나. 「국민기초생활 보장법」 제32조에 따른 보장시설에서 급여를 받고 있는 사람
   다. 보건복지부장관이 정하여 고시하는 결핵질환, 희귀난치성질환 또는 중증질환을 가진 사람
2. 법 제3조제1항제2호 및 제9호에 해당하는 사람
3. 제2조제1호에 해당하는 수급권자
4. 제2조제2호에 해당하는 사람으로서 보건복지부장관이 1종의료급여가 필요하다고 인정하는 사람

③ 제2항제1호가목4)에 따른 근로능력평가의 기준, 방법 및 절차 등에 관하여 필요한 사항은 보건복지부장관이 정하여 고시한다. 〈신설 2022. 8. 9.〉

④ **2종수급권자**는 다음 각 호의 어느 하나에 해당하는 사람으로 한다. 〈개정 2022. 8. 9.〉

1. 법 제3조제1항제1호 및 제3호부터 제8호까지의 규정에 해당하는 사람 중 제2항제1호에 해당하지 않는 사람
2. 삭제
3. 제2조제2호에 해당하는 사람으로서 보건복지부장관이 2종의료급여가 필요하다고 인정하는 사람

보건복지부 2022년 의료급여사업안내(제1편 의료급여제도의 개요)

1. 지원대상

① 국민기초생활보장법에 의한 수급권자
- 부양의무자가 없거나 부양의무자가 있어도 부양능력이 없거나 또는 부양을 받을 수 없는 자로서, 소득인정액이 선정기준 이하인 사람

② 의료급여법에 의한 수급권자
- 행려환자

③ 타법에 의한 수급권자
- 「재해구호법」에 따른 이재민으로서 보건복지부장관이 의료급여가 필요하다고 인정한 사람
- 「의사상자 등 예우 및 지원에 관한 법률」에 따라 의료급여를 받는 사람
- 「입양특례법」에 따라 국내에 입양된 18세 미만의 입양아동
- 「독립유공자 예우에 관한 법률」, 「국가유공자 등 예우 및 지원에 관한 법률」 및 「보훈 보상대상자 지원에 관한 법률」의 적용을 받고 있는 사람과 그 가족 으로서 국가보훈처장이 의료급여가 필요하다고 추천한 사람 중에서 보건복지부 장관이 의료급여가 필요하다고 인정한 사람
- 「무형문화재 보전 및 진흥에 관한 법률」에 따라 지정된 국가무형문화재의 보유자(명예보유자를 포함 한다)와 그 가족으로서 문화재청장이 의료급여가 필요하다고 추천한 사람 중에서 보건복지부장관이 의료급여가 필요하다고 인정한 사람
- 「북한이탈주민의 보호 및 정착지원에 관한 법률」의 적용을 받고 있는 사람과 그 가족으로서 보건복지부장관이 의료급여가 필요하다고 인정한 사람
- 「5·18 민주화운동 관련자 보상 등에 관한 법률」 제8조에 따라 보상금등을 받은 사람과 그 가족으로서 보건복지부장관이 의료급여가 필요하다고 인정한 사람
- 「노숙인 등의 복지 및 자립지원에 관한 법률」에 따른 노숙인 등으로서 보건복지부 장관이 의료급여가 필요하다고 인정한 사람

2. 지원 유형

① 의료급여 수급권자는 「의료급여법」 제3조제2항 및 동법 시행령 제3조의 규정에 의하여 1종 수급권자와 2종 수급권자로 구분

1. 1종 수급권자
   - 국민기초생활보장수급자 : 근로무능력가구, 산정특례 등록한 결핵질환자, 희귀 질환자, 중증난치질환자 및 중증질환(암환자, 중증화상환자만 해당) 등록자, 시설 수급자
   - 행려환자
   - 타법적용자 : 이재민, 의상자 및 의사자의 유족, 입양아동(18세 미만), 국가유공자, 국가무형문화재의 보유자, 북한이탈주민, 5·18 민주화운동 관련자, 노숙인
2. 2종 수급권자
   - 국민기초생활보장대상자 중 1종 수급대상이 아닌 가구

제7조(의료급여의 내용 등)

① 이 법에 따른 수급권자의 질병 · 부상 · 출산 등에 대한 의료급여의 내용은 다음 각 호와 같다.

1. 진찰 · 검사
2. 약제(藥劑) · 치료재료의 지급
3. 처치 · 수술과 그 밖의 치료
4. 예방 · 재활
5. 입원
6. 간호
7. 이송과 그 밖의 의료목적 달성을 위한 조치

② 제1항에 따른 의료급여의 방법 · 절차 · 범위 · 한도 등 의료급여의 기준에 관하여는 보건복지부령으로 정하고, 의료수가기준과 그 계산방법 등에 관하여는 보건복지부장관이 정한다.

③ 보건복지부장관은 제2항에 따라 의료급여의 기준을 정할 때에는 업무 또는 일상생활에 지장이 없는 질환 등 보건복지부령으로 정하는 사항은 의료급여 대상에서 제외할 수 있다.

제8조(의료급여증)

① 시장 · 군수 · 구청장은 수급권자에게 의료급여증을 발급하여야 한다. 다만, 부득이한 사유가 있는 경우에는 의료급여증을 갈음하여 의료급여증명서를 발급하거나 보건복지부령으로 정하는 바에 따라 의료급여증을 발급하지 아니할 수 있다.

② 수급권자가 의료급여를 받을 때에는 제1항의 의료급여증 또는 의료급여증명서를 제9조 제1항에 따른 의료급여기관(이하 "의료급여기관"이라 한다)에 제출하여야 한다. 다만, 천재지변이나 그 밖의 부득이한 사유가 있으면 그러하지 아니하다.

③ 수급권자는 제2항 본문에도 불구하고 주민등록증, 운전면허증, 여권, 그 밖에 본인 여부를 확인할 수 있는 보건복지부령으로 정하는 신분증명서(이하 "신분증명서"라 한다)로 의료급여기관이 그 자격을 확인할 수 있으면 의료급여증 또는 의료급여증명서를 제출하지 아니할 수 있다.

④ 제1항에 따른 의료급여증 및 의료급여증명서의 서식과 그 사용 등에 필요한 사항은 보건복지부령으로 정한다.

제9조(의료급여기관)

① 의료급여는 다음 각 호의 의료급여기관에서 실시한다. 이 경우 보건복지부장관은 공익상 또는 국가시책상 의료급여기관으로 적합하지 아니하다고 인정할 때에는 대통령령으로 정하는 바에 따라 의료급여기관에서 제외할 수 있다.

1. 「의료법」에 따라 개설된 의료기관

2. 「지역보건법」에 따라 설치된 보건소 · 보건의료원 및 보건지소
3. 「농어촌 등 보건의료를 위한 특별조치법」에 따라 설치된 보건진료소
4. 「약사법」에 따라 개설등록된 약국 및 같은 법 제91조에 따라 설립된 한국희귀 · 필수의약품센터

② 의료급여기관은 다음 각 호와 같이 구분하되, 의료급여기관별 진료범위는 보건복지부령으로 정한다.

1. 제1차 의료급여기관
   가. 「의료법」 제33조제3항에 따라 개설신고를 한 의료기관
   나. 제1항제2호부터 제4호까지의 규정에 따른 의료급여기관
2. 제2차 의료급여기관: 「의료법」 제33조제4항 전단에 따라 개설허가를 받은 의료기관
3. 제3차 의료급여기관: 제2차 의료급여기관 중에서 보건복지부장관이 지정하는 의료기관

③ 제1항 각 호에 따른 의료급여기관은 정당한 이유 없이 이 법에 따른 의료급여를 거부하지 못한다.

④ 특별시장 · 광역시장 · 도지사 또는 시장 · 군수 · 구청장은 제1항 각 호에 따른 의료급여기관이 개설 · 설치되거나, 개설 · 설치된 의료급여기관의 신고 · 허가 및 등록 사항 등이 변경되었을 때에는 보건복지부령으로 정하는 바에 따라 그 내용을 다음 각 호의 전문기관에 알려야 한다.

1. 제33조제2항에 따라 의료급여에 든 비용(이하 "급여비용"이라 한다)의 심사 · 조정, 의료급여의 적정성 평가 및 급여 대상 여부의 확인 업무를 위탁받은 전문기관(이하 "급여비용심사기관"이라 한다)
2. 제33조제2항에 따라 급여비용의 지급업무를 위탁받은 전문기관(이하 "급여비용지급기관"이라 한다)

⑤ 제2항제3호에 따른 제3차 의료급여기관의 지정기준 및 지정절차 등에 관하여 필요한 사항은 보건복지부령으로 정한다.

제10조(급여비용의 부담)

급여비용은 대통령령으로 정하는 바에 따라 그 전부 또는 일부를 제25조에 따른 의료급여기금에서 부담하되, 의료급여기금에서 일부를 부담하는 경우 그 나머지 비용은 본인이 부담한다.

제11조의2(서류의 보존)

① 의료급여기관은 의료급여가 끝난 날부터 5년간 보건복지부령으로 정하는 바에 따라 제11조에 따른 급여비용의 청구에 관한 서류를 보존하여야 한다.

② 제1항에도 불구하고 약국 등 보건복지부령으로 정하는 의료급여기관은 처방전을 급여비용을 청구한 날부터 3년간 보존하여야 한다.

제12조(요양비)

① 시장 · 군수 · 구청장은 수급권자가 보건복지부령으로 정하는 긴급하거나 그 밖의 부득이한 사유로 의료급여기관과 같은 기능을 수행하는 기관으로서 보건복지부령으로 정하는 기관(제28조제1항에 따라 업무정지기간 중인 의료급여기관을 포함한다)에서 질병 · 부상 · 출산 등에 대하여 의료급여를 받거나 의료급여기관이 아닌 장소에서 출산을 하였을 때에는 그 의료급여에 상당하는 금액을 보건복지부령으로 정하는 바에 따라 수급권자에게 요양비로 지급한다.

② 제1항에 따라 의료급여를 실시한 기관은 보건복지부장관이 정하는 요양비명세서 또는 요양의 명세를 적은 영수증을 요양을 받은 사람에게 내주어야 하며, 요양을 받은 사람은 이를 시장 · 군수 · 구청장에게 제출하여야 한다.

③ 제1항에 따른 요양비의 지급방법 등에 필요한 사항은 보건복지부령으로 정한다.

제13조(장애인 및 임산부에 대한 특례)

① 시장 · 군수 · 구청장은 「장애인복지법」에 따라 등록한 장애인인 수급권자에게 「장애인 · 노인 등을 위한 보조기기 지원 및 활용촉진에 관한 법률」 제3조제2호에 따른 보조기기(이하 이 조에서 "보조기기"라 한다)에 대하여 급여를 실시할 수 있다.

② 시장 · 군수 · 구청장은 임신한 수급권자가 임신기간 중 의료급여기관에서 받는 진료에 드는 비용(출산비용을 포함한다)에 대하여 추가급여를 실시할 수 있다.

③ 제1항에 따른 보조기기 급여 및 제2항에 따른 추가급여의 방법 · 절차 · 범위 · 한도 등에 필요한 사항은 보건복지부령으로 정한다.

제14조(건강검진)

① 시장 · 군수 · 구청장은 이 법에 따른 수급권자에 대하여 질병의 조기발견과 그에 따른 의료급여를 하기 위하여 건강검진을 할 수 있다.

② 제1항에 따른 건강검진의 대상 · 횟수 · 절차와 그 밖에 필요한 사항은 보건복지부장관이 정한다.

제17조(의료급여의 중지 등)

① 시장 · 군수 · 구청장은 수급권자가 다음 각 호의 어느 하나에 해당하면 의료급여를 중지하여야 한다.

1. 수급권자에 대한 의료급여가 필요 없게 된 경우
2. 수급권자가 의료급여를 거부한 경우

② 시장 · 군수 · 구청장은 수급권자가 의료급여를 거부한 경우에는 수급권자가 속한 가구원 전부에 대하여 의료급여를 중지하여야 한다.

③ 시장 · 군수 · 구청장은 제1항에 따라 의료급여를 중지하였을 때에는 서면으로 그 이유를

밝혀 수급권자에게 알려야 한다.

제18조(수급권의 보호)

의료급여를 받을 권리는 양도하거나 압류할 수 없다.

제25조(의료급여기금의 설치 및 조성)

① 이 법에 따른 급여비용의 재원에 충당하기 위하여 **시 · 도에 의료급여기금**(이하 "기금"이라 한다)을 설치한다.

② **기금**은 다음 각 호의 재원으로 조성한다.

1. 국고보조금
2. 지방자치단체의 출연금
3. 제21조에 따라 상환받은 대지급금
4. 제23조에 따라 징수한 부당이득금
5. 제29조에 따라 징수한 과징금
6. 기금의 결산상 잉여금 및 그 밖의 수입금

③ 국가와 지방자치단체는 기금운영에 필요한 충분한 예산을 확보하여야 한다.

④ 제2항제1호의 국고보조금의 비율은 「보조금 관리에 관한 법률」 및 관계 법령에서 정하는 바에 따른다.

■ 의료급여법 시행령 [별표 1] 〈개정 2022. 3. 22.〉

의료급여기금에서 부담하는 급여비용의 범위(제13조 관련)

1. 1종수급권자에 대해서는 다음 각 목의 구분에 따른 부담액 또는 부담률

가. 의료급여기관 및 의료급여의 내용에 따라 기금에서 부담하는 급여비용의 범위

의료급여 기관	의료급여의 내용		기금에서 부담하는 급여비용(부담률)
1) 법 제9조제2항제1호가목에 해당하는 제1차의료급여기관 및 같은 호 나목의 제1차의료급여기관 중 보건의료원	가) 외래진료	(1) 「약사법」 제23조제4항에 따라 의사 또는 치과의사가 의약품을 직접 조제하는 경우와 법률 제8365호 약사법 전부개정법률 부칙 제8조에 따라 한의사가 한약 및 한약제제를 직접 조제하는 경우	급여비용총액에서 의료급여기관 1회 방문당 1,500원의 본인부담금을 제외한 급여비용 전부
		(2) 전산화단층촬영(CT), 자기공명영상진단(MRI), 양전자방출단층촬영(PET) 등 보건복지부장관이 정하여 고시하는 진료	급여비용총액의 100분의 95. 다만, 법 제7조제1항제2호의 약제(이하 "약제"라 한다)는 급여비용총액에서 「국민건강보험법 시행령」 제22조제1항 각 호 외의 부분 후단에 따른 구입금액(이하 "구입금액"이라

의료급여 기관	의료급여의 내용		기금에서 부담하는 급여비용(부담률)
			한다)의 100분의 5에 해당하는 본인부담금을 제외한 급여비용 전부로 한다.
		(3) 그 밖의 외래진료	급여비용총액에서 의료급여기관 1회 방문당 1,000원의 본인부담금을 제외한 급여비용 전부
	나) 입원진료		**급여비용총액 전부**
2) 법 제9조제2항제2호에 따른 제2차의료급여기관	가) 외래진료	(1) 「약사법」 제23조제4항에 따라 의사 또는 치과의사가 의약품을 직접 조제하는 경우와 법률 제8365호 약사법 전부개정법률 부칙 제8조에 따라 한의사가 한약 및 한약제제를 직접 조제하는 경우	급여비용총액에서 의료급여기관 1회 방문당 2,000원의 본인부담금을 제외한 급여비용 전부
		(2) 전산화단층촬영(CT), 자기공명영상진단(MRI), 양전자방출단층촬영(PET) 등 보건복지부장관이 정하여 고시하는 진료	급여비용총액의 100분의 95. 다만, 약제는 급여비용총액에서 구입금액의 100분의 5에 해당하는 본인부담금을 제외한 급여비용 전부로 한다.
		(3) 그 밖의 외래진료	급여비용총액에서 의료급여기관 1회 방문당 1,500원의 본인부담금을 제외한 급여비용 전부
	나) 입원진료		**급여비용총액 전부**
3) 법 제9조제2항제3호에 따른 제3차의료급여기관	가) 외래진료	(1) 「약사법」 제23조제4항에 따라 의사 또는 치과의사가 의약품을 직접 조제하는 경우와 법률 제8365호 약사법 전부개정법률 부칙 제8조에 따라 한의사가 한약 및 한약제제를 직접 조제하는 경우	급여비용총액에서 의료급여기관 1회 방문당 2,500원의 본인부담금을 제외한 급여비용 전부
		(2) 전신화단층촬영(CT), 자기공명영상진단(MRI), 양전자방출단층촬영(PET) 등 보건복지부장관이 정하여 고시하는 진료	급여비용총액의 100분의 95. 다만, 약제는 급여비용총액에서 구입금액의 100분의 5에 해당하는 본인부담금을 제외한 급여비용 전부로 한다.
		(3) 그 밖의 외래진료	급여비용총액에서 의료급여기관 1회 방문당 2,000원의 본인부담금을 제외한 급여비용 전부
	나) 입원진료		**급여비용총액 전부**

의료급여 기관	의료급여의 내용	기금에서 부담하는 급여비용(부담률)
4) 법 제9조제2항제1호의 제1차의료급여기관 중 보건소·보건지소 및 보건진료소	외래·입원진료	**급여비용총액 전부**
5) 법 제9조제2항제1호의 제1차의료급여기관 중 약국 및 한국희귀의약품센터	가) 보건소·보건지소 및 보건진료소가 발행한 처방전에 의하여 의약품을 조제하는 경우	급여비용총액 전부
	나) 의료기관 및 보건의료원이 발행한 처방전에 의하여 의약품을 조제하는 경우	급여비용총액에서 처방전 1매당 500원의 본인부담금을 제외한 급여비용 전부
	다) 약사가 「약사법」 제23조제3항 단서에 따라 처방전에 의하지 아니하고 직접 조제하는 경우	급여비용총액에서 약국 1회 방문당 900원의 본인부담금을 제외한 급여비용 전부

비 고 : 위 표 1)가)(1), 2)가)(1) 및 3)가)(1)의 경우로서 처방전을 함께 발행하는 경우에는 각각 위 표 1)가)(3), 2)가)(3) 및 3)가)(3)의 급여비용에 해당하는 금액을 기금에서 부담한다.

나. 가목1)가), 2)가), 3)가), 5)나) 및 5)다)를 적용하는 경우 급여비용총액이 해당 규정의 본인부담금보다 적은 경우에는 그 급여비용총액 전부를 본인부담금으로 한다.

다. 가목1)가), 2)가), 3)가), 5)나) 및 5)다)에도 불구하고 1종수급권자 중 다음에 해당하는 사람에 대해서는 급여비용총액 전부를 기금에서 부담한다. 다만, 법 제7조제2항에 따른 한도를 초과하여 의료급여를 받은 사람 중 보건복지부령으로 정하는 사람에 대해서는 보건복지부령으로 정하는 바에 따라 급여비용총액의 일부를 부담하게 할 수 있다.

(1) 18세 미만인 사람

(2) 임산부

(3) 제2조제1호에 따른 무연고자로 확인된 사람

(4) 법 제3조제1항제9호에 따른 노숙인 등

(5) 보건복지부장관이 정하여 고시하는 결핵질환, 희귀난치성질환 또는 중증질환을 가진 사람

(6) 그 밖에 보건복지부령으로 정하는 사람

라. 가목1)부터 4)까지 및 다목에도 불구하고 65세 이상인 사람에게 보건복지부장관이 정하여 고시하는 기준 및 방법에 따라 틀니를 의료급여로 실시하는 경우에는 급여비용총액의 100분의 95를 기금에서 부담한다.

마. 가목1)부터 4)까지 및 다목에도 불구하고 65세 이상인 사람에게 보건복지부장관이 정하여 고시하는 기준 및 방법에 따라 치과임플란트를 의료급여로 실시하는 경우에는 급여비용총액의 100분의 90을 기금에서 부담한다.

바. 가목5)나)에도 불구하고 상급종합병원 또는 종합병원의 의사가 발행한 처방전에 따라 질병의 중증도(重症度)를 고려하여 보건복지부장관이 정하여 고시하는 질병에 대한 의약품을 조제받은 경우[읍·면 지역 소재 종합병원의 의사가 발행한 처방전에 따라 의약품을 조제받거나 「한국보훈복지의료공단법」에 따른 보훈병원의 의사나 「독립유공자예우에 관한 법률」, 「국가유공자 등 예우 및 지원에 관한 법률」, 「보훈보상대상자 지원에 관한 법률」, 「5·18민주유공자예우 및 단

체설립에 관한 법률」, 「참전유공자예우 및 단체설립에 관한 법률」, 「고엽제후유의증 등 환자지원 및 단체설립에 관한 법률」, 「특수임무유공자 예우 및 단체설립에 관한 법률」 및 「제대군인지원에 관한 법률」에 따라 국가보훈처장이 진료를 위탁한 상급종합병원 또는 종합병원의 의사가 해당 법률에서 정한 의료지원 대상자에게 발행한 처방전에 따라 의약품을 조제받은 경우 및 다목에 해당하는 경우는 제외한다]에는 급여비용총액의 100분의 97을 기금에서 부담한다. 다만, 본인부담금이 500원 미만이면 500원을 본인부담금으로 한다.

사. 가목1)가)(1) · (3), 같은 목 2)가)(1) · (3) 및 같은 목 3)가)(1) · (3)에도 불구하고 정신질환의 외래진료에 대하여 보건복지부장관이 정하여 고시하는 항정신병 장기지속형주사제를 의료급여로 실시하는 경우에는 항정신병 장기지속형주사제 급여비용의 100분의 95를 기금에서 부담한다.

아. 가목1)가)(1) · (3), 같은 목 2)가)(1) · (3) 및 같은 목 3)가)(1) · (3)에도 불구하고 다음의 경우에는 해당 급여비용의 100분의 100을 기금에서 부담한다.

1) 「건강검진기본법」에 따른 국가건강검진을 받은 사람에게 보건복지부장관이 정하여 고시하는 확진검사를 의료급여로 실시하는 경우
2) 「의료법」 제34조에 따른 원격의료에 대하여 보건복지부장관이 정하여 고시하는 의료급여를 실시하는 경우
3) 의료급여를 의뢰받은 의료급여기관이 수급권자의 상태가 호전됨에 따라 의료급여를 의뢰한 의료기관 등으로 수급권자를 회송(回送)하는 경우로서 해당 수급권자에게 회송과 관련하여 보건복지부장관이 정하여 고시하는 의료급여를 실시하는 경우

자. 가목1)가), 2)가), 3)가), 5)나) 및 5)다)에도 불구하고 「결핵예방법」에 따른 잠복결핵감염자의 잠복결핵 치료에 대하여 의료급여를 실시하는 경우에는 급여비용총액 전부를 기금에서 부담한다.

2. 2종수급권자에 대해서는 다음 각 목의 구분에 따른 부담액 또는 부담률

가. 의료급여기관 및 의료급여의 내용에 따른 기금에서 부담하는 급여비용의 범위

의료급여기관	의료급여의 내용		기금에서 부담하는 급여비용(부담률)
1) 법 제9조제2항제1호가목에 해당하는 제1차의료급여기관 및 같은 호 나목의 제1차의료급여기관 중 보건의료원	가) 외래진료	(1) 「약사법」 제23조제4항에 따라 의사 또는 치과의사가 의약품을 직접 조제하는 경우와 법률 제8365호 약사법 전부개정법률 부칙 제8조에 따라 한의사가 한약 및 한약제제를 직접 조제하는 경우	급여비용총액에서 의료급여기관 1회 방문당 1,500원의 본인부담금을 제외한 급여비용 전부
		(2) 전산화단층촬영(CT), 자기공명영상진단(MRI), 양전자방출단층촬영(PET) 등 보건복지부장관이 정하여 고시하는 진료	급여비용총액의 100분의 85. 다만, 약제는 급여비용총액에서 구입금액의 100분의 15에 해당하는 본인부담금을 제외한 급여비용 전부로 한다.
		(3) 그 밖의 외래진료	급여비용총액에서 의료급여기관 1회 방문당 1,000원의 본인부담금을 제외한 급여비용 전부

의료급여기관	의료급여의 내용		기금에서 부담하는 급여비용(부담률)
	나) 입원진료		**급여비용총액의 100분의 90**. 다만, 약제는 급여비용총액에서 구입금액의 100분의 10에 해당하는 본인부담금을 제외한 급여비용 전부로 한다.
2) 법 제9조제2항제2호에 따른 제2차의료급여기관	가) 보건복지부장관이 정하여 고시하는 만성질환자에 대한 그 질환의 외래진료	(1) 「약사법」 제23조제4항에 따라 의사 또는 치과의사가 의약품을 직접 조제하는 경우와 법률 제8365호 약사법 전부개정법률 부칙 제8조에 따라 한의사가 한약 및 한약제제를 직접 조제하는 경우	급여비용총액에서 의료급여기관 1회 방문당 1,500원의 본인부담금을 제외한 급여비용 전부
		(2) 전산화단층촬영(CT), 자기공명영상진단(MRI), 양전자방출단층촬영(PET) 등 보건복지부장관이 정하여 고시하는 진료	급여비용총액의 100분의 85. 다만, 약제는 급여비용총액에서 구입금액의 100분의 15에 해당하는 본인부담금을 제외한 급여비용 전부로 한다.
		(3) 그 밖의 외래진료	급여비용총액에서 의료급여기관 1회 방문당 1,000원의 본인부담금을 제외한 급여비용 전부
	나) 그 밖의 외래진료		급여비용총액의 100분의 85. 다만, 약제는 급여비용총액에서 구입금액의 100분의 15에 해당하는 본인부담금을 제외한 급여비용 전부로 한다.
	다) 입원진료		**급여비용총액의 100분의 90**. 다만, 약제는 급여비용총액에서 구입금액의 100분의 10에 해당하는 본인부담금을 제외한 급여비용 전부로 한다.
3) 법 제9조제2항제3호에 따른 제3차의료급여기관	가) 외래진료		급여비용총액의 100분의 85. 다만, 약제는 급여비용총액에서 구입금액의 100분의 15에 해당하는 본인부담금을 제외한 급여비용 전부로 한다.
	나) 입원진료		**급여비용총액의 100분의 90**. 다만, 약제는 급여비용총액에서 구입금액의 100분의 10에 해당하는 본인부담금을 제외한 급여비용 전부로 한다.

의료급여기관	의료급여의 내용	기금에서 부담하는 급여비용(부담률)
4) 법 제9조제2항제1호의 제1차의료급여기관 중 보건소·보건지소 및 보건진료소	외래·입원 진료	**급여비용총액 전부**
5) 법 제9조제2항제1호의 제1차의료급여기관 중 약국 및 한국희귀의약품센터	가) 보건소·보건지소 및 보건진료소가 발행한 처방전에 의하여 의약품을 조제하는 경우	급여비용총액 전부
	나) 의료기관 및 보건의료원이 발행한 처방전에 의하여 의약품을 조제하는 경우	급여비용총액에서 처방전 1매당 500원의 본인부담금을 제외한 급여비용 전부
	다) 약사가 「약사법」 제23조제3항 단서에 따라 처방전에 의하지 아니하고 직접 조제하는 경우	급여비용총액에서 약국 1회 방문당 900원의 본인부담금을 제외한 급여비용 전부

비고 : 위 표 1)가)(1) 및 2)가)(1)의 경우로서 처방전을 함께 발행하는 경우에는 각각 위 표 1)가)(3) 및 2)가)(3)의 급여비용에 해당하는 금액을 기금에서 부담한다.

나. 가목1)가), 2)가), 3)가), 5)나) 및 5)다)를 적용하는 경우 급여비용총액이 해당 규정의 본인부담금보다 적은 경우에는 그 급여비용총액 전부를 본인부담금으로 한다.

다. 가목1)나), 2)다) 및 3)나)에도 불구하고 자연분만 및 제왕절개분만에 대한 의료급여와 6세 미만의 아동에 대한 입원진료로서 보건복지부장관이 정하여 고시하는 의료급여를 받은 경우에는 본인부담금을 면제한다.

라. 가목에도 불구하고 보건복지부장관이 정하여 고시하는 중증질환을 가진 사람에 대해서는 급여비용총액 전부를 기금에서 부담한다.

마. 가목1)부터 4)까지 및 라목에도 불구하고 65세 이상인 사람에게 보건복지부장관이 정하여 고시하는 기준 및 방법에 따라 틀니를 의료급여로 실시하는 경우에는 급여비용총액의 100분의 85를 기금에서 부담한다.

바. 가목1)부터 4)까지 및 라목에도 불구하고 65세 이상인 사람에게 보건복지부장관이 정하여 고시하는 기준 및 방법에 따라 치과임플란트를 의료급여로 실시하는 경우에는 급여비용총액의 100분의 80을 기금에서 부담한다.

사. 가목1)나), 2)다) 및 3)나)에도 불구하고 고위험 임신부에게 보건복지부장관이 정하여 고시하는 기준 및 방법에 따라 입원진료를 의료급여로 실시한 경우에는 급여비용총액의 100분의 95를 기금에서 부담한다.

아. 가목5)나)에도 불구하고 상급종합병원 또는 종합병원의 의사가 발행한 처방전에 따라 질병의 중증도를 고려하여 보건복지부장관이 정하여 고시하는 질병에 대한 의약품을 조제받은 경우[읍·면 지역 소재 종합병원의 의사가 발행한 처방전에 따라 의약품을 조제받거나 「한국보훈복지의료공단법」에 따른 보훈병원의 의사나 「독립유공자예우에 관한 법률」, 「국가유공자 등 예우 및 지원에 관한 법률」, 「보훈보상대상자 지원에 관한 법률」, 「5·18민주유공자예우 및 단체설립에 관한 법률」, 「참전유공자예우 및 단체설립에 관한 법률」, 「고엽제후유의증 등 환자지원 및

단체설립에 관한 법률」, 「특수임무유공자 예우 및 단체설립에 관한 법률」 및 「제대군인지원에 관한 법률」에 따라 국가보훈처장이 진료를 위탁한 상급종합병원 또는 종합병원의 의사가 해당 법률에서 정한 의료지원 대상자에게 발행한 처방전에 따라 의약품을 조제받은 경우 및 그 밖에 보건복지부령으로 정하는 경우는 제외한다]에는 급여비용총액의 100분의 97을 기금에서 부담한다. 다만, 본인부담금이 500원 미만이면 500원을 본인부담금으로 한다.

자. 가목1)가)(2), 같은 목 2)가)(2), 같은 목 2)나) 및 같은 목 3)가)에도 불구하고 임신부의 외래진료(유산 · 사산으로 인한 외래진료를 포함한다)에 대하여 보건복지부장관이 정하여 고시하는 의료급여를 실시하는 경우에는 급여비용총액의 100분의 95를 기금에서 부담한다.

차. 가목1)가)(2), 같은 목 2)가)(2), 같은 목 2)나) 및 같은 목 3)가)에도 불구하고 보건복지부장관이 정하여 고시하는 만 5세까지의 조산아(早産兒) 및 저체중 출생아의 외래진료에 대하여 보건복지부장관이 정하여 고시하는 의료급여를 실시하는 경우에는 급여비용총액의 100분의 95를 기금에서 부담한다.

카. 가목1)가)(1) · (3)에도 불구하고 정신질환의 외래진료에 대하여 보건복지부장관이 정하여 고시하는 항정신병 장기지속형주사제를 의료급여로 실시하는 경우에는 항정신병 장기지속형주사제 급여비용의 100분의 95를 기금에서 부담한다.

타. 가목2)나) 및 같은 목 3)가)에도 불구하고 정신질환의 외래진료에 대하여 의료급여를 실시하는 경우에는 다음의 기준에 따른다.

1) 보건복지부장관이 정하여 고시하는 정신질환의 경우에는 급여비용총액의 100분의 95를 기금에서 부담한다. 다만, 전산화단층촬영(CT), 자기공명영상진단(MRI), 양전자방출단층촬영(PET) 등 보건복지부장관이 정하여 고시하는 진료(이하 이 목에서 "전산화단층촬영등"이라 한다)를 실시하는 경우에는 전산화단층촬영등의 사용에 드는 급여비용의 100분의 85를 기금에서 부담한다.

2) 1) 외의 정신질환의 경우에는 급여비용총액의 100분의 90을 기금에서 부담한다. 다만, 전산화단층촬영등을 실시하는 경우에는 전산화단층촬영등의 사용에 드는 급여비용의 100분의 85를 기금에서 부담한다.

파. 타목2)에도 불구하고 정신질환의 외래진료에 대하여 보건복지부장관이 정하여 고시하는 항정신병 장기지속형주사제를 의료급여로 실시하는 경우에는 항정신병 장기지속형주사제 급여비용의 100분의 95를 기금에서 부담한다.

하. 가목1)가)(2), 같은 1) 나), 같은 목 2)나) · 다) 및 같은 목 3)가) · 나)에도 불구하고 보건복지부장관이 정하여 고시하는 치매에 대하여 의료급여를 실시하는 경우에는 급여비용총액의 100분의 95를 기금에서 부담한다.

거. 가목1)나), 같은 목 2)다) 및 같은 목 3)나)에도 불구하고 6세 이상 15세 이하 아동의 입원진료에 대하여 의료급여를 실시하는 경우에는 급여비용총액의 100분의 97을 기금에서 부담한다.

너. 가목1)나), 같은 목 2)다) 및 같은 목 3)나)에도 불구하고 16세 이상 18세 이하인 사람의 치아홈메우기에 대하여 의료급여를 실시하는 경우에는 치아홈메우기 급여비용의 100분의 95를 기금에서 부담한다.

더. 가목2)나) 및 같은 목 3)가)에도 불구하고 18세 이하인 사람의 치아홈메우기에 대하여 의료급여를 실시하는 경우에는 치아홈메우기 급여비용의 100분의 95를 기금에서 부담한다.

러. 가목1)가)(1) · (3), 같은 1) 나), 같은 목 2)가)(1) · (3), 같은 2) 나) · 다) 및 같은 목 3)가) · 나)에도 불구하고 다음의 경우에는 해당 급여비용의 100분의 100을 기금에서 부담한다.

1) 「건강검진기본법」에 따른 국가건강검진을 받은 사람에게 보건복지부장관이 정하여 고시하는 확진검사를 의료급여로 실시하는 경우

2) 「의료법」 제34조에 따른 원격의료에 대하여 보건복지부장관이 정하여 고시하는 의료급여를 실시하는 경우
3) 의료급여를 의뢰받은 의료급여기관이 수급권자의 상태가 호전됨에 따라 의료급여를 의뢰한 의료기관 등으로 수급권자를 회송하는 경우로서 해당 수급권자에게 회송과 관련하여 보건복지부장관이 정하여 고시하는 의료급여를 실시하는 경우

머. 가목1)가), 같은 목 2)가)(1) · (3) 및 차목에도 불구하고 1세 미만인 수급권자의 외래진료에 대하여 의료급여를 실시하는 경우에는 급여비용총액 전부를 기금에서 부담한다.

버. 가목2)가)(2), 같은 2) 나) 및 같은 목 3)가)에도 불구하고 1세 미만인 수급권자의 외래진료에 대하여 의료급여를 실시하는 경우에는 급여비용총액의 100분의 95를 기금에서 부담한다.

서. 가목1)부터 3)까지 및 같은 목 5)나) · 다)에도 불구하고 「결핵예방법」에 따른 잠복결핵감염자의 잠복결핵 치료에 대하여 의료급여를 실시하는 경우에는 급여비용총액 전부를 기금에서 부담한다.

3. 제1호 및 제2호에도 불구하고 다음 각 목의 어느 하나에 해당하는 경우에는 각 목에서 정하는 금액을 기금에서 부담한다.

가. 「국민건강보험법 시행령」 별표 2 제4호에 따라 보건복지부장관이 정하여 고시하는 요양급여 항목을 의료급여로 실시하는 경우에는 급여비용총액의 100분의 100 범위에서 보건복지부장관이 정하여 고시하는 금액을 기금에서 부담한다.

나. 「의료법」 제3조제2항제3호에 따른 병원 · 한방병원 · 요양병원(「장애인복지법」 제58조제1항제4호에 따른 의료재활시설로서 「의료법」 제3조의2의 요건을 갖춘 의료기관인 요양병원으로 한정한다. 이하 같다) · 정신병원 · 종합병원 및 같은 법 제3조의4에 따라 지정된 상급종합병원에서 「국민건강보험법」 제43조에 따라 신고한 입원병실 중 일반입원실의 2인실 · 3인실을 이용한 경우에는 그 입원료에 한정하여 다음의 기준을 따른다.
1) 상급종합병원 2인실 입원료에 대해서는 급여비용의 100분의 50을, 3인실 입원료에 대해서는 급여비용의 100분의 60을 각각 의료급여기금에서 부담한다.
2) 병원 · 한방병원 · 요양병원 · 정신병원 · 종합병원 2인실 입원료에 대해서는 급여비용의 100분의 60을, 3인실 입원료에 대해서는 급여비용의 100분의 70을 각각 의료급여기금에서 부담한다.

다. 법 제7조제2항에 따라 보건복지부령으로 정하는 상한일수를 초과하여 의료급여를 받은 수급권자로서 보건복지부령으로 정하는 승인을 얻지 않은 수급권자에게 실시하는 의료급여에 대해서는 다음의 구분에 따른 금액을 기금에서 부담한다. 다만, 제1호가목4) 및 제2호가목4)의 의료급여기관에서 받는 외래 · 입원진료와 제1호가목5)가) 및 제2호가목5)가)에 대하여 의료급여를 실시하는 경우에는 급여비용총액 전부를 기금에서 부담한다.
1) 외래진료의 경우에는 급여비용총액의 100분의 70
2) 입원진료의 경우에는 급여비용총액의 100분의 80
3) 제1호가목5)나) · 다) 및 제2호가목5)나) · 다)의 경우에는 급여비용총액의 100분의 70

라. 다목에도 불구하고 보건복지부장관이 정하여 고시하는 추나요법에 대하여 보건복지부장관이 정하는 의료급여를 실시하는 경우에는 다음의 구분에 따른 금액을 기금에서 부담한다.
1) 1종수급권자에 대해서는 추나요법 급여비용의 100분의 70
2) 2종수급권자에 대해서는 추나요법 급여비용의 100분의 60
3) 1) 및 2)에도 불구하고 보건복지부장관이 따로 정하여 고시하는 추나요법에 대하여 의료급여를 실시하는 경우에는 추나요법 급여비용의 100분의 20

제31조(소멸시효)

① 다음 각 호의 권리는 3년간 행사하지 아니하면 소멸시효가 완성된다.

1. 의료급여를 받을 권리
2. 급여비용을 받을 권리
3. 대지급금을 상환받을 권리

② 제1항에 따른 시효는 다음 각 호의 어느 하나에 해당하는 사유로 중단된다.

1. 급여비용의 청구
2. 대지급금에 대한 납입의 고지 및 독촉

③ 소멸시효 및 시효중단에 관하여 이 법에서 정한 사항 외에는 「민법」에 따른다.

제35조(벌칙)

① 제3조의3제3항에 따라 준용되는 「국민기초생활 보장법」 제23조의2제6항을 위반하여 금융정보 · 신용정보 또는 보험정보를 사용 · 제공 또는 누설한 사람은 5년 이하의 징역 또는 5천만원 이하의 벌금에 처한다.

② 삭제

③ 다음 각 호의 어느 하나에 해당하는 사람은 3년 이하의 징역 또는 3천만원 이하의 벌금에 처한다.

1. 제3조의3제3항에 따라 준용되는 「국민기초생활 보장법」 제22조제6항(같은 법 제23조제2항에서 준용하는 경우를 포함한다)을 위반하여 정보 또는 자료를 사용하거나 제공한 사람
2. 삭제
3. 대행청구단체의 종사자로서 거짓이나 그 밖의 부정한 방법으로 급여비용을 청구한 자

④ 다음 각 호의 어느 하나에 해당하는 자는 1년 이하의 징역 또는 1천만원 이하의 벌금에 처한다.

1. 제9조제3항을 위반하여 정당한 이유 없이 이 법에 따른 의료급여를 거부한 자
2. 제11조제6항에 따른 대행청구단체가 아닌 자로 하여금 급여비용의 심사청구를 대행하게 한 자
3. 속임수나 그 밖의 부정한 방법으로 의료급여를 받은 자 또는 제3자로 하여금 의료급여를 받게 한 자
4. 제28조제4항을 위반하여 업무정지기간 중에 의료급여를 한 의료급여기관의 개설자

⑤ 정당한 이유 없이 제32조제2항에 따른 보고 또는 서류제출을 하지 아니하거나 거짓으로 보고하거나 거짓 자료를 제출하거나 검사를 거부 · 방해 또는 기피한 사람은 1천만원 이하의 벌금에 처한다.

제37조(과태료)

① 제28조제7항을 위반하여 행정처분을 받은 사실 또는 행정처분 절차가 진행 중인 사실을 양수인 또는 합병 후 존속하는 법인이나 합병으로 설립된 법인에 알리지 아니한 자에게는 500만원 이하의 과태료를 부과한다.

② 다음 각 호의 어느 하나에 해당하는 자에게는 100만원 이하의 과태료를 부과한다.

1. 제11조의2에 따른 서류보존의무를 위반한 자
2. 정당한 사유 없이 제29조의2제2항에 따른 서류제출을 하지 아니하거나 거짓 서류를 제출하거나 질문에 대하여 진술을 거부하거나 거짓으로 진술하거나 검사 등 조사를 거부 · 방해 · 기피한 자

③ 제1항 및 제2항에 따른 과태료는 대통령령으로 정하는 바에 따라 보건복지부장관이 부과 · 징수한다.

Part 21

기타 법규

| 의료기술직 |

Part 21 기타 법규

건강검진기본법

건강검진기본법[시행 2020. 09. 12.], 시행령[시행 2020. 09. 12.], 시행규칙[시행 2019. 09. 27.]

제1조(목적)

이 법은 국가건강검진에 관한 국민의 권리ㆍ의무와 국가 및 지방자치단체의 책임을 정하고 국가건강검진의 계획과 시행에 관한 기본적인 사항을 규정함으로써 국민의 보건 및 복지의 증진에 이바지함을 목적으로 한다.

제2조(기본이념)

이 법은 국가건강검진을 통하여 모든 국민이 건강위험요인과 질병을 조기에 발견하여 치료를 받음으로써 인간다운 생활을 보장 받고, 건강한 삶을 영위하는 것을 기본이념으로 한다.

제3조(정의)

이 법에서 사용하는 용어의 정의는 다음과 같다.

1. "**건강검진**"이란 건강상태 확인과 질병의 예방 및 조기발견을 목적으로 제2호에 따른 건강검진기관을 통하여 진찰 및 상담, 이학적 검사, 진단검사, 병리검사, 영상의학 검사 등 의학적 검진을 시행하는 것을 말한다.
2. "**건강검진기관**(이하 "검진기관"이라 한다)"이란 국가건강검진을 실시하기 위하여 제14조에 따라 지정을 받아 건강검진을 시행하는 기관을 말한다.
3. "**국가건강검진**"이란 제11조 및 제12조에 따라 국가와 지방자치단체가 시행하는 건강검진으로 다음 각 목과 같다.
   가. 「모자보건법」에 따른 영유아에 대한 건강검진
   나. 「영유아보육법」에 따른 영유아에 대한 건강검진
   다. 「학교보건법」에 따른 초ㆍ중ㆍ고등학교 학생의 건강검사
   라. 「청소년복지지원법」에 따른 청소년 건강진단
   마. 「국민건강보험법」에 따른 건강검진
   바. 「산업안전보건법」에 따른 일반건강진단
   사. 「의료급여법」에 따른 건강검진
   아. 「암관리법」에 따른 암검진
   자. 「노인복지법」에 따른 건강진단
   차. 그 밖에 보건복지부령으로 정하는 건강검진

4. "**건강검진자료**(이하 "검진자료"라 한다)"란 국가건강검진을 통하여 얻은 개인의 신상정보로서 문진 · 진찰 · 의사소견 및 각종 검사결과 등 건강검진에 관한 문서 또는 광 · 전자적 방식으로 처리한 부호 · 문자 · 음성 및 영상 등의 자료를 말한다.

제5조(국가와 지방자치단체의 의무)

① **국가와 지방자치단체**는 국민건강의 보호 · 증진을 위하여 국가건강검진을 실시 · 지원함으로써 질병을 조기에 발견 · 진단 · 치료하고 사후관리가 될 수 있도록 적극 노력하여야 한다.

② 국가는 성 · 연령별 건강위험을 고려하여 국가건강검진을 계획하여야 한다.

③ 국가와 지방자치단체는 국가건강검진 실시와 관련된 안내 및 건강검진의 결과를 당사자에게 적절한 방식으로 제공함으로써 건강검진의 효과를 높이고 국민의 건강을 증진시켜야 한다.

제11조(건강검진종합계획)

① **보건복지부장관**은 관계 중앙행정기관의 장과 협의하여 위원회의 심의를 거쳐 건강검진종합계획(이하 "종합계획"이라 한다)을 **5년**마다 수립하여야 한다.

② 종합계획에는 다음 각 호의 사항이 포함되어야 한다.

1. 국가건강검진의 기본 목표 및 추진방향
2. 국가건강검진의 추진계획 및 추진방법
3. 국가건강검진의 시행을 위한 보건의료자원의 조달 및 관리방안
4. 그 밖에 건강검진에 필요하다고 보건복지부령으로 정하는 사항

③ 보건복지부장관은 종합계획을 수립하는 경우 지체 없이 국회 소관 상임위원회에 보고하여야 한다.

제12조(국가건강검진의 시행)

① **국가와 지방자치단체**는 종합계획에 따라 국가건강검진을 시행하여야 한다.

② **보건복지부장관**은 제3조제3호에 따른 국가건강검진의 대상에 해당하지 아니하는 자에 대하여, 위원회의 건의를 받아 특별시장 · 광역시장 · 도지사 · 특별자치도지사(이하 "시 · 도지사"라 한다)로 하여금 건강검진을 실시하도록 할 수 있다.

제13조(국가건강검진의 전담)

① **질병관리청장**은 국가건강검진 업무를 효율적으로 추진하고 위원회의 업무를 지원하기 위하여 관련 학회 및 민간 전문가 등으로 구성된 검진기준 및 질 관리반을 둘 수 있다.

② 제1항에 따른 검진기준 및 질 관리반의 운영에 관한 사항은 대통령령으로 정한다.

제14조(검진기관의 지정) 22서울

① 「의료법」 제3조에 따른 **의료기관** 및「지역보건법」 제10조에 따른 **보건소(보건의료원을 포함**한다)가 **국가건강검진을 수행하고자 하는 경우**에는 **보건복지부장관으로부터 검진기관으로 지정**을 받아야 한다.

② 제1항에 따른 검진기관의 인력 · 시설 및 장비 등 검진기관 지정기준 및 절차는 보건복지부령으로 정한다.

시행규칙 제4조(건강검진기관의 구분 및 지정기준 등)

① 보건복지부장관은 법 제14조에 따라 검사항목을 고려하여 다음 각 호의 구분에 따라 건강검진기관(이하 "검진기관"이라 한다)을 지정한다. 이 경우 제1호의 일반검진기관으로 지정받거나 지정받으려는 검진기관만 제2호가목부터 다목까지 및 바목의 위암검진기관, 대장암검진기관, 간암검진기관 및 폐암검진기관으로 지정할 수 있다.

1. 일반검진기관
2. 암검진기관: 다음 각 목의 구분에 따라 지정한다.
   가. 위암검진기관
   나. 대장암검진기관
   다. 간암검진기관
   라. 유방암검진기관
   마. 자궁경부암검진기관
   바. 폐암검진기관
3. 영유아검진기관
4. 구강검진기관

② 제1항에 따른 검진기관의 지정기준은 별표 1부터 별표 4까지와 같다.

③ 보건복지부장관은 제1항제1호 · 제2호 또는 제4호의 검진기관(제1항제2호라목 또는 마목의 유방암검진기관이나 자궁경부암검진기관으로만 지정받은 기관은 제외한다)이 의료기관 밖에서 다음 각 호의 검진을 실시하기 위하여 별표 1 · 별표 2 또는 별표 4의 해당 기준 외에 추가로 별표 5의 기준을 갖춘 경우 출장검진기관으로 지정할 수 있다.

1. 검진대상자가 속한 사업장 또는 기관이 요청한 일반검진
2. 읍 · 면 · 리 지역 및 보건복지부장관이 「국민건강보험법」에 따라 보험료 경감을 위하여 고시한 섬 · 벽지지역의 검진대상자에게 실시하는 일반검진 및 암검진
3. 출장검진이 필요하다고 보건복지부장관이 정하여 고시하는 검사항목에 대한 검진

■ 건강검진기본법 시행규칙 [별표 1]

일반검진기관 지정기준(제4조제2항 관련)

신청자격	인력기준	시설기준	장비기준
가. 종합병원 나. 병원(요양병원을 포함한다. 이하 같다)	가. 의사: 연평균 일일 검진인원 25명당 1명을 두되, 끝수(연평균 일일 검진인원을 25로 나눈 나	가. 진찰실 나. 탈의실 다. 검진대기실 라. 임상검사(검체검사	가. 신장 및 체중계 나. 혈압계 다. 시력검사표 라. 청력계기

신청자격	인력기준	시설기준	장비기준
다. 의원 라. 보건소(보건의료원을 포함하며, 이하 "보건소"라 한다) 마. 의사를 두어 의과 진료과목을 추가로 설치·운영하는 한방병원 및 치과병원	머지)가 있으면 1명을 추가한다. 나. 간호사(간호조무사를 포함한다. 이하 같다) 1명 이상 다. 임상병리사 1명 이상 ※ 내원검진만 실시하는 의원은 연간 검진인원을 실진료일수로 나눈 검진인원(이하 "일일 평균 검진인원"이라 한다)이 15명 미만일 경우 임상병리사를 두지 않을 수 있다. 라. 방사선사 1명 이상 ※ 내원검진만 실시하는 의원은 일일 평균 검진인원이 15명 미만일 경우 방사선사를 두지 않을 수 있다.	및 진단의학검사를 포함한다)를 하는 시설 마. 방사선촬영실	마. 원심분리기 바. 혈액학검사기기 사. 혈액화학분석기 아. 방사선촬영장치:「진단용 방사선 발생장치의 안전관리에 관한 규칙」에 따른 검사·측정기관으로부터 검사기준에 적합한 것으로 판정된 장비로서 방사선직접촬영장치를 말한다.

비고

1. 보건복지부장관이 정하여 고시하는 건강검진을 하려는 의사는 보건복지부장관이 정하는 교육과정을 이수해야 한다.
2. 내원검진만 실시하는 의원이 보건복지부장관이 정하는 바에 따라 검체검사에 관한 업무를 관련 전문기관에 위탁한 경우에는 시설기준의 라목, 장비기준의 바목 및 사목을 충족하지 못하더라도 일반검진기관으로 지정할 수 있다.
3. 내원검진만 실시하는 의원이「의료법」제39조에 따라 장비를 공동으로 이용하는 경우에는 인력기준의 라목, 시설기준의 나목 및 마목, 장비기준의 아목을 충족하지 못하더라도 일반검진기관으로 지정할 수 있다.

제16조(검진기관의 지정취소 등)

① 보건복지부장관은 검진기관이 다음 각 호의 어느 하나에 해당하는 때에는 그 지정을 취소하거나 6개월 이내의 기간을 정하여 국가건강검진 업무의 전부 또는 일부의 정지를 명할 수 있다.

1. **거짓이나 그 밖의 부정한 방법으로 지정을 받은 때**
2. 제14조 제2항에 따른 검진기관 지정기준에 미달하게 된 때
3. 지정받은 사항을 위반하여 업무를 행한 때
4. 국가건강검진 실시 결과를 거짓으로 판정하거나 무적격자에 의해 국가건강검진을 실시한 때

5. 그 밖에 대통령령으로 정하는 사유에 해당하는 때

② 제1항에 따라 지정이 취소된 검진기관은 지정이 취소된 날부터 2년 이내에는 검진기관으로 지정받을 수 없다.

치매관리법

치매관리법[시행 2021. 06. 30.], 시행령[시행 2021. 06. 30.], 시행규칙[시행 2022. 01. 01.]

제1조(목적)

이 법은 치매의 예방, 치매환자에 대한 보호와 지원 및 치매퇴치를 위한 연구 등에 관한 정책을 종합적으로 수립·시행함으로써 치매로 인한 개인적 고통과 피해 및 사회적 부담을 줄이고 국민건강증진에 이바지함을 목적으로 한다.

제2조(정의)

이 법에서 사용하는 용어의 뜻은 다음과 같다.

1. "**치매**"란 퇴행성 뇌질환 또는 뇌혈관계 질환 등으로 인하여 기억력, 언어능력, 지남력(指南力), 판단력 및 수행능력 등의 기능이 저하됨으로써 일상생활에서 지장을 초래하는 후천적인 다발성 장애를 말한다.
2. "**치매환자**"란 치매로 인한 임상적 특징이 나타나는 사람으로서 의사 또는 한의사로부터 치매로 진단받은 사람을 말한다.
3. "**치매관리**"란 치매의 예방과 치매환자에 대한 보호·지원 및 치매에 관한 조사·연구 등을 말한다.
4. "**치매관리사업수행기관**"이란 다음 각 목의 기관을 말한다.
   가. 제16조의 중앙치매센터
   나. 제16조의2의 광역치매센터
   다. 제16조의3의 공립요양병원
   라. 제16조의4의 치매안심병원
   마. 제17조의 치매안심센터
   바. 제3조제1항의 치매관리사업을 수행하는 법인 또는 단체

제3조(국가 등의 의무)

① **국가와 지방자치단체**는 치매관리에 관한 사업(이하 "치매관리사업"이라 한다)을 시행하고 지원함으로써 치매를 예방하고 치매환자에게 적절한 의료서비스가 제공될 수 있도록 적극 노력하여야 한다.

② 국가와 지방자치단체는 치매환자를 돌보는 가족의 부담을 완화하기 위하여 노력하여야 한다.

③ 국가와 지방자치단체는 치매와 치매예방에 관한 국민의 이해를 높이기 위하여 교육·홍보 등 필요한 시책을 마련하여 시행하여야 한다.

④ 「의료법」에 따른 의료인, 의료기관의 장 및 의료업무 종사자는 국가와 지방자치단체가

실시하는 치매관리사업에 적극 협조하여야 한다.

제5조(치매극복의 날)

① 치매관리의 중요성을 널리 알리고 치매를 극복하기 위한 범국민적 공감대를 형성하기 위하여 매년 **9월 21일을 치매극복의 날로** 한다.

② 국가와 지방자치단체는 치매극복의 날 취지에 부합하는 행사와 교육 · 홍보 사업을 시행하여야 한다.

제6조(치매관리종합계획의 수립 등)

① **보건복지부장관**은 제7조에 따른 국가치매관리위원회의 심의를 거쳐 치매관리에 관한 종합계획(이하 "종합계획"이라 한다)을 **5년**마다 수립하여야 한다. 종합계획 중 대통령령으로 정하는 중요한 사항을 변경하는 경우에도 또한 같다.

시행령 제3조(치매관리종합계획의 수립 · 통보 등)

① 보건복지부장관은 법 제6조제1항에 따른 치매관리에 관한 종합계획을 5년마다 수립하여 시행될 해의 전년도 9월 30일까지 관계 중앙행정기관의 장, 특별시장 · 광역시장 · 특별자치시장 · 도지사 · 특별자치도지사(이하 "시 · 도지사"라 한다) 및 시장 · 군수 · 구청장(자치구의 구청장을 말한다. 이하 같다)에게 통보해야 한다. 〈개정 2021. 6. 8.〉

② 법 제6조제4항에 따른 치매관리에 관한 시행계획(이하 "시행계획"이라 한다)의 효율적인 수립 · 시행 및 평가를 위하여 보건복지부장관은 시행계획 수립지침과 평가지침을 정하여 관계 중앙행정기관의 장, 시 · 도지사 및 시장 · 군수 · 구청장에게 통보하여야 한다.

③ 관계 중앙행정기관의 장, 시 · 도지사 및 시장 · 군수 · 구청장은 제2항에 따른 시행계획 수립지침에 따라 소관별로 다음 해의 시행계획을 수립하여 매년 12월 31일까지 보건복지부장관에게 제출하여야 한다.

④ 관계 중앙행정기관의 장, 시 · 도지사 및 시장 · 군수 · 구청장은 제2항에 따른 시행계획 평가지침에 따라 지난해 시행계획의 추진실적을 평가하고 그 결과를 매년 3월 31일까지 보건복지부장관에게 제출하여야 한다.

② 종합계획에는 다음 각 호의 사항이 포함되어야 한다.

1. 치매의 예방 · 관리를 위한 기본시책
2. 치매검진사업의 추진계획 및 추진방법
3. 치매환자의 치료 · 보호 및 관리
4. 치매에 관한 홍보 · 교육
5. 치매에 관한 조사 · 연구 및 개발
6. 치매관리에 필요한 전문인력의 육성
7. 치매환자가족에 대한 지원
8. 그 밖에 치매관리에 필요한 사항

③ 보건복지부장관은 확정된 종합계획을 관계 중앙행정기관의 장, 특별시장 · 광역시장 · 도지사 · 특별자치도지사(이하 "시 · 도지사"라 한다) 및 시장 · 군수 · 구청장(자치구의 구청

장을 말한다. 이하 같다)에게 통보하여야 한다.

④ 관계 중앙행정기관의 장, 시 · 도지사 및 시장 · 군수 · 구청장은 종합계획에 따라 매년 치매관리에 관한 시행계획(이하 "시행계획"이라 한다)을 수립 · 시행 및 평가하여야 한다.

⑤ 보건복지부장관, 관계 중앙행정기관의 장, 시 · 도지사 및 시장 · 군수 · 구청장은 종합계획 또는 시행계획을 수립 · 시행하기 위하여 필요한 경우에는 관계 기관 · 단체 · 시설 등에 자료제공 및 업무협조를 요청할 수 있다. 이 경우 협조 요청을 받은 관계 기관 등은 특별한 사유가 없는 한 이에 따라야 한다.

⑥ 종합계획의 수립과 시행계획의 수립 · 시행 및 평가에 필요한 사항은 대통령령으로 정한다.

제7조(국가치매관리위원회)

보건복지부장관은 종합계획 수립 및 치매관리에 관한 중요 사항을 심의하기 위하여 보건복지부장관 소속으로 **국가치매관리위원회**(이하 "위원회"라 한다)를 둔다.

제8조(위원회의 구성)

① 위원회는 위원장 1명과 부위원장 1명을 포함하여 20명 이내의 위원으로 구성한다.

② 위원장은 보건복지부차관이 되고, 부위원장은 위원 중에서 위원장이 지명하는 사람이 된다.

③ 위원은 치매에 관한 학식과 경험이 풍부한 사람 중에서 보건복지부장관이 임명 또는 위촉한다.

④ 그 밖에 위원회의 구성 · 조직 및 운영에 필요한 사항은 대통령령으로 정한다.

제9조(위원회의 기능)

위원회는 다음 각 호의 사항을 심의한다.

1. 국가치매관리 체계 및 제도의 발전에 관한 사항
2. 종합계획의 수립 및 평가에 관한 사항
3. 연도별 시행계획에 관한 사항
4. 치매관리사업의 예산에 관한 중요한 사항
5. 그 밖에 치매관리사업에 관한 중요한 사항으로서 위원장이 심의에 부치는 사항

제10조(치매연구사업)

① **보건복지부장관**은 치매의 예방과 진료기술의 발전을 위하여 치매 연구 · 개발 사업(이하 "치매연구사업"이라 한다)을 시행한다.

② 치매연구사업에는 다음 각 호의 사항이 포함되어야 한다.

1. 치매환자의 관리에 관한 표준지침의 연구

2. 치매 관련 의료 및 복지서비스에 관한 연구
3. 그 밖에 보건복지부령으로 정하는 사업

③ 보건복지부장관은 치매연구사업을 추진할 때 학계·연구기관 및 산업체 간의 공동연구사업을 우선 지원하여야 한다.

④ 보건복지부장관은 치매연구사업에 관한 국제협력의 증진을 위하여 노력하고 선진기술의 도입을 위한 전문인력의 국외파견 및 국내유치 등의 방안을 마련하여야 한다.

⑤ 보건복지부장관은 「의료법」 제3조제2항에 따른 종합병원(이하 "종합병원"이라 한다), 「사회복지사업법」 제2조제3호에 따른 사회복지법인, 그 밖의 보건의료 및 복지 관련 단체로 하여금 치매연구사업을 실시하게 할 수 있다.

⑥ 치매연구사업 지원에 필요한 사항은 보건복지부령으로 정한다.

제11조(치매검진사업)

① **보건복지부장관**은 종합계획에 따라 치매를 조기에 발견하는 검진사업(이하 "치매검진사업"이라 한다)을 시행하여야 한다.

시행령 제8조(치매검진사업의 범위 등)

① 법 제11조제1항에 따른 치매검진사업(이하 "치매검진사업"이라 한다)에는 다음 각 호의 사업이 포함되어야 한다.
1. 치매검진사업 대상자의 선정 및 통보
2. 치매검진사업 대상자에 대한 검사 및 진단
3. 치매검진사업 대상자에 대한 검진비 지급
4. 치매검진에 대한 홍보
5. 치매검진 프로그램의 개발 및 관리
6. 치매검진의 질 관리

② 치매검진사업의 대상자는 다음 각 호의 사람으로 한다.
1. 「국민건강보험법」 제5조에 따른 **건강보험가입자 및 피부양자**
2. 「의료급여법」 제3조에 따른 **의료급여수급권자**

③ 치매검진사업의 **검진주기는 2년 이내**로 한다. 〈개정 2021. 6. 8.〉 22부산

② 치매검진사업의 범위, 대상자, 검진주기 등에 필요한 사항은 **대통령령**으로 정한다.

③ 치매의 검진 방법 및 절차 등에 필요한 사항은 **보건복지부령**으로 정한다.

④ 국가는 치매검진을 받는 사람 중 「의료급여법」에 따른 의료급여수급자 및 대통령령으로 정하는 건강보험가입자에 대하여 그 비용의 전부 또는 일부를 지원할 수 있다.

제12조(치매환자의 의료비 지원사업)

① **국가와 지방자치단체**는 치매환자의 경제적 부담능력을 고려하여 치매 치료 및 진단에 드는 비용을 예산에서 지원할 수 있다.

시행령 제10조(의료비 지원 대상 · 기준 및 방법 등)

① 법 제12조제1항에 따른 의료비를 지원받을 수 있는 사람은 다음 각 호의 어느 하나에 해당하는 사람 중에서 소득과 재산 등이 보건복지부장관이 매년 정하여 고시하는 기준 이하인 사람으로 한다.

1. 「국민건강보험법」 제5조에 따른 건강보험가입자 및 피부양자 중 치매환자
2. 「의료급여법」 제3조에 따른 의료급여수급권자 중 치매환자

② 제1항에 따라 의료비를 지원받으려는 사람은 **관할 보건소장에게 지원** 신청을 하여야 한다.

③ 제2항에 따른 의료비 지원 신청을 받은 보건소장은 관계 기관에 의료비 지원 대상자의 소득 · 재산 등에 관한 자료제출을 요청할 수 있다.

④ 의료비의 지원한도액, 지원기간 및 지원절차 등 세부적인 사항은 보건복지부장관이 정하여 고시한다.

② 제1항에 따른 의료비 지원의 대상 · 기준 및 방법 등에 필요한 사항은 대통령령으로 정한다.

제12조의2(치매환자의 가족지원 사업)

① 국가와 지방자치단체는 치매환자의 가족을 위한 상담 · 교육 프로그램을 개발 · 보급하여야 한다.

② 제1항에 따른 상담 · 교육 프로그램의 개발 · 보급 및 지원 등에 필요한 사항은 보건복지부령으로 정한다.

제12조의3(성년후견제 이용지원)

① **지방자치단체의 장**은 치매환자가 다음 각 호의 어느 하나에 해당하여 후견인을 선임할 필요가 있음에도 불구하고 자력으로 후견인을 선임하기 어렵다고 판단되는 경우에는 그를 위하여 「민법」에 따라 가정법원에 성년후견개시, 한정후견개시 또는 특정후견의 심판을 청구할 수 있다.

1. 일상생활에서 의사를 결정할 능력이 충분하지 아니하거나 매우 부족하여 의사결정의 대리 또는 지원이 필요하다고 볼 만한 상당한 이유가 있는 경우
2. 치매환자의 권리를 적절하게 대변하여 줄 가족이 없는 경우
3. 별도의 조치가 없으면 권리침해의 위험이 상당한 경우

② 지방자치단체의 장이 제1항에 따라 성년후견개시, 한정후견개시 또는 특정후견의 심판을 청구할 때에는 대통령령으로 정하는 요건을 갖춘 사람 또는 법인을 후견인 후보자로 하여 그 사람 또는 법인을 후견인으로 선임하여 줄 것을 함께 청구하여야 한다.

시행령 제11조(후견인 후보자의 요건)

법 제12조의3제2항에서 "대통령령으로 정하는 요건을 갖춘 사람 또는 법인"이란 「민법」 제937조에 따른 결격사유가 없는 사람 또는 법인으로서 다음 각 호의 어느 하나에 해당하는 사람 또는 법인을 말한다. 〈개정 2021. 6. 8.〉

1. 치매에 대한 이해, 「민법」에 따른 후견제도 및 후견인에 대한 이해 등 보건복지부장관이 필

요하다고 인정하는 교육을 받은 사람
2. 다음 각 목의 요건을 모두 갖춘 법인으로서 보건복지부장관, 시·도지사 또는 시장·군수·구청장이 후견사무를 담당할 전문성을 갖추었다고 인정하는 법인
가. 노인복지 또는 후견과 관련된 업무를 수행할 것
나. 다음의 어느 하나에 해당하는 전담인력을 1명 이상 보유할 것
1) 「변호사법」에 따른 변호사
2) 「사회복지사업법」 제11조에 따른 사회복지사 1급 자격을 취득한 사람으로서 후견과 관련된 분야에서 1년 이상의 실무경력(자격을 취득하기 전의 실무경력을 포함한다)이 있는 사람
3) 법원으로부터 후견인으로 선임(피후견인의 친족인 경우는 제외한다)되어 1년 이상 활동한 경력이 있는 사람
4) 후견과 관련된 업무를 수행하는 법인에서 1년 이상 근무한 경력이 있는 사람

③ 지방자치단체의 장은 치매환자의 치료·보호 및 관리와 관련된 기관·법인·단체의 장에게 제2항에 따른 후견인 후보자를 추천하여 줄 것을 의뢰할 수 있다.

④ 국가와 지방자치단체는 제1항 및 제2항에 따라 선임된 후견인의 후견사무의 수행에 필요한 비용의 일부를 예산의 범위에서 보건복지부령으로 정하는 바에 따라 지원할 수 있다.

⑤ 제1항부터 제4항까지의 규정에 따른 후견제 이용지원의 요건, 후견인 후보자의 자격 및 추천 절차, 후견인 후견사무에 필요한 비용 지원 등에 필요한 사항은 보건복지부령으로 정한다.

제13조(치매등록통계사업)

① **보건복지부장관**은 치매의 발생과 치료 및 관리 등에 관한 자료를 지속적이고 체계적으로 수집·분석하여 통계를 산출하기 위한 등록·관리·조사 사업(이하 "**치매등록통계사업**"이라 한다)을 시행하여야 한다. 이 경우 통계자료의 수집 및 통계의 작성 등에 관하여는 「통계법」을 준용하며, 통계의 산출을 위하여 처리되는 개인정보는 「개인정보 보호법」 제58조제1항에 따라 같은 법이 적용되지 아니하는 개인정보로 본다.

② 보건복지부장관은 치매등록통계사업과 관련하여 고유식별정보를 처리하는 경우에는 개인정보 보호를 위하여 보건복지부령으로 정하는 바에 따라 암호화 등 안전성 확보에 필요한 조치를 하여야 한다.

제13조의2(치매정보시스템의 구축·운영)

① 보건복지부장관은 치매 관련 사업과 제17조에 따른 치매안심센터의 업무를 효율적으로 수행하기 위하여 치매정보시스템을 구축·운영할 수 있다.

② 보건복지부장관은 제1항에 따른 시스템의 구축·운영에 관한 사무를 수행하기 위하여 불가피한 경우 「개인정보 보호법」 제23조에 따른 건강에 관한 정보와 같은 법 제24조에 따른 고유식별정보(주민등록번호를 포함한다)가 포함된 자료를 처리할 수 있다. 이 경우 보

건복지부장관은 「개인정보 보호법」에 따라 해당 정보를 보호하여야 한다.

③ 제1항에 따른 시스템의 구축 · 운영 등에 필요한 사항은 보건복지부령으로 정한다.

제14조(역학조사)

① 보건복지부장관은 치매 발생의 원인 규명 등을 위하여 필요하다고 인정하는 때에는 역학조사를 실시할 수 있다.

② 제1항에 따른 역학조사의 실시 시기 · 방법 및 내용 등에 필요한 사항은 보건복지부령으로 정한다.

제14조의2(치매실태조사의 실시)

① **보건복지부장관**은 치매의 현황, 비용부담 등을 파악하기 위하여 실태조사를 **5년**마다 실시하고 그 결과를 공표하여야 한다.

② 보건복지부장관은 제1항에 따른 실태조사를 위하여 관계 기관 · 법인 · 단체 · 시설의 장에게 필요한 자료의 제출 또는 의견의 진술을 요청할 수 있다. 이 경우 관계 기관 · 법인 · 단체 · 시설의 장은 정당한 사유가 없으면 그 요청에 따라야 한다.

③ 제1항에 따른 실태조사의 방법과 내용 등에 관하여 필요한 사항은 보건복지부령으로 정한다.

제15조(자료제공의 협조 등)

① 보건복지부장관, 시 · 도지사 또는 시장 · 군수 · 구청장(제20조에 따라 권한을 위임 · 위탁받은 자를 포함한다. 이하 이 조에서 같다)은 치매환자를 진단 · 치료하는 의료인 또는 의료기관, 「국민건강보험법」에 따른 국민건강보험공단 및 건강보험심사평가원, 관계 중앙행정기관의 장, 지방자치단체의 장, 공공기관의 장, 그 밖에 치매에 관한 사업을 하는 법인 · 단체에 대하여 보건복지부령으로 정하는 바에 따라 다음 각 호의 업무 수행을 위하여 필요한 자료의 제출이나 의견의 진술 등을 요구할 수 있다. 이 경우 자료의 제출 등을 요구받은 자는 특별한 사유가 없으면 이에 따라야 한다.

1. 치매검진사업
2. 제12조에 따른 치매환자의 의료비 지원사업
3. 제12조의2에 따른 치매환자의 가족지원 사업
4. 제12조의3에 따른 성년후견제 이용지원
5. 치매등록통계사업
6. 제13조의2에 따른 치매정보시스템의 구축 · 운영
7. 제14조에 따른 역학조사
8. 제17조에 따른 치매안심센터의 업무
9. 그 밖에 치매와 관련하여 보건복지부장관이 필요하다고 인정하는 업무

② 보건복지부장관, 시 · 도지사 또는 시장 · 군수 · 구청장이 제1항에 따라 필요한 자료의 제공을 요청하는 경우 「개인정보 보호법」 제23조에 따른 건강에 관한 정보와 같은 법 제24조에 따른 고유식별정보(주민등록번호를 포함한다)가 포함된 자료의 제공을 요청할 수 있다. 이 경우 요청을 받은 기관 또는 사람은 정당한 사유가 없으면 그 요청에 따라야 한다.

③ 보건복지부장관, 시 · 도지사 또는 시장 · 군수 · 구청장은 자료 제공 요청 시 고유식별정보를 처리하는 경우에는 개인정보 보호를 위하여 보건복지부령으로 정하는 바에 따라 암호화 등 안전성 확보에 필요한 조치를 하여야 한다.

④ 제1항에 따라 요구할 수 있는 자료 등의 구체적인 범위는 대통령령으로 정한다.

제16조(중앙치매센터의 설치)

① **보건복지부장관**은 치매관리에 관한 다음 각 호의 업무를 수행하게 하기 위하여 중앙치매센터를 설치 · 운영할 수 있다.

1. 치매관리사업수행기관에 대한 기술지원 및 평가 지원 업무
2. 치매관리 지침 개발 및 보급
3. 시행계획의 추진실적 평가 지원
4. 치매연구사업 지원
5. 치매관리사업 관련 교육 · 훈련 및 지원 업무
6. 제12조의3에 따른 성년후견제 이용지원 업무의 지원
7. 치매등록통계사업 지원
8. 제13조의2에 따른 치매정보시스템의 구축 · 운영의 지원
9. 제14조에 따른 역학조사
10. 제17조에 따른 치매안심센터 업무의 지원
11. 치매 인식개선 교육 및 홍보
12. 치매 관련 정보의 수집 · 분석 및 제공
13. 치매와 관련된 국내외 협력
14. 그 밖에 치매와 관련하여 보건복지부장관이 필요하다고 인정하는 업무

② 보건복지부장관은 제1항에 따른 중앙치매센터의 설치 · 운영을 그 업무에 필요한 전문인력과 시설을 갖춘 대통령령으로 정하는 법인 · 단체에 위탁할 수 있다.

③ 제1항에 따른 중앙치매센터의 설치 · 운영 및 제2항에 따른 위탁 등에 필요한 사항은 보건복지부령으로 정한다.

제16조의2(광역치매센터의 설치)

① **시 · 도지사**는 치매관리에 관한 다음 각 호의 업무를 수행하게 하기 위하여 보건복지부장관과 협의하여 광역치매센터를 설치 · 운영할 수 있다.

1. 치매관리사업 계획
2. 치매 연구
3. 제17조에 따른 치매안심센터 및 「노인복지법」 제31조에 따른 노인복지시설 등에 대한 기술 지원
4. 치매 관련 시설 · 인프라 등 자원조사 및 연계체계 마련
5. 치매 관련 종사인력에 대한 교육 · 훈련
6. 치매환자 및 가족에 대한 치매의 예방 · 교육 및 홍보
7. 치매 인식개선 교육 및 홍보
8. 제12조의3제3항에 따른 후견인 후보자 추천
9. 제12조의3에 따라 선임된 후견인에 대한 감독지원 및 후견사무의 지원
10. 그 밖에 보건복지부장관이 정하는 치매 관련 업무

② 시 · 도지사는 제1항에 따른 광역치매센터의 설치 · 운영을 그 업무에 필요한 전문인력과 시설을 갖춘 「의료법」 제3조제2항제3호의 병원급 의료기관에 위탁할 수 있다.

③ 제1항에 따른 광역치매센터의 설치 · 운영 및 제2항에 따른 위탁 등에 필요한 사항은 보건복지부령으로 정하는 바에 따라 해당 지방자치단체의 조례로 정한다.

제16조의3(공립요양병원의 설치 및 운영)

① **지방자치단체**는 치매 등 노인성 질병을 가진 지역주민에 대한 의료사업을 수행하기 위하여 대통령령으로 정하는 바에 따라 「의료법」 제3조제2항제3호라목에 따른 요양병원(이하 "공립요양병원"이라 한다)을 **설치 · 운영**할 수 있다.

② **보건복지부장관**은 보건복지부령으로 정하는 바에 따라 공립요양병원에 대한 **운영평가**를 실시하여야 한다. 다만, 보건복지부장관이 필요하다고 인정하는 경우에는 지방자치단체의 장으로 하여금 운영평가를 하게 할 수 있다.

③ 지방자치단체의 장은 공립요양병원 운영의 전문성과 효율성을 제고하기 위하여 필요한 경우에는 보건복지부령으로 정하는 법인 · 단체 또는 개인에게 그 운영을 위탁할 수 있다.

④ 제3항에 따라 공립요양병원의 운영을 위탁하려는 경우에는 이를 공고하여 일반입찰에 부쳐야 한다. 다만, 공립요양병원의 설치 · 운영에 필요한 부지 또는 건물 등으로서 보건복지부령으로 정하는 재산을 기부채납한 자에게 위탁하는 경우에는 수의계약을 할 수 있다.

⑤ 공립요양병원 운영의 위탁기간은 그 위탁을 받은 날부터 5년으로 하며, 지방자치단체의 장은 제2항에 따른 운영평가 결과를 고려하여 5년 단위로 위탁계약을 갱신할 수 있다.

⑥ 지방자치단체의 장은 제3항에 따라 공립요양병원의 운영을 위탁받은 자(이하 "수탁자"라 한다)가 공립요양병원을 위법 또는 부당하게 운영하거나 위탁계약을 위반한 사실이 있는 경우 그 시정을 요구할 수 있다.

⑦ 지방자치단체의 장은 수탁자가 다음 각 호의 어느 하나에 해당하는 경우 위탁계약을 해지할 수 있다. 다만, 제1호에 해당하는 경우에는 위탁계약을 해지하여야 한다.

1. 거짓이나 그 밖의 부정한 방법으로 위탁계약을 체결한 경우
2. 부도, 파산, 해산, 의료인의 면허자격 정지 또는 취소, 의료업에 관한 허가 정지 또는 취소 등의 사유로 공립요양병원의 위탁 운영이 곤란하다고 인정되는 경우
3. 제2항에 따른 운영평가를 정당한 사유 없이 거부 · 방해 또는 기피한 경우
4. 제6항에 따른 지방자치단체의 장의 시정 요구를 정당한 사유 없이 이행하지 아니한 경우
5. 그 밖에 위탁계약 내용에 포함된 계약 해지 사유가 발생한 경우

⑧ 지방자치단체의 장은 제7항에 따라 위탁계약을 해지하려면 수탁자에게 미리 의견진술의 기회를 주어야 한다.

제16조의4(치매안심병원의 지정)

① **보건복지부장관**은 치매의 진단과 치료 · 요양 등 치매 관련 의료서비스를 전문적이고 체계적으로 제공하기 위하여 필요한 인력 · 시설 및 장비를 갖추었거나 갖출 능력이 있다고 인정되는 의료기관을 **치매안심병원**으로 지정할 수 있다.

② 치매안심병원으로 지정받으려는 의료기관은 보건복지부장관에게 신청하여야 한다. 이 경우 제16조의3제1항에 따른 공립요양병원이 신청하면 그 지정을 우선적으로 고려할 수 있다.

③ 국가 또는 지방자치단체는 제1항에 따라 지정된 치매안심병원이 치매전문병동을 설치 · 운영하거나 치매 관련 의료서비스를 제공하기 위한 시설 · 인력 · 장비를 확충하는 경우에는 소요 경비의 전부 또는 일부를 지원할 수 있다.

④ 치매안심병원으로 지정받은 의료기관은 보건복지부령으로 정하는 바에 따라 적정한 치매 관련 의료서비스를 제공하기 위한 계획을 수립하고 그 시행 결과를 보건복지부장관에게 보고하여야 한다.

⑤ 치매안심병원 지정의 기준, 절차 등에 필요한 사항은 보건복지부령으로 정한다.

제17조(치매안심센터의 설치)

① **시 · 군 · 구의 관할 보건소**에 치매예방과 치매환자 및 그 가족에 대한 종합적인 지원을 위하여 **치매안심센터**(이하 "치매안심센터"라 한다)를 설치한다.

② 치매안심센터는 다음 각 호의 업무를 수행한다.

1. 치매 관련 상담 및 조기검진
2. 치매환자의 등록 · 관리
3. 치매등록통계사업의 지원
4. 치매의 예방 · 교육 및 홍보

5. 치매환자를 위한 단기쉼터의 운영
6. 치매환자의 가족지원사업
6의2. 「노인장기요양보험법」 제22조제2항에 따른 장기요양인정신청 등의 대리
6의3. 제12조의3에 따른 성년후견제 이용 지원사업
6의4. 치매 인식개선 교육 및 홍보
7. 그 밖에 시장 · 군수 · 구청장이 치매관리에 필요하다고 인정하는 업무

③ 치매안심센터의 장은 치매안심센터에 치매환자로 등록된 사람 또는 그 가족에게 「노인장기요양보험법」에 따른 장기요양인정의 신청, 장기요양인정의 갱신신청 또는 장기요양등급 등의 변경신청에 관한 사항(신청의 대리에 관한 사항을 포함한다)을 안내할 수 있다.

④ 치매안심센터의 시설 · 인력기준과 그 밖에 필요한 사항은 보건복지부령으로 정한다.

제17조의2(치매상담전화센터의 설치)

① 보건복지부장관은 치매예방, 치매환자 관리 등에 관한 전문적이고 체계적인 상담 서비스를 제공하기 위하여 치매상담전화센터를 설치할 수 있다.

② 치매상담전화센터는 다음 각 호의 업무를 수행한다.

1. 치매에 관한 정보제공
2. 치매환자의 치료 · 보호 및 관리에 관한 정보제공
3. 치매환자와 그 가족의 지원에 관한 정보제공
4. 치매환자의 가족에 대한 심리적 상담
5. 그 밖에 보건복지부장관이 필요하다고 인정하는 치매 관련 정보의 제공 및 상담

③ 보건복지부장관은 제1항에 따른 치매상담전화센터의 설치 · 운영을 그 업무에 필요한 전문인력과 시설을 갖춘 「의료법」 제3조제2항제3호의 병원급 의료기관, 치매 관련 전문기관 · 법인 · 단체 등에 위탁할 수 있다.

④ 제1항에 따른 치매상담전화센터의 설치 · 운영 및 제3항에 따른 위탁 등에 필요한 사항은 보건복지부령으로 정한다.

제18조(비용의 지원)

① 국가와 지방자치단체는 치매관리사업을 수행하는 자에 대하여 다음 각 호에 해당하는 비용의 전부 또는 일부를 지원할 수 있다.

1. 제10조에 따른 치매연구사업, 제11조에 따른 치매검진사업, 제12조의2에 따른 치매환자의 가족지원 사업, 제13조에 따른 치매등록통계사업 및 제14조에 따른 역학조사 수행에 드는 비용
1의2. 제16조, 제16조의2 및 제17조에 따른 중앙치매센터, 광역치매센터 및 치매안심센터의 설치 · 운영에 드는 비용
1의3. 제17조의2에 따른 치매상담전화센터의 설치 · 운영에 드는 비용

2. 치매관리사업에 대한 교육 · 홍보에 드는 비용
3. 치매관리사업에 필요한 전문인력의 교육 · 훈련에 드는 비용
4. 치매관리사업을 수행하는 법인 · 단체의 교육 및 홍보 사업에 드는 비용

② 제1항에 따른 비용 지원의 기준 · 방법 및 절차에 필요한 사항은 대통령령으로 정한다.

제21조(벌칙)

제19조(비밀누설의 금지)를 위반하여 비밀을 누설한 자는 2년 이하의 징역 또는 2천만원 이하의 벌금에 처한다.

학교보건법

학교보건법[시행 2022. 06. 29.], 시행령[시행 2022. 03. 08.], 시행규칙[시행 2022. 06. 29.]

제1조(목적)

이 법은 **학교의 보건관리에 필요한 사항**을 규정하여 **학생과 교직원의 건강**을 **보호 · 증진**함을 목적으로 한다.

제2조(정의)

이 법에서 사용하는 용어의 뜻은 다음과 같다.

1. "건강검사"란 신체의 발달상황 및 능력, 정신건강 상태, 생활습관, 질병의 유무 등에 대하여 조사하거나 검사하는 것을 말한다.
2. "학교"란 「유아교육법」 제2조 제2호, 「초 · 중등교육법」 제2조 및 「고등교육법」 제2조에 따른 각 학교를 말한다.
3. "관할청"이란 다음 각 목의 구분에 따른 지도 · 감독기관을 말한다.
   가. 「유아교육법」 제7조 제1호에 따른 국립유치원 및 「초 · 중등교육법」 제3조 제1호에 따른 국립학교: 교육부장관
   나. 「유아교육법」 제7조 제2호 · 제3호에 따른 공립유치원 · 사립유치원 및 「초 · 중등교육법」 제3조 제2호 · 제3호에 따른 공립학교 · 사립학교: 교육감
   다. 「고등교육법」 제2조에 따른 학교: 교육부장관

제2조의2(국가와 지방자치단체의 의무) 22충남

국가와 지방자치단체는 **학생과 교직원의 건강을 보호 · 증진**하기 위한 **기본계획을 수립 · 시행**하고, 이에 필요한 시책을 마련하여야 한다.

제2조의3(학생건강증진 기본계획의 수립 · 시행) 22충남

① **교육부장관**은 **5년**마다 **학생의 신체 및 정신건강 증진을 위한 기본계획**(이하 "기본계획"이라 한다)을 **수립 · 시행**하여야 한다.

② 기본계획에는 다음 각 호의 사항이 포함되어야 한다.

1. 학생의 건강증진을 위한 기본방향 및 목표
2. 학생의 건강증진을 위한 주요 추진과제 및 추진방법
3. 그 밖에 학생의 건강증진을 위하여 필요한 사항

③ 교육부장관은 기본계획의 수립 · 시행에 필요한 자료의 제공 등을 관계 중앙행정기관의 장 및 그 밖의 기관 · 단체의 장에게 요청할 수 있다. 이 경우 자료의 제공 등을 요청받은 관계 중앙행정기관의 장 및 그 밖의 기관 · 단체의 장은 특별한 사유가 없으면 이에

따라야 한다.

④ 그 밖에 기본계획의 수립 · 시행에 필요한 사항은 대통령령으로 정한다.

제7조(건강검사 등) 21부산

① **학교의 장**은 **학생과 교직원**에 대하여 **건강검사를 하여야 한다**. 다만, 교직원에 대한 건강검사는 「국민건강보험법」 제52조에 따른 건강검진으로 갈음할 수 있다.

② 학교의 장은 제1항에 따라 건강검사를 할 때에 질병의 유무 등을 조사하거나 검사하기 위하여 다음 각 호의 어느 하나에 해당하는 학생에 대하여는 「국민건강보험법」 제52조에 따른 **건강검진 실시 기관에 의뢰하여 교육부령으로 정하는 사항에 대한 건강검사를 한다**.

1. 「초 · 중등교육법」 제2조제1호(초등학교)의 **학교와 이에 준하는 특수학교 · 각종학교의 1학년 및 4학년 학생**. 다만, **구강검진은 전 학년에 대하여 실시**하되, 그 방법과 비용 등에 관한 사항은 지역실정에 따라 교육감이 정한다.
2. 「초 · 중등교육법」 **제2조제2호(중학교) · 제3호(고등학교)의 학교와 이에 준하는 특수학교 · 각종학교의 1학년 학생**
3. 그 밖에 건강을 보호 · 증진하기 위하여 **교육부령**으로 정하는 학생

③ 학교의 장은 제2항에 따른 건강검사 외에 학생의 건강을 보호 · 증진하기 위하여 필요하다고 인정하면 교육부령으로 정하는 바에 따라 그 학생을 별도로 검사할 수 있다.

④ 학교의 장은 제1항과 제2항에도 불구하고 천재지변 등 부득이한 사유로 관할 교육감 또는 교육장의 승인을 받은 경우에는 교육부령으로 정하는 바에 따라 건강검사를 연기하거나 건강검사의 전부 또는 일부를 생략할 수 있다.

⑤ 제2항에 따라 건강검사를 한 검진기관은 교육부령으로 정하는 바에 따라 그 검사결과를 해당 학생 또는 학부모와 해당 학교의 장에게 알려야 한다.

⑥ **학교의 장**은 제2조제1호의 **정신건강 상태 검사를 실시할 때 필요한 경우에는 학부모의 동의 없이 실시할 수 있다. 이 경우 학교의 장은 지체 없이 해당 학부모에게 검사 사실을 통보하여야 한다**.

⑦ 제1항과 제2항에 따른 건강검사의 시기, 방법, 검사항목 및 절차 등에 관하여 필요한 사항은 교육부령으로 정한다.

제8조(등교 중지) 18울산

① **학교의 장**은 제7조에 따른 **건강검사의 결과나 의사의 진단 결과 감염병에 감염되었거나 감염된 것으로 의심되거나 감염될 우려가 있는 학생 또는 교직원**에 대하여 대통령령으로 정하는 바에 따라 **등교를 중지**시킬 수 있다.

② 교육부장관은 감염병으로 인하여 「재난 및 안전관리 기본법」 제38조제2항에 따른 주의 이상의 위기경보가 발령되는 경우 다음 각 호의 어느 하나에 해당하는 학생 또는 교직원에 대하여 질병관리청장과 협의하여 등교를 중지시킬 것을 학교의 장에게 명할 수 있다.

이 경우 해당 학교의 관할청을 경유하여야 한다.

1. 「검역법」 제2조제7호에 따른 검역관리지역 또는 같은 조 제8호에 따른 중점검역관리지역에 체류하거나 그 지역을 경유한 사람으로서 같은 조 제1호에 따른 검역감염병의 감염이 우려되는 사람
2. 감염병 발생지역에 거주하는 사람 또는 그 지역에 출입하는 사람으로서 감염병에 감염되었을 것으로 의심되는 사람
3. 「감염병의 예방 및 관리에 관한 법률」 제42조제2항제1호에 따라 자가(自家) 또는 시설에 격리된 사람의 가족 또는 그 동거인
4. 그 밖에 학교 내 감염병의 차단과 확산 방지 등을 위하여 등교 중지가 필요하다고 인정되는 사람

③ 제2항에 따른 명을 받은 학교의 장은 해당 학생 또는 교직원에 대하여 지체 없이 등교를 중지시켜야 한다.

제14조(질병의 예방)

① 학교의 장은 감염병 예방과 학교의 보건에 필요하면 휴업을 할 수 있다.

② 관할청은 감염병 예방과 학교의 보건에 필요하면 해당 학교에 대하여 다음 각 호의 어느 하나에 해당하는 조치를 명할 수 있다. 다만, 교육부장관은 제2조제3호가목의 학교의 경우에는 그 권한을 교육감에게 위임할 수 있다.

1. 학년 또는 학교 전체에 대한 휴업 또는 등교수업일 조정
2. 휴교(휴원을 포함한다)

③ 제1항 및 제2항에도 불구하고 감염병으로 인하여 「재난 및 안전관리 기본법」 제38조 제2항에 따른 주의 이상의 위기경보가 발령되어 제1항 또는 제2항에 따른 조치를 하는 경우 학교의 장은 관할청의 동의를, 교육감은 교육부장관의 동의를 받아야 한다.

제14조의2(감염병 예방접종의 시행) 21광주, 22전남

시장 · 군수 또는 구청장이 「감염병의 예방 및 관리에 관한 법률」 제24조 및 제25조에 따라 **학교의 학생 또는 교직원**에게 **감염병의 필수 또는 임시 예방접종을 할 때**에는 **그 학교의 학교의사 또는 보건교사(간호사 면허를 가진 보건교사로 한정한다. 이하 같다)를 접종요원으로 위촉하여 그들로 하여금 접종하게 할 수 있다**. 이 경우 보건교사에 대하여는 「의료법」 제27조 제1항(무면허 의료행위 등 금지)을 적용하지 아니한다.

제18조의2(비밀누설금지 등)

이 법에 따라 교직원 및 학생에 대한 건강검사와 관련된 업무를 수행하거나 수행하였던 사람은 그 직무상 알게 된 비밀을 다른 사람에게 누설하거나 직무상 목적 외의 용도로 이용하여서는 아니 된다.

제19조(벌칙) 19울산

① 제18조의2를 위반하여 **직무상 알게 된 비밀을 다른 사람에게 누설**하거나 **직무상 목적 외의 용도로 이용한 사람**은 **3년 이하의 징역 또는 3천만원 이하의 벌금**에 처한다.

② 삭제

장애인복지법

장애인복지법[시행 2022. 06. 22.], 시행령[시행 2022. 02. 18.], 시행규칙[시행 2022. 03. 15.]

제1조(목적)

이 법은 **장애인의 인간다운 삶과 권리보장**을 위한 국가와 지방자치단체 등의 책임을 명백히 하고, **장애발생 예방과 장애인의 의료 · 교육 · 직업재활 · 생활환경개선 등에 관한 사업**을 정하여 **장애인복지대책을 종합적으로 추진**하며, **장애인의 자립생활 · 보호 및 수당지급** 등에 관하여 필요한 사항을 정하여 **장애인의 생활안정에 기여**하는 등 **장애인의 복지와 사회활동 참여 증진**을 통하여 **사회통합에 이바지**함을 목적으로 한다.

제2조(장애인의 정의 등)

① "**장애인**"이란 **신체적 · 정신적 장애로 오랫동안 일상생활이나 사회생활에서 상당한 제약을 받는 자**를 말한다.

② 이 법을 적용받는 장애인은 제1항에 따른 장애인 중 다음 각 호의 어느 하나에 해당하는 장애가 있는 자로서 대통령령으로 정하는 장애의 종류 및 기준에 해당하는 자를 말한다.

1. "**신체적 장애**"란 **주요 외부 신체 기능의 장애, 내부기관의 장애** 등을 말한다.
2. "**정신적 장애**"란 **발달장애 또는 정신 질환으로 발생하는 장애**를 말한다.

③ "**장애인학대**"란 장애인에 대하여 **신체적 · 정신적 · 정서적 · 언어적 · 성적 폭력이나 가혹행위, 경제적 착취, 유기 또는 방임**을 하는 것을 말한다.

④ "장애인학대관련범죄"란 장애인학대로서 다음 각 호의 어느 하나에 해당하는 죄를 말한다.

1. 「형법」 제2편제24장 살인의 죄 중 제250조(살인, 존속살해), 제252조(촉탁, 승낙에 의한 살인 등), 제253조(위계 등에 의한 촉탁살인 등) 및 제254조(미수범)의 죄
2. 「형법」 제2편제25장 상해와 폭행의 죄 중 제257조(상해, 존속상해), 제258조(중상해, 존속중상해), 제258조의2(특수상해), 제259조(상해치사), 제260조(폭행, 존속폭행)제1항 · 제2항, 제261조(특수폭행) 및 262조(폭행치사상)의 죄
3. 「형법」 제2편제28장 유기와 학대의 죄 중 제271조(유기, 존속유기)제1항 · 제2항, 제272조(영아유기), 제273조(학대, 존속학대), 제274조(아동혹사) 및 제275조(유기등 치사상)의 죄
4. 「형법」 제2편제29장 체포와 감금의 죄 중 제276조(체포, 감금, 존속체포, 존속감금), 제277조(중체포, 중감금, 존속중체포, 존속중감금), 제278조(특수체포, 특수감금), 제280조(미수범) 및 제281조(체포 · 감금등의 치사상)의 죄
5. 「형법」 제2편제30장 협박의 죄 중 제283조(협박, 존속협박)제1항 · 제2항, 제284조(특수협박) 및 제286조(미수범)의 죄

6. 「형법」 제2편제31장 약취, 유인 및 인신매매의 죄 중 제287조(미성년자의 약취, 유인), 제288조(추행 등 목적 약취, 유인 등), 제289조(인신매매) 및 제290조(약취, 유인, 매매, 이송 등 상해 · 치상), 제291조(약취, 유인, 매매, 이송 등 살인 · 치사) 및 제292조(약취, 유인, 매매, 이송된 사람의 수수 · 은닉 등) 및 제294조(미수범)의 죄
7. 「형법」 제2편제32장 강간과 추행의 죄 중 제297조(강간), 제297조의2(유사강간), 제298조(강제추행), 제299조(준강간, 준강제추행), 제300조(미수범), 제301조(강간 등 상해 · 치상), 제301조의2(강간등 살인 · 치사), 제302조(미성년자 등에 대한 간음), 제303조(업무상위력 등에 의한 간음) 및 제305조(미성년자에 대한 간음, 추행)의 죄
8. 「형법」 제2편제33장 명예에 관한 죄 중 제307조(명예훼손), 제309조(출판물 등에 의한 명예훼손) 및 제311조(모욕)의 죄
9. 「형법」 제2편제36장 주거침입의 죄 중 제321조(주거 · 신체 수색)의 죄
10. 「형법」 제2편제37장 권리행사를 방해하는 죄 중 제324조(강요) 및 제324조의5(미수범)(제324조의 죄에만 해당한다)의 죄
11. 「형법」 제2편제39장 사기와 공갈의 죄 중 제347조(사기), 제347조의2(컴퓨터등 사용사기), 제348조(준사기), 제350조(공갈), 제350조의2(특수공갈) 및 제352조(미수범)의 죄
12. 「형법」 제2편제40장 횡령과 배임의 죄 중 제355조(횡령, 배임), 제356조(업무상의 횡령과 배임) 및 제357조(배임수증재)의 죄
13. 「형법」 제2편제42장 손괴의 죄 중 제366조(재물손괴등)의 죄
14. 제86조제1항 · 제2항, 같은 조 제3항제3호, 같은 조 제4항제2호 및 같은 조 제5항의 죄
15. 「성매매알선 등 행위의 처벌에 관한 법률」 제18조 및 제23조(제18조의 죄에만 해당한다)의 죄
16. 「장애인차별금지 및 권리구제 등에 관한 법률」 제49조제1항의 죄
17. 「정보통신망 이용촉진 및 정보보호 등에 관한 법률」 제70조제1항 및 제2항의 죄
18. 「정신건강증진 및 정신질환자 복지서비스 지원에 관한 법률」 제84조제1호 및 제11호의 죄
19. 제1호부터 제18호까지의 죄로서 다른 법률에 따라 가중처벌되는 죄

제3조(기본이념)

장애인복지의 기본이념은 **장애인의 완전한 사회 참여와 평등**을 통하여 **사회통합**을 이루는 데에 있다.

■ 장애인복지법 시행령 [별표 1] 〈개정 2021. 4. 13.〉

장애의 종류 및 기준에 따른 장애인(제2조 관련) 18충남

분류	세부 사항
지체 장애인	가. 한 팔, 한 다리 또는 몸통의 기능에 영속적인 장애가 있는 사람 나. 한 손의 엄지손가락을 지골(指骨 : 손가락 뼈) 관절 이상의 부위에서 잃은 사람 또는 한 손의 둘째 손가락을 포함한 두 개 이상의 손가락을 모두 제1지골 관절 이상의 부위에서 잃은 사람 다. 한 다리를 가로발목뼈관절(lisfranc joint) 이상의 부위에서 잃은 사람 라. 두 발의 발가락을 모두 잃은 사람 마. 한 손의 엄지손가락 기능을 잃은 사람 또는 한 손의 둘째 손가락을 포함. 한 손가락 두 개 이상의 기능을 잃은 사람 바. 왜소증으로 키가 심하게 작거나 척추에 현저한 변형 또는 기형이 있는 사람 사. 지체(肢體)에 위 각 목의 어느 하나에 해당하는 장애정도 이상의 장애가 있다고 인정되는 사람
뇌병변 장애인	뇌성마비, 외상성 뇌손상, 뇌졸중(腦卒中) 등 뇌의 기질적 병변으로 인하여 발생한 신체적 장애로 보행이나 일상생활의 동작 등에 상당한 제약을 받는 사람
시각 장애인	가. 나쁜 눈의 시력(공인된 시력표에 따라 측정된 교정시력을 말한다. 이하 같다)이 0.02 이하인 사람 나. 좋은 눈의 시력이 0.2 이하인 사람 다. 두 눈의 시야가 각각 주시점에서 10도 이하로 남은 사람 라. 두 눈의 시야 2분의 1 이상을 잃은 사람 마. 두 눈의 중심 시야에서 20도 이내에 겹보임[복시(複視)]이 있는 사람
청각 장애인	가. 두 귀의 청력 손실이 각각 60데시벨(dB) 이상인 사람 나. 한 귀의 청력 손실이 80데시벨 이상, 다른 귀의 청력 손실이 40데시벨 이상인 사람 다. 두 귀에 들리는 보통 말소리의 명료도가 50퍼센트 이하인 사람
언어장애인	음성기능이나 언어 기능에 영속적으로 상당한 장애가 있는 사람
지적장애인	정신 발육이 항구적으로 지체되어 지적 능력의 발달이 불충분하거나 불완전하고 자신의 일을 처리하는 것과 사회생활에 적응하는 것이 상당히 곤란한 사람
자폐성 장애인	소아기 자폐증, 비전형적 자폐증에 따른 언어ㆍ신체표현ㆍ자기조절ㆍ사회적응 기능 및 능력의 장애로 인하여 일상생활이나 사회생활에 상당한 제약을 받아 다른 사람의 도움이 필요한 사람
정신장애인	다음 각 목의 장애ㆍ질환에 따른 감정조절ㆍ행동ㆍ사고 기능 및 능력의 장애로 일상생활이나 사회생활에 상당한 제약을 받아 다른 사람의 도움이 필요한 사람 가. 지속적인 양극성 정동장애(情動障碍, 여러 현실 상황에서 부적절한 정서 반응을 보이는 장애), 조현병, 조현정동장애(調絃情動障碍) 및 재발성 우울장애 나. 지속적인 치료에도 호전되지 않는 강박장애, 뇌의 신경학적 손상으로 인한 기질성 정신장애, 투렛장애(Tourette’ s disorder) 및 기면증

분류	세부 사항
신장장애인	신장의 기능장애로 인하여 혈액투석이나 복막투석을 지속적으로 받아야 하거나 신장기능의 영속적인 장애로 인하여 일상생활에 상당한 제약을 받는 사람
심장장애인	심장의 기능 부전으로 인한 호흡곤란 등의 장애로 일상생활에 상당한 제약을 받는 사람
호흡기장애인	폐나 기관지 등 호흡기관의 만성적 기능부전으로 인한 호흡기능의 장애로 일상생활에 상당한 제약을 받는 사람
간장애인	간의 만성적 기능부전과 그에 따른 합병증 등으로 인한 간기능의 장애로 일상생활에 상당한 제약을 받는 사람
안면장애인	안면부의 변형이나 기형으로 사회생활에 상당한 제약을 받는 사람
장루 · 요루 장애인	배변기능이나 배뇨기능의 장애로 인하여 장루 또는 요루를 시술하여 일상생활에 상당한 제약을 받는 사람
뇌전증 장애인	뇌전증에 의한 뇌신경세포의 장애로 인하여 일상생활이나 사회생활에 상당한 제약을 받아 다른 사람의 도움이 필요한 사람

제4조(장애인의 권리)

① 장애인은 인간으로서 존엄과 가치를 존중받으며, 그에 걸맞은 대우를 받는다.

② 장애인은 국가 · 사회의 구성원으로서 정치 · 경제 · 사회 · 문화, 그 밖의 모든 분야의 활동에 참여할 권리를 가진다.

③ 장애인은 장애인 관련 정책결정과정에 우선적으로 참여할 권리가 있다.

제14조(장애인의 날)

① 장애인에 대한 국민의 이해를 깊게 하고 장애인의 재활의욕을 높이기 위하여 **매년 4월 20일을 장애인의 날**로 하며, 장애인의 날부터 1주간을 장애인 주간으로 한다.

② 국가와 지방자치단체는 장애인의 날의 취지에 맞는 행사 등 사업을 하도록 노력하여야 한다.

제31조(실태조사)

① **보건복지부장관**은 장애인 복지정책의 수립에 필요한 기초 자료로 활용하기 위하여 **3년마다 장애실태조사**를 실시하여야 한다.

② 제1항에 따른 장애실태조사의 방법, 대상 및 내용 등에 관하여 필요한 사항은 **대통령령**으로 정한다.

제35조(장애 유형 · 장애 정도별 재활 및 자립지원 서비스 제공 등)

① 국가와 지방자치단체는 장애인의 일상생활을 편리하게 하고 사회활동 참여를 높이기 위하여 장애 유형 · 장애 정도별로 재활 및 자립지원 서비스를 제공하는 등 필요한 정책을

강구하여야 하며, 예산의 범위 안에서 지원할 수 있다.

② 국가와 지방자치단체는 시청각장애인을 대상으로 직업재활 · 의사소통 · 보행 · 이동 훈련, 심리상담, 문화 · 여가 활동 참여 및 가족 · 자조 모임 등을 지원하기 위하여 전담기관을 설치 · 운영하는 등 필요한 시책을 강구하여야 한다.

제53조(자립생활지원)

국가와 지방자치단체는 장애인의 자기결정에 의한 자립생활을 위하여 활동지원사의 파견 등 활동보조서비스 또는 장애인보조기구의 제공, 그 밖의 각종 편의 및 정보제공 등 필요한 시책을 강구하여야 한다.

제54조(장애인자립생활지원센터)

① 국가와 지방자치단체는 장애인의 자립생활을 실현하기 위하여 장애인자립생활지원센터를 통하여 필요한 각종 지원서비스를 제공한다.

② 제1항의 규정에 따른 장애인자립생활지원센터에 관하여 필요한 사항은 보건복지부령으로 정한다.

③ 국가와 지방자치단체는 장애인자립생활지원센터에 예산의 범위에서 운영비 또는 사업비의 일부를 지원할 수 있다.

제58조(장애인복지시설)

① 장애인복지시설의 종류는 다음 각 호와 같다.

1. **장애인 거주시설:** 거주공간을 활용하여 일반가정에서 생활하기 어려운 장애인에게 일정 기간 동안 거주 · 요양 · 지원 등의 서비스를 제공하는 동시에 지역사회생활을 지원하는 시설
2. **장애인 지역사회재활시설** : 장애인을 전문적으로 상담 · 치료 · 훈련하거나 장애인의 **일상생활, 여가활동 및 사회참여활동** 등을 지원하는 시설 22충북
3. **장애인 직업재활시설** : 일반 작업환경에서는 일하기 어려운 장애인이 특별히 준비된 작업환경에서 직업훈련을 받거나 직업 생활을 할 수 있도록 하는 시설(직업훈련 및 직업 생활을 위하여 필요한 제조 · 가공 시설, 공장 및 영업장 등 부속용도의 시설로서 보건복지부령으로 정하는 시설을 포함한다)

시행규칙 **제41조(장애인복지시설의 종류와 사업)**

① 법 제58조제1항제3호에서 "보건복지부령으로 정하는 시설"이란 장애인 직업재활시설에서 장애인에게 직업훈련 및 근로기회의 제공을 목적으로 운영하는 제조 · 가공 시설, 공장, 영업장 및 판매시설을 말한다. 〈신설 2021. 6. 30.〉

② 법 제58조제2항에 따른 장애인복지시설의 구체적인 종류는 별표 4와 같이 구분하고, 장애인복지시설의 종류별 사업은 별표 5에서 정하는 바에 따른다. 〈개정 2021. 6. 30.〉

4. 장애인 의료재활시설: 장애인을 입원 또는 통원하게 하여 상담, 진단 · 판정, 치료 등 의료재활서비스를 제공하는 시설
5. 그 밖에 대통령령으로 정하는 시설

②제1항 각 호에 따른 장애인복지시설의 구체적인 종류와 사업 등에 관한 사항은 보건복지부령으로 정한다.

보건의료기술 진흥법(약칭: 보건의료기술법)

보건의료기술 진흥법[시행 2018. 04. 17.], 시행령[시행 2021. 08. 03.], 시행규칙[시행 2022. 03. 16.]

제1조(목적)

이 법은 **보건의료기술의 진흥에 관한 기본계획의 수립, 보건의료기술 연구개발사업의 수행, 보건신기술의 인증** 및 **보건의료정보 등에 관한 사항을 규정**하고 **보건의료기술에 대한 분석** 등의 업무를 수행하는 **한국보건의료연구원을 설립**함으로써, 보건의료산업의 건실한 발전과 국민건강 증진에 이바지함을 목적으로 한다.

제2조(정의) 18대구

① 이 법에서 사용하는 용어의 뜻은 다음과 같다.

1. "**보건의료기술**"이란 다음 각 목에 해당하는 것을 말한다.

가. **의과학 · 치의학 · 한의학 · 의료공학 및 의료정보학 등에 관련되는 기술**

나. **의약품 · 의료기기 · 식품 · 화장품 · 한약 등의 개발 및 성능 향상에 관련되는 기술**

다. **그 밖에 인체의 건강과 생명의 유지 · 증진에 필요한 상품 및 서비스와 관련되는 보건 · 의료 관련 기술**

2. "의약품"이란 「약사법」 제2조제4호 및 제7호에 규정된 것을 말한다.
3. "의료기기"란 「의료기기법」 제2조제1항에 규정된 것을 말한다.
4. "식품"이란 「식품위생법」 제2조제1호에 규정된 것을 말한다.
5. "화장품"이란 「화장품법」 제2조제1호에 규정된 것을 말한다.
6. "한약"이란 「약사법」 제2조제5호 및 제6호에 규정된 것을 말한다.
7. "보건신기술"이란 국내에서 최초로 이루어진 기술개발의 성과나 기존 기술의 개량에 따른 새로운 보건의료기술로서 보건복지부장관이 인증한 것을 말한다.
8. "보건의료기술 연구개발사업"이란 보건의료기술의 연구 · 개발(다음 각 목의 법률에 따른 연구 · 개발을 포함한다)을 위하여 예산 또는 기금으로 지원하는 사업을 말한다.

가. 「화장품법」

나. 「암관리법」

다. 「한의약 육성법」

라. 「의료기기법」

마. 「건강검진기본법」

바. 「감염병의 예방 및 관리에 관한 법률」

사. 「치매관리법」

아. 「식품안전기본법」

자. 「약사법」

차. 「마약류 관리에 관한 법률」

카. 「천연물신약 연구개발 촉진법」

② 보건의료기술의 구체적인 분야는 **대통령령**으로 정한다.

제4조(보건의료기술육성기본계획의 수립)

① 정부는 보건의료기술을 개발 · 촉진하기 위하여 5년마다 보건의료기술육성기본계획(이하 "기본계획"이라 한다)을 수립하고 이를 추진하여야 한다.

② 보건복지부장관은 관계 중앙행정기관의 계획을 종합하여 기본계획안을 작성하고 「국가과학기술자문회의법」에 따른 국가과학기술자문회의(이하 "국가과학기술자문회의"라 한다)의 심의를 거쳐 이를 확정한다.

③ 기본계획에는 다음 각 호의 사항이 포함되어야 한다.

1. 보건의료기술의 방향과 목표
2. 보건의료기술의 국내외 환경 분석
3. 중장기 중점 기술개발 전략
4. 보건의료기술의 진흥을 위한 중장기 투자계획
5. 보건의료기술 인력의 수급(需給) 및 육성 방안
6. 그 밖에 대통령령으로 정하는 보건의료기술의 개발에 중요한 사항

④ 보건복지부장관은 관계 중앙행정기관의 전년도 실적 및 다음 연도 계획을 토대로 연도별 시행계획(이하 "시행계획"이라 한다)을 수립하여 국가과학기술자문회의에 보고하여야 한다.

⑤ 보건복지부장관은 기본계획과 시행계획을 수립할 때 제6조에 따른 보건의료기술정책심의위원회에 보고하고 의견을 들을 수 있다.

⑥ 보건복지부장관은 기본계획과 시행계획을 수립하기 위하여 대통령령으로 정하는 바에 따라 관계 중앙행정기관의 장에게 자료를 요청할 수 있다.

Part 22

식품위생법

| 방역직 | 보건직 |

Part 22 식품위생법

식품위생법[시행 2022. 12. 11.], 시행령[시행 2022. 10. 29.], 시행규칙[시행 2022. 07. 28.]

제1장 | 총칙

제1조(목적)

이 법은 식품으로 인하여 생기는 **위생상의 위해(危害)를 방지**하고 **식품영양의 질적 향상을 도모**하며 **식품에 관한 올바른 정보를 제공**제공함으로써 국민 건강의 보호 · 증진에 이바지함을 목적으로 한다. <개정 2022. 6. 10.>

제2조(정의) 07년, 12년, 13년, 14년, 15년, 19년

이 법에서 사용하는 용어의 뜻은 다음과 같다.

1. "식품"이란 모든 음식물(의약으로 섭취하는 것은 제외한다)을 말한다.
2. "**식품첨가물**"이란 식품을 제조 · 가공 · 조리 또는 보존하는 과정에서 **감미(甘味), 착색(着色), 표백(漂白) 또는 산화방지** 등을 목적으로 식품에 사용되는 물질을 말한다. 이 경우 **기구(器具)** · **용기** · **포장을 살균** · **소독**하는 데에 사용되어 **간접적으로 식품으로 옮아갈 수 있는 물질을 포함**한다.
3. "화학적 합성품"이란 화학적 수단으로 원소(元素) 또는 화합물에 **분해 반응 외의 화학 반응**을 일으켜서 얻은 물질을 말한다.
4. "기구"란 다음 각 목의 어느 하나에 해당하는 것으로서 식품 또는 식품첨가물에 직접 닿는 기계 · 기구나 그 밖의 물건(농업과 수산업에서 식품을 채취하는 데에 쓰는 기계 · 기구나 그 밖의 물건 및 「위생용품 관리법」 제2조제1호에 따른 위생용품은 제외한다)을 말한다.

   가. **음식을 먹을 때 사용하거나 담는 것**

   나. 식품 또는 식품첨가물을 채취 · 제조 · 가공 · 조리 · 저장 · 소분[(小分): 완제품을 나누어 유통을 목적으로 재포장하는 것을 말한다. 이하 같다] · 운반 · 진열할 때 사용하는 것
5. "**용기 · 포장**"이란 식품 또는 식품첨가물을 넣거나 싸는 것으로서 식품 또는 식품첨가물을 주고받을 때 **함께 건네는 물품**을 말한다.

5의2. "**공유주방**"이란 식품의 제조 · 가공 · 조리 · 저장 · 소분 · 운반에 필요한 시설 또는 기계 · 기구 등을 **여러 영업자가 함께 사용**하거나, **동일한 영업자가 여러 종류의 영업에 사용할 수 있는 시설 또는 기계 · 기구 등이 갖춰진 장소**를 말한다.

6. "위해"란 식품, 식품첨가물, 기구 또는 용기 · 포장에 존재하는 위험요소로서 인체의 건강을 해치거나 해칠 우려가 있는 것을 말한다.

7. 삭제
8. 삭제
9. "**영업**"이란 **식품 또는 식품첨가물**을 **채취 · 제조 · 가공 · 조리 · 저장 · 소분 · 운반 또는 판매**하거나 **기구 또는 용기 · 포장**을 **제조 · 운반 · 판매**하는 업(농업과 수산업에 속하는 식품 채취업은 제외한다. 이하 이 호에서 "식품제조업등"이라 한다)을 말한다. 이 경우 공유주방을 운영하는 업과 공유주방에서 식품제조업등을 영위하는 업을 포함한다.
10. "영업자"란 제37조제1항에 따라 **영업허가**를 받은 자나 같은 조 제4항에 따라 **영업신고**를 한 자 또는 같은 조 제5항에 따라 **영업등록**을 한 자를 말한다.
11. "**식품위생**"이란 **식품, 식품첨가물, 기구 또는 용기 · 포장**을 대상으로 하는 음식에 관한 위생을 말한다.
12. "**집단급식소**"란 **영리를 목적으로 하지 아니하면서 특정 다수인에게 계속하여** 음식물을 공급하는 다음 각 목의 어느 하나에 해당하는 곳의 급식시설로서 **대통령령**으로 정하는 시설을 말한다. 13년, 14년, 19년
   가. **기숙사**
   나. 학교, 유치원, 어린이집
   다. 병원
   라. 「사회복지사업법」 제2조제4호의 **사회복지시설**
   마. **산업체**
   바. **국가, 지방자치단체** 및 「공공기관의 운영에 관한 법률」 제4조제1항에 따른 **공공기관**
   사. 그 밖의 **후생기관** 등
13. "**식품이력추적관리**"란 식품을 제조 · 가공단계부터 판매단계까지 각 단계별로 정보를 기록 · 관리하여 그 식품의 안전성 등에 문제가 발생할 경우 그 식품을 추적하여 원인을 규명하고 필요한 조치를 할 수 있도록 관리하는 것을 말한다.
14. "**식중독**"이란 **식품 섭취**로 인하여 인체에 유해한 **미생물 또는 유독물질에 의하여 발생**하였거나 발생한 것으로 판단되는 **감염성 질환 또는 독소형 질환**을 말한다.
15. "집단급식소에서의 식단"이란 급식대상 집단의 영양섭취기준에 따라 음식명, 식재료, 영양성분, 조리방법, 조리인력 등을 고려하여 작성한 급식계획서를 말한다.

시행령 제2조(집단급식소의범위) 07년, 12년, 13년

「식품위생법」(이하 "법"이라 한다) 제2조제12호에 따른 집단급식소는 **1회 50명 이상**에게 식사를 제공하는 급식소를 말한다.

제3조(식품 등의 취급)

① 누구든지 판매(판매 외의 불특정 다수인에 대한 제공을 포함한다. 이하 같다)를 목적으로

식품 또는 식품첨가물을 채취 · 제조 · 가공 · 사용 · 조리 · 저장 · 소분 · 운반 또는 진열을 할 때에는 깨끗하고 위생적으로 하여야 한다.

② 영업에 사용하는 기구 및 용기 · 포장은 깨끗하고 위생적으로 다루어야 한다.

③ 제1항 및 제2항에 따른 식품, 식품첨가물, 기구 또는 용기 · 포장(이하 "식품등"이라 한다)의 위생적인 취급에 관한 기준은 **총리령**으로 정한다.

시행규칙 제2조(식품등의 위생적인 취급에 관한 기준)

「식품위생법」(이하 "법"이라 한다) 제3조제3항에 따른 식품, 식품첨가물, 기구 또는 용기 · 포장(이하 "식품등"이라 한다)의 위생적인 취급에 관한 기준은 별표 1과 같다.

■ 식품위생법 시행규칙 [별표 1]

식품등의 위생적인 취급에 관한 기준(제2조 관련)

1. 식품등을 취급하는 원료보관실 · 제조가공실 · 조리실 · 포장실 등의 내부는 항상 청결하게 관리하여야 한다.
2. 식품등의 원료 및 제품 중 부패 · 변질이 되기 쉬운 것은 냉동 · 냉장시설에 보관 · 관리하여야 한다.
3. 식품등의 보관 · 운반 · 진열시에는 식품등의 기준 및 규격이 정하고 있는 보존 및 유통기준에 적합하도록 관리하여야 하고, 이 경우 냉동 · 냉장시설 및 운반시설은 항상 정상적으로 작동시켜야 한다.
4. 식품등의 제조 · 가공 · 조리 또는 포장에 직접 종사하는 사람은 위생모 및 마스크를 착용하는 등 개인위생관리를 철저히 하여야 한다.
5. 제조 · 가공(수입품을 포함한다)하여 최소판매 단위로 포장(위생상 위해가 발생할 우려가 없도록 포장되고, 제품의 용기 · 포장에 「식품 등의 표시 · 광고에 관한 법률」 제4조제1항에 적합한 표시가 되어 있는 것을 말한다)된 식품 또는 식품첨가물을 허가를 받지 아니하거나 신고를 하지 아니하고 판매의 목적으로 포장을 뜯어 분할하여 판매하여서는 아니 된다. 다만, 컵라면, 일회용 다류, 그 밖의 음식류에 뜨거운 물을 부어주거나, 호빵 등을 따뜻하게 데워 판매하기 위하여 분할하는 경우는 제외한다.
6. 식품등의 제조 · 가공 · 조리에 직접 사용되는 기계 · 기구 및 음식기는 사용 후에 세척 · 살균하는 등 항상 청결하게 유지 · 관리하여야 하며, 어류 · 육류 · 채소류를 취급하는 칼 · 도마는 각각 구분하여 사용하여야 한다.
7. 유통기한이 경과된 식품 등을 판매하거나 판매의 목적으로 진열 · 보관하여서는 아니 된다.

제2장 | 식품과 식품첨가물

제4조(위해식품등의 판매 등 금지) 14년, 16년

누구든지 다음 각 호의 어느 하나에 해당하는 식품등을 판매하거나 판매할 목적으로 채취 · 제조 · 수입 · 가공 · 사용 · 조리 · 저장 · 소분 · 운반 또는 진열하여서는 아니 된다.

1. 썩거나 상하거나 설익어서 인체의 건강을 해칠 우려가 있는 것
2. 유독 · 유해물질이 들어 있거나 묻어 있는 것 또는 그러할 염려가 있는 것. 다만, **식품**

의약품안전처장이 **인체의 건강을 해칠 우려가 없다고 인정**하는 것은 **제외**한다.

시행규칙 **제3조(판매 등이 허용되는 식품등)**

유독 · 유해물질이 들어 있거나 묻어 있는 식품등 또는 그러할 염려가 있는 식품등으로서 법 제4조제2호 단서에 따라 인체의 건강을 해칠 우려가 없다고 식품의약품안전처장이 인정하여 판매 등의 금지를 하지 아니할 수 있는 것은 다음 각 호의 어느 하나에 해당하는 것으로 한다.

1. 법 제7조제1항 · 제2항 또는 법 제9조제1항 · 제2항에 따른 식품등의 제조 · 가공 등에 관한 기준 및 성분에 관한 규격(이하 "식품등의 기준 및 규격"이라 한다)에 적합한 것
2. 제1호의 식품등의 기준 및 규격이 정해지지 아니한 것으로서 식품의약품안전처장이 법 제57조에 따른 식품위생심의위원회(이하 "식품위생심의위원회"라 한다)의 심의를 거쳐 유해의 정도가 인체의 건강을 해칠 우려가 없다고 인정한 것

3. 병(病)을 일으키는 미생물에 오염되었거나 그러할 염려가 있어 인체의 건강을 해칠 우려가 있는 것
4. 불결하거나 다른 물질이 섞이거나 첨가(添加)된 것 또는 그 밖의 사유로 인체의 건강을 해칠 우려가 있는 것
5. 제18조에 따른 안전성 심사 대상인 농 · 축 · 수산물 등 가운데 안전성 심사를 받지 아니하였거나 안전성 심사에서 식용(食用)으로 부적합하다고 인정된 것
6. 수입이 금지된 것 또는 「수입식품안전관리 특별법」 제20조제1항에 따른 수입신고를 하지 아니하고 수입한 것
7. 영업자가 아닌 자가 제조 · 가공 · 소분한 것

제5조(병든 동물 고기 등의 판매 등 금지) 18년특채7급

누구든지 총리령으로 정하는 질병에 걸렸거나 걸렸을 염려가 있는 동물이나 그 질병에 걸려 죽은 **동물의 고기 · 뼈 · 젖 · 장기 또는 혈액**을 식품으로 판매하거나 판매할 목적으로 채취 · 수입 · 가공 · 사용 · 조리 · 저장 · 소분 또는 운반하거나 진열하여서는 아니 된다.

시행규칙 **제4조(판매 등이 금지되는 병든 동물 고기 등)** 18년특채7급

법 제5조에서 "총리령으로 정하는 질병"이란 다음 각 호의 질병을 말한다.

1. 「축산물 위생관리법 시행규칙」 별표 3 제1호다목에 따라 **도축이 금지되는 가축전염병**

(1) 다음의 가축질병에 걸렸거나 걸렸다고 믿을 만한 역학조사 · 정밀검사 결과나 임상증상이 있는 가축

(가) 우역(牛疫) · 우폐역(牛肺疫) · 구제역(口蹄疫) · 탄저(炭疽) · 기종저(氣腫疽) · 불루텅병 · 리프트계곡열 · 럼프스킨병 · 가성우역(假性牛疫) · 소유행열 · 결핵병(結核病) · 브루셀라병 · 요네병(전신증상을 나타낸 것만 해당한다) · 스크래피 · 소해면상뇌증(海綿狀腦症: BSE) · 소류코시스(임상증상을 나타낸 것만 해당한다) · 아나플라즈마병(아나플라즈마 마지나레만 해당한다) · 바베시아병(바베시아 비제미나 및 보비스만 해당한다) · 타이레리아병(타이레리아 팔마 및 에눌라타만 해당한다)

(나) 돼지열병 · 아프리카돼지열병 · 돼지수포병(水疱病) · 돼지텟센병 · 돼지단독 · 돼지일

본뇌염
(다) 양두(羊痘) · 수포성구내염(水疱性口內炎) · 비저(鼻疽) · 말전염성빈혈 · 아프리카마역(馬疫) · 광견병(狂犬病)
(라) 뉴캣슬병 · 가금콜레라 · 추백리(雛白痢) · 조류(鳥類)인플루엔자 · 닭전염성후두기관염 · 닭전염성기관지염 · 가금티프스
(마) 현저한 증상을 나타내거나 인체에 위해를 끼칠 우려가 있다고 판단되는 파상풍 · 농독증 · 패혈증 · 요독증 · 황달 · 수종 · 종양 · 중독증 · 전신쇠약 · 전신빈혈증 · 이상고열증상 · 주사반응(생물학적제제에 의하여 현저한 반응을 나타낸 것만 해당한다)
(2) 강제로 물을 먹였거나 먹였다고 믿을 만한 역학조사 · 정밀검사 결과나 임상증상이 있는 가축

2. **리스테리아병, 살모넬라병, 파스튜렐라병 및 선모충증**

제6조(기준 · 규격이 정하여지지 아니한 화학적 합성품 등의 판매 등 금지) 14년

누구든지 다음 각 호의 어느 하나에 해당하는 행위를 하여서는 아니 된다. 다만, **식품의약품안전처장**이 제57조에 따른 **식품위생심의위원회**(이하 "심의위원회"라 한다)의 심의를 거쳐 인체의 건강을 해칠 우려가 없다고 인정하는 경우에는 그러하지 아니하다.

1. 제7조제1항 및 제2항에 따라 기준 · 규격이 정하여지지 아니한 화학적 합성품인 첨가물과 이를 함유한 물질을 식품첨가물로 사용하는 행위
2. 제1호에 따른 식품첨가물이 함유된 식품을 판매하거나 판매할 목적으로 제조 · 수입 · 가공 · 사용 · 조리 · 저장 · 소분 · 운반 또는 진열하는 행위

제7조(식품 또는 식품첨가물에 관한 기준 및 규격)

① **식품의약품안전처장**은 국민 건강을 보호 · 증진하기 위하여 필요하면 판매를 목적으로 하는 식품 또는 식품첨가물에 관한 다음 각 호의 사항을 정하여 고시한다. <개정 2022. 6. 10.>

1. **제조 · 가공 · 사용 · 조리 · 보존 방법에 관한 기준**
2. **성분에 관한 규격**

② **식품의약품안전처장**은 제1항에 따라 기준과 규격이 고시되지 아니한 식품 또는 식품첨가물의 기준과 규격을 인정받으려는 자에게 제1항 각 호의 사항을 제출하게 하여 「식품 · 의약품분야 시험 · 검사 등에 관한 법률」 제6조제3항제1호에 따라 식품의약품안전처장이 지정한 식품전문 시험 · 검사기관 또는 같은 조 제4항 단서에 따라 총리령으로 정하는 시험 · 검사기관의 검토를 거쳐 제1항에 따른 기준과 규격이 고시될 때까지 그 식품 또는 식품첨가물의 기준과 규격으로 인정할 수 있다.

③ 수출할 식품 또는 식품첨가물의 기준과 규격은 제1항 및 제2항에도 불구하고 **수입자가 요구하는 기준과 규격**을 따를 수 있다.

④ 제1항 및 제2항에 따라 기준과 규격이 정하여진 식품 또는 식품첨가물은 그 기준에 따라

제조 · 수입 · 가공 · 사용 · 조리 · 보존하여야 하며, 그 기준과 규격에 맞지 아니하는 식품 또는 식품첨가물은 판매하거나 판매할 목적으로 제조 · 수입 · 가공 · 사용 · 조리 · 저장 · 소분 · 운반 · 보존 또는 진열하여서는 아니 된다.

제7조의2(권장규격) 14년

① **식품의약품안전처장**은 판매를 목적으로 하는 제7조 및 제9조에 따른 기준 및 규격이 설정되지 아니한 식품등이 국민 건강에 위해를 미칠 우려가 있어 예방조치가 필요하다고 인정하는 경우에는 그 기준 및 규격이 설정될 때까지 위해 우려가 있는 성분 등의 안전관리를 권장하기 위한 규격(이하 "권장규격"이라 한다)을 정할 수 있다. <개정 2022. 6. 10.>

② **식품의약품안전처장**은 제1항에 따라 권장규격을 정할 때에는 국제식품규격위원회 및 외국의 규격 또는 다른 식품등에 이미 규격이 신설되어 있는 유사한 성분 등을 고려하여야 하고 **심의위원회의 심의**를 거쳐야 한다. <개정 2022. 6. 10.>

③ **식품의약품안전처장**은 영업자가 제1항에 따른 권장규격을 준수하도록 요청할 수 있으며 이행하지 아니한 경우 그 사실을 공개할 수 있다.

제7조의3(농약 등의 잔류허용기준 설정 요청 등)

① 식품에 잔류하는 「농약관리법」에 따른 농약, 「약사법」에 따른 동물용 의약품의 **잔류허용기준** 설정이 필요한 자는 **식품의약품안전처장에게 신청**하여야 한다.

② 수입식품에 대한 농약 및 동물용 의약품의 잔류허용기준 설정을 원하는 자는 **식품의약품안전처장**에게 관련 자료를 제출하여 기준 설정을 요청할 수 있다.

③ **식품의약품안전처장**은 제1항의 신청에 따라 잔류허용기준을 설정하는 경우 관계 행정기관의 장에게 자료제공 등의 협조를 요청할 수 있다. 이 경우 요청을 받은 관계 행정기관의 장은 특별한 사유가 없으면 이에 따라야 한다.

④ 제1항 및 제2항에 따른 신청 절차 · 방법 및 자료제출의 범위 등 세부사항은 총리령으로 정한다.

제7조의4(식품등의 기준 및 규격 관리계획 등) 15년특채7급

① **식품의약품안전처장**은 **관계 중앙행정기관의 장과의 협의 및 심의위원회의 심의**를 거쳐 식품등의 기준 및 규격 관리 기본계획(이하 "관리계획"이라 한다)을 **5년마다 수립 · 추진**할 수 있다.

② 관리계획에는 다음 각 호의 사항이 포함되어야 한다.

1. 식품등의 기준 및 규격 관리의 기본 목표 및 추진방향
2. 식품등의 유해물질 노출량 평가
3. 식품등의 유해물질의 총 노출량 적정관리 방안
4. 식품등의 기준 및 규격의 재평가에 관한 사항

5. 그 밖에 식품등의 기준 및 규격 관리에 필요한 사항

③ **식품의약품안전처장**은 관리계획을 시행하기 위하여 해마다 관계 중앙행정기관의 장과 협의하여 식품등의 기준 및 규격 관리 시행계획(이하 "시행계획"이라 한다)을 수립하여야 한다.

④ **식품의약품안전처장**은 관리계획 및 시행계획을 수립 · 시행하기 위하여 필요한 때에는 관계 중앙행정기관의 장 및 지방자치단체의 장에게 협조를 요청할 수 있다. 이 경우 협조를 요청받은 관계 중앙행정기관의 장 등은 특별한 사유가 없으면 이에 따라야 한다.

⑤ 관리계획에 포함되는 노출량 평가 · 관리의 대상이 되는 유해물질의 종류, 관리계획 및 시행계획의 수립 · 시행 등에 필요한 사항은 **총리령**으로 정한다.

시행규칙 제5조의4(식품등의 기준 및 규격 관리 기본계획 등의 수립 · 시행) 17년특채7급

① 법 제7조의4제1항에 따른 식품등의 기준 및 규격 관리 기본계획(이하 "관리계획"이라 한다)에 포함되는 노출량 평가 · 관리의 대상이 되는 유해물질의 종류는 다음 각 호와 같다.
1. 중금속
2. 곰팡이 독소
3. 유기성오염물질
4. 제조 · 가공 과정에서 생성되는 오염물질
5. 그 밖에 식품등의 안전관리를 위하여 식품의약품안전처장이 노출량 평가 · 관리가 필요하다고 인정한 유해물질

② 식품의약품안전처장은 관리계획 및 법 제7조의4제3항에 따른 식품등의 기준 및 규격 관리 시행계획을 수립 · 시행할 때에는 다음 각 호의 자료를 바탕으로 하여야 한다.
1. 식품등의 유해물질 오염도에 관한 자료
2. 식품등의 유해물질 저감화(低減化)에 관한 자료
3. 총식이조사(TDS, Total Diet Study)에 관한 자료
4. 「국민영양관리법」 제7조제2항제2호다목에 따른 영양 및 식생활 조사에 관한 자료

제7조의5(식품등의 기준 및 규격의 재평가 등)

① **식품의약품안전처장**은 관리계획에 따라 식품등에 관한 기준 및 규격을 주기적으로 재평가하여야 한다.

② 식품의약품안전처장은 제1항에 따른 재평가 결과에 따라 식품등의 기준 및 규격을 개정하는 등 필요한 조치를 하여야 한다. <개정 2022. 6. 10.>

③ 제1항에 따른 재평가 대상, 방법 및 절차 등에 필요한 사항은 총리령으로 정한다. <신설 2022. 6. 10.>

시행규칙 제5조의5(식품등의 기준 및 규격의 재평가 등)

① 법 제7조의5제1항에 따른 재평가 대상은 다음 각 호와 같다.
1. 법 제7조제1항에 따라 정해진 식품 또는 식품첨가물의 기준 및 규격
2. 법 제9조제1항에 따라 정해진 기구 및 용기 · 포장의 기준 및 규격

② 식품의약품안전처장은 법 제7조의5제1항에 따라 재평가를 할 때에는 미리 그 계획서를 작성하여 식품위생심의위원회의 심의를 받아야 한다.
③ 법 제7조의5제1항에 따른 재평가의 방법 및 절차에 관한 세부 사항은 식품의약품안전처장이 정하여 고시한다.

제3장 | 기구와 용기 · 포장

제8조(유독기구 등의 판매 · 사용 금지) 14년
유독 · 유해물질이 들어 있거나 묻어 있어 인체의 건강을 해칠 우려가 있는 기구 및 용기 · 포장과 식품 또는 식품첨가물에 직접 닿으면 해로운 영향을 끼쳐 인체의 건강을 해칠 우려가 있는 기구 및 용기 · 포장을 판매하거나 판매할 목적으로 제조 · 수입 · 저장 · 운반 · 진열하거나 영업에 사용하여서는 아니 된다.

제9조(기구 및 용기 · 포장에 관한 기준 및 규격)
① **식품의약품안전처장**은 국민보건을 위하여 필요한 경우에는 판매하거나 영업에 사용하는 기구 및 용기 · 포장에 관하여 다음 각 호의 사항을 정하여 고시한다.
1. **제조 방법에 관한 기준**
2. **기구 및 용기 · 포장과 그 원재료에 관한 규격**
② **식품의약품안전처장**은 제1항에 따라 기준과 규격이 고시되지 아니한 기구 및 용기 · 포장의 기준과 규격을 인정받으려는 자에게 제1항 각 호의 사항을 제출하게 하여 「식품 · 의약품분야 시험 · 검사 등에 관한 법률」 제6조제3항제1호에 따라 식품의약품안전처장이 지정한 식품전문 시험 · 검사기관 또는 같은 조 제4항 단서에 따라 총리령으로 정하는 시험 · 검사기관의 검토를 거쳐 제1항에 따라 기준과 규격이 고시될 때까지 해당 기구 및 용기 · 포장의 기준과 규격으로 인정할 수 있다.
③ 수출할 기구 및 용기 · 포장과 그 원재료에 관한 기준과 규격은 제1항 및 제2항에도 불구하고 **수입자가 요구하는 기준과 규격**을 따를 수 있다.
④ 제1항 및 제2항에 따라 기준과 규격이 정하여진 기구 및 용기 · 포장은 그 기준에 따라 제조하여야 하며, 그 기준과 규격에 맞지 아니한 기구 및 용기 · 포장은 판매하거나 판매할 목적으로 제조 · 수입 · 저장 · 운반 · 진열하거나 영업에 사용하여서는 아니 된다.

제9조의2(기구 및 용기 · 포장에 사용하는 재생원료에 관한 인정)
① 식품의약품안전처장은 기구 및 용기 · 포장을 제조할 때 원재료로 사용하기에 적합한 재생원료(이미 사용한 기구 및 용기 · 포장을 다시 사용할 수 있도록 처리한 원료물질을 말한다. 이하 같다)의 기준을 정하여 고시한다.

② 기구 및 용기 · 포장의 원재료로 사용할 재생원료를 제조하려는 자는 해당 재생원료가 제1항에 따른 기준에 적합한지에 관하여 식품의약품안전처장의 인정을 받아야 한다. 다만, 가열 · 화학반응 등에 의해 분해 · 정제 · 중합하는 등 총리령으로 정하는 공정을 거친 재생원료의 경우에는 그러하지 아니하다.

③ 제2항에 따라 인정을 받으려는 자는 총리령으로 정하는 서류를 첨부하여 식품의약품안전처장에게 신청하여야 한다.

④ 제3항에 따라 신청을 받은 식품의약품안전처장은 인정을 신청한 자에게 재생원료의 안전성 확인 등 인정에 필요한 자료를 제출하게 할 수 있다.

⑤ 식품의약품안전처장은 제3항에 따라 인정을 신청한 재생원료가 제1항에 따른 기준에 적합하면 제2항에 따라 재생원료에 관한 인정을 하고, 총리령으로 정하는 바에 따라 인정서를 발급하여야 한다.

⑥ 제1항부터 제5항까지에서 규정한 사항 외에 재생원료의 인정 절차, 인정서 발급 절차 등에 필요한 세부사항은 총리령으로 정한다.

[본조신설 2022. 6. 10.] [시행 2022.12.11.]

제9조의3(인정받지 않은 재생원료의 기구 및 용기 · 포장에의 사용 등 금지)

누구든지 제9조의2제2항에 따른 인정을 받지 아니한 재생원료를 사용한 기구 및 용기 · 포장을 판매하거나 판매할 목적으로 제조 · 수입 · 저장 · 운반 · 진열하거나 영업에 사용하여서는 아니 된다.

[본조신설 2022. 6. 10.] [시행 2022.12.11.]

제4장 | 표시

제10조 삭제

제11조 삭제

제11조의2 삭제

제12조 삭제

제12조의2(유전자변형식품등의 표시)

① 다음 각 호의 어느 하나에 해당하는 생명공학기술을 활용하여 재배 · 육성된 농산물 · 축산물 · 수산물 등을 원재료로 하여 제조 · 가공한 식품 또는 식품첨가물(이하 "유전자변형식품등"이라 한다)은 유전자변형식품임을 표시하여야 한다. 다만, 제조 · 가공 후에 유전자변형 디엔에이(DNA, Deoxyribonucleic acid) 또는 유전자변형 단백질이 남아 있는 유전자변형식품등에 한정한다.

1. 인위적으로 유전자를 재조합하거나 유전자를 구성하는 핵산을 세포 또는 세포 내 소기관으로 직접 주입하는 기술
2. 분류학에 따른 과(科)의 범위를 넘는 세포융합기술

② 제1항에 따라 표시하여야 하는 유전자변형식품등은 표시가 없으면 판매하거나 판매할 목적으로 수입·진열·운반하거나 영업에 사용하여서는 아니 된다.

③ 제1항에 따른 표시의무자, 표시대상 및 표시방법 등에 필요한 사항은 식품의약품안전처장이 정한다.

제12조의3 삭제
제12조의4 삭제
제13조 삭제

제5장 | 식품등의 공전(公典)

제14조(식품등의 공전)

식품의약품안전처장은 다음 각 호의 기준 등을 실은 식품등의 공전을 작성·보급하여야 한다.

1. 제7조제1항에 따라 정하여진 **식품 또는 식품첨가물의 기준과 규격**
2. 제9조제1항에 따라 정하여진 **기구 및 용기·포장의 기준과 규격**
3. 삭제

제6장 | 검사 등

제15조(위해평가) 15년

① **식품의약품안전처장**은 국내외에서 유해물질이 함유된 것으로 알려지는 등 위해의 우려가 제기되는 식품등이 **제4조(위해식품등의 판매 등 금지) 또는 제8조(유독기구 등의 판매·사용금지)에 따른 식품등에 해당한다고 의심되는 경우**에는 그 식품등의 위해요소를 신속히 평가하여 그것이 위해식품등인지를 결정하여야 한다.

② 식품의약품안전처장은 제1항에 따른 위해평가가 끝나기 전까지 국민건강을 위하여 예방조치가 필요한 식품등에 대하여는 판매하거나 판매할 목적으로 채취·제조·수입·가공·사용·조리·저장·소분·운반 또는 진열하는 것을 일시적으로 금지할 수 있다. 다만, 국민건강에 급박한 위해가 발생하였거나 발생할 우려가 있다고 식품의약품안전처장이 인정하는 경우에는 그 금지조치를 하여야 한다.

③ 식품의약품안전처장은 제2항에 따른 **일시적 금지조치**를 하려면 **미리 심의위원회의 심의·**

의결을 거쳐야 한다. 다만, **국민건강을 급박하게 위해할 우려**가 있어서 신속히 금지조치를 하여야 할 필요가 있는 경우에는 **먼저 일시적 금지조치를 한 뒤 지체 없이 심의위원회의 심의 · 의결**을 거칠 수 있다.

④ 심의위원회는 제3항 본문 및 단서에 따라 심의하는 경우 **대통령령**으로 정하는 **이해관계인**의 의견을 들어야 한다.

시행령 제5조(위해평가에 관한 이해관계인의 범위)

법 제15조제4항에서 "대통령령으로 정하는 이해관계인"이란 법 제15조제2항에 따른 **일시적 금지조치로 인하여 영업상의 불이익을 받았거나 받게 되는 영업자**를 말한다.

⑤ 식품의약품안전처장은 제1항에 따른 위해평가나 제3항 단서에 따른 사후 심의위원회의 심의 · 의결에서 위해가 없다고 인정된 식품등에 대하여는 지체 없이 제2항에 따른 일시적 금지조치를 해제하여야 한다.

⑥ 제1항에 따른 위해평가의 대상, 방법 및 절차, 그 밖에 필요한 사항은 **대통령령**으로 정한다.

시행령 제4조(위해평가의 대상 등)

① 법 제15조제1항에 따른 식품, 식품첨가물, 기구 또는 용기 · 포장(이하 "식품등"이라 한다)의 위해평가(이하 "위해평가"라 한다) 대상은 다음 각 호로 한다.

1. 국제식품규격위원회 등 국제기구 또는 외국 정부가 인체의 건강을 해칠 우려가 있다고 인정하여 판매하거나 판매할 목적으로 채취 · 제조 · 수입 · 가공 · 사용 · 조리 · 저장 · 소분(小分: 완제품을 나누어 유통을 목적으로 재포장하는 것을 말한다. 이하 같다) · 운반 또는 진열을 금지하거나 제한한 식품등
2. 국내외의연구 · 검사기관에서 인체의 건강을 해칠 우려가 있는 원료 또는 성분 등이 검출된 식품등
3. 「소비자기본법」 제29조에따라 등록한 소비자단체 또는 식품 관련 학회가 위해평가를 요청한 식품등으로서 법 제57조에 따른 식품위생심의위원회(이하 "심의위원회"라 한다)가 인체의 건강을 해칠 우려가 있다고 인정한 식품등
4. 새로운 원료 · 성분 또는 기술을 사용하여 생산 · 제조 · 조합되거나 안전성에 대한 기준 및 규격이 정하여지지 아니하여 인체의 건강을 해칠 우려가 있는 식품등

② 위해평가에서 평가하여야 할 위해요소는 다음 각 호의 요인으로 한다.

1. 잔류농약, 중금속, 식품첨가물, 잔류 동물용 의약품, 환경오염물질 및 제조 · 가공 · 조리과정에서 생성되는 물질 등 화학적 요인
2. 식품등의 형태 및 이물(異物) 등 물리적 요인
3. 식중독 유발 세균 등 미생물적 요인

③ 위해평가는다음 각 호의 과정을 순서대로 거친다. 다만, 식품의약품안전처장이 현재의 기술수준이나 위해요소의 특성에 따라 따로 방법을 정한 경우에는 그에 따를 수 있다.

1. 위해요소의인체 내 독성을 확인하는 위험성 확인과정
2. 위해요소의 인체노출 허용량을 산출하는 위험성 결정과정
3. 위해요소가 인체에 노출된 양을 산출하는 노출평가과정
4. 위험성 확인과정, 위험성 결정과정 및 노출평가과정의 결과를 종합하여 해당 식품등이 건강에 미치는 영향을 판단하는 위해도(危害度) 결정과정

④ 심의위원회는 제3항 각 호에 따른 각 과정별 결과 등에 대하여 심의 · 의결하여야 한다. 다만, 해당

식품등에 대하여 국제식품규격위원회 등 국제기구 또는 국내외의 연구 · 검사기관에서 이미 위해평가를 실시하였거나 위해요소에 대한 과학적 시험 · 분석 자료가 있는 경우에는 심의 · 의결을 한 것으로 본다.

⑤ 삭제

⑥ 제1항부터 제4항까지의 규정에 따른 위해평가의 방법, 기준 및 절차 등에 관한 세부 사항은 식품의약품안전처장이 정하여 고시한다.

제15조의2(위해평가 결과 등에 관한 공표)

① 식품의약품안전처장은 제15조에 따른 위해평가 **결과에 관한 사항을 공표할 수 있다.**

② 중앙행정기관의 장, 특별시장 · 광역시장 · 특별자치시장 · 도지사 · 특별자치도지사(이하 "시 · 도지사"라 한다), 시장 · 군수 · 구청장(자치구의 구청장을 말한다. 이하 같다) 또는 대통령령으로 정하는 공공기관의 장은 식품의 위해 여부가 의심되는 경우나 위해와 관련된 사실을 공표하려는 경우로서 제15조에 따른 위해평가가 필요한 경우에는 반드시 식품의약품안전처장에게 그 사실을 미리 알리고 협의하여야 한다.

③ 제1항에 따른 공표방법 등 공표에 필요한 사항은 **대통령령**으로 정한다.

제16조(소비자 등의 위생검사등 요청)

① 식품의약품안전처장(대통령령으로 정하는 그 소속 기관의 장을 포함한다. 이하 이 조에서 같다), 시 · 도지사 또는 시장 · 군수 · 구청장은 **대통령령으로 정하는 일정 수 이상(5명 이상)**의 소비자, 소비자단체 또는 「식품 · 의약품분야 시험 · 검사 등에 관한 법률」 제6조에 따른 시험 · 검사기관 중 **총리령으로 정하는 시험 · 검사기관**이 식품등 또는 영업시설 등에 대하여 제22조에 따른 출입 · 검사 · 수거 등(이하 이 조에서 "위생검사등"이라 한다)을 요청하는 경우에는 이에 따라야 한다. 다만, 다음 각 호의 어느 하나에 해당하는 경우에는 그러하지 아니하다.

1. 같은 소비자, 소비자단체 또는 시험 · 검사기관이 특정 영업자의 영업을 방해할 목적으로 같은 내용의 위생검사등을 반복적으로 요청하는 경우
2. 식품의약품안전처장, 시 · 도지사 또는 시장 · 군수 · 구청장이 기술 또는 시설, 재원(財源) 등의 사유로 위생검사등을 할 수 없다고 인정하는 경우

시행규칙 제9조의2(위생검사등 요청기관)

법 제16조제1항 각 호 외의 부분 본문에서 "총리령으로 정하는 식품위생검사기관"이란 다음 각 호의 기관을 말한다.

1. 식품의약품안전평가원
2. 지방식품의약품안전청
3. 「보건환경연구원법」 제2조제1항에 따른 보건환경연구원

② 식품의약품안전처장, 시 · 도지사 또는 시장 · 군수 · 구청장은 제1항에 따라 위생검사등의

요청에 따르는 경우 **14일 이내**에 위생검사등을 하고 그 결과를 **대통령령**으로 정하는 바에 따라 위생검사등의 요청을 한 소비자, 소비자단체 또는 **시험 · 검사기관에 알리고 인터넷 홈페이지에 게시**하여야 한다.

③ 위생검사등의 요청 요건 및 절차, 그 밖에 필요한 사항은 **대통령령**으로 정한다.

시행령 제6조(소비자 등의 위생검사등 요청)

① 법 제16조제1항 각 호 외의 부분 본문에서 "대통령령으로 정하는 그 소속 기관의 장"이란 지방식품의약품안전청장을 말하고, "대통령령으로 정하는 일정 수 이상의 소비자"란 **같은 영업소에 의하여 같은 피해를 입은 5명 이상의 소비자**를 말한다.

② 법 제16조제1항에 따라 법 제22조에 따른 출입 · 검사 · 수거 등(이하 이 조에서 "위생검사등"이라 한다)을 요청하려는 자는 총리령으로 정하는 요청서를 식품의약품안전처장(지방식품의약품안전청장을 포함한다. 이하 이 조에서 같다), 특별시장 · 광역시장 · 특별자치시장 · 도지사 · 특별자치도지사(이하 "시 · 도지사"라 한다) 또는 시장 · 군수 · 구청장(자치구의 구청장을 말한다. 이하 같다)에게 제출하되, 소비자의 대표자, 「소비자기본법」 제29조에 따른 소비자단체의 장 또는 「식품 · 의약품분야 시험 · 검사 등에 관한 법률」 제6조에 따른 시험 · 검사기관의 장을 통하여 제출하여야 한다.

③ 식품의약품안전처장, 시 · 도지사 또는 시장 · 군수 · 구청장은 법 제16조제2항에 따라 위생검사등의 결과를 알리는 경우에는 소비자의 대표자, 소비자단체의 장 또는 시험 · 검사기관의 장이 요청하는 방법으로 하되, 따로 정하지 아니한 경우에는 문서로 한다.

제17조(위해식품등에 대한 긴급대응) 16특채7급, 20년7급

① **식품의약품안전처장**은 판매하거나 판매할 목적으로 채취 · 제조 · 수입 · 가공 · 조리 · 저장 · 소분 또는 운반(이하 이 조에서 "제조 · 판매등"이라 한다)되고 있는 식품등이 다음 각 호의 어느 하나에 해당하는 경우에는 **긴급대응방안을 마련하고 필요한 조치를 하여야 한다.**

1. 국내외에서 식품등 위해발생 우려가 총리령으로 정하는 과학적 근거에 따라 제기되었거나 제기된 경우
2. **그 밖에 식품등으로 인하여 국민건강에 중대한 위해가 발생하거나 발생할 우려가 있는 경우로서 대통령령으로 정하는 경우**

② 제1항에 따른 **긴급대응방안**은 다음 각 호의 사항이 포함되어야 한다.

1. 해당 식품등의 종류
2. 해당 식품등으로 인하여 인체에 미치는 위해의 종류 및 정도
3. 제3항에 따른 제조 · 판매등의 금지가 필요한 경우 이에 관한 사항
4. **소비자에 대한 긴급대응요령 등의 교육 · 홍보에 관한 사항**
5. 그 밖에 식품등의 위해 방지 및 확산을 막기 위하여 필요한 사항

③ **식품의약품안전처장**은 제1항에 따른 긴급대응이 필요하다고 판단되는 식품등에 대하여는 그 **위해 여부가 확인되기 전까지 해당 식품등의 제조 · 판매등을 금지**하여야 한다.

④ 영업자는 제3항에 따른 식품등에 대하여는 제조 · 판매등을 하여서는 아니 된다.

⑤ 식품의약품안전처장은 제3항에 따라 제조·판매등을 금지하려면 미리 **대통령령으로 정하는 이해관계인의 의견을 들어야 한다.**

⑥ 영업자는 제3항에 따른 금지조치에 대하여 이의가 있는 경우에는 대통령령으로 정하는 바에 따라 **식품의약품안전처장**에게 해당 금지의 전부 또는 일부의 해제를 요청할 수 있다.

⑦ 식품의약품안전처장은 식품등으로 인하여 국민건강에 위해가 발생하지 아니하였거나 발생할 우려가 없어졌다고 인정하는 경우에는 제3항에 따른 금지의 전부 또는 일부를 해제하여야 한다.

⑧ 식품의약품안전처장은 국민건강에 급박한 위해가 발생하거나 발생할 우려가 있다고 인정되는 위해식품에 관한 정보를 국민에게 긴급하게 전달하여야 하는 경우로서 대통령령으로 정하는 요건에 해당하는 경우에는 「방송법」 제2조제3호에 따른 방송사업자 중 **대통령령으로 정하는 방송사업자**에 대하여 이를 신속하게 방송하도록 요청하거나 「전기통신사업법」 제5조에 따른 기간통신사업자 중 **대통령령으로 정하는 기간통신사업자**에 대하여 이를 신속하게 문자 또는 음성으로 송신하도록 요청할 수 있다.

⑨ 제8항에 따라 요청을 받은 방송사업자 및 기간통신사업자는 특별한 사유가 없는 한 이에 응하여야 한다.

시행령 제7조(위해식품등에 대한 긴급대응)

① 법 제17조제1항제2호에서 "대통령령으로 정하는 경우"란 다음 각 호의 어느 하나에 해당하는 경우를 말한다.

1. 국내외에서 위해식품등의 섭취로 인하여 사상자가 발생한 경우
2. 국내외의 연구·검사기관에서 인체의 건강을 해칠 심각한 우려가 있는 원료 또는 성분이 식품등에서 검출된 경우
3. 법 제93조제1항에 따른 질병에 걸린 동물을 사용하였거나 같은 조 제2항에 따른 원료 또는 성분 등을 사용하여 제조·가공 또는 조리한 식품등이 발견된 경우

② 법 제17조제5항에서 "대통령령으로 정하는 이해관계인"이란 법 제17조제3항에 따른 금지조치로 인하여 영업상의 불이익을 받거나 받게 되는 영업자를 말한다.

③ 법 제17조제6항에 따라 해당 금지의 전부 또는 일부의 해제를 요청하려는 영업자는 총리령으로 정하는 해제 요청서를 식품의약품안전처장에게 제출하여야 한다.

④ 제3항에 따른 해제 요청서를 받은 식품의약품안전처장은 검토 결과를 지체 없이 해당 요청자에게 알려야 한다.

시행령 제8조(위해식품 긴급정보 발송)

① 법 제17조제8항에서 "대통령령으로 정하는 요건에 해당하는 경우"란 제7조제1항 각 호의 어느 하나에 해당하는 경우를 말한다.

② 법 제17조제8항에서 "대통령령으로 정하는 방송사업자"란 「방송법 시행령」 제1조의2제1호의 지상파텔레비전방송사업자 및 같은 조 제2호의 지상파라디오방송사업자를 말한다.

③ 법 제17조제8항에서 "대통령령으로 정하는 기간통신사업자"란 「전기통신사업법」 제6조에 따라 기

간통신사업의 등록을 한 자로서 주파수를 할당받아 제공하는 역무 중 이동전화 역무 또는 개인휴대 통신 역무를 제공하는 자를 말한다.

④ 법 제17조제8항에 따른 방송 및 송신의 구체적인 방법과 절차는 제2항 및 제3항에 따른 각각의 방송사업자 및 기간통신사업자가 자율적으로 결정한다.

시행규칙 제10조(긴급대응의 대상 등)

법 제17조제1항제1호에 따른 "국내외에서 식품등 위해발생 우려가 총리령으로 정하는 과학적 근거에 따라 제기되었거나 제기된 경우"란 **식품위생심의위원회**가 **과학적 시험 및 분석자료 등을 바탕으로 조사·심의하여 인체의 건강을 해칠 우려가 있다고 인정한 경우**를 말한다.

제18조(유전자변형식품등의 안전성 심사 등)

① 유전자변형식품등을 식용(食用)으로 수입·개발·생산하는 자는 **최초로 유전자변형식품등을 수입하는 경우 등 대통령령으로 정하는 경우**에는 식품의약품안전처장에게 해당 식품등에 대한 안전성 심사를 받아야 한다.

시행령 제9조(유전자변형식품등의 안전성 심사)

법 제18조제1항에서 "최초로 유전자변형식품등을 수입하는 경우 등 대통령령으로 정하는 경우"란 다음 각 호의 어느 하나에 해당하는 경우를 말한다.

1. 최초로 유전자변형식품등[인위적으로 유전자를 재조합하거나 유전자를 구성하는 핵산을 세포나 세포 내 소기관으로 직접 주입하는 기술 또는 분류학에 따른 과(科)의 범위를 넘는 세포융합기술에 해당하는 생명공학기술을 활용하여 재배·육성된 농산물·축산물·수산물 등을 원재료로 하여 제조·가공한 식품 또는 식품첨가물을 말한다. 이하 이 조에서 같다]을 수입하거나 개발 또는 생산하는 경우
2. 법 제18조에 따른 안전성 심사를 받은 후 **10년이 지난** 유전자변형식품등으로서 시중에 유통되어 판매되고 있는 경우
3. 그 밖에 법 제18조에 따른 안전성 심사를 받은 후 **10년이 지나지 아니한** 유전자변형식품등으로서 식품의약품안전처장이 새로운 위해요소가 발견되었다는 등의 사유로 인체의 건강을 해칠 우려가 있다고 인정하여 심의위원회의 심의를 거쳐 고시하는 경우

② 식품의약품안전처장은 제1항에 따른 유전자변형식품등의 안전성 심사를 위하여 식품의약품안전처에 유전자변형식품등 안전성심사위원회(이하 "안전성심사위원회"라 한다)를 둔다.

③ 안전성심사위원회는 **위원장 1명을 포함한 20명 이내의 위원**으로 구성한다. 이 경우 공무원이 아닌 위원이 전체 위원의 과반수가 되도록 하여야 한다.

④ 안전성심사위원회의 위원은 유전자변형식품등에 관한 학식과 경험이 풍부한 사람으로서 다음 각 호의 어느 하나에 해당하는 사람 중에서 식품의약품안전처장이 위촉하거나 임명한다.

1. 유전자변형식품 관련 학회 또는 「고등교육법」 제2조제1호 및 제2호에 따른 대학 또는 산업대학의 추천을 받은 사람

2. 「비영리민간단체 지원법」 제2조에 따른 비영리민간단체의 추천을 받은 사람
3. 식품위생 관계 공무원

⑤ **안전성심사위원회의 위원장은 위원 중에서 호선**한다.

⑥ **위원의 임기는 2년**으로 한다. 다만, 공무원인 위원의 임기는 해당 직(職)에 재직하는 기간으로 한다.

⑦ 그 밖에 안전성심사위원회의 구성 · 기능 · 운영에 필요한 사항은 대통령령으로 정한다.

시행령 제10조(유전자변형식품등 안전성심사위원회의 구성 · 운영 등)

① 삭제

② 삭제

③ 삭제

④ 법 제18조제2항에 따른 유전자변형식품등 안전성심사위원회(이하 "안전성심사위원회"라 한다)의 위원(공무원인 위원은 제외한다)이 궐위(闕位)된 경우 그 보궐위원의 임기는 전임위원 임기의 남은 기간으로 한다.

⑤ 위원장은 안전성심사위원회를 대표하며, 안전성심사위원회의 업무를 총괄한다.

⑥ 안전성심사위원회에 출석한 위원에게는 예산의 범위에서 수당과 여비를 지급할 수 있다. 다만, 공무원인 위원이 그 소관 업무와 직접 관련하여 출석하는 경우에는 그러하지 아니하다.

⑦ 제4항부터 제6항까지, 제10조의2 및 제10조의3에서 규정한 사항 외에 안전성심사위원회의 운영에 필요한 사항은 안전성심사위원회의 의결을 거쳐 위원장이 정한다.

⑧ 제1항에 따른 안전성 심사의 대상, 안전성 심사를 위한 자료제출의 범위 및 심사절차 등에 관하여는 **식품의약품안전처장이 정하여 고시**한다.

제19조 삭제

제19조의2 삭제

제19조의3 삭제

제19조의4(검사명령 등) 13년

① 식품의약품안전처장은 다음 각 호의 어느 하나에 해당하는 식품등을 채취 · 제조 · 가공 · 사용 · 조리 · 저장 · 소분 · 운반 또는 진열하는 영업자에 대하여 「식품 · 의약품분야 시험 · 검사 등에 관한 법률」 제6조제3항제1호에 따른 식품전문 시험 · 검사기관 또는 같은 법 제8조에 따른 국외시험 · 검사기관에서 검사를 받을 것을 명(이하 "검사명령"이라 한다)할 수 있다. 다만, 검사로써 위해성분을 확인할 수 없다고 식품의약품안전처장이 인정하는 경우에는 관계 자료 등으로 갈음할 수 있다.

1. **국내외에서 유해물질이 검출된 식품등**
2. 삭제
3. 그 밖에 국내외에서 위해발생의 우려가 제기되었거나 제기된 식품등

② 검사명령을 받은 영업자는 **총리령**으로 정하는 검사기한 내에 검사를 받거나 관련 자료

등을 제출하여야 한다.

시행규칙 **제15조의8(검사명령 이행기한)**

법 제19조의4제2항에 따른 검사기한은 같은 조 제1항에 따른 **검사명령을 받은 날부터 20일 이내**로 한다.

③ 제1항 및 제2항에 따른 검사명령 대상 식품등의 범위, 제출 자료 등 세부사항은 식품의약품안전처장이 정하여 고시한다.

제20조 삭제

제21조(특정 식품등의 수입 · 판매 등 금지)

① 식품의약품안전처장은 특정 국가 또는 지역에서 채취 · 제조 · 가공 · 사용 · 조리 또는 저장된 식품등이 그 특정 국가 또는 지역에서 위해한 것으로 밝혀졌거나 위해의 우려가 있다고 인정되는 경우에는 그 식품등을 수입 · 판매하거나 판매할 목적으로 제조 · 가공 · 사용 · 조리 · 저장 · 소분 · 운반 또는 진열하는 것을 금지할 수 있다.

② 식품의약품안전처장은 제15조제1항에 따른 위해평가 또는 「수입식품안전관리 특별법」 제21조제1항에 따른 검사 후 식품등에서 제4조제2호에 따른 유독 · 유해물질이 검출된 경우에는 해당 식품등의 수입을 금지하여야 한다. 다만, 인체의 건강을 해칠 우려가 없다고 식품의약품안전처장이 인정하는 경우는 그러하지 아니하다.

③ 식품의약품안전처장은 제1항 및 제2항에 따른 금지를 하려면 **미리 관계 중앙행정기관의 장의 의견을 듣고 심의위원회의 심의 · 의결**을 거쳐야 한다. 다만, **국민건강을 급박하게 위해할 우려가 있어서 신속히 금지 조치를 하여야 할 필요가 있는 경우 먼저 금지조치를 한 뒤 지체 없이 심의위원회의 심의 · 의결을 거칠 수 있다.**

④ 제3항 본문 및 단서에 따라 심의위원회가 심의하는 경우 **대통령령으로 정하는 이해관계인**은 심의위원회에 출석하여 의견을 진술하거나 문서로 의견을 제출할 수 있다.

⑤ **식품의약품안전처장**은 **직권**으로 또는 제1항 및 제2항에 따라 수입 · 판매 등이 금지된 식품등에 대하여 이해관계가 있는 국가 또는 수입한 영업자의 **신청을 받아** 그 식품등에 위해가 없는 것으로 인정되면 **심의위원회의 심의 · 의결**을 거쳐 제1항 및 제2항에 따른 **금지의 전부 또는 일부를 해제**할 수 있다.

⑥ 식품의약품안전처장은 제1항 및 제2항에 따른 금지나 제5항에 따른 **해제를 하는 경우에는 고시**하여야 한다.

⑦ 식품의약품안전처장은 제1항 및 제2항에 따라 수입 · 판매 등이 금지된 해당 식품등의 제조업소, 이해관계가 있는 국가 또는 수입한 영업자가 원인 규명 및 개선사항을 제시할 경우에는 제1항 및 제2항에 따른 금지의 전부 또는 일부를 해제할 수 있다. 이 경우 개선사항에 대한 확인이 필요한 때에는 현지 조사를 할 수 있다.

제22조(출입 · 검사 · 수거 등)

① **식품의약품안전처장**(대통령령으로 정하는 그 소속 기관의 장을 포함한다. 이하 이 조에서 같다), **시 · 도지사 또는 시장 · 군수 · 구청장**은 식품등의 위해방지 · 위생관리와 영업질서의 유지를 위하여 필요하면 다음 각 호의 구분에 따른 조치를 할 수 있다.

1. 영업자나 그 밖의 관계인에게 필요한 서류나 그 밖의 자료의 제출 요구
2. 관계 공무원으로 하여금 다음 각 목에 해당하는 출입 · 검사 · 수거 등의 조치
   가. 영업소(사무소, 창고, 제조소, 저장소, 판매소, 그 밖에 이와 유사한 장소를 포함한다)에 출입하여 판매를 목적으로 하거나 영업에 사용하는 식품등 또는 영업시설 등에 대하여 하는 검사
   나. 가목에 따른 **검사에 필요한 최소량의 식품등의 무상 수거**
   다. 영업에 관계되는 장부 또는 서류의 열람

② 식품의약품안전처장은 시 · 도지사 또는 시장 · 군수 · 구청장이 제1항에 따른 출입 · 검사 · 수거 등의 업무를 수행하면서 식품등으로 인하여 발생하는 위생 관련 위해방지 업무를 효율적으로 하기 위하여 필요한 경우에는 관계 행정기관의 장, 다른 시 · 도지사 또는 시장 · 군수 · 구청장에게 **행정응원(行政應援)을 하도록 요청할 수 있다.** 이 경우 행정응원을 요청받은 관계 행정기관의 장, 시 · 도지사 또는 시장 · 군수 · 구청장은 특별한 사유가 없으면 이에 따라야 한다.

③ 제1항 및 제2항의 경우에 출입 · 검사 · 수거 또는 열람하려는 공무원은 그 권한을 표시하는 증표 및 조사기간, 조사범위, 조사담당자, 관계 법령 등 **대통령령**으로 정하는 사항이 기재된 서류를 지니고 이를 관계인에게 내보여야 한다.

④ 제2항에 따른 **행정응원의 절차, 비용 부담 방법**, 그 밖에 필요한 사항은 **대통령령**으로 정한다.

시행령 제13조(행정응원의 절차 등)

① 법 제22조제2항에 따라 식품의약품안전처장(지방식품의약품안전청장을 포함한다. 이하 이 조에서 같다)이 관계 행정기관의 장, 다른 관할구역의 시 · 도지사 또는 시장 · 군수 · 구청장에게 행정응원을 요청할 때에는 응원이 필요한 지역, 업무 수행의 내용, 위생점검반의 편성 및 운영에 관한 계획을 수립하여 통보하여야 한다.

② 제1항에 따른 행정응원 업무를 수행하는 공무원은 **식품의약품안전처장의 지휘 · 감독**을 받는다.

③ 제1항에 따른 행정응원에 드는 비용은 **식품의약품안전처장이 부담**한다.

시행령 제13조의2(출입 · 검사 · 수거 등의 조치 시 제시하는 서류의 기재사항)

법 제22조제3항에서 "조사기간, 조사범위, 조사담당자, 관계 법령 등 대통령령으로 정하는 사항"이란 다음 각 호의 사항을 말한다.

1. 조사목적
2. 조사기간 및 대상
3. 조사의 범위 및 내용

4. 조사담당자의 성명 및 소속
5. 제출자료의 목록
6. 조사 관계 법령
7. 그 밖에 해당 조사에 필요한 사항

시행규칙 제19조(출입 · 검사 · 수거 등)

① 법 제22조에 따른 출입 · 검사 · 수거 등은 국민의 보건위생을 위하여 필요하다고 판단되는 경우에는 수시로 실시한다.

② 제1항에도 불구하고 제89조에 따라 행정처분을 받은 업소에 대한 출입 · 검사 · 수거 등은 그 처분일부터 **6개월 이내에 1회 이상 실시**하여야 한다. 다만, 행정처분을 받은 영업자가 그 처분의 이행 결과를 보고하는 경우에는 그러하지 아니하다.

제22조의2 삭제

제23조(식품등의 재검사)

① **식품의약품안전처장**(대통령령으로 정하는 그 소속 기관의 장을 포함한다. 이하 이 조에서 같다), **시 · 도지사 또는 시장 · 군수 · 구청장**은 제22조, 「수입식품안전관리 특별법」 제21조 또는 제25조에 따라 식품등을 검사한 결과 해당 식품등이 제7조 또는 제9조에 따른 식품등의 기준이나 규격에 맞지 아니하면 **대통령령**으로 정하는 바에 따라 해당 영업자에게 그 검사 결과를 통보하여야 한다.

시행령 제14조(식품등의 재검사)

① 법 제23조제1항에서 "대통령령으로 정하는 그 소속 기관의 장"이란 지방식품의약품안전청장을 말한다.

② 법 제23조제1항에 따라 식품의약품안전처장(지방식품의약품안전청장을 포함한다. 이하 이 조에서 같다), 시 · 도지사 또는 시장 · 군수 · 구청장은 해당 영업자에게 해당 검사에 적용한 검사방법, 검체의 채취 · 취급방법 및 검사 결과를 해당 검사성적서 또는 검사증명서가 작성된 날부터 **7일 이내에 통보**하여야 한다.

② 제1항에 따른 통보를 받은 영업자가 그 검사 결과에 이의가 있으면 검사한 제품과 같은 제품(같은 날에 같은 영업시설에서 같은 제조 공정을 통하여 제조 · 생산된 제품에 한정한다)을 식품의약품안전처장이 인정하는 국내외 검사기관 2곳 이상에서 같은 검사 항목에 대하여 검사를 받아 그 결과가 제1항에 따라 통보받은 검사 결과와 다를 때에는 그 검사기관의 검사성적서 또는 검사증명서를 첨부하여 식품의약품안전처장, 시 · 도지사 또는 시장 · 군수 · 구청장에게 재검사를 요청할 수 있다. 다만, **시간이 경과함에 따라 검사 결과가 달라질 수 있는 검사항목** 등 **총리령**으로 정하는 검사항목은 재검사 대상에서 제외한다.

시행규칙 **제21조(식품등의 재검사 제외대상)**

법 제23조제2항 단서에 따라 재검사 대상에서 제외하는 검사항목은 **이물, 미생물, 곰팡이독소, 잔류농약 및 잔류동물용의약품에 관한 검사**로 한다.

③ 제2항에 따른 재검사 요청을 받은 식품의약품안전처장, 시·도지사 또는 시장·군수·구청장은 영업자가 제출한 검사 결과가 제1항에 따른 검사 결과와 다르다고 확인되거나 같은 항의 검사에 따른 검체(檢體)의 채취·취급방법, 검사방법·검사과정 등이 제7조제1항 또는 제9조제1항에 따른 식품등의 기준 및 규격에 위반된다고 인정되는 때에는 지체 없이 재검사하고 해당 영업자에게 재검사 결과를 통보하여야 한다. 이 경우 재검사 수수료와 보세창고료 등 재검사에 드는 비용은 영업자가 부담한다.

④ 제2항 및 제3항에 따른 재검사 요청 절차, 재검사 방법 및 결과 통보 등에 필요한 사항은 총리령으로 정한다.

제24조~제30조 삭제

제31조(자가품질검사 의무)

① 식품등을 제조·가공하는 영업자는 **총리령**으로 정하는 바에 따라 제조·가공하는 식품등이 제7조 또는 제9조에 따른 기준과 규격에 맞는지를 검사하여야 한다.

② 식품등을 제조·가공하는 영업자는 제1항에 따른 검사를 「식품·의약품분야 시험·검사 등에 관한 법률」 제6조제3항제2호에 따른 자가품질위탁 시험·검사기관에 위탁하여 실시할 수 있다.

③ 제1항에 따른 검사를 직접 행하는 영업자는 제1항에 따른 검사 결과 해당 식품등이 제4조(위해식품등의 판매 금지~병든 동물 고기 등의 판매등 금지)부터 제6조(기준·규격이 고시되지 아니한 화학적 합성품 등의 판매 등 금지)까지, 제7조제4항(기준과 규격이 정하여진 식품 또는 식품첨가물 등 판매 금지), 제8조(유독기구 등의 판매·사용 금지) 또는 제9조제4항(기준과 규격이 정하여진 기구 및 용기·포장 등 판매 금지) 또는 제9조의3(인정받지 않은 재생원료의 기구 및 용기·포장에의 사용 등 금지)을 위반하여 국민 건강에 위해가 발생하거나 발생할 우려가 있는 경우에는 지체 없이 식품의약품안전처장에게 보고하여야 한다. <개정 2022. 6. 10.>

④ 제1항에 따른 검사의 항목·절차, 그 밖에 검사에 필요한 사항은 총리령으로 정한다.

시행규칙 **제31조(자가품질검사)**

① 법 제31조제1항에 따른 자가품질검사는 별표 12의 자가품질검사기준에 따라 하여야 한다.

② 삭제

③ 삭제

④ 자가품질검사에 관한 기록서는 **2년간 보관**하여야 한다.

제31조의2(자가품질검사의무의 면제)

식품의약품안전처장 또는 시 · 도지사는 제48조제3항에 따른 식품안전관리인증기준적용업소가 다음 각 호에 해당하는 경우에는 제31조제1항에도 불구하고 **총리령**으로 정하는 바에 따라 자가품질검사를 면제할 수 있다.

1. 제48조제3항에 따른 식품안전관리인증기준적용업소가 제31조제1항에 따른 검사가 포함된 식품안전관리인증기준을 지키는 경우
2. 제48조제8항에 따른 조사 · 평가 결과 그 결과가 우수하다고 총리령으로 정하는 바에 따라 식품의약품안전처장이 인정하는 경우

시행규칙 **제31조의2(자가품질검사의무의 면제)**

법 제31조의2제2호에 따라 식품안전관리인증기준적용업소의 자가품질검사 의무를 면제하는 경우는 해당 식품안전관리인증기준적용업소에 대하여 제66조제1항에 따른 조사 · 평가를 한 결과가 **만점의 95퍼센트 이상인 경우**로 한다.

제32조(식품위생감시원)

① 제22조제1항에 따른 관계 공무원의 직무와 그 밖에 식품위생에 관한 지도 등을 하기 위하여 **식품의약품안전처**(대통령령으로 정하는 그 소속 기관을 포함한다), **특별시 · 광역시 · 특별자치시 · 도 · 특별자치도**(이하 "시 · 도"라 한다) 또는 **시 · 군 · 구**(자치구를 말한다. 이하 같다)에 식품위생감시원을 둔다.

② 제1항에 따른 **식품위생감시원의 자격 · 임명 · 직무범위**, 그 밖에 필요한 사항은 **대통령령**으로 정한다.

시행령 **제16조(식품위생감시원의 자격 및 임명)**

① 법 제32조제1항에서 "대통령령으로 정하는 그 소속 기관"이란 지방식품의약품안전청을 말한다.

② 법 제32조제1항에 따른 식품위생감시원(이하 "식품위생감시원"이라 한다)은 식품의약품안전처장(지방식품의약품안전청장을 포함한다), 시 · 도지사 또는 시장 · 군수 · 구청장이 다음 각 호의 어느 하나에 해당하는 소속 공무원 중에서 임명한다.

1. 위생사, 식품기술사 · 식품기사 · 식품산업기사 · 수산제조기술사 · 수산제조기사 · 수산제조산업기사 또는 영양사
2. 「고등교육법」 제2조제1호 및 제4호에 따른 대학 또는 전문대학에서 의학 · 한의학 · 약학 · 한약학 · 수의학 · 축산학 · 축산가공학 · 수산제조학 · 농산제조학 · 농화학 · 화학 · 화학공학 · 식품가공학 · 식품화학 · 식품제조학 · 식품공학 · 식품과학 · 식품영양학 · 위생학 · 발효공학 · 미생물학 · 조리학 · 생물학 분야의 학과 또는 학부를 졸업한 자 또는 이와 같은 수준 이상의 자격이 있는 자
3. 외국에서 위생사 또는 식품제조기사의 면허를 받은 자나 제2호와 같은 과정을 졸업한 자로서 식품의약품안전처장이 적당하다고 인정하는 자
4. 1년 이상 식품위생행정에 관한 사무에 종사한 경험이 있는 자

③ 식품의약품안전처장(지방식품의약품안전청장을 포함한다), 시 · 도지사 또는 시장 · 군수 · 구청장은 제2항 각 호의 요건에 해당하는 자만으로는 식품위생감시원의 인력 확보가 곤란하다고 인정될 경우

에는 식품위생행정에 종사하는 자 중 소정의 교육을 2주 이상 받은 자에 대하여 그 식품위생행정에 종사하는 기간 동안 식품위생감시원의 자격을 인정할 수 있다.

시행령 제17조(식품위생감시원의 직무) 20년7급

식품위생감시원의 직무는 다음 각 호와 같다.

1. **식품등의 위생적인 취급에 관한 기준의 이행 지도**
2. 수입 · 판매 또는 사용 등이 금지된 식품등의 취급 여부에 관한 단속
3. 「식품 등의 표시 · 광고에 관한 법률」 제4조부터 제8조까지의 규정에 따른 **표시 또는 광고기준의 위반 여부에 관한 단속**
4. **출입 · 검사 및 검사에 필요한 식품등의 수거**
5. **시설기준의 적합 여부의 확인 · 검사**
6. 영업자 및 종업원의 건강진단 및 위생교육의 이행 여부의 확인 · 지도
7. **조리사 및 영양사의 법령 준수사항 이행 여부의 확인 · 지도**
8. **행정처분의 이행 여부 확인**
9. 식품등의 압류 · 폐기 등
10. **영업소의 폐쇄를 위한 간판 제거 등의 조치**
11. 그 밖에 영업자의 법령 이행 여부에 관한 확인 · 지도

제33조(소비자식품위생감시원)

① **식품의약품안전처장**(대통령령으로 정하는 그 소속 기관의 장을 포함한다. 이하 이 조에서 같다), **시 · 도지사 또는 시장 · 군수 · 구청장**은 식품위생관리를 위하여 「소비자기본법」 제29조에 따라 등록한 소비자단체의 임직원 중 해당 단체의 장이 추천한 자나 식품위생에 관한 지식이 있는 자를 소비자식품위생감시원으로 위촉할 수 있다.

② 제1항에 따라 위촉된 소비자식품위생감시원(이하 "소비자식품위생감시원"이라 한다)의 직무는 다음 각 호와 같다.

1. 제36조제1항제3호에 따른 식품접객업을 하는 자(이하 "식품접객영업자"라 한다)에 대한 위생관리 상태 점검
2. 유통 중인 식품등이 「식품등의 표시 · 광고에 관한 법률」 제4조부터 제7조까지에 따른 표시 · 광고의 기준에 맞지 아니하거나 같은 법 제8조에 따른 부당한 표시 또는 광고행위의 금지 규정을 위반한 경우 관할 행정관청에 신고하거나 그에 관한 자료 제공
3. 제32조에 따른 식품위생감시원이 하는 식품등에 대한 수거 및 검사 지원
4. 그 밖에 식품위생에 관한 사항으로서 대통령령으로 정하는 사항

③ 소비자식품위생감시원은 제2항 각 호의 직무를 수행하는 경우 그 권한을 남용하여서는 아니 된다.

④ 제1항에 따라 소비자식품위생감시원을 위촉한 식품의약품안전처장, 시 · 도지사 또는 시장 · 군수 · 구청장은 소비자식품위생감시원에게 직무 수행에 필요한 교육을 하여야 한다.

시행규칙 제31조의3(식품위생감시원의 교육시간 등)

① 법 제32조제1항에 따른 식품위생감시원(이하 이 조에서 "식품위생감시원"이라 한다)은 영 제17조의2에 따라 **매년 7시간 이상** 식품위생감시원 직무교육을 받아야 한다. 다만, **식품위생감시원으로 임명된 최초의 해에는 21시간 이상**을 받아야 한다.

② 영 제17조의2에 따른 식품위생감시원 직무교육에는 다음 각 호의 내용이 포함되어야 한다.

1. 식품안전 법령에 관한 사항
2. 식품 등의 기준 및 규격에 관한 사항
3. 영 제17조에 따른 식품위생감시원의 직무에 관한 사항
4. 그 밖에 제1호부터 제3호까지에 준하는 사항으로서 식품의약품안전처장, 시·도지사 또는 시장·군수·구청장이 식품위생감시원의 전문성 및 직무역량 강화를 위해 필요하다고 인정하는 사항

③ 제1항 및 제2항에서 규정한 사항 외에 식품위생감시원의 교육 운영 등에 필요한 세부 사항은 식품의약품안전처장이 정하여 고시한다.

⑤ 식품의약품안전처장, 시·도지사 또는 시장·군수·구청장은 소비자식품위생감시원이 다음 각 호의 어느 하나에 해당하면 그 소비자식품위생감시원을 해촉(解囑)하여야 한다.

1. 추천한 소비자단체에서 퇴직하거나 해임된 경우
2. 제2항 각 호의 직무와 관련하여 부정한 행위를 하거나 권한을 남용한 경우
3. 질병이나 부상 등의 사유로 직무 수행이 어렵게 된 경우

⑥ 소비자식품위생감시원이 제2항제1호의 직무를 수행하기 위하여 식품접객영업자의 영업소에 단독으로 출입하려면 미리 식품의약품안전처장, 시·도지사 또는 시장·군수·구청장의 승인을 받아야 한다.

⑦ 소비자식품위생감시원이 제6항에 따른 승인을 받아 식품접객영업자의 영업소에 단독으로 출입하는 경우에는 승인서와 신분을 표시하는 증표 및 조사기간, 조사범위, 조사담당자, 관계 법령 등 대통령령으로 정하는 사항이 기재된 서류를 지니고 이를 관계인에게 내보여야 한다.

⑧ 소비자식품위생감시원의 자격, 직무 범위 및 교육, 그 밖에 필요한 사항은 대통령령으로 정한다.

시행령 제18조(소비자식품위생감시원의 자격 등)

① 법 제33조제1항에서 "대통령령으로 정하는 그 소속 기관의 장"이란 지방식품의약품안전청장을 말한다.

② 법 제33조제1항에 따른 소비자식품위생감시원(이하 "소비자식품위생감시원"이라 한다)으로 위촉될 수 있는 자는 다음 각 호의 어느 하나에 해당하는 자로 한다.

1. 식품의약품안전처장이 정하여 고시하는 교육과정을 마친 자
2. 제16조제2항 각 호의 어느 하나에 해당하는 자

> 1. 위생사, 식품기술사·식품기사·식품산업기사·수산제조기술사·수산제조기사·수산제조산업기사 또는 영양사

2. 「고등교육법」 제2조제1호 및 제4호에 따른 대학 또는 전문대학에서 의학 · 한의학 · 약학 · 한약학 · 수의학 · 축산학 · 축산가공학 · 수산제조학 · 농산제조학 · 농화학 · 화학 · 화학공학 · 식품가공학 · 식품화학 · 식품제조학 · 식품공학 · 식품과학 · 식품영양학 · 위생학 · 발효공학 · 미생물학 ·
조리학 · 생물학 분야의 학과 또는 학부를 졸업한 자 또는 이와 같은 수준 이상의 자격이 있는 자
3. 외국에서 위생사 또는 식품제조기사의 면허를 받은 자나 제2호와 같은 과정을 졸업한 자로서 식품의약품안전처장이 적당하다고 인정하는 자
4. 1년 이상 식품위생행정에 관한 사무에 종사한 경험이 있는 자

③ 법 제33조제2항제4호에서 "대통령령으로 정하는 사항"이란 제17조에 따른 식품위생감시원의 직무 중 같은 조 제8호에 따른 행정처분의 이행 여부 확인을 지원하는 업무를 말한다.
④ 법 제33조제4항에 따라 식품의약품안전처장(지방식품의약품안전청장을 포함한다. 이하 제5항에서 같다), 시 · 도지사 또는 시장 · 군수 · 구청장은 소비자식품위생감시원에 대하여 반기(半期)마다 식품위생법령 및 위해식품등 식별 등에 관한 교육을 실시하고, 소비자식품위생감시원이 직무를 수행하기 전에 그 직무에 관한 교육을 실시하여야 한다.
⑤ 식품의약품안전처장, 시 · 도지사 또는 시장 · 군수 · 구청장은 소비자식품위생감시원의 활동을 지원하기 위하여 예산 또는 법 제89조에 따른 식품진흥기금(이하 "기금"이라 한다)의 범위에서 식품의약품안전처장이 정하는 바에 따라 수당 등을 지급할 수 있다.
⑥ 법 제33조제6항에 따른 단독출입의 승인 절차와 그 밖에 소비자식품위생감시원의 운영에 필요한 사항은 식품의약품안전처장이 정하여 고시한다.
⑦ 법 제33조제7항에서 "조사기간, 조사범위, 조사담당자 및 관계 법령 등 대통령령으로 정하는 사항"이란 다음 각 호의 사항을 말한다.
1. 조사목적
2. 조사기간 및 대상
3. 조사의 범위 및 내용
4. 소비자식품위생감시원의 성명 및 위촉기관
5. 소비자식품위생감시원의 소속 단체(단체에 소속된 경우만 해당한다)
6. 그 밖에 해당 조사에 필요한 사항

⑧ 법 제33조제7항에 따라 영업소를 단독으로 출입할 때 지니는 승인서 및 증표의 서식은 총리령으로 정한다.

제34조 삭제

제35조(소비자 위생점검 참여 등)

① **대통령령으로 정하는 영업자**는 식품위생에 관한 전문적인 지식이 있는 자 또는 「소비자기본법」 제29조에 따라 등록한 소비자단체의 장이 추천한 자로서 식품의약품안전처장이 정하는 자에게 위생관리 상태를 점검받을 수 있다.

시행령 제20조(소비자 위생점검 참여 등)

① 법 제35조제1항에서 "대통령령으로 정하는 영업자"란 다음 각 호의 영업자를 말한다.

1. 제21조제1호의 식품제조 · 가공업자
2. 제21조제3호의 식품첨가물제조업자
3. 제21조제5호나목6)의 기타 식품판매업자
4. 제21조제8호의 식품접객업자 중 법 제47조제1항에 따라 모범업소로 지정받은 영업자

② 법 제35조제3항에서 "대통령령으로 정하는 그 소속 기관의 장"이란 지방식품의약품안전청장을 말한다.

③ 제1항에 따른 영업자가 법 제35조제1항에 따라 위생관리 상태 점검을 신청하는 경우에는 **1개월 이내**에 위생점검을 하여야 한다. 이 경우 같은 업소에 대한 위생점검은 **연 1회로 한정**한다.

④ 제3항에 따른 위생점검 방법 및 절차는 총리령으로 정한다.

② 제1항에 따른 점검 결과 식품의약품안전처장이 정하는 기준에 적합하여 합격한 경우 해당 영업자는 그 합격사실을 총리령으로 정하는 바에 따라 해당 영업소에서 제조 · 가공한 식품등에 표시하거나 광고할 수 있다.

③ 식품의약품안전처장(대통령령으로 정하는 그 소속 기관의 장을 포함한다. 이하 이 조에서 같다), 시 · 도지사 또는 시장 · 군수 · 구청장은 제1항에 따라 위생점검을 받은 영업소 중 식품의약품안전처장이 정하는 기준에 따른 우수 등급의 영업소에 대하여는 관계 공무원으로 하여금 총리령으로 정하는 일정 기간 동안 제22조에 따른 출입 · 검사 · 수거 등을 하지 아니하게 할 수 있다.

④ 식품의약품안전처장, 시 · 도지사 또는 시장 · 군수 · 구청장은 제22조제1항에 따른 출입 · 검사 · 수거 등에 참여를 희망하는 소비자를 참여하게 하여 위생 상태를 점검할 수 있다.

⑤ 제1항에 따른 위생점검의 시기 등은 **대통령령**으로 정한다.

제7장 | 영업

제36조(시설기준) 18년, 20년

① 다음의 영업을 하려는 자는 총리령으로 정하는 **시설기준에 맞는 시설**을 갖추어야 한다.

1. **식품 또는 식품첨가물의 제조업, 가공업, 운반업, 판매업 및 보존업**
2. **기구 또는 용기 · 포장의 제조업**
3. 식품접객업
4. 공유주방 운영업(제2조제5호의2에 따라 여러 영업자가 함께 사용하는 공유주방을 운영하는 경우로 한정한다. 이하 같다)

② 제1항에 따른 시설은 영업을 하려는 자별로 구분되어야 한다. 다만, 공유주방을 운영하는 경우에는 그러하지 아니하다.

③ 제1항 각 호에 따른 영업의 세부 종류와 그 범위는 **대통령령**으로 정한다.

시행령 제21조(영업의 종류) 17특채7급

법 제36조제2항에 따른 영업의 세부 종류와 그 범위는 다음 각 호와 같다.

1. 식품제조·가공업: 식품을 제조·가공하는 영업
2. 즉석판매제조·가공업: 총리령으로 정하는 식품을 제조·가공업소에서 직접 최종소비자에게 판매하는 영업
3. 식품첨가물제조업
   가. 감미료·착색료·표백제 등의 화학적 합성품을 제조·가공하는 영업
   나. 천연 물질로부터 유용한 성분을 추출하는 등의 방법으로 얻은 물질을 제조·가공하는 영업
   다. 식품첨가물의 혼합제재를 제조·가공하는 영업
   라. 기구 및 용기·포장을 살균·소독할 목적으로 사용되어 간접적으로 식품에 이행(移行)될 수 있는 물질을 제조·가공하는 영업
4. 식품운반업: 직접 마실 수 있는 유산균음료(살균유산균음료를 포함한다)나 어류·조개류 및 그 가공품 등 부패·변질되기 쉬운 식품을 전문적으로 운반하는 영업. 다만, 해당 영업자의 영업소에서 판매할 목적으로 식품을 운반하는 경우와 해당 영업자가 제조·가공한 식품을 운반하는 경우는 제외한다.
5. 식품소분·판매업
   가. 식품소분업: 총리령으로 정하는 식품 또는 식품첨가물의 완제품을 나누어 유통할 목적으로 재포장·판매하는 영업
   나. 식품판매업
      1) 식용얼음판매업: 식용얼음을 전문적으로 판매하는 영업
      2) 식품자동판매기영업: 식품을 자동판매기에 넣어 판매하는 영업. 다만, 유통기간이 1개월 이상인 완제품만을 자동판매기에 넣어 판매하는 경우는 제외한다.

> 시행예정 〈시행 2023. 1. 1.〉
>
> **시행령 제21조(영업의 종류)_5. 나. 2)**
>
> 2) 식품자동판매기영업: 식품을 자동판매기에 넣어 판매하는 영업. 다만, 소비기한이 1개월 이상인 완제품만을 자동판매기에 넣어 판매하는 경우는 제외한다. 〈개정 2022. 6. 7.〉

      3) 유통전문판매업: 식품 또는 식품첨가물을 스스로 제조·가공하지 아니하고 제1호의 식품제조·가공업자 또는 제3호의 식품첨가물제조업자에게 의뢰하여 제조·가공한 식품 또는 식품첨가물을 자신의 상표로 유통·판매하는 영업
      4) 집단급식소 식품판매업: 집단급식소에 식품을 판매하는 영업
      5) 삭제
      6) 기타 식품판매업: 1)부터 4)까지를 제외한 영업으로서 총리령으로 정하는 일정 규모 이상의 백화점, 슈퍼마켓, 연쇄점 등에서 식품을 판매하는 영업
6. 식품보존업
   가. **식품조사처리업**: 방사선을 쬐어 식품의 보존성을 물리적으로 높이는 것을 업(業)으로 하는 영업
   나. 식품냉동·냉장업: 식품을 얼리거나 차게 하여 보존하는 영업. 다만, 수산물의 냉동·냉장은 제외한다.
7. 용기·포장류제조업
   가. 용기·포장지제조업: 식품 또는 식품첨가물을 넣거나 싸는 물품으로서 식품 또는 식품첨

가물에 직접 접촉되는 용기(옹기류는 제외한다) · 포장지를 제조하는 영업
나. 옹기류제조업: 식품을 제조 · 조리 · 저장할 목적으로 사용되는 독, 항아리, 뚝배기 등을 제조하는 영업
8. 식품접객업
가. 휴게음식점영업: 주로 다류(茶類), 아이스크림류 등을 조리 · 판매하거나 패스트푸드점, 분식점 형태의 영업 등 음식류를 조리 · 판매하는 영업으로서 음주행위가 허용되지 아니하는 영업. 다만, 편의점, 슈퍼마켓, 휴게소, 그 밖에 음식류를 판매하는 장소(만화가게 및 「게임산업진흥에 관한 법률」 제2조제7호에 따른 인터넷컴퓨터게임시설제공업을 하는 영업소 등 음식류를 부수적으로 판매하는 장소를 포함한다)에서 컵라면, 일회용 다류 또는 그 밖의 음식류에 물을 부어 주는 경우는 제외한다.
나. 일반음식점영업: 음식류를 조리 · 판매하는 영업으로서 식사와 함께 부수적으로 음주행위가 허용되는 영업
다. 단란주점영업: 주로 주류를 조리 · 판매하는 영업으로서 손님이 노래를 부르는 행위가 허용되는 영업
라. 유흥주점영업: 주로 주류를 조리 · 판매하는 영업으로서 유흥종사자를 두거나 유흥시설을 설치할 수 있고 손님이 노래를 부르거나 춤을 추는 행위가 허용되는 영업
마. 위탁급식영업: 집단급식소를 설치 · 운영하는 자와의 계약에 따라 그 집단급식소에서 음식류를 조리하여 제공하는 영업
바. 제과점영업: 주로 빵, 떡, 과자 등을 제조 · 판매하는 영업으로서 음주행위가 허용되지 아니하는 영업
9. 공유주방 운영업: 여러 영업자가 함께 사용하는 공유주방을 운영하는 영업

시행령 제22조(유흥종사자의 범위)

① 제21조제8호라목에서 "유흥종사자"란 손님과 함께 술을 마시거나 노래 또는 춤으로 손님의 유흥을 돋우는 부녀자인 유흥접객원을 말한다.
② 제21조제8호라목에서 "유흥시설"이란 유흥종사자 또는 손님이 춤을 출 수 있도록 설치한 무도장을 말한다.

제37조(영업허가 등)

① 제36조제1항 각 호에 따른 영업 중 대통령령으로 정하는 영업을 하려는 자는 대통령령으로 정하는 바에 따라 영업 종류별 또는 영업소별로 식품의약품안전처장 또는 특별자치시장 · 특별자치도지사 · 시장 · 군수 · 구청장의 허가를 받아야 한다. 허가받은 사항 중 **대통령령으로 정하는 중요한 사항을 변경**할 때에도 또한 같다.
② 식품의약품안전처장 또는 특별자치시장 · 특별자치도지사 · 시장 · 군수 · 구청장은 제1항에 따른 영업허가를 하는 때에는 필요한 조건을 붙일 수 있다.
③ 제1항에 따라 영업허가를 받은 자가 폐업하거나 허가받은 사항 중 같은 항 후단의 중요한 사항을 제외한 경미한 사항을 변경할 때에는 **식품의약품안전처장 또는 특별자치시장 · 특별자치도지사 · 시장 · 군수 · 구청장**에게 **신고**하여야 한다.
④ 제36조제1항 각 호에 따른 영업 중 대통령령으로 정하는 영업을 하려는 자는 대통령령으

로 정하는 바에 따라 영업 종류별 또는 영업소별로 **식품의약품안전처장 또는 특별자치시장 · 특별자치도지사 · 시장 · 군수 · 구청장**에게 **신고**하여야 한다. 신고한 사항 중 대통령령으로 정하는 중요한 사항을 변경하거나 폐업할 때에도 또한 같다.

⑤ 제36조제1항 각 호에 따른 영업 중 대통령령으로 정하는 영업을 하려는 자는 대통령령으로 정하는 바에 따라 영업 종류별 또는 영업소별로 **식품의약품안전처장 또는 특별자치시장 · 특별자치도지사 · 시장 · 군수 · 구청장**에게 **등록**하여야 하며, 등록한 사항 중 대통령령으로 정하는 중요한 사항을 변경할 때에도 또한 같다. 다만, 폐업하거나 대통령령으로 정하는 중요한 사항을 제외한 경미한 사항을 변경할 때에는 **식품의약품안전처장 또는 특별자치시장 · 특별자치도지사 · 시장 · 군수 · 구청장**에게 **신고**하여야 한다.

⑥ 제1항, 제4항 또는 제5항에 따라 식품 또는 식품첨가물의 제조업 · 가공업(공유주방에서 식품을 제조 · 가공하는 영업을 포함한다)의 허가를 받거나 신고 또는 등록을 한 자가 식품 또는 식품첨가물을 제조 · 가공하는 경우에는 총리령으로 정하는 바에 따라 식품의약품안전처장 또는 특별자치시장 · 특별자치도지사 · 시장 · 군수 · 구청장에게 그 사실을 보고하여야 한다. 보고한 사항 중 총리령으로 정하는 중요한 사항을 변경하는 경우에도 또한 같다.

시행규칙 제45조(품목제조의 보고 등)

① 법 제37조제6항에 따라 식품 또는 식품첨가물의 제조 · 가공에 관한 보고를 하려는 자는 별지 제43호서식의 품목제조보고서(전자문서로 된 보고서를 포함한다)에 다음 각 호의 서류(전자문서를 포함한다)를 첨부하여 제품생산 시작 전이나 제품생산 시작 후 7일 이내에 등록관청에 제출하여야 한다. 이 경우 식품제조 · 가공업자가 식품을 위탁 제조 · 가공하는 경우에는 위탁자가 보고를 하여야 한다. 〈개정 2022. 6. 30.〉

1. 제조방법설명서
2. 「식품 · 의약품분야 시험 · 검사 등에 관한 법률」 제6조제3항제1호에 따라 식품의약품안전처장이 지정한 식품전문 시험 · 검사기관 또는 같은 조 제4항 단서에 따라 총리령으로 정하는 시험 · 검사기관이 발급한 식품등의 한시적 기준 및 규격 검토서(제5조제1항에 따른 식품등의 한시적 기준 및 규격의 인정 대상이 되는 식품등만 해당한다)
3. 식품의약품안전처장이 정하여 고시한 기준에 따라 설정한 유통기한의 설정사유서(「식품 등의 표시 · 광고에 관한 법률」 제4조제1항의 표시기준에 따른 유통기한 표시 대상 식품 외에 유통기한을 표시하려는 식품을 포함한다)
4. 삭제

② 등록관청은 제1항에 따른 보고를 받은 경우에는 그 내용을 별지 제44호서식의 품목제조보고 관리대장(전자문서로 된 관리대장을 포함한다)에 기록 · 보관하여야 한다.

시행예정 〈시행 2023. 1. 1.〉

시행규칙 제45조(품목제조의 보고 등)

① 법 제37조제6항에 따라 식품 또는 식품첨가물의 제조 · 가공에 관한 보고를 하려는 자는 별지 제43호서식의 품목제조보고서(전자문서로 된 보고서를 포함한다)에 다음 각 호의 서류(전자문서를 포함한다)를 첨부하여 제품생산 시작 전이나 제품생산 시작 후 7일 이내에 등록관청에

제출하여야 한다. 이 경우 식품제조 · 가공업자가 식품을 위탁 제조 · 가공하는 경우에는 위탁자가 보고를 하여야 한다. 〈개정 2022. 6. 30.〉

3. 식품의약품안전처장이 정하여 고시한 기준에 따라 설정한 소비기한의 설정사유서(「식품 등의 표시 · 광고에 관한 법률」 제4조제1항의 표시기준에 따른 소비기한 표시 대상 식품 외에 소비기한을 표시하려는 식품을 포함한다)

시행규칙 제46조(품목제조보고사항 등의 변경)

① 제45조에 따라 보고를 한 자가 해당 품목에 대하여 다음 각 호의 어느 하나에 해당하는 사항을 변경하려는 경우에는 별지 제45호서식의 품목제조보고사항 변경보고서(전자문서로 된 보고서를 포함한다)에 품목제조보고서 사본 및 유통기한 연장사유서(제3호의 사항을 변경하려는 경우만 해당한다)를 첨부하여 제품생산 시작 전이나 제품생산 시작일부터 7일 이내에 등록관청에 제출하여야 한다. 다만, 수출용 식품등을 제조하기 위하여 변경하는 경우는 그러하지 아니하다.

1. 제품명
2. 원재료명 또는 성분명 및 배합비율(제45조제1항에 따라 품목제조보고 시 등록관청에 제출한 원재료성분 및 배합비율을 변경하려는 경우만 해당한다)
3. 유통기한(제45조제1항에 따라 품목제조보고를 한 자가 해당 품목의 유통기한을 연장하려는 경우만 해당한다)
4. 삭제

② 삭제

시행예정 〈시행 2023. 1. 1.〉

제46조(품목제조보고사항 등의 변경)

① 제45조에 따라 보고를 한 자가 해당 품목에 대하여 다음 각 호의 어느 하나에 해당하는 사항을 변경하려는 경우에는 별지 제45호서식의 품목제조보고사항 변경보고서(전자문서로 된 보고서를 포함한다)에 품목제조보고서 사본 및 소비기한 연장사유서(제3호의 사항을 변경하려는 경우만 해당한다)를 첨부하여 제품생산 시작 전이나 제품생산 시작일부터 7일 이내에 등록관청에 제출하여야 한다. 다만, 수출용 식품등을 제조하기 위하여 변경하는 경우는 그러하지 아니하다. 〈개정 2022. 6. 30.〉

3. 소비기한(제45조제1항에 따라 품목제조보고를 한 자가 해당 품목의 소비기한을 연장하려는 경우만 해당한다)

⑦ 식품의약품안전처장 또는 특별자치시장 · 특별자치도지사 · 시장 · 군수 · 구청장은 영업자(제4항에 따른 영업신고 또는 제5항에 따른 영업등록을 한 자만 해당한다)가 「부가가치세법」 제8조에 따라 관할세무서장에게 폐업신고를 하거나 관할세무서장이 사업자등록을 말소한 경우에는 신고 또는 등록 사항을 직권으로 말소할 수 있다.

⑧ 제3항부터 제5항까지의 규정에 따라 폐업하고자 하는 자는 제71조부터 제76조까지의 규정에 따른 영업정지 등 행정 제재처분기간과 그 처분을 위한 절차가 진행 중인 기간(「행정절차법」 제21조에 따른 처분의 사전 통지 시점부터 처분이 확정되기 전까지의 기간을 말한다) 중에는 폐업신고를 할 수 없다.

⑨ 식품의약품안전처장 또는 특별자치시장 · 특별자치도지사 · 시장 · 군수 · 구청장은 제7항

의 직권말소를 위하여 필요한 경우 관할 세무서장에게 영업자의 폐업여부에 대한 정보 제공을 요청할 수 있다. 이 경우 요청을 받은 관할 세무서장은 「전자정부법」 제39조에 따라 영업자의 폐업여부에 대한 정보를 제공한다.

⑩ 식품의약품안전처장 또는 특별자치시장 · 특별자치도지사 · 시장 · 군수 · 구청장은 제1항에 따른 허가 또는 변경허가의 신청을 받은 날부터 총리령으로 정하는 기간 내에 허가 여부를 신청인에게 통지하여야 한다.

⑪ 식품의약품안전처장 또는 특별자치시장 · 특별자치도지사 · 시장 · 군수 · 구청장이 제10항에서 정한 기간 내에 허가 여부 또는 민원 처리 관련 법령에 따른 처리기간의 연장을 신청인에게 통지하지 아니하면 그 기간(민원 처리 관련 법령에 따라 처리기간이 연장 또는 재연장된 경우에는 해당 처리기간을 말한다)이 끝난 날의 다음 날에 허가를 한 것으로 본다.

⑫ 식품의약품안전처장 또는 특별자치시장 · 특별자치도지사 · 시장 · 군수 · 구청장은 다음 각 호의 어느 하나에 해당하는 신고 또는 등록의 신청을 받은 날부터 3일 이내에 신고수리 여부 또는 등록 여부를 신고인 또는 신청인에게 통지하여야 한다.

1. 제3항에 따른 변경신고
2. 제4항에 따른 영업신고 또는 변경신고
3. 제5항에 따른 영업의 등록 · 변경등록 또는 변경신고

⑬ 식품의약품안전처장 또는 특별자치시장 · 특별자치도지사 · 시장 · 군수 · 구청장이 제12항에서 정한 기간 내에 신고수리 여부, 등록 여부 또는 민원 처리 관련 법령에 따른 처리기간의 연장을 신고인이나 신청인에게 통지하지 아니하면 그 기간(민원 처리 관련 법령에 따라 처리기간이 연장 또는 재연장된 경우에는 해당 처리기간을 말한다)이 끝난 날의 다음 날에 신고를 수리하거나 등록을 한 것으로 본다.

영업의 종류와 허가 및 신고 18특채7급

<table>
<tr><th colspan="2">분류</th><th>등록 · 허가 및 신고</th></tr>
<tr><td colspan="2">식품제조 · 가공업</td><td>특별자치시장 · 특별자치도지사 · 시장 · 군수 · 구청장 등록
(주류제조: 식품의약품안전처장)</td></tr>
<tr><td colspan="2">즉석판매제조 · 가공업</td><td>특별자치시장 · 특별자치도지사 · 시장 · 군수 · 구청장 신고</td></tr>
<tr><td colspan="2">식품첨가물제조업</td><td>특별자치시장 · 특별자치도지사 · 시장 · 군수 · 구청장 등록</td></tr>
<tr><td colspan="2">식품운반업</td><td rowspan="3">특별자치시장 · 특별자치도지사 · 시장 · 군수 · 구청장 신고</td></tr>
<tr><td rowspan="2">식품소분 · 판매업</td><td>식품소분업</td></tr>
<tr><td>식품판매업</td></tr>
</table>

식품보존업	식품조사처리업	**식품의약품안전처장 허가**
	식품냉동 · 냉장업	특별자치시장 · 특별자치도지사 · 시장 · 군수 · 구청장 **신고** (자신의 제품을 포장하기 위하여 용기 · 포장류를 제조하는 경우는 제외)
용기 · 포장류 제조업	용기 · 포장지제조업	
	옹기류제조업	
식품접객업	휴게음식점영업	
	일반음식점영업	
	단란주점영업	특별자치시장 · 특별자치도지사 · 시장 · 군수 · 구청장 **허가**
	유흥주점영업	
	위탁급식영업	특별자치시장 · 특별자치도지사 · 시장 · 군수 · 구청장 **신고**
	제과점영업	

시행령 제24조(허가를 받아야 하는 변경사항)

법 제37조제1항 후단에 따라 변경할 때 허가를 받아야 하는 사항은 **영업소 소재지**로 한다.

시행령 제25조 제2항(영업신고를 하지 않는 경우)

다음 각 호의 어느 하나에 해당하는 경우에는 신고하지 아니한다.

1. 「양곡관리법」 제19조에 따른 양곡가공업 중 도정업을 하는 경우
2. 「수산식품산업의 육성 및 지원에 관한 법률」 제16조에 따라 수산물가공업[수산동물유(水産動物油) 가공업, 냉동 · 냉장업 및 선상가공업만 해당한다]의 신고를 하고 해당 영업을 하는 경우
3. 삭제
4. 「축산물 위생관리법」 제22조에 따라 축산물가공업의 허가를 받아 해당 영업을 하거나 같은 법 제24조 및 같은 법 시행령 제21조제8호에 따라 식육즉석판매가공업 신고를 하고 해당 영업을 하는 경우
5. 「건강기능식품에 관한 법률」 제5조 및 제6조에 따라 건강기능식품제조업 및 건강기능식품판매업의 영업허가를 받거나 영업신고를 하고 해당 영업을 하는 경우
6. 식품첨가물이나 다른 원료를 사용하지 아니하고 농산물 · 임산물 · 수산물을 단순히 자르거나, 껍질을 벗기거나, 말리거나, 소금에 절이거나, 숙성하거나, 가열(살균의 목적 또는 성분의 현격한 변화를 유발하기 위한 목적의 경우는 제외한다. 이하 같다)하는 등의 가공과정 중 위생상 위해가 발생할 우려가 없고 식품의 상태를 관능검사(官能檢査)로 확인할 수 있도록 가공하는 경우. 다만, 다음 각 목의 어느 하나에 해당하는 경우는 제외한다.
   가. 집단급식소에 식품을 판매하기 위하여 가공하는 경우
   나. 식품의약품안전처장이 법 제7조제1항에 따라 기준과 규격을 정하여 고시한 신선편의식품(과일, 야채, 채소, 새싹 등을 식품첨가물이나 다른 원료를 사용하지 아니하고 단순히 자르거나, 껍질을 벗기거나, 말리거나, 소금에 절이거나, 숙성하거나, 가열하는 등의 가공과정을 거친 상태에서 따로 씻는 등의 과정 없이 그대로 먹을 수 있게 만든 식품을 말한다)을 판매하기 위하여 가공하는 경우
7. 「농업 · 농촌 및 식품산업 기본법」 제3조제2호에 따른 농업인과 「수산업 · 어촌 발전 기본법」 제3조제3호에 따른 어업인 및 「농어업경영체 육성 및 지원에 관한 법률」 제16조에 따른 영농조합법인과 영어조합법인이 생산한 농산물 · 임산물 · 수산물을 집단급식소에 판매하는 경우. 다만, 다른 사람으로 하여금 생산하거나 판매하게 하는 경우는 제외한다.

시행령 제26조(신고를 하여야 하는 변경사항)

법 제37조제4항 후단에 따라 변경할 때 신고를 하여야 하는 사항은 다음 각 호와 같다.

1. 영업자의 성명(법인인 경우에는 그 대표자의 성명을 말한다)
2. 영업소의 명칭 또는 상호
3. 영업소의 소재지
4. 영업장의 면적
5. 삭제
6. 제21조제2호의 즉석판매제조 · 가공업을 하는 자가 같은 호에 따른 즉석판매제조 · 가공 대상 식품 중 식품의 유형을 달리하여 새로운 식품을 제조 · 가공하려는 경우(변경 전 식품의 유형 또는 변경하려는 식품의 유형이 법 제31조에 따른 자가품질검사 대상인 경우만 해당한다)
7. 삭제
8. 제21조제4호의 식품운반업을 하는 자가 냉장 · 냉동차량을 증감하려는 경우
9. 제21조제5호나목2)의 식품자동판매기영업을 하는 자가 같은 특별자치시 · 시(「제주특별자치도 설치 및 국제자유도시 조성을 위한 특별법」에 따른 행정시를 포함한다) · 군 · 구(자치구를 말한다. 이하 같다)에서 식품자동판매기의 설치 대수를 증감하려는 경우

시행령 제26조의3(등록하여야 하는 변경사항)

법 제37조제5항 본문에 따라 변경할 때 등록하여야 하는 사항은 다음 각 호와 같다.

1. 영업소의 소재지
2. 제21조제1호의 식품제조 · 가공업을 하는 자가 추가로 시설을 갖추어 새로운 식품군(법 제7조제1항에 따라 식품의약품안전처장이 정하여 고시하는 식품의 기준 및 규격에 따른 식품군을 말한다)에 해당하는 식품을 제조 · 가공하려는 경우
3. 제21조제3호의 식품첨가물제조업을 하는 자가 추가로 시설을 갖추어 새로운 식품첨가물(법 제7조제1항에 따라 식품의약품안전처장이 정하여 고시하는 식품의 기준 및 규격에 따른 식품첨가물을 말한다)을 제조하려는 경우

제38조(영업허가 등의 제한)

① 다음 각 호의 어느 하나에 해당하면 제37조제1항에 따른 영업허가를 하여서는 아니 된다.

1. 해당 영업 시설이 제36조에 따른 **시설기준에 맞지 아니한 경우**
2. 제75조제1항 또는 제2항에 따라 영업허가가 취소(제44조제2항제1호를 위반하여 영업허가가 취소된 경우와 제75조제1항제19호에 따라 영업허가가 취소된 경우는 제외한다)되거나 「식품 등의 표시 · 광고에 관한 법률」 제16조제1항 · 제2항에 따라 영업허가가 취소되고 6개월이 지나기 전에 같은 장소에서 같은 종류의 영업을 하려는 경우. 다만, 영업시설 전부를 철거하여 영업허가가 취소된 경우에는 그러하지 아니하다.
3. 제44조제2항제1호를 위반하여 영업허가가 취소되거나 제75조제1항제19호에 따라 영업허가가 취소되고 2년이 지나기 전에 같은 장소에서 제36조제1항제3호에 따른 식품접객업을 하려는 경우
4. 제75조제1항 또는 제2항에 따라 영업허가가 취소(제4조부터 제6조까지, 제8조 또는 제

44조제2항제1호를 위반하여 영업허가가 취소된 경우와 제75조제1항제19호에 따라 영업허가가 취소된 경우는 제외한다)되거나 「식품 등의 표시 · 광고에 관한 법률」 제16조제1항 · 제2항에 따라 영업허가가 취소되고 2년이 지나기 전에 같은 자(법인인 경우에는 그 대표자를 포함한다)가 취소된 영업과 같은 종류의 영업을 하려는 경우. 다만, 영업시설 전부를 철거(행정 제재처분을 회피하기 위하여 영업시설을 철거한 경우는 제외한다)하여 영업허가가 취소된 경우에는 그러하지 아니하다.

5. 제44조제2항제1호를 위반하여 영업허가가 취소되거나 제75조제1항제19호에 따라 영업허가가 취소된 후 3년이 지나기 전에 같은 자(법인인 경우에는 그 대표자를 포함한다)가 제36조제1항제3호에 따른 **식품접객업**을 하려는 경우
6. 제4조부터 제6조까지 또는 제8조를 위반하여 영업허가가 취소되고 5년이 지나기 전에 같은 자(법인인 경우에는 그 대표자를 포함한다)가 취소된 영업과 같은 종류의 영업을 하려는 경우
7. 제36조제1항제3호에 따른 **식품접객업** 중 **국민의 보건위생**을 위하여 허가를 제한할 필요가 뚜렷하다고 인정되어 **시 · 도지사가 지정하여 고시하는 영업**에 해당하는 경우
8. 영업허가를 받으려는 자가 **피성년후견인**이거나 파산선고를 받고 복권되지 아니한 자인 경우

② 다음 각 호의 어느 하나에 해당하는 경우에는 제37조제4항에 따른 영업신고 또는 같은 조 제5항에 따른 영업등록을 할 수 없다.

1. 제75조제1항 또는 제2항에 따른 등록취소 또는 영업소 폐쇄명령(제44조제2항제1호를 위반하여 영업소 폐쇄명령을 받은 경우와 제75조제1항제19호에 따라 영업소 폐쇄명령을 받은 경우는 제외한다)이나 「식품 등의 표시 · 광고에 관한 법률」 제16조제1항부터 제4항까지에 따른 등록취소 또는 영업소 폐쇄명령을 받고 **6개월**이 지나기 전에 같은 장소에서 같은 종류의 영업을 하려는 경우. 다만, 영업시설 전부를 철거하여 등록취소 또는 영업소 폐쇄명령을 받은 경우에는 그러하지 아니하다.
2. 제44조제2항제1호를 위반하여 영업소 폐쇄명령을 받거나 제75조제1항제19호에 따라 영업소 폐쇄명령을 받은 후 **1년이 지나기 전에** 같은 장소에서 제36조제1항제3호에 따른 **식품접객업**을 하려는 경우
3. 제75조제1항 또는 제2항에 따른 등록취소 또는 영업소 폐쇄명령(제4조부터 제6조까지(위해식품등의 판매등 금지, 병든 동물 고기 등의 판매 등 금지, 기준규격이 고시되지 아니한 화학적 합성품 등의 판매 등 금지), 제8조(유독기구 등의 판매 · 사용 금지) 또는 제44조제2항제1호(청소년 유흥접객원 고용금지)를 위반하여 등록취소 또는 영업소 폐쇄명령을 받은 경우와 제75조제1항제19호에 따라 영업소 폐쇄명령을 받은 경우는 제외한다)이나 「식품 등의 표시 · 광고에 관한 법률」 제16조제1항부터 제4항까지에 따른 등록취소 또는 영업소 폐쇄명령을 받고 **2년**이 지나기 전에 같은 자(법인인 경우에

는 그 대표자를 포함한다)가 등록취소 또는 폐쇄명령을 받은 영업과 같은 종류의 영업을 하려는 경우. 다만, 영업시설 전부를 철거(행정 제재처분을 회피하기 위하여 영업시설을 철거한 경우는 제외한다)하여 등록취소 또는 영업소 폐쇄명령을 받은 경우에는 그러하지 아니하다.

4. 제44조제2항제1호를 위반하여 영업소 폐쇄명령을 받거나 제75조제1항제19호에 따라 영업소 폐쇄명령을 받고 **2년**이 지나기 전에 같은 자(법인인 경우에는 그 대표자를 포함한다)가 제36조제1항제3호에 따른 **식품접객업**을 하려는 경우
5. 제4조부터 제6조(위해식품등의 판매등 금지, 병든 동물 고기 등의 판매 등 금지, 기준 규격이 고시되지 아니한 화학적 합성품 등의 판매 등 금지)까지 또는 제8조(유독기구 등의 판매 · 사용 금지)를 위반하여 등록취소 또는 영업소 폐쇄명령을 받고 5년이 지나지 아니한 자(법인인 경우에는 그 대표자를 포함한다)가 등록취소 또는 폐쇄명령을 받은 영업과 같은 종류의 영업을 하려는 경우

제39조(영업 승계)

① 영업자가 영업을 양도하거나 사망한 경우 또는 법인이 합병한 경우에는 그 양수인 · 상속인 또는 합병 후 존속하는 법인이나 합병에 따라 설립되는 법인은 그 영업자의 지위를 승계한다.

② 다음 각 호의 어느 하나에 해당하는 절차에 따라 영업 시설의 전부를 인수한 자는 그 영업자의 지위를 승계한다. 이 경우 종전의 영업자에 대한 영업 허가 · 등록 또는 그가 한 신고는 그 효력을 잃는다.

1. 「민사집행법」에 따른 경매
2. 「채무자 회생 및 파산에 관한 법률」에 따른 환가(換價)
3. 「국세징수법」, 「관세법」 또는 「지방세징수법」에 따른 압류재산의 매각
4. 그 밖에 제1호부터 제3호까지의 절차에 준하는 절차

③ 제1항 또는 제2항에 따라 그 영업자의 지위를 승계한 자는 총리령으로 정하는 바에 따라 1개월 이내에 그 사실을 식품의약품안전처장 또는 특별자치시장 · 특별자치도지사 · 시장 · 군수 · 구청장에게 신고하여야 한다.

④ 식품의약품안전처장 또는 특별자치시장 · 특별자치도지사 · 시장 · 군수 · 구청장은 제3항에 따른 신고를 받은 날부터 3일 이내에 신고수리 여부를 신고인에게 통지하여야 한다.

⑤ 식품의약품안전처장 또는 특별자치시장 · 특별자치도지사 · 시장 · 군수 · 구청장이 제4항에서 정한 기간 내에 신고수리 여부 또는 민원 처리 관련 법령에 따른 처리기간의 연장을 신고인에게 통지하지 아니하면 그 기간(민원 처리 관련 법령에 따라 처리기간이 연장 또는 재연장된 경우에는 해당 처리기간을 말한다)이 끝난 날의 다음 날에 신고를 수리한 것으로 본다.

⑥ 제1항 및 제2항에 따른 승계에 관하여는 제38조를 준용한다. 다만, 상속인이 제38조제1항 제8호에 해당하면 상속받은 날부터 3개월 동안은 그러하지 아니하다.

제40조(건강진단)

① 총리령으로 정하는 영업자 및 그 종업원은 건강진단을 받아야 한다. 다만, 다른 법령에 따라 같은 내용의 건강진단을 받는 경우에는 이 법에 따른 건강진단을 받은 것으로 본다.

② 제1항에 따라 건강진단을 받은 결과 타인에게 위해를 끼칠 우려가 있는 질병이 있다고 인정된 자는 그 영업에 종사하지 못한다.

③ 영업자는 제1항을 위반하여 건강진단을 받지 아니한 자나 제2항에 따른 건강진단 결과 타인에게 위해를 끼칠 우려가 있는 질병이 있는 자를 그 영업에 종사시키지 못한다.

④ 제1항에 따른 건강진단의 실시방법 등과 제2항 및 제3항에 따른 타인에게 위해를 끼칠 우려가 있는 질병의 종류는 **총리령**으로 정한다.

시행규칙 제49조(건강진단 대상자)

① 법 제40조 제1항 본문에 따라 건강진단을 받아야 하는 사람은 식품 또는 식품첨가물(화학적 합성품 또는 기구등의 살균 · 소독제는 제외한다)을 채취 · 제조 · 가공 · 조리 · 저장 · 운반 또는 판매하는 일에 직접 종사하는 영업자 및 종업원으로 한다. 다만, 완전 포장된 식품 또는 식품첨가물을 운반하거나 판매하는 일에 종사하는 사람은 제외한다.

② 제1항에 따라 건강진단을 받아야 하는 영업자 및 그 종업원은 영업 시작 전 또는 영업에 종사하기 전에 미리 건강진단을 받아야 한다.

③ 제1항에 따른 건강진단은 「식품위생 분야 종사자의 건강진단 규칙」에서 정하는 바에 따른다.

식품위생 분야 종사자의 건강진단 규칙 <시행 2022. 4. 28.>

제1조(목적)

이 규칙은 「식품위생법」 제40조 제1항 및 제4항에 따른 건강진단의 실시에 필요한 사항을 규정함을 목적으로 한다.

제2조(건강진단 항목 등)

① 「식품위생법」 제40조 제1항 및 같은 법 시행규칙 제49조에 따라 건강진단을 받아야 하는 사람의 진단 항목은 별표와 같다. 〈개정 2022. 4. 28.〉

② 「식품위생법」 제40조 제1항 및 같은 법 시행규칙 제49조에 따라 건강진단을 받아야 하는 사람은 직전 건강진단 검진을 받은 날을 기준으로 매 1년마다 1회 이상 건강진단을 받아야 한다. 〈신설 2022. 4. 28.〉

③ 제2항에도 불구하고 식품의약품안전처장이 「감염병의 예방 및 관리에 관한 법률」에 따른 감염병의 유행으로 인하여 제3조에 따른 실시 기관에서 정상적으로 건강진단을 받을 수 없다고 인정하는 경우에는 해당 사유가 해소될 때까지 건강진단을 유예할 수 있다. 〈신설 2022. 4. 28.〉

④ 제3항에 따른 건강진단의 유예기간 및 방법 등에 관하여 필요한 사항은 식품의약품안전처장이 정하여 공고한다. 〈신설 2022. 4. 28.〉

제3조(건강진단 실시)

이 규칙에 따른 건강진단은 「지역보건법」에 따른 보건소(이하 "보건소"라 한다), 「의료법」에 따른 종합병원 · 병원 또는 의원(이하 "의료기관"이라 한다)에서 실시한다. 다만, 영업자가 요청하는 경우에는 의료기관의 의료인이 해당 영업소에 방문하여 건강진단을 실시할 수 있다.

■「식품위생 분야 종사자의 건강진단 규칙[별표] 〈개정 2022. 4. 28.〉

건강진단 항목 (제2조제1항 관련)

대상	건강진단 항목
식품 또는 식품첨가물(화학적 합성품 또는 기구 등의 살균 · 소독제는 제외한다)을 **채취 · 제조 · 가공 · 조리 · 저장 · 운반 또는 판매하는 데 직접 종사하는 사람**. 다만, **영업자 또는 종업원 중 완전 포장된 식품 또는 식품첨가물을 운반하거나 판매하는 데 종사하는 사람은 제외**한다.	1. 장티푸스(식품위생 관련 영업 및 집단급식소 종사자만 해당한다) 2. 폐결핵 3. 전염성 피부질환(한센병 등 세균성 피부질환을 말한다)

시행규칙 **제50조(영업에 종사하지 못하는 질병의 종류)**

법 제40조제4항에 따라 영업에 종사하지 못하는 사람은 다음의 질병에 걸린 사람으로 한다.

1. 「감염병의 예방 및 관리에 관한 법률」 제2조제3호(2급감염병)가목에 따른 결핵(비감염성인 경우는 제외한다)
2. 「감염병의 예방 및 관리에 관한 법률 시행규칙」 제33조제1항 각 호의 어느 하나에 해당하는 감염병

감염병의 예방 및 관리에 관한 법률 시행규칙 제33조(업무 종사의 일시 제한)

① 법 제45조제1항에 따라 일시적으로 업무 종사의 제한을 받는 감염병환자등은 다음 각 호의 감염병에 해당하는 감염병환자등으로 하고, 그 제한 기간은 감염력이 소멸되는 날까지로 한다.
   1. 콜레라
   2. 장티푸스
   3. 파라티푸스
   4. 세균성이질
   5. 장출혈성대장균감염증
   6. A형간염

3. 피부병 또는 그 밖의 고름형성(화농성)질환
4. 후천성면역결핍증(「감염병의 예방 및 관리에 관한 법률」 제19조에 따라 성매개감염병에 관한 건강진단을 받아야 하는 영업에 종사하는 사람만 해당한다)

제41조(식품위생교육)

① **대통령령으로 정하는 영업자(기존) 및 유흥종사자를 둘 수 있는 식품접객업 영업자**의 종업원은 매년 식품위생에 관한 교육(이하 "식품위생교육"이라 한다)을 받아야 한다.

시행령 제27조(식품위생교육의 대상)

법 제41조제1항에서 "대통령령으로 정하는 영업자"란 다음 각 호의 영업자를 말한다.

1. 제21조제1호의 식품제조 · 가공업자
2. 제21조제2호의 즉석판매제조 · 가공업자
3. 제21조제3호의 식품첨가물제조업자
4. 제21조제4호의 식품운반업자
5. 제21조제5호의 식품소분 · 판매업자(**식용얼음판매업자 및 식품자동판매기영업자는 제외**한다)
6.제21조제6호의 식품보존업자
7. 제21조제7호의 용기 · 포장류제조업자
8. 제21조제8호의 식품접객업자

시행규칙 제52조(교육시간)

① 법 제41조제1항(제88조제3항에 따라 준용되는 경우를 포함한다)에 따라 영업자와 종업원이 받아야 하는 식품위생교육 시간은 다음 각 호와 같다.

1. 영 제21조제1호부터 제8호까지에 해당하는 영업자[같은 조 제5호나목1)의 식용얼음판매업자와 같은 목 2)의 식품자동판매기영업자는 제외한다]: 3시간
2. 영 제21조제8호라목에 따른 유흥주점영업의 **유흥종사자**: 2시간
3. 법 제88조제2항에 따라 집단급식소를 설치 · 운영하는 자: 3시간

② 법 제41조제2항(법 제88조제3항에 따라 준용되는 경우를 포함한다)에 따라 영업을 하려는 자가 받아야 하는 식품위생교육 시간은 다음 각 호와 같다.

1. 영 제21조제1호부터 제3호까지에 해당하는 영업을 하려는 자: 8시간
2. 영 제21조제4호부터 제7호까지에 해당하는 영업을 하려는 자: 4시간
3. 영 제21조제8호의 영업을 하려는 자: 6시간
4. 법 제88조제1항에 따라 집단급식소를 설치 · 운영하려는 자: 6시간

③ 제1항 및 제2항에 따라 식품위생교육을 받은 자가 다음 각 호의 어느 하나에 해당하는 경우에는 해당 영업에 대한 신규 식품위생교육을 받은 것으로 본다.

1. 신규 식품위생교육을 받은 날부터 2년이 지나지 않은 자 또는 제1항에 따른 교육을 받은 날부터 1년이 지나지 아니한 자가 교육받은 업종과 같은 업종으로 영업을 하려는 경우
2. 신규 식품위생교육을 받은 날부터 2년이 지나지 않은 자 또는 제1항에 따른 교육을 받은 날부터 1년이 지나지 아니한 자가 다음 각 목의 어느 하나에 해당하는 업종 중에서 같은 목의 다른 업종으로 영업을 하려는 경우
   가. 영 제21조제1호의 식품제조 · 가공업, 같은 조 제2호의 즉석판매제조 · 가공업 및 같은 조 제3호의 식품첨가물제조업
   나. 영 제21조제5호가목의 식품소분업, 같은 호 나목의 식용얼음판매업, 유통전문판매업, 집단급식소 식품판매업 및 기타 식품판매업
   다. 영 제21조제8호가목의 휴게음식점영업, 같은 호 나목의 일반음식점영업 및 같은 호 바목의 제과점영업
   라. 영 제21조제8호다목의 단란주점영업 및 같은 호 라목의 유흥주점영업
3. 영 제21조제1호부터 제3호까지의 어느 하나에 해당하는 영업에서 같은 조 제4호부터 제7호까지의 어느 하나에 해당하는 영업으로 업종을 변경하거나 그 업종을 함께하려는 경우
4. 영 제21조제1호부터 제8호까지의 어느 하나에 해당하는 영업을 하는 자가 영 제21조제5호나

목2)의 식품자동판매기영업으로 업종을 변경하거나 그 업종을 함께 하려는 경우

④ 제1항에 따라 식품위생교육을 받은 자가 다음 각 호의 어느 하나에 해당하는 경우에는 해당 영업에 대하여 제1항에 따른 식품위생교육을 받은 것으로 본다.

1. 해당 연도에 제1항에 따른 교육을 받은 자가 기존 영업의 영업소가 속한 특별시 · 광역시 · 특별자치시 · 도 · 특별자치도의 관할 구역에서 교육받은 업종과 같은 업종으로 영업을 하고 있는 경우
2. 해당 연도에 제1항에 따른 교육을 받은 자가 기존 영업의 허가관청 · 신고관청 · 등록관청과 같은 관할 구역에서 다음 각 목의 어느 하나에 해당하는 업종 중에서 같은 목의 다른 업종으로 영업을 하고 있는 경우
   가. 영 제21조제1호에 따른 식품제조 · 가공업, 같은 조 제2호에 따른 즉석판매제조 · 가공업 및 같은 조 제3호에 따른 식품첨가물제조업
   나. 영 제21조제5호가목의 식품소분업, 같은 호 나목의 유통전문판매업, 집단급식소 식품판매업 및 기타 식품판매업
   다. 영 제21조제8호가목에 따른 휴게음식점영업, 같은 호 나목에 따른 일반음식점영업 및 같은 호 바목에 따른 제과점영업
   라. 영 제21조제8호다목에 따른 단란주점영업 및 같은 호 라목에 따른 유흥주점영업

⑤ 법 제41조제1항에 따른 식품위생교육 대상자가 「부가가치세법」 제8조제8항에 따른 휴업신고로 해당 연도 전체 기간 동안 휴업한 경우에는 해당 연도의 식품위생교육을 받지 않을 수 있다. 〈신설 2022. 4. 28.〉

시행령 제21조(영업의 종류)

법 제36조제2항에 따른 영업의 세부 종류와 그 범위는 다음 각 호와 같다.

1. 식품제조 · 가공업: 식품을 제조 · 가공하는 영업
2. 즉석판매제조 · 가공업: 총리령으로 정하는 식품을 제조 · 가공업소에서 직접 최종소비자에게 판매하는 영업
3. 식품첨가물제조업
   가. 감미료 · 착색료 · 표백제 등의 화학적 합성품을 제조 · 가공하는 영업
   나. 천연 물질로부터 유용한 성분을 추출하는 등의 방법으로 얻은 물질을 제조 · 가공하는 영업
   다. 식품첨가물의 혼합제재를 제조 · 가공하는 영업
   라. 기구 및 용기 · 포장을 살균 · 소독할 목적으로 사용되어 간접적으로 식품에 이행(移行)될 수 있는 물질을 제조 · 가공하는 영업
4. 식품운반업: 직접 마실 수 있는 유산균음료(살균유산균음료를 포함한다)나 어류 · 조개류 및 그 가공품 등 부패 · 변질되기 쉬운 식품을 전문적으로 운반하는 영업. 다만, 해당 영업자의 영업소에서 판매할 목적으로 식품을 운반하는 경우와 해당 영업자가 제조 · 가공한 식품을 운반하는 경우는 제외한다.
5. 식품소분 · 판매업
   가. 식품소분업: 총리령으로 정하는 식품 또는 식품첨가물의 완제품을 나누어 유통할 목적으로 재포장 · 판매하는 영업
   나. 식품판매업
      1) 식용얼음판매업: 식용얼음을 전문적으로 판매하는 영업
      2) 식품자동판매기영업: 식품을 자동판매기에 넣어 판매하는 영업. 다만, 유통기간이 1개

월 이상인 완제품만을 자동판매기에 넣어 판매하는 경우는 제외한다.

3) 유통전문판매업: 식품 또는 식품첨가물을 스스로 제조·가공하지 아니하고 제1호의 식품제조·가공업자 또는 제3호의 식품첨가물제조업자에게 의뢰하여 제조·가공한 식품 또는 식품첨가물을 자신의 상표로 유통·판매하는 영업

4) 집단급식소 식품판매업: 집단급식소에 식품을 판매하는 영업

5) 삭제

6) 기타 식품판매업: 1)부터 4)까지를 제외한 영업으로서 총리령으로 정하는 일정 규모 이상의 백화점, 슈퍼마켓, 연쇄점 등에서 식품을 판매하는 영업

6. 식품보존업

가. 식품조사처리업: 방사선을 쬐어 식품의 보존성을 물리적으로 높이는 것을 업(業)으로 하는 영업

나. 식품냉동·냉장업: 식품을 얼리거나 차게 하여 보존하는 영업. 다만, 수산물의 냉동·냉장은 제외한다.

7. 용기·포장류제조업

가. 용기·포장지제조업: 식품 또는 식품첨가물을 넣거나 싸는 물품으로서 식품 또는 식품첨가물에 직접 접촉되는 용기(옹기류는 제외한다)·포장지를 제조하는 영업

나. 옹기류제조업: 식품을 제조·조리·저장할 목적으로 사용되는 독, 항아리, 뚝배기 등을 제조하는 영업

8. 식품접객업

가. 휴게음식점영업: 주로 다류(茶類), 아이스크림류 등을 조리·판매하거나 패스트푸드점, 분식점 형태의 영업 등 음식류를 조리·판매하는 영업으로서 음주행위가 허용되지 아니하는 영업. 다만, 편의점, 슈퍼마켓, 휴게소, 그 밖에 음식류를 판매하는 장소(만화가게 및 「게임산업진흥에 관한 법률」 제2조제7호에 따른 인터넷컴퓨터게임시설제공업을 하는 영업소 등 음식류를 부수적으로 판매하는 장소를 포함한다)에서 컵라면, 일회용 다류 또는 그 밖의 음식류에 물을 부어 주는 경우는 제외한다.

나. 일반음식점영업: 음식류를 조리·판매하는 영업으로서 식사와 함께 부수적으로 음주행위가 허용되는 영업

다. 단란주점영업: 주로 주류를 조리·판매하는 영업으로서 손님이 노래를 부르는 행위가 허용되는 영업

라. 유흥주점영업: 주로 주류를 조리·판매하는 영업으로서 유흥종사자를 두거나 유흥시설을 설치할 수 있고 손님이 노래를 부르거나 춤을 추는 행위가 허용되는 영업

마. 위탁급식영업: 집단급식소를 설치·운영하는 자와의 계약에 따라 그 집단급식소에서 음식류를 조리하여 제공하는 영업

바. 제과점영업: 주로 빵, 떡, 과자 등을 제조·판매하는 영업으로서 음주행위가 허용되지 아니하는 영업

② 제36조제1항 각 호에 따른 **영업을 하려는 자(신규)**는 미리 식품위생교육을 받아야 한다. 다만, 부득이한 사유로 미리 식품위생교육을 받을 수 없는 경우에는 영업을 시작한 뒤에 식품의약품안전처장이 정하는 바에 따라 식품위생교육을 받을 수 있다.

③ 제1항 및 제2항에 따라 교육을 받아야 하는 자가 영업에 직접 종사하지 아니하거나 두 곳 이상의 장소에서 영업을 하는 경우에는 종업원 중에서 식품위생에 관한 책임자를 지정하여 영업자 대신 교육을 받게 할 수 있다. 다만, 집단급식소에 종사하는 조리사 및 영

양사(「국민영양관리법」 제15조에 따라 영양사 면허를 받은 사람을 말한다. 이하 같다)가 식품위생에 관한 책임자로 지정되어 제56조제1항 단서에 따라 교육을 받은 경우에는 제1항 및 제2항에 따른 해당 연도의 식품위생교육을 받은 것으로 본다.

④ 제2항에도 불구하고 다음 각 호의 어느 하나에 해당하는 면허를 받은 자가 제36조제1항 제3호에 따른 식품접객업을 하려는 경우에는 식품위생교육을 받지 아니하여도 된다.

1. 제53조에 따른 조리사 면허
2. 「국민영양관리법」 제15조에 따른 영양사 면허
3. 「공중위생관리법」 제6조의2에 따른 위생사 면허

⑤ 영업자는 특별한 사유가 없는 한 식품위생교육을 받지 아니한 자를 그 영업에 종사하게 하여서는 아니 된다.

⑥ 식품위생교육은 **집합교육 또는 정보통신매체를 이용한 원격교육으로 실시**한다. 다만, 제2항(제88조제3항에서 준용하는 경우를 포함한다)에 따라 영업을 하려는 자가 미리 받아야 하는 식품위생교육은 집합교육으로 실시한다.

⑦ 제6항에도 불구하고 식품위생교육을 받기 어려운 도서 · 벽지 등의 영업자 및 종업원인 경우 또는 식품의약품안전처장이 「감염병의 예방 및 관리에 관한 법률」 제2조에 따른 감염병이 유행하여 국민건강을 해칠 우려가 있다고 인정하는 경우 등 불가피한 사유가 있는 경우에는 총리령으로 정하는 바에 따라 식품위생교육을 실시할 수 있다.

⑧ 제1항 및 제2항에 따른 교육의 내용, 교육비 및 교육 실시 기관 등에 관하여 필요한 사항은 **총리령**으로 정한다.

시행규칙 제54조(도서 · 벽지 등의 영업자 등에 대한 식품위생교육)

① 법 제41조제7항에 따라 식품위생교육을 실시하는 경우에는 다음 각 호의 구분에 따른다.

1. 도서 · 벽지 등의 영업자 및 종업원의 경우: 제53조에 따른 교육교재를 배부하여 학습하도록 하는 방법(법 제41조제1항에 따라 식품위생교육을 받아야 하는 사람으로서 허가관청 · 신고관청 또는 등록관청이 인정하는 경우만 해당한다)
2. 그 밖의 경우: 정보통신매체를 이용한 원격교육의 방법

② 법 제41조제2항에 따른 식품위생교육 대상자 중 영업준비상 사전교육을 받기가 곤란하다고 허가관청, 신고관청 또는 등록관청이 인정하는 자에 대해서는 영업허가를 받거나 영업신고 또는 영업등록을 한 후 3개월 이내에 허가관청, 신고관청 또는 등록관청이 정하는 바에 따라 식품위생교육을 받게 할 수 있다.

제41조의2(위생관리책임자)

① 제36조제1항에 따라 공유주방 운영업을 하려는 자는 대통령령으로 정하는 자격기준을 갖춘 위생관리책임자(이하 "위생관리책임자"라 한다)를 두어야 한다. 다만, 공유주방 운영업을 하려는 자가 위생관리책임자의 자격기준을 갖추고 해당 직무를 수행하는 경우에는 그러하지 아니하다.

② 위생관리책임자는 공유주방에서 상시적으로 다음 각 호의 직무를 수행한다.

1. 공유주방의 위생적 관리 및 유지
2. 공유주방 사용에 관한 기록 및 유지
3. 식중독 등 식품사고의 원인 조사 및 피해 예방 조치에 관한 지원
4. 공유주방 이용자에 대한 위생관리 지도 및 교육

③ 공유주방을 운영 또는 이용하는 자는 위생관리책임자의 업무를 방해하여서는 아니 되며, 그로부터 업무 수행에 필요한 요청을 받았을 때에는 정당한 사유가 없으면 요청에 따라야 한다.

④ 제1항에 따라 공유주방 운영업을 하는 자가 위생관리책임자를 선임하거나 해임할 때에는 총리령으로 정하는 바에 따라 식품의약품안전처장에게 신고하여야 한다.

⑤ 식품의약품안전처장은 제4항에 따른 신고를 받은 날부터 3일 이내에 신고수리 여부를 신고인에게 통지하여야 한다.

⑥ 식품의약품안전처장이 제5항에서 정한 기간 내에 신고수리 여부나 민원 처리 관련 법령에 따른 처리기간의 연장을 신고인에게 통지하지 아니하면 그 기간(민원 처리 관련 법령에 따라 처리기간이 연장 또는 재연장된 경우에는 해당 처리기간을 말한다)이 끝난 날의 다음 날에 신고를 수리한 것으로 본다.

⑦ 위생관리책임자는 제2항에 따른 직무 수행내역 등을 총리령으로 정하는 바에 따라 기록·보관하여야 한다.

⑧ 위생관리책임자는 매년 식품위생에 관한 교육을 받아야 한다.

⑨ 제8항에 따른 교육의 내용, 시간, 교육 실시 기관 등에 관하여 필요한 사항은 총리령으로 정한다.

제42조(실적보고)

① 삭제

② 식품 또는 식품첨가물을 제조·가공하는 영업자는 **총리령**으로 정하는 바에 따라 식품 및 식품첨가물을 생산한 실적 등을 **식품의약품안전처장 또는 시·도지사에게 보고**하여야 한다.

> 시행규칙 **제56조(생산실적 등의 보고)**
>
> ① 법 제42조제2항에 따른 식품 및 식품첨가물의 생산실적 등에 관한 보고(전자문서를 포함한다)는 별지 제50호서식에 따라 하되, 해당 연도 종료 후 **1개월 이내**에 하여야 한다.
>
> ② 영업자가 제1항에 따른 보고를 할 때에는 등록관청을 거쳐 식품의약품안전처장 또는 시·도지사(특별자치시장·특별자치도지사를 제외한다)에게 보고하여야 한다.

제43조(영업 제한)

① **특별자치시장·특별자치도지사·시장·군수·구청장**은 영업 질서와 선량한 풍속을 유지하

는 데에 필요한 경우에는 영업자 중 식품접객영업자와 그 종업원에 대하여 영업시간 및 영업행위를 제한할 수 있다.

② 제1항에 따른 제한 사항은 **대통령령**으로 정하는 범위에서 해당 **특별자치시 · 특별자치도 · 시 · 군 · 구의 조례**로 정한다.

시행령 제28조(영업의 제한 등)
법 제43조제2항에 따라 특별자치시 · 특별자치도 · 시 · 군 · 구의 조례로 영업을 제한하는 경우 영업시간의 제한은 **1일당 8시간 이내**로 하여야 한다.

제44조(영업자 등의 준수사항)

① 제36조제1항 각 호의 영업을 하는 자 중 **대통령령**으로 정하는 영업자와 그 종업원은 영업의 위생관리와 질서유지, 국민의 보건위생 증진을 위하여 영업의 종류에 따라 다음 각 호에 해당하는 사항을 지켜야 한다.

1. 「축산물 위생관리법」 제12조에 따른 검사를 받지 아니한 축산물 또는 실험 등의 용도로 사용한 동물은 운반 · 보관 · 진열 · 판매하거나 식품의 제조 · 가공에 사용하지 말 것
2. 「야생생물 보호 및 관리에 관한 법률」을 위반하여 포획 · 채취한 야생생물은 이를 식품의 제조 · 가공에 사용하거나 판매하지 말 것
3. 유통기한이 경과된 제품 · 식품 또는 그 원재료를 제조 · 가공 · 조리 · 판매의 목적으로 소분 · 운반 · 진열 · 보관하거나 이를 판매 또는 식품의 제조 · 가공 · 조리에 사용하지 말 것

시행예정 〈시행 2023. 1. 1.〉

제44조(영업자 등의 준수사항)

① 제36조제1항 각 호의 영업을 하는 자 중 대통령령으로 정하는 영업자와 그 종업원은 영업의 위생관리와 질서유지, 국민의 보건위생 증진을 위하여 영업의 종류에 따라 다음 각 호에 해당하는 사항을 지켜야 한다. <개정 2021. 8. 17.>

1. 「축산물 위생관리법」 제12조에 따른 검사를 받지 아니한 축산물 또는 실험 등의 용도로 사용한 동물은 운반 · 보관 · 진열 · 판매하거나 식품의 제조 · 가공에 사용하지 말 것
2. 「야생생물 보호 및 관리에 관한 법률」을 위반하여 포획 · 채취한 야생생물은 이를 식품의 제조 · 가공에 사용하거나 판매하지 말 것
3. 소비기한이 경과된 제품 · 식품 또는 그 원재료를 제조 · 가공 · 조리 · 판매의 목적으로 소분 · 운반 · 진열 · 보관하거나 이를 판매 또는 식품의 제조 · 가공 · 조리에 사용하지 말 것

4. 수돗물이 아닌 지하수 등을 먹는 물 또는 식품의 조리·세척 등에 사용하는 경우에는 「먹는물관리법」 제43조에 따른 먹는물 수질검사기관에서 총리령으로 정하는 바에 따라 검사를 받아 마시기에 적합하다고 인정된 물을 사용할 것. 다만, 둘 이상의 업소가 같은 건물에서 같은 수원(水源)을 사용하는 경우에는 하나의 업소에 대한 시험결과로 나머지 업소에 대한 검사를 갈음할 수 있다.
5. 제15조제2항에 따라 위해평가가 완료되기 전까지 일시적으로 금지된 식품등을 제조·가공·판매·수입·사용 및 운반하지 말 것
6. 식중독 발생 시 보관 또는 사용 중인 식품은 역학조사가 완료될 때까지 폐기하거나 소독 등으로 현장을 훼손하여서는 아니 되고 원상태로 보존하여야 하며, 식중독 원인규명을 위한 행위를 방해하지 말 것
7. 손님을 꾀어서 끌어들이는 행위를 하지 말 것
8. 그 밖에 영업의 원료관리, 제조공정 및 위생관리와 질서유지, 국민의 보건위생 증진 등을 위하여 총리령으로 정하는 사항

② 식품접객영업자는 「청소년 보호법」 제2조에 따른 청소년(이하 이 항에서 "청소년"이라 한다)에게 다음 각 호의 어느 하나에 해당하는 행위를 하여서는 아니 된다.
1. 청소년을 유흥접객원으로 고용하여 유흥행위를 하게 하는 행위
2. 「청소년 보호법」 제2조제5호가목3)에 따른 청소년출입·고용 금지업소에 청소년을 출입시키거나 고용하는 행위
3. 「청소년 보호법」 제2조제5호나목3)에 따른 청소년고용금지업소에 청소년을 고용하는 행위
4. 청소년에게 주류(酒類)를 제공하는 행위

③ 누구든지 영리를 목적으로 제36조제1항제3호의 식품접객업을 하는 장소(유흥종사자를 둘 수 있도록 대통령령으로 정하는 영업을 하는 장소는 제외한다)에서 손님과 함께 술을 마시거나 노래 또는 춤으로 손님의 유흥을 돋우는 접객행위(공연을 목적으로 하는 가수, 악사, 댄서, 무용수 등이 하는 행위는 제외한다)를 하거나 다른 사람에게 그 행위를 알선하여서는 아니 된다.

④ 제3항에 따른 식품접객영업자는 유흥종사자를 고용·알선하거나 호객행위를 하여서는 아니 된다.

⑤ 삭제

시행령 제29조(준수사항 적용 대상 영업자의 범위)

① 법 제44조제1항 각 호 외의 부분에서 "대통령령으로 정하는 영업자"란 다음 각 호의 영업자를 말한다.
1. 제21조제1호의 식품제조·가공업자
2. 제21조제2호의 즉석판매제조·가공업자

3. 제21조제3호의 식품첨가물제조업자
4. 제21조제4호의 식품운반업자
5. 제21조제5호의 식품소분 · 판매업자
6. 제21조제6호가목의 식품조사처리업자
7. 제21조제8호의 식품접객업자

② 법 제44조제3항에서 "대통령령으로 정하는 영업"이란 제21조제8호라목의 유흥주점영업을 말한다.

제44조의2(보험 가입)

① 제36조제1항에 따라 공유주방 운영업을 하는 자는 식품등의 위해로 인하여 소비자에게 발생할 수 있는 손해를 배상하기 위하여 책임보험에 가입하여야 한다.

② 제1항에 따른 책임보험의 종류 등 보험 가입에 필요한 사항은 대통령령으로 정한다.

제45조(위해식품등의 회수)

① 판매의 목적으로 식품등을 제조 · 가공 · 소분 · 수입 또는 판매한 영업자(「수입식품안전관리 특별법」 제15조에 따라 등록한 수입식품등 수입 · 판매업자를 포함한다. 이하 이 조에서 같다)는 해당 식품등이 제4조부터 제6조까지, 제7조제4항, 제8조, 제9조제4항, 제9조의3 또는 제12조의2제2항을 위반한 사실(식품등의 위해와 관련이 없는 위반사항을 제외한다)을 알게 된 경우에는 지체 없이 유통 중인 해당 식품등을 회수하거나 회수하는 데에 필요한 조치를 하여야 한다. 이 경우 영업자는 **회수계획을 식품의약품안전처장, 시 · 도지사 또는 시장 · 군수 · 구청장에게 미리 보고**하여야 하며, 회수결과를 보고받은 시 · 도지사 또는 시장 · 군수 · 구청장은 이를 지체 없이 식품의약품안전처장에게 보고하여야 한다. 다만, 해당 식품등이 「수입식품안전관리 특별법」에 따라 수입한 식품등이고, 보고의무자가 해당 식품등을 수입한 자인 경우에는 식품의약품안전처장에게 보고하여야 한다. <개정 2022. 6. 10.>

② 식품의약품안전처장, 시 · 도지사 또는 시장 · 군수 · 구청장은 제1항에 따른 회수에 필요한 조치를 성실히 이행한 영업자에 대하여 해당 식품등으로 인하여 받게 되는 제75조 또는 제76조에 따른 행정처분을 **대통령령**으로 정하는 바에 따라 감면할 수 있다.

시행령 제31조(위해식품등을 회수한 영업자에 대한 행정처분의 감면)

법 제45조제1항에 따라 위해식품등의 회수에 필요한 조치를 성실히 이행한 영업자에 대하여 같은 조 제2항에 따라 행정처분을 감면하는 경우 그 감면기준은 다음 각 호의 구분에 따른다.

1. 법 제45조제1항 후단의 회수계획에 따른 회수계획량(이하 이 조에서 "회수계획량"이라 한다)의 5분의 4 이상을 회수한 경우: 그 위반행위에 대한 행정처분을 면제
2. 회수계획량 중 일부를 회수한 경우: 다음 각 목의 어느 하나에 해당하는 기준에 따라 행정처분을 경감
   가. 회수계획량의 3분의 1 이상을 회수한 경우(제1호의 경우는 제외한다)
      1) 법 제75조제4항 및 제76조제2항에 따른 행정처분의 기준(이하 이 조에서 "행정처분기

준"이라 한다)이 영업허가 취소, 등록취소 또는 영업소 폐쇄인 경우에는 영업정지 2개월 이상 6개월 이하의 범위에서 처분

2) 행정처분기준이 영업정지 또는 품목·품목류의 제조정지인 경우에는 정지처분기간의 3분의 2 이하의 범위에서 경감

나. 회수계획량의 4분의 1 이상 3분의 1 미만을 회수한 경우

1) 행정처분기준이 영업허가 취소, 등록취소 또는 영업소 폐쇄인 경우에는 영업정지 3개월 이상 6개월 이하의 범위에서 처분

2) 행정처분기준이 영업정지 또는 품목·품목류의 제조정지인 경우에는 정지처분기간의 2분의 1 이하의 범위에서 경감

③ 제1항에 따른 회수대상 식품등·회수계획·회수절차 및 회수결과 보고 등에 관하여 필요한 사항은 **총리령**으로 정한다.

시행규칙 제59조(위해식품등의 회수계획 및 절차 등)

① 법 제45조제1항에 따른 회수계획에 포함되어야 할 사항은 다음 각 호와 같다.

1. 제품명, 거래업체명, 생산량(수입량을 포함한다) 및 판매량
2. 회수계획량(위해식품등으로 판명 당시 해당 식품등의 소비량 및 유통기한 등을 고려하여 산출하여야 한다)
3. 회수 사유
4. 회수방법
5. 회수기간 및 예상 소요기간
6. 회수되는 식품등의 폐기 등 처리방법
7. 회수 사실을 국민에게 알리는 방법

② 허가관청, 신고관청 또는 등록관청은 영업자로부터 회수계획을 보고받은 경우에는 지체 없이 다음 각 호에 따른 조치를 하여야 한다.

1. 식품의약품안전처장에게 회수계획을 통보할 것. 이 경우 허가관청, 신고관청 또는 등록관청이 시장·군수·구청장인 경우에는 시·도지사를 거쳐야 한다.
2. 법 제73조제1항에 따라 해당 영업자에게 회수계획의 공표를 명할 것
3. 유통 중인 해당 회수 식품등에 대하여 해당 위반 사실을 확인하기 위한 검사를 실시할 것

③ 제2항제2호에 따라 공표명령을 받은 영업자는 해당 위해식품등을 회수하고, 그 회수결과를 지체 없이 허가관청, 신고관청 또는 등록관청에 보고하여야 한다. 이 경우 회수결과 보고서에는 다음 각 호의 사항이 포함되어야 한다.

1. 식품등의 제조·가공량, 판매량, 회수량 및 미회수량 등이 포함된 회수실적
2. 미회수량에 대한 조치계획
3. 재발 방지를 위한 대책

④ 제1항부터 제3항까지의 규정에 따른 회수계획, 허가관청 등의 조치, 회수 및 회수결과 보고에 관한 세부사항은 식품의약품안전처장이 정하여 고시한다.

시행예정 〈시행 2023. 1. 1.〉

시행규칙 제59조(위해식품등의 회수계획 및 절차 등)

① 법 제45조제1항에 따른 회수계획에 포함되어야 할 사항은 다음 각 호와 같다.

1. 제품명, 거래업체명, 생산량(수입량을 포함한다) 및 판매량

2. 회수계획량(위해식품등으로 판명 당시 해당 식품등의 소비량 및 소비기한 등을 고려하여 산출하여야 한다) 〈개정 2022. 4. 28.〉

제46조(식품등의 이물 발견보고 등) 15년, 16특채7급

① 판매의 목적으로 식품등을 제조 · 가공 · 소분 · 수입 또는 판매하는 **영업자**는 소비자로부터 판매제품에서 식품의 제조 · 가공 · 조리 · 유통 과정에서 **정상적으로 사용된 원료 또는 재료가 아닌 것으로서 섭취할 때 위생상 위해가 발생할 우려가 있거나 섭취하기에 부적합한 물질**[이하 "이물(異物)"이라 한다]을 발견한 사실을 신고받은 경우 **지체 없이** 이를 **식품의약품안전처장, 시 · 도지사 또는 시장 · 군수 · 구청장에게 보고**하여야 한다.

② 「소비자기본법」에 따른 **한국소비자원 및 소비자단체**와 「전자상거래 등에서의 소비자보호에 관한 법률」에 따른 통신판매중개업자로서 식품접객업소에서 조리한 식품의 통신판매를 전문적으로 알선하는 자는 소비자로부터 이물 발견의 신고를 접수하는 경우 지체 없이 이를 **식품의약품안전처장에게 통보**하여야 한다.

③ **시 · 도지사 또는 시장 · 군수 · 구청장**은 소비자로부터 이물 발견의 신고를 접수하는 경우 이를 **식품의약품안전처장에게 통보**하여야 한다.

④ 식품의약품안전처장은 제1항부터 제3항까지의 규정에 따라 이물 발견의 신고를 통보받은 경우 **이물혼입 원인 조사**를 위하여 필요한 조치를 취하여야 한다.

⑤ 제1항에 따른 **이물 보고의 기준 · 대상 및 절차** 등에 필요한 사항은 **총리령**으로 정한다.

시행규칙 **제60조(이물 보고의 대상 등)**

① 법 제46조제1항에 따라 영업자가 지방식품의약품안전청장, 시 · 도지사 또는 시장 · 군수 · 구청장에게 보고하여야 하는 이물(異物)은 다음 각 호의 어느 하나에 해당하는 물질을 말한다.

1. **금속성 이물, 유리조각 등 섭취과정에서 인체에 직접적인 위해나 손상을 줄 수 있는 재질 또는 크기의 물질**
2. 기생충 및 그 알, 동물의 사체 등 섭취과정에서 혐오감을 줄 수 있는 물질
3. 그 밖에 인체의 건강을 해칠 우려가 있거나 섭취하기에 부적합한 물질로서 식품의약품안전처장이 인정하는 물질

② 법 제46조제1항에 따라 이물의 발견 사실을 보고하려는 자는 별지 제51호서식의 이물보고서(전자문서로 된 보고서를 포함한다)에 사진, 해당 식품 등 증거자료를 첨부하여 관할 지방식품의약품안전청장, 시 · 도지사 또는 시장 · 군수 · 구청장에게 제출하여야 한다.

③ 제2항에 따라 이물 보고를 받은 관할 지방식품의약품안전청장, 시 · 도지사 또는 시장 · 군수 · 구청장은 다음 각 호에 따라 구분하여 식품의약품안전처장에게 통보하여야 한다.

1. 제1항제1호에 해당하는 이물 또는 같은 항 제2호 · 제3호 중 식품의약품안전처장이 위해 우려가 있다고 정하는 이물의 경우: 보고받은 즉시 통보
2. 제1호 외의 이물의 경우: 월별로 통보

④ 제1항부터 제3항까지의 규정에 따른 보고 대상 이물의 범위, 크기, 재질 및 보고 방법 등 세부적인 사항은 식품의약품안전처장이 정하여 고시한다.

제47조(위생등급) 16특채7급

① **식품의약품안전처장 또는 특별자치시장 · 특별자치도지사 · 시장 · 군수 · 구청장**은 총리령으로 정하는 위생등급 기준에 따라 위생관리 상태 등이 우수한 식품등의 **제조 · 가공업소**(공유주방에서 제조 · 가공하는 업소를 포함한다), 식품접객업소(공유주방에서 조리 · 판매하는 업소를 포함한다), 또는 **집단급식소**를 **우수업소 또는 모범업소로 지정할 수 있다**.

② **식품의약품안전처장**(대통령령으로 정하는 그 소속 기관의 장을 포함한다), **시 · 도지사 또는 시장 · 군수 · 구청장**은 제1항에 따라 지정한 우수업소 또는 모범업소에 대하여 관계 공무원으로 하여금 총리령으로 정하는 일정 기간 동안 제22조에 따른 출입 · 검사 · 수거 등을 하지 아니하게 할 수 있으며, 시 · 도지사 또는 시장 · 군수 · 구청장은 제89조제3항제1호에 따른 영업자의 위생관리시설 및 위생설비시설 개선을 위한 융자 사업과 같은 항 제6호에 따른 음식문화 개선과 좋은 식단 실천을 위한 사업에 대하여 우선 지원 등을 할 수 있다.

③ **식품의약품안전처장 또는 특별자치시장 · 특별자치도지사 · 시장 · 군수 · 구청장**은 제1항에 따라 우수업소 또는 모범업소로 지정된 업소가 그 지정기준에 미치지 못하거나 영업정지 이상의 행정처분을 받게 되면 지체 없이 그 지정을 취소하여야 한다.

④ 제1항 및 제3항에 따른 우수업소 또는 모범업소의 지정 및 그 취소에 관한 사항은 **총리령**으로 정한다.

시행규칙 제61조(우수업소 · 모범업소의 지정 등) 16특채7급

① 법 제47조제1항에 따른 우수업소 또는 모범업소의 지정은 다음 각 호의 구분에 따른 자가 행한다.
1. 우수업소의 지정: 식품의약품안전처장 또는 특별자치시장 · 특별자치도지사 · 시장 · 군수 · 구청장
2. 모범업소의 지정: 특별자치시장 · 특별자치도지사 · 시장 · 군수 · 구청장

② 영 제21조제1호의 식품제조 · 가공업 및 같은 조 제3호의 식품첨가물제조업은 우수업소와 일반업소로 구분하며, 영 제2조의 집단급식소 및 영 제21조제8호나목의 일반음식점영업은 모범업소와 일반업소로 구분한다. 이 경우 그 등급 결정의 기준은 별표 19의 우수업소 · 모범업소의 지정기준에 따른다.

③ 식품의약품안전처장 또는 특별자치시장 · 특별자치도지사 · 시장 · 군수 · 구청장은 제2항에 따라 우수업소 또는 모범업소로 지정된 업소에 대하여 해당 업소에서 생산한 식품 또는 식품첨가물에 식품의약품안전처장이 정하는 우수업소 로고를 표시하게 하거나 해당 업소의 외부 또는 내부에 식품의약품안전처장이 정하는 규격에 따른 모범업소 표지판을 붙이게 할 수 있으며, 다음 각 호의 어느 하나에 해당하는 경우를 제외하고는 우수업소 또는 모범업소로 지정된 날부터 **2년** 동안은 법 제22조에 따른 출입 · 검사를 하지 아니할 수 있다.
1. 법 제71조에 따른 시정명령 또는 법 제74조에 따른 시설개수명령을 받은 업소
2. 법 제93조부터 법 제98조까지의 규정에 따른 징역 또는 벌금형이 확정된 영업자가 운영하는 업소
3. 법 제101조에 따른 과태료 처분을 받은 업소

④ 식품의약품안전처장 또는 특별자치시장 · 특별자치도지사 · 시장 · 군수 · 구청장은 법 제47조제3항에 따라 지정을 취소할 경우 다음 각 호의 조치를 취하여야 한다.
1. 우수업소 지정증 또는 모범업소 지정증의 회수

2. 우수업소 표지판 또는 모범업소 표지판의 회수
3. 그 밖에 해당 업소에 대한 우수업소 또는 모범업소 지정에 따른 지원의 중지

⑤ 법 제47조제3항에 따라 지정이 취소된 우수업소 또는 모범업소의 영업자 또는 운영자는 그 지정증 및 표지판을 지체없이 식품의약품안전처장 또는 특별자치시장 · 특별자치도지사 · 시장 · 군수 · 구청장에게 반납하여야 한다.

제47조의2(식품접객업소의 위생등급 지정 등) 20년7급

① **식품의약품안전처장, 시 · 도지사 또는 시장 · 군수 · 구청장**은 식품접객업소의 위생 수준을 높이기 위하여 식품접객영업자의 신청을 받아 **식품접객업소**(공유주방에서 조리 · 판매하는 업소를 포함한다)**의 위생상태를 평가하여 위생등급을 지정할 수 있다.**

② **식품의약품안전처장**은 제1항에 따른 식품접객업소의 위생상태 평가 및 위생등급 지정에 **필요한 기준 및 방법 등을 정하여 고시**하여야 한다.

③ 식품의약품안전처장, 시 · 도지사 또는 시장 · 군수 · 구청장은 제1항에 따른 위생등급 지정 결과를 공표할 수 있다.

④ 위생등급을 지정받은 식품접객영업자는 그 위생등급을 표시하여야 하며, 광고할 수 있다.

⑤ **위생등급의 유효기간은 위생등급을 지정한 날부터 2년으로 한다.** 다만, 총리령으로 정하는 바에 따라 그 기간을 연장할 수 있다.

⑥ 식품의약품안전처장, 시 · 도지사 또는 시장 · 군수 · 구청장은 제1항에 따라 위생등급을 지정받은 식품접객영업자가 다음 각 호의 어느 하나에 해당하는 경우 그 지정을 취소하거나 시정을 명할 수 있다.

1. 위생등급을 지정받은 후 그 기준에 미달하게 된 경우
2. 위생등급을 표시하지 아니하거나 허위로 표시 · 광고하는 경우
3. 제75조에 따라 영업정지 이상의 행정처분을 받은 경우
4. 그 밖에 제1호부터 제3호까지에 준하는 사항으로서 총리령으로 정하는 사항을 지키지 아니한 경우

⑦ **식품의약품안전처장, 시 · 도지사 또는 시장 · 군수 · 구청장**은 위생등급 지정을 받았거나 받으려는 식품접객영업자에게 **필요한 기술적 지원**을 할 수 있다.

⑧ **식품의약품안전처장, 시 · 도지사 또는 시장 · 군수 · 구청장**은 제1항에 따라 위생등급을 지정한 식품접객업소에 대하여 제22조에 따른 **출입 · 검사 · 수거** 등을 총리령으로 정하는 기간 동안 하지 아니하게 할 수 있다.

⑨ **시 · 도지사 또는 시장 · 군수 · 구청장**은 제89조의 식품진흥기금을 같은 조 제3항제1호에 따른 영업자의 위생관리시설 및 위생설비시설 개선을 위한 융자 사업과 같은 항 제7호의2에 따른 식품접객업소의 위생등급 지정 사업에 우선 지원할 수 있다.

⑩ **식품의약품안전처장, 시 · 도지사 또는 시장 · 군수 · 구청장**은 위생등급 지정에 관한 업무를 「한국식품안전관리인증원의 설립 및 운영에 관한 법률」에 따른 한국식품안전관리인증원

에 위탁할 수 있다. 이 경우 필요한 예산을 지원할 수 있다.

⑪ 제1항에 따른 위생등급과 그 지정 절차, 제3항에 따른 위생등급 지정 결과 공표 및 제7항에 따른 기술적 지원 등에 필요한 사항은 **총리령**으로 정한다.

제48조(식품안전관리인증기준)

① 식품의약품안전처장은 식품의 원료관리 및 제조 · 가공 · 조리 · 소분 · 유통의 모든 과정에서 위해한 물질이 식품에 섞이거나 식품이 오염되는 것을 방지하기 위하여 각 과정의 위해요소를 확인 · 평가하여 중점적으로 관리하는 기준(이하 "식품안전관리인증기준"이라 한다)을 식품별로 정하여 고시할 수 있다.

② **총리령으로 정하는 식품**을 제조 · 가공 · 조리 · 소분 · 유통하는 영업자는 제1항에 따라 식품의약품안전처장이 **식품별로 고시**한 식품안전관리인증기준을 지켜야 한다.

③ 식품의약품안전처장은 제2항에 따라 식품안전관리인증기준을 지켜야 하는 영업자와 그 밖에 식품안전관리인증기준을 지키기 원하는 영업자의 업소를 식품별 식품안전관리인증기준 적용업소(이하 "식품안전관리인증기준적용업소"라 한다)로 인증할 수 있다. 이 경우 식품안전관리인증기준적용업소로 인증을 받은 영업자가 그 인증을 받은 사항 중 총리령으로 정하는 사항을 변경하려는 경우에는 식품의약품안전처장의 변경 인증을 받아야 한다.

④ 식품의약품안전처장은 식품안전관리인증기준적용업소로 인증받은 영업자에게 총리령으로 정하는 바에 따라 그 인증 사실을 증명하는 서류를 발급하여야 한다. 제3항 후단에 따라 변경 인증을 받은 경우에도 또한 같다.

⑤ 식품안전관리인증기준적용업소의 영업자와 종업원은 **총리령**으로 정하는 교육훈련을 받아야 한다.

시행규칙 제64조(식품안전관리인증기준적용업소의 영업자 및 종업원에 대한 교육훈련)

① 법 제48조제5항에 따라 식품안전관리인증기준적용업소의 영업자 및 종업원이 받아야 하는 교육훈련의 종류는 다음 각 호와 같다. 다만, 법 제48조제8항 및 이 규칙 제66조에 따른 조사 · 평가 결과 만점의 95퍼센트 이상을 받은 식품안전관리인증기준적용업소의 종업원에 대하여는 그 다음 연도의 제2호에 따른 정기교육훈련을 면제한다.
1. 영업자 및 종업원에 대한 신규 교육훈련
2. 종업원에 대하여 매년 1회(인증받은 연도는 제외한다) 이상 실시하는 정기교육훈련
3. 그 밖에 식품의약품안전처장이 식품위해사고의 발생 및 확산이 우려되어 영업자 및 종업원에게 명하는 교육훈련

② 삭제 〈2021. 6. 30.〉

③ 제1항에 따른 교육훈련의 시간은 다음 각 호와 같다.
1. 신규 교육훈련: 영업자의 경우 2시간 이내, 종업원의 경우 16시간 이내
2. 정기교육훈련: 4시간 이내
3. 제1항제3호에 따른 교육훈련: 8시간 이내

④ 삭제 〈2021. 6. 30.〉

⑤ 삭제 〈2021. 6. 30.〉
⑥ 제1항 및 제3항에서 규정한 사항 외에 교육훈련 대상별 교육시간 등에 관한 세부적인 사항은 식품의약품안전처장이 정하여 고시한다.

⑥ **식품의약품안전처장**은 제3항에 따라 식품안전관리인증기준적용업소의 인증을 받거나 받으려는 **영업자**에게 위해요소중점관리에 필요한 **기술적 · 경제적 지원**을 할 수 있다.

⑦ 식품안전관리인증기준적용업소의 인증요건 · 인증절차 및 제6항에 따른 기술적 · 경제적 지원에 필요한 사항은 **총리령**으로 정한다.

⑧ 식품의약품안전처장은 식품안전관리인증기준적용업소의 효율적 운영을 위하여 총리령으로 정하는 식품안전관리인증기준의 준수 여부 등에 관한 조사 · 평가를 할 수 있으며, 그 결과 식품안전관리인증기준적용업소가 다음 각 호의 어느 하나에 해당하면 그 인증을 취소하거나 시정을 명할 수 있다. 다만, 식품안전관리인증기준적용업소가 **제1호의2 및 제2호에 해당할 경우 인증을 취소하여야 한다.**

1. 식품안전관리인증기준을 지키지 아니한 경우

1의2. **거짓이나 그 밖의 부정한 방법으로 인증을 받은 경우**

2. **제75조 또는 「식품 등의 표시 · 광고에 관한 법률」 제16조제1항 · 제3항에 따라 영업정지 2개월 이상의 행정처분을 받은 경우**

3. 영업자와 그 종업원이 제5항에 따른 교육훈련을 받지 아니한 경우

4. 그 밖에 제1호부터 제3호까지에 준하는 사항으로서 총리령으로 정하는 사항을 지키지 아니한 경우

⑨ 식품안전관리인증기준적용업소가 아닌 업소의 영업자는 식품안전관리인증기준적용업소라는 명칭을 사용하지 못한다.

⑩ 식품안전관리인증기준적용업소의 영업자는 인증받은 식품을 **다른 업소에 위탁하여 제조 · 가공하여서는 아니 된다.** 다만, 위탁하려는 식품과 동일한 식품에 대하여 식품안전관리인증기준적용업소로 인증된 업소에 위탁하여 제조 · 가공하려는 경우 등 **대통령령으로 정하는 경우**에는 그러하지 아니하다.

⑪ **식품의약품안전처장**(대통령령으로 정하는 그 소속 기관의 장을 포함한다), **시 · 도지사 또는 시장 · 군수 · 구청장**은 식품안전관리인증기준적용업소에 대하여 관계 공무원으로 하여금 **총리령으로 정하는 일정 기간 동안** 제22조에 따른 **출입 · 검사 · 수거 등을 하지 아니하게 할 수 있으며, 시 · 도지사 또는 시장 · 군수 · 구청장**은 제89조제3항제1호에 따른 **영업자의 위생관리시설 및 위생설비시설 개선을 위한 융자 사업**에 대하여 **우선 지원** 등을 할 수 있다.

⑫ 식품의약품안전처장은 식품안전관리인증기준적용업소의 공정별 · 품목별 위해요소의 분석, 기술지원 및 인증 등의 업무를 「한국식품안전관리인증원의 설립 및 운영에 관한 법률」에 따른 한국식품안전관리인증원 등 대통령령으로 정하는 기관에 위탁할 수 있다.

⑬ **식품의약품안전처장**은 제12항에 따른 위탁기관에 대하여 예산의 범위에서 **사용경비의 전**

부 또는 일부를 보조할 수 있다.

⑭ 제12항에 따른 위탁기관의 업무 등에 필요한 사항은 **대통령령**으로 정한다.

시행규칙 제62조(식품안전관리인증기준 대상 식품)

① 법 제48조제2항에서 "**총리령으로 정하는 식품**"이란 다음 각 호의 어느 하나에 해당하는 식품을 말한다.

1. 수산가공식품류의 어육가공품류 중 어묵·어육소시지
2. 기타수산물가공품 중 냉동 어류·연체류·조미가공품
3. 냉동식품 중 피자류·만두류·면류
4. 과자류, 빵류 또는 떡류 중 과자·캔디류·빵류·떡류
5. 빙과류 중 빙과
6. 음료류[다류(茶類) 및 커피류는 제외한다]
7. 레토르트식품
8. 절임류 또는 조림류의 김치류 중 김치(배추를 주원료로 하여 절임, 양념혼합과정 등을 거쳐 이를 발효시킨 것이거나 발효시키지 아니한 것 또는 이를 가공한 것에 한한다)
9. 코코아가공품 또는 초콜릿류 중 초콜릿류
10. 면류 중 유탕면 또는 곡분, 전분, 전분질원료 등을 주원료로 반죽하여 손이나 기계 따위로 면을 뽑아내거나 자른 국수로서 생면·숙면·건면
11. 특수용도식품
12. 즉석섭취·편의식품류 중 즉석섭취식품

12의2. 즉석섭취·편의식품류의 즉석조리식품 중 순대

13. 식품제조·가공업의 영업소 중 전년도 총 매출액이 100억원 이상인 영업소에서 제조·가공하는 식품

② 제1항에 따른 식품에 대한 식품안전관리인증기준의 적용·운영에 관한 세부적인 사항은 식품의약품안전처장이 정하여 고시한다.

제48조의2(인증 유효기간)

① 제48조제3항에 따른 인증의 유효기간은 **인증을 받은 날부터 3년**으로 하며, 같은 항 후단에 따른 변경 인증의 유효기간은 당초 인증 유효기간의 남은 기간으로 한다.

② 제1항에 따른 인증 유효기간을 연장하려는 자는 총리령으로 정하는 바에 따라 식품의약품안전처장에게 연장신청을 하여야 한다.

③ 식품의약품안전처장은 제2항에 따른 연장신청을 받았을 때에는 안전관리인증기준에 적합하다고 인정하는 경우 3년의 범위에서 그 기간을 연장할 수 있다.

제48조의3(식품안전관리인증기준적용업소에 대한 조사·평가 등)

① 식품의약품안전처장은 식품안전관리인증기준적용업소로 인증받은 업소에 대하여 식품안전관리인증기준의 준수 여부와 제48조제5항에 따른 교육훈련 수료 여부를 연 1회 이상 조사·평가하여야 한다.

② 식품의약품안전처장은 제1항에 따른 조사·평가 결과 그 결과가 우수한 식품안전관리인

증기준적용업소에 대해서는 제1항에 따른 조사 · 평가를 면제하는 등 행정적 · 재정적 지원을 할 수 있다. 다만, 식품안전관리인증기준적용업소가 제48조의2제1항에 따른 인증 유효기간 내에 이 법을 위반하여 영업의 정지, 허가 취소 등 행정처분을 받은 경우에는 제1항에 따른 조사 · 평가를 면제하여서는 아니 된다.

③ 그 밖에 조사 · 평가의 방법 및 절차 등에 필요한 사항은 총리령으로 정한다.

제48조의4(식품안전관리인증기준의 교육훈련기관 지정 등)

① 식품의약품안전처장은 제48조제5항에 따른 교육훈련을 전문적으로 수행하기 위하여 식품안전관리인증기준 교육훈련기관(이하 "교육훈련기관"이라 한다)을 지정하여 교육훈련의 실시를 위탁할 수 있다.

② 제1항에 따라 교육훈련기관으로 지정받으려는 자는 총리령으로 정하는 지정기준을 갖추어 식품의약품안전처장에게 신청하여야 한다.

③ 제1항에 따라 교육훈련기관으로 지정받은 자는 지정된 내용 중 총리령으로 정하는 사항이 변경된 경우에는 변경사유가 발생한 날부터 1개월 이내에 식품의약품안전처장에게 신고하여야 한다.

④ 교육훈련기관은 제48조제5항에 따른 교육훈련을 수료한 사람에게 교육훈련수료증을 발급하여야 한다.

⑤ 교육훈련기관은 교육훈련에 관한 자료의 보관 등 총리령으로 정하는 사항을 준수하여야 한다.

⑥ 식품의약품안전처장은 지정된 교육훈련기관의 인력 · 시설 · 설비 보유현황 및 활용도, 교육 · 훈련과정 운영실태 및 교육서비스의 적절성 · 충실성 등을 평가하여 그 평가 내용을 공표할 수 있다.

⑦ 식품의약품안전처장은 제6항에 따른 평가를 위하여 필요한 경우에는 교육훈련기관에 관련 자료의 제출을 요구할 수 있다.

⑧ 식품의약품안전처장은 교육훈련기관이 다음 각 호의 어느 하나에 해당하는 경우에는 기간을 정하여 시정을 명할 수 있다.

1. 제3항에 따른 변경신고를 하지 아니한 경우
2. 제5항에 따른 교육훈련기관의 준수사항을 위반한 경우

⑨ 제1항부터 제8항까지에서 규정한 사항 외에 교육훈련기관의 지정 절차, 교육 내용 · 시기 · 방법, 실시 비용 등에 필요한 사항은 총리령으로 정한다.

제48조의5(교육훈련기관의 지정취소 등)

① 식품의약품안전처장은 교육훈련기관이 다음 각 호의 어느 하나에 해당하는 경우에는 그 지정을 취소하거나 1년 이내의 범위에서 기간을 정하여 업무의 전부 또는 일부를 정지할 수 있다. 다만, 제1호 및 제4호의 경우에는 그 지정을 취소하여야 한다.

1. 거짓 또는 그 밖의 부정한 방법으로 교육훈련기관의 지정을 받은 경우
2. 정당한 사유 없이 1년 이상 계속하여 교육훈련과정을 운영하지 아니하는 경우
3. 제48조의4제2항에 따른 지정기준에 적합하지 아니하게 된 경우
4. 제48조의4제4항에 따른 교육훈련수료증을 거짓 또는 그 밖의 부정한 방법으로 발급한 경우
5. 제48조의4제6항에 따른 평가를 실시한 결과 교육훈련실적 및 교육훈련내용이 매우 부실하여 지정 목적을 달성할 수 없다고 인정되는 경우
6. 제48조의4제8항에 따른 시정명령을 받고도 정당한 사유 없이 정해진 기간 내에 이를 시정하지 아니하는 경우

② 식품의약품안전처장은 제1항에 따라 교육훈련기관의 지정이 취소된 자(법인인 경우 그 대표자를 포함한다)에 대해서는 지정이 취소된 날부터 3년 이내에 교육훈련기관으로 지정해서는 아니 된다.

③ 제1항에 따른 지정취소 및 업무정지 처분의 세부기준은 그 위반 행위의 유형과 위반 정도 등을 고려하여 총리령으로 정한다.

제49조(식품이력추적관리 등록기준 등) 20년9급

① 식품을 제조·가공 또는 판매하는 자 중 식품이력추적관리를 하려는 자는 총리령으로 정하는 등록기준을 갖추어 해당 식품을 식품의약품안전처장에게 등록할 수 있다. 다만, 영유아식 제조·가공업자, 일정 매출액·매장면적 이상의 식품판매업자 등 총리령으로 정하는 자는 식품의약품안전처장에게 등록하여야 한다.

시행규칙 제69조의2(식품이력추적관리 등록 대상)

법 제49조제1항 단서에서 “총리령으로 정하는 자”란 다음 각 호의 자를 말한다.

1. 영유아식(영아용 조제식품, 성장기용 조제식품, 영유아용 곡류 조제식품 및 그 밖의 영유아용 식품을 말한다) 제조·가공업자
2. 임산·수유부용 식품, 특수의료용도 등 식품 및 체중조절용 조제식품 제조·가공업자
3. 영 제21조제5호나목6) 및 이 규칙 제39조에 따른 기타 식품판매업자

[시행일] 제69조의2제2호의 개정규정은 다음 각 호의 구분에 따른 날

1. 임산·수유부용 식품, 특수의료용도 등 식품 및 체중조절용 조제식품의 식품유형별 2016년 매출액이 50억원 이상인 제조·가공업자: 2019년 12월 1일
2. 임산·수유부용 식품, 특수의료용도 등 식품 및 체중조절용 조제식품의 식품유형별 2016년 매출액이 10억원 이상 50억원 미만인 제조·가공업자: 2020년 12월 1일
3. 임산·수유부용 식품, 특수의료용도 등 식품 및 체중조절용 조제식품의 식품유형별 2016년 매출액이 1억원 이상 10억원 미만인 제조·가공업자: 2021년 12월 1일

② 제1항에 따라 등록한 식품을 제조·가공 또는 판매하는 자는 식품이력추적관리에 필요한 기록의 작성·보관 및 관리 등에 관하여 식품의약품안전처장이 정하여 고시하는 기준(이

하 “식품이력추적관리기준”이라 한다)을 지켜야 한다.

③ 제1항에 따라 등록을 한 자는 등록사항이 변경된 경우 변경사유가 발생한 날부터 **1개월 이내**에 **식품의약품안전처장에게 신고**하여야 한다.

④ 제1항에 따라 등록한 식품에는 식품의약품안전처장이 정하여 고시하는 바에 따라 식품이력추적관리의 표시를 할 수 있다.

⑤ 식품의약품안전처장은 제1항에 따라 등록한 식품을 제조 · 가공 또는 판매하는 자에 대하여 식품이력추적관리기준의 준수 여부 등을 **3년마다 조사 · 평가**하여야 한다. 다만, 제1항 단서에 따라 등록한 식품을 제조 · 가공 또는 판매하는 자에 대하여는 **2년마다** 조사 · 평가하여야 한다.

⑥ 식품의약품안전처장은 제1항에 따라 등록을 한 자에게 예산의 범위에서 식품이력추적관리에 필요한 **자금을 지원할 수 있다.**

⑦ 식품의약품안전처장은 제1항에 따라 등록을 한 자가 식품이력추적관리기준을 지키지 아니하면 그 **등록을 취소하거나 시정을 명할 수 있다.**

⑧ 식품의약품안전처장은 제1항에 따른 등록의 신청을 받은 날부터 40일 이내에, 제3항에 따른 변경신고를 받은 날부터 15일 이내에 등록 여부 또는 신고수리 여부를 신청인 또는 신고인에게 통지하여야 한다. 20년9급

⑨ 식품의약품안전처장이 제8항에서 정한 기간 내에 등록 여부, 신고수리 여부 또는 민원 처리 관련 법령에 따른 처리기간의 연장을 신청인 또는 신고인에게 통지하지 아니하면 그 기간(민원 처리 관련 법령에 따라 처리기간이 연장 또는 재연장된 경우에는 해당 처리기간을 말한다)이 끝난 날의 다음 날에 등록을 하거나 신고를 수리한 것으로 본다.

⑩ 식품이력추적관리의 등록절차, 등록사항, 등록취소 등의 기준 및 조사 · 평가, 그 밖에 등록에 필요한 사항은 **총리령**으로 정한다.

제49조의2(식품이력추적관리정보의 기록 · 보관 등) 20년9급

① 제49조제1항에 따라 등록한 자(이하 이 조에서 “등록자”라 한다)는 식품이력추적관리기준에 따른 식품이력추적관리정보를 총리령으로 정하는 바에 따라 전산기록장치에 기록 · 보관하여야 한다.

② 등록자는 제1항에 따른 **식품이력추적관리정보의 기록**을 해당 제품의 유통**기한 등이 경과한 날부터 2년 이상 보관**하여야 한다.

> 시행예정 〈시행 2023. 1. 1.〉
>
> ② 등록자는 제1항에 따른 식품이력추적관리정보의 기록을 해당 제품의 소비기한 등이 경과한 날부터 2년 이상 보관하여야 한다. <개정 2021. 8. 17.>

③ 등록자는 제1항에 따라 기록 · 보관된 정보가 제49조의3제1항에 따른 식품이력추적관리시스템에 연계되도록 협조하여야 한다.

제49조의3(식품이력추적관리시스템의 구축 등)

① 식품의약품안전처장은 식품이력추적관리시스템을 구축·운영하고, 식품이력추적관리시스템과 제49조의2제1항에 따른 식품이력추적관리정보가 연계되도록 하여야 한다.

② 식품의약품안전처장은 제1항에 따라 식품이력추적관리시스템에 연계된 정보 중 총리령으로 정하는 정보는 소비자 등이 인터넷 홈페이지를 통하여 쉽게 확인할 수 있도록 하여야 한다.

③ 제2항에 따른 정보는 해당 제품의 **유통기한 또는 품질유지기한이 경과한 날부터 1년 이상** 확인할 수 있도록 하여야 한다.

④ 누구든지 제1항에 따라 연계된 정보를 식품이력추적관리 목적 외에 사용하여서는 아니 된다.

시행예정 〈시행 2023. 1. 1.〉

제49조의3(식품이력추적관리시스템의 구축 등)

① 식품의약품안전처장은 식품이력추적관리시스템을 구축·운영하고, 식품이력추적관리시스템과 제49조의2제1항에 따른 식품이력추적관리정보가 연계되도록 하여야 한다.

② 식품의약품안전처장은 제1항에 따라 식품이력추적관리시스템에 연계된 정보 중 총리령으로 정하는 정보는 소비자 등이 인터넷 홈페이지를 통하여 쉽게 확인할 수 있도록 하여야 한다.

③ 제2항에 따른 정보는 해당 제품의 소비기한 또는 품질유지기한이 경과한 날부터 1년 이상 확인할 수 있도록 하여야 한다. <개정 2021. 8. 17.>

④ 누구든지 제1항에 따라 연계된 정보를 식품이력추적관리 목적 외에 사용하여서는 아니 된다.

제50조 삭제

제8장 | 조리사 등

제51조(조리사) 13년, 17특채7급, 18특채7급, 21년7급

① **집단급식소 운영자와 대통령령으로 정하는 식품접객업자는 조리사(調理士)를 두어야 한다.** 다만, **다음 각 호의 어느 하나에 해당하는 경우에는 조리사를 두지 아니하여도 된다.**

1. **집단급식소 운영자 또는 식품접객영업자 자신이 조리사로서 직접 음식물을 조리하는 경우**
2. **1회 급식인원 100명 미만의 산업체인 경우**
3. 제52조제1항에 따른 **영양사가 조리사의 면허를 받은 경우**

② **집단급식소에 근무하는 조리사**는 다음 각 호의 직무를 수행한다. 13년, 17특채7급

1. 집단급식소에서의 식단에 따른 조리업무[식재료의 전(前)처리에서부터 조리, 배식 등의 전 과정을 말한다]
2. **구매식품의 검수 지원** 18특채7급
3. **급식설비 및 기구의 위생 · 안전 실무**
4. 그 밖에 **조리실무에 관한 사항**

제52조(영양사) 13년, 17특채7급, 18특채7급

① **집단급식소 운영자**는 영양사(營養士)를 두어야 한다. 다만, **다음 각 호의 어느 하나에 해당하는 경우에는 영양사를 두지 아니하여도 된다.**

1. 집단급식소 운영자 **자신이 영양사로서 직접 영양 지도를 하는 경우**
2. **1회 급식인원 100명 미만의 산업체**인 경우
3. 제51조제1항에 따른 **조리사가 영양사의 면허를 받은 경우**

② 집단급식소에 근무하는 영양사는 다음 각 호의 직무를 수행한다. 13년, 17특채7급, 18특채7급

1. 집단급식소에서의 **식단 작성, 검식(檢食) 및 배식관리**
2. **구매식품의 검수(檢受) 및 관리**
3. **급식시설의 위생적 관리**
4. 집단급식소의 운영일지 작성
5. **종업원에 대한 영양 지도 및 식품위생교육**

제53조(조리사의 면허) 17특채7급

① 조리사가 되려는 자는 「국가기술자격법」에 따라 해당 기능분야의 자격을 얻은 후 **특별자치시장 · 특별자치도지사 · 시장 · 군수 · 구청장의 면허를 받아야 한다.**

② 제1항에 따른 조리사의 면허 등에 관하여 필요한 사항은 총리령으로 정한다.

③ 삭제

④ 삭제

제54조(결격사유) 07년, 11년, 14특채7급, 17특채7급

다음 각 호의 어느 하나에 해당하는 자는 조리사 면허를 받을 수 없다.

1. 「정신건강증진 및 정신질환자 복지서비스 지원에 관한 법률」 제3조제1호에 따른 **정신질환자**. 다만, 전문의가 조리사로서 적합하다고 인정하는 자는 그러하지 아니하다.
2. 「감염병의 예방 및 관리에 관한 법률」 제2조제13호에 따른 **감염병환자**. 다만, 같은 조 제4호나목에 따른 **B형간염환자는 제외**한다.
3. 「마약류관리에 관한 법률」 제2조제2호에 따른 **마약이나 그 밖의 약물 중독자**
4. **조리사 면허의 취소처분을 받고 그 취소된 날부터 1년**이 지나지 아니한 자

제55조(명칭 사용 금지) 17특채7급

조리사가 아니면 조리사라는 명칭을 사용하지 못한다.

제56조(교육) 17특채7급

① **식품의약품안전처장**은 식품위생 수준 및 자질의 향상을 위하여 필요한 경우 조리사와 영양사에게 교육(조리사의 경우 보수교육을 포함한다. 이하 이 조에서 같다)을 받을 것을 명할 수 있다. 다만, **집단급식소에 종사하는 조리사와 영양사**는 **1년마다** 교육을 받아야 한다.

② 제1항에 따른 교육의 대상자 · 실시기관 · 내용 및 방법 등에 관하여 필요한 사항은 **총리령**으로 정한다.

③ 식품의약품안전처장은 제1항에 따른 교육 등 업무의 일부를 대통령령으로 정하는 바에 따라 관계 전문기관이나 단체에 위탁할 수 있다.

제9장 | 식품위생심의위원회

제57조(식품위생심의위원회의 설치 등) 06년

식품의약품안전처장의 자문에 응하여 다음 각 호의 사항을 조사 · 심의하기 위하여 **식품의약품안전처**에 **식품위생심의위원회**를 둔다.

1. **식중독 방지**에 관한 사항
2. **농약 · 중금속 등 유독 · 유해물질 잔류 허용 기준**에 관한 사항
3. **식품등의 기준과 규격**에 관한 사항
4. 그 밖에 식품위생에 관한 중요 사항

제58조(심의위원회의 조직과 운영)

① 심의위원회는 **위원장 1명과 부위원장 2명을 포함한 100명 이내의 위원**으로 구성한다.

② 심의위원회의 위원은 다음 각 호의 어느 하나에 해당하는 사람 중에서 식품의약품안전처장이 임명하거나 위촉한다. 다만, **제3호의 사람을 전체 위원의 3분의 1 이상 위촉**하고, **제2호와 제4호의 사람을 합하여 전체 위원의 3분의 1 이상 위촉**하여야 한다.

1. 식품위생 관계 공무원
2. 식품등에 관한 영업에 종사하는 사람
3. 시민단체의 추천을 받은 사람
4. 제59조에 따른 동업자조합 또는 제64조에 따른 **한국식품산업협회**(이하 "식품위생단체"라 한다)의 추천을 받은 사람
5. 식품위생에 관한 학식과 경험이 풍부한 사람

③ 심의위원회 위원의 **임기는 2년**으로 하되, **공무원인 위원**은 그 직위에 **재직하는 기간 동안**

재임한다. 다만, **위원이 궐위된 경우** 그 보궐위원의 임기는 **전임위원 임기의 남은 기간**으로 한다.

④ 심의위원회에 식품등의 국제 기준 및 규격을 조사 · 연구할 연구위원을 둘 수 있다.

⑤ 제4항에 따른 연구위원의 업무는 다음 각 호와 같다. 다만, 다른 법령에 따라 수행하는 관련 업무는 제외한다.

1. 국제식품규격위원회에서 제시한 기준 · 규격 조사 · 연구
2. 국제식품규격의 조사 · 연구에 필요한 외국정부, 관련 소비자단체 및 국제기구와 상호협력
3. 외국의 식품의 기준 · 규격에 관한 정보 및 자료 등의 조사 · 연구
4. 그 밖에 제1호부터 제3호까지에 준하는 사항으로서 대통령령으로 정하는 사항

⑥ 이 법에서 정한 것 외에 **심의위원회의 조직 및 운영에 필요한 사항**은 **대통령령**으로 정한다.

제10장 | 식품위생단체 등

제1절 동업자조합

제59조(설립) 15년

① 영업자는 영업의 발전과 국민 건강의 보호 · 증진을 위하여 대통령령으로 정하는 영업 또는 식품의 종류별로 동업자조합(이하 "조합"이라 한다)을 설립할 수 있다. <개정 2022. 6. 10.>

② 조합은 법인으로 한다.

③ 조합을 설립하려는 경우에는 대통령령으로 정하는 바에 따라 **조합원 자격이 있는 자 10분의 1**(20명을 초과하면 20명으로 한다) 이상의 발기인이 정관을 작성하여 **식품의약품안전처장의 설립인가를 받아야 한다.**

④ 식품의약품안전처장은 제3항에 따라 설립인가의 신청을 받은 날부터 30일 이내에 설립인가 여부를 신청인에게 통지하여야 한다.

⑤ 식품의약품안전처장이 제4항에서 정한 기간 내에 인가 여부 또는 민원 처리 관련 법령에 따른 처리기간의 연장을 신청인에게 통지하지 아니하면 그 기간(민원 처리 관련 법령에 따라 처리기간이 연장 또는 재연장된 경우에는 해당 처리기간을 말한다)이 끝난 날의 다음 날에 인가를 한 것으로 본다.

⑥ 조합은 제3항에 따른 설립인가를 받는 날 또는 제5항에 따라 설립인가를 한 것으로 보는 날에 성립된다.

⑦ 조합은 정관으로 정하는 바에 따라 하부조직을 둘 수 있다.

제60조(조합의 사업) 19년7급

조합은 다음 각 호의 사업을 한다.

1. **영업의 건전한 발전과 조합원 공동의 이익을 위한 사업**
2. 조합원의 영업시설 개선에 관한 지도
3. **조합원을 위한 경영지도**
4. **조합원과 그 종업원을 위한 교육훈련**
5. **조합원과 그 종업원의 복지증진을 위한 사업**
6. 식품의약품안전처장이 위탁하는 조사 · 연구 사업
7. 조합원의 생활안정과 복지증진을 위한 공제사업
8. 제1호부터 제5호까지에 규정된 사업의 부대사업

제60조의2(조합의 공제회 설립 · 운영)

① 조합은 조합원의 생활안정과 복지증진을 도모하기 위하여 **식품의약품안전처장의 인가**를 받아 공제회를 설립하여 공제사업을 영위할 수 있다.

② 공제회의 구성원(이하 "공제회원"이라 한다)은 공제사업에 필요한 출자금을 납부하여야 한다.

③ 공제회의 설립인가 절차, 운영 등에 관하여 필요한 사항은 대통령령으로 정한다.

④ 조합이 제1항에 따라 공제사업을 하기 위하여 공제회를 설립하고자 하는 때에는 공제회원의 자격에 관한 사항, 출자금의 부담기준, 공제방법, 공제사업에 충당하기 위한 책임준비금 및 비상위험준비금 등 공제회의 운영에 관하여 필요한 사항을 포함하는 공제정관을 작성하여 **식품의약품안전처장의 인가**를 받아야 한다. 공제정관을 변경하고자 하는 때에도 또한 같다.

⑤ 공제회는 법인으로 하며, 주된 사무소의 소재지에서 설립등기를 함으로써 성립한다.

제60조의3(공제사업의 내용)

공제회는 다음 각 호의 사업을 한다.

1. 공제회원에 대한 공제급여 지급
2. 공제회원의 복리 · 후생 향상을 위한 사업
3. 기금 조성을 위한 사업
4. 식품위생 영업자의 경영개선을 위한 조사 · 연구 및 교육 사업
5. 식품위생단체 등의 법인에의 출연
6. 공제회의 목적달성에 필요한 대통령령으로 정하는 수익사업

제60조의4(공제회에 대한 감독)

① 식품의약품안전처장은 공제회에 대하여 감독상 필요한 경우에는 그 업무에 관한 사항을

보고하게 하거나 자료의 제출을 명할 수 있으며, 소속 공무원으로 하여금 장부 · 서류, 그 밖의 물건을 검사하게 할 수 있다.

② 제1항에 따라 조사 또는 검사를 하는 공무원 등은 그 권한을 표시하는 증표 및 조사기간, 조사범위, 조사담당자, 관계 법령 등 대통령령으로 정하는 사항이 기재된 서류를 가지고 이를 관계인에게 보여주어야 한다.

③ 식품의약품안전처장은 공제회의 운영이 적정하지 아니하거나 자산상황이 불량하여 공제회원 등의 권익을 해칠 우려가 있다고 인정하면 업무집행방법 및 자산예탁기관의 변경, 가치가 없다고 인정되는 자산의 손실처리 등 필요한 조치를 명할 수 있다.

④ 공제회가 제3항의 개선명령을 이행하지 아니한 경우 식품의약품안전처장은 공제회의 임직원의 징계 · 해임을 요구할 수 있다.

제61조(대의원회)

① **조합원이 500명을 초과하는 조합**은 정관으로 정하는 바에 따라 총회를 갈음할 수 있는 **대의원회를 둘 수 있다.**

② 대의원은 조합원이어야 한다.

제62조(다른 법률의 준용)

① 조합에 관하여 이 법에서 규정하지 아니한 것에 대하여는 「민법」 중 **사단법인**에 관한 규정을 준용한다.

② 공제회에 관하여 이 법에서 규정하지 아니한 것에 대해서는 「민법」 중 사단법인에 관한 규정과 「상법」 중 주식회사의 회계에 관한 규정을 준용한다.

제63조(자율지도원 등)

① 조합은 조합원의 영업시설 개선과 경영에 관한 지도 사업 등을 효율적으로 수행하기 위하여 자율지도원을 둘 수 있다.

② 조합의 관리 및 운영 등에 필요한 기준은 대통령령으로 정한다.

제2절 식품산업협회

제64조(설립)

① 식품산업의 발전과 식품위생의 향상을 위하여 한국식품산업협회(이하 "협회"라 한다)를 설립한다.

② 제1항에 따라 설립되는 협회는 법인으로 한다.

③ 협회의 회원이 될 수 있는 자는 영업자 중 식품 또는 식품첨가물을 제조 · 가공 · 운반 · 판매 · 보존하는 자 및 그 밖에 식품 관련 산업을 운영하는 자로 한다.

④ 협회에 관하여 이 법에서 규정하지 아니한 것에 대하여는 「민법」 중 **사단법인**에 관한 규

정을 준용한다.

제65조(협회의 사업)

협회는 다음 각 호의 사업을 한다.

1. 식품산업에 관한 조사 · 연구
2. 식품 및 식품첨가물과 그 원재료(原材料)에 대한 시험 · 검사 업무
3. 식품위생과 관련한 교육
4. 영업자 중 식품이나 식품첨가물을 제조 · 가공 · 운반 · 판매 및 보존하는 자의 영업시설 개선에 관한 지도
5. 회원을 위한 경영지도
6. 식품안전과 식품산업 진흥 및 지원 · 육성에 관한 사업
7. 제1호부터 제5호까지에 규정된 사업의 부대사업

제66조(준용)

협회에 관하여는 제63조제1항을 준용한다. 이 경우 "조합"은 "협회"로, "조합원"은 "협회의 회원"으로 본다.

제3절 식품안전정보원

제67조(식품안전정보원의 설립)

① 식품의약품안전처장의 위탁을 받아 제49조에 따른 식품이력추적관리업무와 식품안전에 관한 업무 중 제68조제1항 각 호에 관한 업무를 효율적으로 수행하기 위하여 식품안전정보원(이하 "정보원"이라 한다)를 둔다.

② 정보원은 법인으로 한다.

③ 정보원의 정관에는 다음 각 호의 사항을 기재하여야 한다.

1. 목적
2. 명칭
3. 주된 사무소가 있는 곳
4. 자산에 관한 사항
5. 임원 및 직원에 관한 사항
6. 이사회의 운영
7. 사업범위 및 내용과 그 집행
8. 회계
9. 공고의 방법
10. 정관의 변경
11. 그 밖에 정보원의 운영에 관한 중요 사항

④ 정보원이 정관의 기재사항을 변경하려는 경우에는 식품의약품안전처장의 인가를 받아야 한다.

⑤ 정보원에 관하여 이 법에서 규정된 것 외에는 「민법」 중 재단법인에 관한 규정을 준용한다.

제68조(정보원의 사업)

① 정보원은 다음 각 호의 사업을 한다.

1. 국내외 식품안전정보의 수집 · 분석 · 정보제공 등

1의2. 식품안전정책 수립을 지원하기 위한 조사 · 연구 등

2. 식품안전정보의 수집 · 분석 및 식품이력추적관리 등을 위한 정보시스템의 구축 · 운영 등

3. 식품이력추적관리의 등록 · 관리 등

4. 식품이력추적관리에 관한 교육 및 홍보

5. 식품사고가 발생한 때 사고의 신속한 원인규명과 해당 식품의 회수 · 폐기 등을 위한 정보제공

6. 식품위해정보의 공동활용 및 대응을 위한 기관 · 단체 · 소비자단체 등과의 협력 네트워크 구축 · 운영

7. 소비자 식품안전 관련 신고의 안내 · 접수 · 상담 등을 위한 지원

8. 그 밖에 식품안전정보 및 식품이력추적관리에 관한 사항으로서 식품의약품안전처장이 정하는 사업

② 식품의약품안전처장은 정보원의 설립 · 운영 등에 필요한 비용을 지원할 수 있다.

제69조(사업계획서 등의 제출)

① 정보원은 총리령으로 정하는 바에 따라 매 사업연도 개시 전에 사업계획서와 예산서를 식품의약품안전처장에게 제출하여 승인을 받아야 한다.

② 정보원은 식품의약품안전처장이 지정하는 공인회계사의 검사를 받은 매 사업연도의 세입 · 세출결산서를 식품의약품안전처장에게 제출하여 승인을 받아 결산을 확정한 후 그 결과를 다음 사업연도 5월 말까지 국회에 보고하여야 한다.

제70조(지도 · 감독 등)

① 식품의약품안전처장은 정보원에 대하여 감독상 필요한 때에는 그 업무에 관한 사항을 보고하게 하거나 자료의 제출, 그 밖에 필요한 명령을 할 수 있고, 소속 공무원으로 하여금 그 사무소에 출입하여 장부 · 서류 등을 검사하게 할 수 있다.

② 제1항에 따라 출입 · 검사를 하는 공무원은 그 권한을 표시하는 증표 및 조사기간, 조사범위, 조사담당자, 관계 법령 등 대통령령으로 정하는 사항이 기재된 서류를 지니고 이

를 관계인에게 내보여야 한다.

③ 정보원에 대한 지도 · 감독에 관하여 그 밖에 필요한 사항은 총리령으로 정한다.

제4절 삭제

제70조의2 ~ 제70조의6 삭제

제5절 건강 위해가능 영양성분 관리

제70조의7(건강 위해가능 영양성분 관리)

① 국가 및 지방자치단체는 식품의 **나트륨, 당류, 트랜스지방** 등 영양성분(이하 "건강 위해가능 영양성분"이라 한다)의 과잉섭취로 인한 국민보건상 위해를 예방하기 위하여 노력하여야 한다.

② 식품의약품안전처장은 관계 중앙행정기관의 장과 협의하여 건강 위해가능 영양성분 관리 기술의 개발 · 보급, 적정섭취를 위한 실천방법의 교육 · 홍보 등을 실시하여야 한다.

③ 건강 위해가능 영양성분의 종류는 **대통령령**으로 정한다.

시행령 제50조의4(건강 위해가능 영양성분의 종류)

법 제70조의7제1항에 따른 건강 위해가능 영양성분의 종류는 다음 각 호와 같다.

1. 나트륨
2. 당류
3. 트랜스지방

제70조의8(건강 위해가능 영양성분 관리 주관기관 설립 · 지정)

① 식품의약품안전처장은 건강 위해가능 영양성분 관리를 위하여 다음 각 호의 사업을 주관하여 수행할 기관(이하 "주관기관"이라 한다)을 설립하거나 건강 위해가능 영양성분 관리와 관련된 사업을 하는 기관 · 단체 또는 법인을 주관기관으로 지정할 수 있다.

1. 건강 위해가능 영양성분 적정섭취 실천방법 교육 · 홍보 및 국민 참여 유도
2. 건강 위해가능 영양성분 함량 모니터링 및 정보제공
3. 건강 위해가능 영양성분을 줄인 급식과 외식, 가공식품 생산 및 구매 활성화
4. 건강 위해가능 영양성분 관리 실천사업장 운영 지원
5. 그 밖에 식품의약품안전처장이 필요하다고 인정하는 건강 위해가능 영양성분 관리사업

② 식품의약품안전처장은 주관기관에 대하여 예산의 범위에서 설립 · 운영 및 제1항 각 호의 사업을 수행하는 데 필요한 경비의 전부 또는 일부를 지원할 수 있다.

③ 제1항에 따라 설립되는 주관기관은 법인으로 한다.

④ 제1항에 따라 설립되는 주관기관에 관하여 이 법에서 규정된 것을 제외하고는 「민법」 중

재단법인에 관한 규정을 준용한다.

⑤ 식품의약품안전처장은 제1항에 따라 지정된 주관기관이 다음 각 호의 어느 하나에 해당하는 경우 지정을 취소할 수 있다. 다만, 제1호에 해당하는 경우에는 지정을 취소하여야 한다.

1. 거짓이나 그 밖의 부정한 방법으로 지정을 받은 경우
2. 제6항에 따른 지정기준에 적합하지 아니하게 된 경우

⑥ 주관기관의 설립, 지정 및 지정 취소의 기준 · 절차 등에 필요한 사항은 **대통령령**으로 정한다.

제70조의9(사업계획서 등의 제출)

주관기관은 총리령으로 정하는 바에 따라 전년도의 사업 실적보고서와 해당 연도의 사업계획서를 작성하여 식품의약품안전처장에게 제출하여야 한다. 다만, 제70조의8제1항에 따라 지정된 주관기관의 경우 같은 항 각 호의 사업 수행과 관련된 사항으로 한정한다.

제70조의10(지도 · 감독 등)

① 식품의약품안전처장은 주관기관에 대하여 감독상 필요한 때에는 그 업무에 관한 사항을 보고하게 하거나 자료의 제출, 그 밖에 필요한 명령을 할 수 있다. 다만, 제70조의8제1항에 따라 지정된 주관기관에 대한 지도 · 감독은 같은 항 각 호의 사업 수행과 관련된 사항으로 한정한다.

② 주관기관에 대한 지도 · 감독에 관하여 그 밖에 필요한 사항은 **총리령**으로 정한다.

제11장 | 시정명령과 허가취소 등 행정 제재

제71조(시정명령)

① **식품의약품안전처장, 시 · 도지사 또는 시장 · 군수 · 구청장**은 제3조에 따른 식품등의 위생적 취급에 관한 기준에 맞지 아니하게 영업하는 자와 이 법을 지키지 아니하는 자에게는 필요한 시정을 명하여야 한다.

② 식품의약품안전처장, 시 · 도지사 또는 시장 · 군수 · 구청장은 제1항의 시정명령을 한 경우에는 그 영업을 관할하는 관서의 장에게 그 내용을 통보하여 시정명령이 이행되도록 협조를 요청할 수 있다.

③ 제2항에 따라 요청을 받은 관계 기관의 장은 정당한 사유가 없으면 이에 응하여야 하며, 그 조치결과를 지체 없이 요청한 기관의 장에게 통보하여야 한다.

제72조(폐기처분 등) 17특채7급

① 식품의약품안전처장, 시·도지사 또는 시장·군수·구청장은 영업자(「수입식품안전관리 특별법」 제15조에 따라 등록한 수입식품등 수입·판매업자를 포함한다. 이하 이 조에서 같다)가 제4조(위해식품등의 판매 등 금지, 병든 동물 고기 등의 판매 등 금지) 부터 제6조(기준·규격이 정하여지지 아니한 화학적 합성품 등의 판매 등 금지)까지, 제7조제4항(기준·규격이 맞지 않은 식품 또는 식품첨가물의 판매 등 금지), 제8조(유독기구 등의 판매·사용 금지), 제9조제4항(기준·규격이 맞지 않은 기구 및 용기·포장의 판매 등 금지), 제9조의3(인정받지 않은 재생원료의 기구 및 용기·포장에의 사용 등 금지), 제12조의2제2항(표시가 없는 유전자변형식품등의 판매 등 금지) 또는 제44조제1항제3호(유통기한이 경과된 제품·식품등의 판매 등 금지)를 위반한 경우에는 관계 공무원에게 그 식품등을 **압류 또는 폐기**하게 하거나 용도·처리방법 등을 정하여 영업자에게 **위해를 없애는 조치**를 하도록 명하여야 한다. <개정 2022. 6. 10.> [시행 2022. 12. 11.]

② 식품의약품안전처장, 시·도지사 또는 시장·군수·구청장은 제37조제1항, 제4항 또는 제5항을 위반하여 허가받지 아니하거나 신고 또는 등록하지 아니하고 제조·가공·조리한 식품 또는 식품첨가물이나 여기에 사용한 기구 또는 용기·포장 등을 관계 공무원에게 **압류하거나 폐기**하게 할 수 있다.

③ 식품의약품안전처장, 시·도지사 또는 시장·군수·구청장은 **식품위생상의 위해**가 발생하였거나 발생할 우려가 있는 경우에는 영업자에게 유통 중인 해당 식품등을 **회수·폐기**하게 하거나 해당 식품등의 원료, 제조 방법, 성분 또는 그 배합 비율을 변경할 것을 명할 수 있다.

④ 제1항 및 제2항에 따른 압류나 폐기를 하는 공무원은 그 권한을 표시하는 증표 및 조사기간, 조사범위, 조사담당자, 관계 법령 등 대통령령으로 정하는 사항이 기재된 서류를 지니고 이를 관계인에게 내보여야 한다.

⑤ 제1항 및 제2항에 따른 압류 또는 폐기에 필요한 사항과 제3항에 따른 회수·폐기 대상 식품등의 기준 등은 총리령으로 정한다.

⑥ 식품의약품안전처장, 시·도지사 및 시장·군수·구청장은 제1항에 따라 폐기처분명령을 받은 자가 그 명령을 이행하지 아니하는 경우에는 「**행정대집행법**」**에 따라 대집행을 하고 그 비용을 명령위반자로부터 징수할 수 있다.** 17특채7급

제73조(위해식품등의 공표)

① **식품의약품안전처장, 시·도지사 또는 시장·군수·구청장**은 다음 각 호의 어느 하나에 해당되는 경우에는 해당 영업자에 대하여 그 사실의 공표를 명할 수 있다. 다만, 식품위생에 관한 위해가 발생한 경우에는 공표를 명하여야 한다.

1. 제4조(위해식품등의 판매 등 금지, 병든 동물 고기 등의 판매 등 금지)부터 제6조(기

준 · 규격이 정하여지지 아니한 화학적 합성품 등의 판매 등 금지)까지, 제7조제4항(기준 · 규격이 맞지 않은 식품 또는 식품첨가물의 판매 등 금지), 제8조(유독기구 등의 판매 · 사용 금지) 또는 제9조제4항(기준 · 규격이 맞지 않은 기구 및 용기 · 포장의 판매 등 금지) 또는 제9조의3(인정받지 않은 재생원료의 기구 및 용기 · 포장에의 사용 등 금지) 등을 위반하여 식품위생에 관한 위해가 발생하였다고 인정되는 때 <개정 2022. 6. 10.>

2. 제45조제1항 또는 「식품 등의 표시 · 광고에 관한 법률」 제15조제2항에 따른 회수계획을 보고받은 때

② 제1항에 따른 공표방법 등 공표에 관하여 필요한 사항은 **대통령령**으로 정한다.

시행령 제51조(위해식품등의 공표방법)

① 법 제73조제1항에 따라 위해식품등의 공표명령을 받은 영업자는 지체 없이 위해 발생사실 또는 다음 각 호의 사항이 포함된 위해식품등의 긴급회수문을 「신문 등의 진흥에 관한 법률」 제9조제1항에 따라 등록한 전국을 보급지역으로 하는 1개 이상의 일반일간신문[당일 인쇄 · 보급되는 해당 신문의 전체 판(版)을 말한다. 이하 같다]에 게재하고, 식품의약품안전처의 인터넷 홈페이지에 게재를 요청하여야 한다.

1. 식품등을 회수한다는 내용의 표제
2. 제품명
3. 회수대상 식품등의 제조일 · 수입일 또는 유통기한 · 품질유지기한
4. 회수 사유
5. 회수방법
6. 회수하는 영업자의 명칭
7. 회수하는 영업자의 전화번호, 주소, 그 밖에 회수에 필요한 사항

② 제1항에 따른 공표에 관한 세부사항은 총리령으로 정한다.

시행예정 〈시행 2023. 1. 1.〉

시행령 제51조(위해식품등의 공표방법)

① 법 제73조제1항에 따라 위해식품등의 공표명령을 받은 영업자는 지체 없이 위해 발생사실 또는 다음 각 호의 사항이 포함된 위해식품등의 긴급회수문을 「신문 등의 진흥에 관한 법률」 제9조제1항에 따라 등록한 전국을 보급지역으로 하는 1개 이상의 일반일간신문[당일 인쇄 · 보급되는 해당 신문의 전체 판(版)을 말한다. 이하 같다]에 게재하고, 식품의약품안전처의 인터넷 홈페이지에 게재를 요청하여야 한다. 〈개정 2022. 6. 7.〉

3. 회수대상 식품등의 제조일 · 수입일 또는 소비기한 · 품질유지기한

제74조(시설 개수명령 등)

① 식품의약품안전처장, 시 · 도지사 또는 시장 · 군수 · 구청장은 영업시설이 제36조에 따른 시설기준에 맞지 아니한 경우에는 기간을 정하여 그 영업자에게 시설을 개수(改修)할 것을 명할 수 있다.

② 건축물의 소유자와 영업자 등이 다른 경우 건축물의 소유자는 제1항에 따른 시설 개수명

령을 받은 영업자 등이 시설을 개수하는 데에 최대한 협조하여야 한다.

제75조(허가취소 등)

① **식품의약품안전처장 또는 특별자치시장 · 특별자치도지사 · 시장 · 군수 · 구청장**은 영업자가 다음 각 호의 어느 하나에 해당하는 경우에는 대통령령으로 정하는 바에 따라 영업허가 또는 등록을 취소하거나 **6개월 이내**의 기간을 정하여 그 영업의 전부 또는 일부를 정지하거나 **영업소 폐쇄**(제37조제4항에 따라 신고한 영업만 해당한다. 이하 이 조에서 같다)를 명할 수 있다. 다만, 식품접객영업자가 제13호(제44조제2항에 관한 부분만 해당한다)를 위반한 경우로서 청소년의 신분증 위조 · 변조 또는 도용으로 식품접객영업자가 청소년인 사실을 알지 못하였거나 폭행 또는 협박으로 청소년임을 확인하지 못한 사정이 인정되는 경우에는 **대통령령**으로 정하는 바에 따라 해당 행정처분을 면제할 수 있다.

1. 제4조부터(위해식품등의 판매 등 금지, 병든 동물 고기 등의 판매 등 금지) 제6조(기준 · 규격이 정하여지지 아니한 화학적 합성품 등의 판매 등 금지)까지, 제7조제4항(기준 · 규격이 맞지 않은 식품 또는 식품첨가물의 판매 등 금지), 제8조(유독기구 등의 판매 · 사용 금지), 제9조제4항(기준 · 규격이 맞지 않은 기구 및 용기 · 포장의 판매 등 금지) 제9조의3(인정받지 않은 재생원료의 기구 및 용기 · 포장에의 사용 등 금지) 또는 제12조의2제2항(표시가 없는 유전자변형식품등의 판매 등 금지)을 위반한 경우 <개정 2022. 6. 10.> [시행 2022. 12. 11.]

2. 삭제

3. 제17조제4항(긴급대응이 필요하다고 판단되는 위해식품등의 제조 · 판매 등의 금지)을 위반한 경우

4. 제22조제1항에 따른 출입 · 검사 · 수거를 거부 · 방해 · 기피한 경우

4의2. 삭제

5. 제31조(자가품질검사 의무)제1항 및 제3항을 위반한 경우

6. 제36조(시설기준)를 위반한 경우

7. 제37조(영업허가 등) 제1항 후단, 제3항, 제4항 후단을 위반하거나 같은 조 제2항에 따른 조건을 위반한 경우

7의2. 제37조제5항에 따른 변경 등록을 하지 아니하거나 같은 항 단서를 위반한 경우

8. 제38조제1항제8호에 해당하는 경우(영업허가를 받으려는 자가 피성년후견인이거나 파산선고를 받고 복권되지 아니한 자인 경우)

9. 제40조제3항(영업자는 건강진단을 받지 아니한 자나 건강진단 결과 타인에게 위해를 끼칠 우려가 있는 질병이 있는 자를 그 영업에 종사시키지 못한다)을 위반한 경우

10. 제41조제5항(영업자는 특별한 사유가 없는 한 식품위생교육을 받지 아니한 자를 그 영업에 종사하게 하여서는 아니 된다)을 위반한 경우

10의2. 제41조의2제1항을 위반한 경우

11. 삭제
12. 제43조에 따른 영업 제한을 위반한 경우
13. 제44조(영업자 등의 준수사항)제1항 · 제2항 및 제4항을 위반한 경우
14. 제45조제1항 전단에 따른 회수 조치를 하지 아니한 경우
14의2. 제45조제1항 후단에 따른 회수계획을 보고하지 아니하거나 거짓으로 보고한 경우
15. 제48조제2항에 따른 식품안전관리인증기준을 지키지 아니한 경우
15의2. 제49조제1항 단서에 따른 식품이력추적관리를 등록하지 아니 한 경우
16. 제51조제1항(집단급식소 운영자와 대통령령으로 정하는 식품접객업자는 조리사(調理士)를 두어야 한다)을 위반한 경우
17. 제71조제1항(시정명령), 제72조(폐기처분 등)제1항 · 제3항, 제73조제1항(위해식품등의 공표) 또는 제74조제1항(시설 개수명령 등: 제88조에 따라 준용되는 제71조제1항, 제72조제1항 · 제3항 또는 제74조제1항을 포함한다)에 따른 명령을 위반한 경우
18. 제72조제1항 · 제2항에 따른 압류 · 폐기를 거부 · 방해 · 기피한 경우
19. 「성매매알선 등 행위의 처벌에 관한 법률」 제4조에 따른 금지행위를 한 경우

② 식품의약품안전처장 또는 특별자치시장 · 특별자치도지사 · 시장 · 군수 · 구청장은 영업자가 제1항에 따른 영업정지 명령을 위반하여 영업을 계속하면 영업허가 또는 등록을 취소하거나 영업소 폐쇄를 명할 수 있다.

③ 식품의약품안전처장 또는 특별자치시장 · 특별자치도지사 · 시장 · 군수 · 구청장은 다음 각 호의 어느 하나에 해당하는 경우에는 영업허가 또는 등록을 취소하거나 영업소 폐쇄를 명할 수 있다.

1. 영업자가 정당한 사유 없이 **6개월 이상 계속 휴업**하는 경우
2. 영업자(제37조제1항에 따라 영업허가를 받은 자만 해당한다)가 **사실상 폐업**하여 「부가가치세법」 제8조에 따라 **관할세무서장에게 폐업신고**를 하거나 **관할세무서장이 사업자등록을 말소**한 경우

④ 식품의약품안전처장 또는 특별자치시장 · 특별자치도지사 · 시장 · 군수 · 구청장은 제3항 제2호의 사유로 영업허가를 취소하기 위하여 필요한 경우 관할 세무서장에게 영업자의 폐업여부에 대한 정보 제공을 요청할 수 있다. 이 경우 요청을 받은 관할 세무서장은 「전자정부법」 제39조에 따라 영업자의 폐업여부에 대한 정보를 제공한다.

⑤ 제1항 및 제2항에 따른 행정처분의 세부기준은 그 위반 행위의 유형과 위반 정도 등을 고려하여 총리령으로 정한다.

제76조(품목 제조정지 등)

① **식품의약품안전처장 또는 특별자치시장 · 특별자치도지사 · 시장 · 군수 · 구청장**은 영업자가 다음 각 호의 어느 하나에 해당하면 대통령령으로 정하는 바에 따라 해당 품목 또는 품

목류(제7조 또는 제9조에 따라 정하여진 식품등의 기준 및 규격 중 동일한 기준 및 규격을 적용받아 제조·가공되는 모든 품목을 말한다. 이하 같다)에 대하여 기간을 정하여 **6개월 이내의 제조정지를 명할 수 있다.**

1. 제7조제4항(기준·규격이 맞지 않은 식품 또는 식품첨가물의 판매 등 금지)을 위반한 경우
2. 제9조제4항(기준·규격이 맞지 않은 기구 및 용기·포장의 판매 등 금지)을 위반한 경우
3. 삭제

3의2. 제12조의2제2항(표시가 없는 유전자변형식품등의 판매 등 금지)을 위반한 경우

4. 삭제
5. 제31조(자가품질검사 의무)제1항을 위반한 경우

② 제1항에 따른 행정처분의 세부기준은 그 위반 행위의 유형과 위반 정도 등을 고려하여 총리령으로 정한다.

제77조(영업허가 등의 취소 요청)

① 식품의약품안전처장은 「축산물위생관리법」, 「수산업법」, 「양식산업발전법」 또는 「주류 면허 등에 관한 법률」에 따라 허가 또는 면허를 받은 자가 제4조부터 제6조까지 또는 제7조제4항(기준과 규격이 정하여진 식품 또는 식품첨가물은 그 기준에 따라 제조·수입·가공·사용·조리·보존하여야 하며, 그 기준과 규격에 맞지 아니하는 식품 또는 식품첨가물은 판매하거나 판매할 목적으로 제조·수입·가공·사용·조리·저장·소분·운반·보존 또는 진열하여서는 아니 된다.)을 위반한 경우에는 해당 허가 또는 면허 업무를 관할하는 중앙행정기관의 장에게 다음 각 호의 조치를 하도록 요청할 수 있다. 다만, 주류(酒類)는 「보건범죄단속에 관한 특별조치법」 제8조에 따른 유해 등의 기준에 해당하는 경우로 한정한다.

1. 허가 또는 면허의 전부 또는 일부 취소
2. 일정 기간의 영업정지
3. 그 밖에 위생상 필요한 조치

② 제1항에 따라 영업허가 등의 취소 요청을 받은 관계 중앙행정기관의 장은 정당한 사유가 없으면 이에 따라야 하며, 그 조치결과를 지체 없이 식품의약품안전처장에게 통보하여야 한다.

제78조(행정 제재처분 효과의 승계)

영업자가 영업을 양도하거나 법인이 합병되는 경우에는 제75조(허가취소 등)제1항 각 호, 같은 조 제2항 또는 제76조(품목 제조정지 등)제1항 각 호를 위반한 사유로 종전의 영업자에게 행한 행정 제재처분의 효과는 그 처분기간이 끝난 날부터 1년간 양수인이나 합병 후 존

속하는 법인에 승계되며, 행정 제재처분 절차가 진행 중인 경우에는 양수인이나 합병 후 존속하는 법인에 대하여 행정 제재처분 절차를 계속할 수 있다. 다만, 양수인이나 합병 후 존속하는 법인이 양수하거나 합병할 때에 그 처분 또는 위반사실을 알지 못하였음을 증명하는 때에는 그러하지 아니하다.

제79조(폐쇄조치 등)

① 식품의약품안전처장, 시 · 도지사 또는 시장 · 군수 · 구청장은 제37조(영업허가 등)제1항, 제4항 또는 제5항을 위반하여 허가받지 아니하거나 신고 또는 등록하지 아니하고 영업을 하는 경우 또는 제75조(허가취소 등)제1항 또는 제2항에 따라 허가 또는 등록이 취소되거나 영업소 폐쇄명령을 받은 후에도 계속하여 영업을 하는 경우에는 해당 영업소를 폐쇄하기 위하여 관계 공무원에게 다음 각 호의 조치를 하게 할 수 있다.

1. 해당 영업소의 간판 등 영업 표지물의 제거나 삭제
2. 해당 영업소가 적법한 영업소가 아님을 알리는 게시문 등의 부착
3. 해당 영업소의 시설물과 영업에 사용하는 기구 등을 사용할 수 없게 하는 봉인(封印)

② 식품의약품안전처장, 시 · 도지사 또는 시장 · 군수 · 구청장은 제1항제3호에 따라 봉인한 후 봉인을 계속할 필요가 없거나 해당 영업을 하는 자 또는 그 대리인이 해당 영업소 폐쇄를 약속하거나 그 밖의 정당한 사유를 들어 봉인의 해제를 요청하는 경우에는 봉인을 해제할 수 있다. 제1항제2호에 따른 게시문 등의 경우에도 또한 같다.

③ 식품의약품안전처장, 시 · 도지사 또는 시장 · 군수 · 구청장은 제1항에 따른 조치를 하려면 해당 영업을 하는 자 또는 그 대리인에게 문서로 미리 알려야 한다. 다만, 급박한 사유가 있으면 그러하지 아니하다.

④ 제1항에 따른 조치는 그 영업을 할 수 없게 하는 데에 필요한 최소한의 범위에 그쳐야 한다.

⑤ 제1항의 경우에 관계 공무원은 그 권한을 표시하는 증표 및 조사기간, 조사범위, 조사담당자, 관계 법령 등 **대통령령**으로 정하는 사항이 기재된 서류를 지니고 이를 관계인에게 내보여야 한다.

시행령 제52조의2(영업소 폐쇄를 위한 조치 시 제시하는 서류의 기재사항) 21년

법 제79조제5항에서 "조사기간, 조사범위, 조사담당자, 관계 법령 등 대통령령으로 정하는 사항"이란 다음 각 호의 사항을 말한다.

1. 조사목적
2. 조사기간 및 대상
3. 조사의 범위 및 내용
4. 조사담당자의 성명 및 소속
5. 조사 관계 법령
6. 그 밖에 해당 조사와 관련하여 필요한 사항

제80조(면허취소 등) 17특채7급

① 식품의약품안전처장 또는 특별자치시장 · 특별자치도지사 · 시장 · 군수 · 구청장은 조리사가 다음 각 호의 어느 하나에 해당하면 그 면허를 취소하거나 **6개월 이내**의 기간을 정하여 업무정지를 명할 수 있다. 다만, **조리사가 제1호 또는 제5호에 해당할 경우 면허를 취소하여야 한다.**

1. **제54조(결격사유) 각 호의 어느 하나에 해당하게 된 경우**
2. 제56조(조리사 교육)에 따른 교육을 받지 아니한 경우
3. 식중독이나 그 밖에 위생과 관련한 중대한 사고 발생에 직무상의 책임이 있는 경우
4. 면허를 타인에게 대여하여 사용하게 한 경우
5. **업무정지기간 중에 조리사의 업무를 하는 경우**

② 제1항에 따른 행정처분의 세부기준은 그 위반 행위의 유형과 위반 정도 등을 고려하여 총리령으로 정한다.

시행규칙 **제82조(조리사 면허증의 반납)**
조리사가 법 제80조에 따라 그 면허의 취소처분을 받은 경우에는 지체 없이 면허증을 **특별자치시장 · 특별자치도지사 · 시장 · 군수 · 구청장에게 반납**하여야 한다.

제81조(청문) 17년

식품의약품안전처장, 시 · 도지사 또는 시장 · 군수 · 구청장은 다음 각 호의 어느 하나에 해당하는 처분을 하려면 청문을 하여야 한다.

1. 삭제

1의2. 삭제

2. 제48조제8항에 따른 **식품안전관리인증기준적용업소의 인증취소**

2의2. 제48조의5제1항에 따른 교육훈련기관의 지정취소

3. 제75조제1항부터 제3항까지의 규정에 따른 **영업허가 또는 등록의 취소나 영업소의 폐쇄명령**

4. 제80조제1항에 따른 **면허의 취소**

제82조(영업정지 등의 처분에 갈음하여 부과하는 과징금 처분)

① 식품의약품안전처장, 시 · 도지사 또는 시장 · 군수 · 구청장은 영업자가 제75조제1항(허가취소 등) 각 호 또는 제76조제1항)품목 제조정지 등) 각 호의 어느 하나에 해당하는 경우에는 대통령령으로 정하는 바에 따라 영업정지, 품목 제조정지 또는 품목류 제조정지 처분을 갈음하여 **10억원 이하의 과징금**을 부과할 수 있다. 다만, 제6조를 위반하여 제75조제1항에 해당하는 경우와 제4조(위해식품등의 판매 등 금지), 제5조(병든 동물 고기 등의 판매 등 금지), 제7조(식품 또는 식품첨가물에 관한 기준 및 규격), 제12조의2(유전자변형

식품등의 표시), 제37조(영업허가 등), 제43조(영업 제한) 및 제44조(영업자등의 준수사항)를 위반하여 제75조제1항(허가취소 등) 또는 제76조제1항(품목 제조정지 등)에 해당하는 중대한 사항으로서 총리령으로 정하는 경우는 제외한다.

② 제1항에 따른 과징금을 부과하는 위반 행위의 종류 · 정도 등에 따른 과징금의 금액과 그 밖에 필요한 사항은 대통령령으로 정한다.

③ **식품의약품안전처장, 시 · 도지사 또는 시장 · 군수 · 구청장**은 과징금을 징수하기 위하여 필요한 경우에는 다음 각 호의 사항을 적은 문서로 관할 세무관서의 장에게 과세 정보 제공을 요청할 수 있다.

1. 납세자의 인적 사항
2. 사용 목적
3. 과징금 부과기준이 되는 매출금액

④ 식품의약품안전처장, 시 · 도지사 또는 시장 · 군수 · 구청장은 제1항에 따른 과징금을 기한 내에 납부하지 아니하는 때에는 대통령령으로 정하는 바에 따라 제1항에 따른 과징금 부과처분을 취소하고 제75조제1항 또는 제76조제1항에 따른 영업정지 또는 제조정지 처분을 하거나 국세 체납처분의 예 또는 「지방행정제재 · 부과금의 징수 등에 관한 법률」에 따라 징수한다. 다만, 다음 각 호의 어느 하나에 해당하는 경우에는 국세 체납처분의 예 또는 「지방행정제재 · 부과금의 징수 등에 관한 법률」에 따라 징수한다.

1. 삭제
2. 제37조(영업허가 등)제3항, 제4항 및 제5항에 따른 폐업 등으로 제75조(허가취소 등)제1항 또는 제76조(품목 제조정지 등)제1항에 따른 영업정지 또는 제조정지 처분을 할 수 없는 경우

⑤ 제1항 및 제4항 단서에 따라 징수한 과징금 중 **식품의약품안전처장**이 부과 · 징수한 과징금은 **국가에 귀속**되고, **시 · 도지사**가 부과 · 징수한 과징금은 **시 · 도의 식품진흥기금**(제89조에 따른 식품진흥기금을 말한다. 이하 이 항에서 같다)에 귀속되며, 시장 · 군수 · 구청장이 부과 · 징수한 과징금은 **시 · 도와 시 · 군 · 구의 식품진흥기금에 귀속**된다. 이 경우 **시 · 도 및 시 · 군 · 구에 귀속시키는 방법** 등은 **대통령령**으로 정한다.

시행령 제56조(기금의 귀속비율)

법 제82조제5항 후단에 따른 기금의 특별시 · 광역시 · 특별자치시 · 도 · 특별자치도(이하 "시 · 도"라 한다) 및 시 · 군 · 구 귀속비율은 다음 각 호와 같다.

1. 시 · 도: 100분의 40
2. 시 · 군 · 구: 100분의 60

⑥ 시 · 도지사는 제91조에 따라 제1항에 따른 과징금을 부과 · 징수할 권한을 시장 · 군수 · 구청장에게 위임한 경우에는 그에 필요한 경비를 대통령령으로 정하는 바에 따라 시장 · 군수 · 구청장에게 교부할 수 있다.

⑦ 식품의약품안전처장, 시 · 도지사 또는 시장 · 군수 · 구청장은 제4항에 따라 체납된 과징금의 징수를 위하여 다음 각 호의 어느 하나에 해당하는 자료 또는 정보를 해당 각 호의 자에게 각각 요청할 수 있다. 이 경우 요청을 받은 자는 정당한 사유가 없으면 그 요청에 따라야 한다.

1. 「건축법」 제38조에 따른 건축물대장 등본: 국토교통부장관
2. 「공간정보의 구축 및 관리 등에 관한 법률」 제71조에 따른 토지대장 등본: 국토교통부장관
3. 「자동차관리법」 제7조에 따른 자동차등록원부 등본: 시 · 도지사

제83조(위해식품등의 판매 등에 따른 과징금 부과 등)

① 식품의약품안전처장, 시 · 도지사 또는 시장 · 군수 · 구청장은 위해식품등의 판매 등 금지에 관한 제4조(위해식품등의 판매 등 금지)부터(병든 동물 고기 등의 판매 등 금지) 제6조(기준 · 규격이 정하여지지 아니한 화학적 합성품 등의 판매 등 금지)까지의 규정 또는 제8조(유독기구 등의 판매 · 사용 금지)를 위반한 경우 다음 각 호의 어느 하나에 해당하는 자에 대하여 그가 판매한 해당 식품등의 판매금액을 과징금으로 부과한다.

1. 제4조제2호 · 제3호 및 제5호부터 제7호까지의 규정을 위반하여 제75조에 따라 **영업정지 2개월 이상의 처분, 영업허가 및 등록의 취소 또는 영업소의 폐쇄명령**을 받은 자
2. 제5조, 제6조 또는 제8조를 위반하여 제75조에 따라 **영업허가 및 등록의 취소 또는 영업소의 폐쇄명령**을 받은 자
3. 삭제

② 제1항에 따른 **과징금의 산출금액**은 **대통령령**으로 정하는 바에 따라 결정하여 부과한다.

③ 제2항에 따라 부과된 과징금을 기한 내에 납부하지 아니하는 경우 또는 제37조제3항, 제4항 및 제5항에 따라 폐업한 경우에는 국세 체납처분의 예 또는 「지방행정제재 · 부과금의 징수 등에 관한 법률」에 따라 징수한다.

④ 제1항에 따른 과징금 및 체납 과징금의 징수를 위한 정보 · 자료의 제공 요청, 부과 · 징수한 과징금의 귀속 및 귀속 비율과 징수 절차 등에 관하여는 제82조제3항 및 제5항부터 제7항까지의 규정을 준용한다.

제84조(위반사실 공표)

식품의약품안전처장, 시 · 도지사 또는 시장 · 군수 · 구청장은 제72조, 제75조, 제76조, 제79조, 제82조 또는 제83조에 따라 행정처분이 확정된 영업자에 대한 처분 내용, 해당 영업소와 식품등의 명칭 등 처분과 관련한 영업 정보를 대통령령으로 정하는 바에 따라 공표하여야 한다.

제12장 | 보칙

제85조(국고 보조)

식품의약품안전처장은 예산의 범위에서 다음 경비의 전부 또는 일부를 보조할 수 있다.

1. 제22조제1항(식품의약품안전처장, 시·도지사 또는 시장·군수·구청장은 식품등의 위해방지·위생관리와 영업질서의 유지를 위하여 필요하면 조치를 할 수 있다.:제88조에서 준용하는 경우를 포함한다)에 따른 수거에 드는 경비
2. 삭제
3. 조합에서 실시하는 교육훈련에 드는 경비
4. 제32조제1항에 따른 식품위생감시원과 제33조에 따른 소비자식품위생감시원 운영에 드는 경비
5. 정보원의 설립·운영에 드는 경비
6. 제60조제6호(식품의약품안전처장이 위탁하는 조사·연구 사업)에 따른 조사·연구 사업에 드는 경비
7. 제63조제1항(제66조에서 준용하는 경우를 포함한다)에 따른 조합 또는 협회의 자율지도원 운영에 드는 경비
8. 제72조(제88조에서 준용하는 경우를 포함한다)에 따른 폐기에 드는 경비

제86조(식중독에 관한 조사 보고) 13년 20년9급

① 다음 각 호의 어느 하나에 해당하는 자는 **지체 없이 관할 특별자치시장·시장(「제주특별자치도 설치 및 국제자유도시 조성을 위한 특별법」에 따른 행정시장을 포함한다. 이하 이 조에서 같다)·군수·구청장에게 보고**하여야 한다. 이 경우 의사나 한의사는 대통령령으로 정하는 바에 따라 식중독 환자나 식중독이 의심되는 자의 혈액 또는 배설물을 보관하는 데에 필요한 조치를 하여야 한다.

1. 식중독 환자나 식중독이 의심되는 자를 진단하였거나 그 사체를 검안(檢案)한 의사 또는 한의사
2. 집단급식소에서 제공한 식품등으로 인하여 식중독 환자나 식중독으로 의심되는 증세를 보이는 자를 발견한 집단급식소의 설치·운영자

② 특별자치시장·시장·군수·구청장은 제1항에 따른 보고를 받은 때에는 지체 없이 그 사실을 **식품의약품안전처장 및 시·도지사(특별자치시장은 제외한다)에게 보고**하고, 대통령령으로 정하는 바에 따라 원인을 조사하여 그 결과를 보고하여야 한다.

③ 식품의약품안전처장은 제2항에 따른 보고의 내용이 국민 건강상 중대하다고 인정하는 경우에는 해당 시·도지사 또는 시장·군수·구청장과 합동으로 원인을 조사할 수 있다. <개정 2022. 6. 10.>

④ 식품의약품안전처장은 식중독 발생의 원인을 규명하기 위하여 식중독 의심환자가 발생한 원인시설 등에 대한 조사절차와 시험 · 검사 등에 필요한 사항을 정할 수 있다.

시행령 **제59조(식중독 원인의 조사)** 21년

① 식중독 환자나 식중독이 의심되는 자를 진단한 의사나 한의사는 다음 각 호의 어느 하나에 해당하는 경우 법 제86조제1항 각 호 외의 부분 후단에 따라 해당 식중독 환자나 식중독이 의심되는 자의 혈액 또는 배설물을 채취하여 법 제86조제2항에 따라 특별자치시장 · 시장(「제주특별자치도 설치 및 국제자유도시 조성을 위한 특별법」에 따른 행정시장을 포함한다. 이하 이 조에서 같다) · 군수 · 구청장이 조사하기 위하여 인수할 때까지 변질되거나 오염되지 아니하도록 보관하여야 한다. 이 경우 **보관용기에는 채취일, 식중독 환자나 식중독이 의심되는 자의 성명 및 채취자의 성명을 표시**하여야 한다.

1. 구토 · 설사 등의 식중독 증세를 보여 의사 또는 한의사가 혈액 또는 배설물의 보관이 필요하다고 인정한 경우
2. 식중독 환자나 식중독이 의심되는 자 또는 그 보호자가 혈액 또는 배설물의 보관을 요청한 경우

② 법 제86조제2항에 따라 특별자치시장 · 시장 · 군수 · 구청장이 하여야 할 조사는 다음 각 호와 같다.

1. 식중독의 원인이 된 식품등과 환자 간의 연관성을 확인하기 위해 실시하는 설문조사, 섭취음식 위험도 조사 및 역학적(疫學的) 조사
2. 식중독 환자나 식중독이 의심되는 자의 혈액 · 배설물 또는 식중독의 원인이라고 생각되는 식품등에 대한 미생물학적 또는 이화학적(理化學的) 시험에 의한 조사
3. 식중독의 원인이 된 식품등의 오염경로를 찾기 위하여 실시하는 환경조사

③ 특별자치시장 · 시장 · 군수 · 구청장은 제2항제2호에 따른 조사를 할 때에는 「식품 · 의약품분야 시험 · 검사 등에 관한 법률」 제6조제4항 단서에 따라 총리령으로 정하는 시험 · 검사기관에 협조를 요청할 수 있다.

시행규칙 **제93조(식중독환자 또는 그 사체에 관한 보고)** 20년

① 의사 또는 한의사가 법 제86조제1항에 따라 하는 보고에는 다음 각 호의 사항이 포함되어야 한다.

1. **보고자의 주소 및 성명**
2. 식중독을 일으킨 환자, 식중독이 의심되는 사람 또는 **식중독으로 사망한 사람의 주소 · 성명 · 생년월일 및 사체의 소재지**
3. **식중독의 원인**
4. **발병 연월일**
5. 진단 또는 검사 연월일

② 법 제86조제2항에 따라 특별자치시장 · 시장(「제주특별자치도 설치 및 국제자유도시 조성을 위한 특별법」에 따른 행정시장을 포함한다) · 군수 · 구청장이 하는 식중독 발생 보고 및 식중독 조사결과 보고는 각각 별지 제66호서식 및 별지 제67호서식에 따른다.

제87조(식중독대책협의기구 설치) 13년

① 식품의약품안전처장은 식중독 발생의 효율적인 예방 및 확산방지를 위하여 **교육부, 농림축산식품부, 보건복지부, 환경부, 해양수산부, 식품의약품안전처, 질병관리청, 시 · 도 등 유**

관기관으로 구성된 식중독대책협의기구를 설치 · 운영하여야 한다.

② 제1항에 따른 식중독대책협의기구의 구성과 세부적인 운영사항 등은 대통령령으로 정한다.

시행령 제60조(식중독대책협의기구의 구성 · 운영 등)

① 법 제87조제1항에 따른 식중독대책협의기구(이하 "협의기구"라 한다)의 위원은 다음 각 호에 해당하는 자로 한다.

1. **교육부, 법무부, 국방부, 농림축산식품부, 보건복지부, 환경부 및 질병관리청** 등 중앙행정기관의 장이 해당 중앙행정기관의 고위공무원단에 속하는 일반직공무원 또는 이에 상당하는 공무원[법무부 및 국방부의 경우에는 각각 이에 해당하는 검사(檢事) 및 장성급(將星級) 장교를 포함한다] 중에서 지명하는 자
2. 지방자치단체의 장이 해당 지방행정기관의 고위공무원단에 속하는 일반직공무원 또는 이에 상당하는 지방공무원 중에서 지명하는 자
3. 그 밖에 식품의약품안전처장이 지정하는 기관 및 단체의 장

② 식품의약품안전처장은 협의기구의 회의를 소집하고 그 의장이 된다.

③ 협의기구의 회의는 재적위원 과반수의 출석으로 개의하고, 출석위원 과반수의 찬성으로 의결한다.

④ 협의기구는 그 직무를 수행하기 위하여 필요한 경우에는 관계 공무원이나 관계 전문가를 협의기구의 회의에 출석시켜 의견을 듣거나 관계 기관 · 단체 등으로 하여금 자료나 의견을 제출하도록 하는 등 필요한 협조를 요청할 수 있다.

⑤ 협의기구는 업무 수행을 위하여 필요한 경우에는 관계 전문가 또는 관계 기관 · 단체 등에 전문적인 조사나 연구를 의뢰할 수 있다.

⑥ 이 영에서 규정한 사항 외에 협의기구의 운영에 필요한 사항은 협의기구의 의결을 거쳐 식품의약품안전처장이 정한다.

제88조(집단급식소) 15년, 20년7급, 21년

① 집단급식소를 설치 · 운영하려는 자는 총리령으로 정하는 바에 따라 **특별자치시장 · 특별자치도지사 · 시장 · 군수 · 구청장에게 신고**하여야 한다. 신고한 사항 중 총리령으로 정하는 사항을 변경하려는 경우에도 또한 같다.

② **집단급식소를 설치 · 운영하는 자**는 집단급식소 시설의 유지 · 관리 등 급식을 위생적으로 관리하기 위하여 다음 각 호의 사항을 지켜야 한다. 20년7급, 21년

1. **식중독 환자가 발생하지 아니하도록 위생관리를 철저히 할 것**
2. **조리 · 제공한 식품의 매회 1인분 분량**을 **총리령**으로 정하는 바에 따라 **144시간 이상** 보관할 것
3. **영양사를 두고 있는 경우 그 업무를 방해하지 아니할 것**
4. **영양사를 두고 있는 경우 영양사가 집단급식소의 위생관리를 위하여 요청하는 사항에 대하여는 정당한 사유가 없으면 따를 것**
5. 축산물 위생관리법」 제12조에 따라 **검사를 받지 아니한 축산물 또는 실험 등의 용도로 사용한 동물을 음식물의 조리에 사용하지 말 것**

6. 「야생생물 보호 및 관리에 관한 법률」을 위반하여 포획 · 채취한 야생생물을 음식물의 조리에 사용하지 말 것
7. **유통기한이 경과한 원재료 또는 완제품을 조리할 목적으로 보관하거나 이를 음식물의 조리에 사용하지 말 것**

> 시행예정 〈시행 2023. 1. 1.〉
>
> **제88조(집단급식소)**
>
> ② 집단급식소를 설치 · 운영하는 자는 집단급식소 시설의 유지 · 관리 등 급식을 위생적으로 관리하기 위하여 다음 각 호의 사항을 지켜야 한다.
>
> 7. 소비기한이 경과한 원재료 또는 완제품을 조리할 목적으로 보관하거나 이를 음식물의 조리에 사용하지 말 것 〈개정 2021. 8. 17.〉

8. 수돗물이 아닌 지하수 등을 먹는 물 또는 식품의 조리 · 세척 등에 사용하는 경우에는 「먹는물관리법」 제43조에 따른 먹는물 수질검사기관에서 총리령으로 정하는 바에 따라 검사를 받아 마시기에 적합하다고 인정된 물을 사용할 것. 다만, 둘 이상의 업소가 같은 건물에서 같은 수원(水源)을 사용하는 경우에는 하나의 업소에 대한 시험결과로 나머지 업소에 대한 검사를 갈음할 수 있다.
9. 제15조제2항에 따라 **위해평가가 완료되기 전까지 일시적으로 금지된 식품등을 사용 · 조리하지 말 것**
10. 식중독 발생 시 보관 또는 사용 중인 식품은 역학조사가 완료될 때까지 폐기하거나 소독 등으로 현장을 훼손하여서는 아니 되고 원상태로 보존하여야 하며, 식중독 원인규명을 위한 행위를 방해하지 말 것
11. 그 밖에 식품등의 위생적 관리를 위하여 필요하다고 **총리령**으로 정하는 사항을 지킬 것

시행규칙 **제95조(집단급식소의 설치 · 운영자 준수사항)** 20년7급

① 법 제88조제2항제2호에 따라 조리 · 제공한 식품(법 제2조제12호에 따른 병원의 경우에는 일반식만 해당한다)을 보관할 때에는 **매회 1인분 분량을 섭씨 영하 18도 이하로 보관**하여야 한다. 이 경우 완제품 형태로 제공한 가공식품은 유통기한 내에서 해당 식품의 제조업자가 정한 보관방법에 따라 보관할 수 있다.

② 법 제88조제2항제5호에서 "총리령으로 정하는 사항"이란 별표 24와 같다.

■ 식품위생법 시행규칙 [별표 24] 제3호

집단급식소의 설치 · 운영자 준수사항(제95조제2항 관련)

1. 물수건, 숟가락, 젓가락, 식기, 찬기, 도마, 칼, 행주 및 그 밖의 주방용구는 기구 등의 살균 · 소독제, 열탕, 자외선 살균 또는 전기살균의 방법으로 소독한 것을 사용해야 한다.
2. 배식하고 남은 음식물을 다시 사용 · 조리 또는 보관(폐기용이라는 표시를 명확하게 하여 보관하는 경우는 제외한다)해서는 안 된다.

3. 식재료의 검수 및 조리 등에 대해서는 **식품의약품안전처장이 정하여 고시하는 위생관리 사항의 점검 결과를 기록**해야 한다. 이 경우 그 기록에 관한 서류는 **해당 기록을 한 날부터 3개월간 보관**해야 한다.
4. 법 제88조제2항제8호에 따라 수돗물이 아닌 지하수 등을 먹는 물 또는 식품의 조리 · 세척 등에 사용하는 경우에는 「먹는물관리법」 제43조에 따른 먹는물 수질검사기관에서 다음의 구분에 따른 검사를 받아야 한다.
   가. 일부 항목 검사: 1년마다(모든 항목 검사를 하는 연도의 경우를 제외한다) 「먹는물 수질기준 및 검사 등에 관한 규칙」 제4조제1항제2호에 따른 마을상수도의 검사기준에 따른 검사(잔류염소에 관한 검사를 제외한다). 다만, 시 · 도지사가 오염의 우려가 있다고 판단하여 지정한 지역에서는 같은 규칙 제2조에 따른 먹는물의 수질기준에 따른 검사를 해야 한다.
   나. 모든 항목 검사: 2년마다 「먹는물 수질기준 및 검사 등에 관한 규칙」 제2조에 따른 먹는물의 수질기준에 따른 검사
5. 동물의 내장을 조리하면서 사용한 기계 · 기구류 등을 세척하고 살균해야 한다.
6. 법 제47조제1항에 따라 모범업소로 지정받은 자 외의 자는 모범업소임을 알리는 지정증, 표지판, 현판 등의 어떠한 표시도 해서는 안 된다.

시행예정 〈시행 2023. 1. 1.〉

시행규칙 제95조(집단급식소의 설치 · 운영자 준수사항)

① 법 제88조제2항제2호에 따라 조리 · 제공한 식품(법 제2조제12호에 따른 병원의 경우에는 일반식만 해당한다)을 보관할 때에는 매회 1인분 분량을 섭씨 영하 18도 이하로 보관하여야 한다. 이 경우 완제품 형태로 제공한 가공식품은 소비기한 내에서 해당 식품의 제조업자가 정한 보관방법에 따라 보관할 수 있다. 〈개정 2022. 4. 28.〉

③ 집단급식소에 관하여는 제3조부터 제6조까지, 제7조제4항, 제8조, 제9조제4항, 제9조의3, 제22조, 제37조제7항 · 제9항, 제39조, 제40조, 제41조, 제48조, 제71조, 제72조 및 제74조를 준용한다. <개정 2022. 6. 10.> [시행 2022. 12. 11.]

④ 특별자치시장 · 특별자치도지사 · 시장 · 군수 · 구청장은 제1항에 따른 신고 또는 변경신고를 받은 날부터 3일 이내에 신고수리 여부를 신고인에게 통지하여야 한다.

⑤ 특별자치시장 · 특별자치도지사 · 시장 · 군수 · 구청장이 제4항에서 정한 기간 내에 신고수리 여부 또는 민원 처리 관련 법령에 따른 처리기간의 연장을 신고인에게 통지하지 아니하면 그 기간(민원 처리 관련 법령에 따라 처리기간이 연장 또는 재연장된 경우에는 해당 처리기간을 말한다)이 끝난 날의 다음 날에 신고를 수리한 것으로 본다.

⑥ 제1항에 따라 신고한 자가 집단급식소 운영을 종료하려는 경우에는 특별자치시장 · 특별자치도지사 · 시장 · 군수 · 구청장에게 신고하여야 한다.

⑦ 집단급식소의 시설기준과 그 밖의 운영에 관한 사항은 **총리령**으로 정한다.

제89조(식품진흥기금)

① 식품위생과 국민의 영양수준 향상을 위한 사업을 하는 데에 필요한 재원에 충당하기 위하여 시 · 도 및 시 · 군 · 구에 식품진흥기금(이하 "기금"이라 한다)을 설치한다.

② 기금은 다음 각 호의 재원으로 조성한다.
1. 식품위생단체의 출연금
2. 제82조, 제83조 및 「건강기능식품에 관한 법률」 제37조, 「식품 등의 표시 · 광고에 관한 법률」 제19조 및 제20조에 따라 징수한 과징금
3. 기금 운용으로 생기는 수익금
4. 그 밖에 대통령령으로 정하는 수입금

③ 기금은 다음 각 호의 사업에 사용한다.
1. 영업자(「건강기능식품에 관한 법률」에 따른 영업자를 포함한다)의 위생관리시설 및 위생설비시설 개선을 위한 융자 사업
2. 식품위생에 관한 교육 · 홍보 사업(소비자단체의 교육 · 홍보 지원을 포함한다)과 소비자식품위생감시원의 교육 · 활동 지원
3. 식품위생과 「국민영양관리법」에 따른 영양관리(이하 "영양관리"라 한다)에 관한 조사 · 연구 사업
4. 제90조에 따른 포상금 지급 지원
4의2. 「공익신고자 보호법」 제29조제2항에 따라 지방자치단체가 부담하는 보상금(이 법 및 「건강기능식품에 관한 법률」 위반행위에 관한 신고를 원인으로 한 보상금에 한정한다) 상환액의 지원
5. 식품위생에 관한 교육 · 연구 기관의 육성 및 지원
6. 음식문화의 개선과 좋은 식단 실천을 위한 사업 지원
7. 집단급식소(위탁에 의하여 운영되는 집단급식소만 해당한다)의 급식시설 개수 · 보수를 위한 융자 사업
7의2. 제47조의2에 따른 식품접객업소의 위생등급 지정 사업 지원
8. 그 밖에 대통령령으로 정하는 식품위생, 영양관리, 식품산업 진흥 및 건강기능식품에 관한 사업

시행령 제61조(기금사업)

① 법 제89조제3항제8호에 따라 기금을 사용할 수 있는 사업은 다음 각 호의 사업으로 한다.
1. 식품의 안전성과 식품산업진흥에 대한 조사 · 연구사업
2. 식품사고 예방과 사후관리를 위한 사업
3. 식중독 예방과 원인 조사, 위생관리 및 식중독 관련 홍보사업
4. 식품의 재활용을 위한 사업
5. 식품위생과식품산업 진흥을위한 전산화사업
6. 식품산업진흥사업
7. 시 · 도지사가 식품위생과 주민 영양을 개선하기 위하여 민간단체에 연구를 위탁한 사업
8. 남은 음식 재사용 안 하기 활동에 대한 지원
9. 제18조제5항에 따른 수당 등의 지급

10. 「식품 · 의약품분야 시험 · 검사 등에 관한 법률」 제6조제3항제2호에 따른 자가품질위탁 시험 · 검사기관의 시험 · 검사실 설치 지원
11. 법 제47조제2항에 따른 우수업소와 모범업소에 대한 지원
12. 법 제48조제11항에 따른 식품안전관리인증기준을 지키는 영업자와 이를 지키기 위하여 관련 시설 등을 설치하려는 영업자에 대한 지원
13. 법 제63조제1항에 따른 자율지도원의 활동 지원
14. 「건강기능식품에 관한 법률」 제22조제6항에 따른 우수건강기능식품제조기준을 지키는 영업자와 이를 지키기 위하여 관련 시설 등을 설치하려는 영업자에 대한 지원
15. 「어린이 식생활안전관리 특별법」 제6조제2항에 따른 어린이 기호식품 전담 관리원의 지정 및 운영
16. 「어린이 식생활안전관리 특별법」 제7조제3항에 따른 어린이 기호식품 우수판매업소에 대한 보조 또는 융자
17. 「어린이 식생활안전관리 특별법」 제21조제4항에 따른 어린이급식관리지원센터 설치 및 운영 비용 보조
18. 그 밖에 제1호부터 제17호까지의 규정에 따른 사업에 준하는 것으로서 식품위생, 영양관리 또는 식품산업 진흥 등을 위해 식품의약품안전처장이 필요하다고 인정하여 고시하는 사업

② 식품의약품안전처장은 제62조제2항에 따른 기금운용계획에 따라 시 · 도지사 또는 시장 · 군수 · 구청장이 행하는 사업의 이행 여부를 확인하거나 해당 사업의 추진현황을 시 · 도지사 또는 시장 · 군수 · 구청장으로 하여금 보고하도록 할 수 있다. 이 경우 시장 · 군수 · 구청장은 시 · 도지사를 거쳐 보고하여야 한다.

④ 기금은 시 · 도지사 및 시장 · 군수 · 구청장이 관리 · 운용하되, 그에 필요한 사항은 **대통령령**으로 정한다.

제89조의2(영업자 등에 대한 행정적 · 기술적 지원)

국가와 지방자치단체는 식품안전에 대한 영업자 등의 관리능력을 향상하기 위한 기반조성 및 역량 강화에 필요한 시책을 수립 · 시행하여야 하며, 이를 위한 재원을 마련하고 기술개발, 조사 · 연구 사업, 해외 정보의 제공 및 국제협력체계의 구축 등에 필요한 행정적 · 기술적 지원을 할 수 있다.

제90조(포상금 지급)

① 식품의약품안전처장, 시 · 도지사 또는 시장 · 군수 · 구청장은 이 법에 위반되는 행위를 신고한 자에게 신고 내용별로 **1천만원까지 포상금**을 줄 수 있다.

② 제1항에 따른 포상금 지급의 기준 · 방법 및 절차 등에 관하여 필요한 사항은 대통령령으로 정한다.

제90조의2(정보공개)

① 식품의약품안전처장은 보유 · 관리하고 있는 식품등의 안전에 관한 정보 중 국민이 알아야 할 필요가 있다고 인정하는 정보에 대하여는 「공공기관의 정보공개에 관한 법률」에

서 허용하는 범위에서 이를 국민에게 제공하도록 노력하여야 한다.

② 제1항에 따라 제공되는 정보의 범위, 제공 방법 및 절차 등에 필요한 사항은 대통령령으로 정한다.

제90조의3(식품안전관리 업무 평가)

① 식품의약품안전처장은 식품안전관리 업무 수행 실적이 우수한 시 · 도 또는 시 · 군 · 구에 표창 수여, 포상금 지급 등의 조치를 하기 위하여 시 · 도 및 시 · 군 · 구에서 수행하는 식품안전관리업무를 평가할 수 있다.

② 제1항에 따른 평가 기준 · 방법 등에 관하여 필요한 사항은 총리령으로 정한다.

제90조의4(벌칙 적용에서 공무원 의제)

안전성심사위원회 및 심의위원회의 위원 중 공무원이 아닌 사람은 「형법」 제129조부터 제132조까지의 규정을 적용할 때에는 공무원으로 본다.

제91조(권한의 위임) 21년

이 법에 따른 **식품의약품안전처장의 권한**은 대통령령으로 정하는 바에 따라 그 일부를 **시 · 도지사, 식품의약품안전평가원장 또는 지방식품의약품안전청장에게**, 시 · 도지사의 권한은 그 일부를 시장 · 군수 · 구청장 또는 보건소장에게 각각 **위임할 수 있다.**

제92조(수수료)

다음 각 호의 어느 하나에 해당하는 자는 총리령으로 정하는 수수료를 내야 한다.

1. 제7조제2항 또는 제9조제2항에 따른 기준과 규격의 인정을 신청하는 자

1의2. 제7조의3제2항에 따른 농약 및 동물용 의약품의 잔류허용기준 설정을 요청하는 자

1의3. 삭제

2. 제18조에 따른 안전성 심사를 받는 자

3. 삭제

3의2. 삭제

3의3. 제23조제2항에 따른 재검사를 요청하는 자

4. 삭제

5. 제37조에 따른 허가를 받거나 신고 또는 등록을 하는 자

6. 제48조제3항(제88조에서 준용하는 경우를 포함한다)에 따른 식품안전관리인증기준적용업소 인증 또는 변경 인증을 신청하는 자

6의2. 제48조의2제2항에 따른 식품안전관리인증기준적용업소 인증 유효기간의 연장신청을 하는 자

7. 제49조제1항에 따른 식품이력추적관리를 위한 등록을 신청하는 자

8. 제53조에 따른 조리사 면허를 받는 자
9. 제88조에 따른 집단급식소의 설치 · 운영을 신고하는 자

제13장 | 벌칙

제93조(벌칙)

① 다음 각 호의 어느 하나에 해당하는 질병에 걸린 동물을 사용하여 판매할 목적으로 식품 또는 식품첨가물을 제조 · 가공 · 수입 또는 조리한 자는 **3년 이상의 징역**에 처한다.

1. 소해면상뇌증(狂牛病광우병)
2. 탄저병
3. 가금 인플루엔자

② 다음 각 호의 어느 하나에 해당하는 원료 또는 성분 등을 사용하여 판매할 목적으로 식품 또는 식품첨가물을 제조 · 가공 · 수입 또는 조리한 자는 **1년 이상의 징역**에 처한다.

1. 마황(麻黃)
2. 부자(附子)
3. 천오(川烏)
4. 초오(草烏)
5. 백부자(白附子)
6. 섬수(蟾수)
7. 백선피(白鮮皮)
8. 사리풀

③ 제1항 및 제2항의 경우 제조 · 가공 · 수입 · 조리한 식품 또는 식품첨가물을 판매하였을 때에는 그 **판매금액의 2배 이상 5배 이하에 해당하는 벌금**을 병과(倂科)한다.

④ 제1항 또는 제2항의 죄로 형을 선고받고 그 형이 확정된 후 **5년 이내**에 다시 제1항 또는 제2항의 죄를 범한 자가 제3항에 해당하는 경우 제3항에서 정한 형의 **2배**까지 가중한다.

제94조(벌칙)

① 다음 각 호의 어느 하나에 해당하는 자는 **10년 이하의 징역 또는 1억원 이하의 벌금**에 처하거나 이를 병과할 수 있다.

1. 제4조부터(위해식품등의 판매 등 금지, 제5조 병든 동물 고기 등의 판매 등 금지), 제6조((기준 · 규격이 정하여지지 아니한 화학적 합성품 등의 판매 등 금지)까지(제88조에서 준용하는 경우를 포함하고, 제93조제1항 및 제3항에 해당하는 경우는 제외한다)를 위반한 자

2. 제8조(유독기구 등의 판매 · 사용 금지; 제88조에서 준용하는 경우를 포함한다)를 위반한 자

2의2. 삭제

3. 제37조제1항(대통령령으로 정하는 영업을 하려는 자는 대통령령으로 정하는 바에 따라 영업 종류별 또는 영업소별로 식품의약품안전처장 또는 특별자치시장 · 특별자치도지사 · 시장 · 군수 · 구청장의 허가를 받아야 한다. 허가받은 사항 중 대통령령으로 정하는 중요한 사항을 변경할 때에도 또한 같다)을 위반한 자

② 제1항의 죄로 금고 이상의 형을 선고받고 그 형이 확정된 후 5년 이내에 다시 제1항의 죄를 범한 자는 **1년 이상 10년 이하의 징역**에 처한다.

③ 제2항의 경우 그 해당 식품 또는 식품첨가물을 판매한 때에는 그 **판매금액의 4배 이상 10배 이하에 해당하는 벌금**을 병과한다.

제95조(벌칙)

다음 각 호의 어느 하나에 해당하는 자는 **5년 이하의 징역 또는 5천만원 이하의 벌금**에 처하거나 이를 병과할 수 있다.

1. 제7조제4항(기준과 규격이 정하여진 식품 또는 식품첨가물은 그 기준에 따라 제조 · 수입 · 가공 · 사용 · 조리 · 보존하여야 하며, 그 기준과 규격에 맞지 아니하는 식품 또는 식품첨가물은 판매하거나 판매할 목적으로 제조 · 수입 · 가공 · 사용 · 조리 · 저장 · 소분 · 운반 · 보존 또는 진열하여서는 아니 된다)또 제88조에서 준용하는 경우를 포함한다) 또는 제9조제4항(제88조에서 준용하는 경우를 포함한다) 또는 제9조의3(인정받지 않은 재생원료의 기구 및 용기 · 포장에의 사용 등 금지)을 위반한 자

2. 삭제

2의2. 제37조제5항(대통령령으로 정하는 영업을 하려는 자는 대통령령으로 정하는 바에 따라 영업 종류별 또는 영업소별로 식품의약품안전처장 또는 특별자치시장 · 특별자치도지사 · 시장 · 군수 · 구청장에게 등록하여야 하며, 등록한 사항 중 대통령령으로 정하는 중요한 사항을 변경할 때에도 또한 같다. 다만, 폐업하거나 대통령령으로 정하는 중요한 사항을 제외한 경미한 사항을 변경할 때에는 식품의약품안전처장 또는 특별자치시장 · 특별자치도지사 · 시장 · 군수 · 구청장에게 신고하여야 한다)을 위반한 자

3. 제43조에 따른 영업 제한을 위반한 자

3의2. 제45조제1항 전단(위해식품등의 회수조치의무)을 위반한 자

4. 제72조제1항(식품의약품안전처장, 시 · 도지사 또는 시장 · 군수 · 구청장은 영업자가 제4조부터 제6조까지, 제7조제4항, 제8조, 제9조제4항, 제12조의2제2항 또는 제44조제1항제3호를 위반한 경우에는 관계 공무원에게 그 식품등을 압류 또는 폐기하게 하거나

용도 · 처리방법 등을 정하여 영업자에게 위해를 없애는 조치를 하도록 명하여야 한다.) · 제3항(식품의약품안전처장, 시 · 도지사 또는 시장 · 군수 · 구청장은 식품위생상의 위해가 발생하였거나 발생할 우려가 있는 경우에는 영업자에게 유통 중인 해당 식품등을 회수 · 폐기하게 하거나 해당 식품등의 원료, 제조 방법, 성분 또는 그 배합 비율을 변경할 것을 명할 수 있다; 제88조에서 준용하는 경우를 포함한다) 또는 제73조제1항(식품의약품안전처장, 시 · 도지사 또는 시장 · 군수 · 구청장은 다음 각 호의 어느 하나에 해당되는 경우에는 해당 영업자에 대하여 그 사실의 공표를 명할 수 있다. 다만, 식품위생에 관한 위해가 발생한 경우에는 공표를 명하여야 한다.)에 따른 명령을 위반한 자

5. 제75조제1항에 따른 영업정지 명령을 위반하여 영업을 계속한 자(제37조제1항에 따른 영업허가를 받은 자만 해당한다)

제96조(벌칙)

제51조(조리사 고용의무) 또는 제52조(영양사 고용의무)를 위반한 자는 3년 이하의 징역 또는 3천만원 이하의 벌금에 처하거나 이를 병과할 수 있다.

제97조(벌칙)

다음 각 호의 어느 하나에 해당하는 자는 **3년 이하의 징역 또는 3천만원 이하의 벌금**에 처한다.

1. 제12조의2제2항(표시하여야 하는 유전자변형식품등은 표시가 없으면 판매하거나 판매할 목적으로 수입 · 진열 · 운반하거나 영업에 사용하여서는 아니 된다), 제17조제4항(영업자는 식품의약품안전처장은 긴급대응이 필요하다고 판단되는 식품등에 대하여는 그 위해 여부가 확인되기 전까지 해당 식품등의 제조 · 판매등을 금지), 제31조제1항(식품등을 제조 · 가공하는 영업자는 총리령으로 정하는 바에 따라 제조 · 가공하는 식품등이 기준과 규격에 맞는지를 검사하여야 한다) · 제3항(검사를 직접 행하는 영업자는 검사 결과 해당 식품등이 국민 건강에 위해가 발생하거나 발생할 우려가 있는 경우에는 지체 없이 식품의약품안전처장에게 보고하여야 한다), 제37조제3항(영업허가를 받은 자가 폐업하거나 허가받은 사항 중 같은 항 후단의 중요한 사항을 제외한 경미한 사항을 변경할 때에는 식품의약품안전처장 또는 특별자치시장 · 특별자치도지사 · 시장 · 군수 · 구청장에게 신고하여야 한다) · 제4항(대통령령으로 정하는 영업을 하려는 자는 대통령령으로 정하는 바에 따라 영업 종류별 또는 영업소별로 식품의약품안전처장 또는 특별자치시장 · 특별자치도지사 · 시장 · 군수 · 구청장에게 신고하여야 한다. 신고한 사항 중 대통령령으로 정하는 중요한 사항을 변경하거나 폐업할 때에도 또한 같다), 제39조제3항(영업자의 지위를 승계한 자는 총리령으로 정하는 바에 따라 1개월 이내에 그 사실을 식품의약품안전처장 또는 특별자치시장 · 특별자치도지사 ·

시장 · 군수 · 구청장에게 신고하여야 한다), 제48조제2항(총리령으로 정하는 식품을 제조 · 가공 · 조리 · 소분 · 유통하는 영업자는 식품의약품안전처장이 식품별로 고시한 식품안전관리인증기준을 지켜야 한다) · 제10항(식품안전관리인증기준적용업소의 영업자는 인증받은 식품을 다른 업소에 위탁하여 제조 · 가공하여서는 아니 된다. 다만, 위탁하려는 식품과 동일한 식품에 대하여 식품안전관리인증기준적용업소로 인증된 업소에 위탁하여 제조 · 가공하려는 경우 등 대통령령으로 정하는 경우에는 그러하지 아니하다), 제49조제1항 단서(식품을 제조 · 가공 또는 판매하는 자 중 식품이력추적관리를 하려는 자는 총리령으로 정하는 등록기준을 갖추어 해당 식품을 식품의약품안전처장에게 등록할 수 있다. 다만, 영유아식 제조 · 가공업자, 일정 매출액 · 매장면적 이상의 식품판매업자 등 총리령으로 정하는 자는 식품의약품안전처장에게 등록하여야 한다.) 또는 제55조(조리사가 아니면 조리사 명칭 사용금지)를 위반한 자

2. 제22조제1항(제88조에서 준용하는 경우를 포함한다) 또는 제72조제1항 · 제2항(제88조에서 준용하는 경우를 포함한다)에 따른 검사 · 출입 · 수거 · 압류 · 폐기를 거부 · 방해 또는 기피한 자
3. 삭제
4. 제36조에 따른 시설기준을 갖추지 못한 영업자
5. 제37조(영업허가 등)제2항에 따른 조건을 갖추지 못한 영업자
6. 제44조제1항에 따라 영업자가 지켜야 할 사항을 지키지 아니한 자. 다만, 총리령으로 정하는 경미한 사항을 위반한 자는 제외한다.
7. 제75조제1항에 따른 영업정지 명령을 위반하여 계속 영업한 자(제37조제4항 또는 제5항에 따라 영업신고 또는 등록을 한 자만 해당한다) 또는 같은 조 제1항 및 제2항에 따른 영업소 폐쇄명령을 위반하여 영업을 계속한 자
8. 제76조제1항에 따른 제조정지 명령을 위반한 자
9. 제79조제1항에 따라 관계 공무원이 부착한 봉인 또는 게시문 등을 함부로 제거하거나 손상시킨 자
10. 제86조제2항 · 제3항에 따른 식중독 원인조사를 거부 · 방해 또는 기피한 자

제98조(벌칙)

다음 각 호의 어느 하나에 해당하는 자는 **1년 이하의 징역 또는 1천만원 이하의 벌금**에 처한다.

1. 제44조제3항을 위반하여 접객행위를 하거나 다른 사람에게 그 행위를 알선한 자
2. 제46조제1항을 위반하여 소비자로부터 이물 발견의 신고를 접수하고 이를 거짓으로 보고한 자
3. 이물의 발견을 거짓으로 신고한 자

4. 제45조제1항 후단을 위반하여 보고를 하지 아니하거나 거짓으로 보고한 자

제99조 삭제

제100조(양벌규정)

법인의 대표자나 법인 또는 개인의 대리인, 사용인, 그 밖의 종업원이 그 법인 또는 개인의 업무에 관하여 제93조제3항 또는 제94조부터 제97조까지의 어느 하나에 해당하는 위반행위를 하면 그 행위자를 벌하는 외에 그 법인 또는 개인에게도 해당 조문의 벌금형을 과(科)하고, 제93조제1항의 위반행위를 하면 그 법인 또는 개인에 대하여도 1억5천만원 이하의 벌금에 처하며, 제93조제2항의 위반행위를 하면 그 법인 또는 개인에 대하여도 5천만원 이하의 벌금에 처한다. 다만, 법인 또는 개인이 그 위반행위를 방지하기 위하여 해당 업무에 관하여 상당한 주의와 감독을 게을리하지 아니한 경우에는 그러하지 아니하다.

제101조(과태료)

① 다음 각 호의 어느 하나에 해당하는 자에게는 1천만원 이하의 과태료를 부과한다.

1. 제86조제1항을 위반한 자
2. 제88조제1항 전단을 위반하여 신고하지 아니하거나 허위의 신고를 한 자
3. 제88조제2항을 위반한 자. 다만, 총리령으로 정하는 경미한 사항을 위반한 자는 제외한다.

② 다음 각 호의 어느 하나에 해당하는 자에게는 **500만원 이하의 과태료**를 부과한다.

1. 제3조(식품 등의 취급)를 위반한 자

1의2. 삭제

1의3. 제19조의4제2항(검사명령을 받은 영업자는 총리령으로 정하는 검사기한 내에 검사를 받거나 관련 자료 등을 제출하여야 한다)을 위반하여 검사기한 내에 검사를 받지 아니하거나 자료 등을 제출하지 아니한 영업자

1의4. 삭제

2. 삭제

3. 제37조제6항(식품 또는 식품첨가물의 제조업 · 가공업의 허가를 받거나 신고 또는 등록을 한 자가 식품 또는 식품첨가물을 제조 · 가공하는 경우에는 총리령으로 정하는 바에 따라 식품의약품안전처장 또는 특별자치시장 · 특별자치도지사 · 시장 · 군수 · 구청장에게 그 사실을 보고하여야 한다. 보고한 사항 중 총리령으로 정하는 중요한 사항을 변경하는 경우에도 또한 같다.)을 위반하여 보고를 하지 아니하거나 허위의 보고를 한 자

4. 삭제

5. 삭제

5의2. 제46조제1항을 위반하여 소비자로부터 이물 발견신고를 받고 보고하지 아니한 자
6. 제48조제9항(제88조에서 준용하는 경우를 포함한다)을 위반한 자
7. 삭제
8. 제74조(시설 개수명령 등)제1항(제88조에서 준용하는 경우를 포함한다)에 따른 명령에 위반한 자
9. 삭제
10. 삭제

③ 다음 각 호의 어느 하나에 해당하는 자에게는 **300만원 이하의 과태료**를 부과한다.
1. 제40조제1항 및 제3항(제88조에서 준용하는 경우를 포함한다)을 위반한 자
1의2. 제41조의2제3항을 위반하여 위생관리책임자의 업무를 방해한 자
1의3. 제41조의2제4항에 따른 위생관리책임자 선임ㆍ해임 신고를 하지 아니한 자
1의4. 제41조의2제7항을 위반하여 직무 수행내역 등을 기록ㆍ보관하지 아니하거나 거짓으로 기록ㆍ보관한 자
1의5. 제41조의2제8항에 따른 교육을 받지 아니한 자
2. 삭제
2의2. 제44조의2제1항을 위반하여 책임보험에 가입하지 아니한 자
3. 삭제
4. 제49조제3항을 위반하여 식품이력추적관리 등록사항이 변경된 경우 변경사유가 발생한 날부터 1개월 이내에 신고하지 아니한 자
5. 제49조의3제4항을 위반하여 식품이력추적관리정보를 목적 외에 사용한 자
6. 제88조제2항에 따라 집단급식소를 설치ㆍ운영하는 자가 지켜야 할 사항 중 총리령으로 정하는 경미한 사항을 지키지 아니한 자

④ 다음 각 호의 어느 하나에 해당하는 자에게는 100만원 이하의 과태료를 부과한다. <신설 2021. 7. 27.>
1. 제41조제1항 및 제5항(제88조에서 준용하는 경우를 포함한다)을 위반한 자
2. 제42조제2항을 위반하여 보고를 하지 아니하거나 허위의 보고를 한 자
3. 제44조제1항에 따라 영업자가 지켜야 할 사항 중 총리령으로 정하는 경미한 사항을 지키지 아니한 자
4. 제56조제1항(식품위생 수준 및 자질의 향상을 위하여 필요한 경우 조리사와 영양사에게 교육을 받을 것을 명할 수 있다. 다만, 집단급식소에 종사하는 조리사와 영양사는 1년마다 교육을 받아야 한다.)을 위반하여 교육을 받지 아니한 자

⑤ 제1항부터 제4항까지의 규정에 따른 과태료는 대통령령으로 정하는 바에 따라 식품의약품안전처장, 시ㆍ도지사 또는 시장ㆍ군수ㆍ구청장이 부과ㆍ징수한다. <개정 2021. 7. 27.>

제102조(과태료에 관한 규정 적용의 특례)

제101조의 과태료에 관한 규정을 적용하는 경우 제82조에 따라 과징금을 부과한 행위에 대하여는 과태료를 부과할 수 없다. 다만, 제82조제4항 본문에 따라 과징금 부과처분을 취소하고 영업정지 또는 제조정지 처분을 한 경우에는 그러하지 아니하다.

기출유형 점검

보건복지부 채용에서 「식품위생법」은 평균 2~3문제가 용어의 정의, 영업의 종류, 조리사와 영양사의 직무, 식품이력추적관리, 식중독, 청문 실시 사유 등을 중심으로 출제되고 있다.

1. **[15특채7급] 「식품위생법」상 용어의 정의로 옳지 않은 것은?**

① 식품첨가물이란 식품을 제조 · 가공 · 조리 또는 보존하는 과정에서 감미, 착색, 표백 또는 산화방지 등을 목적으로 식품에 사용되는 물질을 말하며, 기구용기포장을 살균소독하는 데에 사용되어 간접적으로 식품으로 옮아갈 수 있는 물질은 제외한다.

② 화학적 합성품이란 화학적 수단으로 원소(元素) 또는 화합물에 분해 반응 외의 화학 반응을 일으켜서 얻은 물질을 말한다.

③ 위해란 식품, 식품첨가물, 기구 또는 용기 · 포장에 존재하는 위험요소로서 인체의 건강을 해치거나 해칠 우려가 있는 것을 말한다.

④ 식품이력추적관리란 식품을 제조 · 가공단계부터 판매단계까지 각 단계별로 정보를 기록 · 관리하여 그 식품의 안전성 등에 문제가 발생할 경우 그 식품을 추적하여 원인을 규명하고 필요한 조치를 할 수 있도록 관리하는 것을 말한다.

⑤ 식중독이란 식품 섭취로 인하여 인체에 유해한 미생물 또는 유독물질에 의하여 발생하였거나 발생한 것으로 판단되는 감염성 질환 또는 독소형 질환을 말한다.

해설 **"식품첨가물"**이란 식품을 제조 · 가공 · 조리 또는 보존하는 과정에서 감미(甘味), 착색(着色), 표백(漂白) 또는 산화방지 등을 목적으로 식품에 사용되는 물질을 말한다. 이 경우 기구(器具) · 용기 · 포장을 살균 · 소독하는 데에 사용되어 간접적으로 식품으로 옮아갈 수 있는 물질을 **포함**한다.

답 ①

2. **[14특채7급] 「식품위생법」상 집단급식소에 대한 설명으로 옳은 것은?**

① 영리를 목적으로 하는 급식시설이어야 한다.

② 「사회복지법」에 따른 사회복지시설이 포함된다.

③ 1회 40명 이상에게 식사를 제공하는 규모여야 한다.

④ 「학교보건법」이 적용되는 기숙사와 학교는 제외된다.

⑤ 불특정 다수인에게 계속하여 음식물을 공급하여야 한다.

해설 ① 영리를 목적으로 **하지 않는** 급식시설이어야 한다.
③ 1회 **50명** 이상에게 식사를 제공하는 규모여야 한다.
④ 「학교보건법」이 적용되는 기숙사와 학교는 포함된다.
⑤ **특정** 다수인에게 계속하여 음식물을 공급하여야 한다.

답 ②

3. [18특채7급] 「식품위생법」상 판매가 금지되는 병든 동물 고기의 해당 질병이 아닌 것은?

① 구제역 ② 장티푸스
③ 살모넬라병 ④ 리스테리아병
⑤ 파스튜렐라병

해설 구제역, 브루셀라병, 아프리카돼지열병,광견병, 조류인플루엔자, 파상풍, 패혈증, 요독증, 황달, 리스테리아병, 살모넬라병, 파스튜렐라병 및 선모충증 등이 있다. 장티푸스는 사람만 걸리는 감염병이다.

답 ②

4. [2016] 「식품위생법」상 위해식품 등의 판매 등 금지 항목이 아닌 것은?

① 수입이 금지된 식품
② 영업자가 아닌 자가 제조한 식품
③ 유독물질이 들어있거나 묻어 있는 식품
④ 식품 등의 기준 및 규격이 정해지지 않은 식품
⑤ 상하거나 설익어서 인체의 건강을 해칠 우려가 있는 식품

해설 제4조(위해식품등의 판매 등 금지)
누구든지 다음 각 호의 어느 하나에 해당하는 식품등을 판매하거나 판매할 목적으로 채취·제조·수입·가공·사용·조리·저장·소분·운반 또는 진열하여서는 아니 된다.
1. 썩거나 상하거나 설익어서 인체의 건강을 해칠 우려가 있는 것
2. 유독·유해물질이 들어 있거나 묻어 있는 것 또는 그러할 염려가 있는 것. 다만, 식품의약품안전처장이 인체의 건강을 해칠 우려가 없다고 인정하는 것은 제외한다.
3. 병(病)을 일으키는 미생물에 오염되었거나 그러할 염려가 있어 인체의 건강을 해칠 우려가 있는 것
4. 불결하거나 다른 물질이 섞이거나 첨가(添加)된 것 또는 그 밖의 사유로 인체의 건강을 해칠 우려가 있는 것
5. 제18조에 따른 안전성 심사 대상인 농·축·수산물 등 가운데 안전성 심사를 받지 아니하였거나 안전성 심사에서 식용(食用)으로 부적합하다고 인정된 것
6. 수입이 금지된 것 또는 「수입식품안전관리 특별법」 제20조제1항에 따른 수입신고를 하지 아니하고 수입한 것
7. 영업자가 아닌 자가 제조·가공·소분한 것

답 ④

5. [17특채7급] 「식품위생법」상 식품 등의 기준 및 규격 관리 기본 계획에 포함되는 노출량 평가·관리의 대상이 되는 유해물질의 종류가 아닌 것은?

① 중금속
② 곰팡이 독소
③ 유기성 오염물질
④ 건강 위해 가능 영양성분
⑤ 제조·가공 과정에서 생성되는 오염물질

해설 시행령 제5조의4(식품등의 기준 및 규격 관리 기본계획 등의 수립·시행)
① 법 제7조의4제1항에 따른 식품등의 기준 및 규격 관리 기본계획(이하 "관리계획"이라 한다)에 포함되는 노출량 평가·관리의 대상이 되는 유해물질의 종류는 다음 각 호와 같다.
1. 중금속
2. 곰팡이 독소
3. 유기성오염물질
4. 제조·가공 과정에서 생성되는 오염물질
5. 그 밖에 식품등의 안전관리를 위하여 식품의약품안전처장이 노출량 평가·관리가 필요하다고 인정한 유해물질

답 ④

6. [18특채7급] 「식품위생법」상 업종의 개설절차에 관한 설명으로 옳은 것은?

① 주류제조업은 특별자치시장, 특별자치도지사, 시장·군수·구청장에게 등록하여야 한다.
② 식품운반업은 특별자치시장, 특별자치도지사, 시장·군수·구청장에게 등록하여야 한다.
③ 식품조사처리업은 특별자치시장, 특별자치도지사, 시장·군수·구청장의 허가를 받아야 한다.

④ 식품첨가물제조업은 특별자치시장, 특별자치도지사, 시장 · 군수 · 구청장에게 신고하여야 한다.

⑤ 식품제조 · 가공업은 특별자치시장, 특별자치도지사, 시장 · 군수 · 구청장에게 등록하여야 한다.

해설 ① 주류제조업은 **식품의약품안전처장에게 등록**하여야 한다.
② 식품운반업은 특별자치시장, 특별자치도지사, 시장 · 군수 · 구청장에게 신고하여야 한다.
③ 식품조사처리업은 **식품의약품안전처장의 허가**를 받아야 한다.
④ 식품첨가물제조업은 특별자치시장, 특별자치도지사, 시장 · 군수 · 구청장에게 등록하여야 한다.
답 ⑤

7. **[2018] 「식품위생법」상 조리사를 두어야 하는 경우는?**

① 복어를 조리, 판매하는 영업인 경우

② 영양사가 조리사의 면허를 받은 경우

③ 1회 급식인원 100명 미만의 산업체인 경우

④ 식품접객영업자 자신이 조리사로서 직접 음식물을 조리하는 경우

⑤ 집단급식소 운영자 자신이 조리사로서 직접 음식물을 조리하는 경우

해설 ②, ③, ④, ⑤는 조리사를 두지 않아도 된다.
답 ①

Part 23

약사법

| 보건직 |

Part 23 약사법

약사법[시행 2022. 07. 21.], 시행령[시행 2022. 01. 17.], 시행규칙[시행 2022. 01. 17.]

제1장 | 총칙

제1조(목적)

이 법은 약사(藥事)에 관한 일들이 원활하게 이루어질 수 있도록 필요한 사항을 규정하여 국민보건 향상에 기여하는 것을 목적으로 한다.

제2조(정의) 14특채7급,15년

이 법에서 사용하는 용어의 뜻은 다음과 같다.

1. "약사(藥事)"란 의약품 · 의약외품의 제조 · 조제 · 감정(鑑定) · 보관 · 수입 · 판매[수여(授與)를 포함한다. 이하 같다]와 그 밖의 약학 기술에 관련된 사항을 말한다.
2. "**약사(**藥師**)**"란 한약에 관한 사항 외의 약사(藥事)에 관한 업무(**한약제제에 관한 사항을 포함**한다)를 담당하는 자로서, "한약사"란 한약과 한약제제에 관한 약사(藥事) 업무를 담당하는 자로서 각각 **보건복지부장관의 면허**를 받은 자를 말한다. 14특채7급
3. "**약국**"이란 **약사나 한약사**가 수여할 목적으로 의약품 조제 업무[약국제제(藥局製劑)를 포함한다]를 하는 장소(그 개설자가 의약품 판매업을 겸하는 경우에는 그 판매업에 필요한 장소를 포함한다)를 말한다. 다만, **의료기관의 조제실은 예외**로 한다.
4. "의약품"이란 다음 각 목의 어느 하나에 해당하는 물품을 말한다. 14특채7급
   가. **대한민국약전(**大韓民國藥典**)에 실린 물품** 중 **의약외품이 아닌 것**
   나. 사람이나 동물의 질병을 **진단 · 치료 · 경감 · 처치 또는 예방**할 목적으로 사용하는 물품 중 **기구 · 기계 또는 장치가 아닌 것**
   다. 사람이나 동물의 구조와 기능에 약리학적(藥理學的) 영향을 줄 목적으로 사용하는 물품 중 **기구 · 기계 또는 장치가 아닌 것**
5. "**한약**"이란 **동물 · 식물 또는 광물**에서 채취된 것으로 주로 **원형대로 건조 · 절단 또는 정제된 생약(**生藥**)**을 말한다.
6. "**한약제제(**韓藥製劑**)**"란 한약을 한방원리에 따라 **배합**하여 제조한 **의약품**을 말한다. 14특채7급
7. "**의약외품(**醫藥外品**)**"이란 다음 각 목의 어느 하나에 해당하는 물품(제4호나목 또는 다목에 따른 목적으로 사용되는 물품은 제외한다)으로서 **식품의약품안전처장이 지정**하는 것을 말한다.
   가. 사람이나 동물의 질병을 **치료 · 경감(**輕減**) · 처치 또는 예방**할 목적으로 사용되는 **섬유 · 고무제품** 또는 이와 유사한 것
   나. 인체에 대한 작용이 약하거나 인체에 직접 작용하지 아니하며, 기구 또는 기계가

아닌 것과 이와 유사한 것

다. 감염병 예방을 위하여 **살균** · **살충** 및 이와 유사한 용도로 사용되는 제제

8. "**신약**"이란 화학구조나 본질 조성이 전혀 새로운 **신물질의약품** 또는 신물질을 유효성분으로 함유한 **복합제제 의약품**으로서 **식품의약품안전처장이 지정하는 의약품**을 말한다.
9. "**일반의약품**"이란 다음 각 목의 어느 하나에 해당하는 것으로서 **보건복지부장관과 협의**하여 **식품의약품안전처장이 정하여 고시하는 기준**에 해당하는 의약품을 말한다. 14특채7급

가. 오용 · 남용될 우려가 적고, **의사나 치과의사의 처방 없이** 사용하더라도 **안전성 및 유효성**을 기대할 수 있는 의약품

나. 질병 치료를 위하여 **의사나 치과의사의 전문지식이 없어도** 사용할 수 있는 의약품

다. 의약품의 제형(劑型)과 약리작용상 **인체에 미치는 부작용이 비교적 적은** 의약품

10. "**전문의약품**"이란 일반의약품이 아닌 의약품을 말한다.
11. "조제"란 일정한 처방에 따라서 **두 가지 이상의 의약품을 배합**하거나 **한 가지 의약품을 그대로 일정한 분량**으로 나누어서 **특정한 용법에 따라 특정인의 특정된 질병**을 치료하거나 예방하는 등의 목적으로 사용하도록 약제를 만드는 것을 말한다.
12. "**복약지도(服藥指導)**"란 다음 각 목의 어느 하나에 해당하는 것을 말한다.

가. 의약품의 명칭, 용법 · 용량, 효능 · 효과, 저장 방법, 부작용, 상호 작용이나 성상(性狀) 등의 정보를 제공하는 것

나. 일반의약품을 판매할 때 진단적 판단을 하지 아니하고 구매자가 필요한 의약품을 선택할 수 있도록 도와주는 것

13. "**안전용기 · 포장**"이란 **5세 미만 어린이**가 열기 어렵게 설계 · 고안된 용기나 포장을 말한다.
14. "**위탁제조판매업**"이란 제조시설을 갖추지 아니하고 식품의약품안전처장으로부터 제조판매품목허가를 받은 의약품을 의약품제조업자에게 위탁하여 제조판매하는 영업을 말한다.
15. "**임상시험**"이란 의약품 등의 **안전성과 유효성**을 증명하기 위하여 사람을 대상으로 해당 약물의 약동(藥動) · 약력(藥力) · 약리 · 임상적 효과를 확인하고 이상반응을 조사하는 시험(생물학적 동등성시험을 포함한다)을 말한다. 다만, 「첨단재생의료 및 첨단바이오의약품 안전 및 지원에 관한 법률」 제2조제3호에 따른 첨단재생의료 임상연구는 제외한다.
16. "**비임상시험**"이란 사람의 건강에 영향을 미치는 시험물질의 성질이나 안전성에 관한 각종 자료를 얻기 위하여 실험실과 같은 조건에서 동물 · 식물 · 미생물과 물리적 · 화학적 매체 또는 이들의 구성 성분으로 이루어진 것을 사용하여 실시하는 시험을 말한다. 14특채7급
17. "**생물학적 동등성시험**"이란 임상시험 중 생물학적 동등성을 입증하기 위한 생체시험

으로서 동일 주성분을 함유한 **두 제제의 생체이용률**이 **통계학적으로 동등하다**는 것을 보여주는 시험을 말한다.

18. "**희귀의약품**"이란 제4호에 따른 의약품 중 다음 각 목의 어느 하나에 해당하는 의약품으로서 식품의약품안전처장의 지정을 받은 의약품을 말한다.
    가. 「희귀질환관리법」 제2조제1호에 따른 희귀질환을 진단하거나 치료하기 위한 목적으로 사용되는 의약품
    나. 적용 대상이 드문 의약품으로서 대체 가능한 의약품이 없거나 대체 가능한 의약품보다 현저히 안전성 또는 유효성이 개선된 의약품
19. "**국가필수의약품**"이란 질병 관리, 방사능 방재 등 보건의료상 필수적이나 시장 기능만으로는 안정적 공급이 어려운 의약품으로서 보건복지부장관과 식품의약품안전처장이 관계 중앙행정기관의 장과 협의하여 지정하는 의약품을 말한다.

제2조의2(약의 날)

① 국민의 생명, 신체 및 건강상의 안전을 확보하는 의약품의 중요성을 널리 알리고 적절한 정보 제공을 통하여 의약품의 오남용을 방지하기 위하여 **매년 11월 18일**을 **약의 날**로 한다.

② 국가와 지방자치단체는 약의 날 취지에 적합한 행사와 교육 · 홍보 등 관련 사업을 실시하거나 관련 단체 등의 활동을 지원할 수 있다.

③ 제2항에 따른 약의 날 행사 및 교육 · 홍보 등 관련 사업 등에 관하여 필요한 사항은 대통령령으로 정한다.

[본조신설 2021. 7. 20.]

제2장 | 약사 및 한약사

제1절 자격과 면허

제3조(약사 자격과 면허)

① 약사(藥師)가 되려는 자는 **보건복지부령**으로 정하는 바에 따라 **보건복지부장관의 면허**를 받아야 한다.

② 제1항에 따른 약사면허는 다음 각 호의 어느 하나에 해당하는 자에게 준다.

1. **약학을 전공하는 대학을 졸업하고 약학사 학위를 받은 자로서 약사국가시험에 합격한 자**

시행예정 〈시행 2023. 4. 8.〉

1. 「고등교육법」 제11조의2에 따른 **인정기관의 인증을 받은 약학을 전공하는 대학을**

졸업하고 약학사 학위를 받은 자로서 약사국가시험에 합격한 자

2. 외국의 약학을 전공하는 대학(**보건복지부장관이 정하여 고시하는 인정기준**에 해당하는 대학을 말한다)을 졸업하고 **외국의 약사면허를 받은 자**로서 약사예비시험과 **약사국가시험에 합격**한 자

③ 약사면허를 받지 아니한 자는 약사라는 명칭을 사용할 수 없다.

시행예정 〈시행 2025. 4. 8.〉 ④ 제2항에도 불구하고 입학 당시 「고등교육법」 제11조의2에 따른 인정기관의 인증을 받은 약학을 전공하는 대학에 입학한 사람으로서 그 대학을 졸업하고 해당 학위를 받은 사람은 제2항제1호에 따른 약학사 학위를 받은 사람으로 본다.

제4조(한약사 자격과 면허)

① 한약사가 되려는 자는 **보건복지부령**으로 정하는 바에 따라 **보건복지부장관의 면허**를 받아야 한다.

② 제1항에 따른 한약사면허는 **대학에서 한약학과를 졸업**하고 **한약학사 학위를 받은 자**로서 **한약사국가시험에 합격**한 자에게 준다.

③ 한약사면허를 받지 아니한 자는 한약사라는 명칭을 사용할 수 없다.

제5조(결격 사유) 12년, 18년, 20년

다음 각 호의 어느 하나에 해당하는 자는 약사면허 또는 한약사면허를 받을 수 없다.

1. 「정신건강증진 및 정신질환자 복지서비스 지원에 관한 법률」 제3조제1호에 따른 **정신질환자**. 다만, 전문의가 약사(藥事)에 관한 업무를 담당하는 것이 적합하다고 인정하는 사람은 그러하지 아니하다.
2. **피성년후견인 · 피한정후견인**
3. **마약 · 대마 · 향정신성의약품 중독자**
4. 「**약사법**」 · 「마약류 관리에 관한 법률」 · 「보건범죄 단속에 관한 특별조치법」 · 「의료법」 · 「**형법**」 **제347조**(거짓으로 약제비를 청구하여 환자나 약제비를 지급하는 기관 또는 단체를 속인 경우만 해당한다. 이하 같다), 그 밖에 약사(藥事)에 관한 **법령을 위반하여 금고 이상의 형을 선고받고 집행이 종료되지 아니하였거나 집행을 받지 아니하기로 확정되지 아니한 자**
5. 「**형법**」 **제347조의 죄**를 범하여 **면허취소 처분**을 받고 **3년**이 지나지 아니하였거나 **약사(藥事)에 관한 법령을 위반**하여 **면허취소의 처분**을 받고 **2년**이 지나지 아니한 자

제6조(면허증 교부와 등록)

① 보건복지부장관은 약사면허 또는 한약사면허를 줄 때에는 각각 등록대장에 면허에 관한

사항을 등록하고 면허증을 내주어야 한다.

② 제1항의 면허증을 분실 또는 훼손하였거나 기재 사항이 변경된 경우에는 면허증을 다시 교부받을 수 있다.

③ **약사 및 한약사는 제3조 및 제4조에 따라 받은 면허를 다른 사람에게 대여하여서는 아니 된다.**

④ 누구든지 제3조 및 제4조에 따라 받은 **면허를 대여받아서는 아니 되며 면허 대여를 알선하여서도 아니 된다.**

⑤ **약사면허 또는 한약사면허의 등록과 면허증 교부에 필요한 사항**은 **보건복지부령**으로 정한다.

시행규칙 제2조의2(약사 또는 한약사 면허증 발급신청)

① 영 제5조제1항에 따라 약사국가시험 또는 한약사국가시험에 합격한 사람은 다음 각 호의 서류(전자문서를 포함한다)를 첨부하여 보건복지부장관에게 약사 또는 한약사 면허증의 발급을 신청해야 한다.

1. 「약사법」(이하 "법"이라 한다) 제3조제2항제1호(약학을 전공하는 대학을 졸업하고 약학사 학위를 받은 자로서 약사국가시험에 합격한 자)에 해당하는 자는 약학사의 학위증 사본, 같은 항 제2호에 해당하는 자는 외국대학의 약학사 학위증 사본 및 외국의 약사 면허증 사본, 법 제4조제2항(한약사면허는 대학에서 한약학과를 졸업하고 한약학사 학위를 받은 자로서 한약사국가시험에 합격한 자에게 준다.)에 해당하는 자는 한약학사의 학위증 사본. 다만, 법률 제8365호 약사법 전부개정법률 부칙 제15조에 해당하는 자는 외국대학의 약학사 학위증 사본을 첨부한다.
2. 법 제5조제1호 본문에 해당되는 사람이 아님을 증명하는 의사의 진단서 또는 같은 호 단서에 해당하는 사람임을 증명하는 전문의의 진단서 및 같은 조 제3호에 해당되는 사람이 아님을 증명하는 의사의 진단서
3. 사진(신청 전 6개월 이내에 모자 등을 쓰지 않고 촬영한 천연색 상반신 정면사진으로 가로 3.5센티미터, 세로 4.5센티미터의 사진을 말한다. 이하 같다) 2장

② 보건복지부장관은 제1항에 따른 **신청을 받은 날부터 2개월 이내**에 별지 제1호서식의 약사 면허증 또는 별지 제2호서식의 한약사 면허증을 발급해야 한다. 다만, 법 제3조제2항제2호(외국의 약학을 전공하는 대학(보건복지부장관이 정하여 고시하는 인정기준에 해당하는 대학을 말한다)을 졸업하고 외국의 약사면허를 받은 자로서 약사예비시험과 약사국가시험에 합격한 자)에 해당하는 사람에게는 **외국에서 면허를 받은 사실에 대한 조회가 완료된 날부터 2개월 이내**에 이를 발급해야 한다.

③ 영 제5조제2항에서 "보건복지부령으로 정하는 한국어 과목에 관한 요건을 갖춘 사람"이란 다음 각 호의 어느 하나에 해당하는 사람을 말한다.

1. 영 제2조제1항에 따른 약사·한약사국가시험 및 약사예비시험 관리기관(이하 "국가시험등 관리기관"이라 한다)의 장이 지정하는 한국어 능력 평가 기관이 시행하는 시험에서 국가시험등 관리기관의 장이 정하는 기준 이상 득점한 사람
2. 한국어로 수업하는 「초·중등교육법」 제2조에 따른 중학교와 고등학교를 모두 졸업한 사람(법령에서 이와 동등 이상의 학력이 있다고 인정한 사람을 포함한다)

④ 약사예비시험에 응시하려는 사람은 제3항 각 호의 어느 하나에 해당함을 증명하는 서류를 국가시험등 관리기관의 장에게 제출해야 한다.

제7조(약사 · 한약사 신고)

① **약사 또는 한약사**는 보건복지부령으로 정하는 바에 따라 **최초로 면허를 받은 후부터 3년마다** 취업상황 등 그 실태를 **보건복지부장관에게 신고**하여야 한다.

② 보건복지부장관은 제15조제1항에 따라 연수교육을 명한 경우에는 해당 연수교육을 이수하지 아니한 약사 또는 한약사에 대하여 제1항에 따른 신고를 반려할 수 있다.

③ 보건복지부장관은 제1항에 따른 신고 수리 업무를 대통령령으로 정하는 바에 따라 관련 단체 등에 위탁할 수 있다.

시행규칙 제4조(약사 또는 한약사의 신고)

① 법 제7조제1항에 따라 약사 또는 한약사는 제2조의2에 따라 면허증을 발급받거나 제54조에 따라 면허를 다시 받은 날(법률 제17208호 약사법 일부개정법률 부칙 제4조제1항에 따라 신고를 한 경우에는 그 신고를 한 날을 말한다)부터 매 3년이 되는 해의 12월 31일까지 취업상황 등 그 실태를 영 제35조제3항제1호에 따라 신고 수리에 관한 업무를 위탁받은 대한약사회(이하 "약사회"라 한다) 또는 대한한약사회(이하 "한약사회"라 한다)의 장에게 신고해야 한다.

② 제1항에 따라 신고를 하려는 약사 또는 한약사는 별지 제4호의2서식의 약사 · 한약사의 취업상황 등 실태 신고서(전자문서로 된 신고서를 포함한다)에 제5조제3항에 따른 연수교육 이수증(면제된 사람은 제5조의2제3항에 따른 연수교육 면제 확인서를 말하며, 전자문서를 포함한다)을 첨부하여 약사회 또는 한약사회의 장에게 제출해야 한다.

③ 제2항에 따라 신고서를 제출받은 약사회 또는 한약사회의 장은 신고인이 제5조제1항에 따른 연수교육을 이수했는지 여부를 확인해야 한다.

④ 약사회 또는 한약사회의 장은 제1항에 따른 신고 내용과 그 결과를 반기별로 보건복지부장관에게 보고해야 한다. 다만, 법 제79조제4항에 따라 면허의 효력이 정지된 약사 또는 한약사가 제1항에 따른 신고를 한 경우에는 그 내용과 결과를 지체 없이 보건복지부장관에게 보고해야 한다.

제8조(약사 · 한약사 국가시험 등)

① 약사 · 한약사국가시험 및 약사예비시험(이하 "국가시험등"이라 한다)은 매년 1회 이상 보건복지부장관이 시행한다.

② 보건복지부장관은 제1항에 따른 국가시험등의 관리를 대통령령으로 정하는 바에 따라 「한국보건의료인국가시험원법」에 따른 한국보건의료인국가시험원으로 하여금 수행하게 할 수 있다.

③ 보건복지부장관은 제2항에 따라 국가시험의 관리를 하는 한국보건의료인국가시험원에 경비를 보조할 수 있다.

④ 국가시험등에 관한 사항은 대통령령으로 정한다.

시행령 제2조(약사 · 한약사국가시험 및 약사예비시험의 실시)

① 법 제8조제2항에 따라 보건복지부장관은 약사 · 한약사국가시험 및 약사예비시험(이하 "국가시험등"이라 한다)을 「한국보건의료인국가시험원법」에 따른 한국보건의료인국가시험원(이하 "국가시험등 관리기관"이라 한다)으로 하여금 관리하게 한다.

② 국가시험등 관리기관의 장은 국가시험등을 실시하려면 미리 보건복지부장관의 승인을 받아 **시험일시 · 시험장소 · 시험과목 및 응시원서 제출기간, 그 밖에 시험에 필요한 사항**을 시험 **90일 전까지 공고**해야 한다. 다만, **시험장소는 지역별 응시인원이 확정된 후 시험 30일 전까지 공고**할 수 있다

시행령 제4조(시험과목)

① 약사국가시험은 다음 각 호의 과목에 대하여 필기시험으로 실시하며, 과목별 세부내용은 보건복지부령으로 정한다.

1. 생명약학
2. 산업약학
3. 임상 · 실무약학
4. 보건 · 의약 관계 법규

② 한약사국가시험은 다음 각 호의 과목에 대하여 필기시험으로 실시하며, 과목별 세부내용은 보건복지부령으로 정한다.

1. 한약학 기초
2. 한약학 응용
3. 보건 · 의약 관계 법규

③ 약사예비시험은 다음 각 호의 과목에 대하여 필기시험으로 실시하고, 과목별 세부내용은 보건복지부령으로 정한다.

1. 약학 기초
2. 한국어

시행령 제5조(시험의 합격 결정)

① 약사 · 한약사국가시험 합격자는 각 과목 만점의 40퍼센트 이상, 전 과목 총점의 60퍼센트 이상 득점한 사람으로 한다.

② 약사예비시험 합격자는 약학 기초 과목 만점의 60퍼센트 이상 득점하고 보건복지부령으로 정하는 한국어 과목에 관한 요건을 갖춘 사람으로 한다.

③ 약사예비시험 합격자는 다음 회의 약사국가시험부터 약사예비시험을 면제한다.

제9조(응시자격 제한)

제5조제1호부터 제3호까지의 규정에 해당하는 자는 국가시험등에 응시할 수 없다.

제5조(결격 사유)

1. 「정신건강증진 및 정신질환자 복지서비스 지원에 관한 법률」 제3조제1호에 따른 정신질환자. 다만, 전문의가 약사(藥事)에 관한 업무를 담당하는 것이 적합하다고 인정하는 사람은 그러하지 아니하다.
2. 피성년후견인 · 피한정후견인
3. 마약 · 대마 · 향정신성의약품 중독자

제10조(수험자의 부정행위)

① 국가시험등에서 부정행위를 한 자에 대하여는 그 시험을 정지시키며, 합격 후에 부정행위가 발견된 자에 대하여는 합격을 무효로 한다.

② 보건복지부장관은 제1항에 해당하는 자에게 2년간 국가시험등에 응시하지 못하게 할 수 있다.

제2절 약사회 및 한약사회

제11조(약사회) 13년, 15년, 17특채7급

① 약사(藥師)는 **약사(藥事)에 관한 연구**와 **약사윤리(藥師倫理) 확립, 약사의 권익 증진** 및 **자질 향상**을 위하여 **대통령령**으로 정하는 바에 따라 **대한약사회**(이하 "약사회"라 한다)를 설립하여야 한다.

② 약사회는 법인으로 한다.

③ 약사회가 설립되면 약사는 **당연히** 그 회원이 된다.

④ 약사회에 대하여는 이 법에서 규정한 것 외에 「민법」 중 **사단법인**에 관한 규정을 준용한다.

⑤ 약사회는 제79조의2에 따른 **면허취소 및 자격정지 처분 요구**에 대한 심의 · 의결을 위하여 **윤리위원회**를 둔다.

⑥ **윤리위원회의 구성, 운영** 등에 관한 사항은 **대통령령**으로 정한다.

시행규칙 제6조(약사 또는 한약사의 윤리 기준 등)

약사 또는 한약사는 다음 각 호의 행위를 하여서는 아니 된다.

1. 학문적으로 인정되지 아니하는 약사(藥事) 행위
2. 거짓 또는 과대 광고행위
3. 본인부담금의 일부 또는 전부를 면제하는 등 부정한 방법으로 의사 또는 치과의사의 처방전을 가진 자를 자신의 약국으로 유인하는 행위
4. 오 · 남용 우려가 있는 의약품을 용법 · 용량 등의 설명 없이 적정사용량을 초과하여 청소년 등에게 판매하는 행위
5. 무자격자에게 의약품을 조제 · 판매하도록 하는 행위
6. 영 제35조제3항제4호(약국의 판매가격표시를 조사 · 확인하기 위한 업무)에 따른 업무 수행을 거부 · 방해하거나 기피하는 행위
7. 그 밖에 법 제11조제5항 및 제12조제5항에 따른 약사윤리위원회 또는 한약사윤리위원회의 심의를 거쳐 보건복지부장관이 정하는 행위

시행령 제8조의2(윤리위원회의 구성) 17특채7급

① 법 제11조제5항 및 제12조제5항에 따라 대한약사회(이하 "약사회"라 한다)와 대한한약사회(이하 "한약사회"라 한다)에 두는 윤리위원회(이하 "윤리위원회"라 한다)는 **위원장 1명을 포함한 11명의 위원으로 구성**한다.

② 위원장은 위원 중에서 **약사회 또는 한약사회**(이하 이 조부터 제8조의4까지의 규정에서 "각 협회"

라 한다)**의 장이 위촉**한다.

③ 위원은 다음 각 호의 사람 중에서 각 협회의 장이 위촉하되, 제2호에 해당하는 사람이 4명 이상 포함되어야 한다.

1. 각 협회 소속 회원으로서 약사 경력이 10년 이상 또는 한약사 경력이 5년 이상인 사람
2. 약사 또는 한약사가 아닌 사람으로서 법률, 보건, 언론, 소비자 권익 등에 관하여 경험과 학식이 풍부한 사람

④ 위원의 임기는 3년으로 하며, 한 번만 연임할 수 있다.

시행령 제8조의3(윤리위원회의 운영)

① 윤리위원회는 다음 각 호의 사항을 심의 · 의결한다.

1. 법 제79조의2제1항 각 호에 따른 **면허 취소 및 자격 정지의 처분 요구**에 관한 사항
2. 각 협회 소속 회원에 대한 **자격심사 및 징계**에 관한 사항
3. 그 밖에 **회원의 윤리 확립**을 위하여 필요한 사항으로서 **각 협회의 정관**으로 정하는 사항

② 윤리위원회의 회의는 위원장이 필요하다고 인정하는 경우나 각 협회의 장 또는 **재적위원 3분의 1 이상**이 요청하는 경우에 위원장이 소집한다.

③ 위원장은 회의를 소집하려면 **회의 개최 7일 전까지** 회의의 일시, 장소 및 안건을 각 위원에게 통보하여야 한다. 다만, 긴급히 개최하여야 하거나 부득이한 사유가 있는 경우에는 회의 개최 전날까지 통보할 수 있다.

④ 윤리위원회의 회의는 **재적위원 3분의 2 이상의 출석으로 개의(開議)**하고, **출석위원 3분의 2 이상의 찬성으로 의결**한다. 다만, 제1항**제2호 및 제3호의 사항에 관한 정족수는 각 협회의 정관으로 달리 정할 수 있다.**

⑤ 윤리위원회의 위원장은 제1항제1호 및 제2호의 사항에 관하여 심의 · 의결하려는 경우에는 해당 안건의 당사자에게 구술 또는 서면(전자문서를 포함한다)으로 **의견을 진술할 기회를 주어야 한다.**

⑥ 제1항부터 제5항까지에서 규정한 사항 외에 윤리위원회의 운영에 필요한 사항은 **각 협회의 정관**으로 정한다.

시행령 제8조의4(윤리위원회 위원의 제척 등)

① 윤리위원회의 위원은 다음 각 호의 어느 하나에 해당하는 경우 윤리위원회 심의 · 의결에서 제척된다.

1. 위원이 윤리위원회의 심의 · 의결 안건(이하 이 조에서 "해당 안건"이라 한다)의 당사자인 경우
2. 위원이 해당 안건의 당사자와 친족이거나 친족이었던 경우
3. 위원이 해당 안건의 당사자가 **최근 3년 이내**에 소속되어 있었던 기관에 종사하거나 종사하였던 경우

② 해당 안건의 당사자는 위원에게 제1항의 제척사유가 있거나 그 밖에 심의 · 의결의 공정을 기대하기 어려운 사정이 있는 경우에는 그 사유를 밝혀 서면으로 윤리위원회에 기피신청을 할 수 있다.

③ 윤리위원회는 제2항에 따른 기피신청을 받은 경우 **재적위원 과반수의 출석과 출석위원 과반수의 찬성**으로 기피 여부를 의결한다. 이 경우 기피신청을 당한 위원은 그 의결에 참여하지 못한다.

④ 윤리위원회의 위원은 제1항 또는 제2항의 사유에 해당하는 경우 스스로 심의 · 의결에서 회피할 수 있다.

제12조(한약사회)

① 한약사는 **한약 및 한약제제에 관련된 약사(藥事)에 관한 연구**와 **한약사윤리 확립, 한약사의 권익 증진** 및 **자질 향상**을 위하여 **대통령령**으로 정하는 바에 따라 **대한한약사회**(이하 "한약사회"라 한다)를 설립하여야 한다.

② 한약사회는 법인으로 한다.

③ 한약사회가 설립되면 한약사는 **당연히** 그 회원이 된다.

④ 한약사회에 대하여는 이 법에서 규정한 것 외에 「민법」 중 **사단법인**에 관한 규정을 준용한다.

⑤ 한약사회는 제79조의2에 따른 **면허취소 및 자격정지 처분 요구**에 대한 심의 · 의결을 위하여 **윤리위원회**를 둔다.

⑥ 윤리위원회의 구성, 운영 등에 관한 사항은 대통령령으로 정한다.

제13조(인가 등) 13년

① 약사회 또는 한약사회를 설립하려면 **대통령령**으로 정하는 바에 따라 **정관**이나 그 밖에 필요한 서류를 **보건복지부장관에게 제출**하고 **보건복지부장관의 인가**를 받아야 한다.

② 약사회 또는 한약사회가 **정관**에 적어야 할 사항은 **대통령령**으로 정한다.

③ 약사회 또는 한약사회가 **정관을 변경**하려면 **보건복지부장관의 인가**를 받아야 한다.

제14조(약사회 및 한약사회의 지부 등) 13년, 15년

① 약사회 및 한약사회는 **대통령령**으로 정하는 바에 따라 **특별시 · 광역시 · 특별자치시 · 도 · 특별자치도**(이하 "시 · 도"라 한다)**에 지부를 설치**하여야 하며, **특별시 · 광역시의 구와 시**(특별자치도의 경우에는 행정시를 말한다. 이하 같다) · **군에 분회를 설치**할 수 있다.

② 약사회 또는 한약사회가 그 지부 또는 분회를 설치하면 **지체 없이 특별시장 · 광역시장 · 특별자치시장 · 도지사 · 특별자치도지사**(이하 "시 · 도지사"라 한다)**에게 신고**하여야 한다.

제15조(연수교육) 13년, 21년

① **보건복지부장관**은 약사 및 한약사의 **자질 향상**을 위하여 필요한 **연수교육을 명할 수 있다.**

② 제1항의 **연수교육**에 필요한 사항은 **보건복지부령**으로 정한다.

시행규칙 제5조(약사 또는 한약사의 연수교육) 21년

① 법 제15조에 따른 약사 또는 한약사의 연수교육은 **매년 6시간 이상**으로 한다.

② 영 제35조제3항제2호에 따라 약사 또는 한약사의 연수교육에 관한 업무를 위탁받은 약사회 또는 한약사회는 매년 연수교육의 대상 및 교육 내용 등을 포함한 연수교육계획서를 작성하여 **다음 연도 시작 20일 전까지 보건복지부장관에게 제출하여 승인을 받아야 한다.**

③ 약사회 또는 한약사회는 연수교육을 이수한 자에게 이수증을 발급해야 하며, **매년 1월 31일까지 전년도의 연수교육 실적을 보건복지부장관에게 보고**해야 한다.

④ 보건복지부장관은 예산의 범위에서 연수교육에 필요한 경비의 전부 또는 일부를 보조할 수 있다.
⑤ 약사 또는 한약사는 제1항에 따른 연수교육을 받아야 한다.

시행규칙 **제5조의2(약사 또는 한약사의 연수교육 면제)**

① 제5조제5항에도 불구하고 **다음 각 호의 어느 하나에 해당하는 사람에 대해서는 해당 연도의 연수교육을 면제할 수 있다.**

1. **행정기관 및 보건소 등에 근무하는 사람으로서 환자의 조제 관련 업무에 직접 종사하지 않는 사람**
2. **군 복무 중인 사람**
3. **학교에 재직 중인 사람**
4. **대학원 재학생**
5. **해외체류 · 휴업 또는 폐업 등으로 인하여 해당 연도에 6개월 이상 조제 관련 업무에 종사하지 않은 사람**
6. 법 제3조 및 법 제4조에 따라 **신규로 면허를 받은 사람**(면허를 받은 연도 및 다음 연도만 해당한다)
7. **본인의 질병이나 그 밖의 사유로 연수교육을 받기 어렵다고 보건복지부장관이 인정하는 사람**

② 제1항에 따라 연수교육을 면제받으려는 사람은 해당 연도의 연수교육이 실시되기 전에 별지 제4호의3서식의 약사 · 한약사 연수교육 면제 신청서(전자문서로 된 신청서를 포함한다)에 연수교육 면제 대상자임을 증명할 수 있는 서류(전자문서를 포함한다)를 첨부하여 약사회 또는 한약사회의 장에게 제출해야 한다.

③ 제2항에 따라 신청서를 제출받은 약사회 또는 한약사회의 장은 신청인이 연수교육 면제 대상자인지 여부를 확인하고, 신청인에게 별지 제4호의4서식의 약사 · 한약사 연수교육 면제 확인서를 발급해야 한다.

제16조(협조의무와 위탁)

① 약사회 또는 한약사회는 보건복지부장관으로부터 국민보건 향상에 필요한 사업이나, 약사(藥事) 및 약사 윤리 또는 한약사 윤리에 대한 협조 요청을 받으면 이에 협조하여야 한다.

② **보건복지부장관**은 대통령령으로 정하는 바에 따라 **약사(藥事) 및 약사 윤리 또는 한약사 윤리에 관한 업무**의 일부를 **약사회 또는 한약사회에 위탁**할 수 있다.

제17조(경비 보조) 15년

보건복지부장관은 **약사회 또는 한약사회의 사업이 국민보건 향상에 필요하다고 인정할 때**나 약사회 또는 한약사회에 대하여 약사(藥事) 또는 한약사(韓藥事)에 관한 교육 · 조사 · 연구를 명령하거나 위탁한 경우에는 **필요한 경비의 전부 또는 일부를 보조**할 수 있다.

제3장 | 약사(藥事)심의위원회

제18조(중앙약사심의위원회) 15년, 21년

① **보건복지부장관과 식품의약품안전처장의 자문**에 응하게 하기 위하여 **식품의약품안전처**에 **중앙약사심의위원회**(이하 이 조에서 "위원회"라 한다)**를 둔다.**

② 위원회는 **위원장 2명과 부위원장 2명을 포함한 300명 이내의 위원**으로 구성한다. 이 경우 공무원이 아닌 위원이 전체 위원의 과반수가 되도록 하여야 한다.

③ **위원장은 식품의약품안전처차장과 식품의약품안전처장이 지명하는 민간위원**이 **공동**으로 하고, **부위원장은 보건복지부 및 식품의약품안전처의 고위공무원단에 속하는 공무원 각 1명**으로 한다.

④ 위원은 **약사 관계 공무원, 약사 관련 단체의 장이 추천하는 사람** 또는 **약사에 관한 학식과 경험이 풍부한 사람** 중에서 **식품의약품안전처장이 임명하거나 위촉하며, 보건복지부장관은 위원을 추천할 수 있다.**

⑤ 위원의 임기는 2년으로 한다. 다만, 공무원인 위원의 임기는 해당 직(職)에 재직하는 기간으로 한다.

⑥ 위원회의 업무를 효율적으로 수행하기 위하여 분야별로 분과위원회를 둘 수 있다.

⑦ 위원회와 분과위원회의 위원장은 심의와 관련하여 필요한 경우 약사(藥事)에 관한 전문적인 지식과 경험이 있는 관계 전문가를 참석하게 하여 의견을 들을 수 있다. <신설 2021. 7. 20.>

⑧ 그 밖에 위원회 및 분과위원회의 구성과 운영 등에 필요한 사항은 대통령령으로 정한다.

시행령 제13조(중앙약사심의위원회의 기능) 15년

법 제18조제1항에 따른 중앙약사심의위원회(이하 제14조의2, 제14조의3, 제15조부터 제20조까지, 제20조의2, 제21조 및 제22조에서 "심의위원회"라 한다)는 다음 각 호의 사항을 심의한다.

1. 법 제51조에 따른 **대한민국약전의 제정과 개정**에 관한 사항
2. 법 제52조에 따른 의약품 및 의약외품(이하 "의약품등"이라 한다)의 기준에 관한 사항
3. 의약품등의 안전성 · 유효성에 대한 조사 · 연구 및 평가에 관한 사항
4. **의약품 부작용 피해 구제**에 관한 사항
5. 일반의약품과 전문의약품의 분류에 관한 사항
6. 그 밖에 **보건복지부장관 · 식품의약품안전처장**이 심의에 부치는 사항

시행령 제14조의2(심의위원회 위원의 해촉) 15년

식품의약품안전처장은 법 제18조제4항에 따라 위촉된 심의위원회의 위원이 다음 각 호의 어느 하나에 해당하는 경우에는 해당 위원을 해촉(解囑)할 수 있다.

1. 심신장애로 인하여 직무를 수행할 수 없게 된 경우
2. 직무와 관련된 비위사실이 있는 경우
3. 직무태만, 품위손상이나 그 밖의 사유로 인하여 위원으로 적합하지 아니하다고 인정되는 경

우

4. 위원 스스로 직무를 수행하는 것이 곤란하다고 의사를 밝히는 경우
5. 제14조의3제1항 각 호의 어느 하나에 해당하는 데에도 불구하고 회피하지 아니한 경우

시행령 제14조의3(심의위원회 위원의 제척 · 기피 · 회피)

① 심의위원회의 위원이 다음 각 호의 어느 하나에 해당하는 경우에는 심의위원회의 심의 · 의결에서 제척(除斥)된다.

1. 위원 또는 그 배우자나 배우자이었던 사람이 해당 안건의 당사자(당사자가 법인 · 단체 등인 경우에는 그 임원 또는 직원을 포함한다. 이하 이 호 및 제2호에서 같다)이거나 그 안건의 당사자와 공동권리자 또는 공동의무자인 경우
2. 위원이 해당 안건의 당사자와 친족이거나 친족이었던 경우
3. 위원이 해당 안건에 대하여 증언, 진술, 자문, 연구, 용역 또는 감정을 한 경우
4. 위원이나 위원이 속한 법인 · 단체 등이 해당 안건의 당사자의 대리인이거나 대리인이었던 경우
5. 위원이 해당 안건의 당사자인 법인 · 단체 등에 최근 3년 이내에 임원 또는 직원으로 재직한 경우
6. 그 밖에 위원이 해당 안건과 직접적인 이해 관계가 있는 등 심의위원회의 공정한 심의 · 의결을 저해할 중대한 사유가 있다고 심의위원회 위원장(이하 "위원장"이라 한다)이 인정하는 경우

시행령 제15조(위원장 등의 직무)

① 위원장은 공동으로 심의위원회를 대표하고, 심의위원회 업무를 총괄한다.
② 부위원장은 위원장을 보좌하며, 위원장이 부득이한 사유로 직무를 수행할 수 없을 때에는 심의위원회가 미리 정한 부위원장이 직무를 대신 수행한다.

시행령 제16조(회의의 소집) 15년

① 위원장은 **공동으로 심의위원회 회의를 소집**하고, **교대로 그 회의의 의장**이 된다.
② 위원장은 **보건복지부장관·식품의약품안전처장 또는 그 재적위원 과반수가 회의 소집을 요구**하면 **지체 없이** 회의를 소집하여야 한다.

시행령 제17조(분과위원회 등)

① 심의위원회에 분야별 심의를 위하여 다음 각 호의 구분에 따른 분과위원회(이하 "분과위원회"라 한다)를 둔다.

1. 약사제도 분과위원회: 의약품 정책 및 분류 등에 관한 심의
2. 의약품등 기준 · 규격 분과위원회: 의약품등의 기준 · 규격 등에 관한 심의
3. 의약품등 안전성 · 유효성 분과위원회: 의약품등의 안전성 · 유효성 등에 관한 심의
4. 신약 분과위원회: 신약 및 임상시험 등에 관한 심의
5. 생물의약품 분과위원회: 생물의약품(사람이나 다른 생물체에서 유래된 것을 원료 또는 재료로 하여 제조한 의약품을 말한다)에 관한 심의

② 분과위원회 위원장은 분과위원회 위원 중에서 호선(互選)한다. 〈신설 2021. 10. 19.〉
③ 분과위원회 업무를 효율적으로 수행하기 위하여 전문 분야별로 소분과위원회(이하 "소분과위원회"라 한다)를 둘 수 있다. 〈신설 2021. 10. 19.〉

④ 제1항부터 제3항까지에서 규정한 사항 외에 분과위원회와 소분과위원회의 구성과 운영에 관한 사항은 보건복지부장관과 협의하여 식품의약품안전처장이 정한다.

시행령 제18조(의사)

① 심의위원회의 회의는 재적위원 과반수의 출석으로 열리고, 출석위원 3분의 2 이상의 찬성으로 의결한다.

② 분과위원회나 소분과위원회가 심의한 사항은 다른 위원회에서 재심의하여야 할 필요가 있다고 위원장이 판단한 경우를 제외하고는 심의위원회가 의결한 것으로 본다.

시행령 제19조(보고)

위원장은 심의위원회에서 심의된 사항을 지체 없이 식품의약품안전처장에게 보고하여야 하며, 제13조제6호에 따라 보건복지부장관이 심의에 부치는 사항에 대해서는 보건복지부장관에게 **지체 없이** 알려야 한다.

제19조 삭제

제4장 | 약국과 조제

제1절 약국

제20조(약국 개설등록) 07년, 12년, 18특채7급, 21년

① 약사 또는 한약사가 아니면 약국을 개설할 수 없다.

② **약국을 개설**하려는 자는 **보건복지부령**으로 정하는 바에 따라 **시장 · 군수 · 구청장**(자치구의 구청장을 말한다. 이하 같다)**에게 개설등록**을 하여야 한다. **등록된 사항을 변경**할 때에도 또한 같다.

③ 제2항에 따른 등록을 하려는 자는 대통령령으로 정하는 시설 기준에 따라 필요한 시설을 갖추어야 한다.

④ **시 · 도지사**는 **대통령령**으로 정하는 기준에 따라 **시 · 도의 규칙**으로 **약국의 개설등록 기준**을 정할 수 있다.

⑤ 다음 각 호의 어느 하나에 해당하는 경우에는 **개설등록을 받지 아니한다.** 07년, 12년, 18특채7급

1. 제76조에 따라 **개설등록이 취소된 날부터 6개월**이 지나지 아니한 자인 경우
2. 약국을 개설하려는 장소가 **의료기관의 시설 안 또는 구내**인 경우
3. **의료기관의 시설 또는 부지의 일부를 분할 · 변경 또는 개수**(改修)하여 약국을 개설하는 경우
4. **의료기관과 약국 사이**에 전용(專用) 복도 · 계단 · 승강기 또는 구름다리 등의 **통로**가 설

치되어 있거나 이를 설치하는 경우

⑥ 제2항에 따라 개설등록한 약국이 아니면 약국의 명칭이나 이와 비슷한 명칭을 사용하지 못한다.

[헌법불합치, 2000헌바84 2002. 9. 19. 약사법(2000. 1. 12. 법률 제6153호로 개정된 것) 제20조제1항은 헌법에 합치하지 아니한다. 이 법률조항은 입법자가 개정할 때까지 계속 적용된다.]

시행령 제22조의2(약국의 시설 기준) 21년

① 법 제20조제3항에 따라 약국에는 다음 각 호의 시설을 갖추어야 한다.

1. 조제실
2. **저온 보관 및 빛가림을 위한 시설**
3. 수돗물이나 「먹는물관리법」 제5조에 따른 먹는물의 수질 기준에 맞는 지하수 등을 공급할 수 있는 시설
4. **조제에 필요한 기구**

② 제1항에 따른 시설의 세부기준은 보건복지부장관이 식품의약품안전처장과 협의하여 보건복지부령으로 정한다.

제21조(약국의 관리의무) 12년, 21년

① 약사 또는 한약사는 **하나의 약국만**을 개설할 수 있다.

② 약국개설자는 **자신이 그 약국을 관리**하여야 한다. 다만, 약국개설자 자신이 그 약국을 관리할 수 없는 경우에는 **대신할 약사 또는 한약사를 지정**하여 약국을 관리하게 하여야 한다.

③ **약국을 관리하는 약사 또는 한약사는 약국 관리에 필요한 다음 각 호의 사항을 지켜야 한다.**

1. **약국의 시설과 의약품을 보건위생상 위해(危害)가 없고 의약품의 효능이 떨어지지 아니하도록 관리할 것**
2. **보건위생과 관련된 사고가 없도록 종업원을 철저히 감독할 것**
3. **보건위생에 위해를 끼칠 염려가 있는 물건을 약국에 두지 아니할 것**
4. **의약품 등의 사용과 관련하여 부작용 등이 발생한 경우에는 필요한 안전대책을 강구할 것**
5. **약사, 한약사가 의약품을 조제 또는 판매하는 경우에는 보건복지부령으로 정하는 바에 따라 환자가 그 신분을 알 수 있도록 명찰을 달 것**(제23조제1항 단서 또는 제44조제1항 단서에 따라 조제 또는 판매행위를 하는 대학의 학생이 보건복지부령으로 정하는 바에 따라 환자가 그 신분을 알 수 있도록 명찰을 달도록 지시 · 감독할 것을 포함한다)
6. 그 밖에 제1호부터 제5호까지의 규정에 준하는 사항으로서 약국의 시설과 의약품을 보건상 위해가 없도록 관리하기 위하여 필요하다고 인정하여 식품의약품안전처장과 협의하여 **보건복지부령**으로 정하는 사항

시행규칙 제10조(약국 관리상의 준수사항) 21년

① **약국을 관리하는 약사 또는 한약사**는 법 제21조제3항제5호에 따라 다음 각 호의 사항을 준수하여야 한다.

1. 인쇄, 각인, 부착 또는 이에 준하는 방법으로 "**약사" 또는 "한약사"의 명칭 및 성명이 함께 표시된 명찰을 달 것**
2. 법 제23조제1항 단서 또는 법 제44조제1항 단서에 따라 조제 또는 판매행위를 하는 약학을 전공하는 대학의 학생(이하 "약학전공대학생"이라 한다)에게 "약학전공대학 실습생"의 명칭 및 성명이 함께 표시된 명찰을 달게 할 것

② 약국을 관리하는 약사 또는 한약사는 법 제21조제3항제6호에 따라 다음 각 호의 사항을 준수하여야 한다.

1. **약사, 한약사 또는 약학전공대학생이 아닌 종업원에게 약사, 한약사 또는 약학전공대학생으로 오인될 수 있는 위생복을 입히거나 명찰을 달게 하지 말 것**
2. **용기나 포장이 개봉된 상태의 의약품을 서로 섞어서 보관하지 아니할 것**
3. 약국개설자는 법 제21조제2항 단서에 따라 약국을 관리하도록 지정한 약사 또는 한약사로부터 제1호 또는 제2호에 따른 준수사항의 이행을 위하여 필요한 요청을 받은 경우에는 정당한 사유 없이 이를 거부하지 말 것

시행규칙 **제11조(등록증 · 허가증의 게시)**

① 약국개설자, 안전상비의약품 판매자, 한약업사, 법률 제8365호 약사법 전부개정법률 부칙 제5조에 따른 약업사 또는 매약상(賣藥商)(이하 "약국등의 개설자"라 한다)은 그 **등록증 또는 허가증 원본을 해당 약국 또는 영업소 안의 보기 쉬운 곳에 게시**하여야 한다.

② **약국개설자 또는 약국에 종사하는 약사 또는 한약사**는 그 **약사 면허증 또는 한약사 면허증 원본**을 해당 **약국 안의 보기 쉬운 곳에 게시**하여야 한다.

제21조의2(약국개설자의 지위 승계)

① 약국개설자가 영업을 양도한 경우에 그 **양수인이 종전의 약국개설자의 지위를 승계하려는 경우**에는 그 **양도일부터 1개월 이내**에 보건복지부령으로 정하는 바에 따라 그 사실을 **시장 · 군수 · 구청장에게 신고**하여야 한다.

② 시장 · 군수 · 구청장은 제1항에 따른 신고를 받은 경우에는 그 내용을 검토하여 이 법에 적합하면 신고를 수리하여야 한다. 이 경우 **시장 · 군수 · 구청장은 양수인이 약사 또는 한약사가 아니거나 제5조 각 호의 어느 하나에 해당하는 경우에는 신고를 수리하여서는 아니 된다.**

③ 제1항에 따른 신고가 수리된 경우에는 양수인은 그 양수일부터 종전 약국개설자의 지위를 승계한다.

제22조(폐업 등의 신고) 12년

약국개설자는 약국을 **폐업** 또는 **휴업**하거나 **휴업하였던 약국을 다시 연 경우**에는 폐업 · 휴업 또는 다시 연 날부터 **7일 이내**에 **보건복지부령**으로 정하는 바에 따라 이를 관할 **시장 · 군수 · 구청장에게 신고**하여야 한다. 다만, 휴업기간이 **1개월 미만**인 경우에는 그러하지 아니하다.

제2절 조제

제23조(의약품 조제) 07년, 11년, 13년, 14년, 15년, 16년, 17특채7급, 20특채7급

① 약사 및 한약사가 아니면 의약품을 조제할 수 없으며, 약사 및 한약사는 각각 면허 범위에서 의약품을 조제하여야 한다. 다만, **약학을 전공하는 대학의 학생**은 **보건복지부령**으로 정하는 범위에서 의약품을 조제할 수 있다.

> 시행규칙 **제14조(약학대학 학생의 조제행위의 범위)**
>
> 법 제23조제1항 단서에 따라 **약학을 전공하는 대학의 학생은 약사의 지시 · 감독을 받아** 다음 각 호의 조제행위를 할 수 있다.
>
> 1. 사회봉사활동을 위한 조제행위
> 2. 전시 · 사변, 그 밖에 이에 준하는 국가비상사태 시 국가 또는 지방자치단체의 요청에 따른 조제행위
> 3. 약학대학 학장의 요청에 따라 실무실습 및 연구를 위하여 하는 조제행위

② **약사 또는 한약사가 의약품을 조제할 때**에는 **약국 또는 의료기관의 조제실**(제92조제1항제2호후단에 따라 한국희귀 · 필수의약품센터에 설치된 조제실을 포함한다)에서 하여야 한다. 다만, **시장 · 군수 · 구청장의 승인**을 받은 경우에는 **예외**로 한다.

③ **의사 또는 치과의사는 전문의약품과 일반의약품을 처방**할 수 있고, **약사는 의사 또는 치과의사의 처방전에 따라 전문의약품과 일반의약품을 조제**하여야 한다. 다만, 다음 각 호의 어느 하나에 해당하면 **의사 또는 치과의사의 처방전 없이 조제할 수 있다**. 07년, 11년, 15년, 16년, 17특채7급, 20특채7급

1. **의료기관이 없는 지역**에서 조제하는 경우
2. **재해가 발생**하여 사실상 의료기관이 없게 되어 **재해 구호**를 위하여 조제하는 경우
3. **감염병이 집단으로 발생**하거나 발생할 우려가 있다고 **보건복지부장관 또는 질병관리청장이 인정**하여 **경구용(經口用) 감염병 예방접종약을 판매**하는 경우
4. **사회봉사 활동**을 위하여 조제하는 경우

④ 제1항에도 불구하고 **의사 또는 치과의사**는 다음 각 호의 어느 하나에 해당하는 경우에는 **자신이 직접 조제**할 수 있다. 13년, 16년

1. **약국이 없는 지역**에서 조제하는 경우
2. **재해가 발생**하여 사실상 약국이 없게 되어 **재해 구호**를 위하여 조제하는 경우
3. **응급환자 및 조현병(調絃病)** 또는 **조울증** 등으로 자신 또는 타인을 해칠 우려가 있는 **정신질환자**에 대하여 조제하는 경우
4. **입원환자**, 「감염병의 예방 및 관리에 관한 법률」 제2조제13호에 따른 감염병환자 중 **콜레라 · 장티푸스 · 파라티푸스 · 세균성이질 · 장출혈성대장균감염증 · A형간염환자** 및 「사회복지사업법」에 따른 사회복지시설에 입소한 자에 대하여 조제하는 경우(사회복지시설에서 숙식을 하지 아니하는 자인 경우에는 해당 시설을 이용하는 동안에 조제하

는 경우만 해당한다)

5. **주사제**를 주사하는 경우
6. **감염병 예방접종약 · 진단용 의약품** 등 **보건복지부령**으로 정하는 **의약품을 투여**하는 경우
7. 「지역보건법」에 따른 **보건소 및 보건지소의 의사 · 치과의사**가 그 업무(보건소와 보건복지부장관이 지정하는 보건지소의 지역 주민에 대한 외래 진료 업무는 제외한다)로서 **환자에 대하여 조제**하는 경우
8. **국가유공자 등 예우 및 지원에 관한 법령**에 따른 **상이등급 1급부터 3급**까지에 해당하는 자, 「5 · 18민주유공자예우 및 단체설립에 관한 법률」에 따른 **5 · 18민주화운동부상자** 중 **장해등급 1급부터 4급**까지에 해당하는 자, 고엽제 후유의증 환자 지원 등에 관한 법령에 따른 **고도장애인**, 장애인복지 관련 법령에 따른 **1급 · 2급 장애인** 및 이에 준하는 장애인, **파킨슨병 환자** 또는 **한센병 환자**에 대하여 조제하는 경우
9. **장기이식을 받은 자**에 대하여 이에 관련된 치료를 하거나 **후천성 면역결핍증 환자**에 대하여 해당 질병을 치료하기 위하여 조제하는 경우
10. 병역의무를 수행 중인 **군인 · 의무경찰**과 「형의 집행 및 수용자의 처우에 관한 법률」 및 「군에서의 형의 집행 및 군수용자의 처우에 관한 법률」에 따른 **교정시설**, 「보호소년 등의 처우에 관한 법률」에 따른 **보호소년 수용시설** 및 「출입국관리법」에 따른 **외국인 보호시설에 수용 중인 자**에 대하여 조제하는 경우
11. 「결핵예방법」에 따라 **결핵치료제를 투여**하는 경우(보건소 · 보건지소 및 대한결핵협회 부속의원만 해당한다)
12. **사회봉사 활동**을 위하여 조제하는 경우
13. **국가안전보장**에 관련된 정보 및 보안을 위하여 **처방전을 공개할 수 없는 경우**
14. 그 밖에 **대통령령**으로 정하는 경우

⑤ 제3항제1호에 따른 의료기관이 없는 지역 및 제4항제1호에 따른 약국이 없는 지역의 범위에 관하여는 **보건복지부장관**이 정한다.

⑥ 한약사가 한약을 조제할 때에는 한의사의 처방전에 따라야 한다. 다만, 보건복지부장관이 정하는 한약 처방의 종류 및 조제 방법에 따라 조제하는 경우에는 한의사의 처방전 없이도 조제할 수 있다.

⑦ 의료기관의 조제실에서 조제업무에 종사하는 약사는 「의료법」 제18조에 따라 처방전이 교부된 환자를 위하여 의약품을 조제하여서는 아니 된다.

시행령 제23조(의사나 치과의사의 직접 조제 범위)

법 제23조제4항제14호에서 "대통령령으로 정하는 경우"란 다음 각 호의 경우를 말한다.

1. 「국군조직법」 제15조에 따른 국군의료시설의 의사나 치과의사가 그 업무 수행으로서 같은 법 제4조에 따른 군인인 환자에 대하여 조제하는 경우
2. 「경찰청과 그 소속기관 직제」 제31조에 따른 경찰병원 또는 「소방공무원 보건안전 및 복지

기본법 시행령」 제7조에 따른 중앙소방전문치료센터의 의사나 치과의사가 그 업무 수행으로서 경찰 · 소방공무원인 환자에 대하여 조제하는 경우

3. 「산업재해보상보험법」 제11조제2항에 따라 근로복지공단이 설치 · 운영하는 의료기관의 의사나 치과의사가 그 업무 수행으로서 같은 법 제5조제1호에 따른 업무상의 재해를 입은 자 중 진폐증 환자에 대하여 조제하는 경우
4. 「한국보훈복지의료공단법」 제7조에 따라 설치된 보훈병원의 의사나 치과의사가 그 업무 수행으로서 「국가유공자 등 예우 및 지원에 관한 법률」, 「보훈보상대상자 지원에 관한 법률」, 「고엽제후유의증 등 환자지원 및 단체설립에 관한 법률」 및 「5 · 18민주유공자예우 및 단체설립에 관한 법률」에 따라 진료비 전액을 국가가 부담하는 환자에 대하여 조제하는 경우
5. 「학교보건법」 제3조에 따른 보건실의 의사나 치과의사(「의료법」에 따라 해당 학교에 개설된 의료기관에 종사하는 경우는 제외한다)가 업무 수행으로서 해당 학교의 학생 및 교직원인 환자에 대하여 조제하는 경우
6. 「산업안전보건법」 제18조에 따른 보건관리자인 의사나 치과의사(「의료법」에 따라 해당 사업장에 개설된 의료기관에 종사하는 경우는 제외한다)가 사업장에서 업무 수행으로서 해당 사업장의 근로자인 환자에 대하여 조제하는 경우
7. 「의료법」 제27조제3항제2호에 따른 외국인환자에 대하여 조제하는 경우

시행규칙 제15조(의사 · 치과의사의 직접 조제의약품) 16년, 17년, 17특채7급

법 제23조제4항제6호에 따라 의사 또는 치과의사 자신이 직접 조제할 수 있는 의약품은 다음 각 호와 같다.

1. **감염병 예방접종약**
2. **진단용 의약품**
3. 질병 · 건강상태 등에 관한 검사를 위하여 필요하거나 수술 및 처치에 사용되는 의약품
4. 법 제41조에 따른 **의료기관 조제실제제**
5. **임상시험용 의약품**
6. **마약**
7. **방사성의약품**
8. 신장투석액 · 이식정(移植錠) 등 투약을 위하여 기계 · 장치를 이용하거나 시술이 필요한 의약품
9. **6세 이하의 소아에게 투약하는 항암제**
10. 식품의약품안전처장이 지정하여 고시하는 **희귀의약품**
11. 제10호에 준하는 의약품 등 의사 또는 치과의사가 불가피하게 직접 조제하여야 할 필요가 있다고 보건복지부장관이 인정하여 고시하는 의약품
12. 항암제 주사제 및 제1호부터 제11호까지의 의약품 중 어느 하나에 해당하는 의약품과 함께 처방된 의약품으로서 이를 함께 조제 · 투약하여야만 기대효과를 얻을 수 있는 의약품

제23조의2(의약품정보의 확인) 17년

① 약사는 제23조제3항에 따라 의약품을 조제하는 경우에는 다음 각 호의 정보(이하 "의약품정보"라 한다)를 미리 확인하여야 한다.

1. 환자에게 처방 또는 투여되고 있는 의약품과 **동일한 성분**의 의약품인지 여부
2. 식품의약품안전처장이 **병용금기, 특정연령대 금기 또는 임부금기** 등으로 고시한 성분이

포함되는지 여부

3. 그 밖에 **보건복지부령**으로 정하는 정보

② 제1항에도 불구하고 약사는 의약품정보를 확인할 수 없는 **정당한 사유**가 있을 때에는 이를 확인하지 아니할 수 있다.

③ 제1항에 따른 의약품정보의 확인방법 · 절차, 제2항에 따른 의약품정보를 확인할 수 없는 정당한 사유 등은 **보건복지부령**으로 정한다.

시행규칙 제15조의2(의약품정보의 확인) 17년

① 법 제23조의2제1항제3호에서 "보건복지부령으로 정하는 정보"란 다음 각 호의 어느 하나에 해당하는 정보를 말한다.

1. 법 제39조 또는 제71조에 따른 회수 또는 폐기 등의 대상이 되는 의약품인지 여부
2. 「의약품 등의 안전에 관한 규칙」 별표 제4의3 제14호에 따라 안전성 속보 또는 안전성 서한을 전파한 의약품인지 여부
3. 그 밖에 제1호 및 제2호에 준하는 의약품으로서 보건복지부장관 또는 식품의약품안전처장이 의약품의 안전한 사용을 위하여 그 확인이 필요하다고 공고한 의약품인지 여부

② 약사는 법 제23조의2제1항에 따라 같은 항 각 호의 정보(이하 "의약품정보"라 한다)를 미리 확인하려는 경우에는 보건복지부장관이 정하는 바에 따라 법 제23조의3제1항에 따른 의약품안전사용정보시스템(이하 "정보시스템"이라 한다)을 통하여 확인할 수 있다. 다만, 정보시스템의 물리적 결함이나 손상, 그 밖의 불가피한 사유로 해당 정보시스템을 사용할 수 없는 경우에는 보건복지부장관이 정하는 방법으로 확인할 수 있다.

③ 약사는 법 제23조의2제2항에 따라 다음 각 호의 어느 하나에 해당하는 경우에는 의약품정보를 확인하지 아니할 수 있다.

1. **급박한 응급의료 상황**인 경우
2. **긴급한 재해구호 상황**인 경우
3. 그 밖에 제1호 및 제2호에 준하는 경우로서 보건복지부장관이 정하여 고시하는 경우

제23조의3(의약품안전사용정보시스템의 구축 · 운영 등)

① **보건복지부장관**은 제23조의2 및 「의료법」 제18조의2에 따른 의약품정보의 확인을 지원하기 위하여 **의약품안전사용정보시스템**(이하 "정보시스템"이라 한다)을 구축 · 운영할 수 있다.

② 보건복지부장관은 정보시스템의 운영을 **보건복지부령**으로 정하는 전문기관에 위탁할 수 있다. 이 경우 보건복지부장관은 정보시스템의 운영에 소요되는 비용의 전부 또는 일부를 지원할 수 있다.

시행규칙 제15조의4(정보시스템 운영의 위탁)

① 보건복지부장관은 법 제23조의3제2항 전단에 따라 정보시스템의 운영에 관한 업무를 심사평가원에 위탁한다.

② 법 제23조의3제2항 전단에 따라 정보시스템의 운영을 위탁받은 심사평가원의 장은 보건복지부장관이 정하는 바에 따라 사업운영계획, 사업추진현황, 자금운영계획 및 자금집행내역 등에 관한 사항을

보건복지부장관에게 보고하여야 한다.

③ 보건복지부장관 또는 제2항에 따라 위탁받은 전문기관의 장은 의사, 치과의사, 약사 등에 대하여 정보시스템 운영에 필요한 정보(「개인정보보호법」 제23조에 따른 민감정보 및 같은 법 제24조에 따른 고유식별정보를 포함한다. 이 경우 해당 정보는 「개인정보보호법」에 따라 보호하여야 한다)로서 보건복지부령으로 정하는 자료를 요청하여 처리할 수 있다. 이 경우 요청을 받은 의사, 치과의사, 약사 등은 특별한 사유가 없으면 이에 따라야 한다.

시행규칙 제15조의3(정보시스템의 구축 · 운영)

① 보건복지부장관은 정보시스템의 구축 · 운영을 위하여 다음 각 호의 업무를 수행할 수 있다.
1. 의약품정보의 분석 및 평가 등에 관한 사항
2. 의약품정보의 홍보 및 교육 등에 관한 사항
3. 의약품정보의 관리를 위한 국내외 협력 등에 관한 사항
4. 정보시스템의 개발 · 운영 및 개선 등에 관한 사항
5. 정보시스템 관련 전문 인력의 육성 등에 관한 사항
6. 그 밖에 의약품정보의 효율적 확인 및 정보시스템의 체계적 운영을 위하여 보건복지부장관이 필요하다고 인정하는 사항

② 보건복지부장관은 정보시스템의 구축 · 운영을 위하여 필요하다고 인정하는 경우에는 관계 중앙행정기관, 지방자치단체, 「공공기관의 운영에 관한 법률」에 따른 공공기관 또는 법인 · 단체 등에 대하여 자료 또는 의견의 제공을 요청할 수 있다.

③ 보건복지부장관은 정보시스템의 효율적인 활용을 위하여 필요하다고 인정하는 경우에는 보건복지부장관이 정하는 정보통신 시스템과 전자적으로 연계하여 운영할 수 있다.

④ 법 제23조의3제3항 전단에서 "보건복지부령으로 정하는 자료"란 다음 각 호의 자료를 말한다.
1. 환자의 이름 및 주민등록번호
2. 환자의 주 질병 · 부상, 질병분류기호 및 임부 여부
3. 처방 또는 조제하려는 의약품의 명칭
4. 처방 또는 조제하려는 의약품의 1회 투여용량, 1일 투여횟수 및 총 투여일수
5. 제1호부터 제4호까지에서 규정한 사항 외에 정보시스템의 효율적 운영을 위하여 보건복지부장관이 특히 필요하다고 인정하는 자료

⑤ 그 밖에 정보시스템의 구축 · 운영에 필요한 세부 사항은 보건복지부장관이 정한다.

④ 보건복지부장관은 제1항에 따른 정보시스템의 원활한 운영을 위하여 의약품안전사용정보시스템 운영위원회(이하 이 조에서 "운영위원회"라 한다)를 설치 · 운영할 수 있다.

⑤ 제1항에 따른 정보시스템의 구축 · 운영, 제2항에 따른 위탁, 제4항에 따른 운영위원회의 구성 · 운영 등에 필요한 사항은 **보건복지부령**으로 정한다.

시행규칙 제15조의5(운영위원회의 구성 · 운영 등)

① 법 제23조의3제4항에 따른 **의약품안전사용정보시스템 운영위원회**(이하 이 조에서 "운영위원회"라 한다)는 **위원장 1명을 포함하여 15명 이내의 위원**으로 구성한다.

② 운영위원회 위원장은 **보건복지부의 고위공무원단에 속하는 공무원 중에서 보건복지부장관이 임**

명하고, 운영위원회 위원은 의약품 안전사용에 관한 학식과 경험이 풍부한 사람 또는 관계 공무원 중에서 보건복지부장관이 임명 또는 위촉한다.
③ 운영위원회 **위원의 임기는 2년**으로 한다. 다만, 위원의 사임 등으로 새로 위촉된 위원의 임기는 전임위원 임기의 남은 기간으로 한다.
④ 운영위원회 회의는 보건복지부장관 또는 위원장이 요구하거나 재적위원 3분의 1 이상이 요구하는 경우에 위원장이 소집한다.
⑤ 운영위원회 회의는 재적위원 과반수의 출석으로 개의(開議)하고, **출석위원 3분의 2 이상의 찬성으로 의결**한다.
⑥ 제1항부터 제5항까지에서 규정한 사항 외에 운영위원회의 구성 · 운영 등에 필요한 세부 사항은 보건복지부장관이 정한다.

제24조(의무 및 준수 사항) 07년

① 약국에서 조제에 종사하는 약사 또는 한약사는 조제 요구를 받으면 **정당한 이유 없이** 조제를 거부할 수 없다.
② 약국개설자(해당 약국 종사자를 포함한다. 이하 이 조에서 같다)와 의료기관 개설자(해당 의료기관의 종사자를 포함한다. 이하 이 조에서 같다)는 다음 각 호의 어느 하나에 해당하는 **담합 행위**를 하여서는 아니 된다. 07년
1. 약국개설자가 특정 의료기관의 **처방전을 가진 자**에게 약제비의 전부 또는 일부를 **면제**하여 주는 행위
2. 약국개설자 또는 의료기관 개설자가 직접 또는 제3자를 통하여 다른 약국개설자 또는 의료기관 개설자에게 처방전 알선의 대가로 금전, 물품, 편익, 노무, 향응, 그 밖의 경제적 이익을 제공 · 요구 · 약속하거나 다른 약국개설자 또는 의료기관 개설자로부터 이를 받는 행위
3. 의료기관 개설자가 처방전을 가진 자에게 **특정 약국에서 조제 받도록 지시하거나 유도하는 행위**(환자의 요구에 따라 지역 내 약국들의 명칭 · 소재지 등을 종합하여 안내하는 행위는 제외한다)
4. 의사 또는 치과의사가 제25조제2항에 따라 **의사회 분회 또는 치과의사회 분회가 약사회 분회에 제공한 처방의약품 목록에 포함되어 있는 의약품과 같은 성분의 다른 품목을 반복하여 처방하는 행위**(그 처방전에 따라 의약품을 조제한 약사의 행위도 또한 같다)
5. 제1호부터 제4호까지의 규정에 해당하는 행위와 유사하여 담합의 소지가 있는 행위로서 **대통령령**으로 정하는 행위

시행령 **제24조(유사담합행위)** 17년

① 법 제24조제2항제5호에서 "제1호부터 제4호까지의 규정에 해당하는 행위와 유사하여 담합의 소지가 있는 행위로서 대통령령으로 정하는 행위"란 다음 각 호의 행위를 말한다.
1. 약국개설자와 의료기관 개설자 사이의 사전 약속에 따라 처방전에 의약품의 명칭 등을 기호

나 암호로 적어 특정 약국에서만 조제할 수 있도록 하는 행위
2. 의료기관 개설자가 법 제25조에 따른 처방의약품 목록 외의 의약품을 처방하여 특정 약국에서만 조제할 수 있도록 하는 행위
3. 약국개설자와 의료기관 개설자 사이에 의약품 구매사무, 의약품 조제업무 또는 「국민건강보험법」에 따른 요양급여비용 심사청구업무 등을 지원하거나 관리하는 행위
4. 의료기관 개설자가 처방전 소지자의 요구가 없음에도 불구하고 특정 약국에서 조제하도록 처방전을 팩스 · 컴퓨터통신 등을 이용하여 전송하는 행위
5. **의료기관 개설자가 사실상 그의 지휘 · 감독을 받는 약사로 하여금 약국을 개설하도록 하거나 약국을 개설한 약사를 지휘 · 감독하여 의료기관개설자가 그 약국을 사실상 운영하는 행위**

② 보건복지부장관, 특별시장 · 광역시장 · 도지사 · 특별자치도지사(이하 "시 · 도지사"라 한다), 시장 · 군수 · 구청장(자치구의 구청장을 말한다. 이하 같다)은 법 제24조제2항에 따른 담합행위를 방지하기 위하여 다음 각 호의 어느 하나에 해당하는 경우에는 의료기관 개설자 또는 약국개설자에 대하여 보건복지부장관이 정하는 기준에 따라 관계공무원으로 하여금 법 제69조에 따른 검사를 하게 하여야 한다.
1. 의료기관 개설자(의료기관개설자가 법인인 경우에는 그 법인의 임원을 포함한다)와 약국개설자가 배우자 · 부모 · 형제 · 자매 · 자녀 또는 그 배우자의 관계에 있는 경우로서 해당 약국이 해당 의료기관에서 발행한 처방전을 독점적으로 유치하고 있다고 판단되는 경우
2. 동일한 건물 안에 의료기관과 약국이 출입구를 함께 사용하도록 개설된 경우로서 해당 약국이 해당 의료기관에서 발행한 처방전을 독점적으로 유치하고 있다고 판단되는 경우

③ 제23조제2항에 따른 의료기관의 조제실에 근무하는 약사 또는 한약사가 의약품을 조제할 때에는 **식품의약품안전처장과 협의**하여 **보건복지부령**으로 정하는 사항을 지켜야 한다.

④ 약사는 의약품을 조제하면 **환자 또는 환자보호자**에게 필요한 **복약지도(服藥指導)를 구두 또는 복약지도서**(복약지도에 관한 내용을 환자가 읽기 쉽고 이해하기 쉬운 용어로 설명한 서면 또는 전자문서를 말한다)로 하여야 한다. 이 경우 **복약지도서의 양식** 등 필요한 사항은 **보건복지부령**으로 정한다.

⑤ **보건복지부장관**은 약사가 적정한 처방건수를 조제하게 하여 제4항에 따른 복약지도를 충실히 할 수 있도록 필요한 조치를 강구할 수 있다.

시행규칙 **제15조의6(복약지도서)** 16년, 17년, 19년

① 법 제24조제4항에 따른 복약지도서에는 다음 각 호의 정보 중 약사가 환자 또는 환자보호자에게 복약지도(服藥指導)가 필요하다고 판단하는 정보가 포함되어야 한다.
1. **의약품의 명칭(성상을 포함한다)**
2. **용법·용량**
3. **효능·효과**
4. **부작용(상호작용을 포함한다)**
5. **저장방법**
6. 법 제86조4에 따른 **의약품 부작용 피해구제절차 안내**

② 제1항 각 호의 정보는 문자 · 숫자 · 기호 또는 도안 등으로 이해하기 쉽게 요약하여 복약지도서에 적을 수 있다.

제25조(처방의약품 목록 작성 등) 16특채7급

① **의료기관 개설자는 해당 의료기관에서 처방하려는 의약품의 목록을 그 의료기관이 소재하는** 시 · 군 · 구의 「의료법」 제28조제5항에 따라 설치된 **시 · 군 · 구 의사회 분회 또는 치과의사회 분회**(이하 "의사회분회등"이라 한다)에 제출한다. 16특채7급

② 의사회분회등은 제1항에 따른 의료기관별 처방의약품 목록에서 품목 수를 적정하게 조정한 **지역처방의약품 목록**과 그 지역처방의약품 목록의 범위에서 조정된 **의료기관별 처방의약품 목록**을 해당 **시 · 군 · 구의 약사회 분회에 제공**한다.

③ 약사회 분회는 제2항에 따라 의사회분회등으로부터 지역처방의약품 목록과 의료기관별 처방의약품 목록을 받으면 해당 지역의 약국개설자에게 이를 통보하여 갖추도록 한다.

④ 약국개설자가 제2항에 따른 처방의약품 목록에 따라 의약품을 갖추는 데 어려움이 있어서 그 품목 수를 조정할 필요가 있으면 의사회분회등과 약사회 분회가 협의하여 조정할 수 있다. 품목 수가 추가되거나 변경되는 경우에도 또한 같다.

⑤ 의사회분회등은 제2항에 따른 **처방의약품 목록을 변경하거나 추가**하려면 **30일 전에 약사회 분회에 이를 통보한다**.

제26조(처방의 변경 · 수정) 16특채7급

① **약사 또는 한약사**는 **처방전을 발행한 의사 · 치과의사 · 한의사 또는 수의사의 동의 없이 처방을 변경하거나 수정하여 조제할 수 없다.**

② 약사 또는 한약사는 처방전에 표시된 의약품의 명칭 · 분량 · 용법 및 용량 등이 다음 각 호의 어느 하나로 의심되는 경우 처방전을 발행한 의사 · 치과의사 · 한의사 또는 수의사에게 전화 및 팩스를 이용하거나 「정보통신망 이용촉진 및 정보보호 등에 관한 법률」 제2조제1항제1호에 따른 정보통신망을 통하여 의심스러운 점을 확인한 후가 아니면 조제를 하여서는 아니 된다.

1. 식품의약품안전처장이 의약품의 안정성 · 유효성 문제로 의약품 품목 허가 또는 신고를 취소한 의약품이 기재된 경우
2. 의약품의 제품명 또는 성분명을 확인할 수 없는 경우
3. 식품의약품안전처장이 병용금기, 특정연령대 금기 또는 임부금기 성분으로 고시한 의약품이 기재된 경우. 다만, 의사 또는 치과의사가 「의료법」 제18조의2제1항에 따라 정보시스템을 활용하여 그 사유를 기재하거나, 처방전에 그 사유를 기재한 경우 등 보건복지부령으로 정하는 경우는 제외한다.

③ 제1항에 따른 처방의 변경 및 수정 방법과 절차 등 세부적인 사항은 **보건복지부령**으로 정한다.

제27조(대체조제) 16특채7급

① **약사는 의사 또는 치과의사가 처방전에 적은 의약품**을 **성분 · 함량 및 제형**이 같은 다른 의

약품으로 대체하여 조제하려는 경우에는 **미리 그 처방전을 발행한 의사 또는 치과의사의 동의를 받아야 한다.**

② 제1항에도 불구하고 약사는 다음 각 호의 어느 하나에 해당하면 그 처방전을 발행한 의사 또는 치과의사의 **사전 동의 없이 대체조제**를 할 수 있다.

1. **식품의약품안전처장이 생물학적 동등성이 있다고 인정한 품목**(생체를 이용한 시험을 할 필요가 없거나 할 수 없어서 생체를 이용하지 아니하는 시험을 통하여 생물학적 동등성을 입증한 의약품을 포함한다)으로 대체하여 조제하는 경우. 다만, **의사 또는 치과의사가 처방전에 대체조제가 불가하다는 표시를 하고 임상적 사유 등을 구체적으로 적은 품목은 제외**한다.
2. **처방전에 기재된 의약품의 제조업자와 같은 제조업자가 제조한 의약품**으로서 처방전에 적힌 의약품과 **성분 · 제형은 같으나 함량이 다른 의약품**으로 **같은 처방 용량을 대체조제하는 경우**. 다만, **일반의약품은 일반의약품으로, 전문의약품은 전문의약품으로 대체조제하는 경우만 해당**한다.
3. 약국이 소재하는 시 · 군 · 구 외의 지역에 소재하는 의료기관에서 발행한 처방전에 적힌 의약품이 해당 약국이 있는 지역의 **지역처방의약품 목록에 없고**, 해당 약국의 지역처방의약품 목록 중 처방전에 적힌 의약품과 **그 성분 · 함량 및 제형이 같은 의약품으로 대체조제하는 경우**로서 그 처방전을 발행한 의사 또는 치과의사의 동의를 미리 받기 어려운 **부득이한 사정이 있는 경우**

③ 약사는 제1항 또는 제2항에 따라 처방전에 적힌 의약품을 대체조제한 경우에는 그 처방전을 지닌 자에게 즉시 대체조제한 내용을 알려야 한다.

④ 약사는 제2항에 따라 처방전에 적힌 의약품을 대체조제한 경우에는 그 처방전을 발행한 의사 또는 치과의사에게 대체조제한 내용을 **1일**(부득이한 사유가 있는 경우에는 3일) 이내에 통보하여야 한다. 다만, 미리 그 처방전을 발행한 **의사 또는 치과의사의 동의**를 받거나 처방전에 기재한 전화 · 팩스번호가 사실과 다른 경우 등 **보건복지부령**으로 정하는 사유가 있는 경우에는 그러하지 아니하다.

⑤ 의사 또는 치과의사의 사전 동의 없이 처방전에 적힌 의약품을 대체조제한 경우에는 그 대체조제한 의약품으로 인하여 발생한 **약화(藥禍) 사고에 대하여 의사 또는 치과의사는 책임을 지지 아니한다**.

⑥ 제1항과 제4항에 따른 동의와 통보의 방법 및 절차 등에 필요한 사항은 **보건복지부령**으로 정한다.

제28조(조제된 약제의 표시 및 기입)

① 약사 또는 한약사는 판매할 목적으로 **조제한 약제의 용기 또는 포장**에 그 처방전에 적힌 **환자의 이름 · 용법 및 용량**, 그 밖에 **보건복지부령**으로 정하는 사항을 적어야 한다.

② 약사 또는 한약사가 조제를 한 경우에는 **그 처방전에 조제 연월일**과 그 밖에 **보건복지부령**으로 정하는 사항을 적어야 한다.

시행규칙 제18조(조제한 약제의 표시 등) 18특채7급, 20년

① 법 제28조제1항에 따라 조제된 **약제의 용기 또는 포장에 적어 넣을 사항**은 다음 각 호와 같다. 18특채7급

1. **처방전에 적힌 환자의 이름·용법 및 용량**
2. **조제 연월일**
3. **조제자의 이름**
4. **조제한 약국 또는 의료기관의 명칭과 그 소재지**

② 법 제28조제2항에 따라 처방전에 적어 넣을 사항은 다음 각 호와 같다. 이 경우 제5호 및 제6호에 적힌 내용에 대해서는 환자에게 그 사실을 알려야 한다.

1. 조제 연월일
2. 조제량
3. 조제자의 이름
4. 조제한 약국 또는 의료기관의 명칭과 소재지
5. 법 제26조제1항에 따라 처방을 변경하거나 수정하여 조제하였을 때에는 그 내용
6. 법 제26조제2항에 따라 처방전에 관하여 확인하였을 때에는 그 내용
7. 법 제27조에 따라 의사 또는 치과의사가 처방전에 적은 의약품을 대체조제하였을 때에는 그 내용

제29조(처방전의 보존) 06년, 20년

약사 또는 한약사가 약국에서 조제한 처방전은 조제한 날부터 **2년 동안 보존**하여야 한다.

제30조(조제기록부) 16특채7급

① 약사는 약국에서 의약품을 조제(제23조제3항 각 호 외의 부분 단서 및 각 호에 따라 처방전 없이 조제하는 경우를 포함한다. 이하 이 조에서 같다)하면 **환자의 인적 사항, 조제 연월일, 처방 약품명과 일수, 조제 내용 및 복약지도 내용**, 그 밖에 **보건복지부령**으로 정하는 사항을 조제기록부(전자문서로 작성한 것을 포함한다)에 적어 **5년 동안 보존**하여야 한다. 16특채7급

② 환자는 약사에게 본인에 관한 기록의 열람 또는 사본의 발급 등 그 내용의 확인을 요청할 수 있다. 이 경우 약사는 정당한 사유 없이 이를 거부하여서는 아니 된다.

③ 약사는 환자가 아닌 다른 사람에게 환자에 관한 조제기록부를 열람하게 하거나 그 사본을 내주는 등 내용을 확인할 수 있게 하여서는 아니 된다. 다만, 다음 각 호의 어느 하나에 해당하는 경우에는 그 내용을 확인하게 할 수 있다.

1. 환자의 배우자, 직계존속 · 비속, 형제 · 자매(환자의 배우자 및 직계존속 · 비속, 배우자의 직계존속이 모두 없는 경우에 한정한다) 또는 배우자의 직계존속이 환자 본인의 동의서와 친족관계임을 나타내는 증명서 등을 첨부하는 등 보건복지부령으로 정하는

요건을 갖추어 요청한 경우

2. 환자가 지정하는 대리인이 환자 본인의 동의서와 대리권이 있음을 증명하는 서류를 첨부하는 등 보건복지부령으로 정하는 요건을 갖추어 요청한 경우
3. 환자의 법정대리인(「민법」 제928조 또는 제936조에 따른 후견인으로 한정한다)이 대리권이 있음을 증명하는 서류를 첨부하는 등 보건복지부령으로 정하는 요건을 갖추어 요청한 경우
4. 환자가 사망하거나 의식이 없는 등 환자의 동의를 받을 수 없어 환자의 배우자, 직계존속 · 비속, 형제 · 자매(환자의 배우자 및 직계존속 · 비속, 배우자의 직계존속이 모두 없는 경우에 한정한다) 또는 배우자의 직계존속이 친족관계임을 나타내는 증명서 등을 첨부하는 등 보건복지부령으로 정하는 요건을 갖추어 요청한 경우
5. 「국민건강보험법」 제14조, 제47조, 제48조 및 제63조에 따라 급여비용 심사 · 지급 · 대상여부 확인 · 사후관리 및 요양급여의 적정성 평가 · 가감지급 등을 위하여 국민건강보험공단 또는 건강보험심사평가원에 제공하는 경우
6. 「의료급여법」 제5조, 제11조, 제11조의3 및 제33조에 따라 의료급여 수급권자 확인, 급여비용의 심사 · 지급, 사후관리 등 의료급여 업무를 위하여 보장기관(시 · 군 · 구), 국민건강보험공단, 건강보험심사평가원에 제공하는 경우
7. 「형사소송법」 제106조, 제215조 또는 제218조에 따른 경우
8. 「민사소송법」 제347조에 따라 문서제출을 명한 경우

시행규칙 제18조의2(조제기록부의 확인 등)

① 약사는 법 제30조제3항 단서에 따라 각 호의 구분에 따른 요청이 있는 경우에는 환자가 아닌 다른 사람에게 환자에 관한 조제기록부의 내용을 확인하게 할 수 있다.

1. 법 제30조제3항제1호에 따라 **환자의 배우자** 등이 요청하는 경우: 다음 각 목의 서류를 모두 제출할 것
   가. **환자 본인의 동의서**
   나. 환자 본인의 신분증 사본
   다. 요청인의 신분증 사본
   라. **요청인과 환자가 친족 관계임을 나타내는 서류**
2. 법 제30조제3항제2호에 따라 **환자가 지정하는 대리인**이 요청하는 경우: 다음 각 목의 서류를 모두 제출할 것
   가. 제1호가목부터 다목까지의 서류
   나. **요청인에게 지정대리권이 있음을 증명하는 서류**
3. 법 제30조제3항제3호에 따라 **환자의 법정대리인**이 요청하는 경우: 다음 각 목의 서류를 모두 제출할 것
   가. 제1호가목부터 다목까지의 서류
   나. **요청인에게 법정대리권이 있음을 증명하는 서류**
4. 법 제30조제3항제4호에 따라 **환자의 배우자** 등이 요청하는 경우: 다음 각 목의 서류를 모두 제출할 것

가. 제1호나목부터 라목까지의 서류

나. **환자가 사망하거나 의식이 없는 등 환자의 동의를 받을 수 없음을 증명하는 서류**

② 제1항제1호부터 제4호까지의 규정에 따른 제출서류의 범위 및 기준 등에 관하여 필요한 세부 사항은 보건복지부장관이 정한다.

제5장 | 의약품등의 제조 및 수입 등

제1절 의약품등의 제조업

제31조(제조업 허가 등) 13년

① 의약품 제조를 업(業)으로 하려는 자는 **대통령령**으로 정하는 시설기준에 따라 필요한 시설을 갖추고 총리령으로 정하는 바에 따라 **식품의약품안전처장의 허가**를 받아야 한다.

② 제1항에 따른 제조업자가 그 **제조**(다른 제조업자에게 제조를 위탁하는 경우를 포함한다)한 의약품을 판매하려는 경우에는 **총리령**으로 정하는 바에 따라 **품목별**로 **식품의약품안전처장의 제조판매품목허가**(이하 “품목허가”라 한다)를 받거나 **제조판매품목 신고**(이하 “품목신고”라 한다)를 하여야 한다.

③ 제1항에 따른 제조업자 외의 자(제4호의 경우 제91조제1항에 따른 한국희귀·필수의약품센터만 해당한다)가 다음 각 호의 어느 하나에 해당하는 의약품을 제조업자에게 위탁제조하여 판매하려는 경우에는 **총리령**으로 정하는 바에 따라 **식품의약품안전처장**에게 **위탁제조판매업신고**를 하여야 하며, **품목별로 품목허가**를 받아야 한다.

1. 제34조제1항에 따라 식품의약품안전처장으로부터 임상시험계획의 승인을 받아 **임상시험(생물학적 동등성시험은 제외한다. 이하 이 항에서 같다)을 실시한 의약품**
2. 제1호에 따른 임상시험 외에 **외국에서 실시한 임상시험** 중 총리령으로 정하는 임상시험을 실시한 의약품
3. 외국에서 판매되고 있는 의약품 중 국내 제조업자에게 제제기술을 이전한 의약품으로서 총리령으로 정하는 의약품
4. 제91조제1항에 따른 한국희귀·필수의약품센터에서 취급하는 같은 항 각 호에 따른 의약품

④ **의약외품의 제조**를 업으로 하려는 자는 **대통령령**으로 정하는 시설기준에 따라 필요한 시설을 갖추고 **식품의약품안전처장에게 제조업신고**를 하여야 하며, **품목별**로 **품목허가를 받거나 품목신고**를 하여야 한다.

⑤ 제2항 및 제3항에 따라 품목허가를 받거나 품목신고를 한 자(이하 “품목허가를 받은 자”라 한다)는 총리령으로 정하는 바에 따라 영업소를 설치할 수 있다.

⑥ 제1항부터 제4항까지의 규정에도 불구하고 제34조에 따른 **임상시험용 의약품 등 총리령**으로 정하는 의약품 또는 의약외품(이하 "의약품등"이라 한다)에 대하여는 제조업허가 또는 품목허가를 받지 아니하거나 품목신고를 하지 아니할 수 있다.

⑦ 제2항부터 제4항까지의 규정에도 불구하고 의약품등과 의료기기가 조합되어 있거나 복합 구성된 것으로서 **주된 기능이 의료기기에 해당**하여 **「의료기기법」에 따라 허가를 받거나 신고**한 제품 또는 품목은 제2항부터 제4항까지의 규정에 따라 **품목허가를 받거나 품목신고를 한 것으로 본다.**

⑧ 다음 각 호의 어느 하나에 해당하는 자는 의약품등의 제조업이나 위탁제조판매업에 대한 **허가를 받거나 신고를 할 수 없다.**

1. 제5조 각 호의 어느 하나에 해당하는 자
2. 제76조에 따라 **제조업 허가가 취소**되거나 **위탁제조판매업소 또는 제조소(製造所)가 폐쇄**된 날부터 1년이 지나지 아니한 자. 다만, 다음 각 목의 어느 하나에 해당하는 경우는 제외한다.
   가. 제5조제1호 또는 제3호에 해당하여 취소 또는 폐쇄된 후 정신건강의학과 전문의가 약사(藥事)에 관한 업무를 담당하는 것이 적합하다고 인정한 경우
   나. 제5조제2호에 해당하여 취소 또는 폐쇄된 후 가정법원의 성년후견·한정후견 종료의 심판을 받은 경우
3. **파산선고를 받고 복권되지 아니한 자**

⑨ 제1항부터 제4항까지의 경우에 허가받은 사항 또는 신고한 사항 중 **총리령**으로 정하는 사항을 **변경하려는 때**에는 **총리령**으로 정하는 바에 따라 **변경허가**를 받거나 **변경신고**를 하여야 한다.

⑩ 제2항 및 제3항에 따라 허가를 받거나 신고하려는 품목이 신약 또는 식품의약품안전처장이 지정하는 의약품인 경우에는 **안전성·유효성에 관한 다음 각 호의 자료** 중 의약품의 특성, 종류 등에 따라 총리령으로 정하는 자료를 제출하여야 한다.

1. 품질에 관한 자료
2. 비임상시험자료
3. 임상시험자료
4. 특허관계 확인서와 그 사유를 적은 서류 및 근거자료
5. 그 밖에 총리령으로 정하는 자료

⑪ 제10항에 따라 자료를 제출하는 의약품이 임상시험자료를 작성한 자의 의약품과 동일한 제조소에서 동일한 처방 및 제조방법으로 모든 제조공정을 동일하게 하여 제조되는 경우(완제품 포장 공정만 다르게 하여 제조되는 경우를 포함한다)에는 해당 임상시험자료를 사용할 수 있도록 하는 작성자의 동의서로 같은 항 제3호의 자료를 갈음할 수 있다. 이 경우 전문의약품(「첨단재생의료 및 첨단바이오의약품 안전 및 지원에 관한 법률」 제2

조제5호에 따른 첨단바이오의약품, 생물학적 제제 및 그 밖에 식품의약품안전처장이 정하는 의약품은 제외한다)의 임상시험자료를 작성한 자는 3회에 한정하여 해당 자료의 사용에 동의할 수 있다. <신설 2021. 7. 20.>

⑫ 제2항에 따라 허가를 받거나 신고하려는 품목이 신약 또는 식품의약품안전처장이 지정하는 의약품과 주성분의 종류, 함량 및 투여경로가 동일한 경우에는 다음 각 호의 자료를 총리령으로 정하는 바에 따라 제출하여야 한다. 다만, 생체를 이용하지 아니하는 시험을 하는 품목의 경우에는 식품의약품안전처장이 정하여 고시하는 자료로 제2호의 자료를 갈음할 수 있다. <신설 2021. 7. 20.>

1. 품질에 관한 자료
2. 생물학적 동등성자료(생물학적 동등성에 관한 시험자료 또는 비교임상시험 성적서에 관한 자료를 말한다. 이하 이 조에서 같다)
3. 특허관계 확인서와 그 사유를 적은 서류 및 근거자료
4. 그 밖에 총리령으로 정하는 자료

⑬ 제12항에 따라 자료를 제출하는 의약품이 생물학적 동등성자료(같은 항 단서에 따라 식품의약품안전처장이 정하여 고시하는 자료를 포함한다. 이하 이 항에서 같다)를 작성한 자의 의약품과 동일한 제조소에서 동일한 처방 및 제조방법으로 모든 제조공정을 동일하게 하여 제조되는 경우(완제품 포장 공정만 다르게 하여 제조되는 경우를 포함한다)에는 해당 생물학적 동등성자료를 사용할 수 있도록 하는 작성자의 동의서로 같은 항 제2호의 자료를 갈음할 수 있다. 이 경우 생물학적 동등성자료를 작성한 자는 3회에 한정하여 해당 자료의 사용에 동의할 수 있다. <신설 2021. 7. 20.>

⑭ 식품의약품안전처장은 제2항부터 제4항까지 및 제9항에 따른 신고(품목신고를 제외한다)를 받은 경우에는 그 내용을 검토하여 이 법에 적합하면 신고를 수리하여야 하고, 품목허가(변경허가를 포함한다) 신청을 받거나 품목신고(변경신고를 포함한다)를 받은 경우에는 다음 각 호의 요건을 모두 갖춘 경우에 한정하여 허가를 하거나 신고를 수리하여야 한다. <개정 2021. 7. 20.>

1. 의약품등의 안전성 · 유효성이 인정될 것
2. 의약품등의 품질이 인정될 것
3. 제12항에 따라 자료를 제출하는 의약품의 경우 동등성이 인정될 것
4. 그 밖에 총리령으로 정하는 사항에 적합할 것

⑮ 제1항부터 제4항까지 및 제9항부터 제14항까지에 따른 의약품등의 제조업 · 위탁제조판매업 및 제조판매품목의 허가 또는 신고를 할 때 허가 또는 신고의 대상 · 기준 · 조건, 제출 자료의 종류 · 요건 · 면제 · 변경과 제출 방법 · 절차 및 관리 등에 관하여 필요한 사항은 총리령으로 정한다.

⑯ 의약품등의 제조업자 또는 위탁제조판매업 신고를 한 자는 다음 각 호의 어느 하나에 해

당하는 의약품등의 품목허가를 받거나 품목신고를 할 수 없다. <신설 2021. 7. 20.>

1. 거짓이나 그 밖의 부정한 방법으로 품목허가 · 변경허가를 받거나 품목신고 · 변경신고를 하여 품목허가 또는 품목신고가 취소된 날부터 5년이 지나지 아니한 의약품등
2. 거짓이나 그 밖의 부정한 방법으로 제53조에 따른 국가출하승인을 받아 품목허가가 취소된 날부터 3년이 지나지 아니한 의약품

제31조의2(원료의약품의 등록 등)

① 신약의 원료의약품 또는 식품의약품안전처장이 정하여 고시하는 원료의약품을 제조하여 판매하려는 자는 총리령으로 정하는 바에 따라 그 성분 · 명칭과 제조방법 등 총리령으로 정하는 사항을 **식품의약품안전처장에게 등록**할 수 있다.

② 식품의약품안전처장은 제1항에 따른 등록사항이 총리령으로 정하는 기준에 적합한지 여부를 검토하여 그 결과를 신청인에게 알리고, 그 내용을 원료의약품 등록대장에 기록하고 보관하여야 한다. 이 경우 해당 원료의약품의 성분 및 제조원 등 총리령으로 정하는 사항을 공고하여야 한다.

③ 제1항 및 제2항에 따라 등록된 사항 중 총리령으로 정하는 **중요한 사항**을 변경하려는 자는 **식품의약품안전처장에게 변경등록**을 하여야 한다. 다만, **그 밖의 사항**을 변경하려는 자는 보고하여야 한다.

④ 제1항부터 제3항까지의 규정에 따라 **등록된 원료의약품**은 제31조제2항에 따른 **품목허가를 받거나 품목신고를 한 것으로 본다.**

⑤ 제1항부터 제3항까지에서 규정한 사항 외에 원료의약품의 등록 · 변경등록 또는 변경보고, 등록된 원료의약품의 공고 등에 필요한 사항은 **총리령**으로 정한다.

제31조의3 삭제

제31조의4 삭제

제31조의5(의약품 품목허가 등의 갱신) 18년, 21특채7급

① 제31조제2항 및 제3항에 따른 **의약품의 품목허가 및 품목신고의 유효기간은 5년으로 한다.** 다만, **다음 각 호의 어느 하나에 해당하는 의약품은 유효기간을 적용하지 아니한다.**

1. **원료의약품**
2. **수출만을 목적으로 생산하는 수출용 의약품**
3. 그 밖에 제1호 및 제2호에 준하는 의약품으로서 **총리령**으로 정하는 의약품

② 제1항에도 불구하고 제32조에 따른 **재심사 대상 의약품에 대한 품목허가의 유효기간은 해당 의약품에 대한 재심사 기간이 끝난 후부터 적용한다.**

③ 품목허가를 받은 자는 제1항 및 제2항에 따른 유효기간이 끝난 후에 계속하여 해당 의약품을 판매하려면 그 **유효기간이 끝나기 전**에 식품의약품안전처장에게 품목허가를 갱신받

거나 품목신고를 갱신하여야 한다.

④ 식품의약품안전처장은 의약품의 안전성 또는 유효성에 중대한 문제가 있다고 인정하는 경우, 제3항에 따른 갱신에 필요한 자료를 제출하지 아니한 경우 등에는 해당 의약품에 대한 품목허가 또는 품목신고를 갱신하지 아니할 수 있다.

⑤ 품목허가를 받은 자는 제1항에 따른 유효기간 동안 제조되지 아니한 의약품에 대하여는 제3항에 따라 품목허가를 갱신받거나 품목신고를 갱신할 수 없다. 다만, **총리령으로 정하는 부득이한 사유로 제조되지 못한 의약품**의 경우에는 그러하지 아니하다.

의약품 등의 안전에 관한 규칙(약칭: 의약품안전규칙)

제21조(제조판매 · 수입 품목허가 갱신의 예외)

법 제31조의5제5항 단서에서 "총리령으로 정하는 부득이한 사유로 제조되지 못한 의약품"이란 의약품의 수요 부족이나 원료공급의 불안정 등의 사유로 제조되지 못한 의약품으로서 다음 각 호의 어느 하나에 해당하는 의약품을 말한다.

1. 희귀의약품
2. 「국민건강보험 요양급여의 기준에 관한 규칙」 제13조제4항제7호(환자의 진료에 반드시 필요하나 경제성이 없어 약제의 제조업자 · 위탁제조판매업자 · 수입자가 생산 또는 수입을 기피하는 약제로서 생산 또는 수입 원가의 보전이 필요한 경우)에 해당하는 의약품
3. 사람이나 동물의 체액 등을 원료로 하는 생물학적 제제인 의약품
4. 국가적 재난에 대비할 목적으로 국가가 비축 · 관리할 필요성이 있는 의약품
5. 제1호부터 제4호까지의 의약품에 준하는 의약품으로서 식품의약품안전처장이 정하여 고시하는 의약품

⑥ 제1항 및 제2항에 따른 유효기간의 산정방법과 제3항 및 제4항에 따른 품목허가 및 품목신고 갱신의 기준, 방법 및 절차 등에 관하여 필요한 사항은 총리령으로 정한다.

제32조(신약 등의 재심사) 11년

① 제31조제2항 및 제3항에 따라 품목허가를 받은 의약품 중 제31조제10항에 해당하는 의약품은 그 품목허가를 받은 날부터 품목에 따라 **4년에서 6년**이 지난 날부터 **3개월 이내**에 **식품의약품안전처장의 재심사**를 받아야 한다.

② 제1항에 따른 재심사의 방법 · 절차 · 시기 등에 필요한 사항은 **총리령**으로 정한다.

의약품 등의 안전에 관한 규칙(약칭: 의약품안전규칙)

제22조(신약 등의 재심사대상 등)

① 법 제32조제1항 또는 제42조제5항에 따라 재심사를 받아야 하는 품목에 대한 재심사기간은 다음 각 호와 같다.

1. 재심사기간이 그 제조판매 · 수입 품목허가일부터 6년인 품목
   가. 신약
   나. 이미 허가된 의약품과 유효성분의 종류 또는 배합비율이 다른 전문의약품
   다. 이미 허가된 의약품과 유효성분은 동일하나 투여경로가 다른 전문의약품
2. 재심사기간이 그 제조판매 · 수입 품목허가일부터 4년인 품목

가. 이미 허가된 의약품과 유효성분 및 투여경로는 동일하나 명백하게 다른 효능 · 효과를 추가한 전문의약품
나. 그 밖에 식품의약품안전처장이 재심사를 받을 필요가 있다고 인정한 의약품

② 식품의약품안전처장은 의약품의 제조판매 · 수입 품목허가를 할 때에는 그 허가증에 제1항에 따른 재심사 신청기간을 기입하여야 한다.

③ 제1항에도 불구하고 식품의약품안전처장은 다음 각 호의 어느 하나에 해당하는 의약품의 경우에는 재심사를 면제할 수 있다.
1. 인체에 직접 적용하지 아니하는 살충제 등
2. 희귀의약품
3. 신규성이 없어 재심사를 할 필요가 없다고 식품의약품안전처장이 인정하는 것
4. 안전성 · 유효성이 충분히 확보된 것으로 식품의약품안전처장이 인정하는 것
5. 제4항에 따른 조사대상자의 수가 너무 적어 재심사의 요건을 충족하기 어려운 것

④ 식품의약품안전처장은 법 제32조제2항에 따라 재심사와 관련하여 조사대상자의 수, 재심사자료의 요건, 조사 자료의 작성방법 등에 관한 세부 사항을 정하여 고시한다.

제33조(의약품등 재평가)

① 식품의약품안전처장은 제31조제2항부터 제4항까지의 규정에 따라 품목허가를 하거나 품목신고를 받은 의약품등 중 그 효능 또는 성분별로 안전성 및 유효성을 검토할 필요가 있거나, 의약품 동등성(同等性)을 입증할 필요가 있다고 인정되는 의약품에 대하여는 재평가를 할 수 있다.

② 제1항에 따른 재평가 방법 · 절차 등에 필요한 사항은 식품의약품안전처장이 정한다.

제34조(임상시험의 계획 승인 등) 13년, 14특채7급

① 의약품등으로 임상시험을 하려는 자는 그에 관한 계획서를 작성하여 **식품의약품안전처장의 승인**을 받아야 하며, 승인받은 사항을 변경하려는 경우에도 총리령으로 정하는 바에 따라 변경승인을 받아야 한다. 다만, 임상시험 계획서 중 총리령으로 정하는 사항을 변경하려는 경우에는 식품의약품안전처장에게 보고하여야 한다.

② 제1항에도 불구하고 판매 중인 의약품등에 대하여 그 품목허가를 받거나 품목신고를 한 범위에서 임상적인 효과 등을 관찰하고 이상 반응이 있는지를 조사하기 위한 시험 등 총리령으로 정하는 임상시험은 제1항에 따른 승인을 받지 아니할 수 있다.

③ 제1항에 따라 임상시험을 하려는 자는 다음 각 호의 사항을 지켜야 한다.
1. 제34조의2제1항에 따라 지정된 임상시험실시기관 또는 임상시험검체분석기관에서 임상시험을 실시할 것. 다만, 임상시험의 특성상 임상시험실시기관 또는 임상시험검체분석기관이 아닌 의료기관의 참여가 필요하다고 인정되는 총리령으로 정하는 임상시험은 그러하지 아니하다.
2. 총리령으로 정하는 적합한 제조시설에서 제조되거나 제조되어 수입된 의약품등을 사용하는 등 임상시험의 실시 기준을 준수할 것

3. 임상시험을 실시하기 위한 대상자의 모집 공고 시 임상시험의 명칭, 목적, 방법, 대상자 자격과 선정기준, 의뢰자와 책임자의 성명(법인명) · 주소 · 연락처 및 예측 가능한 부작용에 관한 사항을 알릴 것
4. 삭제
5. 임상시험 대상자에게 발생할 수 있는 건강상의 피해를 배상 또는 보상하기 위하여 보험에 가입하고, 피해 발생으로 보상하는 경우에는 제34조의2제3항제2호에 따라 임상시험 대상자에게 사전에 설명한 보상 절차 등을 준수할 것
6. 임상시험용 의약품 등의 안전성 정보를 총리령으로 정하는 바에 따라 평가 · 기록 · 보존 · 보고할 것

④ 임상시험(생물학적 동등성시험은 제외한다. 이하 이 항에서 같다)을 위하여 제조되거나 제조되어 수입된 의약품등은 임상시험이 아닌 다른 용도에 사용하여서는 아니 된다. 다만, 다음 각 호의 어느 하나에 해당하여 총리령으로 정하는 바에 따라 식품의약품안전처장의 승인을 받은 경우에는 해당 의약품등을 임상시험이 아닌 다른 용도에 사용할 수 있으며, 이 경우 제34조의2제3항제2호를 준용하여야 한다.

1. 말기암 또는 후천성면역결핍증 등 생명을 위협하는 중대한 질환을 가진 환자를 치료하려는 경우
2. 생명이 위급하거나 대체치료수단이 없는 등 총리령으로 정하는 응급환자를 치료하려는 경우
3. 해당 의약품등을 연구 또는 분석(사람을 대상으로 하지 아니하는 연구 또는 분석을 말한다)의 목적으로 사용하려는 경우

⑤ 식품의약품안전처장은 안전성 · 유효성에 문제가 있는 성분을 포함한 제제, 혈액 제제, 유전자 치료제, 세포 치료제 등에 대한 임상시험이 공익상 또는 보건위생상 위해를 끼치거나 끼칠 우려가 있으면 제1항에 따라 승인을 받으려는 임상시험을 제한할 수 있다.

⑥ 식품의약품안전처장은 제1항 전단 및 후단에 따라 승인을 받은 임상시험이 그 승인을 받은 사항에 위반되거나 임상시험에 대하여 중대한 안전성 · 윤리성 문제가 제기되는 경우에는 임상시험을 중지하거나 임상시험의 용도로 의약품등을 사용하는 것을 금지하거나 해당 의약품등을 회수 · 폐기하는 등 필요한 조치를 명할 수 있다.

⑦ 제1항에 따른 임상시험의 계획 승인 및 계획에 포함될 사항, 제3항제2호에 따른 임상시험의 실시 기준 등에 관하여 필요한 사항은 총리령으로 정한다.

제34조의2(임상시험실시기관 등의 지정 등)

① 다음 각 호의 어느 하나에 해당하는 기관은 해당 호의 구분에 따라 총리령으로 정하는 시설, 전문인력 및 기구(機構)를 갖추어 총리령으로 정하는 바에 따라 **식품의약품안전처장의 지정을 받아야 한다**.

1. 임상시험[인체로부터 수집 · 채취된 검체의 분석(이하 "검체분석"이라 한다)은 제외한다]을 실시하려는 기관(「의료법」 제3조에 따른 의료기관으로 한정한다)
2. 임상시험 중 검체분석을 실시하려는 기관

② 제1항제1호에 따라 지정을 받아 임상시험을 실시하는 기관(이하 "임상시험실시기관"이라 한다) 또는 같은 항 제2호에 따라 지정을 받아 검체분석을 실시하는 기관(이하 "임상시험검체분석기관"이라 한다)이 지정받은 사항을 변경하려는 경우에는 총리령으로 정하는 바에 따라 식품의약품안전처장의 변경지정을 받아야 한다. 다만, 총리령으로 정하는 사항을 변경하려는 경우에는 식품의약품안전처장에게 보고하여야 한다.

③ 임상시험실시기관 또는 임상시험검체분석기관은 다음 각 호의 사항을 지켜야 한다. 다만, 제1호부터 제5호까지의 규정은 임상시험실시기관에만 해당한다.

1. 사회복지시설 등 총리령으로 정하는 집단시설에 수용 중인 자(이하 이 호에서 "수용자"라 한다)를 임상시험의 대상자로 선정하지 아니할 것. 다만, 임상시험의 특성상 수용자를 그 대상으로 하는 것이 불가피한 경우로서 총리령으로 정하는 기준에 해당하는 경우에는 수용자를 임상시험의 대상자로 선정할 수 있다.
2. 임상시험의 내용, 임상시험으로 인하여 그 대상자에게 발생할 가능성이 예상되는 건강상의 피해 정도와 보상 내용 및 보상 신청 절차 등을 임상시험의 대상자에게 사전에 설명하고 서면 동의(「전자서명법」에 따른 전자서명이 기재된 전자문서를 포함한다. 이하 이 조에서 같다)를 받을 것
3. 제2호에도 불구하고 임상시험 대상자의 이해능력 · 의사표현능력의 결여 등의 사유로 동의를 받을 수 없는 경우에는 다음 각 목에서 정한 대리인의 서면 동의를 받을 것. 이 경우 대리인의 동의는 임상시험 대상자의 의사에 어긋나서는 아니 된다.
   가. 법정대리인
   나. 법정대리인이 없는 경우 배우자, 직계존속, 직계비속의 순으로 하되, 직계존속 또는 직계비속이 여러 사람일 경우 협의하여 정하고, 협의가 되지 아니하면 연장자가 대리인이 된다.
4. 건강한 사람을 대상으로 임상시험을 실시하는 경우에는 임상시험일 전 6개월 이내에 임상시험에 참여하지 아니한 사람을 총리령으로 정하는 바에 따라 임상시험 대상자로 선정할 것
5. 임상시험에 참여하는 대상자의 권리 · 안전 · 복지를 위하여 임상시험 실시에 관한 심사 등 업무를 수행하는 임상시험심사위원회(이하 "심사위원회"라 한다)를 설치 · 운영할 것. 다만, 총리령으로 정하는 바에 따라 임상시험 실시에 관한 심사 등 업무를 제34조의5제2항에 따른 중앙임상시험심사위원회 또는 다른 심사위원회에 위탁하는 경우에는 그러하지 아니하다.
6. 임상시험을 실시하였을 때에는 임상시험성적서 또는 임상시험검체분석성적서를 작

성 · 발급하고 그 임상시험의 대상자 정보(「개인정보 보호법」 제24조에 따른 고유식별정보를 포함한다)에 관한 기록, 임상시험에서 발생한 이상반응에 관한 기록, 임상시험에 사용된 의약품의 관리에 관한 기록 및 임상시험에 관한 계약서(이하 "임상시험에 관한 기록"이라 한다)를 작성 · 보관 · 보고하는 등 총리령으로 정하는 사항을 지킬 것

④ 식품의약품안전처장 및 임상시험실시기관은 임상시험 대상자의 선정 · 관리 등에 관한 업무를 수행하기 위하여 당사자의 동의를 받아 「개인정보 보호법」 제23조에 따른 건강에 관한 정보와 같은 법 제24조에 따른 고유식별정보가 포함된 자료를 처리할 수 있다. 이 경우 식품의약품안전처장 및 임상시험실시기관은 「개인정보 보호법」에 따라 해당 정보를 보호하여야 한다.

⑤ 제1항부터 제4항까지에서 규정한 사항 외에 임상시험실시기관 또는 임상시험검체분석기관의 지정요건과 절차 · 방법 및 운영과 관리 등에 관하여 필요한 사항은 총리령으로 정한다.

제34조의3(비임상시험실시기관의 지정 등)

① 의약품등의 안전성과 유효성에 관하여 사람 외의 것을 대상으로 식품의약품안전처장이 정하여 고시하는 비임상시험을 실시하려는 기관은 총리령으로 정하는 시설, 전문인력 및 기구를 갖추어 총리령으로 정하는 바에 따라 **식품의약품안전처장의 지정을 받아야 한다.**

② 제1항에 따른 지정을 받아 비임상시험을 실시하는 기관(이하 "비임상시험실시기관"이라 한다)이 지정받은 사항을 변경하려는 경우에는 총리령으로 정하는 바에 따라 식품의약품안전처장의 변경지정을 받아야 한다. 다만, 총리령으로 정하는 사항을 변경하려는 경우에는 식품의약품안전처장에게 보고하여야 한다.

③ 비임상시험실시기관은 제1항에 따른 비임상시험을 실시하였을 때에는 비임상시험성적서를 작성 · 발급하고 그 비임상시험에 관한 기록을 보관하는 등 총리령으로 정하는 사항을 지켜야 한다.

④ 제1항부터 제3항까지에서 규정한 사항 외에 비임상시험실시기관의 지정요건과 절차 · 방법 및 운영과 관리 등에 관하여 필요한 사항은 **총리령**으로 정한다.

제34조의4(임상시험 종사자에 대한 교육)

① 임상시험실시기관의 장과 제34조제1항에 따라 임상시험을 하려는 자는 임상시험 계획서에 따라 임상시험에 참여하는 다음 각 호의 인력(이하 "임상시험 종사자"라 한다)에 대하여 전문성 향상 및 임상시험 대상자의 보호를 위하여 필요한 교육(이하 "임상시험 교육"이라 한다)을 받도록 하여야 한다.

1. 임상시험실시기관의 임상시험 수행 책임자
2. 임상시험을 감독 · 확인 · 검토하는 모니터요원
3. 임상시험실시기관에서 제1호에 따른 책임자의 위임 및 감독에 따라 임상시험 업무를

담당하는 사람
4. 임상시험에 참여하는 임상시험 대상자의 권리 보호 및 안전에 관한 업무를 수행하는 사람으로서 총리령으로 정하는 사람

② 식품의약품안전처장은 임상시험실시기관의 장과 임상시험을 하려는 자에게 그가 고용하고 있는 임상시험 종사자가 임상시험 교육을 받을 것을 명할 수 있다.

③ 식품의약품안전처장은 임상시험 관련 전문 단체 또는 기관 등을 임상시험 교육을 할 기관(이하 "임상시험 교육실시기관"이라 한다)으로 지정할 수 있다. 이 경우 식품의약품안전처장은 그 지정 내용을 고시하여야 한다.

④ 임상시험 교육실시기관은 임상시험 교육에 관한 기록을 작성 · 보관하는 등 총리령으로 정하는 사항을 지켜야 한다.

⑤ 제1항부터 제4항까지에서 규정한 사항 외에 교육의 내용 · 시간 · 방법 및 교육비 등 임상시험 교육에 필요한 사항과 임상시험 교육실시기관의 지정 요건 및 절차, 운영, 지정취소 등에 관하여 필요한 사항은 총리령으로 정한다.

제34조의5(임상시험안전지원기관 및 중앙임상시험심사위원회)

① 식품의약품안전처장은 다음 각 호의 업무를 수행하게 하기 위하여 총리령으로 정하는 바에 따라 관계 전문기관 또는 단체를 임상시험안전지원기관으로 지정할 수 있다.
1. 심사위원회의 운영에 대한 자문 등 지원
2. 제2항에 따른 중앙임상시험심사위원회의 운영에 대한 지원
3. 임상시험 안전성 정보에 대한 분석 및 연구
4. 임상시험 대상자의 권리 보호를 위한 상담 및 정보 제공
5. 임상시험 관련 홍보 및 교육 지원
6. 그 밖에 총리령으로 정하는 업무

② 제1항에 따른 임상시험안전지원기관은 제34조의2제3항제5호 단서에 따라 위탁받은 임상시험 실시에 관한 심사 업무를 수행하게 하기 위하여 중앙임상시험심사위원회(이하 "중앙심사위원회"라 한다)를 구성 · 운영할 수 있다.

③ 식품의약품안전처장은 임상시험안전지원기관 및 중앙심사위원회의 운영과 업무 수행 등에 필요한 비용을 지원할 수 있다.

④ 임상시험안전지원기관의 지정 · 운영 및 중앙심사위원회의 구성 · 운영 등에 필요한 사항은 총리령으로 정한다.

[본조신설 2021. 7. 20.]

제35조(조건부 허가 등)

① 식품의약품안전처장은 제31조제1항 및 제2항에 따른 허가를 할 때 의약품 제조업 또는

총리령으로 정하는 품목에 대하여는 일정한 기간 내에 제31조제1항에 따른 시설을 갖출 것을 조건으로 허가(이하 "시설 조건부 허가"라 한다)할 수 있다.

② 식품의약품안전처장은 심각한 중증질환 또는 「희귀질환관리법」 제2조제1호에 따른 희귀질환을 치료하기 위한 목적으로 사용되는 의약품 중 총리령으로 정하는 의약품에 대하여 다음 각 호의 어느 하나에 해당하는 자료를 근거로 하여 품목허가를 신청하는 경우에는 해당 의약품의 인체에 대한 안전성·유효성 등을 확증하기 위하여 투약자 대상 임상시험 자료 등을 별도로 정하는 기간 내에 제출할 것을 조건으로 중앙약사심의위원회의 의견을 들어 품목허가(이하 "품목 조건부 허가"라 한다)를 할 수 있다.

1. 해당 품목이 총리령으로 정하는 임상적 평가변수에 대하여 효과가 있음을 입증하는 임상시험 자료
2. 해당 품목이 약물역학(藥物疫學), 약물치료학(藥物治療學), 병태생리학(病態生理學) 등의 관점에서 임상적 효과를 합리적으로 예측할 수 있는 대리평가변수를 통해 효과가 있음을 입증하는 임상시험 자료

③ 품목 조건부 허가에 관하여는 「공중보건 위기대응 의료제품의 개발 촉진 및 긴급 공급을 위한 특별법」 제13조부터 제16조까지, 제22조 및 제36조를 준용한다. 이 경우 "의료제품"은 "의약품"으로, "위원회"는 "중앙약사심의위원회"로 각각 본다.

④ 제1항부터 제3항까지에서 규정한 사항 외에 시설 조건부 허가 또는 품목 조건부 허가 등에 필요한 사항은 총리령으로 정한다.

제35조의2(조건의 이행 점검)

① 품목 조건부 허가를 받은 자는 투약자 대상 임상시험의 실시 상황 등 제35조제2항에 따른 조건의 이행 상황을 총리령으로 정하는 바에 따라 식품의약품안전처장에게 보고하여야 한다.

② 식품의약품안전처장은 제1항에 따른 보고 내용을 검토하여 조건의 이행 상황을 점검하고, 조건의 이행을 위하여 필요한 조치를 명할 수 있다.

제35조의3(조건부 허가의 취소)

식품의약품안전처장은 다음 각 호의 어느 하나에 해당하는 경우 제35조에 따른 시설 조건부 허가 또는 품목 조건부 허가를 취소할 수 있다. 다만, 제1호 또는 제2호에 해당하는 경우에는 그 허가를 취소하여야 한다.

1. 거짓이나 그 밖의 부정한 방법으로 시설 조건부 허가 또는 품목 조건부 허가를 받은 경우
2. 시설 조건부 허가 또는 품목 조건부 허가를 받은 자가 정당한 사유 없이 그 조건을 이행하지 아니하는 경우
3. 품목 조건부 허가를 받은 자가 제35조의2제1항에 따른 보고를 하지 아니하거나 같은

조 제2항에 따른 조치 명령을 이행하지 아니하는 경우

제35조의4(우선심사 대상 지정)

① 의약품을 개발하는 자는 식품의약품안전처장에게 개발 중인 의약품을 우선심사 대상으로 지정하여 줄 것을 신청할 수 있다.

② 식품의약품안전처장은 제1항에 따라 신청된 의약품이 다음 각 호의 어느 하나에 해당하는 경우 우선심사 대상으로 지정할 수 있다.

1. 심각한 중증질환 또는 「희귀질환관리법」 제2조제1호에 따른 희귀질환을 치료하기 위한 목적으로 사용되는 의약품으로서 총리령으로 정하는 의약품
2. 「제약산업 육성 및 지원에 관한 특별법」 제2조제3호에 따른 혁신형 제약기업이 개발한 신약 중 보건복지부장관의 지정 요청이 있는 의약품

③ 식품의약품안전처장은 제1항에 따른 신청을 받은 날부터 30일 이내에 지정 여부를 결정하고 그 결과를 신청자에게 통보하여야 한다.

④ 식품의약품안전처장은 제2항에 따라 우선심사 대상으로 지정된 의약품의 품목허가 신청에 대하여는 우선심사 대상으로 지정되지 아니한 의약품의 품목허가 신청에 우선하여 심사하여야 한다.

⑤ 제1항부터 제4항까지의 규정에 따른 우선심사 대상 지정의 기준 · 절차 · 방법 및 우선심사의 절차 등에 필요한 사항은 총리령으로 정한다.

제35조의5(우선심사 대상 지정의 취소)

식품의약품안전처장은 제35조의4제2항에 따라 우선심사 대상으로 지정된 의약품이 다음 각 호의 어느 하나에 해당하는 경우 그 우선심사 대상 지정을 취소하여야 한다.

1. 거짓이나 그 밖의 부정한 방법으로 지정을 받은 경우
2. 품목허가를 받기 전에 제35조의4제2항 각 호의 어느 하나에 해당하지 아니하게 된 경우

제35조의6(의약품등의 품목허가 등의 사전 검토)

① 제31조에 따라 의약품등의 품목허가를 받거나 품목신고를 하려는 자와 제34조에 따라 임상시험을 하려는 자는 허가 · 신고 · 승인 등에 필요한 자료의 작성기준에 관하여 미리 식품의약품안전처장에게 검토를 요청할 수 있다.

② 식품의약품안전처장은 제1항에 따라 검토 요청을 받으면 이를 확인한 후 그 결과를 신청인에게 서면(전자문서를 포함한다)으로 알려야 한다.

③ 식품의약품안전처장은 제31조 및 제34조에 따른 허가 · 신고 · 승인 등을 할 때에 제2항에 따른 검토 결과를 고려하여야 한다.

④ 제1항에 따른 사전 검토의 대상 · 범위와 그 절차 · 방법 등 사전 검토에 필요한 사항은

총리령으로 정한다.

제36조(의약품등의 제조관리자)

① 의약품등 제조업자(제2조제7호가목에 해당하는 물품만을 제조하는 의약외품 제조업자는 제외한다)는 그 제조소마다 총리령으로 정하는 바에 따라 필요한 수(數)의 약사 또는 한약사를 두고 제조 업무를 관리하게 하여야 한다. 다만, 생물학적 제제를 제조하는 제조업의 경우에는 식품의약품안전처장의 승인을 받은 의사 또는 총리령으로 정하는 세균학적 지식을 가진 전문기술자에게 그 제조 업무를 관리하게 할 수 있다.

② 제2조제7호가목에 해당하는 물품만을 제조하는 의약외품 제조업자는 제조소마다 식품의약품안전처장의 승인을 받은 기술자를 두고 그 제조 업무를 관리하게 하여야 한다. 다만, 제조업자 자신이 식품의약품안전처장의 승인을 받은 기술자로서 제조 업무를 관리하는 제조소는 따로 기술자를 두지 아니하여도 된다.

③ 의약품등의 제조업자는 제1항 또는 제2항에 따라 의약품등의 제조 업무를 관리하는 자(이하 "제조관리자"라 한다)를 두려는 경우에는 총리령으로 정하는 바에 따라 식품의약품안전처장에게 신고하여야 한다.

④ 식품의약품안전처장은 제3항에 따른 신고를 받은 경우에는 그 내용을 검토하여 이 법에 적합하면 신고를 수리하여야 한다.

제37조(의약품등의 제조 관리의무)

① 제조관리자는 의약품등의 제조 업무에 종사하는 종업원에 대한 지도·감독, 품질 관리 및 제조 시설 관리, 그 밖에 의약품등의 제조 관리에 관하여 총리령으로 정하는 사항을 지켜야 한다.

② 제조관리자는 해당 제조소의 제조 관리 업무 외의 업무에 종사할 수 없다.

③ 의약품등의 제조업자 또는 품목허가를 받은 자는 제조관리자의 관리 업무를 방해하여서는 아니 되며, 제조관리자가 업무 수행을 위하여 필요한 사항을 요청하면 정당한 사유 없이 그 요청을 거부하여서는 아니 된다.

제37조의2(제조관리자 등에 대한 교육)

① 제조관리자는 의약품등의 안전성·유효성 확보 및 제조·품질관리에 관한 교육을 정기적으로 받아야 한다.

② 식품의약품안전처장은 국민건강상 위해를 방지하기 위하여 필요한 경우 제조관리자에게 제1항에 따른 교육을 받을 것을 명할 수 있다.

③ 제조관리자(제40조제1항제3호에 따라 제조관리자를 변경신고한 경우에는 그 변경된 제조관리자를 포함한다)는 제조 관리 업무를 시작하는 날부터 **6개월 이내**에 제1항에 따른 교육을 받아야 한다. 다만, 제조관리자가 되기 전 **2년 이내**에 해당 교육을 받은 자는 그러하지 아니하다.

④ 식품의약품안전처장은 제1항부터 제3항까지의 규정에 따른 교육을 실시하기 위하여 관련 전문단체 또는 기관을 교육실시기관으로 지정 · 고시할 수 있다.

⑤ 제4항에 따라 지정된 교육실시기관(이하 "제조관리자 교육실시기관"이라 한다)은 교육을 한 경우 교육 수료증을 발급하고 교육에 관한 기록을 작성 · 보관하는 등 총리령으로 정하는 사항을 지켜야 한다.

⑥ 제1항부터 제5항까지에서 규정한 사항 외에 교육의 내용 · 시간 · 방법 및 교육비 등 제조관리자의 교육에 필요한 사항과 제조관리자 교육실시기관의 지정 요건 및 절차, 운영, 지정취소 등에 필요한 사항은 총리령으로 정한다.

제37조의3(의약품의 시판 후 안전관리)

① 품목허가를 받은 자는 총리령으로 정하는 바에 따라 의사 · 약사 또는 한약사를 두고 신약 등의 재심사, 의약품의 재평가, 부작용 보고 등 시판 후 안전관리업무를 하여야 한다. 다만, 동물용으로만 사용할 것을 목적으로 하는 의약품의 품목허가를 받은 자는 수의사를 두고 시판 후 안전관리업무를 할 수 있다.

② 제1항에 따른 안전관리업무를 실시하는 자(이하 "안전관리책임자"라 한다)는 유통 중인 의약품의 안전관리에 관하여 총리령으로 정하는 사항을 준수하여야 한다.

제37조의4(안전관리책임자에 대한 교육)

① 안전관리책임자는 제37조의3제1항에 따른 안전관리업무에 관한 교육을 정기적으로 받아야 한다.

② 식품의약품안전처장은 국민건강상 위해를 방지하기 위하여 필요한 경우에는 안전관리책임자에게 제1항에 따른 교육을 정기적으로 받는 것 외에 수시로 교육을 받을 것을 명할 수 있다.

③ 안전관리책임자(제40조제1항제3호에 따라 안전관리책임자를 변경신고한 경우에는 그 변경된 안전관리책임자를 포함한다)는 안전관리업무를 시작하는 날부터 **6개월 이내**에 제1항에 따른 교육을 받아야 한다. 다만, 안전관리책임자가 되기 전 **2년 이내**에 해당 교육을 받은 자는 그러하지 아니하다.

④ 식품의약품안전처장은 제1항부터 제3항까지에 따른 교육을 실시하기 위하여 관련 전문단체 · 기관을 교육기관으로 지정할 수 있다.

⑤ 제4항에 따른 교육기관은 교육을 실시한 경우 총리령으로 정하는 바에 따라 수료자에 대한 교육 수료증을 발급하고 교육에 관한 기록을 작성 · 보관하여야 한다.

⑥ 제1항부터 제4항까지에서 규정한 사항 외에 교육의 내용 · 시간 · 방법 및 교육비 등 교육에 필요한 사항과 교육기관의 지정, 운영, 지정 취소 등에 필요한 사항은 총리령으로 정한다.

제38조(의약품등의 생산 관리의무 및 보고)

① 의약품등의 제조업자 또는 의약품의 품목허가를 받은 자는 자가(自家)시험을 포함한 의약품등의 제조 및 품질관리 기준(이하 "제조 및 품질관리기준"이라 한다), 그 밖의 생산 관리에 관하여 총리령으로 정하는 사항을 지켜야 한다. <개정 2022. 6. 1.>

② 의약품의 품목허가를 받은 자 또는 의약외품의 제조업자는 총리령으로 정하는 바에 따라 의약품등의 생산 실적 등을 **식품의약품안전처장** 또는 제47조의3제1항에 따른 **의약품관리종합정보센터의 장**에게 보고하여야 한다.

제38조의2(제조 및 품질관리기준에 대한 적합판정)

① 의약품등의 제조업자는 의약품등을 제조하여 판매하려는 경우에는 총리령으로 정하는 바에 따라 제형 또는 제조방법별로 제38조제1항에 따른 제조 및 품질관리기준에 적합하다는 식품의약품안전처의 판정(이하 "적합판정"이라 한다)을 받아야 한다.

② 제1항에 따라 적합판정을 받은 사항을 변경하려는 때에는 변경적합판정을 받아야 한다. 다만, 총리령으로 정하는 경미한 사항을 변경하고자 하는 경우에는 그러하지 아니하다

③ 제1항 또는 제2항에 따라 적합판정 또는 변경적합판정을 받으려는 의약품등의 제조업자는 총리령으로 정하는 바에 따라 제조 및 품질관리에 관한 자료를 제출하여야 한다.

④ 제1항에 따른 적합판정의 유효기간은 적합판정을 받은 날부터 3년으로 한다. 다만, 이미 적합판정을 받은 제조소에서 다른 제형 또는 제조방법에 대하여 적합판정을 받으려는 경우 그 유효기간은 이미 받은 적합판정의 유효기간의 남은 기간으로 할 수 있다.

[본조신설 2022. 6. 10.] <시행 2022. 12. 11.>

제38조의3(적합판정 확인 · 조사 등)

① 식품의약품안전처장은 적합판정을 받은 의약품등의 제조업자에 대하여 적합판정의 유효기간 만료 전에 제조 및 품질관리기준 준수 여부를 확인 · 조사(이하 이 조에서 "정기조사"라 한다)하여야 한다. 다만, 식품의약품안전처장이 필요하다고 인정하는 경우에는 수시로 확인 · 조사할 수 있다.

② 식품의약품안전처장은 제1항에 따른 정기조사 결과 적합하다고 판단하는 경우 적합판정의 유효기간을 3년의 범위에서 연장할 수 있다.

③ 식품의약품안전처장은 제1항에 따른 확인 · 조사의 결과 다음 각 호의 어느 하나에 해당하는 경우 총리령으로 정하는 바에 따라 해당 의약품등의 적합판정을 취소하거나 시정명령 등 필요한 조치를 명할 수 있다. 다만, 의약품등의 제조업자가 제1호에 해당하는 경우에 그 적합판정을 취소하여야 한다.

1. 거짓이나 그 밖의 부정한 방법으로 적합판정 또는 변경적합판정을 받은 경우
2. 적합판정을 받은 이후 반복적으로 의약품등의 제조 및 품질관리에 관한 기록을 거짓

으로 작성하거나 잘못 작성하여 의약품등을 판매하는 경우

3. 그 밖에 제조 및 품질관리기준에 관한 사항 중 총리령으로 정하는 사항을 지키지 아니한 경우

④ 식품의약품안전처장은 제3항에 따라 적합판정이 취소된 의약품등이 환자의 치료 등에 필수적인 의약품등으로서 대체 가능한 의약품등이 없다고 인정되는 품목인 경우에는 제38조의2제1항에도 불구하고 식품의약품안전처장이 정하는 기간 동안 적합판정 없이 해당 품목을 제조하여 판매하도록 할 수 있다.

⑤ 제1항에 따른 확인 · 조사에 필요한 사항은 총리령으로 정한다.

[본조신설 2022. 6. 10.] <시행 2022. 12. 11.>

제38조의4(의약품등의 제조 · 품질관리 조사관)

① 식품의약품안전처장은 제조 및 품질관리기준의 준수 여부를 조사 · 평가하기 위하여 다음 각 호에 해당하는 사람 중 제38조의5에 따른 제조 및 품질관리기준 교육 · 훈련 과정을 이수한 사람을 의약품등의 제조 · 품질관리 조사관(이하 "제조 · 품질관리 조사관"이라 한다)으로 임명한다.

1. 제78조에 따른 약사감시원
2. 식품의약품안전처 소속 직원 중 제조 및 품질관리기준과 관련하여 전문지식과 경험이 있다고 식품의약품안전처장이 인정하는 사람

② 식품의약품안전처장은 제조 · 품질관리 조사관으로 하여금 의약품등을 제조 · 저장 또는 취급하는 공장 · 창고 · 점포나 사무소(제42조제7항에 따른 해외제조소를 포함한다), 그 밖에 조사의 필요성이 있다고 인정되는 장소에 출입하여 관련 장부나 서류, 그 밖의 물건을 조사하거나 관계인에게 질문을 하게 할 수 있다. 이 경우 제조 · 품질관리 조사관은 그 권한을 표시하는 증표 및 조사기간, 조사범위, 조사 담당자, 관계 법령 등 대통령령으로 정하는 사항이 기재된 서류를 지니고 이를 관계인에게 내보여야 한다.

③ 제조 · 품질관리 조사관의 자격 및 업무 범위, 그 밖에 필요한 사항은 총리령으로 정한다.

④ 제2항에 따른 조사 또는 질문의 절차 · 방법 등에 관하여는 이 법에서 정하는 사항을 제외하고는 「행정조사기본법」에서 정하는 바에 따른다.

[본조신설 2022. 6. 10.] <시행 2022. 12. 11.>

제38조의5(제조 · 품질관리 조사관의 교육 등)

① 식품의약품안전처장은 제38조의4제1항 각 호에 해당하는 사람에 대하여 정기적으로 제조 및 품질관리기준에 관한 교육 · 훈련을 실시할 수 있다.

② 식품의약품안전처장은 제1항에 따른 교육 · 훈련을 전문적으로 수행하기 위하여 제조 · 품질관리기준 교육 · 훈련기관을 지정하여 교육 · 훈련의 실시를 위탁할 수 있다.

③ 제1항에 따른 교육 · 훈련 과정과 제2항에 따른 교육 · 훈련기관의 지정 및 위탁 등에 필요한 사항은 총리령으로 정한다.

[본조신설 2022. 6. 10.] <시행 2022. 12. 11.>

제38조의6(의약품 식별표시)

① 식품의약품안전처장이 정하여 고시하는 제형에 해당하는 의약품의 품목허가를 받은 자는 해당 의약품이 다른 의약품과 구별될 수 있도록 표시(이하 "식별표시"라 한다)를 하여야 하며, 해당 식별표시를 총리령으로 정하는 바에 따라 식품의약품안전처장에게 등록한 후 시판하여야 한다.

② 제1항에 따라 식별표시를 등록한 자가 식별표시를 변경하는 경우에는 식품의약품안전처장에게 변경등록을 하여야 한다.

③ 식품의약품안전처장은 제1항 및 제2항에 따른 식별표시 등록 업무를 제67조에 따라 설립된 법인이나 대통령령으로 정하는 관련 전문기관에 위탁할 수 있다.

④ 제1항부터 제3항까지의 규정에 따른 식별표시 방법, 등록 절차 등 식별표시 제도 운영에 필요한 사항은 총리령으로 정한다.

[본조신설 2022. 6. 10.] <시행 2022. 12. 11.>

제39조(위해의약품등의 회수)

① 다음 각 호의 어느 하나에 해당하는 자는 의약품등이 제53조제1항 · 제61조(제66조에서 준용하는 경우를 포함한다) 또는 제62조(제66조에서 준용하는 경우를 포함한다)에 위반되어 안전성 · 유효성에 문제가 있는 사실을 알게 되면 지체 없이 유통 중인 의약품등을 회수하거나 회수에 필요한 조치를 하여야 한다. 이 경우 **제1호부터 제3호까지**의 어느 하나에 해당하는 자는 **미리 식품의약품안전처장에게 회수 계획을 보고하여야 한다**.

1. 의약품의 품목허가를 받은 자
2. 의약외품의 제조업자
3. 제42조제2항에 따른 의약품등의 수입자
4. 의약품등의 판매업자
5. 약국개설자
6. 의료기관의 개설자
7. 그 밖에 이 법 또는 다른 법률에 따라 의약품을 판매하거나 취급할 수 있는 자 중 총리령으로 정하는 자

② 식품의약품안전처장, 시 · 도지사 또는 시장 · 군수 · 구청장은 제1항에 따른 회수 또는 회수에 필요한 조치를 성실히 이행한 의약품의 품목허가를 받은 자, 의약외품의 제조업자 또는 의약품등의 수입자, 약국개설자, 의약품의 판매업자에 대하여 총리령으로 정하는 바에 따라 제76조에 따른 행정처분을 감면할 수 있다.

③ 제1항에 따른 의약품등의 회수에 필요한 위해성 등급 및 평가 기준, 회수 계획 또는 회수 절차, 회수의약품등의 폐기 및 사후조치 등에 필요한 사항은 총리령으로 정한다.

제40조(폐업 등의 신고)

① 의약품등의 제조업자 또는 품목허가를 받은 자가 다음 각 호의 어느 하나에 해당하는 경우에는 **7일 이내**에 **식품의약품안전처장에게 그 사실을 신고하여야 한다.** 다만, **휴업기간이 1개월 미만인 경우에는 신고하지 아니할 수 있다.**

1. 제조소 또는 위탁제조판매업소를 **폐업 또는 휴업**하는 경우
2. 휴업한 제조소 또는 위탁제조판매업소를 다시 연 경우
3. 제조관리자 · 안전관리책임자와 그 밖에 총리령으로 정하는 사항이 변경된 경우

② 의약품등의 제조업자 또는 품목허가를 받은 자가 제1항에 따라 폐업 또는 휴업의 신고를 하려면 제39조에 따라 유통 중인 의약품등을 회수하거나 회수에 필요한 조치를 하는 등 **총리령**으로 정하는 바에 따라 필요한 조치를 하여야 한다.

③ 의약품등의 제조업자 또는 품목허가를 받은 자가 제1항제2호에 따른 재개업 신고를 할 때에는 의약품등 제조소의 시설 점검결과, 의약품등 보유 현황 등 총리령으로 정하는 서류 또는 자료를 첨부하여 **식품의약품안전처장에게 제출**하여야 한다. 다만, 식품의약품안전처장은 휴업 기간이 **1년 미만**인 의약품등의 제조업자 또는 품목허가를 받은 자가 재개업 신고를 할 때에는 서류 또는 자료의 제출 의무를 면제할 수 있다.

④ 식품의약품안전처장은 제1항에 따른 신고를 받은 경우에는 그 내용을 검토하여 이 법에 적합하면 신고를 수리하여야 한다.

제41조(약국제제의 제조)

① 약국개설자가 약국제제를 제조하거나 보건복지부장관이 지정하는 의료기관의 조제실에서 제제를 제조하려면 보건복지부장관과 협의하여 총리령으로 정하는 바에 따라 제조하려는 품목을 시장 · 군수 · 구청장에게 신고하여야 한다. 다만, 「의료법」에 따라 시 · 도지사의 허가를 받아 개설한 의료기관의 조제실에서 제제를 제조하려는 경우에는 시 · 도지사에게 신고하여야 한다.

② 시장 · 군수 · 구청장 또는 시 · 도지사는 제1항에 따른 신고를 받은 경우에는 그 내용을 검토하여 이 법에 적합하면 신고를 수리하여야 한다.

③ 약국제제 및 조제실제제의 범위 · 조제실 시설, 그 밖에 필요한 사항은 보건복지부장관과 협의하여 총리령으로 정한다.

제2절 의약품등의 수입허가 등

제42조(의약품등의 수입허가 등) 13년, 14특채7급

① 의약품등의 수입을 업으로 하려는 자는 **총리령**으로 정하는 바에 따라 **식품의약품안전처장에게 수입업 신고**를 하여야 하며, **총리령**으로 정하는 바에 따라 **품목마다 식품의약품안전처장의 허가를 받거나 신고**를 하여야 한다. 허가받은 사항 또는 신고한 사항을 변경하려는 경우에도 또한 같다.

② 제1항에도 불구하고 국방부장관 또는 제1항 전단에 따라 수입업 신고를 한 자(이하 "수입자"라 한다)는 다음 각 호의 어느 하나에 해당하는 경우에는 해당 의약품등에 대하여 제1항에 따른 품목별 허가를 받거나 신고를 하지 아니하고 수입할 수 있다.

1. 국방부장관이 긴급히 군사 목적에 사용하기 위하여 국내에서 생산되지 아니하는 의약품등을 미리 식품의약품안전처장과 품목 및 수량에 대한 협의를 거쳐 수입하려는 경우
2. 수입자가 의약품등의 제조를 위하여 원료의약품을 수입하거나 임상시험용 의약품 등 총리령으로 정하는 의약품등을 수입하려는 경우

③ 수입자는 대통령령으로 정하는 시설 기준에 따라 영업소 등 필요한 시설을 갖추어야 한다.

④ 다음 각 호의 어느 하나에 해당하는 자는 제1항에 따른 **수입업 신고를 할 수 없다.** 법인의 경우 그 **대표자**가 다음 각 호의 어느 하나에 해당하는 경우에도 또한 같다.

1. **제5조 각 호의 어느 하나에 해당하는 자**
2. 제76조에 따라 **영업소가 폐쇄된 날부터 1년이 지나지 아니한 자**. 다만, 다음 각 목의 어느 하나에 해당하는 경우는 제외한다.
   가. 제5조제1호 또는 제3호에 해당하여 폐쇄된 후 정신건강의학과 전문의가 약사(藥事)에 관한 업무를 담당하는 것이 적합하다고 인정한 경우
   나. 제5조제2호에 해당하여 폐쇄된 후 가정법원의 성년후견·한정후견 종료의 심판을 받은 경우
3. **파산선고를 받고 복권되지 아니한 자**

⑤ 제1항에 따라 수입되는 의약품등 또는 그 수입자에 관하여는 제31조제7항, 같은 조 제10항부터 제16항까지, 제31조의2, 제31조의5, 제32조, 제33조, 제35조제2항부터 제4항까지, 제35조의2부터 제35조의6까지, 제36조, 제37조, 제37조의2부터 제37조의4까지, 제38조, 제38조의4부터 제38조의6까지, 제40조, 제50조의2부터 제50조의10까지, 제69조의3 및 제75조를 준용한다. 이 경우 "제조" 또는 "생산"은 각각 "수입"으로, "제조업자" 또는 "품목허가를 받은 자"는 각각 "수입자"로, "제조소 또는 위탁제조판매업소"는 각각 "영업소"로 본다. <개정 2022. 6. 10.> <시행 2022.12.11.>

⑥ 식품의약품안전처장은 제1항에 따른 신고를 받은 경우에는 그 내용을 검토하여 이 법에 적합하면 신고를 수리하여야 한다.

⑦ 수입자는 다음 각 호의 어느 하나에 해당하는 의약품등 중 총리령으로 정하는 의약품등을 수입하려면 그 해외제조소(의약품등의 제조 및 품질관리를 하는 해외에 소재하는 시설을 말한다. 이하 같다)의 명칭 및 소재지 등 총리령으로 정하는 사항을 식품의약품안전처장에게 등록하여야 한다.

1. 제1항에 따라 품목별 허가를 받거나 신고를 한 의약품등
2. 제2항제2호에 따른 의약품등의 제조를 위하여 수입하는 원료의약품
3. 제31조의2제4항에 따라 등록된 원료의약품(이 조 제5항에서 준용하는 경우로 한정한다)

⑧ 수입자는 제7항에 따라 등록한 사항 중 총리령으로 정하는 사항을 변경하려는 경우에는 식품의약품안전처장에게 변경등록을 하여야 하며, 총리령으로 정하는 사항 외의 사항을 변경한 경우에는 식품의약품안전처장에게 신고하여야 한다.

⑨ 제1항에 따른 수입업 신고나 품목 허가 또는 신고의 대상 · 기준 · 조건 및 관리와 제7항 및 제8항에 따른 등록 · 변경등록 · 변경신고의 절차 · 방법 등에 관하여 필요한 사항은 총리령으로 정한다.

제43조(멸종 위기에 놓인 야생 동 · 식물의 국제교역 등)

① 「멸종 위기에 놓인 야생 동 · 식물의 국제거래에 관한 협약」에 따른 동 · 식물의 가공품 중 의약품을 수출 · 수입 또는 공해(公海)를 통하여 반입하려는 자는 **총리령**으로 정하는 바에 따라 **식품의약품안전처장의 허가**를 받아야 한다.

② 누구든지 멸종 위기에 놓인 야생동물을 이용한 가공품인 **코뿔소 뿔 또는 호랑이 뼈**에 대하여 다음 각 호의 행위를 하여서는 아니 된다.

1. 코뿔소 뿔 또는 호랑이 뼈를 **수입 · 판매하거나 판매할 목적으로 저장 또는 진열하는 행위**
2. 코뿔소 뿔 또는 호랑이 뼈를 사용하여 **의약품을 제조 또는 조제하는 행위**
3. 코뿔소 뿔 또는 호랑이 뼈를 사용하여 **제조 또는 조제된 의약품을 판매하거나 판매할 목적으로 저장 또는 진열하는 행위**

제3절 의약품등의 판매업

제44조(의약품 판매)

① 약국 개설자(해당 약국에 근무하는 약사 또는 한약사를 포함한다. 제47조, 제48조 및 제50조에서도 같다)가 아니면 의약품을 판매하거나 판매할 목적으로 취득할 수 없다. 다만, 의약품의 품목허가를 받은 자 또는 수입자가 그 제조 또는 수입한 의약품을 이 법에 따라 의약품을 제조 또는 판매할 수 있는 자에게 판매하는 경우와 약학을 전공하는 대학의

학생이 **보건복지부령**으로 정하는 범위에서 의약품을 판매하는 경우에는 그러하지 아니하다.

② 제1항에도 불구하고 다음 각 호의 어느 하나에 해당하는 자는 의약품을 판매하거나 판매할 목적으로 의약품을 취득할 수 있다.

1. 제91조에 따라 설립된 한국희귀 · 필수의약품센터

1의2. 제44조의2에 따라 등록한 안전상비의약품 판매자(제44조의2제1항에 따른 안전상비의약품을 판매하는 경우만 해당한다)

2. 제45조에 따라 허가를 받은 한약업사 및 의약품 도매상

제44조의2(안전상비의약품 판매자의 등록) 14년 20년

① 안전상비의약품(일반의약품 중 주로 가벼운 증상에 시급하게 사용하며 환자 스스로 판단하여 사용할 수 있는 것으로서 해당 품목의 성분, 부작용, 함량, 제형, 인지도, 구매의 편의성 등을 고려하여 20개 품목 이내의 범위에서 보건복지부장관이 정하여 고시하는 의약품을 말한다. 이하 같다)을 약국이 아닌 장소에서 판매하려는 자는 **시장 · 군수 · 구청장**에게 안전상비의약품 판매자로 **등록**하여야 한다. 20년

② 제1항에 따라 안전상비의약품 판매자로 등록하려는 자는 **24시간 연중 무휴(無休) 점포를 갖춘 자**로서 지역 주민의 이용 편리성, 위해의약품의 회수 용이성 등을 고려하여 **보건복지부령으로 정하는 등록기준**을 갖추어야 한다.

③ 안전상비의약품 판매자는 등록한 사항 중 보건복지부령으로 정하는 사항을 변경하려면 **시장 · 군수 · 구청장에게 변경등록을 하여야 한다.**

④ 안전상비의약품 판매자는 안전상비의약품의 판매 업무를 **폐업 또는 휴업하거나 휴업 이후 그 업무를 재개한 경우**에는 **시장 · 군수 · 구청장에게 신고하여야 한다.** 다만, **휴업기간이 1개월 미만인 경우에는 그러하지 아니하다.**

⑤ 제1항부터 제3항까지에 따른 등록, 변경등록 등에 필요한 사항과 제4항에 따른 폐업 · 휴업 · 재개 신고의 방법, 절차 등에 관하여 필요한 사항은 보건복지부령으로 정한다.

시행규칙 제21조(안전상비의약품 판매자의 등록기준)

법 제44조의2제2항에서 "보건복지부령으로 정하는 등록기준"이란 다음 각 호의 기준을 말한다.

1. 「통계법」 제22조에 따라 통계청장이 고시하는 한국표준산업분류에 따른 소매업을 경영할 것
2. 24시간 연중 무휴(無休) 점포를 갖출 것
3. 법 제44조의3제1항에 따른 교육을 수료할 것
4. 국제표준바코드를 이용하여 위해(危害)의약품 판매를 차단할 수 있는 시스템을 갖출 것

제44조의3(안전상비의약품 판매자의 교육) 14년

① 제44조의2제1항에 따라 안전상비의약품 판매자로 등록하려는 자는 **미리 안전상비의약품의 안전성 확보와 품질관리에 관한 교육을 받아야 한다.** 14년

② 보건복지부장관은 국민건강상 위해를 방지하기 위하여 필요하다고 인정하는 경우에는 안전상비의약품 판매자(종업원을 포함한다)에게 안전상비의약품의 안전성 확보와 품질관리에 관한 교육을 받을 것을 명할 수 있다.

③ 보건복지부장관은 제1항 및 제2항에 따른 교육을 실시하기 위하여 관련 단체 또는 기관을 교육기관으로 지정할 수 있다.

④ 제1항 및 제2항에 따른 교육의 내용, 시간, 방법, 절차, 교육비 등에 관하여 필요한 사항과 제3항에 따른 교육기관의 지정, 운영, 지정취소 등에 필요한 사항은 보건복지부령으로 정한다.

제44조의4(안전상비의약품 판매자의 준수사항) 20특채7급

안전상비의약품 판매자는 다음 각 호의 사항을 지켜야 한다.

1. 안전상비의약품이 보건위생상 위해가 없고 그 효능이 떨어지지 아니하도록 시설과 안전상비의약품을 관리할 것
2. **보건위생과 관련된 사고가 일어나지 아니하도록 종업원을 철저히 감독할 것**
3. 1회 판매 수량 제한, 연령에 따른 판매 제한 등 판매 시 안전관리에 관하여 보건복지부령으로 정하는 사항을 지킬 것
4. 그 밖에 제1호부터 제3호까지의 사항에 준하는 사항으로서 보건복지부령으로 정하는 사항을 지킬 것

시행규칙 **제28조(안전상비의약품 판매자의 준수사항)** 14년, 20특채7급

① 법 제44조의4제3호에서 "판매 시 안전관리에 관하여 보건복지부령으로 정하는 사항"이란 다음 각 호의 사항을 말한다.

1. **1회 판매 수량은 안전상비의약품별 1개의 포장단위로 제한할 것**
2. **12세 미만 아동(「초 · 중등교육법」 제2조제1호에 따른 초등학교 재학생을 포함한다)**에게는 안전상비의약품을 판매하지 말 것 14년

② 법 제44조의4제4호에서 "보건복지부령으로 정하는 사항"이란 다음 각 호의 사항을 말한다.

1. 제22조제1항에 따른 **등록증을 안전상비의약품을 판매하는 점포에 게시**할 것
2. 안전상비의약품을 구매하려는 사람이 쉽게 볼 수 있는 곳에 사용상 주의사항을 게시할 것
3. 법 제48조에 따른 개봉 판매 금지의무를 준수할 것

제44조의5(안전상비의약품 판매자의 지위 승계)

① **안전상비의약품 판매자가 영업을 양도한 경우**에 그 양수인이 종전의 안전상비의약품 판매자의 지위를 승계하려는 경우에는 그 양도일부터 **1개월 이내**에 보건복지부령으로 정하는 바에 따라 그 사실을 **시장 · 군수 · 구청장에게 신고**하여야 한다.

② 시장 · 군수 · 구청장은 제1항에 따른 신고를 받은 경우에는 그 내용을 검토하여 이 법에 적합하면 신고를 수리하여야 한다. 다만, 시장 · 군수 · 구청장은 양수인이 제44조의2제2항에 따른 등록기준을 갖추지 아니하거나 제44조의3제1항에 따른 안전상비의약품의 안

전성 확보와 품질관리에 관한 교육을 받지 아니한 경우에는 신고를 수리하여서는 아니 된다.

③ 제1항에 따른 신고가 수리된 경우에는 양수인은 그 양수일부터 종전의 안전상비의약품 판매자의 지위를 승계한다.

제44조의6(준용)

① 제39조제1항, 제47조제1항, 제50조제1항 및 제3항, 제56조제2항, 제68조의7, 제69조, 제71조, 제72조제2항은 제44조의2제1항에 따라 등록한 안전상비의약품 판매자에 준용한다. 이 경우 "약국개설자"는 "제44조의2제1항에 따라 등록한 안전상비의약품 판매자"로 보고, 제50조제3항 중 "일반의약품"은 "제44조의2제1항에 따른 안전상비의약품"으로 본다.

② 제47조의3제2항은 제44조의2제1항에 따라 등록한 안전상비의약품 판매자에게 준용한다. 이 경우 "약국"은 "안전상비의약품 판매자"로 본다.

제45조(의약품 판매업의 허가)

① 제44조 제2항 제2호에 따른 한약업사 및 의약품도매상이 되려는 자는 보건복지부령이 정하는 바에 따라 **시장 · 군수 · 구청장의 허가**를 받아야 한다. 허가 받은 사항을 변경할 경우에도 또한 같다.

② 제1항에 따라 허가를 받으려는 한약업사 또는 의약품 도매상은 다음 각 호의 구분과 같이 시설을 갖추어야 한다.

1. 한약업사는 영업소와 그 밖에 대통령령으로 정하는 기준에 맞는 시설
2. 의약품 도매상은 영업소와 창고 및 그 밖에 대통령령으로 정하는 기준에 맞는 시설. 이 경우 창고의 면적은 165제곱미터 이상이어야 한다. 다만, 수입의약품 · 시약 · 원료의약품만을 취급하는 경우에는 창고의 면적이 **66제곱미터** 이상이어야 하고, 동물용의약품만을 취급하는 경우에는 창고의 면적이 **33제곱미터** 이상이어야 하며, **한약 · 의료용고압가스 및 방사성의약품만을 취급하는 경우에는 창고의 면적기준을 적용하지 아니한다.**

③ 제1항에 따른 한약업사는 보건복지부령이 정하는 지역에 한정하여 대통령령으로 정하는 한약업사시험에 합격한 자에게 허가한다.

④ 제1항에 따라 허가를 받은 한약업사는 환자가 요구하면 기존 한약서에 실린 처방 또는 한의사의 처방전에 따라 한약을 혼합 판매할 수 있다.

⑤ 제1항에 따라 허가를 받은 의약품 도매상은 약사를 두고 업무를 관리하게 하여야 하며, 한약 도매상은 다음 각 호의 어느 하나에 해당하는 자를 두고 업무를 관리하게 하여야 한다. 다만, 의약품 도매상 자신이 약사로서 업무를 직접 관리하거나, 한약 도매상이 다음 각 호의 어느 하나에 해당한 자로서 업무를 직접 관리하는 경우에는 그러하지 아니하다.

1. 약사
2. 한약사
3. 한약업사
4. 보건복지부장관이 인정하는 대학의 한약 관련 학과를 졸업한 자

⑥ 의약품 도매상 및 한약 도매상은 제5항에 따라 업무를 관리하는 자를 두려는 경우에는 보건복지부령으로 정하는 바에 따라 **시장 · 군수 · 구청장에게 신고**하여야 한다. 이 경우 시장 · 군수 · 구청장은 그 내용을 검토하여 이 법에 적합하면 신고를 수리하여야 한다.

⑦ 제1항에 따른 허가의 기준, 조건 및 관리에 필요한 사항은 보건복지부령으로 정한다.

⑧ 제5항에도 불구하고 **보건복지부령**으로 정하는 요건을 갖춘 다른 의약품 도매상에 의약품의 보관 · 배송 등 유통관리 업무를 위탁하는 경우에는 제5항에 따른 업무관리자를 두지 아니할 수 있다. 다만, 이 경우 해당 유통관리 업무를 위탁받는 자는 보건복지부령으로 정하는 바에 따라 제5항에 따른 업무관리자를 두어야 한다.

제46조(한약업사 또는 의약품 도매상 허가의 결격사유) 12년, 15특채7급

다음 각 호의 어느 하나에 해당하는 자에게는 한약업사 또는 의약품 도매상의 허가를 하지 아니한다.

1. 제5조 각 호의 어느 하나에 해당하는 자
2. 제76조에 따라 허가가 취소된 후 1년이 지나지 아니한 자
3. 의료기관의 개설자(의료기관이 법인인 경우에는 그 임원 및 직원) 또는 약국개설자
4. 파산선고를 받고 복권되지 아니한 자

제47조(의약품등의 판매 질서) 12년, 15특채7급

① 다음 각 호의 어느 하나에 해당하는 자는 의약품등의 유통 체계 확립과 판매 질서 유지를 위하여 다음 사항을 지켜야 한다.

1. **의약품의 품목허가를 받은 자, 수입자 또는 의약품 도매상**(이하 "약품공급자" 한다)은 다음 각 목의 어느 하나에 해당하는 행위를 할 수 없다.
   가. 의약품의 소매
   나. 약국개설자, 안전상비의약품 판매자, 한약업사, 법률 제8365호 약사법 전부개정법률 부칙 제5조에 따른 약업사 또는 매약상(이하 "약국등의 개설자"라 한다), 다른 의약품 도매상, 그 밖에 이 법에 따라 의약품을 판매할 수 있는 자 외의 자에게의 의약품 판매
2. 제1호에도 불구하고 의약품공급자는 공익 목적을 위한 경우 등 **대통령령**으로 정하는 사유에 해당하는 때에는 의약품을 소매하거나 판매할 수 있다.
3. 의약품 도매상 또는 약국등의 개설자는 다음 각 목의 사항을 준수하여야 한다.
   가. 의약품공급자가 아닌 자로부터 의약품을 구입하지 아니할 것. 다만, 폐업하는 약

국등의 개설자로부터 의약품을 구입하거나 의사 또는 치과의사가 처방한 의약품이 없어 약국개설자가 다른 약국개설자로부터 해당 의약품을 긴급하게 구입하는 경우에는 그러하지 아니하다.

나. 의약품 도매상의 경우 제45조제2항에 따라 갖춘 창고 외의 장소에 의약품을 보관하지 아니할 것

4. 의약품공급자, 약국등의 개설자 및 그 밖에 이 법에 따라 의약품을 판매할 수 있는 자는 다음 각 목의 사항을 준수하여야 한다.

가. 불량 · 위해 의약품 유통 금지, 의약품 도매상의 의약품 유통품질관리기준 준수 등 의약품등의 안전 및 품질 관련 유통관리에 관한 사항으로서 총리령으로 정하는 사항

나. 매점매석(買占賣惜) 등 시장 질서를 어지럽히는 행위, 약국의 명칭 등으로 소비자를 유인하는 행위나 의약품의 조제 · 판매 제한을 넘어서는 행위를 금지하는 등 의약품 유통관리 및 판매질서 유지와 관련한 사항으로서 보건복지부령으로 정하는 사항

② 의약품공급자(법인의 대표자나 이사, 그 밖에 이에 종사하는 자를 포함하고, 법인이 아닌 경우 그 종사자를 포함한다. 이하 이 조에서 같다) 및 의약품공급자로부터 의약품의 판매촉진 업무를 위탁받은 자(법인의 대표자나 이사, 그 밖에 이에 종사하는 자를 포함하고, 법인이 아닌 경우 그 종사자를 포함한다. 이하 이 조에서 같다)는 의약품 채택 · 처방유도 · 거래유지 등 판매촉진을 목적으로 약사 · 한약사(해당 약국 종사자를 포함한다. 이하 이 조에서 같다) · 의료인 · 의료기관 개설자(법인의 대표자나 이사, 그 밖에 이에 종사하는 자를 포함한다. 이하 이 조에서 같다) 또는 의료기관 종사자에게 금전, 물품, 편익, 노무, 향응, 그 밖의 경제적 이익(이하 "경제적 이익등"이라 한다)을 제공하거나 약사 · 한약사 · 의료인 · 의료기관 개설자 또는 의료기관 종사자로 하여금 약국 또는 의료기관이 경제적 이익등을 취득하게 하여서는 아니 된다. 다만, 견본품 제공, 학술대회 지원, 임상시험 지원, 제품설명회, 대금결제조건에 따른 비용할인, 시판 후 조사 등의 행위(이하 "견본품 제공등의 행위"라 한다)로서 식품의약품안전처장과 협의하여 보건복지부령으로 정하는 범위 안의 경제적 이익등인 경우에는 그러하지 아니하다. 12년, 15특채7급

③ 약사 또는 한약사는 의약품공급자로부터 의약품의 판매촉진 업무를 위탁받은 자로부터 의약품 채택 · 처방유도 · 거래유지 등 판매촉진을 목적으로 제공되는 경제적 이익등을 제공받거나 약국이 경제적 이익등을 취득하게 하여서는 아니 된다. 다만, 견본품 제공등의 행위로서 식품의약품안전처장과 협의하여 보건복지부령으로 정하는 범위 안의 경제적 이익등인 경우에는 그러하지 아니하다.

④ 의약품 도매상은 다음 각 호의 어느 하나에 해당하는 특수한 관계에 있는 의료기관이나 약국에 직접 또는 다른 의약품 도매상을 통하여 의약품을 판매하여서는 아니 된다. 다만,

한약의 경우에는 이를 적용하지 아니한다.

1. 의약품 도매상과 다음 각 목의 어느 하나에 해당하는 특수한 관계에 있는 자(이하 "특수관계인"이라 한다)가 의료기관 개설자 또는 약국개설자인 경우 해당 의료기관 또는 약국
   가. 의약품 도매상이 개인인 경우 그의 2촌 이내의 친족(「민법」 제767조에 따른 친족을 말한다. 이하 같다)
   나. 의약품 도매상이 법인인 경우 해당 법인의 임원 및 그의 2촌 이내의 친족
   다. 의약품 도매상이 법인인 경우 해당 법인을 사실상 지배하고 있는 자(해당 법인의 총출연금액 · 총발행주식 · 총출자지분의 100분의 50을 초과하여 출연 또는 소유하는 자 및 해당 법인의 임원 구성이나 사업운영 등에 대하여 지배적인 영향력을 행사하는 자를 말한다. 이하 같다)
   라. 다목의 특수관계인이 법인인 경우 해당 법인의 임원 및 해당 법인을 사실상 지배하고 있는 자
   마. 다목 및 라목의 특수관계인이 개인인 경우 그의 2촌 이내의 친족
   바. 의약품 도매상을 사실상 지배하고 있는 법인
   사. 이 호의 특수관계인이 사실상 지배하고 있는 법인
   아. 의약품 도매상 및 이 호의 특수관계인의 사용인(법인의 경우에는 임원을, 개인의 경우에는 상업사용인 및 고용계약에 의한 피용인을 말한다. 이하 이 조에서 같다)
2. 의료기관 개설자 또는 약국개설자와 다음 각 목의 어느 하나에 해당하는 특수관계인이 의약품 도매상인 경우 해당 의료기관 또는 약국
   가. 의료기관 개설자 또는 약국개설자가 개인인 경우 그의 2촌 이내의 친족
   나. 의료기관 개설자가 법인인 경우 해당 법인의 임원 및 그의 2촌 이내의 친족
   다. 의료기관 개설자가 법인인 경우 해당 법인을 사실상 지배하고 있는 자
   라. 다목의 특수관계인이 법인인 경우 해당 법인의 임원 및 해당 법인을 사실상 지배하고 있는 자
   마. 다목 및 라목의 특수관계인이 개인인 경우 그의 2촌 이내의 친족
   바. 법인인 의료기관을 사실상 지배하고 있는 법인
   사. 이 호의 특수관계인이 사실상 지배하고 있는 법인
   아. 의료기관 개설자, 약국개설자 또는 이 호의 특수관계인의 사용인

⑤ 약국 개설자 또는 의료기관 개설자가 의약품공급자에게 의약품 거래 대금을 지급하는 경우에는 의약품을 수령한 날부터 **6개월 이내**에 대금을 지급하여야 한다. 다만, 약국 개설자 또는 의료기관 개설자가 의약품공급자에 대하여 거래상 우월적 지위에 있다고 인정되지 아니하는 경우로서 의약품 거래규모 등을 고려하여 보건복지부령으로 정하는 경우에는 그러하지 아니하다.

⑥ 약국 개설자 또는 의료기관 개설자가 의약품공급자에게 제5항에서 정한 기간이 지난 후에 의약품 거래 대금을 지급하는 경우에는 그 초과기간에 대하여 **연 100분의 20 이내**에서 「은행법」에 따른 은행이 적용하는 연체금리 등 경제사정을 고려하여 보건복지부장관이 정하여 고시하는 이율에 따른 이자를 지급하여야 한다.

⑦ 제5항에 따른 의약품 거래 대금을 어음 또는 「하도급거래 공정화에 관한 법률」에 따른 어음대체결제수단으로 지급하는 경우에 대해서는 같은 법 제13조를 준용한다. 이 경우 "원사업자"는 "약국 개설자 또는 의료기관 개설자"로, "수급사업자"는 "의약품공급자"로, "하도급대금"은 "의약품 거래 대금"으로, "60일"은 "6개월"로, "100분의 40"은 "100분의 20"으로, "공정거래위원회"는 "보건복지부"로 본다.

의약품 등의 안전에 관한 규칙(약칭: 의약품안전규칙)

제62조(의약품등의 안전 및 품질 관련 유통관리 준수사항)

법 제47조제1항제4호가목에 따라 의약품의 품목허가를 받은 자, 수입자, 의약품 도매상, 약국개설자, 안전상비의약품 판매자, 한약업사, 법률 제8365호 약사법 전부개정법률 부칙 제5조에 따른 약업사 또는 매약상 및 그 밖에 이 법에 따라 의약품을 판매할 수 있는 자는 의약품의 안전 및 품질 관련 유통관리를 위하여 다음 각 호의 사항을 준수하여야 한다.

1. 삭제
2. 변질 · 변패(변질하여 썩는 것을 말한다. 이하 같다) · 오염 · 손상되었거나 유효기한 또는 사용기한이 지난 의약품을 판매하거나 판매의 목적으로 저장 · 진열하지 않아야 하며, 의약품의 용기나 포장을 훼손하거나 변조하지 않을 것
3. 식품의약품안전처장 또는 지방청장이 수거하거나 폐기할 것을 명한 의약품을 판매하거나 판매의 목적으로 저장 · 진열하지 아니할 것
4. 약국개설자, 안전상비의약품판매자, 한약업사, 법률 제8365호 약사법 전부개정법률 부칙 제5조에 따른 약업사 · 매약상, 의약품 도매상 또는 법 제21조에 따라 약국을 관리하는 자는 **불량의약품의 처리에 관한 기록을 작성하여 갖추어 두고 이를 1년간 보존할 것**
5. 약국개설자, 한약업사 또는 의약품 도매상은 대한민국약전 또는 대한민국약전외한약(생약)규격집에 기준이 설정된 한약 중 제8호에 따른 품질관리 기준에 맞는 제품(이하 "규격품"이라 한다)으로 판매할 것을 식품의약품안전처장이 지정 · 고시한 한약의 경우 규격품이 아닌 것을 판매하거나 판매의 목적으로 저장 · 진열하지 아니할 것
6. 약국개설자, 한약업사 또는 의약품 도매상은 한약재를 판매하는 경우 원산지를 표시할 것
7. 식품의약품안전처장이 보건복지부장관과 협의하여 정하는 별표 6의 의약품 유통품질 관리기준에서 정하는 사항을 준수할 것
8. 식품의약품안전처장이 정하여 고시하는 한약재의 품질관리에 관한 사항을 준수할 것

제47조의2(경제적 이익등 제공 내역에 관한 지출보고서 제출 등)

① 의약품공급자 및 의약품공급자로부터 의약품의 판매촉진 업무를 위탁받은 자(이하 이 조에서 "의약품공급자등"이라 한다)는 **보건복지부령**으로 정하는 바에 따라 매 회계연도 종료 후 **3개월** 이내에 약사 · 한약사 · 의료인 · 의료기관 개설자 또는 의료기관 종사자에게 제공한 경제적 이익등 내역에 관한 지출보고서를 작성하고, 해당 지출보고서와 관련 장

부 및 근거 자료를 **5년간 보관**하여야 한다.

시행예정 〈시행 2023. 7. 21.〉

제47조의2(경제적 이익등 제공 내역에 관한 지출보고서 제출 등)

① 의약품공급자 및 의약품공급자로부터 의약품의 판매촉진 업무를 위탁받은 자(이하 이 조에서 "의약품공급자등"이라 한다)는 보건복지부령으로 정하는 바에 따라 매 회계연도 종료 후 3개월 이내에 약사 · 한약사 · 의료인 · 의료기관 개설자 또는 의료기관 종사자에게 제공한 경제적 이익등 내역에 관한 지출보고서를 작성하여 보건복지부령으로 정하는 바에 따라 공개하고, 해당 지출보고서와 관련 장부 및 근거 자료를 5년간 보관하여야 한다. <개정 2021. 7. 20>

② 보건복지부장관은 필요하다고 인정하는 경우 제1항에 따른 지출보고서와 관련 장부 및 근거 자료의 제출을 요구할 수 있다. 이 경우 의약품공급자등은 정당한 사유가 없으면 이에 따라야 한다.

③ 보건복지부장관은 의약품공급자등에 대하여 보건복지부령으로 정하는 바에 따라 지출보고서에 관한 실태조사를 실시하고 그 결과를 공표하여야 한다.

④ 보건복지부장관은 제1항에 따른 공개와 관련된 업무와 제3항에 따른 실태조사업무를 관계 전문기관 또는 단체에 위탁할 수 있다.

제47조의3(의약품관리종합정보센터의 지정 · 운영 등)

① 보건복지부장관은 의약품의 생산 · 수입 · 공급 및 사용내역 등 의약품유통정보의 수집 · 조사 · 가공 · 이용 및 제공을 위하여 **대통령령**으로 정하는 바에 따라 관계 전문기관 또는 단체를 의약품 유통정보관리기관(이하 "의약품관리종합정보센터"라 한다)으로 지정하여 그 업무를 수행하게 할 수 있다.

② 의약품 품목허가를 받은 자 · 수입자 및 의약품 도매상은 의료기관, 약국 및 의약품 도매상에 의약품을 공급한 경우에는 의약품관리 종합정보센터에 그 공급 내역을 보건복지부령으로 정하는 바에 따라 제출하여야 한다. 다만, 보건복지부령으로 정하는 바에 따라 공급 내역의 확인이 가능한 방법으로 의약품을 공급한 때에는 이를 생략할 수 있다.

③ 의약품관리종합정보센터는 국가 · 지방자치단체, 그 밖의 공공단체 등에 대하여 의약품유통정보의 효율적관리를 위하여 필요한 자료의 제공을 요청할 수 있으며, 자료의 제공을 요청받은 국가 · 지방자치단체, 그 밖의 공공단체 등은 특별한 사유가 없는 한 이에 응하여야 한다. 이 경우 의약품관리종합정보센터에 제공되는 자료에 대하여는 사용료, 수수료 등을 면제한다.

④ 보건복지부장관 및 식품의약품안전처장은 의약품관리종합정보센터의 장에게 의약품 유통관리현황에 대하여 보고를 명할 수 있다.

⑤ 보건복지부장관은 의약품관리종합정보센터의 운영에 사용되는 비용의 전부 또는 일부를 지원할 수 있다.

⑥ 의약품관리종합정보센터의 운영 등에 관하여 필요한 사항은 대통령령으로 정한다.

제47조의4(전문의약품 유통 질서 확립을 위한 특례)

의약품의 소비자는 제44조에 따라 의약품을 판매할 수 있는 자 이외의 자로부터 다음 각 호의 어느 하나에 해당하는 의약품을 취득하여서는 아니 된다.

1. 스테로이드 성분의 주사제
2. 에페드린 성분의 주사제
3. 그 밖에 제1호 및 제2호에 준하는 전문의약품으로서 총리령으로 정하는 의약품

[본조신설 2021. 7. 20.]

제48조(개봉 판매 금지) 05년

누구든지 제63조에 따라 의약품등 제조업자 · 품목허가를 받은 자나 수입자가 봉함(封緘)한 의약품의 용기나 포장을 개봉하여 판매할 수 없다. 다만, 다음 각 호의 어느 하나에 해당하는 경우에는 개봉하여 판매할 수 있다.

1. 약국개설자가 의사 · 치과의사 또는 한의사의 처방전에 따르거나 제23조제3항 단서 및 같은 조 제6항 단서 또는 법률 제4731호 「약사법중개정법률」 부칙 제4조에 따라 의약품을 조제 · 판매하는 경우
2. 약국개설자가 한약제제를 개봉하여 판매하는 경우
3. 보건복지부장관이 지정하는 자가 **보건복지부령**에서 정하는 범위의 의약품을 개봉하여 판매하는 경우

시행규칙 **제46조(의약품의 개봉 판매)**

① 법 제48조제3호에 따라 **의약품을 개봉 판매할 수 있는 경우**는 다음 각 호와 같다.

1. 법 제23조제5항에 따라 보건복지부장관이 정하는 지역의 약업사가 환자의 요구에 따라 의약품을 판매하는 경우
2. 한약업사가 환자의 요구에 따라 한약을 개봉 판매하거나 법 제45조제4항에 따라 한약을 혼합 판매하는 경우
3. 약국개설자가 법 제47조제1항제3호가목 단서에 따라 의사 또는 치과의사가 처방한 의약품이 없어 이를 긴급하게 구입하려는 다른 약국개설자에게 해당 의약품을 판매하는 경우
4. 약국개설자가 법 제50조제2항 단서에 따라 동물병원 개설자에게 의약품을 판매하는 경우
5. 의약품 도매상이 질병관리청장과 공급계약을 체결한 감염병의 예방 · 치료를 위한 의약품을 질병관리청장이 식품의약품안전처장과 협의하여 정하는 기준에 따라 공급하는 경우(외부의 용기나 포장을 개봉하는 경우로 한정한다)

② 제1항제3호 및 제4호에 따라 약국개설자가 다른 약국개설자 또는 동물병원 개설자에게 의약품을 개봉 판매할 때에는 그 용기나 포장에 다음 각 호의 사항을 표시하여야 한다.

1. 제품명 및 품목허가를 받은 자 또는 수입자의 상호
2. 약국의 명칭 및 그 소재지
3. 제조번호 및 사용기한

제49조(매약상의 판매 품목 제한)

매약상(賣藥商)은 보건복지부장관이 따로 지정하는 의약품 외의 의약품을 판매하거나 판매할 목적으로 저장하거나 진열하여서는 아니 된다.

제50조(의약품 판매)

① 약국개설자 및 의약품판매업자는 그 약국 또는 점포 이외의 장소에서 의약품을 판매하여서는 아니 된다. 다만, 시장 · 군수 · 구청장의 승인을 받은 경우에는 예외로 한다.
② 약국개설자는 의사 또는 치과의사의 처방전에 따라 조제하는 경우 외에는 전문의약품을 판매하여서는 아니 된다. 다만, 「수의사법」에 따른 동물병원 개설자에게 보건복지부령으로 정하는 바에 따라 판매하는 경우에는 그러하지 아니하다.
③ 약국개설자는 의사 또는 치과의사의 처방전이 없이 일반의약품을 판매할 수 있다.
④ 약국개설자는 일반의약품을 판매할 때에 필요하다고 판단되면 복약지도를 할 수 있다.

제5장의2 | 의약품에 관한 특허권의 등재 및 판매금지 등

제1절 의약품에 관한 특허권의 등재

제50조의2(의약품에 관한 특허권의 등재)

① 제31조제2항 및 제3항에 따른 품목허가 또는 같은 조 제9항에 따른 품목에 관한 변경허가(이하 "품목허가 또는 변경허가"라 한다)를 받은 자는 식품의약품안전처장이 품목허가 또는 변경허가를 받은 의약품에 관한 특허권(이하 "의약품특허권"이라 한다)을 등재 · 관리하는 의약품 특허목록(이하 "특허목록"이라 한다)에 의약품특허권의 등재를 신청할 수 있다.
② 제1항에 따라 특허목록에 의약품특허권의 등재를 신청하려는 자는 해당 의약품의 품목허가 또는 변경허가를 받은 날 또는 「특허법」 제87조에 따라 특허권의 설정등록이 있은 날부터 **30일 이내**에 다음 각 호의 사항을 기재한 등재 신청서에 특허등록원부 사본, 「특허법」에 따른 특허권자 또는 전용실시권자(이하 "특허권자등"이라 한다)의 동의서 등 총리령으로 정하는 서류를 첨부하여 **식품의약품안전처장**에게 제출하여야 한다.
  1. 의약품의 명칭
  2. 등재신청자의 인적사항
  3. 특허권자등의 인적사항(국내에 주소 또는 영업소가 없는 경우 국내에 주소 또는 영업소가 있는 대리인의 인적사항)
  4. 특허번호
  5. 특허권의 존속기간 만료일

6. 특허로 보호받으려는 사항(이하 "특허청구항"이라 한다)
7. 그 밖에 **총리령**으로 정하는 사항

③ 제1항에 따라 의약품특허권의 등재를 신청한 자는 신청에 대한 결정이 있기 전에 식품의약품안전처장에게 제2항에 따른 등재 신청서 내용의 변경을 신청할 수 있다. 다만, 특허청구항을 추가하는 경우에는 제2항에 따른 신청기간 내에 신청하여야 한다.

④ 식품의약품안전처장은 제1항에 따라 등재를 신청하거나 제3항에 따라 등재 신청서 내용의 변경을 신청한 **의약품특허권이 다음 각 호의 대상 및 요건을 모두 충족하는 경우**에는 의약품의 명칭, 특허권자등의 인적사항, 특허번호, 특허존속기간 등 총리령으로 정하는 사항을 특허목록에 등재하고, 이를 인터넷 홈페이지에 공개하여야 한다.

1. 다음 각 목의 어느 하나에 관한 것일 것
   가. **물질**
   나. **제형**
   다. **조성물**
   라. **의약적 용도**
2. 해당 의약품의 품목허가 또는 변경허가를 받은 사항과 **직접 관련되었을 것**
3. 해당 의약품의 품목허가일 또는 변경허가일 이전에 「**특허법**」 **제42조에 따라 출원되었을 것**
4. 의약품특허권이 존속기간 만료, 무효, 포기 등으로 **소멸하지 아니하였을 것**
5. 해당 의약품의 품목허가 또는 변경허가가 **유효할 것**

⑤ 식품의약품안전처장은 제4항 각 호의 대상 및 요건을 충족하는지를 검토하기 위하여 필요한 경우 의약품특허권의 등재를 신청한 자에게 추가 자료의 제출을 명할 수 있다.

⑥ 제1항에 따른 의약품특허권의 등재 신청 또는 제3항에 따른 등재 신청서 내용 변경의 신청 절차·방법 등에 관하여 필요한 사항은 총리령으로 정한다.

제50조의3(등재사항의 변경 등)

① 제50조의2제1항에 따라 의약품특허권의 등재를 신청하여 특허목록에 의약품특허권을 등재받은 자(이하 "특허권등재자"라 한다)는 제50조의2제4항에 따라 특허목록에 등재된 사항(이하 이 조에서 "등재사항"이라 한다)의 변경 또는 삭제를 식품의약품안전처장에게 신청할 수 있다.

② 등재사항 중 특허목록에 등재된 특허권(이하 "등재특허권"이라 한다)의 존속기간 만료일 변경은 그 변경이 있은 날부터 **30일 이내에 신청하여야 한다**. 다만, 식품의약품안전처장은 특허권등재자의 신청에 따라 **추가로 30일 이내의 변경 기간을 부여할 수 있다**.

③ 식품의약품안전처장은 제1항에 따른 신청 내용을 확인한 후 신청 내용이 적합하다고 인정되면 등재사항을 변경 또는 삭제할 수 있다. 이 경우 식품의약품안전처장은 미리 특허목록에 의약품특허권이 등재된 의약품(이하 "등재의약품"이라 한다)의 특허권자등(이하

"등재특허권자등"이라 한다)과 등재의약품의 안전성 · 유효성에 관한 자료를 근거로 의약품의 품목허가 또는 변경허가를 신청한 자 등 **이해관계인의 의견을 들어 한다.**

④ 식품의약품안전처장은 다음 각 호의 어느 하나에 해당하는 경우에는 직권으로 등재사항을 변경 또는 삭제할 수 있다. 이 경우 식품의약품안전처장은 미리 특허권등재자의 의견을 들어야 한다.

1. 특허권자등이 동의를 철회한 경우
2. 제50조의2제4항의 대상 및 요건을 충족하지 아니하게 된 경우
3. 거짓이나 그 밖의 부정한 방법으로 의약품특허권이 등재된 경우

⑤ 식품의약품안전처장은 제3항 및 제4항에 따라 등재사항을 변경하거나 삭제하는 경우 이를 인터넷 홈페이지에 공개하여야 한다.

⑥ 제1항에 따른 등재사항의 변경 · 삭제 신청의 절차, 방법 등에 관하여 필요한 사항은 총리령으로 정한다.

제2절 품목허가 신청사실의 통지 및 판매금지 등

제50조의4(품목허가 등 신청사실의 통지)

① 등재의약품의 안전성 · 유효성에 관한 자료를 근거로 제31조제2항 또는 제3항에 따라 의약품의 품목허가를 신청하거나 같은 조 제9항에 따라 효능 · 효과에 관한 변경허가를 신청한 자는 허가를 신청한 사실, 허가신청일 등 **총리령**으로 정하는 사항을 특허권등재자와 등재특허권자등에게 통지하여야 한다. 다만, 다음 각 호의 어느 하나에 해당하는 경우에는 그러하지 아니하다.

1. 등재특허권의 존속기간이 만료된 경우
2. 등재특허권의 존속기간이 만료된 후에 의약품을 판매하기 위하여 품목허가 또는 변경허가를 신청한 경우
3. 특허권등재자와 등재특허권자등이 통지하지 아니하는 것에 동의한 경우
4. 제1호부터 제3호까지의 규정에 준하는 것으로서 대통령령으로 정하는 경우

② 제1항 단서에도 불구하고 제1항제2호부터 제4호까지의 규정에 따른 사유가 소멸한 경우에는 제1항 본문에 따른 통지를 하여야 한다.

③ 제1항 또는 제2항에 따른 통지는 특허목록에 기재된 특허권자등 또는 그 대리인의 국내 주소에 도달하면 이루어진 것으로 본다.

④ 제1항 또는 제2항에 따른 통지는 품목허가 또는 변경허가 신청일부터 20일 이내에 하여야 한다. 그 기한 내에 통지를 하지 아니한 경우에는 품목허가 또는 변경허가를 신청한 자가 특허권등재자 또는 등재특허권자등에게 통지한 날 중 통지가 늦은 날을 품목허가 또는 변경허가 신청일로 본다.

⑤ 제1항 또는 제2항에 따라 통지를 한 자는 그 통지한 사실을 증명할 수 있는 서류를 지체

없이 식품의약품안전처장에게 제출하여야 한다. 이 경우 식품의약품안전처장은 통지된 의약품(이하 "통지의약품"이라 한다)의 허가신청일, 주성분, 제형 등 총리령으로 정하는 사항을 인터넷 홈페이지에 공개하여야 한다.

⑥ 식품의약품안전처장은 제1항 또는 제2항에 따른 통지가 되지 아니한 경우 해당 품목허가 또는 변경허가를 하여서는 아니 된다.

⑦ 제1항에 따른 통지의 방법, 절차 등에 관하여 필요한 사항은 총리령으로 정한다.

제50조의5(판매금지 신청)

① 등재특허권자등은 제50조의4에 따른 통지를 받은 날부터 45일 이내에 식품의약품안전처장에게 다음 각 호의 사항이 기재된 진술서를 첨부하여 통지의약품의 판매금지를 신청할 수 있다.

1. 판매금지 신청은 정당하게 등록된 특허권에 기하여 이루어졌을 것
2. 제2항에 따른 심판 또는 소송을 선의로 청구 또는 제기하였으며, 승소의 전망이 있고, 심판 또는 소송 절차를 불합리하게 지연하지 아니할 것

② **등재특허권자등**은 판매금지를 신청하기 전에 통지의약품을 대상으로 등재특허권과 관련한 다음 각 호의 어느 하나에 해당하는 소를 제기하거나 심판을 청구하거나 받아야 한다.

1. 「특허법」 제126조에 따른 특허침해의 금지 또는 예방 청구의 소
2. 「특허법」 제135조에 따른 권리범위 확인심판

③ 제1항에도 불구하고 이미 제50조의6제1항에 따라 판매금지를 하였던 의약품에 대해서는 추가적으로 판매금지를 신청할 수 없다. 다만, 제31조제9항에 따른 효능·효과에 관한 변경허가 신청에 따른 통지의약품에 대해서는 그러하지 아니하다.

④ 식품의약품안전처장은 제1항에 따른 판매금지 신청기간이 경과할 때까지 통지의약품에 대한 품목허가 또는 변경허가를 하여서는 아니 된다. 다만, 다음 각 호의 어느 하나에 해당하는 경우에는 그러하지 아니하다.

1. 판매금지가 신청된 의약품이 등재특허권의 권리범위에 속하지 아니한다는 취지의 「특허법」 제162조에 따른 심결 또는 같은 법 제189조에 따른 판결이 있은 경우
2. 등재특허권이 무효라는 취지의 「특허법」 제162조에 따른 심결 또는 같은 법 제189조에 따른 판결이 있은 경우
3. 의약품특허권의 등재가 위법하다는 취지의 「행정심판법」 제43조에 따른 재결 또는 「행정소송법」 제3조에 따라 제기된 소에 대한 법원의 판결이 있은 경우

⑤ 식품의약품안전처장은 제4항 각 호의 심결, 재결 또는 판결 이후에 그에 반하는 취지의 심결 또는 판결이 있으면 제4항 단서에도 불구하고 통지의약품에 대한 품목허가 또는 변경허가를 하여서는 아니 된다.

⑥ 판매금지 신청의 방법 및 절차 등에 관하여 필요한 사항은 총리령으로 정한다.

제50조의6(판매금지 등)

① 제50조의5제1항에 따라 판매금지 신청을 받은 식품의약품안전처장은 판매금지가 신청된 의약품에 대한 품목허가 또는 변경허가를 할 때 다음 각 호의 어느 하나에 해당하는 경우를 제외하고는 제50조의4에 따라 등재특허권자등이 통지받은 날(이하 “통지받은 날”이라고 한다)부터 **9개월 동안** 판매를 금지하여야 한다.

1. 제50조의5제1항에 따른 신청기간을 준수하지 아니한 경우
2. 존속기간 만료, 포기 등으로 소멸된 특허권을 기초로 한 경우
3. 제50조의5제2항 각 호의 소송을 제기하거나 심판을 청구하거나 받지 아니하고 신청한 경우
4. 거짓이나 그 밖의 부정한 방법으로 의약품특허권이 등재된 경우
5. 제50조의4에 따라 통지된 의약품이 2개 이상이고, 통지된 의약품과 다음 각 목의 사항이 동일한 경우(이하 “동일의약품”이라 한다)로서 그 동일의약품 중 일부에 대하여서만 판매금지 신청을 한 경우
   가. 주성분 및 그 함량
   나. 제형
   다. 용법 · 용량
   라. 효능 · 효과
6. 판매금지가 신청된 의약품과 동일의약품으로서 이미 등재의약품의 안전성 · 유효성에 관한 자료를 근거로 품목허가 또는 변경허가를 받고 판매가 가능한 의약품이 존재하는 경우
7. 제50조의5제4항 각 호의 어느 하나에 해당하는 심결, 재결 또는 판결이 있은 경우
8. 등재특허권이 「특허법」 제106조제1항, 제106조의2제1항에 해당하거나 같은 법 제107조에 따른 재정의 대상이 된 경우

② 식품의약품안전처장은 통지의약품에 대한 품목허가 또는 변경허가를 하기 전에 제1항제7호의 심결, 재결 또는 판결에 대하여 이를 취소하거나 파기하는 취지의 심결 또는 판결(「특허법」 제178조에 따른 재심의 심결을 포함한다)이 있으면 제1항에도 불구하고 통지받은 날부터 **9개월 동안** 판매를 금지하여야 한다.

③ 제1항에 따른 판매금지의 효력은 다음 각 호의 날 중 가장 이른 날에 소멸된다.

1. 판매금지가 신청된 의약품이 등재특허권의 권리범위에 속하지 아니한다는 취지의 심결일 또는 판결일
2. 판매금지가 신청된 의약품이 등재특허권을 침해하지 아니한다는 취지의 판결일
3. 등재특허권이 무효라는 취지의 심결일 또는 판결일

4. 의약품특허권의 등재가 위법하다는 취지의 재결일 또는 판결일
5. 제50조의5제2항 각 호 중 어느 하나의 심판 또는 소송이 특허권자등의 취하, 취하의 동의, 화해 또는 각하 등으로 종료된 날
6. 제50조의5제2항 각 호 중 어느 하나의 심판 또는 소송과 관련하여 중재 또는 조정이 성립된 날
7. 등재의약품의 품목허가 또는 변경허가 소멸일
8. 등재특허권의 존속기간 만료일
9. 등재특허권자등이 판매금지 또는 제50조의7에 따른 우선판매품목허가와 관련하여 「독점규제 및 공정거래에 관한 법률」 제5조제1항, 제40조제1항 또는 제45조제1항을 위반하였다는 공정거래위원회의 의결 또는 법원의 판결이 있은 날
10. 거짓이나 부정한 방법으로 판매금지를 신청한 것으로 판명된 날

④ 제1항부터 제3항까지의 규정에 따른 판매금지 또는 소멸의 절차 등에 관하여 필요한 사항은 총리령으로 정한다.

제3절 우선판매품목허가

제50조의7(우선판매품목허가의 신청) 17년

① 제50조의4에 따라 통지를 하여야 하는 자는 의약품의 품목허가 또는 변경허가를 신청할 때 다음 각 호의 요건을 모두 갖춘 의약품보다 우선하여 의약품을 판매할 수 있는 허가(이하 "우선판매품목허가"라 한다)를 식품의약품안전처장에게 신청할 수 있다.

1. 우선판매품목허가를 신청하는 의약품과 동일의약품일 것
2. 등재의약품의 안전성·유효성에 관한 자료를 근거로 품목허가 또는 변경허가를 신청하는 의약품 중 등재의약품과 유효성분이 동일한 의약품일 것

② 우선판매품목허가를 받으려는 자는 제1항에 따른 신청을 하기 전에 다음 각 호의 어느 하나에 해당하는 심판을 청구하여야 한다.

1. 「특허법」 제133조에 따른 특허의 무효심판
2. 「특허법」 제134조에 따른 특허권 존속기간 연장등록의 무효심판
3. 「특허법」 제135조에 따른 권리범위 확인심판

③ 제2항 각 호의 심판을 청구하는 자는 지체 없이 특허심판번호 등 **총리령**으로 정하는 사항을 식품의약품안전처장에게 통지하여야 한다. 식품의약품안전처장은 통지받은 사항을 인터넷 홈페이지에 공개할 수 있다.

④ 우선판매품목허가를 받으려는 자는 다음 각 호의 사항을 기재한 우선판매품목허가 신청서에 제2항 각 호의 심판 청구서 등 **총리령**으로 정하는 서류를 첨부하여 식품의약품안전처장에게 제출하여야 한다. 17년

1. **신청자의 인적사항**

2. **특허번호**
3. **특허심판번호**
4. **심판 청구일**
5. 그 밖에 **총리령**으로 정하는 사항

의약품 등의 안전에 관한 규칙 (약칭: 의약품안전규칙)

제62조의7(우선판매품목허가의 신청)

① 법 제50조의7제1항에 따라 우선판매품목허가를 신청하려는 자는 별지 제59호의7서식의 우선판매품목허가 신청서(전자문서로 된 신청서를 포함한다)를 식품의약품안전처장에게 제출하여야 한다.

② 법 제50조의7제3항 전단에서 "총리령으로 정하는 사항"이란 다음 각 호의 사항을 말한다.

1. 특허번호
2. 특허심판번호
3. 심판 청구일

③ 법 제50조의7제4항 각 호 외의 부분에서 "총리령으로 정하는 서류"란 다음 각 호의 서류(전자문서를 포함한다)를 말한다.

1. 법 제50조의7제2항 각 호의 심판 청구서로서 청구의 취지 및 그 이유를 기재한 것
2. 법 제50조의7제2항 각 호의 심판 결과에 불복한 경우 청구의 취지 및 원인을 기재한 소장
3. 법 제50조의8제1항제2호의 심결 또는 판결을 받은 경우 이를 증명할 수 있는 서류
4. 품목허가신청 의약품이 의약품 동등성의 입증이 필요한 의약품인 경우 동등성 입증 시험 결과
5. 품목허가신청 의약품이 제9조제6호의 임상시험성적에 관한 자료 제출 의약품인 경우 임상시험성적 결과

④ 법 제50조의7제4항제5호에서 "총리령으로 정하는 사항"이란 다음 각 호의 사항을 말한다.

1. 우선판매품목허가 신청 의약품에 관한 정보
2. 등재의약품에 관한 정보

⑤ 제1항에 따라 우선판매품목허가를 신청하려는 자는 식품의약품안전처장이 정하여 고시하는 수수료를 내야 한다.

제50조의8(우선판매품목허가)

① 제50조의7에 따라 우선판매품목허가 신청을 받은 식품의약품안전처장은 신청자가 다음 각 호의 요건을 모두 갖춘 경우 의약품의 품목허가 또는 변경허가와 함께 우선판매품목허가를 하여야 한다.

1. 제50조의4에 따라 통지하여야 하는 의약품의 품목허가 또는 변경허가를 신청한 자 중 가장 이른 날에 품목허가 또는 변경허가를 신청한 자일 것(같은 날에 신청한 자가 여럿인 경우 모두 같은 순위로 본다)
2. 제50조의7제2항에 따라 심판을 청구한 자 중 등재특허권에 관하여 특허의 무효, 존속기간 연장등록의 무효 또는 해당 의약품이 특허권리범위에 속하지 아니한다는 취지의 심결 또는 판결을 받은 자일 것. 다만, 통지받은 날부터 9개월이 경과하는 날 이후에 심결 또는 판결을 받은 자는 제외한다.

3. 제2호에 따른 심결 또는 판결을 받은 자 중 다음 각 목의 요건 중 어느 하나의 요건에 해당하는 자일 것
   가. 최초로 제50조의7제2항 각 호의 심판(이하 이 호에서 "최초 심판"이라 한다)을 청구한 자일 것
   나. 최초 심판이 청구된 날부터 14일 이내에 심판을 청구한 자일 것
   다. 가목 또는 나목의 요건에 해당하는 자보다 먼저 제2호에 따른 심결 또는 판결을 받은 자일 것

② 식품의약품안전처장은 제1항에 따라 우선판매품목허가를 하는 경우 우선판매품목허가 의약품의 주성분, 제형, 허가일 등 총리령으로 정하는 사항을 인터넷 홈페이지에 공개하여야 한다.

제50조의9(동일의약품 등에 대한 판매금지 등)

① 식품의약품안전처장은 제50조의8제1항에 따라 우선판매품목허가를 한 경우 다음 각 호의 요건을 모두 갖춘 의약품에 대한 품목허가 또는 변경허가를 할 때 제2항에 따른 기간 동안 판매를 금지할 수 있다.

1. 우선판매품목허가를 받은 의약품과 동일의약품일 것
2. 등재의약품의 안전성 · 유효성에 관한 자료를 근거로 품목허가 또는 변경허가를 신청한 의약품 중 등재의약품과 유효성분이 동일한 의약품일 것

② 제1항에 따른 판매금지기간은 최초로 우선판매품목허가를 받은 자의 판매가능일부터 9개월이 경과하는 날까지로 한다. 다만, 해당 의약품이 「국민건강보험법」 제41조제1항제2호에 따라 요양급여를 신청한 약제인 경우 2개월의 범위에서 연장할 수 있다.

③ 제1항 및 제2항에 따른 판매금지의 방법 및 절차 등에 관하여 필요한 사항은 총리령으로 정한다.

제50조의10(동일의약품 등에 대한 판매금지 효력의 소멸 등)

① 제50조의9제1항에 따른 판매금지의 효력은 다음 각 호의 날 중 가장 이른 날에 소멸된다.

1. 우선판매품목허가를 받은 의약품의 품목허가 또는 변경허가가 소멸한 날
2. 등재특허권이 존속기간 만료, 무효라는 취지의 심결 또는 판결의 확정(우선판매품목허가를 받은 자가 청구 또는 제기한 심판 또는 소송에 의한 것은 제외한다) 등으로 소멸한 날

② 식품의약품안전처장은 다음 각 호의 어느 하나에 해당하는 경우 제50조의9제1항에 따른 판매금지의 효력을 소멸시켜야 한다. 이 경우 식품의약품안전처장은 미리 우선판매품목허가를 받은 자의 의견을 들어야 한다.

1. 제50조의8제1항제2호의 심결 또는 판결에 대하여 이를 취소 또는 파기하는 취지의 판

결(「특허법」 제178조에 따른 재심의 심결을 포함한다)이 있은 경우

2. 우선판매품목허가 의약품을 판매가능일부터 **2개월 이내**에 정당한 사유 없이 판매하지 아니한 경우
3. 우선판매품목허가를 받은 자가 판매금지 또는 우선판매품목허가와 관련하여 「독점규제 및 공정거래에 관한 법률」 제5조제1항, 제40조제1항 또는 제45조제1항을 위반하였다는 공정거래위원회의 의결 또는 법원의 판결이 있은 경우
4. 거짓이나 그 밖의 부정한 방법으로 우선판매품목허가를 받은 경우

③ 우선판매품목허가를 받은 의약품과 동일의약품의 품목허가 또는 변경허가를 신청한 자 등 이해관계인은 우선판매품목허가가 제1항 또는 제2항 각 호의 어느 하나에 해당한다는 취지의 정보를 식품의약품안전처장에게 제공할 수 있다.

④ 제1항부터 제3항까지의 규정에 따른 판매금지 효력의 소멸 및 이해관계인의 정보 제공의 방법, 절차 등에 관하여 필요한 사항은 총리령으로 정한다.

제4절 영향평가 등

제50조의11(영향평가)

① **식품의약품안전처장**은 제50조의6에 따른 **판매금지 및 우선판매품목허가 등 이 장에 규정된 사항이 국내 제약산업, 보건정책, 고용 증감 등에 미치는 영향을 분석 · 평가하여야 한다**.

② 식품의약품안전처장은 제1항의 영향평가를 위하여 필요하다고 인정할 때에는 관계 행정기관, 교육 · 연구기관 등에 필요한 자료를 요청할 수 있다. 이 경우 자료 요청을 받은 관계 행정기관의 장, 교육 · 연구기관의 장 등은 정당한 사유가 없으면 이에 따라야 한다.

③ 제1항에 따른 영향평가를 할 때에는 해외 사례를 분석하여야 한다.

④ 식품의약품안전처장은 제1항에 따른 영향평가 결과를 공개하고 국회에 보고하여야 한다.

⑤ 제1항부터 제4항까지에 따른 영향평가의 기준, 방법, 절차 등에 관하여 필요한 사항은 총리령으로 정한다.

제50조의12(등재의약품의 관리 등)

① **식품의약품안전처장**은 **의약품특허권과 관련하여 다음 각 호의 사업을 수행**한다.

1. **등재의약품의 시장동향 및 가격정보 수집**
2. **중소기업의 특허목록 등재, 우선판매품목허가 등과 관련한 업무 지원**
3. **의약품특허권과 관련하여 제약업체 역량을 강화하기 위한 교육**
4. **등재의약품과 관련한 특허정보 분석 및 제공**
5. 이 장에 규정된 사항과 관련된 해외사례 및 정책 연구, 통계의 산출 및 분석
6. 그 밖에 식품의약품안전처장이 필요하다고 인정하는 사업

② 식품의약품안전처장은 제1항의 사업 수행을 다른 기관에 위탁할 수 있다.

③ 식품의약품안전처장은 제1항의 사업을 수행하기 위하여 필요하다고 인정하는 경우에는 다음 각 호의 기관에 의약품특허권 등에 관한 자료의 제공을 요청할 수 있고, 요청을 받은 기관은 정당한 사유가 없으면 이에 따라야 한다.

1. 국가 또는 지방자치단체
2. 공공기관 또는 공공단체

제6장 | 의약품등의 취급

제1절 기준과 검정

제51조(대한민국약전)

① **식품의약품안전처장**은 의약품등의 성질과 상태, 품질 및 저장 방법 등을 적정하게 하기 위하여 **중앙약사심의위원회의 심의**를 거쳐 **대한민국약전을 정하여 공고**한다.

② **대한민국약전**은 **제1부와 제2부**로 하되, **제1부에는 주로 자주 사용되는 원료의약품과 기초적 제제**를 싣고, **제2부에는 주로 혼합제제와 제1부에 실리지 아니한 의약품등**을 싣는다.

제52조(의약품등의 기준)

① 식품의약품안전처장은 **생물학적 제제 및 대한민국약전에 실리지 아니한 의약품**에 대하여 **중앙약사심의위원회의 의견**을 들어 성질과 상태, 품질 및 저장 방법 등과 그 밖에 필요한 기준을 정할 수 있다.

② 식품의약품안전처장은 보건위생상의 위해(危害)를 방지하기 위하여 필요하다고 인정하면 의약외품에 대하여 **중앙약사심의위원회의 의견을 들어 제법 · 성상 · 성능 · 품질 및 저장 방법과 그 밖에 필요한 기준을 정할 수 있다.**

제52조의2(특정집단에 대한 의약품 안전사용 실태 조사 · 연구 등)

① 보건복지부장관 및 식품의약품안전처장은 노인, 소아, 임산부 등 특별한 주의가 필요한 집단으로서 총리령으로 정하는 집단(이하 "특정집단"이라 한다)에 대한 의약품 안전사용 실태에 관하여 보건복지부령으로 정하는 바에 따라 조사를 실시할 수 있다.

② 식품의약품안전처장은 제1항에 따른 조사를 위하여 해당 의약품의 제조업자 또는 품목허가를 받은 자에게 해당 특정집단에 미치는 영향을 조사 · 연구하도록 지시할 수 있으며, 이 경우 지시를 받은 제조업자 또는 품목허가를 받은 자는 이에 따라야 한다.

제53조(국가출하승인의약품)

① 다음 각 호의 어느 하나에 해당하는 의약품 중에서 총리령으로 정하는 의약품을 판매하

거나 판매할 목적으로 진열·보관 또는 저장하려는 자는 제조·품질관리에 관한 자료 검토 및 검정 등을 거쳐 **식품의약품안전처장의 출하승인**을 받아야 한다.

1. 생물학적 제제
2. 변질되거나 변질되어 썩기 쉬운 의약품
3. 삭제

② 제1항에 따른 출하승인의 절차와 방법 등에 필요한 사항은 총리령으로 정한다.

의약품 등의 안전에 관한 규칙 (약칭: 의약품안전규칙)

제63조(국가출하승인의약품의 범위)

법 제53조제1항에 따라 국가출하승인을 받아야 하는 의약품은 생물학적 제제 중 백신·항독소·혈장분획제제 및 국가관리가 필요한 것으로서 식품의약품안전처장이 정하는 제제(이하 "국가출하승인의약품"이라 한다)로 한다. 다만, 수출을 목적으로 하는 의약품으로서 수입자가 요청한 경우와 식품의약품안전처장이 국가출하승인을 면제하는 것으로 정하는 품목은 그러하지 아니하다.

제66조(국가출하승인의 통지 등)

① 식품의약품안전처장은 제64조에 따른 국가출하승인 신청을 받았을 때에는 식품의약품안전처장이 정하는 기준에 따라 그 출하승인을 받으려는 의약품에 대한 제조·품질관리에 관한 자료 검토 및 검정 등을 하여 그 결과를 신청인에게 통지하여야 한다. 이 경우 기준을 충족하는 경우에는 별지 제61호서식의 국가출하승인서를 발급하여야 한다.

② 식품의약품안전처장은 제1항에 따른 출하승인을 원활히 하기 위하여 필요하다고 인정하는 경우에는 제1항의 기준 중 필요한 항목만을 지정하여 검정할 수 있다.

③ 식품의약품안전처장은 제1항 또는 제2항에 따라 검정을 실시한 경우 검정에 대한 성적서를 3년간 보존하여야 한다. 다만, 유효기간이 **3년 이상인 의약품의 검정에 대한 성적서는 그 유효기간이 만료될 때까지 보존**하여야 한다.

④ 제1항에 따라 국가출하승인 결과를 통지받은 자는 제65조제1항에 따라 봉인한 의약품의 봉인을 풀 수 있다.

제54조(방사성 의약품)

식품의약품안전처장은 방사성 의약품의 제조 및 수입 등에 필요한 사항을 **과학기술정보통신부장관과 협의**하여 정할 수 있다.

제55조(중독성·습관성 의약품)

인체에 중독성이나 습관성으로 작용할 염려가 있는 의약품의 제조·관리 등에 필요한 사항은 따로 법률로 정한다.

제2절 의약품의 취급

제56조(의약품 용기 등의 기재 사항) 18특채7급, 21년

① 의약품 품목허가를 받은 자와 수입자는 의약품의 용기나 포장에 다음 각 호의 사항을 적

어야 한다. 다만, 총리령으로 정하는 용기나 포장인 경우에는 총리령으로 정하는 바에 따라 다음 각 호의 사항 중 그 일부를 적지 아니하거나 그 일부만을 적을 수 있다.

1. **의약품 품목허가를 받은 자 또는 수입자의 상호와 주소**(위탁제조한 경우에는 제조소의 명칭과 주소를 포함한다)
2. **제품명**
3. 제조번호와 유효기한 또는 사용기한
4. **중량 또는 용량이나 개수**
5. **대한민국약전에서 용기나 포장에 적도록 정한 사항**
6. 제52조제1항에 따라 기준이 정하여진 의약품은 그 저장 방법과 그 밖에 그 기준에서 용기나 포장에 적도록 정한 사항
7. 품목허가증 및 품목신고증에 기재된 모든 성분의 명칭, 유효 성분의 분량(유효 성분이 분명하지 아니한 것은 그 본질 및 그 제조방법의 요지) 및 보존제의 분량. 다만, 보존제를 제외한 소량 함유 성분 등 **총리령**으로 정하는 성분은 제외할 수 있다.
8. "전문의약품" 또는 "일반의약품"[안전상비의약품은 "일반(안전상비)의약품"]이라는 문자
9. 제58조제1호부터 제3호까지에 규정된 사항
10. 그 밖에 **총리령**으로 정하는 사항

② 약국개설자 등 소비자에게 직접 의약품을 판매하는 자는 보건복지부장관이 정하는 바에 따라 의약품의 가격을 의약품의 용기나 포장에 적어야 한다.

제57조(외부 포장 기재 사항)

의약품을 직접 담는 용기나 직접 포장하는 부분에 적힌 제56조제1항 각 호 및 같은 조 제2항의 사항이 외부의 용기나 포장에 가려 보이지 아니하면 그 외부의 용기나 포장에도 같은 사항을 적어야 한다.

제58조(첨부 문서 기재 사항) 20년

의약품에 첨부하는 문서에는 다음 각호의 사항을 적어야 한다.

1. **용법 · 용량, 그 밖에 사용 또는 취급할 때에 필요한 주의 사항**
2. 대한민국약전에 실린 의약품은 **대한민국약전에서 의약품의 첨부 문서 또는 그 용기나 포장에 적도록 정한 사항**
3. 제52조제1항에 따라 기준이 정하여진 의약품은 그 기준에서 의약품의 첨부 문서 또는 그 용기나 포장에 적도록 정한 사항
4. 그 밖에 **총리령**으로 정하는 사항

제59조(기재상의 주의)

제56조부터 제58조까지에 규정된 사항은 다른 문자 · 기사 · 그림 또는 도안보다 쉽게 볼 수 있는 부분에 적어야 하며, 그 사항은 총리령으로 정하는 바에 따라 읽기 쉽고 이해하기 쉬운 용어로 정확히 적어야 한다.

시행예정 〈시행 2024. 7. 21.〉

제59조의2(시각 · 청각장애인을 위한 의약품의 표시)

의약품의 품목허가를 받은 자와 수입자는 안전상비의약품 및 식품의약품안전처장이 정하는 의약품의 경우 시각 · 청각장애인이 활용할 수 있도록 제56조부터 제58조까지에서 규정된 사항 중 제품명 등 식품의약품안전처장이 정하는 사항을 용기 또는 포장에는 점자 및 음성 · 수어영상변환용 코드 등 총리령으로 정하는 방법 및 기준에 따라, 첨부문서에는 음성 · 수어영상변환용 코드 등 총리령으로 정하는 방법 및 기준에 따라 표시하여야 한다.

[본조신설 2021. 7. 20.]

제60조(기재 금지 사항)

의약품에 첨부하는 문서 또는 의약품의 용기나 포장에 다음 각 호에 해당하는 내용을 적어서는 아니 된다.

1. 해당 의약품에 관하여 거짓이나 오해할 우려가 있는 사항
2. 제31조제2항 · 제3항 · 제9항 또는 제41조제1항에 따른 허가 · 변경허가를 받지 아니하였거나 신고 · 변경신고하지 아니한 효능 · 효과
3. 보건위생에 위험한 용법 · 용량이나 사용 기간

제61조(판매 등의 금지)

① 누구든지 다음 각 호의 의약품을 판매하거나 판매할 목적으로 저장 또는 진열하여서는 아니 된다.

1. 제56조부터 제60조까지의 규정에 위반되는 의약품이나 위조(僞造) 의약품
2. 제31조제1항부터 제3항까지 및 제9항, 제41조제1항, 제42조제1항 · 제3항 및 제43조제1항을 위반하여 제조 또는 수입된 의약품

② 누구든지 의약품이 아닌 것을 용기 · 포장 또는 첨부 문서에 의학적 효능 · 효과 등이 있는 것으로 오인될 우려가 있는 표시를 하거나 이와 같은 내용의 광고를 하여서는 아니 되며, 이와 같은 의약품과 유사하게 표시되거나 광고된 것을 판매하거나 판매할 목적으로 저장 또는 진열하여서는 아니 된다.

제61조의2(의약품 불법판매의 알선 · 광고 금지 등)

① 누구든지 제44조, 제50조제1항 · 제2항에 위반되는 의약품의 판매를 알선하거나 광고해서는 아니 되고, 제61조제1항 각 호에 해당하는 것 또는 같은 조 제2항에 따른 의약품과 유사하게 표시되거나 광고된 것의 판매를 알선하거나 광고해서는 아니 된다.

② 식품의약품안전처장은 「정보통신망 이용촉진 및 정보보호 등에 관한 법률」 제2조제1항제1호에 따른 정보통신망(이하 이 조에서 "정보통신망"이라 한다)을 이용하여 의약품을 판매하는 행위 또는 제1항을 위반하는 행위에 관한 조사를 위하여 필요한 경우에는 「정보통신망 이용촉진 및 정보보호 등에 관한 법률」 제2조제1항제3호에 따른 정보통신서비스 제공자 또는 「전자상거래 등에서의 소비자보호에 관한 법률」 제20조에 따른 통신판매중개업자(이하 이 조에서 "정보통신서비스 제공자등"이라 한다)에 대하여 필요한 자료제출을 요청할 수 있다. 이 경우 자료제출을 요청받은 정보통신서비스 제공자등은 정당한 사유가 없으면 이에 따라야 한다.

③ 정보통신서비스 제공자등은 정보통신망을 이용하여 의약품이 판매되거나 제1항을 위반하는 행위를 발견한 때에는 즉시 그 사실을 식품의약품안전처장에게 통보하여야 한다.

④ 제2항에 따른 자료제출 요청의 범위 및 절차, 제3항에 따른 통보의 방법 등에 필요한 사항은 총리령으로 정한다.

제62조(제조 등의 금지) 17특채7급

누구든지 다음 각 호의 어느 하나에 해당하는 의약품을 판매하거나 판매할 목적으로 제조 · 수입 · 저장 또는 진열하여서는 아니 된다.

1. 대한민국약전에 실린 의약품으로서 성상 · 성능 또는 품질이 대한민국약전에서 정한 기준에 맞지 아니하는 의약품
2. 제31조제2항 · 제3항 · 제9항 또는 제41조제1항에 따라 허가 · 변경허가 또는 신고 · 변경신고된 의약품으로서 그 성분 또는 분량(유효 성분이 분명하지 아니한 것은 본질 또는 제조 방법의 요지)이 허가 · 변경허가 또는 신고 · 변경신고된 내용과 다른 의약품
3. 제52조제1항에 따라 기준이 정하여진 의약품으로서 정한 기준에 맞지 아니한 의약품
4. **전부 또는 일부가 불결한 물질 또는 변질이나 변하여 썩은 물질로 된 의약품**
5. **병원 미생물(病原 微生物)에 오염되었거나 오염되었다고 인정되는 의약품**
6. **이물질이 섞였거나 부착된 의약품**
7. 식품의약품안전처장이 정한 타르 색소와 다른 **타르 색소**가 사용된 의약품
8. 보건위생에 위해가 있을 수 있는 비위생적 조건에서 제조되었거나 그 시설이 대통령령으로 정하는 기준에 맞지 아니한 곳에서 제조된 의약품
9. 용기나 포장이 불량하여 보건위생상 위해가 있을 염려가 있는 의약품
10. **용기나 포장이 그 의약품의 사용 방법을 오인하게 할 염려가 있는 의약품**

11. 제76조제1항제4호(국민보건에 위해를 주었거나 줄 염려가 있는 의약품등과 그 효능이 없다고 인정되는 의약품등을 제조·수입 또는 판매한 경우)에 해당하는 의약품

제63조(봉함)

의약품의 제조업자·품목허가를 받은 자나 수입자는 자신이 제조 또는 수입한 의약품을 판매할 때에는 총리령으로 정하는 바에 따라 의약품의 용기나 포장을 봉함(封緘)하여야 한다. 다만, 의약품 제조업자 또는 품목허가를 받은 자에게 판매하는 경우에는 예외로 한다.

제64조(안전용기·포장 등)

① 의약품 품목허가를 받은 자나 수입자는 자신이 제조 또는 수입한 의약품을 판매할 때에는 오용으로 발생하는 어린이의 약물 사고를 방지하기 위하여 안전용기·포장을 사용하여야 한다. 다만, 의약품 제조업자 또는 품목허가를 받은 자에게 판매하는 경우에는 그러하지 아니하다.

② 안전용기·포장을 사용하여야 할 품목 및 안전용기·포장의 기준 등에 관하여는 총리령으로 정한다.

제3절 의약외품

제65조(의약외품 용기 등의 기재사항) 17특채7급

① 의약외품의 제조업자와 수입자는 의약외품의 용기나 포장에 다음 각 호의 사항을 적어야 한다. 다만, **총리령**으로 정하는 바에 따라 다음 각 호의 사항 중 그 일부를 적지 아니하거나 그 일부만을 적을 수 있다.

1. 의약외품의 **명칭**
2. 제조업자 또는 수입자의 상호 및 주소
3. 용량 또는 중량(제2조제7호가목에 해당하는 물품은 용량 또는 중량이나 개수)
4. 제조 번호와 **사용기한**
5. 품목허가증 및 품목신고증에 기재된 모든 성분의 명칭. 다만, 보존제를 제외한 소량 함유 성분 등 총리령으로 정하는 성분은 제외할 수 있다.
6. 제52조제2항에 따라 기준이 정하여진 제품은 그 저장 방법, 그 밖에 그 기준에서 용기나 포장에 적도록 정한 사항
7. **"의약외품"이라는 문자**
8. 그 밖에 총리령으로 정하는 사항

② **약국개설자 등 소비자에게 직접 의약외품을 판매하는 자**는 보건복지부장관이 정하는 바에 따라 **의약외품의 가격**을 의약외품의 용기나 포장에 적어야 한다.

제65조의2(외부 포장 기재사항)

의약외품을 직접 담는 용기나 직접 포장하는 부분에 적힌 제65조제1항 각 호 및 같은 조 제2항의 사항이 외부의 용기나 포장에 가려 보이지 아니하면 그 외부의 용기나 포장에도 같은 사항을 적어야 한다.

제65조의3(첨부 문서 기재사항)

의약외품에 첨부하는 문서가 있는 경우에는 그 문서에 다음 각 호의 사항을 적어야 한다.

1. 용법 · 용량, 그 밖에 사용 또는 취급할 때에 필요한 주의사항
2. 대한민국약전에 실린 의약외품은 대한민국약전에서 의약외품의 첨부 문서 또는 그 용기나 포장에 적도록 정한 사항
3. 제52조제2항에 따라 기준이 정하여진 의약외품은 그 기준에서 의약외품의 첨부 문서 또는 그 용기나 포장에 적도록 정한 사항
4. 그 밖에 의약외품의 안전한 사용을 위하여 필요한 사항으로서 총리령으로 정하는 사항

제65조의4(기재상의 주의)

제65조, 제65조의2 및 제65조의3에 따른 기재사항은 다른 문자 · 기사 · 그림 또는 도안보다 쉽게 볼 수 있는 부분에 적어야 하며, 그 사항은 총리령으로 정하는 바에 따라 읽기 쉽고 이해하기 쉬운 용어로 정확히 적어야 한다.

시행예정 〈시행 2024. 7. 21.〉

제65조의5(시각 · 청각장애인을 위한 의약외품의 표시)

의약외품의 제조업자와 수입자는 식품의약품안전처장이 정하는 의약외품의 경우 시각 · 청각장애인이 활용할 수 있도록 제65조, 제65조의2 및 제65조의3에서 규정된 사항 중 제품명 등 식품의약품안전처장이 정하는 사항을 용기 또는 포장에는 점자 및 음성 · 수어영상변환용 코드 등 총리령으로 정하는 방법 및 기준에 따라, 첨부문서에는 음성 · 수어영상변환용 코드 등 총리령으로 정하는 방법 및 기준에 따라 표시하여야 한다.
[본조신설 2021. 7. 20.]

시행예정 〈시행 2024. 7. 21.〉

제65조의6(시각 · 청각장애인을 위한 표시에 관한 교육 · 홍보 등)

① 식품의약품안전처장은 시각 · 청각장애인이 의약품등을 안전하게 사용할 수 있도록 제59조의2 및 제65조의5에 따른 적합한 표시 방법과 기준을 개발하고 교육 및 홍보를 하여야 한다.

② 식품의약품안전처장은 제59조의2 및 제65조의5에 따른 표시에 필요한 경우 행정적 지원을 할 수 있다.

③ 식품의약품안전처장은 시각 · 청각장애인의 의약품등의 정보에 관한 접근성을 제고하기 위하여 제59조의2 및 제65조의5에 따른 표시가 총리령으로 정하는 기준에 적합한지 여부에 관한 실태조사 및 평가와 장애인의 의약품등 정보 접근성 향상을 위한 연구개발을 할 수 있다.

④ 식품의약품안전처장은 제3항에 따른 실태조사, 평가 및 연구개발 결과 개선이 필요하다고 인정하는 사항에 대해서는 해당 의약품등의 품목허가를 받은 자, 제조업자 또는 수입자에게 표시 실태의 개선을 권고할 수 있다.

⑤ 식품의약품안전처장은 제1항에 따른 표시 방법과 기준의 개발, 교육 · 홍보 및 제3항에 따른 실태조사 · 평가 · 연구개발 업무를 제68조의3에 따른 한국의약품안전관리원에 위탁할 수 있다.

⑥ 제3항에 따른 실태조사 및 평가의 내용 · 방법 등에 관하여 필요한 사항은 총리령으로 정한다.

[본조신설 2021. 7. 20.]

제66조(준용)

의약외품에 관하여는 제60조, 제61조, 제62조 및 제63조(의약외품 중 제2조제7호가목에 해당하는 물품은 제60조, 제61조 및 제62조)를 준용한다. 이 경우 "의약품"은 "의약외품"으로, "제31조제1항부터 제3항까지 및 제9항"은 "제31조제4항 · 제9항"으로, "제31조제2항 · 제3항 · 제9항"은 각각 "제31조제4항 · 제9항"으로, "제52조제1항"은 "제52조제2항"으로, "제56조부터 제60조까지"는 "제65조, 제65조의2부터 제65조의4까지 및 제66조에 따라 준용되는 제60조"로 본다.

제4절 약업단체

제67조(조직)

의약품등의 제조업자 · 품목허가를 받은 자 · 수입자 또는 의약품 판매업자는 자주적인 활동과 공동이익을 보장하고 국민보건 향상에 이바지하기 위하여 각각 사단법인을 조직할 수 있다.

제5절 의약품등의 광고

제68조(과장광고 등의 금지) 15특채7급

① **의약품등의 명칭 · 제조방법 · 효능이나 성능에 관하여 거짓광고 또는 과장광고를 하지 못한다.**

② 의약품등은 그 효능이나 성능에 관하여 의사 · 치과의사 · 한의사 · 수의사 또는 그 밖의 자가 보증한 것으로 오해할 염려가 있는 기사를 사용하지 못한다.

③ 의약품등은 그 효능이나 성능을 암시하는 기사 · 사진 · 도안, 그 밖의 암시적 방법을 사용하여 광고하지 못한다.

④ 의약품에 관하여 낙태를 암시하는 문서나 도안은 사용하지 못한다.

⑤ 제31조제2항부터 제4항까지 및 제9항 또는 제42조제1항에 따른 허가 · 변경허가를 받거나 신고 · 변경신고를 한 후가 아니면 의약품등의 명칭 · 제조 방법 · 효능이나 성능에 관하여 광고하지 못한다.

⑥ 다음 각 호의 어느 하나에 해당하는 의약품을 광고하여서는 아니 된다. 다만, 「감염병의 예방 및 관리에 관한 법률」 제2조제2호부터 제12호까지의 감염병의 예방용 의약품을 광고하는 경우와 의학 · 약학에 관한 전문가 등을 대상으로 하는 의약전문매체에 광고하는 경우 등 총리령으로 정하는 경우에는 그러하지 아니하다.

1. 전문의약품
2. 전문의약품과 제형, 투여 경로 및 단위제형당 주성분의 함량이 같은 일반의약품
3. 원료의약품

⑦ 의약품등의 광고 방법과 그 밖에 필요한 사항은 총리령으로 정한다.

제68조의2(광고의 심의) 15특채7급

① **의약품 제조업자 · 품목허가를 받은 자 또는 수입자**가 그 제조 또는 수입한 의약품을 광고하려는 경우에는 **총리령**으로 정하는 바에 따라 **식품의약품안전처장의 심의**를 받아야 한다.

② 식품의약품안전처장은 제1항에 따른 의약품 광고심의에 관한 업무를 제67조에 따라 설립된 법인에 위탁할 수 있다.

③ 제1항에 따른 광고심의의 절차와 방법, 심의 결과에 대한 이의신청, 심의 내용의 변경과 심의 결과의 표시 등에 관하여 필요한 사항은 총리령으로 정한다.

제6절 한국의약품안전관리원

제68조의3(설립)

① 의약품등으로 인한 부작용 및 품목허가정보 · 품목신고정보 등 의약품등의 안전과 관련한 각종 정보(이하 "의약품안전정보"라 한다)의 수집 · 관리 · 분석 · 평가 및 제공 업무를 효율적이고 체계적으로 수행하기 위하여 **한국의약품안전관리원**(이하 "의약품안전관리원"이라 한다)을 설립한다.

② 의약품안전관리원은 법인으로 한다.

③ 의약품안전관리원의 정관에는 다음 각 호의 사항을 기재하여야 한다.

1. 목적
2. 명칭
3. 주된 사무소가 있는 곳
4. 자산에 관한 사항
5. 임원 및 직원에 관한 사항
6. 이사회의 운영
7. 사업범위 및 내용과 그 집행
8. 회계
9. 공고의 방법
10. 정관의 변경
11. 그 밖에 의약품안전관리원의 운영에 관한 중요 사항

④ 의약품안전관리원이 정관의 기재사항을 변경하려는 경우에는 식품의약품안전처장의 인가를 받아야 한다.

⑤ 의약품안전관리원에 관하여는 이 법에서 규정한 것을 제외하고는 「민법」 중 **재단법인**에 관한 규정을 준용한다.

⑥ 그 밖에 의약품안전관리원의 조직 및 운영 등에 관하여 필요한 사항은 **대통령령**으로 정한다.

제68조의4(사업)

의약품안전관리원은 제84조 또는 다른 법령에 따라 식품의약품안전처장으로부터 위탁받은 다음 각 호의 사업 및 **제86조제5항에 따라 위탁받은 의약품 부작용 피해구제사업**과 의약품안전정보와 관련하여 대통령령으로 정하는 수익사업을 수행한다.

1. 약화사고 등 의약품 부작용의 인과관계 조사 · 규명
2. 의약품안전정보의 수집 및 관리를 위한 의약품안전정보관리시스템의 구축
3. 의약품안전정보의 수집 · 분석 · 평가 · 관리 및 제공
4. 의약품안전정보의 개발 · 활용을 위한 조사 · 연구 및 교육 · 홍보
5. 그 밖에 이 법 또는 다른 법령에 따라 위탁받은 업무

제68조의5(운영재원)

의약품안전관리원은 정부 또는 정부 외의 자의 출연금, 그 밖의 수익금으로 운영한다.

제68조의6(사업계획서의 제출 등)

① 의약품안전관리원의 사업연도는 정부의 회계연도에 따른다.

② 의약품안전관리원은 대통령령으로 정하는 바에 따라 매 회계연도의 사업계획서 및 예산서를 작성하여 식품의약품안전처장의 승인을 받아야 한다. 이를 변경하고자 할 때에도

또한 같다.

제68조의7(자료제공의 요청)

① 의약품안전관리원장은 의약품안전정보의 수집 · 평가 등 업무상 필요하다고 인정하는 경우에는 다음 각 호의 기관 또는 사람에 대하여 의약품안전정보에 관한 자료의 제공을 요청할 수 있다. 이 경우 요청을 받은 기관 또는 사람은 정당한 사유가 없으면 그 요청에 따라야 한다.

1. 국가 또는 지방자치단체
2. 공공기관 또는 공공단체
3. 연구기관
4. 약국개설자 또는 의료기관 개설자
5. 의약품등의 제조업자, 품목허가를 받은 자, 수입자 또는 판매업자 등 이 법에 따라 의약품을 취급할 수 있는 자

② 의약품안전관리원장은 제1항에 따라 필요한 자료의 제공을 요청하는 경우 「개인정보 보호법」 제23조에 따른 민감정보와 같은 법 제24조에 따른 고유식별정보(주민등록번호를 포함한다) 등의 개인정보가 포함된 자료의 제공을 요청할 수 있다. 이 경우 요청을 받은 기관 또는 사람은 개인식별이 가능한 부분을 삭제한 후 제공하여야 한다.

③ 제2항에도 불구하고 의약품안전관리원장은 식품의약품안전처장이 복수의 기관 또는 사람이 보유한 자료를 통합하여 분석할 필요가 있다고 승인한 경우에는 개인식별이 가능한 부분을 포함한 자료를 제출받아 자료의 통합작업을 수행할 수 있다. 이 경우 자료를 통합한 후에는 지체 없이 개인식별이 가능한 부분을 삭제하고 복구 또는 재생되지 아니하도록 하여야 한다.

④ 제1항부터 제3항까지의 규정에 따라 제공된 자료는 그 제공을 요청한 목적 외의 용도로 이용하여서는 아니 된다.

⑤ 식품의약품안전처장은 의약품안전관리원장이 제3항 및 제4항을 준수하는지를 정기적으로 점검하고 이를 위반한 경우에는 해임 등 필요한 조치를 할 수 있다.

제68조의8(부작용 등의 보고)

① 의약품등의 제조업자 · 품목허가를 받은 자 · 수입자 및 의약품 도매상은 의약품등으로 인하여 발생하였다고 의심되는 유해사례로서 질병 · 장애 · 사망, 그 밖에 총리령으로 정하는 의약품등의 안전성 · 유효성에 관한 사례를 알게 된 경우에는 식품의약품안전처장이 정하는 바에 따라 의약품안전관리원장에게 보고하여야 한다.

② 약국개설자와 의료기관 개설자는 의약품등으로 인하여 발생하였다고 의심되는 유해사례로서 총리령으로 정하는 중대한 질병 · 장애 · 사망 사례를 알게 된 경우에는 식품의약품안전처장이 정하는 바에 따라 의약품안전관리원장에게 보고하여야 한다.

③ 의약품안전관리원장은 제1항 및 제2항에 따라 보고받은 사항을 식품의약품안전처장이 정하는 바에 따라 식품의약품안전처장에게 보고하여야 한다.

제68조의9(비밀유지의무)

의약품안전관리원의 임원이나 직원 또는 그 직에 있었던 자는 직무상 알게 된 비밀을 누설하여서는 아니 된다.

제68조의10(유사명칭의 사용금지)

의약품안전관리원이 아닌 자는 의약품안전관리원 또는 이와 유사한 명칭을 사용하지 못한다.

제68조의11(의약품부작용 심의위원회의 설치)

① 다음 각 호의 사항을 심의하기 위하여 식품의약품안전처에 의약품부작용 심의위원회(이하 "심의위원회"라 한다)를 둔다.

1. 의약품등의 부작용 · 위해가능성의 판단 등에 관한 사항
2. 의약품등 부작용의 인과관계 규명, 그 밖에 약화사고 등의 원인규명에 관한 사항
3. 제86조의3제1항에 따른 피해구제급여 등 의약품 피해구제에 관한 사항

② 심의위원회는 **위원장 1명을 포함한 10명 이상 15명 이내의 위원**으로 구성하며, 위원장은 위원 중에서 **호선**(互選)한다.

③ 위원은 대통령령으로 정하는 바에 따라 식품의약품안전처장이 임명하거나 위촉(委囑)하되, 다음 각 호의 어느 하나에 해당하는 자가 각각 1명 이상 포함되어야 한다.

1. 보건의료 및 의약품 분야의 전문지식을 갖춘 자
2. 「비영리민간단체 지원법」 제2조에 따른 비영리민간단체가 추천하는 자
3. 「의료법」 및 법의학 전문가로서 판사, 검사 또는 변호사의 자격이 있는 자
4. 대통령령으로 정하는 관계 중앙행정기관 소속 공무원

④ 삭제

⑤ 심의위원회는 제1항 각 호의 사항을 전문적으로 심의하도록 하기 위하여 전문위원회를 둘 수 있다.

⑥ 심의위원회 및 전문위원회의 구성과 운영, 그 밖에 필요한 사항은 대통령령으로 정한다.

제68조의12(약물역학조사관) 16특채7급

① 의약품안전관리원의 장은 제68조의4제1호에 따른 사업을 수행하기 위하여 필요하다고 인정하는 경우에는 소속 직원 또는 관련 분야의 전문지식과 경험이 있는 사람 중에서 약물의 역학조사를 위하여 조사관(이하 "약물역학조사관"이라 한다)을 임명하거나 위촉할 수 있다.

② 의약품안전관리원의 장은 약물역학조사관을 임명하거나 위촉하였을 때에는 지체 없이

식품의약품안전처장에게 보고하여야 한다.

③ 의약품안전관리원의 장은 약물역학조사관으로 하여금 약국, 의료기관, 의약품등을 제조 · 저장 또는 취급하는 공장 · 창고 · 점포나 사무소, 그 밖에 조사의 필요성이 있다고 인정되는 장소에 출입하여 관련 장부나 서류, 그 밖의 물건을 조사하거나 관계인에게 질문을 하게 할 수 있다. 이 경우 약물역학조사관은 그 권한을 표시하는 증표 및 조사기간, 조사범위, 조사담당자, 관계 법령 등 **대통령령**으로 정하는 사항이 기재된 서류를 지니고 이를 관계인에게 내보여야 한다.

④ 약물역학조사관의 자격 및 직무 범위, 그 밖에 필요한 사항은 총리령으로 정한다.

⑤ 제3항에 따른 조사 또는 질문의 절차 · 방법 등에 관하여는 이 법 또는 약물역학조사와 관련된 법령에서 정하는 사항을 제외하고는 「행정조사기본법」에서 정하는 바에 따른다.

의약품 등의 안전에 관한 규칙(약칭: 의약품안전규칙)

제84조의2(약물역학조사관의 자격 · 직무 범위 등) 16특채7급

① 법 제68조의12제1항에 따른 약물역학조사관은 다음 각 호의 어느 하나에 해당하는 사람 중에서 임명하거나 위촉한다.

1. 법 제68조의3에 따라 설립된 한국의약품안전관리원(이하 "의약품안전관리원"으로 한다)에서 **의약품 부작용의 인과관계 조사·규명을 담당하는 직원**
2. 「농어촌 등 보건의료를 위한 특별조치법」제2조에 따른 **공중보건의사**
3. 「의료법」제2조제1항에 따른 **의사·치과의사·한의사**
4. 법 제2조제2호에 따른 **약사, 한약사**
5. 그 밖에 약화사고 등 **의약품 부작용과 관련된 분야의 전문가**

② 의약품안전관리원의 장은 위촉한 약물역학조사관에게 예산의 범위 안에서 수당과 여비를 지급할 수 있다.

③ 약물역학조사관은 다음 각 호 중 어느 하나에 해당하는 경우 의약품과 부작용의 인과관계를 조사 · 규명한다.

1. 질병 · 장애 · 사망 등 중대한 약물이상반응이 나타난 약화사고가 발생한 경우
2. 특정지역 또는 특정시기에 유해사례가 다수 발생한 경우
3. 법 제86조의4제1항에 따른 의약품 부작용 피해구제 신청이 있는 경우
4. 그 밖에 식품의약품안전처장이 의약품과 부작용의 인과관계를 조사 · 규명할 필요성이 있다고 인정하는 경우

④ 약물역학조사관의 신분을 증명하는 증표는 별지 제85호서식에 따른다.

제7장 | 감독

제69조(보고와 검사 등)

① 보건복지부장관, 식품의약품안전처장(대통령령으로 정하는 그 소속 기관의 장을 포함한다), 시 · 도지사, 시장 · 군수 · 구청장은 다음 각 호의 사항을 지시할 수 있다. <개정

2021. 7. 20>

1. 약국개설자, 의료기관 개설자, 의약품등의 제조업자 · 품목허가를 받은 자 · 수입자 또는 판매업자, 특허권등재자, 등재특허권자등, 우선판매품목허가를 받은 자, 임상시험의 계획 승인을 받은 자, 임상시험실시기관, 임상시험검체분석기관, 비임상시험실시기관, 중앙심사위원회, 그 밖에 의약품등을 취급하는 업무에 종사하는 자에게 필요한 서류나 그 밖의 자료 제출의 요구
2. 관계 공무원으로 하여금 약국 · 의료기관, 의약품등을 제조 · 저장 또는 취급하는 공장 · 창고 · 점포나 사무소, 임상시험실시기관, 임상시험검체분석기관, 비임상시험실시기관, 중앙심사위원회, 특허권등재자, 등재특허권자등 또는 우선판매품목허가를 받은 자가 업무를 하는 장소, 임상시험 용도로 의약품등을 취급하는 업무를 하는 장소, 그 밖의 의약품등을 취급하는 업무를 하는 장소에 출입하여 그 시설 또는 관계 장부나 서류, 그 밖의 물건의 검사 또는 관계인에 대한 질문
3. 제71조제1항에 해당된다고 의심되는 물품 · 의약품등의 품질 검사를 위하여 필요한 최소 분량의 물품 수거

② 제1항에 따라 출입 · 검사를 하는 공무원은 그 권한을 표시하는 증표 및 조사기간, 조사범위, 조사담당자, 관계 법령 등 **대통령령**으로 정하는 사항이 기재된 서류를 지니고 이를 관계인에게 내보여야 한다.

③ 제2항에 따른 관계 공무원의 권한 및 직무 범위, 그 밖에 필요한 사항은 보건복지부장관과 협의하여 **총리령**으로 정한다.

④ 제1항제2호에 따른 검사 또는 질문의 절차 · 방법 등에 관하여는 이 법에서 정하는 사항을 제외하고는 「**행정조사기본법**」에서 정하는 바에 따른다.

제69조의2(관계 기관에의 통보)

식품의약품안전처장은 대통령령으로 정하는 관계 중앙행정기관의 장에게 다음 각 호에 관한 사항을 통보하여야 한다.

1. 제50조의6제1항 및 제2항에 따른 의약품의 판매금지처분 및 같은 조 제3항에 따른 판매금지 효력의 소멸
2. 우선판매품목허가 및 제50조의10제1항 및 제2항에 따른 동일의약품에 대한 판매금지 효력의 소멸
3. 제1호 또는 제2호와 관련된 특허 심판 또는 소송의 개시 및 종결

제69조의3(합의 사항의 보고)

다음 각 호의 어느 하나에 해당하는 합의가 있는 경우 합의의 당사자는 합의가 있은 날부터 **15일 이내**에 합의 당사자, 합의 내용, 합의 시기 등 총리령으로 정하는 사항을 식품의약품안전처장 및 공정거래위원회에 보고하여야 한다.

1. 등재의약품의 품목허가 또는 변경허가를 받은 자 또는 등재특허권자등과 통지의약품에 대한 품목허가 또는 변경허가 신청을 한 자 간의 해당 의약품의 제조 또는 판매에 관한 합의
2. 등재의약품의 품목허가 또는 변경허가를 받은 자 또는 등재특허권자등과 통지의약품에 대한 품목허가 또는 변경허가 신청을 한 자 간의 우선판매품목허가의 취득 또는 그 소멸에 관한 합의
3. 통지의약품에 대한 품목허가 또는 변경허가 신청을 한 자 간의 우선판매품목허가의 취득 또는 그 소멸에 관한 합의

제69조의4(시정명령)

보건복지부장관, 식품의약품안전처장 또는 시장 · 군수 · 구청장은 약국개설자, 의약품의 품목허가를 받은 자, 수입자, 의약품 판매업자(의약품공급자로부터 의약품의 판매촉진 업무를 위탁받은 자를 포함한다), 그 밖에 이 법에 따라 의약품을 판매할 수 있는 자가 다음 각 호의 어느 하나에 해당할 경우 일정한 기간을 정하여 그 위반사항을 시정하도록 명할 수 있다.

1. 제21조제3항에 따른 약국 관리에 필요한 사항을 위반한 경우
2. 제47조제1항에 따른 의약품등의 유통 체계 확립과 판매 질서 유지에 필요한 사항을 위반한 경우
3. 제47조의2제1항에 따른 지출보고서를 작성 또는 공개하지 아니하거나 해당 지출보고서와 관련 장부 및 근거 자료를 보관하지 아니한 경우
4. 제56조제2항(제44조의6제1항에서 준용하는 경우를 포함한다) 또는 제65조제2항을 위반하여 가격을 용기나 포장에 적지 아니한 경우

제69조의5(해외제조소에 대한 현지실사 등)

① 식품의약품안전처장은 다음 각 호의 어느 하나에 해당하는 경우에는 수입자, 해외제조소의 관리자 또는 수출국 정부와 사전에 협의를 거쳐 해외제조소에 대한 출입 및 검사(이하 이 조에서 "현지실사"라 한다)를 할 수 있다.

1. 수입되는 의약품등(이하 이 조에서 "수입의약품등"이라 한다)의 위해방지를 위하여 현지실사가 필요하다고 식품의약품안전처장이 인정하는 경우
2. 국내외에서 수집된 수입의약품등의 안전정보에 대한 사실 확인이 필요하다고 식품의약품안전처장이 인정하는 경우

② 식품의약품안전처장은 해외제조소가 현지실사를 정당한 사유 없이 거부하거나 현지실사 결과 수입의약품등에 위해발생 우려가 있는 경우에는 해당 해외제조소의 수입의약품등에 대하여 수입 중단, 검사명령 또는 시정을 요청하거나 해외제조소 등록을 취소(이하 이 조에서 "수입 중단등"이라 한다)할 수 있다.

③ 식품의약품안전처장은 제2항에 따라 수입 중단등의 조치가 되어 있는 수입의약품등에 대하여 수입자, 해외제조소의 관리자 또는 수출국 정부가 원인을 규명하여 개선사항을 제시하거나 현지실사 등을 통하여 그 수입의약품등에 위해가 없는 것으로 인정되는 경우에는 수입 중단등의 조치를 해제할 수 있다. 이 경우 개선사항에 대한 확인이 필요할 때에는 현지실사를 할 수 있다.

④ 제1항부터 제3항까지의 규정에 따른 현지실사, 수입 중단등의 조치와 그 해제의 절차 및 방법 등에 필요한 사항은 총리령으로 정한다.

제70조(업무 개시 명령 등) 15특채7급, 17년, 21년

① **보건복지부장관, 식품의약품안전처장, 시 · 도지사, 시장 · 군수 · 구청장**은 의약품 제조업자 · 품목허가를 받은 자, 약국개설자 또는 의약품 판매업자가 공동으로 의약품의 생산 · 판매를 중단하거나 집단 휴업 또는 폐업을 하여 의약품 구매에 현저한 지장을 주거나 줄 우려가 있다고 인정되면 의약품 제조업자 · 품목허가를 받은 자, 약국개설자 또는 의약품 판매업자에게 의약품을 생산하게 하거나 업무를 개시하도록 명할 수 있다.

② 의약품 제조업자 · 품목허가를 받은 자, 약국개설자 또는 의약품 판매업자는 정당한 사유 없이 제1항의 명령을 거부할 수 없다.

제71조(폐기 명령 등)

① 식품의약품안전처장, 시 · 도지사, 시장 · 군수 · 구청장은 의약품의 품목허가를 받은 자 · 의약외품 제조업자 · 의약품등의 수입자 · 판매업자, 약국개설자, 의료기관 개설자, 그 밖에 이 법 또는 다른 법률에 따라 의약품을 판매하거나 취급할 수 있는 자 중 총리령으로 정하는 자에게 제53조제1항 · 제61조(제66조에서 준용하는 경우를 포함한다) 및 제62조(제66조에서 준용하는 경우를 포함한다)를 위반하여 판매 · 저장 · 진열 · 제조 또는 수입한 의약품등이나 불량한 의약품등 또는 그 원료나 재료 등을 공중위생상의 위해를 방지할 수 있는 방법으로 폐기하거나 그 밖의 필요한 조치를 하도록 명할 수 있다.

② 식품의약품안전처장, 시 · 도지사 또는 시장 · 군수 · 구청장은 의약품등으로 인하여 공중위생상 위해가 발생하였거나 발생할 우려가 있다고 인정하면 의약품의 품목허가를 받은 자 · 의약외품 제조업자 · 의약품등의 수입자 · 판매업자, 약국 개설자, 의료기관 개설자, 그 밖에 이 법 또는 다른 법률에 따라 의약품을 판매하거나 취급할 수 있는 자 중 총리령으로 정하는 자에 대하여 유통 중인 의약품등을 회수 · 폐기하게 하거나 그 밖의 필요한 조치를 하도록 명할 수 있다.

③ 식품의약품안전처장, 시 · 도지사, 시장 · 군수 · 구청장은 제1항 또는 제2항에 따른 명령을 받은 자가 그 명령을 이행하지 아니한 때, 또는 공중위생을 위하여 긴급한 때에는 관계 공무원에게 해당 물품을 회수 · 폐기하게 하거나 그 밖에 필요한 처분을 하게 할 수 있다.

④ 제2항에 관하여는 제69조제2항을 준용한다.

⑤ 제2항에 따른 의약품등의 위해성 등급 및 평가기준, 회수 · 폐기, 그 밖의 조치 등에 필요한 사항은 총리령으로 정한다.

제72조(의약품등의 회수 등 사실 공표)

① 식품의약품안전처장은 제39조제1항 후단에 따른 의약품등의 회수계획을 보고받으면 의약품의 품목 허가를 받은 자, 의약외품 제조업자 또는 의약품등의 수입자에게 회수계획을 공표하도록 명할 수 있다. 다만, 해당 의약품등의 사용으로 인하여 완치 불가능한 중대한 부작용을 초래하거나 일시적 또는 의학적으로 완치 가능한 부작용을 초래하는 등 총리령으로 정하는 위해가 발생한 경우에는 공표를 명하여야 한다.

② 식품의약품안전처장, 시 · 도지사 또는 시장 · 군수 · 구청장은 제71조제2항에 따라 유통 중인 의약품등을 회수 · 폐기하게 하거나 그 밖에 필요한 조치를 하게 한 경우에는 의약품의 품목허가를 받은 자 · 의약외품 제조업자 · 의약품등의 수입자 · 판매업자, 약국 개설자, 의료기관 개설자, 그 밖에 이 법 또는 다른 법률에 따라 의약품을 판매하거나 취급할 수 있는 자 중 총리령으로 정하는 자에게 그 사실을 공표하도록 명하여야 한다.

③ 제1항 및 제2항에 따라 공표명령을 받은 자는 제71조제5항에 따른 위해성 등급에 따라 다음 각 호의 어느 하나에 해당하는 방법으로 공표하여야 한다.

1. 방송, 일간신문 또는 이와 동등 이상의 대중매체
2. 의학 · 약학 전문지 또는 이와 동등 이상의 매체
3. 자사(自社) 홈페이지 또는 이와 동등 이상의 매체

④ 제1항부터 제3항까지의 규정에 따른 공표에 필요한 사항은 총리령으로 정한다.

제73조(검사명령과 시험 · 검사기관)

① 식품의약품안전처장 또는 시 · 도지사는 의약품등의 품질검사를 위하여 의약품등의 제조업자, 의약품의 품목허가를 받은 자 또는 수입자에게 「식품 · 의약품분야 시험 · 검사 등에 관한 법률」 제6조제2항제3호에 따라 식품의약품안전처장이 지정하는 의약품 등 시험 · 검사기관(이하 "시험 · 검사기관"이라 한다)에서 제조 · 수입하거나 품목허가를 받거나 품목신고를 한 의약품등에 관한 검사를 받도록 명할 수 있다.

② 삭제

③ 삭제

④ 삭제

제73조의2 삭제

제73조의3 삭제

제74조(개수명령)

식품의약품안전처장, 시 · 도지사, 시장 · 군수 · 구청장은 약국 개설자, 의약품등의 제조업자 · 품목허가를 받은 자, 수입자, 판매업자, 임상시험실시기관, 임상시험검체분석기관, 비임상시험실시기관에게 그 시설이 제20조제3항, 제31조제1항 · 제4항, 제34조의2제1항, 제34조의3제1항, 제42조제3항, 제45조제2항에 따른 시설 기준에 맞지 아니하거나 그 시설이 낡거나 더럽거나 손상되어 그 시설로 의약품등을 제조하면 의약품등이 제62조(제66조에서 준용하는 경우를 포함한다) 각 호의 어느 하나에 해당하게 될 염려가 있으면 시설을 개수(改修)하도록 명하거나 개수가 끝날 때까지 그 시설의 전부 또는 일부를 사용하지 못하게 명할 수 있다.

제75조(관리자 등의 변경명령)

의약품등의 제조업 관리자 또는 약국의 관리자가 이 법 또는 이 법에 따른 명령을 위반하거나 관리자로서 부적당하다고 인정하면 **식품의약품안전처장**은 해당 제조업자에게, **시장 · 군수 · 구청장**은 해당 약국개설자에게 각각 그 관리자를 변경하도록 명할 수 있다.

제75조의2(시정명령)

보건복지부장관, 시장 · 군수 · 구청장은 약국 개설자가 제47조제5항부터 제7항까지의 규정을 위반한 경우에는 **보건복지부령**으로 정하는 바에 따라 약국 개설자에게 **3개월 이내**의 기간을 정하여 그 위반사항을 시정하도록 명할 수 있다.

제76조(허가취소와 업무정지 등)

① 의약품등의 제조업자, 품목허가를 받은 자, 원료의약품의 등록을 한 자, 수입자, 임상시험의 계획 승인을 받은 자 또는 약국개설자나 의약품 판매업자가 다음 각 호의 어느 하나에 해당하면 의약품등의 제조업자, 품목허가를 받은 자, 원료의약품의 등록을 한 자, 수입자, 임상시험의 계획 승인을 받은 자에게는 식품의약품안전처장이, 약국개설자나 의약품 판매업자에게는 시장 · 군수 · 구청장이 그 허가 · 승인 · 등록의 취소 또는 위탁제조판매업소 · 제조소 폐쇄(제31조제4항에 따라 신고한 경우만 해당한다. 이하 제77조제1호에서 같다), 영업소 폐쇄(제42조제1항에 따라 신고한 경우만 해당한다. 이하 제77조제1호에서 같다), 품목제조 금지나 품목수입 금지를 명하거나, 1년의 범위에서 업무의 전부 또는 일부의 정지를 명할 수 있다. 다만, 제4호의 경우에 그 업자에게 책임이 없고 그 의약품등의 성분 · 처방 등을 변경하여 허가 또는 신고 목적을 달성할 수 있다고 인정되면 그 성분 · 처방 등의 변경만을 명할 수 있다. <개정 2022. 6. 10><시행 2022.12.11.>

1. 제5조 각 호의 어느 하나에 해당하는 경우(제5호는 수입자의 경우로 한정한다). 다만, 법인의 대표자가 같은 규정의 어느 하나에 해당하게 된 경우로서 6개월 이내에 그 대표자를 개임(改任, 다른 사람으로 바꾸어 임명함)한 경우는 제외한다.
2. 제20조제5항 각 호의 어느 하나 또는 제31조제8항제2호, 제42조제4항제2호 · 제3호에

해당하는 사실이 있음이 밝혀진 경우. 다만, 법인의 대표자가 같은 규정의 어느 하나에 해당하게 된 경우로서 6개월 이내에 그 대표자를 개임한 경우는 제외한다.

2의2. 거짓이나 그 밖의 부정한 방법으로 제20조제2항에 따른 개설등록 · 변경등록을 한 경우

2의3. 거짓이나 그 밖의 부정한 방법으로 제31조제1항부터 제4항까지 또는 제9항에 따른 허가 · 변경허가를 받거나 신고 · 변경신고를 한 경우

2의4. 제31조제2항 또는 제3항을 위반하여 품목허가를 받지 아니하거나 품목신고를 하지 아니한 경우

2의5. 제31조제9항을 위반하여 변경허가를 받지 아니하거나 변경신고를 하지 아니한 경우

2의6. 거짓이나 그 밖의 부정한 방법으로 제31조의2제1항 · 제3항(제42조제5항에 따라 준용되는 경우를 포함한다)에 따른 원료의약품의 등록, 변경등록 또는 변경보고를 한 경우

2의7. 제31조의2제3항(제42조제5항에 따라 준용되는 경우를 포함한다)에 따라 원료의약품의 변경등록 또는 변경보고를 하지 아니한 경우

2의8. 거짓이나 그 밖의 부정한 방법으로 제34조제1항에 따른 임상시험의 계획 승인 · 변경승인을 받은 경우

3. 이 법 또는 이 법에 따른 명령을 위반한 경우

4. 국민보건에 위해를 주었거나 줄 염려가 있는 의약품등과 그 효능이 없다고 인정되는 의약품등을 제조 · 수입 또는 판매한 경우

4의2. 제38조의2제1항 및 제2항을 위반하여 적합판정 또는 변경적합판정을 받지 아니하고 의약품등을 제조하여 판매한 경우 <신설 2022. 6. 10>

4의3. 제38조의3제3항에 따른 시정명령 등 필요한 조치 명령을 이행하지 아니한 경우 <신설 2022. 6. 10>

5. 제39조제1항에 따른 회수 또는 회수에 필요한 조치를 하지 아니하거나 회수계획을 보고하지 아니하거나 거짓으로 보고를 한 경우

5의2. 제42조제1항을 위반하여 품목마다 허가 · 변경허가를 받지 아니하거나 신고 · 변경신고를 하지 아니한 경우

5의3. 거짓이나 그 밖의 부정한 방법으로 제42조제1항에 따른 허가 · 변경허가를 받거나 신고 · 변경신고를 하거나 같은 조 제7항 또는 제8항에 따른 해외제조소의 등록 · 변경등록 또는 변경신고를 한 경우

5의4. 제42조제7항 또는 제8항을 위반하여 등록 · 변경등록 또는 변경신고를 하지 아니한 경우

5의5. 거짓이나 그 밖의 부정한 방법으로 제43조제1항에 따른 허가를 받은 경우

5의6. 거짓이나 그 밖의 부정한 방법으로 제45조제1항에 따른 한약업사 또는 의약품도매상 허가 · 변경허가를 받은 경우

5의7. 제47조제2항을 위반하여 경제적 이익등을 제공한 경우

5의8. 제50조의4제1항제2호를 위반하여 등재특허권의 존속기간이 만료된 후에 판매하기 위하여 품목허가 또는 변경허가를 신청한 자가 해당 기간이 만료되기 전에 의약품을 판매한 경우

5의9. 제50조의6제1항 · 제2항 또는 제50조의9제1항에 따라 판매가 금지된 의약품을 판매한 경우

5의10. 제53조제1항을 위반하여 출하승인을 받지 아니하거나 거짓 또는 그 밖의 부정한 방법으로 출하승인을 받은 경우

5의11 제60조를 위반하여 의약품에 첨부하는 문서 또는 의약품의 용기나 포장에 같은 조 각 호에 해당하는 내용을 적은 경우

5의12. 제62조를 위반하여 같은 조 각 호의 어느 하나에 해당하는 의약품을 판매하거나 판매할 목적으로 제조 · 수입 · 저장 또는 진열한 경우

5의13. 제71조제1항 · 제2항 및 제72조제1항 · 제2항에 따른 명령을 위반한 경우

6. 약국 개설자가 제79조제2항에 따라 약사 또는 한약사의 자격정지처분을 받은 경우

7. 제75조의2에 따른 시정명령을 이행하지 아니한 때

② 제1항에 규정된 자의 시설이 제20조제3항, 제31조제1항 · 제4항, 제42조제3항 및 제45조제2항에 따른 시설 기준에 맞지 아니한 경우에도 제1항과 같다.

③ 제1항과 제2항에 따른 행정처분 기준 중 의약품등의 제조업자, 품목허가를 받은 자, 원료의약품 등록을 한 자, 수입자, 임상시험의 계획 승인을 받은 자에 대한 허가 · 신고 · 등록 · 승인의 취소, 업무의 정지 등에 대한 행정처분 기준은 총리령으로, 약사, 한약사, 약국개설자 또는 의약품판매업자의 면허 · 등록 · 허가의 취소, 자격 또는 업무의 정지 등에 대한 행정처분 기준은 보건복지부령으로 정한다.

시행규칙 제51조(처분의 통지)

보건복지부장관 및 시장 · 군수 · 구청장은 법 제76조 또는 제79조에 따라 약사 등에 대하여 자격정지 이상의 처분을 하거나 약국개설자에 대하여 **업무정지 이상의 처분**을 한 경우에는 그 처분 내역을 **보건복지부장관, 시 · 도지사,** 「국민건강보험법」에 따른 **국민건강보험공단 및 심사평가원**에 각각 통보하여야 한다.

제76조의2(임상시험실시기관 등의 지정취소 등)

① **식품의약품안전처장**은 제34조의2, 제34조의3에 따른 임상시험실시기관, 임상시험검체분석기관, 비임상시험실시기관(이하 "검사기관등"이라 한다)이 다음 각 호의 어느 하나에 해당하면 그 지정을 취소하거나 9개월의 범위에서 업무의 전부 또는 일부 정지를 명할 수

있다. 다만, 제1호 · 제2호 · 제2호의2 · 제5호(제2호 및 제2호의2의 경우에는 고의 또는 중대한 과실인 경우에 한정한다)에 해당하는 경우에는 지정을 취소하여야 한다.

1. 거짓이나 그 밖의 부정한 방법으로 지정을 받은 경우
2. 제34조의2제3항제6호에 따른 임상시험성적서, 임상시험검체분석성적서를 거짓으로 작성 · 발급하거나 임상시험에 관한 기록을 거짓으로 작성한 경우

2의2. 제34조의3제3항에 따른 비임상시험성적서를 거짓으로 작성 · 발급한 경우

3. 제34조의2제1항 · 제5항 또는 제34조의3제1항 · 제4항에 따른 지정요건에 미달된 경우
4. 제34조의2제3항 또는 제34조의3제3항에 따른 준수사항을 지키지 아니한 경우
5. 업무정지기간 중에 업무를 한 경우

② 제1항에 따라 지정취소처분을 받은 자는 지정이 취소된 날부터 **2년 이내**에는 다시 지정을 받을 수 없다.

③ 식품의약품안전처장은 제34조의2에 따른 임상시험실시기관이 같은 조 제3항에 따른 준수사항을 지키지 아니한 경우로서 그 책임이 임상시험 수행 책임자에게 있다고 인정되는 경우 해당 임상시험실시기관의 장에게 임상시험 수행 책임자를 변경하거나 9개월의 범위에서 임상시험에서 배제할 것을 명할 수 있다.

④ 제1항 및 제3항에 따른 행정처분의 기준은 총리령으로 정한다.

제76조의3(안전상비의약품 판매자의 등록취소)

① **시장 · 군수 · 구청장**은 안전상비의약품 판매자가 다음 각 호의 어느 하나에 해당하는 경우에는 등록을 취소할 수 있다. 다만, 제1호 및 제3호부터 제6호까지의 어느 하나에 해당하는 경우에는 등록을 취소하여야 한다.

1. 거짓이나 그 밖의 부정한 방법으로 등록한 경우
2. 제39조제1항 전단을 위반하여 의약품을 회수하지 아니하거나 회수에 필요한 조치를 하지 아니한 경우
3. 제44조의2제2항에 따른 등록기준에 미달한 경우
4. 제44조의2제3항을 위반하여 변경등록을 하지 아니하거나 거짓 또는 그 밖의 부정한 방법으로 변경등록을 한 경우
5. 제44조의3제1항을 위반하여 교육을 받지 아니한 경우
6. 제44조의4를 위반하여 안전상비의약품 판매자의 준수사항을 지키지 아니한 경우(1년 이내에 3회 이상 위반한 경우만 해당한다)
7. 제47조제1항을 위반하여 제69조의4에 따른 시정명령을 받고도 유통 체계 확립과 판매 질서 유지에 필요한 사항을 지키지 아니한 경우
8. 제50조제1항을 위반하여 등록된 장소 외의 장소에서 의약품을 판매한 경우
9. 제69조제1항제1호에 따른 서류 · 자료의 제출 요구에 따르지 아니하거나 같은 항 제2

호 및 제3호에 따른 출입 · 검사 · 질문 · 수거를 거부 · 방해 · 기피한 경우

10. 제71조제1항에 따른 폐기 등의 명령 또는 같은 조 제2항에 따른 회수 · 폐기 등의 명령에 따르지 아니하거나 같은 조 제3항에 따른 회수 · 폐기 등의 처분을 거부 · 방해 · 기피한 경우

11. 제72조제2항에 따른 공표 명령에 따르지 아니한 경우

② 제1항에 따라 등록이 취소된 자는 등록이 취소된 날부터 1년 이내에 다시 안전상비의약품 판매자로 등록할 수 없다.

제77조(청문)

보건복지부장관, 식품의약품안전처장, 시 · 도지사, 시장 · 군수 또는 구청장은 다음 각 호의 어느 하나에 해당하는 처분을 하려면 청문을 하여야 한다.

1. 제76조에 따른 허가 · 승인 · 등록의 취소 또는 위탁제조판매업소 · 제조소 · 영업소 폐쇄, 품목제조금지명령, 품목수입금지명령

1의2. 제76조의3(안전상비의약품 판매자의 등록취소)에 따른 등록의 취소

2. 제76조의2제1항(임상시험실시기관 등의 지정취소 등)에 따른 지정의 취소

3. 제79조(약사 · 한약사의 면허취소) 제1항 또는 제2항에 따른 면허취소

제78조(약사감시원) 05년

① 제69조제1항과 제71조제2항에 따른 관계 공무원의 직무를 집행하게 하기 위하여 **보건복지부, 식품의약품안전처, 시 · 도, 시 · 군 · 구**(특별시 및 광역시의 자치구를 말한다)에 약사감시원(藥事監視員)을 둔다.

② 약사감시원은 해당 **보건복지부, 식품의약품안전처, 시 · 도, 시 · 군 · 구 소속 공무원 중에서 보건복지부장관, 식품의약품안전처장, 시 · 도지사, 시장 · 군수 또는 구청장이 임명**한다.

③ 약사감시원의 자격 · 임명, 그 밖에 필요한 사항은 **보건복지부장관과 협의**하여 **총리령**으로 정한다.

제79조(약사 · 한약사 면허의 취소 등) 05년, 16특채7급

① **보건복지부장관**은 약사 또는 한약사가 **제5조제1호부터 제4호**까지의 규정 중 어느 하나에 해당하면 그 면허를 취소하여야 한다.

제5조(결격 사유)

다음 각 호의 어느 하나에 해당하는 자는 약사면허 또는 한약사면허를 받을 수 없다.

1. 「정신건강증진 및 정신질환자 복지서비스 지원에 관한 법률」 제3조제1호에 따른 정신질환자. 다만, 전문의가 약사(藥事)에 관한 업무를 담당하는 것이 적합하다고 인정하는 사람은 그러하지 아니하다.
2. 피성년후견인 · 피한정후견인

3. 마약 · 대마 · 향정신성의약품 중독자
4. 「약사법」·「마약류 관리에 관한 법률」·「보건범죄 단속에 관한 특별조치법」·「의료법」·「형법」 제347조(거짓으로 약제비를 청구하여 환자나 약제비를 지급하는 기관 또는 단체를 속인 경우만 해당한다. 이하 같다), 그 밖에 **약사(藥事)에 관한 법령을 위반하여 금고 이상의 형을 선고받고 집행이 종료되지 아니하였거나 집행을 받지 아니하기로 확정되지 아니한 자**
5. 「형법」 제347조의 죄를 범하여 면허취소 처분을 받고 3년이 지나지 아니하였거나 약사(藥事)에 관한 법령을 위반하여 면허취소의 처분을 받고 2년이 지나지 아니한 자

② 보건복지부장관은 약사 또는 한약사가 다음 각 호의 어느 하나에 해당하면 그 면허를 취소하거나 1년 이내의 기간을 정하여 약사 자격 또는 한약사의 자격정지를 명할 수 있다.

1. 약사에 관한 법령을 위반하거나 보건복지부령으로 정하는 윤리 기준을 위반한 경우
 → 자격정지시효기간 5년
2. 관련 서류를 위조 · 변조하거나 거짓이나 그 밖의 부정한 방법으로 약제비를 거짓으로 청구한 경우
 → 자격정지시효기간 7년
3. 제79조의2제2항에 따른 명령을 정당한 사유 없이 따르지 아니한 경우
 → 자격정지시효기간 5년

③ 보건복지부장관은 약사 또는 한약사가 다음 각 호의 어느 하나에 해당하면 1년 이내의 기간을 정하여 약사 또는 한약사의 자격정지를 명할 수 있다.

1. 약국의 개설자가 될 수 없는 자에게 고용되어 약사 또는 한약사의 업무를 한 경우
 → 자격정지시효기간 5년
2. 제47조제3항을 위반하여 경제적 이익등을 제공받은 경우
 → 자격정지시효기간 5년

④ 보건복지부장관은 약사 또는 한약사가 제7조제1항에 따른 신고를 하지 아니한 때에는 신고할 때까지 면허의 효력을 정지할 수 있다.

⑤ 보건복지부장관은 제1항과 제2항에 따라 면허가 취소된 자라도 그 취소 원인이 된 사유가 없어진 때에는 보건복지부령으로 정하는 바에 따라 그 면허를 다시 줄 수 있다.

⑥ 제2항 또는 제3항에 따른 자격정지처분은 그 사유가 발생한 날부터 **5년(제2항제2호에 따른 자격정지처분은 7년)**이 지나면 하지 못한다. 다만, 그 사유에 대하여 「형사소송법」 제246조에 따른 공소가 제기된 경우에는 공소가 제기된 날부터 해당 사건의 재판이 확정된 날까지의 기간은 시효기간에 산입하지 아니한다.

시행규칙 제53조(약사 또는 한약사면허증의 반납)

① 약사 또는 한약사가 법 제79조제1항 및 제2항에 따라 그 면허의 취소처분을 받은 경우에는 처분을 받은 날부터 10일 이내에 약사 면허증 또는 한약사 면허증을 **시 · 도지사를 거쳐 보건복지부장관에게 반납**하여야 한다.

② 보건복지부장관은 법 제79조에 따라 약사 또는 한약사의 면허취소처분을 하거나 자격정지처분을 한 경우에는 약사면허 등록대장 또는 한약사면허 등록대장에 해당 처분에 관한 사항을 적어야 한다.
③ 삭제

제79조의2(약사회 및 한약사회의 면허취소 또는 자격정지 처분 요구 등)

① **약사회 또는 한약사회의 장**은 약사 또는 한약사가 다음 각 호의 어느 하나에 해당하는 것으로 판단되는 경우에는 약사회 또는 한약사회의 **윤리위원회의 심의 · 의결**을 거쳐 **보건복지부장관**에게 다음 각 호에 따른 처분을 요구할 수 있다.

1. 제5조제1호 · 제3호의 결격사유에 해당하는 경우: 면허 취소
2. 제79조제2항제1호 중 윤리 기준 위반에 해당하는 경우: 자격 정지

② **보건복지부장관**은 제1항제1호에 따라 약사회 또는 한약사회의 장이 약사 또는 한약사에 대한 면허 취소 처분을 요구할 경우에는 해당 약사 또는 한약사에게 제5조제1호(정신질환자) · 제3호(마약 · 대마 · 향정신성의약품 중독자)의 결격사유 해당 여부에 관하여 **전문의의 검사를 받도록 명할 수 있다**.

제80조(면허 · 허가 · 등록증 등의 갱신)

약사면허 또는 한약사면허를 받은 자, 약국개설등록을 한 자, 안전상비의약품 판매자 또는 의약품 판매업 허가를 받은 자는 보건복지부령으로, 의약품등의 제조업 허가를 받거나 위탁제조판매업 신고를 한 자는 총리령으로 정하는 바에 따라 면허증 · 허가증 · 등록증 등을 갱신하여야 한다.

제81조(업무정지 처분을 갈음하여 부과하는 과징금 처분)

① **식품의약품안전처장, 시 · 도지사, 시장 · 군수 또는 구청장**은 의약품등의 제조업자 · 품목허가를 받은 자 · 수입자 · 약국개설자 또는 의약품 판매업자가 제76조에 따라 업무의 정지처분을 받게 될 때에는 대통령령으로 정하는 바에 따라 업무정지처분을 갈음하여 **10억원**(약국개설자 또는 한약업사는 1억원) 이하의 과징금을 부과할 수 있다. 이 경우 제79조제2항제2호에 따라 약사 또는 한약사 자격정지처분을 받은 약국개설자가 제76조제1항제5호에 따라 업무정지처분을 받게 되는 경우 이에 갈음하는 과징금은 3회를 초과하여 부과할 수 없다.

② 제1항에 따른 과징금을 부과하는 위반행위의 종류 · 정도 등에 따른 과징금의 금액과 그 밖에 필요한 사항은 대통령령으로 정한다.

③ 식품의약품안전처장, 시 · 도지사, 시장 · 군수 또는 구청장은 과징금을 부과하기 위하여 필요하면 다음 각 호의 사항을 적은 문서로 관할 세무관서의 장에게 과세정보 제공을 요청할 수 있다.

1. 납세자의 인적사항

2. 사용 목적
3. 과징금 부과기준이 되는 매출금액에 관한 자료

④ 식품의약품안전처장, 시 · 도지사, 시장 · 군수 또는 구청장은 제1항에 따른 과징금을 내야 할 자가 납부기한까지 내지 아니하면 대통령령으로 정하는 바에 따라 제1항에 따른 과징금 부과처분을 취소하고 제76조 제1항 또는 제2항에 따른 업무정지처분을 하거나 국세 체납처분의 예 또는 「지방행정제재 · 부과금의 징수 등에 관한 법률」에 따라 징수한다. 다만, 제40조에 따른 폐업 등으로 제76조 제1항 또는 제2항에 따른 업무정지처분을 할 수 없으면 국세 체납처분의 예 또는 「지방행정제재 · 부과금의 징수 등에 관한 법률」에 따라 징수한다.

⑤ 식품의약품안전처장, 시 · 도지사 또는 시장 · 군수 · 구청장은 제4항에 따라 체납된 과징금의 징수를 위하여 다음 각 호의 어느 하나에 해당하는 자료를 해당 각 호의 자에게 각각 요청할 수 있다. 이 경우 요청을 받은 자는 특별한 사유가 없으면 이에 따라야 한다.

1. 「건축법」 제38조에 따른 건축물대장 등본: 국토교통부장관
2. 「공간정보의 구축 및 관리 등에 관한 법률」 제71조에 따른 토지대장 등본: 국토교통부장관
3. 「자동차관리법」 제7조에 따른 자동차등록원부 등본: 시 · 도지사

⑥ 제1항과 제4항에 따라 과징금으로 징수한 금액은 그 징수기관이 속하는 국가나 지방자치단체에 귀속된다.

제81조의2(위해 의약품 제조 등에 대한 과징금 부과 등)

① 식품의약품안전처장은 의약품 제조업자, 품목허가를 받은 자 또는 수입자가 다음 각 호의 어느 하나에 해당하는 경우에는 그가 해당 품목을 판매한 금액의 2배 이하의 범위에서 과징금을 부과할 수 있다. <개정 2022. 6. 10.> <시행 2022. 12. 11.>

1. 제31조제2항 · 제3항 · 제9항, 제42조제1항, 제53조제1항, 제60조제3호 또는 제62조를 위반하여 제76조제1항에 따라 허가의 취소처분, 위탁제조판매업소 · 영업소의 폐쇄명령, 3개월 이상의 업무정지명령 또는 6개월 이상의 업무 일부정지명령을 받은 경우 <개정 2022. 6. 10.>
2. 제38조의3제3항에 따라 의약품의 제형 또는 제조방법에 대한 적합판정이 취소된 경우 <개정 2022. 6. 10.>
3. 거짓이나 그 밖의 부정한 방법으로 제31조제1항부터 제3항까지 및 같은 조 제9항, 제42조제1항, 제53조제1항에 따른 허가 · 변경허가, 출하승인을 받거나 신고 · 변경신고를 한 경우 <신설 2022. 6. 10.>

② 식품의약품안전처장은 제1항에 따른 과징금을 부과하는 경우 다음 각 호의 사항을 고려하여야 한다.

1. 위반행위의 내용 및 정도
2. 위반행위의 기간 및 횟수
3. 위반행위로 인하여 취득한 이익의 규모

③ 제1항 및 제2항에 따른 과징금의 부과기준 및 부과절차 등에 필요한 사항은 대통령령으로 정한다.

④ 식품의약품안전처장은 제1항에 따른 과징금을 내야 할 자가 납부기한까지 내지 아니하면 납부기한의 다음 날부터 체납된 과징금에 대하여 연 100분의 3에 해당하는 가산금을 징수한다.

⑤ 식품의약품안전처장은 제1항에 따른 과징금을 내야 할 자가 납부기한까지 내지 아니하면 기간을 정하여 독촉하고, 그 지정된 기간에 과징금과 제4항에 따른 가산금을 내지 아니하면 국세 체납처분의 예에 따라 징수한다.

⑥ 제1항에 따른 과징금의 부과 · 징수를 위하여 필요한 정보 · 자료의 제공 요청에 관하여는 제81조제3항 및 제5항을 준용한다.

제81조의3(위반사실의 공표)

① 식품의약품안전처장은 제76조, 제76조의2, 제81조 및 제81조의2에 따라 행정처분이 확정된 의약품등의 제조업자, 품목허가를 받은 자, 원료의약품 등록을 한 자, 수입자, 임상시험계획의 승인을 받은 자, 임상시험실시기관, 임상시험검체분석기관 및 비임상시험실시기관에 대한 처분 내용, 처분 대상자, 해당 의약품등의 명칭 등 처분에 관한 정보로서 대통령령으로 정하는 사항을 공표하여야 한다.

② 제1항에 따른 공표의 방법, 절차 등 필요한 사항은 대통령령으로 정한다.

[본조신설 2022. 6. 10.] <시행 2022. 12. 11.>

제82조(수수료)

① 다음 각 호에 해당하는 자는 **보건복지부령으로 정하는 바에 따라 수수료를 내야 한다**. 면허 · 등록 · 허가 등 보건복지부령으로 정하는 사항을 변경하려는 경우에도 또한 같다.

1. 제3조 및 제4조에 따른 **약사 · 한약사 면허를 받으려는 자**
2. 제20조에 따른 **약국 개설등록을 하려는 자**
3. 제44조의2에 따른 **안전상비의약품 판매자의 등록을 하려는 자**
4. 제45조에 따른 **의약품 판매업의 허가를 받으려는 자**
5. 의약품유통정보의 제공 신청을 하려는 자
6. 약사 · 한약사국가시험 및 약사예비시험 등 시험에 응시하려는 자
7. 그 밖에 보건복지부령으로 정하는 사항을 요청하는 자

② 식품의약품안전처 소관 업무와 관련하여 다음 각 호에 해당하는 자는 **총리령으로 정하는**

바에 따라 수수료를 내야 한다. 허가 · 갱신 · 등록 · 신고 · 승인 · 적합판정 또는 그 밖에 총리령으로 정하는 사항을 변경하려는 경우에도 또한 같다. <개정 2022. 6. 10.> <시행 2022.12.11.>

1. 허가 · 갱신 · 등록 · 신고 · 승인 · 지정, 사전 검토 적합판정신청을 하려는 자
2. 신제품의 기준을 정하려는 자

2의2. 제50조의2, 제50조의3, 제50조의5 또는 제50조의7에 따른 의약품특허권의 등재, 등재사항 변경, 판매금지 또는 **우선판매품목허가를 신청하려는 자**

2의3. 제50조의3제2항 단서에 따른 추가 기간에 등재사항 변경신청을 하려는 자

3. 그 밖에 총리령으로 정하는 사항을 요청하는 자

제82조의2(등재료)

① 특허권등재자는 총리령으로 정하는 바에 따라 의약품특허권이 등재된 날을 기준으로 매 1년분의 등재료를 납부하여야 한다.

② 식품의약품안전처장은 제1항에 따른 등재료가 납부되지 아니하는 경우 해당 의약품특허권을 특허목록에서 삭제하여야 한다.

③ 제1항에 따른 등재료의 금액, 납부 방법 및 납부 기간 등에 필요한 사항은 총리령으로 정한다.

제8장 | 보칙

제83조(국고 보조)

보건복지부장관과 식품의약품안전처장은 수출에 기여한 의약품등의 제조업자나 국민보건에 공헌할 의약품등의 안전성에 관한 연구사업을 하는 연구기관 등에게 대통령령으로 정하는 바에 따라 연구비를 보조할 수 있다.

제83조의2(전문인력 양성)

① **보건복지부장관 및 식품의약품안전처장**은 국민보건 향상 및 제약산업 육성을 위하여 필요한 전문인력을 양성하는 데 노력하여야 한다.

② 보건복지부장관 및 식품의약품안전처장은 제1항에 따른 전문인력을 양성하기 위하여 **대통령령**으로 정하는 바에 따라 대학 · 연구소 등 적절한 인력과 시설 등을 갖춘 기관 또는 단체를 전문인력 양성기관으로 지정하여 필요한 교육 및 훈련을 실시하게 할 수 있다.

③ 보건복지부장관 및 식품의약품안전처장은 제2항에 따라 지정된 전문인력 양성기관에 대하여 대통령령으로 정하는 바에 따라 예산의 범위에서 그 양성에 필요한 비용의 전부 또는 일부를 지원할 수 있다.

④ 제2항에 따른 전문인력 양성기관의 지정 기준 및 절차 등은 **대통령령**으로 정한다.

시행예정 〈시행 2023. 4. 8.〉

제83조의3(전문약사)

① 약사로서 전문약사가 되려는 사람은 대통령령으로 정하는 교육과정을 이수한 후 보건복지부장관에게 자격 인정을 받아야 한다.

② 제1항에 따라 전문약사 자격을 인정받은 사람이 아니면 전문과목을 표시하지 못한다.

③ 전문약사 자격 인정과 전문과목에 관한 사항은 대통령령으로 정한다.

제83조의4(의약품 안전관리 종합계획 등)

① 식품의약품안전처장은 의약품의 안전관리를 위하여 관계 중앙행정기관의 장과 협의하여 5년마다 의약품 안전관리 종합계획(이하 "종합계획"이라 한다)을 수립하여야 한다.

② 종합계획에는 다음 각 호의 사항이 포함되어야 한다.

1. 의약품 안전관리 정책의 기본목표 및 추진방향에 관한 사항
2. 의약품 안전관리를 위한 사업계획 및 재원의 조달방법에 관한 사항
3. 의약품 안전관리에 필요한 교육 및 홍보에 관한 사항
4. 의약품 안전관리에 대한 조사 · 연구 · 개발에 관한 사항
5. 그 밖에 의약품 안전관리를 위하여 필요하다고 식품의약품안전처장이 인정하는 사항

③ 식품의약품안전처장은 종합계획을 시행하기 위하여 매년 의약품 안전관리에 관한 시행계획(이하 "시행계획"이라 한다)을 관계 중앙행정기관의 장과 협의를 거쳐 수립하여야 한다.

④ 식품의약품안전처장은 종합계획 또는 시행계획을 수립한 경우에는 관계 중앙행정기관의 장 및 지방자치단체의 장에게 통보하여야 한다.

⑤ 식품의약품안전처장은 종합계획 또는 시행계획을 수립하기 위하여 필요한 경우에는 관계 중앙행정기관의 장, 지방자치단체의 장 또는 관련 기관 · 단체의 장에게 필요한 자료의 제공을 요청할 수 있다.

⑥ 종합계획 및 시행계획의 수립 · 시행에 필요한 사항은 총리령으로 정한다.

시행예정 〈시행 2023. 4. 8.〉

제83조의4(국가필수의약품의 안정공급기반 구축)

① 보건복지부장관과 식품의약품안전처장은 국가필수의약품과 관련하여 다음 각 호의 업무를 수행한다.

1. 국가필수의약품 안정공급 종합대책의 수립 · 추진

2. 국가필수의약품의 안정공급기반 구축과 연구개발 및 안전한 사용을 위한 지원
3. 그 밖에 국가필수의약품 안정공급과 관련하여 필요한 업무

② 보건복지부장관과 식품의약품안전처장은 국가필수의약품에 관하여 필요한 경우 행정적 · 재정적 · 기술적 지원을 할 수 있다.

③ 국가필수의약품에 관하여 필요한 사항을 관계 중앙행정기관의 장 등과 협의하기 위하여 식품의약품안전처에 국가필수의약품 안정공급 협의회를 둔다.

④ 제3항에 따른 국가필수의약품 안정공급 협의회의 구성 및 운영 등에 필요한 사항은 대통령령으로 정한다.

시행령 제34조의8(국가필수의약품 안정공급 협의회의 기능)

법 제83조의3제3항에 따른 국가필수의약품 안정공급 협의회(이하 "협의회"라 한다)는 다음 각 호의 사항을 협의한다.

1. 국가필수의약품의 지정에 관한 사항
2. 법 제83조의3제1항 각 호에 따른 업무에 관한 사항

제83조의3(국가필수의약품의 안정공급기반 구축)

① 보건복지부장관과 식품의약품안전처장은 국가필수의약품과 관련하여 다음 각 호의 업무를 수행한다.

1. 국가필수의약품 안정공급 종합대책의 수립·추진
2. 국가필수의약품의 안정공급기반 구축과 연구개발 및 안전한 사용을 위한 지원
3. 그 밖에 국가필수의약품 안정공급과 관련하여 필요한 업무

시행령 제34조의9(협의회의 구성)

① 협의회는 의장 1명을 포함한 20명 이내의 위원으로 구성한다.

② 의장은 식품의약품안전처 차장이 된다.

③ 위원은 교육부, 국방부, 행정안전부, 보건복지부, 고용노동부, 국무조정실, 국가보훈처, 식품의약품안전처, 질병관리청 및 원자력안전위원회의 고위공무원단에 속하는 일반직공무원 중에서 해당 기관의 장이 임명하는 사람으로 한다.

제83조의5(의약품통합정보시스템의 구축 · 운영 등)

① 식품의약품안전처장은 의약품등의 임상시험, 품목허가, 제조, 수입, 판매, 사용 등에 있어서의 안전관리에 필요한 업무를 종합적으로 관리하기 위하여 의약품통합정보시스템(이하 "통합정보시스템"이라 한다)을 구축 · 운영하여야 한다.

② 식품의약품안전처장은 다음 각 호의 기관 · 단체 또는 사람 등에 대하여 통합정보시스템의 구축 · 운영에 필요한 정보(「개인정보 보호법」 제23조에 따른 민감정보 및 같은 법 제24조에 따른 고유식별정보를 포함한다. 이 경우 해당 정보는 「개인정보 보호법」에 따라 보호하여야 한다)의 제공을 요청할 수 있다. 이 경우 요청을 받은 기관, 단체, 사람 등은

정당한 사유가 없으면 이에 따라야 한다.

1. 국가 또는 지방자치단체
2. 공공기관 또는 공공단체
3. 약국개설자, 의료기관 개설자, 의약품등의 제조업자 · 품목허가를 받은 자 · 수입자 또는 판매업자, 특허권등재자, 등재특허권자등, 우선판매품목허가를 받은 자, 임상시험의 계획 승인을 받은 자, 임상시험실시기관, 임상시험검체분석기관, 비임상시험실시기관 및 그 밖에 의약품등을 취급하는 업무에 종사하는 자로서 총리령으로 정하는 자

③ 식품의약품안전처장은 통합정보시스템의 유지 · 관리에 필요한 업무를 의약품안전관리원에 위탁할 수 있다. 이 경우 식품의약품안전처장은 통합정보시스템의 유지 · 관리에 소요되는 비용의 전부 또는 일부를 지원할 수 있다.

④ 제1항부터 제3항까지에 따른 통합정보시스템의 구축 · 운영, 정보의 제공 요청, 위탁 등에 필요한 사항은 총리령으로 정한다.

시행예정 〈시행 2023. 4. 8.〉

제83조의5(의약품 안전관리 종합계획 등)

① 식품의약품안전처장은 의약품의 안전관리를 위하여 관계 중앙행정기관의 장과 협의하여 5년마다 의약품 안전관리 종합계획(이하 "종합계획"이라 한다)을 수립하여야 한다.

② 종합계획에는 다음 각 호의 사항이 포함되어야 한다.

1. 의약품 안전관리 정책의 기본목표 및 추진방향에 관한 사항
2. 의약품 안전관리를 위한 사업계획 및 재원의 조달방법에 관한 사항
3. 의약품 안전관리에 필요한 교육 및 홍보에 관한 사항
4. 의약품 안전관리에 대한 조사·연구·개발에 관한 사항
5. 그 밖에 의약품 안전관리를 위하여 필요하다고 식품의약품안전처장이 인정하는 사항

③ 식품의약품안전처장은 종합계획을 시행하기 위하여 매년 의약품 안전관리에 관한 시행계획(이하 "시행계획"이라 한다)을 관계 중앙행정기관의 장과 협의를 거쳐 수립하여야 한다.

④ 식품의약품안전처장은 종합계획 또는 시행계획을 수립한 경우에는 관계 중앙행정기관의 장 및 지방자치단체의 장에게 통보하여야 한다.

⑤ 식품의약품안전처장은 종합계획 또는 시행계획을 수립하기 위하여 필요한 경우에는 관계 중앙행정기관의 장, 지방자치단체의 장 또는 관련 기관 · 단체의 장에게 필요한 자료의 제공을 요청할 수 있다.

⑥ 종합계획 및 시행계획의 수립 · 시행에 필요한 사항은 총리령으로 정한다.

제83조의6(의약품통합정보시스템의 구축 · 운영 등)

① 식품의약품안전처장은 의약품등의 임상시험, 품목허가, 제조, 수입, 판매, 사용 등에 있어서의 안전관리에 필요한 업무를 종합적으로 관리하기 위하여 의약품통합정보시스템(이하 "통합정보시스템"이라 한다)을 구축 · 운영하여야 한다.

② 식품의약품안전처장은 다음 각 호의 기관 · 단체 또는 사람 등에 대하여 통합정보시스템의 구축 · 운영에 필요한 정보(「개인정보 보호법」 제23조에 따른 민감정보 및 같은 법 제24조에 따른 고유식별정보를 포함한다. 이 경우 해당 정보는 「개인정보 보호법」에 따라 보호하여야 한다)의 제공을 요청할 수 있다. 이 경우 요청을 받은 기관, 단체, 사람 등은 정당한 사유가 없으면 이에 따라야 한다.

1. 국가 또는 지방자치단체
2. 공공기관 또는 공공단체
3. 약국개설자, 의료기관 개설자, 의약품등의 제조업자 · 품목허가를 받은 자 · 수입자 또는 판매업자, 특허권등재자, 등재특허권자등, 우선판매품목허가를 받은 자, 임상시험의 계획 승인을 받은 자, 임상시험실시기관, 임상시험검체분석기관, 비임상시험실시기관 및 그 밖에 의약품등을 취급하는 업무에 종사하는 자로서 총리령으로 정하는 자

③ 식품의약품안전처장은 통합정보시스템의 유지 · 관리에 필요한 업무를 의약품안전관리원에 위탁할 수 있다. 이 경우 식품의약품안전처장은 통합정보시스템의 유지 · 관리에 소요되는 비용의 전부 또는 일부를 지원할 수 있다.

④ 제1항부터 제3항까지에 따른 통합정보시스템의 구축 · 운영, 정보의 제공 요청, 위탁 등에 필요한 사항은 총리령으로 정한다.

제83조의7(국제협력)

식품의약품안전처장은 **의약품의 안전 및 품질관리**와 **해외진출 촉진** 등을 위하여 외국정부, 국제기구 등과 협약을 체결하는 등 국제협력을 증진하도록 노력하여야 한다.

제84조(권한의 위임 및 위탁)

① **보건복지부장관**은 이 법에 따른 권한의 일부를 대통령령으로 정하는 바에 따라 **질병관리청장 또는 시 · 도지사**에게 위임할 수 있다.

② 식품의약품안전처장은 이 법에 따른 권한의 일부를 대통령령으로 정하는 바에 따라 지방식품의약품안전청장, 식품의약품안전평가원장 또는 시 · 도지사에게 위임할 수 있다.

③ 식품의약품안전처장 및 시 · 도지사는 이 법에 따른 권한의 일부를 대통령령으로 정하는 바에 따라 시장 · 군수 · 구청장 또는 보건소장에게 위임할 수 있다.

④ 시장 · 군수 · 구청장은 이 법에 따른 권한의 일부를 대통령령으로 정하는 바에 따라 보건

소장에게 위임할 수 있다.

⑤ 보건복지부장관과 식품의약품안전처장은 이 법에 따른 약사(藥事)에 관한 업무의 일부를 대통령령으로 정하는 바에 따라 제67조에 따른 단체 또는 의약품안전관리원에 위탁할 수 있다.

제85조(동물용 의약품 등에 대한 특례)

① 이 법에 따른 보건복지부장관 또는 식품의약품안전처장의 소관 사항 중 동물용으로만 사용할 것을 목적으로 하는 의약품등에 관하여는 농림축산식품부장관 또는 해양수산부장관의 소관으로 하며, 이 법의 해당 규정 중 "보건복지부장관" 또는 "식품의약품안전처장"은 "농림축산식품부장관" 또는 "해양수산부장관"으로, "보건복지부령" 또는 "총리령"은 "농림축산식품부령" 또는 "해양수산부령"으로 본다. 이 경우 농림축산식품부장관이 농림축산식품부령을 발하거나 해양수산부장관이 해양수산부령을 발할 때에는 보건복지부장관 또는 식품의약품안전처장과 협의하여야 한다.

② **농림축산식품부장관 또는 해양수산부장관**은 동물의 질병을 진료 또는 예방하기 위하여 사용되는 동물용 의약품등으로서 다음 각 호의 어느 하나에 해당하는 제제에 대하여는 사용 대상, 용법 · 용량 및 사용금지기간 등 사용 기준을 정할 수 있다.

1. 동물의 체내에 남아 사람의 건강에 위해를 끼칠 우려가 있다고 지정하는 제제
2. 가축전염병 또는 수산동물전염병의 방역 목적으로 투약 또는 사용하여야 한다고 지정하는 제제

③ 제2항에 따라 사용 기준이 정해진 동물용 의약품등을 사용하려는 자는 그 기준을 지켜야 한다. 다만, 수의사 및 수산질병관리사의 진료 또는 처방에 따라 사용하는 경우에는 그 기준을 지키지 아니하여도 된다.

④ 「수의사법」에 따른 동물병원 개설자는 제44조에도 불구하고 동물 사육자에게 동물용 의약품을 판매하거나, 동물을 진료할 목적으로 제50조제2항 단서에 따라 약국개설자로부터 의약품을 구입할 수 있다. 이 경우 동물병원 개설자는 농림축산식품부령 또는 해양수산부령으로 정하는 바에 따라 거래 현황을 작성 · 보존하여야 한다.

⑤ 「수산생물질병 관리법」에 따른 수산질병관리원 개설자는 제44조에도 불구하고 수산생물 양식자에게 수산생물용 의약품을 판매할 수 있다.

⑥ 이 법에 따라 동물용 의약품 도매상의 허가를 받은 자는 농림축산식품부장관 또는 해양수산부장관이 정하여 고시하는 다음 각 호의 어느 하나에 해당하는 동물용 의약품을 수의사 또는 수산질병관리사의 처방전 없이 판매하여서는 아니 된다. 다만, 동물병원 개설자, 수산질병관리원 개설자, 약국개설자 또는 동물용 의약품 도매상 간에 판매하는 경우에는 그러하지 아니하다.

1. 오용 · 남용으로 사람 및 동물의 건강에 위해를 끼칠 우려가 있는 동물용 의약품
2. 수의사 또는 수산질병관리사의 전문지식을 필요로 하는 동물용 의약품

3. 제형과 약리작용상 장애를 일으킬 우려가 있다고 인정되는 동물용 의약품

⑦ 약국개설자는 제6항 각 호에 따른 동물용 의약품을 수의사 또는 수산질병관리사의 처방전 없이 판매할 수 있다. 다만, 농림축산식품부장관 또는 해양수산부장관이 정하는 다음 각 호의 어느 하나에 해당하는 동물용 의약품은 그러하지 아니하다.

1. 주사용 항생물질 제제
2. 주사용 생물학적 제제

⑧ 제6항 및 제7항에도 불구하고 이 법에 따라 동물용 의약품을 판매하는 자는 다음 각 호의 어느 하나에 해당하면 제6항 각 호에 따른 동물용 의약품을 수의사 또는 수산질병관리사의 처방전 없이 판매할 수 있다. 이 경우 판매방법·기록관리 및 구입자의 범위·준수사항, 그 밖에 필요한 사항은 농림축산식품부령 또는 해양수산부령으로 정한다.

1. 농림축산식품부장관 또는 해양수산부장관이 정하는 도서·벽지의 축산농가 또는 수산생물양식어가에 판매하는 경우
2. 농림축산식품부장관 또는 해양수산부장관, 시·도지사 또는 시장·군수·구청장이 긴급방역의 목적으로 「가축전염병예방법」 제15조 또는 「수산생물질병 관리법」 제13조에 따라 동물용 의약품의 사용을 명령한 경우

⑨ 이 법에 따라 동물용 의약품등을 판매하는 자는 다음 각 호의 사항을 준수하여야 한다.

1. 담합행위의 금지, 판매장소의 지정, 기록관리 등 동물용 의약품등의 유통체계 확립과 판매질서 유지를 위하여 농림축산식품부령 또는 해양수산부령으로 정하는 사항
2. 오남용 방지 등 동물용 의약품등의 안전한 사용을 위하여 농림축산식품부령 또는 해양수산부령으로 정하는 사항

⑩ 이 법에 따라 동물용 의약품등을 판매하는 자는 사람이나 동물에게 위해를 줄 우려가 있어 사용을 제한할 필요가 있다고 농림축산부령 또는 해양수산부령으로 정하는 동물용 의약품등을 판매하는 경우에는 그 거래현황을 작성·보존하여야 한다.

⑪ 이 법에 따라 동물용 의약품 도매상의 업무를 관리하는 자는 농림축산식품부령 또는 해양수산부령으로 정하는 바에 따라 동물용 의약품의 안전성 확보와 품질관리를 관한 교육을 받아야 한다.

⑫ 동물용 의약품 도매상의 허가를 받은 자는 제47조제1항에도 불구하고 동물 사육자나 수산생물양식자에게 농림축산식품부령 또는 해양수산부령으로 정하는 바에 따라 동물용 의약품을 판매할 수 있다.

제85조의2(국가비상 상황 등의 경우 예방·치료 의약품에 관한 특례)

① 삭제 <2021. 3. 9.>

② 질병관리청장은 「감염병의 예방 및 관리에 관한 법률」 제40조제1항에 따라 비축한 의약품의 유효기간을 연장하려는 경우에는 식품의약품안전처장에게 유효기간의 연장을 요청

할 수 있다.

③ 식품의약품안전처장은 제2항에 따라 유효기간의 연장을 요청할 수 있는 의약품의 종류·대상, 유효기간 연장 요청 절차, 저장 조건·방법, 기준 등에 관하여 필요한 사항을 총리령으로 정할 수 있다.

제85조의3(「인삼산업법」에 따른 인삼류에 관한 특례)

① 「인삼산업법」 제17조제1항에 따른 인삼류검사기관(이하 이 조에서 "인삼류검사기관"이라 한다)은 제31조제1항에 따른 의약품 제조업 허가를 신청할 수 있고, 해당 인삼류검사기관에서 검사하는 홍삼 및 백삼(「인삼산업법」 제2조제3호 및 제5호에 따른 홍삼 및 백삼으로 수입된 것은 제외한다. 이하 같다)에 대하여 제31조제2항에 따른 품목허가를 신청하거나 품목신고를 할 수 있다.

② 「인삼산업법」 제12조제1항에 따라 신고를 한 자(이하 이 조에서 "인삼류제조업자"라 한다)는 제1항에 따라 품목허가를 받거나 품목신고한 홍삼 및 백삼을 제44조에도 불구하고 다음 각 호의 어느 하나에 해당하는 자에게 판매할 수 있다.

1. **한약업사**
2. **의약품 도매상**
3. **약국개설자**
4. **한약을 취급하는 의료기관 개설자**

③ 제2항에 따라 홍삼 및 백삼을 판매하는 인삼류제조업자에게는 제47조, 제69조, 제71조, 제94조, 제94조의2, 제95조, 제96조 및 제97조를 적용한다. 이 경우 인삼류제조업자는 "의약품등의 제조업자" 및 "의약품의 품목허가를 받은 자"로, 인삼류제조업자의 공장·창고·점포나 사무소는 "의약품등을 제조·저장 또는 취급하는 공장·창고·점포나 사무소"로 본다.

제85조의4(기록의 보존·보관 의무에 대한 면책)

이 법에 따라 보존·보관하여야 하는 기록이 천재지변이나 그 밖의 불가항력으로 멸실된 경우에는 해당 기록의 보존·보관의무자는 이 법에 따른 책임을 면한다.

제86조(의약품 부작용 피해구제사업)

① **식품의약품안전처장**은 의약품 부작용으로 발생하는 피해를 구제하고, 의약품의 제조업자·품목허가를 받은 자 또는 수입자로 조직된 단체는 의약품 안전성 향상과 신약 개발을 지원하기 위한 연구사업을 하여야 한다.

② 제1항의 사업을 위하여 의약품의 제조업자·품목허가를 받은 자 또는 수입자는 필요한 비용을 부담하여야 한다.

③ 정부는 예산의 범위에서 제1항의 사업을 위한 보조금을 지급할 수 있다.

④ 제1항의 사업에 필요한 사항은 총리령으로 정한다.

⑤ 식품의약품안전처장은 의약품 부작용 피해구제사업을 의약품안전관리원에 위탁할 수 있다.

제86조의2(의약품 부작용 피해구제 부담금)

① **식품의약품안전처장**은 제86조제1항에 따른 피해구제를 위하여 의약품의 제조업자 · 품목허가를 받은 자 및 수입자로부터 의약품 부작용 피해구제 부담금(이하 "부담금"이라 한다)을 부과 · 징수한다. 이 경우 식품의약품안전처장은 그 부과 · 징수를 **의약품안전관리원**에 위탁할 수 있다.

② 부담금은 이 법에 따라 전문의약품 또는 일반의약품으로 분류되는 의약품의 생산액 또는 수입액에 비례하여 부과하는 **기본부담금**과 **심의위원회의 심의를 거쳐** 식품의약품안전처장이 부작용 피해구제의 필요성을 인정한 의약품으로 판정된 의약품에 부과하는 **추가부담금**으로 하되, 다음 각 호의 금액을 초과하지 아니하는 범위에서 대통령령으로 정하는 금액으로 한다.

1. **기본부담금**: 전년도 의약품 생산액 및 수입액의 **1000분의 1**
2. **추가부담금**: 전년도 해당 의약품으로 인한 피해구제 지급액의 **100분의 25**. 다만, 그 의약품의 전년도 생산액 · 수입액의 **100분의 1**을 초과하지 아니한다.

③ 제1항 후단에 따라 부과 · 징수 업무를 위탁받은 의약품안전관리원의 장은 제2항제1호의 기본부담금의 징수금액을 피해구제 예상비용, 부담금 운용 수익금, 정부보조금 등을 고려하여 대통령령으로 정하는 바에 따라 **5년**의 범위에서 식품의약품안전처장의 승인을 받아 정하여야 한다.

④ 제1항 후단에 따라 부과 · 징수 업무를 위탁받은 의약품안전관리원의 장은 부담금을 다른 회계와 구분하여 회계처리하여야 하며, 부담금의 부과 · 징수 및 운용을 위하여 대통령령으로 정하는 바에 따라 재정운용위원회를 구성 · 운영하여야 한다.

⑤ 식품의약품안전처장 또는 제1항 후단에 따라 부과 · 징수 업무를 위탁받은 의약품안전관리원의 장은 부담금을 납부하여야 하는 자가 납부기한까지 부담금을 내지 아니하면 30일 이상의 기간을 정하여 납부를 독촉하여야 한다. 이 경우 그 납부기한의 다음 날부터 납부일 전일까지의 기간에 대하여 체납된 부담금의 100분의 3을 초과하지 아니하는 범위에서 그 기간에 상응하는 가산금을 부과하되 가산금의 비율은 대통령령으로 정한다.

⑥ 제5항에 따라 독촉을 받은 자가 그 기간까지 부담금과 가산금을 내지 아니하면 국세 체납처분의 예에 따라 이를 징수한다.

⑦ 제1항에 따른 부담금의 징수방법, 납부기한, 납부절차, 이의신청, 그 밖에 부담금의 부과 · 징수 등에 필요한 사항은 대통령령으로 정한다.

제86조의3(의약품 부작용 피해구제급여) 16년, 17년

① **의약품안전관리원의 장**은 의약품을 사용한 사람이 그 의약품의 부작용으로 인하여 질병에

걸리거나 장애가 발생하거나 사망한 때에는 다음 각 호의 어느 하나에 해당하는 피해구제급여(이하 "피해구제급여"라 한다)를 지급하여야 한다.

1. **진료비**
2. **장애일시보상금**
3. **사망일시보상금**
4. **장례비**

② 제1항에도 불구하고 다음 각 호의 어느 하나에 해당하는 경우에는 피해구제급여를 지급하지 아니한다.

1. 암이나 그 밖의 특수질병에 사용되는 의약품으로 식품의약품안전처장이 정하는 의약품인 경우
2. 의약품 부작용으로 인한 질병, 장애 또는 사망이 「감염병의 예방 및 관리에 관한 법률」에 따른 예방접종으로 인한 것인 경우
3. 질병, 장애 또는 사망이 피해자의 고의 또는 중대한 과실로 인하여 발생한 경우
4. 질병, 장애 또는 사망이 「의료사고 피해구제 및 의료분쟁 조정 등에 관한 법률」에 따른 의료사고로 인한 것인 경우
5. 동일한 질병, 장애 또는 사망을 이유로 「민법」이나 그 밖의 법령에 따라 이 법의 구제급여에 상당한 금품을 이미 받은 경우
6. 그 밖에 총리령으로 정하는 경우

「의약품 부작용 피해구제에 관한 규정 시행규칙」

제6조(피해구제급여의 지급 제외 대상)

법 제86조의3제2항제6호에서 "그 밖에 총리령으로 정하는 경우"란 다음 각 호의 어느 하나에 해당하는 경우를 말한다.

1. 전문의약품 또는 일반의약품으로 분류되지 아니하는 의약품인 경우
2. 법 제34조에 따른 임상시험용 의약품인 경우
3. 법 제41조에 따른 약국제제(藥局製劑) 및 의료기관 조제실제제인 경우
4. 「의약품 등의 안전에 관한 규칙」 제57조제6호에 따른 자가치료용 의약품인 경우
5. 제1호부터 제4호까지 및 법 제86조의3제2항제1호(암이나 그 밖의 특수질병에 사용되는 의약품으로 식품의약품안전처장이 정하는 의약품인 경우)에 해당하는 의약품 외에 식품의약품안전처장이 법 제86조의3제1항에 따른 의약품 부작용 피해구제급여(이하 "피해구제급여"라 한다)를 지급하는 것이 적절하지 아니하다고 인정하여 고시하는 의약품인 경우

③ 피해구제급여의 지급 기준 · 범위, 그 밖에 지급 등에 필요한 사항은 총리령으로 정한다.

제86조의4(의약품 부작용 피해구제 절차 등) 17특채7급

① 피해구제급여를 받으려는 사람은 총리령으로 정하는 바에 따라 서류를 첨부하여 의약품안전관리원의 장에게 피해구제급여의 지급을 신청하여야 한다.

「의약품 부작용 피해구제에 관한 규정 시행규칙」

제8조(피해구제급여 지급 신청)

① 의약품의 부작용으로 인하여 질병에 걸리거나 장애가 발생한 사람 및 의약품의 부작용으로 인하여 사망한 사람의 유족은 법 제86조의4 제1항에 따라 피해구제급여 지급을 신청할 수 있다. 다만, 의약품의 부작용으로 인하여 질병에 걸리거나 장애가 발생한 사람이 사망한 경우에는 사망 당시 생계를 같이 하고 있던 유족이 지급되지 아니한 진료비 및 장애일시보상금의 지급을 신청할 수 있다.

② 제1항에 따른 유족은 배우자(사실상 혼인관계에 있는 사람을 포함한다), 자녀, 부모, 손자녀, 조부모 및 형제자매를 말한다. 이 경우 유족의 순위는 전단에 열거된 순위(제1항 단서의 경우에는 사망 당시 생계를 같이 하고 있던 유족 중에서 전단에 열거된 순위에 따른다)에 따르되, 행방불명 등으로 지급이 어려운 사람은 제외하며, 같은 순위의 유족이 2명 이상인 경우에는 해당하는 사람에게 똑같이 나누어 지급한다.

② **의약품안전관리원**의 장은 피해구제급여의 신청을 받은 경우에는 **지체 없이** 그 부작용이나 피해의 사실조사, 의료사고 해당 여부, 의약품과의 인과관계 규명, 후유장애 발생 여부, 피해보상의 범위 및 피해구제급여의 지급제한 등에 관한 조사 · 감정 등을 하여야 한다.

③ **의약품안전관리원**의 장은 피해구제급여의 신청을 받은 날부터 **90일 이내에** 제2항에 따른 **조사 결과와 감정 의견을 첨부하여 심의위원회에 심의를 요청**하여야 한다. 다만, 새로운 부작용 등의 이유로 조사 · 감정이 어려운 때에는 그 기간을 1회에 한하여 30일까지 연장할 수 있다.

④ **의약품안전관리원**의 장은 심의위원회의 심의 결과 피해구제급여를 지급하기로 의결한 경우에는 그 결정일부터 **30일 이내**에 **피해구제급여를 지급**하여야 한다.

⑤ 의약품안전관리원의 장은 제4항에 따른 심의 결과가 제86조의3제2항에 따라 피해구제급여의 지급제한 사유에 해당하여 지급하지 아니하는 때에는 신청인에게 그 사실 및 지급제한 사유를 통지하여야 한다. 이 경우 신청인이 「민법」이나 그 밖의 법령에 따라 배상을 받을 수 있다고 판단하는 때에는 의약품안전관리원의 장은 총리령으로 정하는 바에 따라 그 방법을 안내할 수 있다.

⑥ 피해구제급여의 신청은 다음 각 호의 기간 내에 하여야 한다.

1. 제86조의3제1항제1호: **해당 진료행위가 있은 날부터 5년**
2. 제86조의3제1항제2호부터 제4호까지(장애일시보상금, 사망일시보상금, 장례비): **장애가 발생하거나 사망한 날부터 5년**

⑦ 심의위원회의 심의 결과와 「의료사고 피해구제 및 의료분쟁 조정 등에 관한 법률」에 따른 의료분쟁조정위원회의 심의 결과가 상충되는 때에는 대통령령으로 정하는 바에 따라 보건복지부장관과 식품의약품안전처장이 협의하여 이를 중재하여야 한다.

⑧ **의약품안전관리원의 장**은 **심의위원회의 심의 결과에 이의가 있는 경우**에는 **식품의약품안전처장에게 재결정을 요청**할 수 있다. 이 경우 **식품의약품안전처장**은 **중앙약사심의위원회에 자문하고 그 결과를 의약품안전관리원의 장에게 통보**하여야 하며, 의약품안전관리원의 장

은 식품의약품안전처장의 재결정이 있은 날부터 **30일 이내에 피해구제급여를 지급**하여야 한다.

⑨ 제2항부터 제8항까지에 따른 중재, 절차 · 방법 등에 필요한 사항은 총리령으로 정한다.

제86조의5(피해구제급여의 지급중단 결정 및 부당이득의 징수 등)

① 의약품안전관리원의 장은 신청인이 고의 또는 중대한 과실로 해당 질병의 상태를 악화시키거나 치유를 거부 · 방해한 것으로 인정되는 때에는 피해구제급여의 전부 또는 일부의 지급을 중단할 수 있다.

② 의약품안전관리원의 장은 피해구제급여를 받은 사람이 다음 각 호의 어느 하나에 해당하는 경우에는 그 피해구제급여액(제1호의 경우에는 그 급여액의 2배를 말한다)을 징수하여 부담금 회계의 수익금으로 하여야 한다.

1. 거짓 또는 그 밖의 부정한 방법으로 피해구제급여를 받은 경우
2. 피해구제급여를 받은 이후 의료사고로 판명되어 조정 · 중재를 받은 경우
3. 그 밖에 잘못 지급된 피해구제급여가 있는 경우

③ 제1항 및 제2항에 따른 피해구제급여의 중단 및 징수 등에 필요한 사항은 총리령으로 정한다.

제86조의6(부작용 피해의 조사 등)

① 의약품안전관리원의 장은 제86조의4제2항에 따른 조사 · 감정을 할 때에는 신청인, 의약품의 제조업자 · 품목허가를 받은 자 · 수입자 · 판매업자, 약국 개설자, 의료기관 개설자, 이 법 또는 다른 법률에 따라 의약품을 판매하거나 취급하는 자, 관련 이해관계인 또는 참고인으로 하여금 출석하여 진술하게 하거나 조사에 필요한 자료 및 물건 등의 제출을 요구할 수 있다.

② 의약품안전관리원의 장은 제86조의4제2항에 따른 조사 · 감정을 실시하는 경우에는 부작용이 발생한 의약품을 처방한 의료인(해당 의료기관 개설자를 포함한다)이나 그 의약품을 조제한 약사(해당 약국 개설자를 포함한다)에게 부작용의 원인이 된 의약품의 처방 · 조제 당시 환자의 상태 및 처방 · 조제 행위 등에 대하여 구두 또는 서면으로 소명하도록 요구할 수 있다.

③ 의약품안전관리원의 장은 제86조의4제2항에 따른 조사 · 감정을 실시하는 경우 부작용이 발생한 의약품의 제조업자 · 품목허가를 받은 자 · 수입자 · 판매업자 또는 그 의약품을 처방 · 조제한 의료기관 · 약국 등에 출입하여 관련 문서 또는 물건을 조사 · 열람 또는 복사할 수 있다. 이 경우 조사자는 그 권한을 표시하는 증표 및 조사기간, 조사범위, 조사담당자, 관계 법령 등 대통령령으로 정하는 사항이 기재된 서류를 지니고 이를 관계인에게 내보여야 한다.

④ 의약품안전관리원의 장은 피해구제급여를 신청한 사람에 대하여 부작용의 인과관계를

규명하는 데 필요한 조사를 위하여 정부기관과 「공공기관의 운영에 관한 법률」에 따른 공공기관에 개인식별이 가능하여 자료 간 연계분석이 가능한 형태의 정보를 요구할 수 있다. 이 경우 요구를 받은 자는 정당한 사유가 없으면 이에 따라야 한다.

⑤ 제1항부터 제4항까지 규정한 사항 외에 부작용 피해의 조사·감정에 필요한 사항은 총리령으로 정한다.

⑥ 제3항에 따라 문서 또는 물건을 조사·열람, 복사하려는 경우 그 절차·방법 등에 관하여는 이 법에서 정하는 사항을 제외하고는 「행정조사기본법」에서 정하는 바에 따른다.

제86조의7(피해구제급여권의 보호)

이 법에 따른 피해구제급여를 받을 권리는 양도 또는 압류하거나 담보로 제공할 수 없다.

제86조의8(공과금 면제 등)

국가나 지방자치단체는 피해구제급여로 지급된 금액에 대하여는 공과금을 부과하지 아니한다.

제87조(비밀 누설 금지)

① 약사·한약사는 이 법 또는 다른 법령에 규정된 경우 외에는 의약품을 조제·판매하면서 알게 된 타인의 비밀을 누설하여서는 아니 된다.

② 제47조의3제2항에 따라 의약품 품목허가를 받은 자·수입자 및 의약품 도매상 등의 영업에 관한 비밀을 업무상 알게 된 자는 그 비밀을 타인에게 누설하거나 업무목적 외의 용도로 사용하여서는 아니 된다.

제87조의2(유사명칭의 사용 금지)

이 법에 따른 의약품등의 제조업자, 위탁제조판매업 신고를 한 자, 품목허가를 받은 자, 수입자 또는 판매업자가 아닌 자는 그 상호 중에 제약, 약품 등 총리령으로 정하는 유사한 명칭을 사용하지 못한다.

제88조(제출된 자료의 보호)

① 식품의약품안전처장은 제31조, 제31조의2, 제32조부터 제34조까지, 제35조, 제35조의6 또는 제42조에 따라 제출된 자료에 대하여 그것을 제출한 자가 이를 보호하여 줄 것을 문서로 요청하면 그 자료를 공개하여서는 아니 된다. 다만, 공익을 위하여 자료를 공개할 필요가 있다고 인정되는 경우에는 공개할 수 있다.

② 제1항에 따라 보호를 요청한 제출 자료를 열람·검토한 자는 그 자료를 통하여 알게 된 내용을 외부에 공개하여서는 아니 된다.

제88조의2(심사 결과의 공개)

① 식품의약품안전처장은 총리령으로 정하는 의약품에 대하여 제31조에 따라 품목허가를 하거나 품목신고를 수리한 경우, 제35조에 따라 시설 조건부 허가나 품목 조건부 허가를 한 경우 또는 제42조에 따라 품목허가를 하거나 품목신고를 수리한 경우 그 심사 또는 검토 결과를 공개하여야 한다. 다만, 그 의약품의 품목허가를 받거나 품목신고를 한 자 또는 시설 조건부 허가나 품목 조건부 허가를 받은 자가 경영상 · 영업상 비밀에 관한 사항에 해당되는 부분을 공개하지 아니할 것을 요청하는 경우에는 해당 부분을 제외하고 공개할 수 있다.

② 제1항에 따른 심사 결과 공개의 방법 및 절차 등에 필요한 사항은 총리령으로 정한다.

제89조(제조업자 등의 지위 승계 등)

① 의약품등의 제조업자, 품목허가를 받은 자, 위탁제조판매업 신고를 한 자, 의약품 판매업자(한약업사는 제외한다), 임상시험계획의 승인을 받은 자 또는 검사기관등으로 지정받은 자(이하 이 조 및 제89조의2에서 "제조업자등"이라 한다)가 사망하거나 그 영업을 양도한 경우 또는 법인인 제조업자등이 합병한 경우에는 그 상속인, 영업을 양수한 자 또는 합병 후 존속하는 법인이나 합병에 따라 설립되는 법인이 그 제조업자등의 지위를 승계한다. 다만, 영업을 양수한 자 또는 합병 후 존속하는 법인이나 합병으로 설립되는 법인이 다음 각 호의 어느 하나에 해당하면 그러하지 아니하다.

1. 의약품등의 제조업자, 품목허가를 받은 자, 위탁제조판매업 신고를 한 자 및 임상시험계획의 승인을 받은 자: 제31조제8항 각 호의 어느 하나에 해당하는 경우
2. 의약품 판매업자: 제46조 각 호의 어느 하나에 해당하는 경우

② 의약품등의 제조업자, 품목허가를 받은 자, 위탁제조판매업 신고를 한 자 또는 수입자가 제31조제2항부터 제4항까지 또는 제42조제1항에 따라 제조품목 또는 수입품목 허가를 받거나 신고한 의약품등에 대한 영업을 양도한 경우에는 그 영업을 양수한 의약품등의 제조업자, 품목허가를 받은 자, 위탁제조판매업 신고를 한 자 또는 수입자가 해당 품목의 허가 또는 신고에 관한 의약품등의 제조업자, 품목허가를 받은 자, 위탁제조판매업 신고를 한 자 또는 수입자의 지위를 승계한다.

③ 제1항과 제2항에 따라 제조업자등의 지위를 승계한 자는 다음 각 호의 구분에 따라 1개월 이내에 식품의약품안전처장(의약품판매업자의 경우에는 시장 · 군수 · 구청장을 말한다)에게 신고하여야 한다. 다만, 제1항에 따라 제조업자등의 지위를 승계한 상속인이 제1항 각 호의 어느 하나에 해당하면 상속이 시작된 날부터 6개월 이내에 그 지위를 다른 사람에게 양도하여야 한다.

1. 의약품등의 제조업자, 품목허가를 받은 자 및 위탁제조판매업 신고를 한 자의 지위를 승계한 자: 총리령으로 정하는 바에 따를 것

2. 의약품 판매업자의 지위를 승계한 자: 보건복지부령으로 정하는 바에 따를 것

제89조의2(행정제재처분 효과의 승계)

제89조에 따라 지위를 승계한 경우에 종전의 제조업자등과 수입자에 대한 행정처분의 효과는 그 처분이 있은 날부터 1년간 양수인 또는 합병 후 존속하는 법인이나 합병으로 설립되는 법인에 승계되며, 행정처분의 절차가 진행 중일 때에는 양수인 또는 합병 후 존속하는 법인이나 합병으로 설립되는 법인에 대하여 행정제재처분의 절차를 속행(續行)할 수 있다. 다만, 새로운 제조업자등(상속에 의한 지위 승계는 제외한다)과 수입자가 영업을 승계할 때에 그 처분 또는 위반사실을 알지 못한 경우에는 그러하지 아니하다.

제90조(포상금)

제23조, 제24조제1항 · 제2항, 제26조제1항, 제27조제1항 · 제3항, 제44조제1항, 제47조의4 및 제50조제1항(제44조의6제1항에서 준용하는 경우를 포함한다) · 제2항을 위반한 사실을 감독기관이나 수사기관에 신고 · 고발한 자에게는 대통령령으로 정하는 바에 따라 포상금을 지급할 수 있다.

제90조의2(백신안전기술지원센터의 설립)

① 백신의 품질확보 및 제품화 기술지원 등에 관한 업무를 수행하기 위하여 백신안전기술지원센터(이하 "백신센터"라 한다)를 둔다.

② 백신센터는 법인으로 한다.

③ 백신센터의 정관에는 다음 각 호의 사항을 기재하여야 한다.

1. 명칭
2. 목적
3. 주된 사무소가 있는 곳
4. 자산에 관한 사항
5. 임원 및 직원에 관한 사항
6. 이사회에 관한 사항
7. 업무와 그 집행에 관한 사항
8. 회계에 관한 사항
9. 공고에 관한 사항
10. 정관의 변경에 관한 사항
11. 그 밖에 백신센터의 운영에 관한 중요 사항

④ 백신센터가 정관의 기재사항을 변경하려는 경우에는 식품의약품안전처장의 인가를 받아야 한다.

⑤ 백신센터에 관하여 이 법에서 규정한 사항 외에는 「민법」 중 재단법인에 관한 규정을 준

용한다.

⑥ 제1항에 따른 백신센터의 운영 등에 필요한 사항은 대통령령으로 정한다.

시행령 제37조의2(백신안전기술지원센터 운영 등)

① 법 제90조의2에 따른 백신안전기술지원센터(이하 "백신센터"라 한다)의 장(이하 "센터장"이라 한다)은 정관에서 정하는 바에 따라 식품의약품안전처장이 임명한다.

② 센터장은 매 회계연도 시작 전까지 다음 연도의 사업계획서와 수입 · 지출예산서를 이사회의 의결을 거쳐 식품의약품안전처장에게 제출해야 한다. 이를 변경하려는 경우에도 같다.

③ 센터장은 법 제90조의3제1항에 따른 사업 수행을 위하여 필요한 경우에는 관계 중앙행정기관, 관련 민간기관 · 단체 또는 연구소 등에 소속 공무원 또는 임직원 · 연구원의 파견을 요청할 수 있다.

④ 제1항부터 제3항까지에서 규정한 사항 외에 백신센터의 운영 등에 관하여 필요한 세부 사항은 정관으로 정한다.

제90조의3(백신센터의 사업)

① 백신센터는 다음 각 호의 사업을 수행한다.

1. 백신 개발지원 및 제품화 기술지원
2. 백신 관련 인허가, 국제기준 · 제도, 국내외 개발 동향 정보 등의 수집 및 분석
3. 백신 임상검체 분석 및 시험법 구축
4. 백신 품질검사 지원 및 시험법 구축
5. 백신 개발 및 제품화를 위한 컨설팅 및 전문인력 양성
6. 기타 대통령령으로 정하는 업무

② 백신센터는 제1항의 사업에 관하여 수수료와 그 밖의 실비를 징수할 수 있다.

③ 식품의약품안전처장은 백신센터가 제1항에 따른 사업을 하는 경우 재정 지원 등을 할 수 있다.

시행령 제37조의3(백신센터의 업무)

법 제90조의3제1항제6호에서 "대통령령으로 정하는 업무"란 다음 각 호의 업무를 말한다.

1. 백신 세포주의 구축 · 유지 및 분양 관리 업무
2. 법 제34조의2제2항에 따른 임상시험검체분석기관의 분석능력 개선을 위한 지원 업무
3. 그 밖에 백신센터의 설립목적을 달성하기 위하여 식품의약품안전처장이 필요하다고 인정하는 업무

제91조(한국희귀 · 필수의약품센터의 설립)

① 다음 각 호의 의약품에 대한 각종 정보 제공 및 공급(조제 및 투약 업무를 포함한다. 이하 같다) 등에 관한 업무를 하기 위하여 한국희귀 · 필수의약품센터(이하 "센터"라 한다)를 둔다.

1. 희귀의약품
2. 국가필수의약품

3. 그 밖에 국민 보건상 긴급하게 도입할 필요가 있거나 안정적 공급 지원이 필요한 의약품으로서 식품의약품안전처장이 필요하다고 인정하는 의약품

② 센터는 법인으로 한다.

③ 센터의 정관에는 다음 각 호의 사항을 기재하여야 한다.

1. 목적
2. 명칭
3. 주된 사무소가 있는 곳
4. 자산에 관한 사항
5. 임원 및 직원에 관한 사항
6. 이사회의 운영
7. 사업범위 및 내용과 그 집행
8. 회계
9. 공고의 방법
10. 정관의 변경
11. 그 밖에 센터의 운영에 관한 중요 사항

④ 센터가 정관의 기재사항을 변경하려는 경우에는 식품의약품안전처장의 인가를 받아야 한다.

⑤ 센터에 관하여 이 법에서 규정한 외에는 「민법」 중 재단법인에 관한 규정을 준용한다.

⑥ 제1항에 따른 센터의 운영 등에 필요한 사항은 대통령령으로 정한다.

제92조(센터의 사업)

① 센터는 다음 각 호의 사업을 한다.

1. 제91조제1항 각 호에 따른 의약품과 관련한 각종 정보 수집 및 전산망 구축과 관련된 사업
2. 제91조제1항 각 호에 따른 의약품의 공급 및 비축 사업. 이 경우 센터의 장은 센터에 조제실을 설치하고, 센터 직원 중 약사를 지정하여 사업을 담당하게 하여야 한다.

2의2. 제31조제3항제4호에 따라 제91조제1항 각 호에 따른 의약품을 위탁제조하여 판매하는 사업

3. 국가필수의약품의 안정공급기반 구축과 연구·개발 지원 및 안전사용 지원 등과 관련된 사업
4. 그 밖에 식품의약품안전처장이 인정하는 제91조제1항 각 호에 따른 의약품과 관련된 사업

② 식품의약품안전처장은 센터가 제1항의 사업을 하는 경우 재정 지원 등을 할 수 있다.

제92조의2(벌칙 적용 시의 공무원 의제)

다음 각 호의 어느 하나에 해당하는 자는 「형법」 제127조 및 제129조부터 제132조까지의 규정에 따른 벌칙을 적용할 때에는 공무원으로 본다.

1. 약물역학조사관(의약품안전관리원 직원인 경우에는 「형법」 제127조에 따른 벌칙 적용은 제외한다)
2. 센터 및 백신센터에 근무하는 임직원
3. 제68조의2제2항에 따라 위탁받은 업무에 종사하는 법인의 임직원
4. 제조 · 품질관리 조사관 중 공무원이 아닌 사람 <신설 2022. 6. 10> <시행 2022. 12. 11.>

제92조의3(규제의 재검토)

식품의약품안전처장은 **우선판매품목허가** 및 제97조의2에 따른 **과태료 금액**에 대하여 2015년 1월 1일을 기준으로 **3년마다**(매 3년이 되는 해의 1월 1일 전까지를 말한다) 그 타당성을 검토하여 개선 등의 조치를 하여야 한다.

제9장 | 벌칙

제93조(벌칙) 19년

① 다음 각 호의 어느 하나에 해당하는 자는 **5년 이하의 징역 또는 5천만원 이하의 벌금**에 처한다.

1. 제6조제3항을 위반하여 **다른 사람에게 면허를 대여한 사람**

1의2. 제6조제4항을 위반하여 면허를 대여받거나 면허 대여를 알선한 사람

2. 제20조제1항(약사 또는 한약사가 아니면 약국을 개설할 수 없다)을 위반하여 약국을 개설한 자
3. 제23조제1항(약사 및 한약사가 아니면 의약품을 조제할 수 없으며, 약사 및 한약사는 각각 면허 범위에서 의약품을 조제하여야 한다)을 위반한 자
4. 제31조제1항부터 제4항까지(제조업 허가 · 신고 등) 또는 제9항(변경허가 · 신고)을 위반하여 허가를 받거나 신고를 하지 아니한 자 또는 변경허가를 받거나 변경신고를 하지 아니한 자

4의2. 거짓이나 그 밖의 부정한 방법으로 제31조(제조업 허가 등)제1항부터 제4항까지 또는 제9항에 따른 허가 · 변경허가를 받거나 신고 · 변경신고를 한 자

4의3. 거짓이나 그 밖의 부정한 방법으로 제31조의2제1항 · 제3항(제42조제5항에서 준용하는 경우를 포함한다)에 따른 원료의약품의 등록 · 변경등록을 한 자

4의4. 거짓이나 그 밖의 부정한 방법으로 제35조제1항 및 제2항(제42조제5항에서 준용하는 경우를 포함한다)에 따른 시설 조건부 허가 또는 품목 조건부 허가를 받은 자

4의5. 제38조의2제1항 및 제2항을 위반하여 적합판정 또는 변경적합판정을 받지 아니하고 의약품등을 제조하여 판매한 자 <신설 2022. 6. 10> <시행 2022. 12. 11.>

4의6. 거짓이나 그 밖의 부정한 방법으로 제38조의2제1항 및 제2항에 따른 적합판정 또는 변경적합판정을 받은 자 <신설 2022. 6. 10> <시행 2022. 12. 11.>

5. 제42조(의약품등의 수입허가 등)제1항을 위반하여 허가를 받거나 신고를 하지 아니한 자 또는 변경허가를 받거나 변경신고를 하지 아니한 자

5의2. 거짓이나 그 밖의 부정한 방법으로 제42조제1항에 따른 허가 · 변경허가를 받거나 신고 · 변경신고를 한 자

6. **제43조(멸종 위기에 놓인 야생 동 · 식물의 국제교역 등)를 위반한 자**

6의2. 거짓이나 그 밖의 부정한 방법으로 제43조(멸종 위기에 놓인 야생 동 · 식물의 국제교역 등)제1항에 따른 허가를 받은 자

7. 제44조제1항(약국 개설자가 아니면 의약품을 판매하거나 판매할 목적으로 취득할 수 없다)을 위반한 자

8. 제44조제2항제2호(허가를 받은 한약업사 및 의약품 도매상)에 따른 허가를 받지 아니하고 의약품을 판매한 자

8의2. 거짓이나 그 밖의 부정한 방법으로 제44조의2(안전상비의약품 판매자의 등록) 제1항에 따른 등록 또는 같은 조 제3항에 따른 변경등록을 한 자

8의3. 거짓이나 그 밖의 부정한 방법으로 제45조(의약품 판매업의 허가)제1항에 따른 허가 · 변경허가를 받은 자

9. 제53조제1항(의약품을 판매하거나 판매할 목적으로 진열 · 보관 또는 저장하려는 자는 제조 · 품질관리에 관한 자료 검토 및 검정 등을 거쳐 식품의약품안전처장의 출하승인을 받아야 한다)을 위반한 자

10. 제61조(판매등의 금지;제66조에서 준용하는 경우를 포함한다)를 위반한 자. 다만, 제56조제2항(제44조의6제1항에서 준용하는 경우를 포함한다) 또는 제65조제2항을 위반한 자는 제외한다.

11. 제34조의2제3항제5호 또는 제34조의3제3항에 따른 임상시험성적서, 임상시험검체분석성적서 또는 비임상시험성적서를 거짓으로 작성 · 발급한 자

② 제1항의 경우 징역과 벌금은 **병과(倂科, 동시에 둘 이상의 형벌에 처하는 일)**할 수 있다.

제94조(벌칙) 06년, 15년, 17년

① 다음 각 호의 어느 하나에 해당하는 자는 **3년 이하의 징역 또는 3천만원 이하의 벌금**에 처한다. 다만, 제87조(비밀누설금지)제1항을 위반한 자에 대하여는 고소가 있어야 공소를

제기할 수 있다.

1. 제3조제3항(약사명칭 사용금지) 또는 제4조제3항(한약사명칭 사용금지)을 위반한 자
2. 제24조제2항**(약국개설자와 의료기관개설자의 담합금지)을 위반하여 담합행위를 한 자**
   17년
3. 제34조(임상시험등의 계획 승인 등)제1항 본문 · 제3항제1호 · 제2호 및 같은 조 제4항을 위반한 자 또는 같은 조 제6항에 따른 명령을 위반한 자

3의2. 거짓이나 그 밖의 부정한 방법으로 제34조제1항에 따른 임상시험의 계획 승인 · 변경승인을 받은 자

3의3. 제34조의2제1항을 위반하여 지정을 받지 아니하고 임상시험을 실시한 자

3의4. 제34조의2제2항 본문을 위반하여 변경지정을 받지 아니하고 임상시험을 실시한 자

3의5. 제34조의2제3항제1호(사회복지시설 등 총리령으로 정하는 집단시설에 수용 중인 자(이하 이 호에서 "수용자"라 한다)를 임상시험의 대상자로 선정하지 아니할 것. 다만, 임상시험의 특성상 수용자를 그 대상으로 하는 것이 불가피한 경우로서 총리령으로 정하는 기준에 해당하는 경우에는 수용자를 임상시험의 대상자로 선정할 수 있다.) 또는 제2호(임상시험의 내용, 임상시험으로 인하여 그 대상자에게 발생할 가능성이 예상되는 건강상의 피해 정도와 보상 내용 및 보상 신청 절차 등을 임상시험의 대상자에게 사전에 설명하고 서면 동의(「전자서명법」에 따른 전자서명이 기재된 전자문서를 포함한다. 이하 이 조에서 같다)를 받을 것)를 위반한 자

4. 제37조(의약품등의 제조 관리의무)제3항(제42조제5항에서 준용하는 경우를 포함한다)을 위반한 자

4의2. 제39조제1항 전단(제44조의6제1항에서 준용하는 경우를 포함한다)을 위반하여 회수 또는 회수에 필요한 조치를 하지 아니한 자

5. 제45조(의약품 판매업의 허가)제5항을 위반한 자

5의2. 제47조제2항을 위반하여 경제적 이익등을 제공하거나 같은 조 제3항을 위반하여 경제적 이익등을 제공받은 자. 이 경우 취득한 경제적 이익등은 몰수하고, 몰수할 수 없을 때에는 그 가액을 추징한다.

6. 삭제
7. 제49조(매약상의 판매 품목 제한)를 위반하여 의약품을 판매 · 저장 또는 진열한 자
8. 제50조제1항(의약품 판매: 제44조의6제1항에서 준용하는 경우를 포함한다)을 위반한 자
9. 제62조(제조등의 금지: 제66조에서 준용하는 경우를 포함한다)를 위반하여 의약품을 판매 · 제조 · 수입 · 저장 또는 진열한 자

9의2. 제68조의9(의약품안전관리원의 임원이나 직원 또는 그 직에 있었던 자는 직무상 알게 된 비밀을 누설하여서는 아니 된다.)를 위반하여 비밀을 누설한 자

10. 제70조(업무개시명령)제2항을 위반하여 정당한 사유 없이 의약품 생산 또는 업무개

시명령을 거부한 자

11. 제71조(폐기명령 등)제1항 · 제2항(제44조의6제1항에서 준용하는 경우를 포함한다) 및 제72조(의약품등의 회수등 사실공표)제1항 · 제2항(제44조의6제1항에서 준용하는 경우를 포함한다)에 따른 명령을 위반한 자 또는 제71조(폐기명령 등)제3항(제44조의6제1항에서 준용하는 경우를 포함한다)에 따른 관계 공무원이 행하는 물품의 회수 · 폐기와 그 밖에 필요한 처분을 거부 · 방해하거나 기피한 자

12. **제87조(약사 · 한약사는 이 법 또는 다른 법령에 규정된 경우 외에는 의약품을 조제 · 판매하면서 알게 된 타인의 비밀을 누설하여서는 아니 된다) 또는 제88조제2항(자료열람 · 검토자의 비공개 의무)을 위반한 자** 06년, 15년

② 제1항의 징역과 벌금은 **병과(倂科)**할 수 있다.

제94조의2 삭제

제95조(벌칙) 19년

① 다음 각 호의 어느 하나에 해당하는 자는 **1년 이하의 징역 또는 1천만원 이하의 벌금**에 처한다.

1. 제20조제2항(시장 · 군수 · 구청장에게 개설등록을 하여야 한다) 전단을 위반하여 개설등록을 하지 아니한 자

1의2. 거짓이나 그 밖의 부정한 방법으로 제20조제2항에 따른 개설 등록 · 변경등록을 한 자

2. 제21조(약국의 관리의무)제1항 · 제2항을 위반한 자

3. 제23조(이약품 제조)제2항 · 제3항 · 제4항 · 제6항 · 제7항을 위반한 자

4. 제24조(의무 및 준수사항)제1항을 위반하여 정당한 사유 없이 조제를 거부한 자

5. 제26조(처방의 변경 · 수정)제1항을 위반하여 조제한 자

6. 제27조(대체조제)제1항 · 제3항 · 제4항을 위반한 자

6의2. 제34조(임상시험의 계획 승인 등)제3항제5호를 위반하여 보험에 가입하지 아니하거나 대상자에게 사전에 설명한 보상 절차 등을 준수하여 보상하지 아니한 자

6의3. 제34조(임상시험의 계획 승인 등)제3항제6호를 위반하여 임상시험용 의약품 등의 안전성 정보를 평가 · 기록 · 보존 · 보고하지 아니하거나 거짓으로 평가 · 기록 · 보존 · 보고한 자

6의4. 제34조의2(임상실험실시기관 등의 지정 등)제3항제5호(제93조제1항제11호에 따른 위반사항은 제외한다)를 위반하여 임상시험에 관한 기록을 작성 · 보관 · 보고하지 아니하거나 거짓으로 작성 · 보관 · 보고한 자

7. 제36조(의약품 등의 제조 관리자: 제42조제5항에서 준용하는 경우를 포함한다) · 제37조(의약품등의 제조 관리의무)제2항(제42조제5항에서 준용하는 경우를 포함한다) 또는 제37조의3(의약품의 시판 후 안전관리)제1항(제42조제5항에서 준용하는 경우를 포함

한다)을 위반하여 안전관리업무를 실시하지 아니한 자

7의2. 제37조제1항 또는 제38조(의약품등의 생산 관리의무 및 보고)제1항을 위반하여 의약품등의 제조 관리의무 또는 생산 관리의무를 지키지 아니한 자

7의3. 제39조(위해의약품등의 회수)제1항 후단을 위반하여 회수 계획을 보고하지 아니하거나 거짓으로 보고한 자

8. 제47조(의약품등의 판매 질서)제1항(제47조제1항제3호나목은 제외하며, 제44조의6제1항에서 준용하는 경우를 포함한다) · 제4항 또는 제85조제9항을 위반한 자

8의2. 제47조의2제1항을 위반하여 지출보고서를 작성 또는 공개하지 아니하거나 해당 지출보고서와 관련 장부 및 근거 자료를 보관하지 아니한 자

8의3. 제47조의2제1항에 따른 지출보고서를 거짓으로 작성 또는 공개한 자

8의4. 제47조의2제2항에 따른 지출보고서와 관련 장부 및 근거 자료의 제출 요구를 따르지 아니한 자

8의5. 제48조 본문을 위반하여 봉함한 의약품의 용기나 포장을 개봉하여 판매한 자

9. 제50조(의약품 판매)제2항을 위반하여 전문의약품을 판매한 자

9의2. 거짓이나 그 밖의 부정한 방법으로 제50조의2(의약품에 관한 특허권의 등재)제4항에 따른 등재를 받은 자

9의3. 거짓이나 그 밖의 부정한 방법으로 제50조의5(판매금지 신청)에 따른 판매금지를 신청하거나 우선판매품목허가를 신청한 자

10. 제60조(기재금지사항: 제66조에 따라 준용되는 경우를 포함한다), 제64조(안전용기 · 포장 등)제1항 또는 제68조(과장광고 등의 금지)를 위반한 자

10의2. 제61조의2제1항을 위반하여 판매를 알선하거나 광고한 자

10의3. 거짓이나 그 밖의 부정한 방법으로 제69조의3(합의사항의 보고)에 따른 합의 사항을 보고한 자

11. 제85조(동물용 의약품 등에 대한 특례)제6항 · 제7항을 위반하여 처방전 없이 동물용 의약품을 판매한 자

12. 제86조의5(피해구제급여의 지급중단 결정 및 부당이득의 징수 등)제2항제1호에 따른 거짓 또는 그 밖의 부정한 방법으로 피해구제급여를 받은 사람

② 제1항의 징역과 벌금은 **병과**(倂科)할 수 있다.

③ 제1항제7호의2의 죄로 형을 선고받고 그 형이 확정된 후 3년 이내에 다시 같은 호의 죄를 범한 자는 해당 형의 2분의 1까지 가중한다.

제95조의2(벌칙)

제26조제2항(처방의 변경 · 수정)을 위반한 자는 **300만원 이하의 벌금**에 처한다.

제96조(벌칙) 19년

다음 각 호의 어느 하나에 해당하는 자는 **200만원 이하의 벌금**에 처한다. 다만, 제30조제2항(환자는 약사에게 본인에 관한 기록의 열람 또는 사본의 발급 등 그 내용의 확인을 요청할 수 있다. 이 경우 약사는 정당한 사유 없이 이를 거부하여서는 아니 된다.)을 위반한 자에 대해서는 고소가 있어야 공소를 제기할 수 있다.

1. 제24조제3항(의료기관의 조제실에 근무하는 약사 또는 한약사가 의약품을 조제할 때에는 식품의약품안전처장과 협의하여 보건복지부령으로 정하는 사항을 지켜야 한다)을 위반한 자
2. 제28조(조제된 약제의 표시 및 기입), 제29조(처방전의 보존) 또는 **제30조(조제기록부) 제1항 · 제2항 · 제3항을 위반한 자** 19년
3. 제37조의3(의약품의 시판 후 안전관리)제2항 또는 제47조(의약품등의 판매 질서)제1항 제3호나목을 위반한 자

3의2. 제38조의6제1항(제42조제5항에서 준용하는 경우를 포함한다)을 위반하여 식별표시를 하지 아니하고 시판하거나 식별표시를 등록하지 아니하고 시판한 자 <신설 2022. 6. 10> <시행 2022. 12. 11.>

3의3. 제38조의6제2항(제42조제5항에서 준용하는 경우를 포함한다)을 위반하여 변경등록을 하지 아니하고 시판한 자 <신설 2022. 6. 10> <시행 2022. 12. 11.>

3의4. 삭제 <2021. 7. 20.>

3의5. 삭제 <2021. 7. 20.>

3의6. 삭제 <2021. 7. 20.>

4. 제56조(의약품 용기 등의 기재 사항)제1항, 제57조(외부 포장 기재 사항), 제58조(첨부 문서 기재 사항), 제63조(봉함: 제66조에서 준용하는 경우를 포함한다), 제65조(의약외품 용기 등의 기재사항)제1항, 제65조의2(외부 포장 기재사항) 또는 제65조의3(첨부 문서 기재사항)제1호부터 제3호까지를 위반한 자
5. 제68조의12(약물역학조사관)제3항 또는 제69조(보고와 검사 등)제1항(제44조의6제1항에서 준용하는 경우를 포함한다)에 따른 약물역학조사관 또는 관계 공무원의 조사 · 검사 · 질문 · 수거 등을 거부 · 방해하거나 기피한 자
6. 제69조(보고와 검사 등)제1항(제44조의6제1항에서 준용하는 경우를 포함한다), 제72조(의약품등의 회수 등 사실 공표)제3항 · 제4항, 제73조(검사명령과 시험 · 검사기관), 제74조(개수명령) 및 제75조(관리자 등의 변경명령)에 따른 보고 · 공표 · 검사 · 개수 · 변경 등의 명령을 위반한 자
7. 제86조의6(부작용 피해의 조사 등)제3항에 따른 조사 · 열람 또는 복사를 정당한 이유 없이 거부 · 방해 또는 기피한 자

제97조(양벌규정)

법인의 대표자나 법인 또는 개인의 대리인, 사용인, 그 밖의 종업원이 그 법인 또는 개인의 업무에 관하여 제93조, 제94조, 제94조의2, 제95조, 제95조의2 또는 제96조의 위반행위를 하면 그 행위자를 벌하는 외에 그 법인 또는 개인에게도 해당 조문의 벌금형을 과(科)한다. 다만, 법인 또는 개인이 그 위반행위를 방지하기 위하여 해당 업무에 관하여 상당한 주의와 감독을 게을리하지 아니한 경우에는 그러하지 아니하다.

제97조의2(과태료)

① 정당한 사유 없이 제69조의3(합의의 당사자는 합의가 있은 날부터 15일 이내에 합의 당사자, 합의 내용, 합의 시기 등 총리령으로 정하는 사항을 식품의약품안전처장 및 공정거래위원회에 보고하여야 한다)에 따른 합의 사항을 보고하지 아니한 자에게는 **5천만원 이하의 과태료**를 부과한다.

② 제1항에 따른 과태료는 대통령령으로 정하는 바에 따라 **식품의약품안전처장이 부과 · 징수**한다.

제98조(과태료)

① 다음 각 호의 어느 하나에 해당하는 자에게는 **100만원 이하의 과태료**를 부과한다.

1. 삭제
2. 삭제

2의2. 제20(약국 개설등록)조제2항 후단을 위반하여 변경등록을 하지 아니한 자

2의3. 제20조제6항을 위반하여 약국의 명칭 또는 이와 비슷한 명칭을 사용한 자

3. 제21조(약국의 관리의무)제3항을 위반하여 제69조의4(시정명령)에 따른 시정명령을 받고도 약국 관리에 필요한 사항을 지키지 아니한 자

3의2. 제24조(의무 및 준수사항)제4항을 위반하여 복약지도를 하지 아니한 사람

4. 제22조(약국 폐업 등의 신고) 또는 제40조(의약품제조업자 폐업 등의 신고)제1항(제42조제5항에서 준용하는 경우를 포함한다)을 위반하여 폐업 등의 신고를 하지 아니한 자

4의2. 제37조의2(제조관리자 등에 대한 교육: 제42조제5항에서 준용하는 경우를 포함한다)를 위반하여 교육을 받지 아니한 자

4의3. 제37조의4(안전관리책임자에 대한 교육: 제42조제5항에서 준용하는 경우를 포함한다)를 위반하여 교육을 받지 아니한 사람

4의4. 제34조(임상시험의 계획 승인 등)제1항 단서 또는 제34조의2(임상시험실시기관 등의 지정 등)제2항 단서를 위반하여 변경보고를 하지 아니하거나 제34조(임상시험의 계획 승인 등)제3항제3호를 위반하여 임상시험 대상자 모집 공고를 한 자

4의5. 제34조의4(임상시험 종사자에 대한 교육)제1항 · 제2항을 위반하여 임상시험 종사

자에게 교육을 받도록 하지 아니한 자

5. 제38조(의약품등의 생산 관리의무 및 보고)제2항(제42조제5항에서 준용하는 경우를 포함한다)을 위반하여 의약품등의 생산 실적 또는 수입 실적 등을 보고하지 아니한 자

5의2. 제40조(의약품등의 제조업자 폐업등의 신고)제2항(제42조제5항에서 준용하는 경우를 포함한다)을 위반하여 의약품등에 대한 필요한 조치를 이행하지 아니한 자

6. 삭제

6의2. 제41조(약국제제의 제조)제1항을 위반하여 약국제제 또는 조제실제제 제조 등의 신고를 하지 아니한 자

6의3. 제44조의2(안전상비의약품 판매자의 등록)제4항 본문을 위반하여 폐업·휴업·재개 신고를 하지 아니한 자

6의4. 제44조의3(안전상비의약품 판매자의 교육)제2항에 따른 명령을 위반하여 교육을 받지 아니한 자

7. 제44조의4(안전상비의약품 판매자의 준수사항)를 위반하여 안전상비의약품 판매자의 준수사항을 지키지 아니한 자

7의2. 제47조의3(의약품관리종합정보센터의 지정·운영 등)제2항(제44조의6제2항에서 준용하는 경우를 포함한다)을 위반하여 의약품 공급 내역을 제출하지 아니한 자

7의3. 제47조의4를 위반하여 의약품을 취득한 자 <개정 2021. 7. 20.>

7의4. 제56조제2항(제44조의6제1항에서 준용하는 경우를 포함한다) 또는 제65조제2항을 위반하여 제69조의4에 따른 시정명령을 받고도 가격을 용기나 포장에 적지 아니한 자 <개정 2021. 7. 20.>

7의5. 제68조의8을 위반하여 유해사례를 보고하지 아니한 자

시행예정 〈시행 2024. 7. 21.〉

7의5. 제59조의2 또는 제65조의5를 위반하여 시각·청각장애인을 위한 표시를 하지 아니한 자 <개정 2021. 7. 20.>

7의6. 제61조의2제2항을 위반하여 정당한 사유 없이 자료제출 요청에 따르지 아니한 자

7의7. 제68조의8을 위반하여 유해사례를 보고하지 아니한 자 <개정 2021. 7. 20.>

7의8. 제68조의10을 위반하여 의약품안전관리원 또는 이와 유사한 명칭을 사용한 자 <개정 2021. 7. 20.>

7의9. 제86조의6제1항에 따른 출석요구를 받고 정당한 사유 없이 출석하지 아니한 자(참고인은 제외한다) <개정 2021. 7. 20.>

7의10. 제86조의6제1항에 따른 자료 및 물건 등의 제출요구를 받고 정당한 사유 없이 제출하지 아니한 자(참고인은 제외한다) <신설 2021. 7. 20>

7의11. 제86조의6제2항에 따른 소명요구를 받고 정당한 사유 없이 따르지 아니한 자 <신설 2021. 7. 20.>

8. 삭제
9. 제80조(면허 · 허가 · 등록증 등의 갱신)를 위반하여 면허증 · 허가증 또는 등록증을 갱신하지 아니한 자
10. 제85조(동물용 의약품 등에 대한 특례)제3항을 위반하여 동물용 의약품등의 사용 기준을 지키지 아니한 자
10의2. 제85조(동물용 의약품 등에 대한 특례)제10항을 위반하여 동물용 의약품등의 거래현황을 작성 · 보존하지 아니하거나 거짓으로 작성 · 보존한 자
11. 제87조의2(유사명칭의 사용 금지)를 위반하여 제약, 약품 등 총리령으로 정하는 유사한 명칭을 사용한 자

② 제1항에 따른 과태료는 대통령령으로 정하는 바에 따라 보건복지부장관, 식품의약품안전처장, 시 · 도지사, 시장 · 군수 · 구청장이 부과 · 징수한다.

③ 삭제

④ 삭제

⑤ 삭제

기출유형 점검

보건복지부 채용에서 「약사법」은 평균 1~3문제가 용어의 정의, 면허 결격사유, 의약품 조제의 예외, 의약품 정보의 확인, 복약지도서, 용기 · 포장의 기재사항, 의약품의 부작용 피해구제 급여 등을 중심으로 출제되고 있다.

1. **[15울산] 「약사법」상 용어의 정의에 관한 내용으로 옳지 않은 것은?**

① 안전용기포장이란 5세 미만 어린이가 열기 어렵게 설계 · 고안된 용기나 포장을 말한다.

② 위탁제조판매업이란 제조판매품목허가를 받은 의약품을 의약품제조업자에게 위탁하여 제조판매하는 영업을 말한다.

③ 복약지도란 일반의약품을 판매할 때 진단적 판단을 하지 아니하고 구매자가 필요한 의약품을 선택할 수 있도록 도와주는 것을 말한다.

④ 약사(藥師)란 한약 및 한약제제에 관한 사항을 제외한 약사에 관한 업무를 담당하는 자로서 보건복지부장관의 면허를 받은 자를 말한다.

⑤ 임상시험이란 의약품 등의 안전성과 유효성을 증명하기 위하여 사람을 대상으로 해당 약물의 약동, 약력, 약리, 임상적 효과를 확인하고 이상반응을 조사하는 시험을 말한다.

해설 "약사(藥師)"란 한약에 관한 사항 외의 약사(藥事)에 관한 업무(**한약제제에 관한 사항을 포함**한다)를 담당하는 자로서, "한약사"란 한약과 한약제제에 관한 약사(藥事) 업무를 담당하는 자로서 각각 보건복지부장관의 면허를 받은 자를 말한다.

답 ④

2. **[18년] 「약사법」상 약사면허의 결격사유가 아닌 것은?**

① 피성년후견인, 피한정후견인

② 마약, 대마, 향정신성의약품 중독자

③ 약사법령을 위반하여 금고 이상의 형을 선고받고 집행이 종료된 자

④ 약사법령을 위반하여 면허취소처분을 받고 2년이 지나지 아니한 자

⑤ 형법 제347조의 죄를 범하여 면허취소처분을 받고 3년이 지나지 아니한 자

해설 제5조(결격 사유)
다음 각 호의 어느 하나에 해당하는 자는 약사면허 또는 한약사면허를 받을 수 없다.
1. 「정신건강증진 및 정신질환자 복지서비스 지원에 관한 법률」 제3조제1호에 따른 정신질환자. 다만, 전문의가 약사(藥事)에 관한 업무를 담당하는 것이 적합하다고 인정하는 사람은 그러하지 아니하다.
2. 피성년후견인·피한정후견인
3. 마약·대마·향정신성의약품 중독자
4. 「약사법」·「마약류 관리에 관한 법률」·「보건범죄 단속에 관한 특별조치법」·「의료법」·「형법」 제347조(거짓으로 약제비를 청구하여 환자나 약제비를 지급하는 기관 또는 단체를 속인 경우만 해당한다. 이하 같다), 그 밖에 약사(藥事)에 관한 법령을 위반하여 **금고 이상의 형을 선고받고 집행이 종료되지 아니하였거나 집행을 받지 아니하기로 확정되지 아니한 자**
5. 「형법」 제347조의 죄를 범하여 면허취소 처분을 받고 3년이 지나지 아니하였거나 약사(藥事)에 관한 법령을 위반하여 면허취소의 처분을 받고 2년이 지나지 아니한 자

답 ③

3. **[15특채7급, 17년] 「약사법」상 업무개시 명령을 할 수 있는 사람이 아닌 것은?**

① 시 · 도지사
② 보건복지부장관
③ 식품의약품안전처장
④ 의약품안전관리원장
⑤ 시장 · 군수 · 구청장

(해설) 제70조(업무 개시 명령 등)
① **보건복지부장관, 식품의약품안전처장, 시·도지사, 시장·군수·구청장**은 의약품 제조업자·품목허가를 받은 자, 약국개설자 또는 의약품 판매업자가 공동으로 의약품의 생산·판매를 중단하거나 집단 휴업 또는 폐업을 하여 의약품 구매에 현저한 지장을 주거나 줄 우려가 있다고 인정되면 의약품 제조업자·품목허가를 받은 자, 약국개설자 또는 의약품 판매업자에게 의약품을 생산하게 하거나 업무를 개시하도록 명할 수 있다

답 ④

4. **[17년] 「약사법」상 의약품 부작용 피해구제급여에 포함되지 않는 것은?**

① 진료비
② 장례비
③ 장애일시보상금
④ 사망일시보상금
⑤ 정신피해보상금

(해설) **제86조의3(의약품 부작용 피해구제급여)**
① 의약품안전관리원의 장은 의약품을 사용한 사람이 그 의약품의 부작용으로 인하여 질병에 걸리거나 장애가 발생하거나 사망한 때에는 다음 각 호의 어느 하나에 해당하는 피해구제급여(이하 "피해구제급여"라 한다)를 지급하여야 한다.
1. 진료비
2. 장애일시보상금
3. 사망일시보상금
4. 장례비

답 ⑤

5. **[04년, 06년, 15년] 「약사법」상 약사 또는 한약사가 의약품을 조제 · 판매하면서 알게 된 타인의 비밀을 누설한 경우의 처벌은?**

① 300만원 이하의 벌금
② 1년 이하의 징역 1천만원 이하의 벌금
③ 2년 이하의 징역 2천만원 이하의 벌금
④ 3년 이하의 징역 3천만원 이하의 벌금
⑤ 5년 이하의 징역 5천만원 이하의 벌금

(해설) 제94조(벌칙)
다음 각 호의 어느 하나에 해당하는 자는 **3년 이하의 징역 또는 3천만원 이하의 벌금**에 처한다.
12. 제87조(**약사·한약사는 이 법 또는 다른 법령에 규정된 경우 외에는 의약품을 조제·판매하면서 알게 된 타인의 비밀을 누설하여서는 아니 된다**) 또는 제88조제2항(자료열람 · 검토자의 비공개 의무)을 위반한 자

답 ④